W0261097

Deutsche Gesellschaft für Gynäkologie und Geburtshilfe

Die Reden

Eröffnungsansprachen zu den Kongressen der Gesellschaft 1886-1998

zusammengestellt und mit kurzen Einleitungen versehen von
Professor Dr. Hans Ludwig, Basel

Anschrift des Herausgebers:
Prof. Dr. med. Hans Ludwig *FRCOG FACOG (hon.)*
Seminar für Gynäkologie der Universität Basel,
Wartenbergstrasse 9, 4052 Basel, Schweiz

Im Auftrag der Deutschen Gesellschaft für Gynäkologie und Geburtshilfe
2. Auflage (erweitert)

Softcover reprint of the hardcover 1st edition 1999

ISBN-13: 978-3-642-64180-0 e-ISBN-13: 978-3-642-59913-2
DOI: 10.1007/ 978-3-642-59913-2

Inhaltsverzeichnis

Inhaltsverzeichnis

IV. Kapitel: Die Zeit von 1949 bis 1974

V. Kapitel: Die Zeit von 1976 bis zur Gegenwart:
(Deutsche Gesellschaft für Gynäkologie *und Geburtshilfe)*

„Es ist das Schicksal aller menschlichen Entwicklung Anfang, Aufstieg, Höhe, Abstieg, Ende. Jeder trägt sein Licht ein Stück weit, dann gibt er es einem anderen.“

Ernst Bumm, 1920, aus der Eröffnungsansprache zum 16. Kongreß.

Vorwort

Die deutsche Gynäkologie und Geburtshilfe bemüht sich um ihre Vergangenheit. Ich erinnere an „Zur Geschichte der Gynäkologie und Geburtshilfe", das der damalige Präsident unserer Gesellschaft und unser heutiges Ehrenmitglied, Lutwin Beck, zum 100. Geburtstag der Deutschen Gesellschaft für Gynäkologie und Geburtshilfe 1986 in Düsseldorf herausgab. Zu denken ist auch an die Bemühungen von Hermann Hepp und Manfred Stauber auf dem 50. Kongreß unserer Gesellschaft in München, die Tätigkeit deutscher Gynäkologen und Geburtshelfer während des Dritten Reiches darzustellen und zu werten. Schließlich hat Wolfgang Künzel anläßlich seines Kongresses 1996 in Dresden in einer Synopsis von Wissenschaft und Forschung in Gynäkologie und Geburtshilfe die bisherigen Präsidenten der Deutschen Gesellschaft für Gynäkologie und Geburtshilfe mit ihren Lebensläufen und den Themen der von ihnen geleiteten Kongresse vorgestellt.

Es scheint mir folgerichtig zu sein, den historischen Reigen mit den Festreden der Kongreßpräsidenten fortzusetzen. Ich danke Hans Ludwig sehr herzlich, daß er sich der Mühe und der Arbeit unterzogen hat, dieses Werk anläßlich des Kongresses 1998 in Nürnberg herauszubringen.

Sehr häufig wird Geschichte aus der heutigen Sicht dargestellt – komprimiert und gewissermaßen geglättet, passend in das jeweilige Weltbild. Das Lesen der Festvorträge der Präsidenten der Deutschen Gesellschaft für Gynäkologie und Geburtshilfe ist vergleichbar einem Gang zu den Quellen. Die Festansprachen der jeweiligen Präsidenten erscheinen im Originaltext und ermöglichen nicht nur einen Bezug zur wissenschaftlichen Situation unseres Faches, sondern auch zur sozialen Einbindung ihrer Vertreter in das gesellschaftliche Umfeld. Zum besseren Verständnis dieses Bezugs hat Hans Ludwig zu jeder Festansprache eine Einleitung geschrieben, die manche Formulierungen der Festrede erst verständlich macht.

So ist die Sammlung der Vorträge ein Gang durch die Geschichte nicht nur der Gynäkologie und Geburtshilfe, sondern auch der sie begleitenden kulturellen und sozialen Entwicklung. Es wird darauf verzichtet, die Leistungen des einzelnen Arztes aus dem Umfeld der Zeit, in die er gesetzt wurde, herauszulösen. Trotzdem fällt es mir nicht schwer, die Taten derjenigen deutschen Ärzte während des Dritten Reiches als abscheulich zu bezeichnen, die sich an Menschenversuchen, Selektionen in Konzentrationslagern und Zwangssterilisationen beteiligt haben. Die Schuld, die führende Vertreter unseres Faches auf sich geladen haben, ist einerseits mit der anderer gesellschaftlich relevanter Gruppen vergleichbar. Aber die generelle Verpflichtung des Arztes zur humanitas hebt ihn aus dieser Gleichstellung heraus und macht das Versagen der geistigen Führer der Frauenheilkunde zwischen 1933 und 1945 besonders bedrückend. Aber offenbar unterliegt auch der Arzt in seiner Einstellung dem Zeitgeist, wie jeder andere Bürger. Und offenbar ist auch Ethik kein inertes und von der Umgebung losgelöstes Konstrukt von unbeeinflußbarer Gültigkeit.

Diese Aussage soll keinen entschuldigenden Charakter haben, eher einen vorbeugenden: Wir wissen nicht und sollten es sehr gut überlegen, wie wir Frauenärzte heute mit unseren Problemen der präpartalen Selektion und der Früheuthanasie im Falle einer erkannten fetalen Behinderung oder Merkmalsträgerschaft von zukünftigen Generationen gewertet werden.

Wenn wir lernen wollen, wie Fehler zu vermeiden sind, müssen wir in die Geschichte zurückgehen – eine alte Forderung, eine stets wiederholte, aber noch nie richtig erfüllte. Dieses Buch erhebt nicht den Anspruch einer abschließenden Wertung der Geschehnisse in unserem Fach zwischen 1933 und 1945; aber es gibt einen Anlaß zum Nachdenken über das, was war, und das, was vielleicht wieder geschehen kann.

Manches hat sich an wissenschaftlichen Themen verändert, Vieles ist – überraschenderweise – gleich geblieben. Ich erinnere an die Diskussion um den Wert der Hausgeburtshilfe in Bezug zur Klinikgeburtshilfe während des Dritten Reiches, die uns zeigt, daß diese Debatte nicht nur alt ist, sondern mit fast identischen „Argumentationen" geführt wurde wie heute. Ich empfehle Ihrer Aufmerksamkeit den Vortrag von Georg August Wagner, der 1937 den Kongreß in Berlin leitete und in diesem Zusammenhang die Lektüre des Beitrages von Josef Zander und Elisabeth Götz aus „Geschichte der Gynäkologie und Geburtshilfe".

Ein anderes altes und stets neues Thema ist die Psyche der Frau, um die sich, so wird uns vielfach vorgeworfen, die meist männlichen Gynäkologen zu wenig kümmern. Aus der Festansprache von Robert Schröder (1884-1959), der den Gynäkologen-Kongreß 1954 in München organisierte, zitiere ich:

„Vielfach wird das Seelenleben noch zu wenig beachtet, wie oft liegen psychische Wirkungskomplexe vor, die sich körperlich nicht heilen lassen ... Größtes Verantwortungsgefühl und delikateste Feinfühligkeit sind hierzu erforderlich. Wer darüber nicht verfügt, lasse die Finger davon ..."

So soll dieser Sammelband der Präsidentenreden eine Aufforderung sein, aus der Geschichte zu lernen, aber auch eine Anregung, aus der Vergangenheit in die Zukunft zu extrapolieren.

Prof. Dr. med. D. Berg
Präsident der Deutschen Gesellschaft
für Gynäkologie und Geburtshilfe 1997/98

Einführung

Der Vorstand der Deutschen Gesellschaft für Gynäkologie und Geburtshilfe hat sich entschlossen, die Reihe der medizinhistorischen Buchveröffentlichungen, welche 1986[1] begonnen und 1994[2] fortgeführt wurde, durch einen hier vorliegenden dritten Band zu ergänzen und zu erweitern. Unter dem Titel **„Die Reden"** erscheinen nun gesammelt die Eröffnungsansprachen aller bisherigen Präsidenten im Wortlaut. Wo Kürzungen unvermeidlich waren, wurde dies vermerkt [...]. Auch politische Passagen aus den Jahren 1933-1941, die zum Fachlichen nur wenig aussagen, sind für diese Ausgabe nicht gekürzt worden, damit die Situation der damaligen Zeit auch aus den gedruckten Redetexten der betreffenden Präsidenten auf den Leser wirken kann, wie sie tatsächlich war. Vieles davon können wir heute nur mit Scham lesen.

Die hier erneut aufgelegten Texte sind überwiegend in der Zeitschrift *„Archiv für Gynäkologie"*[3] im Rahmen der Verhandlungsberichte der Gesellschaft abgedruckt worden, eine Zeitlang (seit 1986) erschienen sie aber verstreut im *„Frauenarzt"*, oder in den *„Mitteilungen der Deutschen Gesellschaft für Gynäkologie und Geburtshilfe"* (1987, 1988, 1990).

Gelegentlich mußte auch auf die Begrüßungsansprache oder auf einleitende Bemerkungen der Präsidenten zu Beginn der Mitgliederversammlung zurückgegriffen werden, wenn es für das Verständnis der historischen Entwicklung erforderlich schien. Diese Stellen wurden besonders gekennzeichnet.

Zusätzlich wurden die Festvorträge des Medizinhistorikers Paul Diepgen (1941), des Psychoanalytikers Alexander Mitscherlich (1968), des Physiologen Hans Schäfer (1974) oder die des Herausgebers (1986) aufgenommen, weil sie vielbeachtete Standortbestimmungen oder historische Rückblicke enthalten, welche die Absicht dieses Bandes fördern, sowie der besondere Kongreßbeitrag „Die Medizin als Opfer ihres eigenen Erfolges" von Walter Krämer (1990); letzterer als Beispiel für eine kritische Beleuchtung der Situation zu Beginn der 90er Jahre. Die Aufnahme weiterer Festansprachen, welche von Wissenschaftlern nicht-gynäkologischer Disziplinen auf Einladung der jeweiligen Präsidenten gehalten worden sind, deren Manuskripte aber unauffindbar blieben, hätte sich empfohlen.

Das Buch dient insofern auch einer fachlichen Qualitätskontrolle, als es die Tradition der Gesellschaft belegt, alle Anstrengungen auf die bestmögliche Ausübung des ärztlichen Faches Gynäkologie und Geburtshilfe unter den zeitbedingten Gegebenheiten auszurichten. Die Zweijahres-Kongresse der Gesellschaft waren und sind wissenschaftliche Bilanzen und eine Synopsis des jeweiligen „state of the art", des Bewährten ebenso wie des Hinzukommenden. In den abgedruckten Ansprachen, die der Autor als gewählter Präsident in der Regel sehr gründlich bearbeitet hatte, bevor er sie zur Eröffnung des von ihm zu leitenden Kongresses hielt, kommt zum Ausdruck, was führende Vertreter unseres Faches in ihrer Zeit für wichtig hielten und wofür sie sich mit ihrem Lebenswerk einsetzten. Man wird wohlüberlegte Begründungen für die Wahl des wissenschaftlichen Kongreßprogrammes finden, als auch auf lesenswerte Hinweise über Irrwege stoßen, die im Zusammenhang mit dem verfügbaren Wissen der Zeit verständlich werden. Vereinzelt klingen pathetische Aufrufe oder auch staatsfromme Appelle durch, wie z. B. aus Reden, die in den Jahren des Dritten Reiches gehalten wurden, aber auch geradezu prophetische Aussagen wird man wiederentdecken über Umstände, die inzwischen tatsächlich eingetreten sind, wie z. B. bei Heinrich Martius, der zu Beginn des 28. Kongresses in Bad Pyrmont (1951) warnte: *„... denn der Patient soll nicht verwaltet, sondern behandelt und geheilt werden. Nicht die Organisation ist das Primäre, auch nicht der Arzt, sondern der Patient!"*

[1] L. Beck (Herausg.): „Zur Geschichte der Gynäkologie und Geburtshilfe - Aus Anlaß des 100jährigen Bestehens der Deutschen Gesellschaft für Gynäkologie und Geburtshilfe." Springer, Heidelberg, 1986.

[2] W. Künzel und F. Oehmke (Herausg.): „Die Präsidenten der Deutschen Gesellschaft für Gynäkologie und Geburtshilfe. - Eine Synopsis von Wissenschaft und Forschung in Gynäkologie und Geburtshilfe." © 1996 Künzel & Oehmke, Gießen.

[3] seit 1978 „Archives of Gynecology and Obstetrics", Springer, Heidelberg, Berlin, New York.

Das Fach war in östlichen und westlichen Teilen des Landes unbestritten eine Einheit und blieb es auch, als die Bundesrepublik Deutschland neben der DDR bestand. Einer der hervorragenden Vertreter aus jüngerer Zeit kann als ein Beispiel für die Aufrechterhaltung der geistigen Einheit dienen: Robert Schröder, der 1954 von Leipzig aus den 30. Kongreß der Gesellschaft vorbereitete und dann in München leitete. Der vorliegende Band belegt ferner mit vielen Zitaten, daß der enge Zusammenhang mit dem deutschsprachigen Ausland und darüber hinaus über ein Jahrhundert lang gesucht und gepflegt worden ist.

In dem Buch werden schließlich nicht nur die Präsidenten mit ihren Ansprachen zu Wort kommen, sondern die Namen vieler Frauenärzte auftauchen, die sich mit besonderen Leistungen um das Fach verdient gemacht haben: Bekannte Namen, die nur zufällig nicht auch noch mit dem Vorsitz der Gesellschaft betraut werden konnten, deren Träger aber oft Medizingeschichte geschrieben haben. Sie werden erwähnt, wo immer sie mit dem betreffenden Kongreß unseres Faches enger zu tun hatten und von dem Präsidenten bereits in seiner Eröffnungsansprache entsprechend gewürdigt wurden. Verwiesen wird in diesem Zusammenhang auch auf den vorhergehenden, von Prof. Künzel und Dr. Oehmke besorgten Band, der neben Kurzbiographien die großen Züge aller Kongreßprogramme enthielt.

Große Namen aus der Geistesgeschichte oder aus den Wissenschaften außerhalb des engeren Faches wurden in den Reden wiederholt genannt. So mußte das Namensverzeichnis dieses Bandes schließlich mehr als 400 Eintragungen neben den 52 Präsidenten aufführen. Solche Namen vertiefen oder bezeugen an vielen Stellen, was und wer den Rednern jeweils wichtig war und wofür sie sich des entsprechenden Hinweises bedienten. Das ebenfalls umfangreiche Sachverzeichnis soll eine schnelle Orientierung erleichtern. Es belegt z.B., wann ein Thema erstmals interessant wurde und auch, wann es evtl. wieder verschwand.

Die Schreibweise des Originals ist jeweils beibehalten worden. Die Texte wurden, wo immer es erforderlich schien, durch erklärende Fußnoten des Herausgebers ergänzt.

Spätere Generationen noch sollen, so ist es der Wunsch des gegenwärtigen Vorstandes der Deutschen Gesellschaft für Gynäkologie und Geburtshilfe, in diesem Band verläßliche Quellen für Fakten finden, die zunächst nur mit einem bloßen Namen oder mit verblassenden Erinnerungen verbunden werden. Das Buch soll dabei helfen, aus Namen wieder Persönlichkeiten werden zu lassen. Sie schrieben ihre Rede und vertraten damit Überzeugungen, keineswegs immer nur fachliche, eine stolze oder auch eine eher besorgte Sicht über den Zustand unseres medizinischen Faches und immer zogen sie Schlußfolgerungen daraus, mit denen sie sich dem Kreis der Fachkollegen stellten.

Wenn aus den Ansprachen aller bisherigen Präsidenten *eine* Botschaft über die Jahrzehnte hinweg übereinstimmend herauszuhören ist, dann die, das Fach „Gynäkologie und Geburtshilfe" als einheitliche Disziplin zu bewahren, ungeachtet dessen, daß sich Forschung ebenso wie Spitzenleistung auf Schwerpunkte konzentrieren müssen, um erfolgreich zu sein.

September 1999 — Prof. Dr. med. Hans Ludwig

I. Kapitel:

Vom Gründungskongreß bis zum Ersten Weltkrieg

Franz Wilhelm Carl Ludwig von Winckel (1837 – 1911)

1. Präsident der Deutschen Gesellschaft für Gynäkologie

Tagungsort: München,
17. – 19. Juni 1886

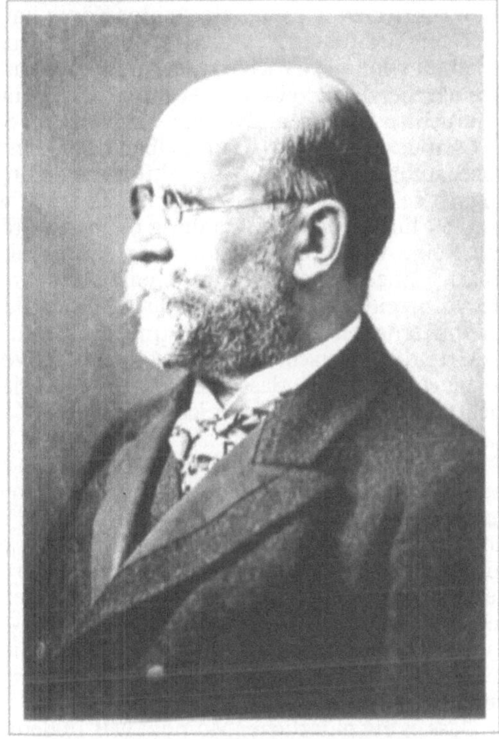

Persönliche Daten
geboren am 5. Juni 1837
in Berleburg
gestorben am 31. Dezember 1911
in München

Einleitung:

Waren während der 58. Versammlung der Deutschen Naturforscher (später Deutsche Naturforscher und Aerzte) in Straßburg am 16. September 1885 die zur Gründung einer Deutschen Gesellschaft für Gynäkologie entschlossenen Frauenärzte[1] begeistert vom Geist der „Gründerjahre" und vom Nachhall des Triumphes der Reichsgründung (Versailles Januar 1871), so stand der erste Kongreß, den man mit so viel Geduld vorbereitet und nur infolge eines Losentscheides zwischen Halle und München nach Bayern vergeben hatte, urplötzlich unter dem Eindruck des mysteriösen Todes des Bayerischen Königs Ludwig II. (13. 6. 1886). Prof. Franz ***von Winckel***[2]*, der erste Präsident, hatte sich schon mit dem Gedanken getragen, den Kongreß überhaupt abzusagen, doch er konnte die bereits Anreisenden nicht mehr entsprechend verständigen. So blieb es bei dem geplanten Kongreß, der am 18. Juni 1886 in der königlichen Univ.-Frauenklinik und Hebammenschule in München (unter beschränkten Raumverhältnissen im Gebäude der ehemaligen Städt. Entbindungsklinik, spätere Univ.-Frauenklinik und nachmaliges Postscheckamt an der Sonnenstraße) abgehalten wurde. Die Eröffnungsrede enthielt denn auch kaum mehr als die Trauerbezeugung und einige wenige organisatorische Hinweise. Dessen ungeachtet wurde damals in München eine Tradition begründet, die sich schon mehr als hundert Jahre bewährt hat. Auch die Zweijahresfolge wurde bereits bei diesem Beginn festgelegt und als nächster Kongreßort das zunächst unterlegene Halle gewählt. Der dortige Inhaber des Lehrstuhles für Gynäkologie und Geburtshilfe Prof. Robert Olshausen wurde als Präsident des nächsten Kongresses ausersehen.*

F. v. Winckel:

Meine hochgeehrten Herren! Ein trauriges Geschick ist vor wenigen Tagen über Bayern hereingebrochen. Unser vielgeliebter König hat in entsetzlicher Weise geendet. Sie sind durch ein tief trauerndes Land in eine tief erschütterte Stadt gekommen, um an den Verhandlungen dieses Kongresses theil zu nehmen. Ehe wir aber in dieselben eintreten, bitte ich Sie, den Gefühlen der innigsten Theilnahme, welche uns alle beseelt, dadurch Ausdruck zu verleihen, dass Sie sich von den Sitzen erheben.

Es musste sich uns unmittelbar nach dem vorgekommenen Unglück[1] zuerst die Frage aufdrängen, ob die Abhaltung des Kongresses überhaupt noch am Platze und möglich sei, ob in dem allgemeinen Jammer, welcher über München hereingebrochen war, Zeit für solche Arbeiten übrig bleiben würde. Da aber schon, wie wir sicher wussten, eine Reihe von Kollegen unterwegs waren, da es ganz unmöglich war, alle diese zu benachrichtigen, welche zum Theil aus sehr weiter Ferne hieher eilen wollten, da alle Vorbereitungen getroffen waren, da es der erste Kongress war und da es sich ja nur um ernste Verhandlungen und ernste Arbeiten handelt, so sagten wir uns, dass ein Grund zur Verschiebung derselben nicht vorliege, und Sie haben durch Ihr Erscheinen auch bewiesen, dass Sie derselben Ansicht sind, und einige wenige, welche an mich telegraphirten, konnte ich zur rechten Zeit noch von unserer Absicht benachrichtigen.

Es war eine kleine Zahl von Männern, die im vorigen Jahre in Straßburg, wohin die deutschen Ordinarii für Gynäkologie eingeladen waren, zusammentraten, um die deutsche Gesellschaft für Gynäkologie zu konstituiren[2]. Es sind von da aus die Einladungen an sämmtliche Ordinarii und an die Mitglieder des chirurgischen Kongresses verschickt worden und es hat eine Reihe von Männern sich sehr erfreut darüber geäußert, dass dieser Kongress endlich zu stande komme. Speziell von den deutschen Chirurgen haben viele für spätere Jahre ihre Betheiligung versprochen. Außerdem sind seit jener Konstituirung, bei welcher ungefähr 25 Mitglieder in die Gesellschaft sofort eintraten, so viele Meldungen eingegangen, dass wir am heutigen Tage mit der Nummer 60 abschließen. [...]

Dass es ein glücklicher Moment war, in dem schließlich die Konstituirung zusammengebracht wurde, geht aus der schnellen Zunahme der Mitgliederzahl ebenso hervor, wir aus der erfreulichen Thatsache, dass in ganz kurzer Zeit eine Reihe von Vorträgen angemeldet wurden, und so sind wir in der glücklichen Lage, heute über ein Material von ungefähr 45 angemeldeten Vorträgen zu disponiren. Wir müssen also in Bezug auf unsere Zeiteintheilung sehr vorsichtig verfahren, um möglichst jeden der angekündigten Vorträge zu erledigen. Es wird sich eine Reihe von Gruppen aus den Vorträgen bilden lassen, so dass, indem immer alle zusammengehörigen zusammengerückt werden, das gleiche Thema von verschiedenen Seiten behandelt werden kann.

Ich habe ferner, um die Verhandlungen in diesem Saale nicht zu erschweren, einen besonderen Demonstrationssaal für mikroskopische Präparate und etwaige Experimente und Vorzeigung von größeren anatomischen Präparaten, bez. von Apparaten, welche nicht gut herumgegeben werden können, in dem kleineren Hörsaale eingerichtet, [...] und für diejenigen Herren, welche Untersuchungsmethoden und die Anwendung von Instrumenten an der Lebenden demonstriren wollen, einen anderen Saal [...] eingeräumt, wo die nöthige Anzahl von Untersuchungsstühlen und Betten sich befindet. Außerdem habe ich dafür Sorge getragen, dass die Herren, welche etwa Lust hätten, neue Operationen zu zeigen, eine genügende Anzahl von präparirten Phantomen vorräthig finden. [...]

Indem ich also den ersten Kongress der deutschen Gesellschaft für Gynäkologie hiermit eröffne, spreche ich Ihnen für Ihr Erscheinen unsern herzlichsten Dank aus, namentlich den Männern, welche aus sehr weiter Ferne hierher geeilt sind, wie Herr Professor Slaviansky aus Petersburg, Herr Professor Mundé aus New-York, Herr Professor Runge aus Dorpat, Herr Dr. Marocco aus Rom, Herr Dr. Mekertschiantz aus Tiflis. [...]

Bezüglich der Wahl von München habe ich noch eine Bemerkung zu machen, über die Art und Weise, wie dieselbe zu stande gekommen ist. Es war nämlich keine Wahl; da Halle und München als Versammlungsorte genannt wurden, schlug ich das Loos vor

[1] König Ludwig II. von Bayern kam am 13.6.1886 unter ungeklärten Umständen im Starnberger See ums Leben.
[2] Anläßlich der 58. Versammlung deutscher Naturforscher am 16.9.1885 in Straßburg, Gastgeber Prof. W. A. Freund.

und dieses entschied für München. Ich würde es nämlich nicht gewagt haben, Sie jetzt schon nach München einzuladen, weil, wie Sie bei dem Besuche der Klinik schon bemerkt haben werden, hier noch vielerlei Verbesserungen ausgeführt werden müssen, für welche es bisher an Zeit und Mitteln mangelte. [...]

aus: „Verhandlungen der Deutschen Gesellschaft für Gynäkologie", Winckel und Frommel, Leipzig, 1886, S. 3–6.

Rudolf Kaltenbach (1842 - 1893)

2. Präsident der Deutschen Gesellschaft für Gynäkologie

Tagungsort: Halle,
24. - 26. Mai 1888

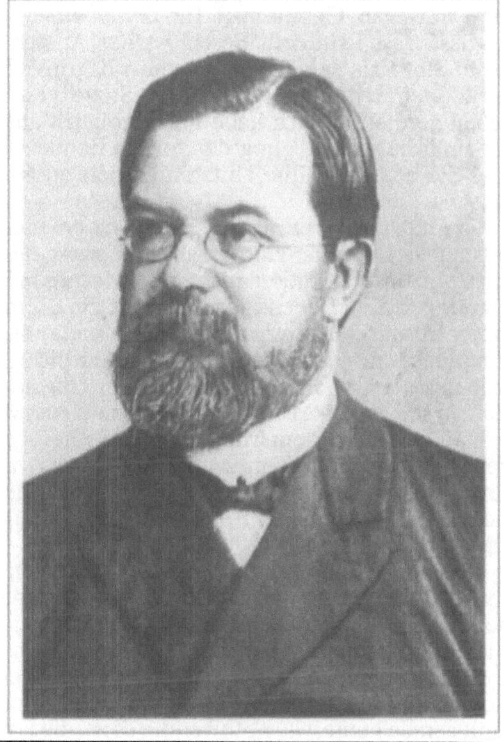

Persönliche Daten

geboren am 12. Mai 1842
in Freiburg/Breisgau
gestorben am 21. November 1893
in Halle an der Saale

Einleitung:

Zu Beginn des Kongresses geschah sogleich etwas eher Ungewöhnliches: Der ausersehene Präsident, Prof. R. von Olshausen[3], war inzwischen (1887) einem Ruf an die Universitäts-Frauenklinik Berlin gefolgt. „Bei der veränderten Sachlage" war es ihm unmöglich, „allen Pflichten des Vorsitzenden" nachzukommen, weswegen er rechtzeitig beim Vorstand der Gesellschaft den Antrag gestellt habe, seinen Nachfolger in Halle, Herrn Prof. R. Kaltenbach, zu kooptieren. Der Vorsitz ging dann in Halle auch sogleich an Prof. Kaltenbach über. Olshausen wurde später mit der Ausrichtung eines weiteren Kongresses betraut, der dann (8. Kongreß, 1899) zum ersten Mal in Berlin stattfand. Auf diese Ereignisse unmittelbar nach den Gründungsjahren geht die Tradition der Gesellschaft zurück, den jeweiligen Präsidenten mit der Ausrichtung des Kongresses zu beauftragen, wobei dieser Kongreß am Wirkungsort des Präsidenten abzuhalten war, was lange so blieb. Der Präsident bestimmte mit seinem Wirkungsort also auch die Lokalisation des Kongresses, änderte sich, wie diesmal, etwas am Wirkungsort des Präsidenten, so blieb doch der einmal gewählte Kongreßort bestehen und ein Nachfolger am Ort übernahm die Präsidentschaft.

Prof. Rudolf ***Kaltenbach***[4] *begrüßte als „derzeitiger Hausherr" die Teilnehmer. Seine Rede hatte drei Schwerpunkte, die recht modern anmuten: 1. Möglichst rasche Übertragung von Forschungsergebnissen, sofern diese gesichert seien, auf die praktische Medizin; 2. Einheit des Faches („Niemand von Ihnen zweifelt daran, daß nur der Arzt dem erkrankten Weibe Ersprießliches zu leisten vermag, der alle Funktionsstörungen, alle Erkrankungen desselben von einheitlichem Gesichtspunkte aus betrachtet und den Einfluß der Krankheit auf die sexuellen Funktionen und den Einfluß sexueller Phasen auf die Krankheit voll zu ermessen imstande ist.") Er übt in diesem Zusammenhang Kritik an denen, die nur „fertige Läsionen" behandeln, ohne deren Entstehung zu kennen oder verfolgt zu haben. Die Geburtshilfe habe sich als eine strenge Schule erwiesen, durch die jeder Gynäkologe zu gehen habe. 3. Er trat für die Dominanz des funktionellen Denkens ein und hatte zur Illustration dessen das Thema „Über Stoffaustausch zwischen Mutter und Frucht" in den Mittelpunkt gestellt, welches A. Dührssen („Über Ernährung und Stoffwechsel der menschlichen Placenta", Arch. Gynäk. 32: 445-447, [1888]) abhandelte.*

R. Kaltenbach:

Meine Herren, es gereicht mir zur hohen Ehre, Sie hier in Halle zum zweiten Kongress der Deutschen Gesellschaft für Gynäkologie begrüßen zu dürfen. Ich bin mir wohl bewusst, dass ich durch Beschluss des Ausschusses und nicht durch Ihre Wahl Sie an dieser Stelle als derzeitiger Hausherr begrüße. Ihr Vertrauen war auf den Mann gefallen, der 25 Jahre hindurch an dieser Stelle gewirkt und dieses schöne Institut mit ins Leben gerufen hat. Ich habe mich lediglich aus praktischen Gründen mit Rücksicht auf die einfachere Erledigung der vorbereitenden Geschäfte diesem Beschlusse gefügt und bitte Sie heute um Ihre Unterstützung und Nachsicht bei der Leitung unserer Verhandlungen.

Meine hochverehrten Herren! Unsere deutsche Gesellschaft für Gynäkologie ist entstanden unter der glorreichen Regierung des heimgegangenen Kaisers Wilhelm. Ihm verdankt unsere Nation nicht nur Macht und Größe nach außen, sondern auch alle Segnungen des Friedens, insonderheit die Blüthe von Kunst und Wissenschaft im Innern. Indem er unser Vaterland politisch einigte, hat er auch den Boden geschaffen für Vereinigungen zu gemeinsamer wissenschaftlicher Arbeit. Mit ehernem Griffel hat Kaiser Wilhelm der Gewaltige seinen Namen eingetragen in die Tafeln der Weltgeschichte, im Herzen seines Volkes aber lebt sein Andenken weiter als das Kaiser Wilhelm's des Milden, des Gütigen. Ihm, dem Manne, der in seiner schlichten Größe ein so leuchtendes Vorbild treuer Pflichterfüllung und unermüdlicher Arbeitskraft war, lassen Sie uns auch heute, bevor wir an unsere Arbeiten herantreten, den Zoll dankbarer Liebe und Verehrung darbringen und uns zum äußeren Ausdruck dessen mit Ehrfurcht von unseren Sitzen erheben.

Meine Herren! Ihr zahlreiches Erscheinen hier, die große Zahl der angemeldeten Vorträge und neuer Mitglieder beweist, dass die Gründung unserer Gesellschaft einem Bedürfnisse entsprang und mächtig beizutragen verspricht zur Förderung unseres Faches. Niemand fürchtet heute mehr, dass unser Fach nicht hinreichend Stoff für einen Spezialkongress biete, oder dass die Zusammenschließung zu einem solchen die Gefahr einer Isolirung von den übrigen Gebieten der Medicin involvire. Im Gegentheil, jeder von uns fühlt gerade heute, wie nothwendig es ist, die Forschungsergebnisse auf anderen Gebieten so rasch und so ausgiebig als möglich für unser eigenes Fach zu verwerthen und auszubeuten. Nicht schärfere Abgrenzung, sondern sichere Anlehnung und Verständigung über das gemeinsame Grenzgebiet, das uns mit innerer Medicin, mit Chirurgie und Psychiatrie verbindet, streben wir in unserer Versammlung an. Arbeit und Erfahrung eines Einzelnen, und wäre er auch noch so hochbegabt, reichen heute nicht mehr aus, um wichtige Fragen zu entscheiden. Dazu bedarf es der gemeinsamen Arbeit, des Austausches von Ideen Vieler. Freilich, wer wollte heute noch von definitiv gelösten Aufgaben sprechen! Die rastlose Vorwärtsbewegung auf allen Gebieten der Medicin lässt keinen Stillstand zu und erhält alle unsere pathologischen Anschauungen in beständigem Flusse und Wechsel. Was gestern für richtig und abgeschlossen galt, erscheint uns heute infolge einer neuen Entdeckung in anderem Lichte und zwingt uns, unser Urtheil auch über hundert verwandte Dinge den neugefundenen Thatsachen und Gesichtspunkten anzupassen.

Wer hält heute noch, um ein äußeres Beispiel zu wählen, die Antisepsis mit der persönlichen Desinfektion des Arztes und seiner Apparate für erschöpft? Wie lange noch werden ausschließlich bakteriologische Anschauungen unsere Vorstellungen über Wundkrankheiten beherrschen? Wer sieht nicht schon die Zeit herankommen, wo wir neben den morphologischen Formen der Spaltpilze auch dem unter bestimmten Bedingungen variirenden Chemismus ihres Stoffwechsels eine große Bedeutung beimessen werden? Wer hofft nicht, dass wir uns in Zukunft zur Prophylaxis infektiöser Erkrankungen nur solcher Mittel bedienen werden, die nicht ihrerseits selbst wieder die Gefahr einer toxischen Einwirkung bedingen?

Das Studium der Gynäkologie hat sich in Deutschland in anderer Weise entwickelt als bei anderen Nationen. Wir halten fest daran, dass Geburtshilfe und Gynäkologie zusammengehören und nicht ohne Gefährdung des Verständnisses und des logischen Zusammenhanges auseinandergerissen werden dürfen. Die Gynäkologie in unserem Sinne umfasst die gesammte Physiologie und Pathologie des weiblichen Sexuallebens, von dem die Geburt mit ihren Störungen nur eine, allerdings die wichtigste Phase darstellt. Die Beziehungen und Wechselwirkungen zwischen Puerperium und Erkrankungen der Sexualorgane sind so vielfache, dass es zu ganz absurden Konsequenzen führt, ihre Pflege verschiedenen Disciplinen zu überweisen. Ich verzichte darauf, so verführerisch es erscheint, Ihnen Beispiele vorzuführen, wie verkehrt es ist, wenn Verständniss der Pathogenese und der funktionellen Folge einer Sexualerkrankung, wenn Diagnostik und Therapie derselben auf 2, 3 und mehr Disciplinen vertheilt werden oder wenn sich gar unter den Therapeuten eine Sonderung in operative und in eine mildere Spielart unblutiger Gynäkologie vollzieht. Niemand von Ihnen zweifelt daran, dass nur der Arzt dem erkrankten Weibe Ersprießliches zu leisten vermag, der alle Funktionsstörungen, alle Erkrankungen desselben von einheitlichem Gesichtspunkte aus betrachtet und den Einfluss der Krankheit auf die sexuellen Funktionen und den Einfluss sexueller Phasen auf die Krankheit voll zu ermessen im stande ist. Alles dies erscheint uns fast selbstverständlich. Und doch fehlt es nicht an Stimmen und Strömungen, die unseren Standpunkt nicht theilen. Die Vertreter dieser Ansicht halten eine Arbeitstheilung im Fache etwa in dem Sinne, wie sie in England stattfindet, für das Studium unseres Faches für nützlicher und förderlicher. Sie besorgen von der Vereinigung des zu weiten Gebietes eine Vernachlässigung der Geburtshilfe zu Gunsten ihrer glänzenderen Schwester, der Gynäkologie. Ja, sie sprechen offen die Befürchtung aus, dass die Pflege der letzteren in ihrer operativen Richtung gar zu leicht auf Abwege führe, wobei das Operiren Selbstzweck statt ultima ratio werden könne. Gewiss aber werden solche Verirrungen - und wer wollte sie leugnen - durch nichts sicherer vermieden, als durch Zusammenfassen von Gynäkologie und Geburtshilfe in dem Sinne, wie dies an unseren Hochschulen geschieht. Nur Derjenige ist der Gefahr kritiklosen Eingreifens ausgesetzt, welcher nichts als die fertige Läsion, die ausgebildete Krankheit zu sehen bekömmt. Nicht aber Der, welcher sie im Entstehen verfolgt, in ihrem Einfluss auf Sexualfunktionen und Allgemeinbefinden gewissenhaft prüft und gerade durch seine Vertrautheit mit den heiligsten Mysterien der Familie das Leben von Mutter und Hausfrau am höchsten zu bewerthen gelernt hat. Man kann wohl ein ausgezeichneter Geburtshelfer sein, ohne sich viel mit operativer Gynäkologie zu beschäftigen; aber ein Gynäkologe im umfassenden Sinne des Wortes kann nur Der werden, der in wissenschaftlicher und ethischer Beziehung durch die strenge Schule der Geburtshilfe hindurchgegangen ist.

Mit Genugthuung und Befriedigung dürfen wir wohl darauf hinblicken, wie fördernd und fruchtbar für die Gewinnung neuer Gesichtspunkte und Auffassungen die Vereinigung von Geburtshilfe und Gynäkologie in unserm Vaterlande gewirkt hat. Dieselben Männer, welche die Geburt ihrer accidentellen Gefahren entkleidet und wichtige Entdeckungen in Bezug auf Physiologie von Schwangerschaft, Geburt und Wochenbett gemacht haben; dieselben Männer, welche die hochwichtigen Beziehungen zwischen gynäkologischen Leiden und Puerperalerkrankungen nachgewiesen haben, dieselben Männer sind mit ihren Namen auch verknüpft mit den wesentlichsten Errungenschaften in der operativen Gynäkologie. Wer von Ihnen denkt nicht, um von Lebenden zu schweigen, bei diesem Bilde eines Gynäkologen im umfassenden Sinne des Wortes an den uns so früh entrissenen, vielbetrauerten Karl Schröder[1]?

Die Geburtshilfe hat in unserem Zeitalter Unendliches geleistet; sie hat sich erst ihren Namen wieder verdient; denn das Helfen fängt doch erst da an, wo das Schaden aufhört. Ihre grundlegende Bedeutung für das medizinische Studium, ihre hohe Wichtigkeit für Familie und Staat werden allgemein voll anerkannt. Aber, man unterschätze daneben doch auch nicht, was die operative Gynäkologie in unseren Tagen geleistet hat. Auch sie will nicht nur durch glänzende äußere Erfolge und statistische Resultate blenden, auch sie steht im Dienste wahrer Humanität. Wohl und Gedeihen von Familie und Staat hängt nicht nur davon ab, dass das Leben von Mutter und Kind bei dem Vorgange der Geburt geschützt wird, sondern in erster Linie auch davon, dass die Frau frei von Gebrechen im vollen Sinne leistungsfähig erhalten wird für alle ihre Pflichten in Erziehung und Haushalt. Welche unendlichen Fortschritte sind aber gerade in dieser Beziehung in den letzten 25 Jahren gemacht worden durch die rationelle Behandlung alle jener Störungen, die sich an das Wochenbett anschließen, durch die Ausbildung plastischer Operationen, sowie durch die Begründung der Abdominalchirurgie. Wie elend war früher eine Frau mit einer Harnfistel, einem irreponiblen Prolapse, einer Inversion! Wie jammervoll ging schließlich eine Kranke mit einem großen Tumor des Ovariums

[1] Karl Ernst Friedrich Schröder, Gynäkologe (1838-1887), Bonn, Erlangen, Berlin. „Lehrbuch der Geburtshülfe". Schüler von Veit, Nachfolger von Martin. Nach seinen Plänen wurde eine große zeitgemäß ausgestattete Univ.-Frauenklinik in Berlin gebaut und 1882 bezogen.

oder des Uterus zu Grunde! Wie viele Frauen verbluteten oder starben an perforativer Peritonitis! Wie anders jetzt! Fast allen diesen Hilfesuchenden können wir heute dauernde Genesung versprechen. Ja selbst gegen den schlimmsten Feind, gegen jene Krankheit, die nicht Hütte noch Thron verschont, haben wir den Kampf nicht ohne Aussicht auf Erfolg begonnen. Einen Hoffnungsschimmer wenigstens auf dauernde Heilung können wir auch heute schon jenen Unglücklichen darbieten.

Darum lassen Sie uns getrost weiterschreiten auf dem betretenen Pfade. [...]

aus: „Verhandlungen der Deutschen Gesellschaft für Gynäkologie", Kaltenbach und Schwarz, Halle, 1888, S. 3–8.

Alfred Hegar (1830 - 1914)

3. Präsident der Deutschen Gesellschaft für Gynäkologie

Tagungsort: Freiburg,
12. - 14. Juni 1889

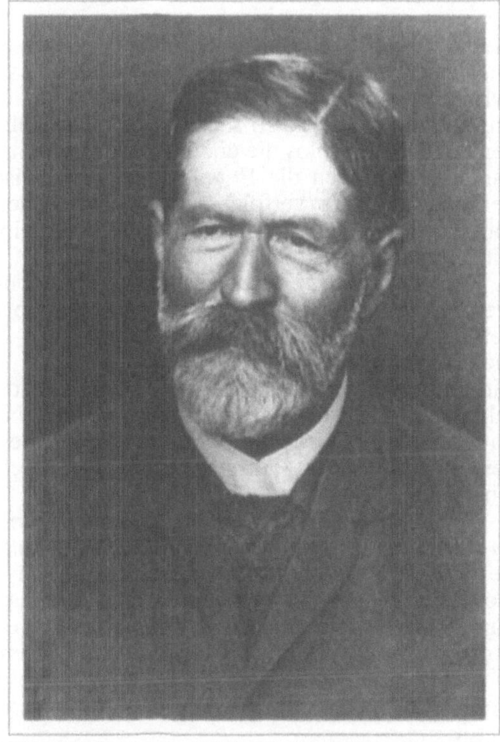

Persönliche Daten
geboren am 6. Januar 1830
in Darmstadt
gestorben am 5. August 1914
in Oberried bei Freiburg
im Breisgau

Einleitung:

Erneut eine Abweichung von der Regel: Der dritte Kongreß folgte dem zweiten nach schon einem Jahr. Prof. Alfred ***Hegar***[5] *begründete mit einer ausführlichen Rede „Zur Entstehung und Verhütung der Frauenkrankheiten" die Tradition, einen ausgewogenen wissenschaftlichen Text vorzutragen, der die Erkenntnisse des eigenen akademischen Lebens spiegelt. Der Grundgedanke dieser Rede war es, daß man nur verhüten könne, was man in seiner Entstehung begriffen habe. Es liest sich schon, als ob es aus unserer Zeit stammte, wenn er 1889 über die Vorstufen bösartiger Erkrankungen ausführte: „... die Übergänge der Adenome in Carcinome so unmerklich ..., daß man fast den ketzerischen Gedanken fassen möchte, es liege für beide die nämliche Ursache vor, und beginnende Krebse könnten spontan oder durch geringe Eingriffe zur Heilung gelangen." Hegar hat nicht nur bezüglich des Zervix- und Endometriumkarzinoms recht behalten.*

A. Hegar:[1]

Zur Entstehung und Verhütung der Frauenkrankheiten

Meine Herren! Manche unter Ihnen werden sich noch der Zeit erinnern, in welcher man sich beim Studium des Puerperalfiebers durch große Zusammenstellungen der Symptomenkomplexe am Lebenden und der Befunde am Todten hindurcharbeiten musste, um am Ende zu sagen, dass nicht viel dabei herausgekommen sei. Heutzutage kennen Sie nicht blos die erste Ursache, den Stein, welcher die Lawine ins Rollen bringt, sondern vermögen die Entwicklung der klinischen Erscheinungen und anatomischen Veränderungen zu verfolgen und zu verstehen. Sie haben Ihre bessere Einsicht viel müheloser errungen und brauchen sich um eine Menge sonst als wichtig angesehenen Einzelkrams nicht mehr zu kümmern.

Eine Bearbeitung der medicinischen Disciplinen in der Weise, dass das Entstehen und Werden der Krankheitsprozesse vom Anfang bis zum Ablauf nicht blos einfach beschrieben, sondern auch in seinem ganzen kausalen Zusammenhang dargestellt werde, ist nur unvollkommen durchführbar.
Ein großer Fortschritt in dieser Richtung ist, auch für unser Fach, durch die höhere Ausbildung der Infektionslehre gemacht worden. Nachdem wir Aufklärung darüber erhalten hatten, welcher Quelle die Wundkrankheiten des Weibes in und außer der Fortpflanzungszeit entspringen, ist auch die außerordentlich hohe Bedeutung der gonorrhoischen Ansteckung erkannt worden.

Wir können stolz darauf sein, dass die ersten Anstöße zu diesen, für die ganze Medicin so wichtigen Errungenschaften von Gynäkologen ausgegangen sind. Ansiedelungen der Tuberkelbacillen sind weniger häufig, doch durchaus nicht so selten, als man früher wohl angenommen hat, und das jetzt bewiesene primäre Eindringen und Festhaften jener Mikroorganismen in den Genitalien verdient jedenfalls unsere volle Aufmerksamkeit. Viele Lücken sind in unserem Wissen über alle diese Dinge noch vorhanden. Doch lässt sich wohl sagen, dass die ganze Lehre, bei ihren festen Grundlagen und vortrefflichen Untersuchungsmethoden, bald einen hohen Grad der Vollendung erreichen werde.

Eine viel geringere Einsicht ist uns in das Wesen der mit Bildung von Geschwülsten verbundenen Vorgänge gestattet, und alle etwas schärfer gefassten Erklärungen des Ursprungs haben sich entweder als falsch oder als unzulänglich erwiesen, so dass man sich bei einer ätiologischen Betrachtung ziemlich allgemeiner Ausdrücke bedienen muss. So lassen denn Viele eine angeborene oder erworbene Disposition die größte Schuld tragen, während andere auf spezifische oder nicht spezifische Irritationen das Hauptgewicht legen. Die bald mehr diffusen, bald mehr cirkumskripten, aus Bindegewebe und Muskeln bestehenden Anschwellungen der Gebärmutterwand, die gutartigen Adenome, viele Cysten der Ovarien und Ligg. lata, können ohne Zweifel durch sehr verschiedenartige, von der Schleimhaut oder vom Bauchfell aus fortgeleitete Reize veranlasst werden. Solche mögen vielleicht auch von den Nerven aus wirken, oder vom Blut, besonders wenn Stockungen im Kreislauf durch Erschlaffungszustände oder Dislokationen der Beckenorgane oder durch Herzfehler hervorgerufen sind. Dagegen lässt sich bei Entstehung bösartiger Tumoren ein spezifischer Anstoß wohl nicht ausschließen. Vielleicht wird gerade das Studium der Neubildungen am Uteruskörper einmal Licht in diese Sache bringen, da hier die Übergänge der Adenome in Carcinome so unmerklich sind, dass man fast den ketzerischen Gedanken fassen möchte, es liege für beide die nämliche Ursache vor, und beginnende Krebse könnten spontan oder durch geringe Eingriffe zur Heilung gelangen.

Eine weitere große Gruppe, der Regelwidrigkeiten ist durch einfach mechanische Einwirkungen veranlasst, welchen das Weib eine geringere Widerstandsfähigkeit entgegenzusetzen hat, als der Mann. Es wird zwar bei seinen Beschäftigungen weniger leicht von solchen Einflüssen getroffen, als dieser, dagegen sehr häufig bei Durchführung sexueller Funktionen. Verletzungen beim ersten Beischlaf und besonders während der ersten Niederkunft, welche sich bei den folgenden Geburten in milderem Grade wiederholen, bis zum Verlust aller Federkraft gehende Ausdehnungen der Abdominalwand, beträchtliche Kreislaufstörungen und Venendilatationen in den Gefäßen des Beckens und der unteren Extremitäten während der Schwangerschaft sind alltägliche Vorkommnisse. Auch außerhalb der Fortpflanzungszeit machen sich solche Einwirkungen geltend.

[1] Fußnoten vom Herausgeber eingefügt.

Abnorme Spannung und schließlich Erschlaffung einzelner Abschnitte der Beckenbauchwand, mit Einschluss des Peritoneums und seiner als Haltemittel der Eingeweide dienenden Falten, werden durch zu harte körperliche Arbeit, Deformitäten der Wirbelsäule und des Beckens durch das Tragen schwerer Lasten, Anomalieen der Cirkulation im Unterleib und in den Beinen durch langes Einhalten einer bestimmten Körperposition, wie des Stehens und Sitzens, Dislokationen der Beckenorgane durch Zurückhaltung des Koths und Urins bewirkt oder begünstigt. Unpassende Bekleidung, der Schnürleib, zu festes Binden der Röcke, schlechtes Schuhwerk führen, theils durch unmittelbaren Druck, theils durch die unnatürlich gezwungene Haltung, zu Veränderungen in der Gestalt des Thorax und der Wirbelsäule, in der Form und Lage der Eingeweide und zu Abweichungen in der Vertheilung des Blutes.

Die verschiedensten Affektionen anderweitiger Organe und Allgemeinkrankheiten ziehen den Genitalapparat vielfach in Mitleidenschaft, was besonders für die Fortpflanzungszeit in die Augen springt; daher man denn auch diese Verhältnisse, wie den Einfluss der Intoxikationen und Infektionen, der Leiden des Herzens und der Lunge, sowie der Nephritis auf die Schwangerschaft, mit ganz besonderer Vorliebe studirte und auch mit Hülfe der Statistik Resultate zu erlangen versuchte.

Diese sind im Allgemeinen nicht sehr glänzend ausgefallen, da man vielfach nur den Anfang der Kausalkette, den pathologischen Prozess, und das Ende, die vorzeitige Geburt kennt, von dem, was dazwischen liegt, aber wenig weiß. Genaue, besonders auf das Endometrium, die Eihäute und Placenta sich erstreckende anatomische Untersuchungen, welche bis jetzt nur in verhältnissmäßig geringer Menge zur Verfügung stehen, müssen hier weitere Aufklärung verschaffen. Außerhalb der Fortpflanzungsperiode werden die Sexualorgane von fortgeleiteten, ursprünglich dem Bauchfell, dem Darm oder der Blase angehörigen Prozessen sekundär ergriffen. Herzfehler, chronische Lungenkrankheiten, Cirrhose der Leber bringen Stauungen in den Gefäßen des Unterleibs und Beckens und entsprechende Erscheinungen hervor. Infektionskrankheiten bedingen zuweilen hochgradige Veränderungen im ovulirenden Gewebe der Eierstöcke und in der Schleimhaut des Sexualschlauchs. Selbst das Fieber allein scheint hyperämische Zustände erzeugen zu können; wenigstens sind Blutungen aus dem Uterus im Invasionsstadium der mit starker Temperaturerhöhung verbundenen Prozesse häufig erwähnt.

Die geschlechtlichen Funktionen, insbesondere die Menstruation, sind bei gewissen Intoxikationen, wie solchen mit Morphin und Blei, merkwürdigerweise in sehr erheblichem Grade, bei den Erkrankungen der Großhirnrinde, den Psychosen, ferner bei Neurosen, schweren Formen der Hysterie, Morbus Basedow und bei allen mit mangelhafter Blutbildung und Ernährung verbundenen Prozessen oft beeinträchtigt.

Leider ist unser Wissen auch hier, trotz vieler verdienstvoller Arbeiten, sehr lückenhaft und auch nicht leicht zu ergänzen, da es dazu eines großen klinischen und pathologisch-anatomischen Materials bedürfte, welches uns die Vertreter der inneren Medizin und Psychiatrie verschaffen müssten.

Zwei uns alltäglich entgegentretende Krankheiten, die Chlorose mit den ihr verwandten Formen, und die Neurasthenie oder reizbare Schwäche sind mit anatomischen und funktionellen Veränderungen der Geschlechtswerkzeuge außerordentlich häufig verbunden, wobei man freilich nicht immer weiß, ob das Eine oder das Andere als Anlass oder als Wirkung anzusehen sei, oder ob nicht beide derselben Quelle entspringen. Auch bietet das Wesen jener beiden Affektionen selbst noch sehr viele dunkle Seiten, deren Aufhellung, bei dem jetzigen Standpunkt unserer Physiologie und Pathologie, wohl so bald nicht zu erwarten sein dürfte. Glücklicherweise sind wir über die ersten Ursachen jener weit verbreiteten Übel einigermaßen aufgeklärt und wissen, dass sie, abgesehen von einer nicht seltenen angeborenen Disposition, auf eine fehlerhafte Lebensweise zurückgeführt werden müssen. Übertriebene Arbeit des Gehirns, wobei bald mehr die Intelligenz wie beim Schulunterricht, bald mehr das Gemüth, wie bei Einwirkung starker Affekte und zu eifriger Pflege der Musik, in Anspruch genommen werden, einseitige psychische Erziehung mit unzureichender Ausbildung des Charakters und Willens, Überreizung peripherer Nervenabschnitte, besonders der Genitalnerven, ferner mangelhafte Körperpflege, ungenügende oder unpassende Nahrung, schlechte Luft, zu geringe oder übermäßige Muskelthätigkeit sind sehr gewöhnliche Schädlichkeiten. Sie wirken ganz besonders tief und nachhaltig, wenn sie das Weib während der Entwicklung oder einer anderen größeren Phase seines Geschlechtslebens treffen.

Anomalieen und Krankheiten oder deren Anlagen sind endlich, wie so viele andere Eigenschaften, recht oft angeboren, was schon dadurch allgemein anerkannt ist, dass man schon seit lange großen Werth auf den Bericht über die Gesundheitsverhältnisse der Angehörigen, insbesondere der Vorfahren, legt. Die Zahl der vorzeitigen mit Tod der Frucht verbundenen Niederkünfte lässt sich mindestens auf den vierten Theil sämmtlicher Geburten schätzen. Ungleich mehr Regelwidrigkeiten des Eies kommen wohl vor, welche nicht zu verfrühter Wehenthätigkeit und nicht zum Absterben des Fötus führen, aber für diesen dauernde, bis in's extrauterine Leben hineinreichende Folgen haben. Wenn hier nur ein annähernd ähnliches Verhältniss, wie sonst zwischen Mortalität und Morbilität, bestehen sollte, so wäre der Ursprung menschlichen Siechthums noch mehr, als dies gewöhnlich geschieht, in Zuständen, welche mit auf die Welt gebracht sind, zu suchen.

Das Weib scheint vorzugsweise dabei betroffen zu sein, da schon die Zahl der ausgesprochenen Missbildungen bei ihm häufiger ist als beim Manne. Wie sehr haben sich insbesondere die Beobachtungen über Entwicklungsfehler des Sexualapparats gehäuft, seit Kussmaul[1)] in seinem klassischen Werk die Aufmerksamkeit darauf gelenkt hat. Wir haben durch Virchow[2)] die angeborene Enge der großen Gefäße und ihren Zusammenhang mit Chlorose und Verkümmerung der Geschlechtswerkzeuge kennen gelernt, durch Fehling[3)] zuerst erfahren, das verschiedene Beckendeformitäten aus dem Fötalleben stammen können, was bis dahin nur von vielen gleichmäßig allgemein verengten und von manchen schräg verschobenen Becken angenommen war. M. B. Freund[4)] zeigte, wie Abnormitäten in Gestalt und Lage des Uterus bei der Frucht entstehen, und neuerdings hat W. A. Freund[5)] die Entwickelungsfehler der Tube studirt und auf die meist gleichzeitig vorhandenen Merkmale unvollständiger Ausbildung an anderen Stellen des Sexualschlauches, am Becken, an entfernteren Orten, ja selbst am ganzen Körper hingewiesen.

Die Neurologen und Irrenärzte legen großen Werth auf die Verbindung körperlicher, ihre Quelle deutlich verrathender Degenerationszeichen mit Neurosen und Psychosen, ein Verhältniss, welches neuerdings zu einem Anlauf gegen unser jetzt gültiges Strafrecht benutzt worden ist. Die oben berichteten Anomalien der Sexualorgane und des Beckens müssen natürlich gerade so gut zu den Merkmalen der Entartung gerechnet werden, als die gemeinhin angeführten Abweichungen des Schädels, der Prognathismus, die Formfehler des äußeren Ohres u. a.

Die angeborenen Gebrechen haben zwei sehr verschiedene Quellen, indem entweder das befruchtete Ei eine Schädigung erleidet, oder der Keim bereits eine fehlerhafte Beschaffenheit erleidet.

Das Produkt der Empfängniss ist während der Schwangerschaft zahlreichen vom Organismus der Mutter ausgehenden oder durch diesen hindurchtretenden nachtheiligen Einflüssen ausgesetzt. Seltener wird es durch Gifte, welche sich an die Zeugungsstoffe angehängt oder angeklebt haben, getroffen, wie man dies für die vom Vater, ohne Betheiligung der Mutter, auf das Kind übergehende Syphilis annimmt.

Übele Eigenschaften der Keime, welche schon von den alten französischen Geburtshelfern als Ursache mangelhafter Embryonalentwicklung und Anlass zu dem Abort wegen faux germe angesehen worden sind, werden auf verschiedene Weise erworben. Dies geschieht vielleicht nicht ganz selten in den Ausführungsgängen und Behältern des Genitalkanals, wie denn bekanntlich das saure Scheidensekret die Samenthierchen zum Absterben zu bringen vermag. Die schlimmen Einwirkungen werden sich gewöhnlich schon früher in den Drüsen geltend machen, worüber jedoch noch ein großes Dunkel herrscht. Anomale, bis zur Befruchtungsunfähigkeit gehende Zustände des Samens oder Eies sind bei Gonorrhoe, anderen Infektionen, lokalen Entzündungen oder Geschwülsten der Keimdrüsen beobachtet und wir können wohl voraussetzen, dass auch Zwischenstufen vorkommen, in welchen der Embryo noch entsteht, aber nothleidet. Allein die Forschung hat sich darauf noch nicht eingerichtet. Gewisse Gifte, wie der Alkohol, das Blei, haben entweder eine so hochgradige Entartung des Fötus zur Folge, dass dieser abstirbt und vorzeitig ausgestoßen wird, oder die Frucht kommt lebensfähig, aber mit einem Gebrechen behaftet, zur Welt. Allein hier sind uns die Veränderungen der Zeu-

1) Adolf K. Kussmaul, Internist (1822-1902), Kandern, Erlangen, Freiburg, Straßburg.

2) Rudolf Virchow, Pathologe (1821-1902), Würzburg, Berlin.

3) Hermann Johannes Karl Fehling, Gynäkologe (1847-1925), Stuttgart, Basel, Halle, Straßburg. Präsident der Deutschen Gesellschaft für Gynäkologie 1907-1909.

4) Maximilian Bernhard Freund, praktizierender Gynäkologe (geb. 1835), Breslau.

5) Wilhelm Alexander Freund, Gynäkologe (1833-1917), Breslau, Straßburg. Initiator und Gastgeber für das Gründungstreffen der Deutschen Gesellschaft für Gynäkologie 1885 in Straßburg.

gungsstoffe vollständig unbekannt, obgleich sie ohne Zweifel da sind, und nicht etwa der Embryo im Mutterleib geschädigt wird, da sehr häufig der Vater allein sich den nachtheiligen Agentien ausgesetzt hatte. Wir wissen selbst nicht einmal sicher, ob diese, den Körper der Eltern einfach durchlaufend, unmittelbar die Keime angreifen, oder ob sie erst durch die im Körper des Vaters oder der Mutter angerichteten Verwüstungen mittelbar auf jene Gebilde einwirken.

Man nimmt an, dass die mannigfachsten acquirirten Leiden, besonders aber solche, welche mit Störungen der nervösen Funktionen und mit mangelhafter Ernährung und Blutbildung verbunden sind, durch Veränderungen der Zeugungsstoffe Gebrechen der Nachkommenschaft zur Folge haben. Dies kann vorübergehender Natur sein, wie denn das im starken Rausch erzeugte Kind eines Menschen, welcher nichts weniger als Gewohnheitstrinker ist, nicht selten der Degeneration verfallen soll, während die Geschwister frei bleiben. Auch war bis jetzt die Anschauung, nach welcher Form und Sitz der Erkrankung bei den Eltern Form und Sitz des Uebels bei den Kindern bedingen, vorherrschend.

Letzteres wird nun von Manchen neuerdings entschieden in Abrede gestellt, und nur zugegeben, dass erworbene anatomische und funktionelle Läsionen des elterlichen Organismus einen ganz allgemeinen Einfluss, welchen man etwa als schwächend zu bezeichnen habe, auf die Nachkommenschaft ausüben, ähnlich wie dies vom höheren Lebensalter der Erzeuger behauptet wird.

Sogenannte Erbfehler, welche sich so oft durch viele Generationen hindurch bei zahlreichen Familienmitgliedern in derselben Form und an denselben Gegenden, Systemen und Organen zeigen, sollen auf andere Weise entstehen und zwar am häufigsten durch eine Keimesvariation, infolge des Zusammentreffens nicht gut zu einander passender, nicht adäquater Geschlechtskerne, eine Hypothese, welche bis jetzt nur wenig gestützt ist.

Wir haben die Hauptreihen ursächlicher Momente, welche in unserem Spezialfach eine Rolle spielen, in Kürze vorgeführt und halten es kaum für nothwendig, auf ihre oft sehr mannigfaltige und verwickelte Verflechtung, sowie auf ihre gegenseitige Unterstützung hinzuweisen.

Eine auf die Ätiologie gerichtete Betrachtung pathologischer Prozesse führt zur besonderen Betonung der prophylaktischen Therapie. Dies hat sich am ausgesprochendsten bei den eigentlichen Wundkrankheiten des Weibes gezeigt, wo man von einer kurativen Behandlung kaum mehr spricht. Hier haben wir große Erfolge zu verzeichnen. Dagegen ist es uns noch nicht gelungen, die zahlreichen, bei Befriedigung der sexuellen Triebe und die in anderer, bisher nicht hinreichend festgestellter Art entstehenden gonorrhoischen und eitrigen Katarrhe zu vermindern, geschweige denn zu beseitigen. Dies ist sehr zu bedauern. Wenn auch die Heilung solcher, noch auf die zugänglichen Abschnitte des Genitalschlauchs beschränkter Schleimhautaffektionen meist gelingt, so kommen wir doch mit unserer Hülfe recht häufig zu spät, und die einmal fertigen anatomischen Veränderungen der Uterinanhänge müssen deshalb nur zu oft einer lediglich operativen Hülfeleistung verfallen. Ebensowenig haben wir bis jetzt der Verbreitung der Syphilis einen wirksamen Damm entgegenzusetzen vermocht.

Unsere Bemühungen, die Entstehung gutartiger und bösartiger Neubildungen zu beschränken, sind leider ebensowenig von großem Erfolg gekrönt, was übrigens vielleicht auch daher kommt, dass man noch wenig seine Aufmerksamkeit darauf gerichtet hat. Man wird, festhaltend an dem theilweise irritativen Ursprung, durch Beseitigung oder Deckung erodirter, ektropiirter, äußeren Reizen preisgegebener Schleimhautpartien, durch frühzeitige Heilung der Katarrhe und Hinwegschaffung hyperämischer Zustände Vieles zu erreichen und die Entwicklung mancher Fibromyome, Cysten und selbst Carcinome zu verhindern vermögen.

Merkwürdigerweise haben sich die Ärzte verhältnissmäßig noch wenig mit der Beschränkung der auf einfach mechanische Weise hervorgebrachten Übel beschäftigt. Das bißchen Dammschutz bei der Geburt will nicht viel heißen und betrifft zudem nicht einmal den ganzen, Rissen und sonstigen Verletzungen ausgesetzten, Theil der Scheide, welcher recht wohl durch prophylaktische Maßregeln bis zu einem gewissen Grade behütet werden könnte. Die Nothwendigkeit, den im Gefolge der Niederkünfte häufigen Erschlaffungszuständen des Peritoneums und der Beckenbauchwand zuvorzukommen, ist neuerdings von verschiedenen Seiten besprochen worden. Viel weniger hat man daran gedacht, der unpassenden und übertriebenen Körperarbeit, wie sie, selbst zur Zeit der Menses, bei unserem Landvolk geübt wird, entgegenzutreten. Welchen Schwierigkeiten der Kampf mit der Mode, die Abschaffung nachtheiliger Bekleidungsweisen, begegnet, hat schon der alte

Sömmering[1]) erfahren müssen, als er Ende des vorigen Jahrhunderts die bösen Folgen des Schnürleibs in einer besonderen, mit erläuternden Zeichnungen versehenen Abhandlung ohne Erfolg schilderte. Man hat sogar ohne Nutzen die Vorliebe des schönen Geschlechts für naturwidrige Bekleidung als Beweis für seine niedrigere Stellung gegen über dem Manne bezeichnet. Wir vergessen übrigens bei dieser Frage, dass die Aufforderung, das zusammenpressende Mieder abzulegen, nichts helfen kann, ehe die Frau Muskeln besitzt, ohne welche sie die Stütze für ihre Wirbelsäule und ihren Thorax nicht zu entbehren vermag. Wir Männer haben keinen Grund, besonders stolz zu sein. Obgleich die Form unserer Fußbekleidung anerkannt fehlerhaft ist und unser vortrefflicher Anatom Meyer sich die Mühe nahm, das richtige Modell eines Schuhes zu entwerfen, so brauchte nur ein verrückter Wiener Schuster den Stiefel spitz zulaufen zu lassen und alle Welt, Anatomen und selbst Gynäkologen, nahmen das neue Muster an.

Die Verhütung der auf den Sexualapparat in besonders nachtheiliger Weise einwirkenden anderweitigen Erkrankungen gehört wesentlich in das Gebiet der inneren Medicin. Nur die gerade uns alltäglich entgegentretenden chlorotischen, anämischen und neuropathischen Zustände müssen auch in unseren Bereich gezogen werden. Der ärztliche Stand allein vermag hier nur in beschränkter Weise zu nützen und muss zur Erreichung seiner Ziele eine Anlehnung an andere Faktoren suchen, da die schädlichen Einflüsse oft mit unserem raffinirten Kulturleben und gesellschaftlichen Verhältnissen zusammenhängen und vielfach psychische und ethische Momente in Betracht kommen.

In früheren Zeiten, aber auch noch jetzt bei manchen Völkern und Rassen, sind hygieinische Vorschriften zu religiösen Geboten erhoben, wobei häufig Alles, was das Geschlechtsleben des Weibes angeht, auf das Peinlichste geregelt ist. Davon findet sich in den christlichen Kirchen nur noch sehr wenig, obgleich der Katholicismus in seinen vielfach guten, praktischen Tendenzen die Sache nicht ganz vernachlässigt hat, so dass Sie z. B. an unserer Hochschule noch eine Vorlesung über Pastoralmedicin finden.

Der Staat wird dazu gedrängt, für die leibliche Wohlfahrt seiner Angehörigen mehr als bisher einzutreten, und der Arzt hat Gelegenheit, seinen Einfluss auf den Erlass und die Durchführung der Gesetze geltend zu machen. Die Regierungsbehörden beginnen in erfreulicher Weise dem Unterricht der weiblichen Jugend und dem so äußerst gefährlichen Pensionswesen ihre auf Erhaltung der körperlichen Tüchtigkeit gerichtete Beachtung zuzuwenden und darüber den Rath der Fachleute einzuholen. Die Statthalterschaft der Reichslande ist darin vorausgegangen und hat eine, größtentheils aus Professoren der Straßburger medicinischen Fakultät bestehende Kommission zur Begutachtung solcher Verhältnisse und zur Aufstellung einer Norm für den Unterricht an den höheren Töchterschulen beauftragt. Über kurz oder lang wird man auch an eine Reform des Hebammenwesens gehen müssen, welche vielleicht darin bestehen dürfte, dass man einerseits den Thätigkeitskreis jener Personen in eigentlich geburtshülflicher Beziehung noch mehr einengt, ihn dagegen insofern erweitert, als man sie zu Pflegerinnen und Hüterinnen der weiblichen Gesundheit auch außerhalb der Fortpflanzungszeit macht. Sie sind dies, wenn auch ohne Vorbildung und Schulung, thatsächlich schon jetzt, nicht allein auf dem Lande, sondern auch in vielen Kreisen der städtischen Bevölkerung. Der Arzt kann ferner bei der städtischen Armenpflege und bei den zahlreichen Wohlthätigkeitsvereinen richtige Anschauungen verbreiten und darauf gegründeten praktischen Maßregeln Eingang verschaffen.

Die Hauptsache wird übrigens die sein, dass das Weib die Sorge für seine Gesundheit, unter Belehrung des Arztes, selbst übernimmt, wobei dieser ja in Zukunft durch die ihm bisher nur zu häufig in den Weg tretenden Leiter der Schulen Unterstützung finden wird. Die Hygiene arbeitet in unserer Zeit mit besonderer Vorliebe im Großen und stellt, durch ihre oft riesigen Vorkehrungen für die Assanirung der Städte, die ersten Bedingungen für die Wohlfahrt zusammengedrängter Menschenmassen her. Die Hygiena minor mit ihrer Sorge für Einrichtung, Lüftung, Heizung und Beleuchtung der Wohnräume, für Wäsche, Betten, Ernährung, Bekleidung und ganze Körperpflege des Einzelnen ist, obgleich nicht weniger wichtig, doch etwas in den Hintergrund getreten. Hier ist der Wirkungskreis für die Frau, für welchen sie besondere Anlage und Neigung mit sich bringt und in welchem sie auch den durch die Geschlechtsverschiedenheiten der Familienmitglieder bedingten besonderen Anforderungen gerecht werden kann.

Die Verhütung angeborener Gebrechen und deren Anlagen hat die Ärzte bis jetzt noch sehr wenig gekümmert und doch dürfte dieser Gegenstand wohl schon in nächster Zeit

[1]) Samuel Thomas von Sömmering (1755–1830) „Über die Schädlichkeit der Schnürbrüste." Preisschrift, Leipzig 1788.

eine große Rolle zu spielen haben, da alle unsere Vorkehrungen und Maßregeln, ohne besondere Berücksichtigung dieser Verhältnisse, wohl schwerlich zu einem ganz erwünschten Ziele führen werden. Freilich ist uns bei dem Betreten dieses, der Phantasie kühner Hypothesenmacherei und Übertreibungen sehr zugänglichen Gebietes große Vorsicht geboten; doch dürfte eine Verhandlung über dieses Thema vor einem wissenschaftlichen Forum passender sein, als seine heutzutage so beliebte und gewöhnliche Bearbeitung in Romanen und Schauspielen.

Die Umstände, unter denen das befruchtete Ei durch die den Zeugungsstoffen anklebenden Gifte nothleidet, sind zu wenig bekannt, als dass sich an eine Prophylaxis denken ließe.

Dagegen sind wir wohl im Stande, den das Kind im Fruchtbehälter treffenden nachtheiligen Einflüssen einigermaßen entgegenzutreten, welchen Zweck wir durch Herstellung eines möglichst vollkommenen mütterlichen Gesundheitszustandes zu erreichen streben. Wir müssen uns vorläufig darauf beschränken, obgleich es nicht unwahrscheinlich ist, dass gewisse Modifikationen der Lebensweise und Ernährung eine besonders kräftige Entwicklung des Fötus hervorzubringen vermögen. Leider lässt sich nicht einmal behaupten, dass die in den wissenschaftlichen Werken enthaltenen Regeln über Schwangerschaftsdiätetik hinreichend befolgt werden, und der Ausspruch Szikorski's auf dem diesjährigen Kongress russischer Ärzte in Petersburg, nach welchem Leben und Wohlergehen des sich bildenden Geschöpfs von Nahrung und Beschäftigung der Mutter abhängig sei und dass das neue Wesen durch deren nervöse Ermüdung und Erschöpfung bis zur Degeneration geschädigt werden könne, wird bis jetzt nicht vollauf beherzigt. Ich glaube, dass man bei den gebildeten und wohlhabenden Ständen durch Hervorhebung solcher Gesichtspunkte und sonstigen Rath viel zu erreichen vermöge. Ärztekammern und wohlthätige Vereine suchen durch Asyle und andere Einrichtungen den Frauen der bedürftigen Bevölkerungsschichten während Geburt und Wochenbett Schonung und Pflege zu verschaffen und werden wohl auch ihre Aufgabe auf frühere Zeiten der Fortpflanzungsperiode auszudehnen vermögen.

Über ungünstige Veränderungen der Keime beim Durchlaufen der Geschlechtskanäle ist uns so wenig bekannt, dass von Vorbeugung nicht zu sprechen ist, obgleich man, wie Sie wissen, den Tod der Spermatozoen durch Abstumpfen der im Scheidensekret enthaltenen Säure zu verhüten versucht hat.

Die Schädigung der Zeugungsstoffe durch Gifte und Krankheitserreger jeder Art wird selbstverständlich durch unsere öffentliche und private Gesundheitspflege zum Theil eingeschränkt werden. Dies geschieht, obgleich man es nicht gerade hervorhebt und nur gelegentlich, wie bei der Vergiftung mit Alkohol oder Metallsalzen, davon spricht.

Die einmal vorhandene eingewurzelte fehlerhafte Beschaffenheit der Keimstoffe, welche zu den sogenannten Erbfehlern führt, lässt sich auf verschiedene Art bekämpfen.

Wir können, da uns den Körper durchlaufende und unmittelbar auf jene Gebilde einwirkende Mittel bis jetzt nicht zur Verfügung stehen, durch günstige Veränderungen des ganzen Organismus auch eine vortheilhafte Umgestaltung in Sperma und Ei zu erzielen suchen. Darauf gerichtete Maßnahmen, welche im Wesentlichen auf einer vollständigen Umkehrung der Lebensführung nicht nur bei dem Einzelnen, sondern bei ganzen Familien hinauslaufen, wie Versetzung in ein verschiedenes Klima, Vertauschung des Aufenthalts in der Stadt mit dem auf dem Lande, Wahl anderer Berufsarten, sind schwer durchzuführen. Ein schneller Erfolg ist bei solchen festhaftenden Mängeln, zu deren Heranbildung gewöhnlich mehrere Geschlechter in längeren Zeiträumen beigetragen haben, nicht vorauszusetzen. Die, welche die Erwerbung solcher Übel durch den Körper verändernde Agentien überhaupt leugnen, müssen zudem auch die Heilung auf diesem Wege in Abrede stellen.

Man hat vorgeschlagen, den mit gewissen gefährlichen Gebrechen, wie Epilepsie, Geisteskrankheit, Missbildungen behafteten Menschen die Eheschließung zu untersagen. Abgesehen davon, dass dieses Verbot die Erzeugung einer Nachkommenschaft nicht vollständig verhindert, würde die Formulirung eines bezüglichen Gesetzes bei dem jetzigen Standpunkt unseres Wissens kaum überwindlichen Schwierigkeiten begegnen, und gewiss leicht zu unnöthigen Härten Anlass gegeben werden. Dies ist vielleicht in Zukunft anders, und der Staat wird schließlich doch zu einer solchen Auskunft gedrängt werden, da es sich nicht blos um körperliche und intellektuelle, sondern auch nicht selten um hochgradige ethische Defekte handelt, und man gewiss besser die Erzeugung stark belasteter Individuen hindert, als sie auf Lebenszeit einsperrt oder ihnen den Kopf abschlägt. Ein freiwilliger Verzicht auf Nachkommenschaft ist kaum in Anschlag zu bringen, obgleich ich Personen kenne, welche aus Gewissenhaftigkeit auf eine Heirath verzichtet haben.

Wir können glücklicherweise durch eine rationelle Zuchtwahl unser Ziel in viel milderer Weise und doch mit großer Sicherheit erreichen. Der Einwand, dass man dadurch den Menschen mit Hunden oder Pferden auf eine Stufe stelle, ist nicht stichhaltig, da wir uns gerade dadurch über die Thiere erheben, wenn wir mit Vorbedacht die unendlich traurigen Folgen der Degeneration vermeiden. Jemand, welcher in Rücksicht auf Geld und Stellung die Gefahr übernimmt, ein elendes unglückliches Geschöpf in die Welt zu setzen, handelt gewiss weniger richtig, als ein Anderer, welcher die Erzeugung eines gesunden, kräftigen Kindes anstrebt. Übrigens haben weder Religionsstifter noch Gesetzgeber diese Gesichtspunkte für menschenunwürdig gehalten, und Sitten und Gebräuche beweisen, wie man ihnen zu allen Zeiten Beachtung geschenkt hat. Es genügt, an die kirchlichen Verbote der Eheschließung unter Blutsverwandten, oder die Untersagung der Heirath unter Mitgliedern verschiedener Stämme und Kasten, an die Vorschriften über Ebenbürtigkeit bei den Fürstenhäusern, an Familienbestimmungen und Herkommen bei dem Adel, bei den Patriziern der Städte und selbst bei den Bauern zu erinnern. Daran wird nichts geändert, wenn auch andere Motive mitspielten und die betreffenden Vorschriften theilweise einseitig und verkehrt waren, so dass sie bei strenger Durchführung eine Familie oft so sicher zu Grunde richteten, als wenn die volle Absicht dazu vorgelegen hätte.

Eine derartige Regelung solcher Verhältnisse widerspricht unserer heutigen Denkweise, und auch hier würde die Unvollkommenheit unserer Kenntnisse den Erlass bezüglicher Bestimmungen, welche eine allgemeinere Fassung erhalten müssten, unmöglich machen. Jeder einzelne Fall muss in seinen Eigenthümlichkeiten erfasst und studirt werden, und erst dann kann der Arzt den für seine pflegebefohlenen Individuen oder Familien passenden Rath ertheilen. Er kann hierdurch, sowie durch Belehrung über solche Punkte in weiteren Kreisen, recht viel nützen, wie dies durch das Beispiel eines bekannten, jetzt verstorbenen Klinikers dargethan ist.

Wir glauben in dem Vorhergehenden die Grenzen unseres Fachs in keiner Weise überschritten zu haben. Litzmann[1] bemerkt einmal mit Recht, dass unsere Disciplin die Beschränkung auf einen zu spezialistischen Standpunkt nicht gestatte und dass der Gynäkologe nicht nur für die Sexualaffektionen da sei, sondern dass er ein Arzt der Frau sein müsse. Wir werden aber noch weiter geführt. Die Krankheitsursachen sind häufig die nämlichen bei Mann und Weib, so dass Vieles, was erwähnt worden ist, auf beide Geschlechter anwendbar erscheint. Dazu kommt noch ein anderer Umstand. Die Behauptung Einiger, nach welcher die durch den Keim selbst vermittelten Eigenschaften leichter von der Frau auf die Frucht übergingen, als vom Mann, mag vielleicht nicht ganz bewiesen sein. Jedenfalls aber ist sicher, dass das befruchtete Ei 9 Monate in ihrem Schoße ruht und dass ihr die Pflege und Erziehung des Kindes während der ersten Lebensjahre fast ausschließlich anheim fällt, daher das Wohl und Wehe des ganzen Geschlechts in ganz vorwiegendem Maße von der Gesundheit und Tüchtigkeit des Weibes abhängt.

Die Geburtshülfe hat, sobald sie überhaupt wissenschaftlich und von Männern betrieben worden ist, sehr bald ihren Rang unter den verwandten Fächern erhalten. Der Staat hat ihr schon frühe besondere Beachtung geschenkt, wohl weniger aus reiner Menschenliebe, als aus Rücksicht für die Erhaltung der Familien und für den Zuwachs, der Landesbewohner. Letzteres Motiv kann, wenigstens bei uns in Deutschland, nicht mehr in Betracht kommen, und man möchte sich wohl die Frage stellen, ob nicht eine weniger zahlreiche, aber kräftigere Bevölkerung vorzuziehen sei.

Die von Norden kommenden Kollegen werden an einer der letzten Bahnstationen eine größere Menge zusammengehöriger Gebäude bemerkt haben, welche schon jetzt ohne die geplante Vergrößerung ein kleines Dorf darstellen könnten. Dies ist die neue Anstalt für unheilbare Geistesgestörte, Idioten, Epileptiker, wozu Sie noch das große Irrenhaus in der Illenau und die beiden psychiatrischen Kliniken an den Universitäten rechnen müssen, um einen Begriff von der Zahl solcher Unglücklichen und den zu ihrer Erhaltung erforderlichen Kosten zu bekommen. Wie zahlreich und bedeutend sind nun außerdem noch die anderen Hospitäler, Siechenhäuser, Herbergen, Krankenheime und wie man solche

[1] Karl Konrad Theodor Litzmann, Gynäkologe (1815–1890), Würzburg, Greifswald, Kiel. Als Nachfolger von Adolf Michaelis (Michaelis'sche Raute) Direktor der Gebär- und Hebammenanstalt Kiel (bis 1885). Litzmann'sche Obliquität.

Zufluchtsstätten für Kranke und Elende noch weiter benennt! Was für Baden gilt, ist auf ganz Deutschland anwendbar, wenn auch, dank der hochherzigen Gesinnung unseres erhabenen Fürstenhauses und dank unserer erleuchteten Regierung, mehr für solche Dinge geschieht, als irgendwo anders. Wenn dies überall und in demselben Maße so fortgeht, wird man dahin gelangen, dass die eine Hälfte der Menschheit pflegt, die andere gepflegt wird.

Sollte man nicht vorbeugend verfahren und, soweit dies möglich, die Nothwendigkeit dieser Einrichtungen zu beschränken suchen? Wohlfeiler wäre es jedenfalls. Familien, Stämme und Rassen verfallen mit der, höhere Grade der Civilisation häufig aber nicht nothwendig begleitenden, Abnahme körperlicher Tüchtigkeit dem Untergang, während die Stellung und das Ansehen einer ganzen Nation durch ihre physische Leistungsfähigkeit, welcher die Engländer ohne Zweifel einen guten Theil ihrer Erfolge zu danken haben, sehr wesentlich gehoben wird. Gehen ja doch geistige Spannkraft und Unternehmungsgeist damit Hand in Hand.

Wir haben ganz vorzugsweise die Aufgabe, durch Fürsorge für die Wohlfahrt des Weibes, die Kraft und Lebensfrische des ganzen Volkes zu fördern.

aus: „Verhandlungen der Deutschen Gesellschaft für Gynäkologie“, Hegar und Wiedow, Freiburg 1889, S. 14–30.

Aloys Constantin Conrad Gustav von Veit (1824 - 1903)

4. Präsident der Deutschen Gesellschaft für Gynäkologie

Tagungsort: Bonn,
21. - 23. Mai 1891

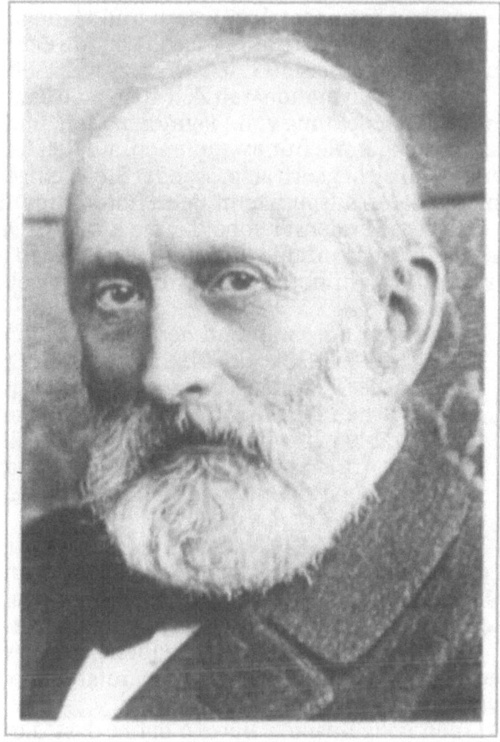

Persönliche Daten

geboren am 3. Juni 1824 in Leobschütz/Oberschlesien
gestorben am 20. April 1903 in Deyelsdorf bei Grimmen in Pommern

Einleitung:

Prof. Aloys Gustav **von Veit**[6] *war 67 Jahre und eine weitum im Fach geachtete Persönlichkeit, als er den 4. Kongreß in Bonn eröffnete. Anders als sein Vorgänger in der Präsidentschaft, Hegar, widmete er sich in seiner Eröffnungsrede nicht so sehr dem Fach als Ganzem, sondern trug eigene wissenschaftliche Vorstellungen zur Zyklusphysiologie vor, nämlich über die Zusammenhänge zwischen Menstruation und Empfängnis, welche sich später als Irrweg erweisen sollten. Die wissenschaftliche Gynäkologie seiner Zeit war weitgehend auf Deduktionen angewiesen. Man erkannte zwar, daß der Eintritt einer Schwangerschaft mit der Periodizität der monatlichen Blutungen verknüpft war; Veit sah, wie viele seiner Zeitgenossen auch, in dem Grad der „katamnialen Hyperämie" des Endometriums den ursächlichen Faktor für das Zustandekommen einer Implantation. Der wichtigste konkrete Befund war dann zu erheben, wenn man bei Laparotomien gelegentliche Gelbkörper verschiedenen Alters in den Ovarien sehen konnte; man versuchte sorgfältige zeitliche Beziehungen zur letzten vorhergegangenen Menstruation herzustellen, aus denen man weitere Schlüsse zog. Man war auf die Beobachtung von Corpora lutea bei den damals noch seltenen und gefährlichen Laparotomien angewiesen. So wurde immerhin erkannt, daß der Gelbkörper eine unterschiedlich lange Überlebensdauer haben könne. Schon aber hatten sich zwei dominierende Ansichten gebildet: Die eine verlegte den Beginn einer Schwangerschaft zeitlich noch in die Nähe der Menstruation, und diese Schule verteidigte Veit; die andere, wie sich später zeigte, richtigere Ansicht ging davon aus, eine Schwangerschaft käme erst in die Mitte zwischen zwei monatlichen Blutungen zustande. Unterschiede in der Schwangerschaftsdauer zwischen 270 und 290 Tagen mit Extremen bis 301 Tagen spielten für die Beweisführung der jeweiligen Hypothese eine große Rolle. Veit erwies sich in seiner Rede als der typische Vertreter der „alten" Gynäkologie und sah sich durchaus selbst als solcher; er fühlte, daß neue Einsichten bald hereinbrechen würden. So schloß er seinen Vortrag, in einem der Zeit entsprechenden, etwas umständlichen Deutsch mit den Worten: „Es ist aber jetzt die höchste Zeit, daß meine Bemühungen, Altes, was mir bewährt erscheint, festzuhalten, den Platz Ihren neuen Forschungen räumen, mit welchem Sie Wissenschaft und Praxis abermals bereichern werden." Es war typisch für die ersten Kongresse, die Mitglieder, welche sich durchwegs untereinander gut kannten und jeweils mit der Zustimmung aller Anwesenden in die Gesellschaft für Gynäkologie aufgenommen worden waren, persönlich anzureden.*

A. G. v. Veit:

Meine sehr geehrten Herren Kollegen! [...] In den nunmehr 43 Jahren meiner praktischen Wirksamkeit hat sich unser Wissen und Handeln zum großen Theile radikal umgestaltet, und die großen Fortschritte, welche wir zu verzeichnen haben, sind nicht zum Wenigsten den Mitgliedern dieser Gesellschaft zu verdanken.

In einer so revolutionären Zeit aber kann es auch nicht ausbleiben, dass Lehren, welche nahezu die Bedeutung von Dogmen hatten, und meiner Meinung nach diese auch heute noch ebensogut wie früher verdienen, auf den Kopf gestellt werden, weil das zuströmende neue Detail nicht gleich an passender Stelle eingereiht werden kann, und die einfachen, allgemeinen Gesichtspunkte in den Hintergrund drängt.

Es ist das Verdienst Leopold's, die Bischof'sche Lehre durch das, was ihr noth that, d. h. eine genügende Anzahl von faktischen Belegen als richtig erwiesen zu haben, und dieser Beweis ist ihm in noch größerem Umfange gelungen, als er selbst aussprach.

Er fand bei

5 kurz vor oder während der Menstruation untersuchten Frauen und bei

15 bez. am 8., 9., 10., 12., 14., 15., 16., 18., 21., 22., 24., 26. Tage ausgeführten Laparotomien der Zeit der letzten Menses entsprechende gelbe Körper. Dazu kommen

2, in welchen die Umbildung der Follikel ohne vorgängige Ruptur eingetreten war. Wir zählen also unter im Ganzen 30 Fällen

22 dieser Art, und unter ihnen überdies noch 5, in welchen gleichzeitig gelbe Körper vorhanden waren, welche der vorletzten Menstruation zugeschrieben werden mussten.

Von den übrigen 8 lieferten 4 wenigstens noch der vorletzten Menstruation angehörige corpora lutea, und einer dieser 4 daneben noch ein 10–12 Tage altes, welches bei einer 3–4wöchentlich, zuletzt vor 5 Wochen menstruirten Frau einer um die gewöhnliche Zeit erschienenen und ohne Blutung verlaufenen katamenialen Hyperämie angehören konnte.

Bemerkenswerth ist, dass unter den 8 Fällen sich 4 von schwerer Anämie, 1 von Menorrhagie, 1 von Menstruatio parca et retardata, und 2 von mit Blutungen verbundenen Myomen befanden.

Einen vollgültigeren Beweis dafür, dass die katameniale Hyperämie regelmäßig zur Ovulation führt, kann man von dem Gebiete der Pathologie entnommenen Thatsachen nicht verlangen.

Die ein Jahr später von Lawson Tait[1] mitgetheilten Beobachtungen mussten, obwohl sie 49 Fälle umfassen, viel magerer ausfallen, weil derselbe sich mit einer flüchtigen Besichtigung begnügte, nur nach unverletzten oder frisch geborstenen Follikeln suchte, und die von Leopold exakt verfolgte Chronologie des corpus luteum unbeachtet ließ.

In den 10 Fällen, in welchen er während, und den 6, in denen er bald nach den Katamenien operirte, waren 3 mal frisch geborstene und 4 mal reife Follikel, welche ohne die operative Unterbrechung der Vorgänge vielleicht noch geborsten wären, vorhanden. Bei den übrigen 9 Kranken handelte es sich zum Theil um schwere Veränderungen, welche direkt die Ovulation unterdrücken, zum Theil um Geschwülste, welche dies wenigstens mit der Zeit durch die von ihnen hervorgerufene Ernährungsstörung thun, und überdies eine sehr genaue Untersuchung erfordern, wenn über die An- oder Abwesenheit von unverletzten oder geborstenen Follikeln, weil diese sich im Stiele verstecken können, ein endgültiges Urtheil abgegeben werden soll.

Von Wichtigkeit aber für die richtige Deutung der anatomischen Thatsachen ist es, dass Lawson Tait in 17 Fällen, in welchen er

bei 5 Uterusmyomen
5 Parovarialcysten
5 einseitigen Ovarialkystomen
2 Kastrationen

zu den verschiedensten Zeiten – während der Katamenien, gleich nachher, 3–8–10–12 Tage später und 4 Tage vor ihrer Rückkehr, einmal bei einer 2 Monate schwangeren Frau, und einmal 1 Jahr nach Beginn der Menopause – operirte, nahezu oder völlig reife Follikel sah. Zunächst erscheint damit nur bestätigt, was zuerst von Leopold ermittelt wurde, dass nämlich springfertige Follikel auch in der intermenstruellen Periode vorhanden sind, und ihre Anwesenheit an sich würde die Voraussetzung nicht stören, dass sie mit ihrer Ovulation auf

[1] Robert Lawson Tait (1845–1899). Der britische Gynäkologe ist vor allem bekannt geworden durch seine 1883 vorgenommene Laparotomie bei frisch rupturierter Tubargravidität.

den durch die katameniale Hyperämie gesteigerten intrafollikulären Druck zu warten haben. In Frage gestellt wird diese Voraussetzung nur durch einen anderen von Leopold erhobenen Befund, d. h. die 9 Fälle, in welchen sich am bez. 5., 8., 12., 16., 20., 21., 26. und 35. Tage Rupturen relativ kurzen Alters vorfanden. Und hieraus ist ja eben der Schluss gezogen worden, dass nicht bloß ausnahmsweise, sondern sehr häufig, unabhängig von der katamenialen Hyperämie zu allen beliebigen Zeiten Ovulation erfolgt. Ich ziehe diesen Schluss nicht. An der Richtigkeit der Behauptung, dass in Leopold's Fällen die Ruptur nicht erst bei der Operation selbst entstanden ist, zweifle ich selbstverständlich nicht, weil die an den Follikeln wahrnehmbaren Veränderungen ein gewisses Alter der Ruptur ergeben haben. Aber kann denn der Riss nicht doch ein künstlicher, und zwar die Folge der vor der Operation angestellten genauen Exploration gewesen sein? Dass der hierbei ausgeübte Druck eine ebenso große Öffnung erzeugen müsse, wie der Druck beim Hervorziehen des Eierstocks zum Zwecke seiner Entfernung, erscheint mir von vorn herein fraglich.

Gerade die große Frequenz der Fälle, in denen springfertige Follikel vorkamen, erklärt, dass ihre künstliche Eröffnung so häufig eintrat.

Meine Deutung hat aber noch zwei besondere Stützen.

1. Die Ruptur fand statt 1, 1–2, 2 und 2–3 Tage vor der Operation, also in den Tagen, in welchen letzterer genaue Untersuchungen vorauszugehen pflegen. Sie war eingetreten immer kurz vor der Operation, ganz gleich, ob diese am 5., 8., 12., 15., 16., 20., 26. und 35. Tage nach Beginn der letzten Menses zur Ausführung gelangte.

2. Den vollgültigen Beweis für die Richtigkeit meiner Erklärung liefert die Thatsache, dass derjenige, welcher es nicht für nöthig erachtet, die Indikation für die Laparotomie auf eine so genaue Untersuchung, wie Leopold sie anstellt, zu stützen, nur unversehrte, nicht auch geborstene Follikel antrifft. L. Tait ist nie auf die letzteren gestoßen.

Nach meiner Meinung ist also der Theorie von der Periodicität der Ovulation und ihrer Koincidenz mit der Menstruation nicht – und am allerwenigsten durch L. Tait – wie behauptet wird, der Gnadenstoß versetzt worden.

Gleichermaßen scheinen mir die Versuche, die früher allgemein festgehaltene Ansicht, dass es sich bei der Befruchtung der Regel nach um das Ei handelt, welches der zuletzt aufgetretenen Menstruation angehört, zu erschüttern, nicht geglückt zu sein.

Der, wie er bezeichnet worden ist, geistreiche, jedenfalls von Sigismund leicht hingeworfene Einfall, dass dieses Ei von der zuerst ausbleibenden Periode geliefert werde, hat zwar exakte Forscher veranlasst, ihn durch Thatsachen zu stützen.

Loewenhard's wichtigste Stütze, sein Hinweis auf die jüdischen Gesetze, hat schon in den durch Löwenthal von dem Schweizer Ober-Rabbiner bezogenen Aufschlüssen seine Erwiederung gefunden. Meine eigenen Nachforschungen riefen eine Verlegenheit hervor, die mich zu der Annahme zwang, dass den Talmud-Gläubigen, wenn nöthig, Dispense ertheilt werden.

Die Tragweite des Ergebnisses aber, welches er bei dem Vergleiche der Konzeptionstermine mit der Zeit des Eintritts der letzten Menses erhielt, ist enorm überschätzt worden.

Lassen wir alle Fälle, die er aufgenommen hat, unbestritten und nehmen wir mit ihm an, dass nur 149 mal der Konceptionstermin in die ersten 12 Tage nach dem Beginn der Menses, 65 mal später fiel. Geben wir ebenso zu, dass vom 13. Tage an die Beschaffenheit und der Aufenthaltsort des Ovulums und der Zustand des Uterus einer Befruchtung und Einbettung ganz ungünstig seien, dass also sämmtliche 65 Fälle eines ersten Schwangerschaftsmonats entbehrten, immer würde das Verhältniss von 65 : 149 nur für die Fälle, in denen der Konceptionstermin bekannt geworden, d. h. für die Fälle von einmaligem oder bestimmtem einzelnen Beischlaf Geltung beanspruchen können, – für seltene Ausnahmefälle.

Eine Verallgemeinerung des Procentsatzes ist ganz unzulässig, da unter gewöhnlichen, ehelichen Verhältnissen in allen 65 Fällen Mann und Frau für einen früheren Konzeptionstermin Sorge getroffen haben würden.

Man kann aus dieser Statistik nur zwei Schlussfolgerungen ziehen, die eine, dass auch ein später Beischlaf die Imprägnation nicht ausschließt, und die andere, dass – weil selbst unter so ungewöhnlichen Verhältnissen immer noch mehr als zwei Drittheile der Konceptionstermine in die ersten 12 Tage fielen – für das menschliche Weib zutrifft, was für das Thier gilt, dass also in der Hauptsache die Kultur alles beim Alten gelassen hat.

Bei den Kühen, Schafen, Pferden und Schweinen, deren Brunstzeit ebensowenig wie ihre Ernährung von den Jahreszeiten abhängig ist, und bei welchen offensichtlich das Ei der Periode, in welcher das weibliche Thier dem männlichen sich nähert oder zugeführt wird, die Befruchtung erfährt, wäre es geradezu widersinnig anzunehmen, dass die zur Zeit der Brunst im Uterus eintretenden Veränderungen für die Einbettung des Eies irrelevant seien. Das Weib erfährt, soweit die Kultur nicht auf Abwege geführt hat, zwar nicht bloß um die Zeit der Menstruation, aber doch auch hier Berührungen; das Ehepaar unterlässt nicht die Aufgabe zu erfüllen, welche bei den Hausthieren meist dem Züchter zufällt. Zwar hat die Menstruation, und gewiss auch unter dem Einflusse der Kultur, ein vom Verlaufe der Brunst etwas abweichendes Verhalten angenommen. Längst bekannt ist die stärkere blutige Ausscheidung, und es ist sehr möglich, dass auch die neuerdings nachgewiesenen Veränderungen der Schleimhaut weiter gehen. Wenn die katameniale Hyperämie eine selbst in größerer Ausdehnung erfolgende Ablösung des Epithels und eine in gewissem Umfange sich erstreckende Degeneration der Schleimhaut bewirkt, so mag der Grund dieser Veränderung der sichtbar stärkeren Blutung entsprechen.

Dass aber diesen Befunden nicht eine Bedeutung zugesprochen werden kann, welche zu der bei den Hausthieren sich Jedem aufdrängenden Auffassung in diametralem Gegensatze steht, dies geht schon bestimmt aus Loewenhard's Statistik hervor. Es mag auch einmal eine Menstruation, ohne dass wir sie als pathologisch erkennen, zu einer so starken regressiven Metamorphose der Schleimhaut führen, dass die Verhältnisse für die Einbettung ungünstig werden. Unserer wissenschaftlichen Auffassung von der Bedeutung der Decidua catamenialis thut dies ebensowenig Eintrag, wie die von Hensen u. s. w. hervorgehobene Möglichkeit, dass eine durch den Coitus - und geben wir zu - oder anderweitig in der intermenstruellen Periode hervorgerufene Hyperämie gelegentlich zur Ovulation führe, die Ovulation und Menstruation auseinanderreißt.

Auch nach den Ergebnissen der Untersuchungen, welche Wachs und Hasler angestellt haben, darf man - obwohl die Zahl der Fälle, in welchen der Konceptionstermin in die ersten 12 Tage nach Beginn der Katamenien fällt, hier schon auf drei Viertheile der Gesammtzahl angewachsen ist - das gewöhnliche Verhältniss nicht schätzen wollen. Unter den normalen Umständen, d. i. im ehelichen Leben muss der Regel nach die fruchtbare Kohabitation an die Menstruation sich anschließen.

Selbst aber da, wo die Zeit des Beischlafs so liegt, dass er nur ein nachmals sich ablösendes Ei befruchten kann, wird nur in der Minderzahl der Fälle der erste Schwangerschaftsmonat fehlen, weil das Ei sich zwar schon vor Eintritt der Blutung in Folge der katamenialen Hyperämie ablösen kann, meist aber, wie wir nach unseren zeitigen Kenntnissen annehmen müssen, erst nach Beginn der Blutung aus dem Follikel austritt. Somit muss auch hier der Vorgang sich meist in der längst bekannten Weise gestalten, so nämlich, dass die auf den fruchtbaren Coitus folgenden Menses nicht ganz ausbleiben, aber meist kürzer abbrechen, oder sich eben nur zeigen.

Die neuerdings gewonnenen Thatsachen berechtigen somit nicht zu einem Zweifel an der Richtigkeit des Pflüger'schen Ausspruchs. Die katameniale Veränderung der Uterusschleimhaut ist der Inoculationsschnitt der Natur.

Selbstverständlich muss man auf den gewonnenen Erfahrungen fußen, wenn man an die Deutung der von His veröffentlichten Befunde an menschlichen Embryonen herantritt. Es steht mit den bisher angeführten Thatsachen in grellem Widerspruch, dass in 12 Fällen der Entwickelungsgrad auf die zuerst ausgebliebene und nur in 4 auf die zuletzt dagewesene Periode hinweist.

Diese Zahlen können unmöglich der richtige Ausdruck für das wirkliche allgemeine Verhältniss sein. Sollte es sich bewahrheiten, dass für die frühe Unterbrechung der Schwangerschaft andere Zahlen normiren, als für ihren gewöhnlichen Verlauf, so läge der Schlüssel vielleicht nicht fern. Wir wissen, dass in der Ätiologie des Abortus und der Sterilität die Endometritis die wichtigste Rolle spielt, dass diese Affektion der Uterusschleimhaut ihre Aufgabe zur Zeit der katamenialen Hyperämie erschwert oder unmöglich macht. Es lässt sich daher denken, dass hier öfter einer Imprägnation, bevor die katameniale Hyperämie zur Blutung geführt hat, noch die Einbettung folgt, wo sie später unmöglich ist.

Schon die vorhin berührten Fälle von abnormem Verlauf der letzten Menstruation haben, weil bei ihnen die Schwangerschaftsdauer weder die Länge, die der vorletzten Periode, noch die Kürze, welche der letzten entsprechen würde, aufzuweisen pflegt, die Abhängigkeit der Schwangerschaftsdauer von dem Imprägnationstermine herausgestellt. Nunmehr hat es Sachs statistisch näher begründet, dass diese Dauer um so länger ist, je weiter ab vom Beginn der letzten Periode der Konzeptionstag liegt.

[1] Eduard Friedrich Wilhelm Pflüger (1829-1910) Berlin, führender Physiologe (Funktion des Rückenmarks; Glykogen; Eisprung durch nervösen Reflex?; „Pflüger's Archiv").

Die Schwangerschaftsdauer ist aber ebenso noch von einem andern Moment abhängig. Welche Veränderung des Eies man auch immer als für den Eintritt der Wehen bestimmend annehmen will - die schließlich eintretende Spannung durch die Volumenszunahme des Eies, oder die doch wohl auch durch diese Dehnung bedingte fettige Degeneration der Decidua - in diesem Reize liegt der eine Faktor, der andere in der bei verschiedenen Individuen ihrem Grade nach verschiedenen Reizbarkeit der Genitalnerven. Der Grad dieser Reizbarkeit macht sich bei dem Übergange der Schwangerschaft in den Gebärakt gerade so geltend, wie - nach der von mir stets festgehaltenen Deutung Pflüger's[1] - bei dem Zusammenhange zwischen den Vorgängen im Eierstock und in der Gebärmutter bei der Brunst, bez. Menstruation. Und hierin erblicke ich die einzige Rechtfertigung der Versuche, zwischen der Dauer der Menstruationsperiode und der Dauer der Schwangerschaft Vergleiche anzustellen, für den, der nicht, wie Cederschjöld, Berthold, Schuster und Loewenhard von dem Wahne einer periodischen Fortdauer der in den Menstruationscyklen ausgesprochenen Periodiciät in der Schwangerschaft ausgeht.

Derartige Vergleiche entbehren unter Umständen nicht der praktischen Brauchbarkeit, obwohl sie zunächst gegenüber den großen Abweichungen, welche nach den Beobachtungen Berthold's und den zwei Fällen Loewenhard's der Menstruationstypus auch bei einer und derselben Frau aufweisen kann, nicht vielversprechend erscheinen. Indessen hat doch Loewenhard auch gezeigt, dass in diesen Abweichungen nicht eine völlige Regellosigkeit vorliegt, sondern dass die Bedingungen für eine, sei es kürzere, sei es längere Dauer der Menstruationsperiode im Durchschnitt eine Zeit lang andauern.

Für mich bleibt es heute nur noch fraglich, wie weit die Nutzanwendung dieser Thatsache reicht. Mir würde eine Berechnuug der Schwangerschaftsdauer in Grundlage der Dauer der letzten Menstruationsperiode, wie sie Loewenhard in 22 Fällen ausnahmslos geglückt ist, als ein Wagniss erschienen sein, wenn ich gesehen hätte, dass in den 2 Fällen, die Loewenhard genauer verfolgt hat, die letzte Periode einmal nur der durchschnittlichen, nicht aber der vorletzten und das andere Mal weder der durchschnittlichen noch der vorletzten glich, und auch keiner der 8 Fälle Berthold's dem Versuche entgegenkam. Vielleicht hat aber doch der Versuch für die Praxis fördernd gewirkt.

Auch dass die meisten Geburten zwischen den 270. und 290. Tag fallen, sich aber gleichmäßig auf diese Tage vertheilen (Cederschjöld), und dass in die 28. Dekade 38%, in die 29. 25% und in die 27. 19% aller Geburten treffen (Loewenhard), entspricht der Frequenz der gewöhnlichen Menstruationstypen, und mag sich, nicht aus diesen, aber wie diese erklären.

Sicher und darum auch praktisch wichtig ist, dass einer ungewöhnlich langen Dauer der Menstruationsperiode auch ein protrahirter Verlauf der Schwangerschaft entspricht. Es beobachteten eine Schwangerschaftsdauer von

296 Tagen bei 29-30 täg. Typus Schuster
300 Tagen bei 29-30 täg. Typus Schuster
290 Tagen bei 30 täg. Typus Berthold
291 Tagen bei 30 täg. Typus Berthold
301 Tagen bei 30 täg. Typus Loewenhard,

und bei 5wöchentlichem von 10 Monaten und zweimal von 10 Monaten Burns, sowie Cederschjöld viermal eine Dauer von 3-4 Wochen über 280 Tage, und nachmals eine Abnahme dieser Dauer bei Verkürzung der Menstruationsperiode. Ich selbst habe erlebt, dass bei 33-35tägigem Typus die Schwangerschaft 297, 295 und 292, dann aber, als der Typus ein 28tägiger wurde, nur 280 und 281 Tage dauerte.

Die Schwangerschaft währt bei sehr langer Dauer der Menstruationsperiode nicht die zehnfache Zeit der letzteren, übertrifft aber bedeutend das Mittel. Und dies erscheint mir nicht auffällig. Wo der katameniale Reiz erst spät in katameniale Hyperämie überspringen kann, wird auch die Reizung der Uterinnerven durch das Ei einer längeren Zeit bedürfen, um Kontraktionen hervorzurufen.

Es ist aber jetzt die höchste Zeit, dass meine Bemühungen, Altes, was mir bewährt erscheint, festzuhalten, den Platz Ihren neuen Forschungen räumen, mit welchen Sie Wissenschaft und Praxis abermals bereichern werden.

[1] E. F. W. Pflüger: „Über die Eierstöcke der Säugetiere und des Menschen", Engelmann, Leipzig 1863.

aus: „Verhandlungen der Deutschen Gesellschaft für Gynäkologie", Veit und Krukenberg, Bonn 1891, S. 3-12.

Heinrich Fritsch (1844 - 1915)

5. Präsident der Deutschen Gesellschaft für Gynäkologie

Tagungsort: Breslau,
25. - 27. Mai 1893

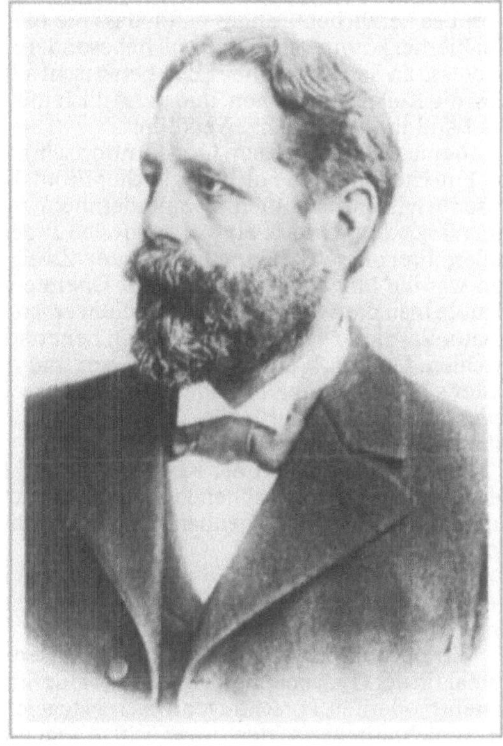

Persönliche Daten

geboren am 5. Dezember 1844
in Halle an der Saale
gestorben am 12. Mai 1915
in Hamburg

Einleitung:

*Prof. Heinrich **Fritsch**[7] zog in seiner Eröffnungsansprache Bilanz. Das Hauptinteresse habe bisher die Geburtshilfe beansprucht. Der Einfluß von James Marion Sims[8] (New York) und englischer und amerikanischer „Ovariotomisten" habe die bisher konservative Gynäkologie in eine operative Disziplin verwandelt: „Während im Ausland meist alte, geschulte Chirurgen zu modernen Gynäkologen wurden, wurden bei uns alte Geburtshelfer zu jungen Chirurgen. Fast alle: Autodidakten, ohne eigene Erfahrung, nur gebildet durch ausländische Bücher und Berichte, erkämpften sie sich dennoch bald einen ehrenvollen Platz unter den Abdominalchirurgen." Und Fritsch gab Beispiele für die Felder neuer operativer Betätigung: Eierstocksgeschwülste, Myome, Extrauterinschwangerschaften, weniger klar der Platz der Symphyseotomie. Die neu gegründete Gesellschaft pries er als den Ort, wo der „gründliche Austausch der Meinungen" ablaufen solle. Jeder, der zu einem Hauptthema einen Beitrag liefern könne, solle zu Wort kommen. Die Hauptthemen des 5. Kongresses waren denn auch operativ geprägt: Symphyseotomie und Adnexoperationen.*

H. Fritsch:

Meine hochverehrten Herren Kollegen! Das Erste, was ich Ihnen zu sagen habe, ist ein Wort des herzlichen Dankes dafür, dass Sie die weite Reise hierher nicht gescheut haben. Wer hierher kommt, den reizen nicht besondere Feste, nicht eine schöne Gegend, nicht das Interesse an Sehenswerthem, den beherrscht allein die Liebe zur Wissenschaft, das Bedürfniss, die Kollegen zu sehen, und persönlich mit Denen zu verkehren, mit denen ein geistiges Band ihn schon lange verknüpft.

Meine Herren! Bei dem Gesammtfortschritte der Heilkunde marschirt das ganze Heer der Forscher und Ärzte nicht in gleicher Front. Fast immer ist der oder jener einzelne Theil unserer Wissenschaft mehr voran oder mehr zurück. Wie Alles in der Welt, hat auch dies einen logischen Grund. So wirken große Entdeckungen auf benachbarten Gebieten oder äußere Ereignisse auf einen bestimmten Zweig der Medizin ein. Nach Liebig's Forschungen war die innere Medizin fast zur Chemie geworden. In chemischen Anschauungen glaubte man das Wesen aller Krankheiten erkannt zu haben. Dann war es die pathologische Anatomie, die so gewaltig die Medizin beherrschte, dass die Therapie fast als Nebensache erschien. Und nach den großen Kriegen und den ungeheuren Fortschritten, die sich an Lister's Namen knüpfen, war es die Chirurgie, die vor allen die strebsamen Ärzte anzog. Jeder sammelte Erfahrungen, Jeder erzielte Erfolge, die ihn zum selbständigen Weiterarbeiten berechtigten und anregten.

Die Anschauungen über Krankheiten und Kranksein wurden durch die Erkenntniss der Wundinfektionskrankheiten und durch die Bakteriologie in so hohem Grade beeinflusst, dass die bahnbrechenden Entdeckungen oft einen fast stürmischen Fortschritt zur Folge hatten.

Heute steht ohne Zweifel die Gynäkologie im Vordergrunde. Vielleicht auch deshalb, weil Jahrzehntelang das Interesse fehlte, weil eine Gynäkologie vor den sechziger Jahren unseres Jahrhunderts kaum existirte.

Wer noch in den sechziger Jahren in unsere Wissenschaft eintrat, wird wissen, wie es damals in der Gynäkologie aussah. Das Hauptinteresse beanspruchte die Geburtshilfe. Die ersten modernen Forschungen (nach Naegele) über den Geburtsmechanismus und die Beckenlehre beherrschten, wenn ich so sagen darf, den wissenschaftlichen Markt.

Eine deutsche Gynäkologie gab es kaum. Sitzbäder, Moxen, Spülungen, psychische Einwirkung waren die Heilmittel. Die größte That war das Abquetschen eines Polypen, die eingreifendste Behandlung eine Ätzung! Ovarientumoren sollten durch Jodkali zur Resorption gebracht werden, Plastiken gelangen nur Wenigen. Carcinom blieb fast unbehandelt, bei Myomen wurden grundsätzlich nur innere Arzneimittel angewendet. Wer eine Fistel heilte, wurde bewundert!

Wie anders ist es geworden! Wir Älteren erinnern uns noch zweier Ereignisse: des gewaltigen Einflusses, den das Buch von Marion Sims auf uns hatte, und der Anregung, welche die angestaunten Erfolge englischer und amerikanischer Ovariotomisten uns gaben.

Glücklich kamen dazu die Fortschritte der Schwesterwissenschaft, der Chirurgie. Die Chirurgie lehrte uns die Gefahren zu deuten, zu verstehen und somit zu vermeiden.

Jetzt war der Bann, der auf der Gynäkologie lastete, gebrochen! Mit Fleiß, Ausdauer und medizinisch-wissenschaftlicher gediegener Durchbildung traten auch die Deutschen in die Arena. Manche Misserfolge erlebten wir! Fast verzweifelnd, empfanden wir es schmerzlich, wie schwer es war, die Erfolge der Engländer zu erreichen!

Eine Schwierigkeit besonders war zu überwinden! Die Männer, die in jenen nicht lange zurückliegenden Jahren sich in eins der schwierigsten Gebiete der Chirurgie wagten, mussten oft erst in reiferen Jahren in eine völlig neue Thätigkeit eintreten.

Während im Auslande meist alte, geschulte Chirurgen zu modernen Gynäkologen wurden, wurden bei uns alte Geburtshelfer zu jungen Chirurgen. Fast alle: Autodidakten, ohne eigene Erfahrung, nur gebildet durch ausländische Bücher und Berichte, erkämpften sie sich dennoch bald einen ehrenvollen Platz unter den Abdominalchirurgen.

Schrittweise, langsam, nicht abgeschreckt durch Misserfolge, Irrthümer und manchen Unglücksfall, eroberten sie sich das neue Gebiet.

Aber nicht lange Zeit dauerte es, bis die deutschen Gynäkologen den Ausländern ebenbürtig, ja in Manchem überlegen wurden.

Ich nenne absichtlich keine Namen. Viele von denen, deren Namen genannt werden müssten, gehören zu den noch Lebenden und Arbeitenden, ja weilen unter uns.

Es ist wohl selbstverständlich, dass bei dem allgemeinen Fortschritte die Meinungen über Vieles bei Vielen verschieden waren und noch verschieden sind. Oft ganz entgegengesetzte Anschauungen wurden laut. Es liegt im Wesen des Menschen, dass der Eine schnell erfasst, dass er begeistert vorwärts stürmt, während der Andere langsam, fast widerstrebend sich Neuerungen aneignet. Das ist gewiss kein Unglück. Im Gegentheil, durch diesen Kampf der Geister wird der goldene Mittelweg errungen!

Am Ende erhebt die öffentliche Meinung der Ärzte das als richtig Erkannte zum Gesetz.

So wurde in vielen Dingen schon die Einigkeit erzielt. Die Lehre von der Behandlung der Eierstocksgeschwülste ist fast abgeschlossen. Ihre histologische Deutung, zum großen Theil eine Errungenschaft deutscher Forschung, nähert sich endgültiger Klarheit. Meinungsverschiedenheiten betreffs der Ovariotomie existiren kaum noch, oder wenigstens nur in Nebensachen.

Auch die Frage des Gebärmutterkrebses ist im Großen und Ganzen gelöst. Die nächste Zeit wird gewiss zeigen, dass auch über die Myomotomie Einigkeit herrscht. Enucleation bei kleinen, Totalexstirpation bei großen Myomen, Castration in Einzelfällen, werden als einzige Myomoperationen übrig bleiben.

Ebenso scheint es, dass die Ansichten über die Behandlung der Extrauterinschwangerschaft immer gleichartiger werden.

Auch dass die Rückwärtsbeugungen der Gebärmutter operativer Heilung zugänglich sind, ist im Prinzip entschieden. Nur der Werth der einzelnen Methoden wird noch nicht in gleicher Weise beurtheilt, weil die Erfahrungen nicht weit genug zurückreichen, um zu einer definitiven Entscheidung zu kommen.

Nicht so klar liegt die Frage von der Symphyseotomie und den Adnexoperationen: der operativen Behandlung der Tubenkrankheiten. Hier werden gewiss die diesjährigen Verhandlungen einen großen Schritt vorwärts thun, die Ansichten klären und vereinigen!

Meine Herren! Nichts ist so geeignet, unserer Wissenschaft zu nützen, als ein persönlicher Verkehr der Hauptvertreter moderner Gynäkologie. Aber nichts wäre ein größerer Fehler, als wenn wir in hastiger, unfertiger Weise die wichtigen Fragen, welche uns hauptsächlich beschäftigen sollen, ohne gründlichen Austausch der Meinungen abthun wollten. Jeder, der zu den Hauptthematen einen Beitrag liefert, soll zu Worte kommen. Andere Dinge lassen sich eher durch gedruckte Mittheilung oder auch durch spätere Verhandlungen und Versammlungen erledigen.

aus: „Verhandlungen der Deutschen Gesellschaft für Gynäkologie", Fritsch und Pfannenstiel, Breslau 1893, S. 3–6.

Rudolf Chrobak (1843 - 1910)

6. Präsident der Deutschen Gesellschaft für Gynäkologie

Tagungsort: Wien,
5. - 7. Juni 1895

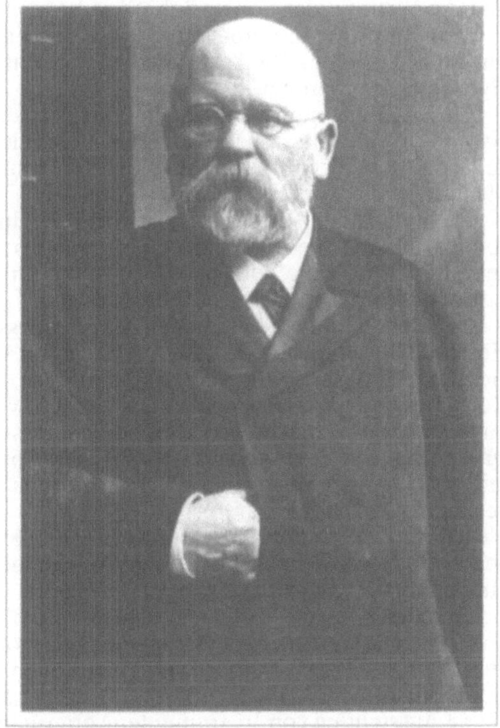

Persönliche Daten

geboren am 8. Juli 1843 in Troppau in Österreich - Schlesien
gestorben am 1. Oktober 1910 in Wien

Einleitung:

*Erstmals überschritt man mit einem Kongreß die damaligen Grenzen des deutschen Kaiserreiches und traf sich in Wien. Prof. Rudolf **Chrobak**[9], damals 52 Jahre, sollte noch weitere 15 Jahre die Wiener Universitäts-Frauenklinik leiten. Die fünf vorausgegangenen Kongresse waren jeweils am Ort der Tätigkeit des Präsidenten, d.h. in der Frauenklinik, abgehalten worden. In Wien bot die Frauenklinik des Allgemeinen Krankenhauses noch nicht den Platz, den der Kongreß benötigt haben würde. Man versammelte sich an einem geschichtsträchtigen Ort, nämlich in der von Theodor Billroth[10] (verstorben am 6.3.1894) geprägten Wiener Chirurgischen Universitätsklinik. Die neue Universitäts-Frauenklinik war auf dem Areal des Allgemeinen Krankenhauses noch im Bau. Die damalige Wiener medizinische Fakultät wurde stark beeinflußt durch das außergewöhnliche Engagement von aus Böhmen stammenden Professoren wie Rokitansky[11] (Mitglied der Fakultät bis 1875), Skoda[12] (Mitglied der Fakultät bis 1871), Hebra[13], bzw. später auch Chrobak (Mitglied der Fakultät bis 1908).*

Die Deutsche Gesellschaft für Gynäkologie habe immer „daran festgehalten, daß der Zusammenhang zwischen der eigentlichen Gynäkologie und der Geburtshilfe aufrecht" erhalten bleibt. Der Gedanke an die Vorbeugung neben dem Heilen war schon durch Hegar (1889) aufgekommen. Jetzt wurde er durch Chrobaks Akzente für den Wiener Kongreß vertieft. Aber den Schwerpunkt seiner Eröffnungsrede legte er auf die damaligen Möglichkeiten der Vermeidung puerperaler Infektionen. Wußte man sich dem Erbe von Semmelweis doch gerade in Wien verpflichtet. Chrobak sah auch die Schwierigkeit, den ca. 500 Studenten der Medizin in Wien des ausgehenden 19. Jahrhunderts noch anschaulichen praktischen Unterricht zu vermitteln und sprach diese Frage an („der heute so oft erhobene Vorwurf, die Studenten gelangten nicht genügend häufig zu vaginalen Untersuchungen"). Ungeachtet der Unterrichtsbedürfnisse mußten die Wöchnerinnen vor puerperalen Infektionen geschützt werden. Semmelweis hatte nachgewiesen, daß häufiges vaginales Untersuchen zu Unterrichtszwecken, oft ausgeführt mit nur ungenügender Antisepsis, schwere puerperale Infektionen fördere. Schon damals war es nicht zuletzt die Schwierigkeit, die sich dem praktischen Unterricht entgegenstellten, welche die in Wien versammelten deutschsprachigen Lehrer der Gynäkologie und Geburtshilfe beschäftigte.

R. Chrobak:

Ich eröffne den 6. Kongress der Deutschen Gesellschaft für Gynäkologie und begrüße Sie und die Vertreter der hohen Behörden herzlich.

Gestatten Sie mir vorerst, meine Herren, einige Worte des Dankes zu sagen, dass Sie für die Sitzung des VI. Kongresses der „Deutschen Gesellschaft für Geburtshilfe und Gynäkologie" Wien gewählt haben.

Gestatten Sie mir aber auch ein Wort der Begrüßung an diesem Orte, die ich Ihnen im Namen einer der ältesten medicinischen Gesellschaften überhaupt, der „K. K. Gesellschaft der Ärzte" entgegenbringe und die sich es zur Ehre anrechnet, den Kongress in ihren Mauern empfangen zu können.

Sie finden hier in diesem Hause in der Geschichte der Medicin unauslöschliche Namen von Rokitansky, Skoda, Oppolzer, Hebra an bis zu Jenem, der vor Kurzem noch unter uns geweilt, der auch die deutsche Gynäkologie mächtig gefördert, zu Billroth, dem eigentlichen Urheber und Gründer dieses Hauses.

Bis jetzt konnten die Sitzungen des Kongresses immer an der Klinik, respektive in dem Hörsaale Desjenigen abgehalten werden, der die Ehre hatte, der erste Vorsitzende der Gesellschaft zu sein. Wir in Wien sind nicht in der glücklichen Lage, dies thun zu können. Der allbekannte Raummangel in unserem ehrwürdigen allgemeinen Krankenhause hat es mir unmöglich gemacht, den Herren Kongress-Besuchern in meinem Hörsaale auch nur jene minimalen Bequemlichkeiten zu bieten, welche uns Älteren auch für ernste Arbeit unerlässlich sind, abgesehen davon, dass uns Demonstrationsräume absolut nicht zur Verfügung gestanden wären.

Ich glaubte Sie nun an keiner würdigeren Stätte empfangen zu können, als hier unter den Heroen der Wiener Schule, wenn auch gewisse Unzukömmlichkeiten hiermit verbunden sind.

Es mögen nun die Vorträge und die meisten Demonstrationen hier abgehalten werden, nur Demonstrationen an der Lebenden, oder solche, bei denen ein größerer Apparat erforderlich ist, sollen an meiner Klinik stattfinden.

In einem Krankensaale meiner Klinik ist auch, wie sonst an den Kongressen, eine kleine Ausstellung von Instrumenten veranstaltet worden. Ich musste wegen der Unmöglichkeit, in der Nähe ein genügend großes Lokal für alle unsere Fabrikanten zu finden, mich nur auf jene wirklichen Erzeuger beschränken, welche die stabilen Lieferanten unseres Kranken- und Gebärhauses sind.

Es ist naturgemäß, dass wir bei jedem Kongresse einen Blick nach rückwärts werfen.

Wenn Sie nun, meine Herren, die Kongress-Berichte unserer Gesellschaft ansehen, so finden Sie eine erfreuliche Zunahme unserer Mitglieder und ihrer Arbeiten. Mit einer gewissen Befriedigung können wir konstatiren, dass unsere Gesellschaft den meisten wichtigen Fragen unseres Faches Aufmerksamkeit zugewendet hat und auf manchen Kongressen auch schwerwiegende Beschlüsse, soweit dieselben in wissenschaftlichen Dingen überhaupt möglich sind, gefasst hat. Ich erkenne hieraus, dass sich die wissenschaftliche Bewegung unserer Gesellschaft in jener Weise vollzieht, in welcher wir es erhofft haben.

Die Kongresse der „Deutschen Gesellschaft für Gynäkologie" sollen ja neben der Vermittelung des persönlichen Verkehrs den Fachgenossen ein Bild dessen bringen, was sich in der zwischen den Kongressen liegenden Zeit vollzogen hat. Sie sollen das zusammenfassen, was in den einzelnen Specialgesellschaften gearbeitet wurde, sie sollen die diskussionsbedürftigen Punkte zur Verhandlung und Klärung stellen, und es möge der Kongress-Bericht ein treues Bild der ganzen Vorwärtsbewegung sein, in welcher sich das Fach befindet.

Die Gesellschaft hat immer daran festgehalten, dass der Zusammenhang zwischen der eigentlichen Gynäkologie und Geburtshilfe aufrecht bleibe. In physiologischer Wellenbewegung hat sich allerdings das Interesse einmal mehr diesem, einmal mehr dem anderen Fache zugewendet, im Ganzen haben aber die glänzenderen Erfolge des jüngeren Faches die Neigungen der Meisten dahin gelenkt.

Hierdurch kam es, dass in der Gynäkologie, die noch immer in operativer Richtung ihre Fortschritte sucht, unser Bestreben jetzt dahin gerichtet sein muss, kritisch zu sichten, die im Fluge gewonnenen Erfolge auf ihre Dauer zu prüfen und nach diesen Ergebnissen Einigung innerhalb der durch subjektive Beschaffenheit und Auffassung gegebenen Grenzen zu gewinnen. Nicht ohne Befriedigung dürfen wir aber konstatiren, dass auch hier immer mehr und mehr Übereinstimmung erzielt worden ist, und es ist hoffentlich eine Sache der allernächsten Zeit, auch die ins Kleinste zersplitterten Methoden auf ihre Einheit zurückzuführen. Selbstverständlich ist ein junges Fach ein solches, in welchem sprungweise gearbeitet wird. In so lange es genial veranlagte Menschen giebt, werden solche Sprünge unvermeidlich sein, doch liegt in solchen Sprüngen eine große Gefahr.

Es harren unser aber auch noch andere Aufgaben in dieser Richtung. Ist das Heilen unser eigentlicher Berufszweck nach alter Auffassung, so ist heute sicher die Verhütung der Krankheit das idealere Ziel unserer Arbeit und die Prophylaxis, die auch den Gynäkologen in das Gebiet der Volkshygiene führt, unseres Studiums werth.

Ich kann es nicht dankend genug hervorheben, dass unsere ersten Meister sich diesen Fragen zuzuwenden beginnen und auch jene Verhältnisse dem Studium unterziehen, wie es unlängst erst Hegar gethan, welche einschneidend in unser sociales Leben einzugreifen berufen sind, welchen aber bis jetzt mit einer gewissen Scheu ausgewichen wurde.

Das ältere Fach, die Geburtshilfe, ist dagegen heute auf jenem Standpunkte angelangt, wo nur ehrliche, angestrengte, mühevolle Arbeit schrittweise fördern kann.

Die Physiologie und die Pathologie der Schwangerschaft und Geburt zeigen uns bei jedem Blicke Lücken trotz der Arbeiten von Schatz, Gusserow, Runge und so vielen Anderen; solche Fragen sind z. B., der Stoffwechsel des Kindes, die placentare Ernährung und Athmung, die Lehre von dem unteren Uterinsegmente, der Geburtsmechanismus, die Osteomalakie, die Eklampsie u. a.

Was speciell diese Frage anlangt, so giebt es ja über die Eklampsie eine Menge von Hypothesen welche großentheils vorauseilend doch Haltbares und Inhaltvolles zur Diskussion stellen können.

Unter dem bestimmten Eindrucke, es müsse sich dabei um die plötzliche Einwirkung oder plötzliche Entstehung, respektive Nicht-Ausscheidung eines Giftes handeln, haben Bouchard, Blanc, Rivière, Chamberlent, Tarnier und viele Andere experimentelle Untersuchungen angestellt, welche die Annahme begründen, es handle sich um ein Produkt des intermediären Stoffwechsels, und Andere, wie in erster Linie Schmorl, haben als den Ort dieser Giftbildung die Leber wahrscheinlich gemacht.

Die Untersuchungen von Ludwig und Savor, an meiner Klinik ausgeführt, stellen es ziemlich sicher, dass sich während des Bestehens der Eklampsie ein Giftstoff im Blutserum finde und dass dieser nicht oder nur in ungenügendem Maße durch die Niere ausgeschieden werde. Über die Art dieses Giftes sind wir allerdings Bestimmtes zu sagen nicht im Stande. Immerhin erschien es nach den Untersuchungen von Nencki, Pawloff, Maassen u. A. nicht unmöglich, dass eine Vorstufe des Harnstoffes, die harnfähige Carbaminsäure, jenes Produkt des intermediären Stoffwechsels sei, welche so schwer giftig wirke.

Ich bin ferner in der Lage, mitzutheilen, dass im hiesigen chem. Laboratorium des Herrn Ludwig Untersuchungen im Zuge sind, welche vielleicht in nächster Zeit Klarheit über diese Frage bringen werden.

Es erscheint mir immerhin möglich, dass der chemische Weg derjenige sei, auf welchem wir dem Verständnisse dieses geheimnis- und unheilvollen Processes näher rücken können.

Es drängt mich ferner, Sie auf die Schwierigkeiten hinzuweisen, welche den Studirenden in der Erlernung der Geburtshilfe entgegenstehen, wie auch darauf, dass wir hier auf jenem Boden stehen, auf welchem Semmelweis zuerst die großen Gefahren des Unterrichtes betont und hiermit als der Erste die Ursachen der puerperalen Erkrankungen aufgedeckt hat.

Meine Herren! Einem großen Theile von uns obliegt die schwere Pflicht des Unterrichtes zugleich mit der Sorge für das Gedeihen der Gebärenden und Wöchnerinnen. Sicher haben Viele von uns diese Pflichten-Kollision schwer empfunden, und hierdurch sind Manche auf Abwege gerathen. Kann man denn, um nur ein Beispiel anzuführen, es wirklich ernst nehmen, dass die Rectal-Untersuchung als Ersatz für die vaginale zu gelten hätte? Ist denn nicht schon das Bacterium coli allein – von allen anderen Mikroorganismen abgesehen – schlimm genug, um den eingebildeten Vortheil dieser Untersuchung illusorisch zu machen? Können wir es andererseits irgend entschuldigen, wenn wir dem Lernenden die direkte Wahrnehmung, welche nur die vaginale Untersuchung liefern kann, unmöglich machen? Wie das chemische und physikalische Experiment dem Studirenden einen unauslöschlichen Eindruck erzeugt, ebenso erzeugt einen solchen nur die direkte, innerliche Tastung.

Die Stellung, die ich hier an einer so großen Anstalt einnehme, an der jährlich mehr als ½ Tausend von Studirenden ihre geburtshilfliche Ausbildung suchen, macht es mir zur

Pflicht, Umschau zu halten, wie sich die Rücksichten auf die gebärenden Frauen mit jenen des Unterrichtes vereinigen lassen.

Vergessen Sie nicht, dass bei uns die Geburten-Ziffer des Jahres in runder Zahl 10 000 beträgt.

Auf jede unserer 3 Kliniken entfallen jährlich durchschnittlich 3300 Geburten, und doch hat jede Klinik nicht das Material von 3300 Geburten zu bewältigen, sondern jede Anstalt hat für je 12 Stunden, innerhalb derer sie die Aufnahme hat, die betreffende Quote einer Klinik von 10 000 Geburten zu erledigen. So kommt es, dass es Tage giebt, an denen eine Klinik 30 und mehr Geburten aufweist.

Bedenken Sie, dass im jeweiligen Dienste nur der Assistent, 1 oder 2 sogenannte Operations-Zöglinge, dann 3 Hebammen stehen, dass dann noch durchschnittlich 6 Studenten da sind, die nur unter Beaufsichtigung eines Arztes untersuchen dürfen, da ist es wohl klar, dass man die äußerste Genauigkeit beobachten muss, dass aber auch dann noch etwas vorkommen kann, was unermesslichen Schaden erzeugt, dass wir uns aber auch nur auf das Nothwendigste der puerperalen Prophylaxe beschränken können.

Wenn auch die äußerliche Untersuchung in der durch Leopold gelehrten und in den Details vorzüglich beschriebenen Weise, für den Erfahrenen im Stande ist, die innerliche Untersuchung oft ganz unnöthig zu machen, so ist dies nicht der Fall bei dem Studirenden, der ja die Geburt nicht leiten, sondern erst ihre einzelnen Phasen kennen lernen soll.

Ich will hier nicht einen Bericht über meine Klinik bringen, mich auch nicht in die Diskussion begeben, welche zwischen Hofmeier, Leopold, Ahlfeld, Zweifel und ihren Schülern herrscht bezüglich der Frage der prophylaktischen Scheidenausspülungen, und nur erwähnen, dass an meiner Klinik nur unter gewissen Bedingungen, im Allgemeinen aber nicht prophylaktisch ausgespült wird.

Dagegen wird das allergrößte Gewicht auf die subjektive Desinfektion der Untersuchenden gelegt.

Bis jetzt wurde in den Arbeiten, welche sich mit der Anstalts-Morbilität und -Mortalität befassen, vor allem die Frage der Ausspülung statistisch studirt. Ich habe es mir aber zur Aufgabe gestellt, das Verhältnis zu ergründen, welches zwischen der Zahl der innerlich vorgenommenen Untersuchungen und der Morbilität, respektive Mortalität, der Gebärenden besteht.

In den letzten 6 Jahren, 1889 - 1894, fanden nun an meiner Klinik 18 263 Geburten statt. Es unterliegt so großen Schwierigkeiten, die einzelnen Untersuchungen seitens der Studirenden zu kontrolliren, dass es mir erst in der letzten Zeit gelang, vollkommen sichere und verlässliche Daten zu erheben. Solche verlässliche Erhebungen beziehen sich nur auf den Zeitraum vom 1. April 1894 bis 1. April 1895.

In den Eingangs erwähnten 6 Jahren betrug die puerperale Anstalts-Morbilität[1] 2.2, 1.8, 5.6, 5.1, 4.4, 4.1%.

Die puerperale Mortalität betrug in dieser Zeit 0.13, 0.15, 0.27, 0.26, 0.16, 0.09%, wobei ausdrücklich hervorgehoben werden möge, dass das sichere Ziffern sind, weil nicht transferirt wird. In den Jahren 1891 und 92 stieg die Mortalität auf 0.27 und 0.26, weil in den Winter eine Haus-Epidemie durch ein von draußen hereingekommenes gangränöses Erysipel fiel, welche, vor Weihnachten beginnend, auch noch das nächste Jahr betraf.

Auf den Zeitraum vom 1. April 1894 bis 1. April 1895 übergehend, so sind 3114 Geburten in der Anstalt vorgekommen. Im Durchschnitt haben die Studenten je 5.52 Tage prakticirt, das heißt, Gelegenheit gehabt, die Vorkommnisse dieser 5 1/2 Tage zu beobachten und großentheils auch innerlich zu untersuchen.

Die Zahl der vaginalen Untersuchungen, welche ein Student ausgeführt hat schwankt sehr nach der Zahl der Fälle und nach dem Fleiße der Herren. Dürfte das Minimum der Untersuchungen im Semester bei 20 liegen, so haben es einzelne besonders fleißige bis auf 120 vaginale Untersuchungen gebracht.

In dem Zeitraume vom 1. April 1894 bis 1. April 1895 fanden 3396 Aufnahmen und 3114 Entbindungen statt. Von diesen 3114 Geburten wurden in der Anstalt 2844 von 8907 Untersuchern untersucht. In der Anstalt nicht untersucht wurden 270, und von diesen sollen 217 überhaupt nicht untersucht worden sein.

Die Zahl jener Herren, welche eine Gebärende untersucht haben, schwankt von 1 - 18. 748 Frauen wurden von 1, 478 von 2, 679 von 3, 383 von 4, 212 von 5, 125 von 6, 87 von 7, 63 von 8, 33 von 9 und einzelne bis von 18 untersucht.

[1]) Ich verstehe darunter nur jene Puerperalfälle, welche Pfleglinge der Anstalt, oder von draußen gesund hereingekommene Gebärende betrafen (also mit Ausschluss der von draußen fiebernd hereingebrachten).

Eruirt man die Erkrankungen in ihrem Verhältnisse zu der Zahl der Untersuchungen, so fallen auf von 1 Untersuchte 3%, auf von 2 3.5%, auf von 3 4.5%, auf von 4 3.7%, auf von 5 3.7%, auf von 6 5.5%, auf von 7 6.8%, auf von 8 4.7%, auf von 9 6.0%, auf 36 von 10 bis 18 mal untersuchte Frauen 2.8% der überhaupt fieberhaften puerperalen Erkrankungen.

Unter diesen 2844 Entbindungen traten 3 puerperale Todesfälle auf, welche auf die Anstalt bezogen werden müssen. Bei 2 von ihnen ließ sich jedoch nachweisen, dass die Gestorbene von je einem Arzte oder Studenten untersucht worden war, der unmittelbar früher eine von draußen eingelangte, draußen untersuchte, später an Endometritis puerperalis erkrankte, aber nicht gestorbene Gebärende untersucht hatte. Danach lassen sich diese beiden Fälle nicht mit Sicherheit als der Anstalt, respektive dem Unterrichte zur Last fallend betrachten, dagegen bringen sie einen neuen Beweis von der Unzulänglichkeit einer einmaligen Desinfektion, wie sie erst unlängst wieder von Otto Sarwey betont wurde.

Ein einziger Todesfall lässt keinen nachweislichen ätiologischen Zusammenhang erkennen und muss dieser dem Unterricht allein zugeschrieben werden.

Aus der obigen Reihe lässt sich wohl der ja schon bekannte Schluss sicher ziehen: Die Zahl der Untersuchungen steigere die Morbilität.

Von den 270 nicht in der Anstalt untersuchten Fällen fieberten aber 10.7%, darunter von 217, so viel sich feststellen lässt, überhaupt nicht untersuchten 4.6%, also immer noch mehr als der Durchschnitt beträgt in der Anstalt, dagegen fieberten von 53 nur außerhalb der Anstalt Untersuchten 32%.

Ich bin nicht gewohnt, nach Zahlen, welche für unsere Verhältnisse noch immer klein sind, einen Schluss zu ziehen. Diese Zahlen geben ja auch kein richtiges Bild, weil es sich da meist um abnorm behandelte Fälle handelt[1]. Es genügt mir heute der Hinweis auf die obigen Verhältnisse nicht ohne Hinblick auf den heute so oft erhobenen Vorwurf, die Studenten gelangten nicht genügend häufig zu vaginalen Untersuchungen, und will ich nur hervorheben, dass bei einer verhältnismäßig großen Zahl von Gebärenden, unter den ungünstigsten äußeren Umständen, auch ohne dass systematische prophylaktische Scheidenausspülungen ausgeführt worden wären, die Resultate solche sind, welche sich mit jenen der meisten der anderen Unterrichtsanstalten messen können.

[1] Immerhin ist es bemerkenswerth, da wieder zu ersehen, welch' gefährliches Spiel es ist, mit kleinen Ziffern Statistik zu machen.

aus: „Verhandlungen der Deutschen Gesellschaft für Gynäkologie", Chrobak und Pfannenstiel, Wien 1895, S. 265–273.

Paul Zweifel (1848 - 1927)

7. Präsident der Deutschen Gesellschaft für Gynäkologie

Tagungsort: Leipzig,
9. - 11. Juni 1897

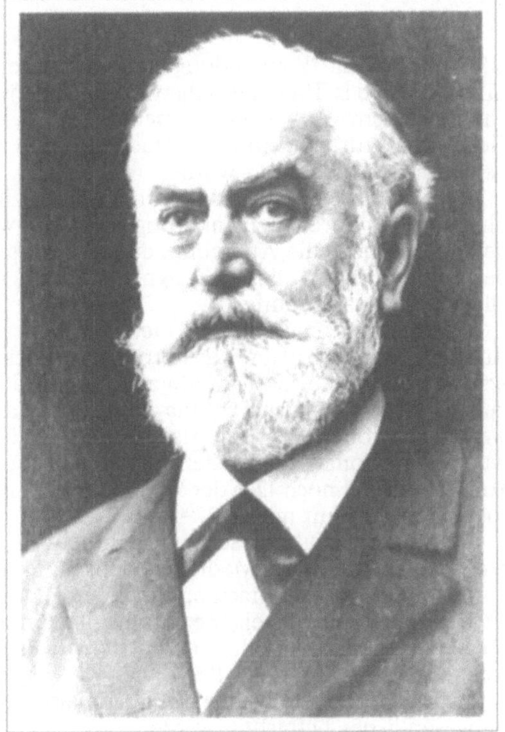

Persönliche Daten

geboren am 30. Juni 1848
in Höngg bei Zürich
gestorben am 13. August 1927
in Leipzig

Einleitung:

Prof. Paul Zweifel[14]*, gebürtiger Schweizer (aus Höngg bei Zürich), Nachfolger von Credé auf dem Leipziger Lehrstuhl seit 1887 und Vorläufer der heutigen Perinatologen, holte mit seiner Eröffnungsansprache, die weder eine Bilanz des Faches versucht noch eigene Forschungen referiert, zu einer großen Rechtfertigungsrede für Ignaz Philipp Semmelweis*[15] *aus, der 1865 verstorben war. Der Text gibt eindrucksvoll Zeugnis von Zweifels Belesenheit und Bildung. Daß er den langen Text seinen Zuhörern zumuten durfte, spricht auch für die Aufgeschlossenheit der Gynäkologen seiner Zeit für die Darstellung historischer Zusammenhänge. Semmelweis hatte aus Beobachtungen in Wiener Wochenbettstationen den richtigen Schluß gezogen, daß puerperale Infektionen durch mangelhafte oder ganz vernachlässigte Desinfektion bei vaginalen Untersuchungen zustandekamen. Seine Vorschriften trafen den Kern des Problems, aber viele der einflußreichen Kollegen verkannten ihre Bedeutung. Prof. Zweifel ging prinzipiell auf die Frage wissenschaftlicher Priorität ein, die er am Beispiel von Semmelweis erläuterte, fair nach allen Seiten; er setzte sich mit zeitgenössischen Ansichten der Schule englischer und amerikanischer „Kontagionisten" auseinander und berührte dabei auch das ethische Problem wissenschaftlicher Entdeckungen zu Fragen, deren Lösung „in der Luft" zu liegen schienen und deshalb mehrere Forscher gleichzeitig beschäftigen. Für Semmelweis war äußerst bedrückend, zu erleben, daß seine Publikationen zuerst von den eigenen Peers unterdrückt worden waren, dann noch lange nur in dem engeren Zirkel der deutschsprachigen Gynäkologie bekannt wurden, daher auch die Polemik seiner letzten Lebensjahre, mit der er sich viel Kredit verdarb. Zweifels ungewöhnliche Eröffnungsrede ist auch ein eindrucksvolles Beispiel für Verhalten in einem wissenschaftsethischen Konflikt. Seine Apologetik zugunsten von Semmelweis ist ein lesenswertes Kapitel deutscher Gynäkologie, welches das Gerechtigkeitsstreben eines unbefangenen Hochschullehrers unter Beweis stellte. Der Fall Semmelweis hat die Gynäkologie der zweiten Hälfte des 19. Jahrhunderts charakterisiert.*

P. Zweifel:

»Über Ignaz Semmelweis«

[...]
Um nun auf die Verhandlungen überzugehen, so ist mir durch einen Beschluss des Ausschusses das Thema gegeben worden; denn meine Herren, es ist ein zufälliges, aber ein bemerkenswerthes Zusammentreffen, dass bei der jetzigen Tagung der deutschen Gesellschaft für Gynäkologie gerade 50 Jahre verflossen sind, seitdem die Desinfektion bei Geburten eingeführt wurde.

Es wäre ein Versäumnis, wenn wir die jetzige Versammlung deutscher Gynäkologen ohne die gebührende Erinnerung an diese wissenschaftliche Großthat vorübergehen ließen, und fand die Anregung, dass der Vorsitzende den gegenwärtigen Kongress mit der Erinnerung an dieses Ereignis eröffnen möge, im Vorstand unserer Gesellschaft allgemeine Zustimmung.

Semmelweis, dem diese Feier gilt, berichtet in seinem klassischen Buche: »Die Ätiologie, der Begriff und die Prophylaxis des Kindbettfiebers«, welches im Jahre 1861 erschien (auf Seite 55), dass ungefähr von Mitte Mai 1847 an die Desinfektion und zwar zuerst mit der Chlorina liquida begonnen, dass dieses Mittel jedoch nach einiger Zeit wegen des hohen Preises verlassen und der bedeutend billigere Chlorkalk vorgezogen wurde. Im Monat Mai, in dem die Neuerung noch nicht zur vollen Wirkung kommen konnte, starben noch 12% der Wöchnerinnen, im Monat Juni nur noch 2,38%, im ganzen folgenden Jahr nur noch 1,27%.

Wenn man heute dieser von Semmelweis eingeführten Maßregel, als dem Beginne einer neuen Ära in der Medicin gedenkt und mit dankbarer Befriedigung auf den Segen zurückblickt, den sie brachte, weil heute noch genug Männer leben, die den früheren traurigen Zustand aus eigener Erfahrung kennen, so ist es jetzt Pflicht, darüber Zeugnis abzulegen, damit nicht durch die Alles nivellirende Zeit der Unterschied von Einst und Jetzt verwischt und schließlich, was wir heute als eine große Entdeckung auf wissenschaftlichem Gebiete preisen, in nochmals 50 Jahren als etwas Selbstverständliches und Unwesentliches betrachtet werde.

Wenn ich auch vor einer Versammlung von Fachgelehrten spreche, denen die Semmelweis'sche Lehre bekannt sein muss, so ist es doch nothwendig, die Hauptpunkte, in denen die Neuerung bestand kurz herauszuheben, weil ich an diese erst folgerichtig anknüpfen kann. Dem damaligen Assistenten Semmelweis war der große Unterschied in der Sterblichkeit der Wöchnerinnen auf den 2 Abtheilungen des Wiener Gebärhauses aufgefallen; dazu kam der Tod des Professors Kolletschka, der nach einem Stiche in den Finger unter denselben Erscheinungen starb, wie die Puerperalfieberkranken, was den Gedanken eingab, der Semmelweis auf die richtige Spur führte, nämlich in der Thätigkeit mit Leichen das häufigere Vorkommen des Kindbettfiebers auf der Abtheilung für Ärzte zu vermuthen. Die Folgerung, welche Semmelweis daraus zog, beschränkte sich zunächst auf Chlorwaschungen, die Jeder, welcher vom Secirsaal komme, vornehmen müsse, ehe er bei Kreißenden innerlich untersuchen dürfe.

Die zwei ersten kurzen Veröffentlichungen über die Lehre von Semmelweis gingen von Hebra aus, die dritte von Routh, die erste ausführliche von Skoda, welcher in der Akademie der Wissenschaften zu Wien einen Vortrag »Über die von Dr. Semmelweis entdeckte wahre Ursache der in der Wiener Gebäranstalt ungewöhnlich häufig vorkommenden Erkrankungen der Wöchnerinnen und des Mittels zur Verminderung dieser Erkrankungen bis auf die gewöhnliche Zahl« hielt. Semmelweis selbst trat in den ersten zwei Jahren mit seiner Lehre nicht an die Öffentlichkeit. Aber trotz dieser Zurückhaltung und ohne ein Verschulden seinerseits wurde die Stellung von Semmelweis in Wien recht unerquicklich; denn wie er selbst erzählt, waren der Direktor der Klinik und die meisten anderen Assistenten Gegner seiner Lehre, in Prag stellten die Ärzte der Gebäranstalt die Chlorwaschungen experimenti causa wieder ein (Scanzoni, Seyfert) ohne dass irgend ein Nachtheil sie dazu veranlasst hatte, in der öffentlichen Besprechung im Kreise der Gesellschaft der Ärzte in Wien (im Jahre 1850) machte Semmelweis viele niederdrückende Erfahrungen.

Das war den widersprechenden Herren nicht zum Vorwurf zu machen, dass sie nicht mit Begeisterung in das Lager des Neuerers übergingen, weil er mit seiner Lehre die gewohnten Übungen am Kadaver gefährdete. Es ist ganz selbstverständlich, dass so einschneidende Folgerungen unbeliebt waren, menschlich, wenn die davon unangenehm

Betroffenen versuchten, andere Erklärungen für das Puerperalfieber zu bevorzugen, weil die Semmelweis'sche Lehre das Gefühl einer Schuld, wenn dieselbe auch unbewusst aufgeladen war, nicht wegleugnen ließ.

Nach diesem Vortrag verharrte Semmelweis mehr als 10 Jahre lang in einem unerklärlichen Schweigen, während seine Gegner nicht mehr in der Vertheidigung blieben, sondern zum Angriff übergingen. Dies erklärt und entschuldigt einigermaßen die Heftigkeit der Publikationen, als er endlich sein Schweigen brach.

Wenn man jedoch in dem Buche von Semmelweis liest, wie er die wissenschaftliche Welt durchmustert und dieselbe in Freunde und Feinde gruppirt, wenn man erfährt, wie er erstaunt ist, dass gewisse Herren, welche ihm privatim Zugeständnisse gemacht hatten, sich verwahrten, als diese Äußerungen öffentlich mit Namensnennung ausgesprochen wurden, so lernt man zwar daraus Semmelweis als einen grundehrlichen Mann kennen, der es nicht versteht, warum man ungünstige Erlebnisse hinter dem Berge halten soll, wenn man daraus für die Zukunft lernen könne, als ein leuchtendes Vorbild des wissenschaftlichen Ernstes; aber seine Entrüstung darüber, dass es Menschen gebe, die von anderer Art sind, die ungelegene Erfahrungen vertuschen, die öffentlich nicht mehr dazu stehen wollen, was sie unter 4 Augen gesagt haben, beweist, dass es ihm an Menschenkenntnis völlig gebrach; denn das ist doch leider zu keiner Zeit etwas Seltenes gewesen.

Dass es aber Ärzte gab, die auch da noch mit größter Gelassenheit und Gemüthsruhe über die Schädlichkeit anatomischer Beschäftigung von Seiten praktisch thätiger Geburtshelfer weiter debattiren konnten, ohne etwas zu thun, während fortwährend Menschen zu Grunde gingen, die er zu retten gelehrt hatte, ist eine Erscheinung, bei welcher Semmelweis mit seiner Entrüstung ganz Recht hatte, wo wir für seine Gegner keine Entschuldigung finden: denn der Grundsatz, dass, wo eine Warnung ausgeht, mit Menschenleben nicht mehr experimentirt werden dürfe, ist nicht erst als solcher zu proklamiren gewesen; das war zu jeder Zeit die einfache Pflicht der Humanität und der Religion. Wir können nach 50 Jahren nachfühlen, welche Erregung eine solche Gleichgültigkeit über verhütbare Todesfälle erweckte. Es spricht nur günstig für Semmelweis, dass sich seine für das Gute und Böse empfindliche Seele bäumte bei diesem Widerstand in einer Sache, wo er sich selbst so lauter in seinen Absichten und durch die Thatsachen so gerechtfertigt fühlte.

Wenn auch jede medicinische Neuerung kritisirt werden muss, ja die Kritik sogar eine Pflicht der Fachgenossen ist, so hat doch Semmelweis vollständig Recht, wenn er »über die Unredlichkeit der Schriftsteller, welche gegen ihn schrieben«, sich beklagte. Es ist aber selbst ein kleiner Mangel an Ehrlichkeit bei wissenschaftlichen Arbeiten ein großer Fehler. Wir können keine Entschuldigung dafür finden, dass die Chlorwasserwaschungen in gewissen Anstalten nur zum Schein geübt wurden, um für die neue Lehre ein Dementi abzugeben, dass zwar die anatomischen Übungen ausgesetzt, die auftretenden Puerperalfieberfälle aber als Beweis gegen die Richtigkeit der Lehre ausgebeutet wurden, während doch schon in den ersten Veröffentlichungen darauf hingewiesen wurde, dass »alle« faulenden thierischen Substanzen Puerperalfieber erregen können.

Das Allerungerechteste widerfuhr ihm aber von seinem eigenen Vorgesetzten, Klein[1]), der die offene Besprechung der Spitalsrapporte, weil sie ungünstig lauteten, als eine Denunciation betrachtete und die wissenschaftliche Verhandlung der Frage vor dem Professorenkollegium durch Einlegen eines Protestes bei dem Ministerium verbieten ließ, auch die Erneuerung der Anstellung von Semmelweis um weitere 2 Jahre hintertrieb, diesen also an der weiteren Prüfung der neuen Lehre hinderte.

Am schmerzlichsten berührte Semmelweis immer die Hinterhaltigkeit der wissenschaftlichen Polemik, und öfters wiederholt er eine Stelle aus einem Briefe des Professors Dietl aus Krakau (aus dessen Reisebericht durch die Gebäranstalten Europas), der darin schrieb: »Im Ganzen hört man jetzt wohl weniger von diesen verheerenden Puerperal-Epidemien. Vielleicht liegt die Ursache in Beobachtung jener Einrichtungen, die sich auf Ihre Erfahrungen basiren, ohne dass man es sich selbst und der Öffentlichkeit gegenüber eingestehen will.«

»Hast du einmal das Rechte gethan,
Und sieht ein Feind nur Scheeles daran,
So wird er gelegentlich, spät oder früh,
Dasselbe thun, er weiß nicht wie,« (Goethe)

[1]) Johann Klein (1788–1856), Nachfolger von Johann Lukas Boer auf der Wiener Lehrkanzel.

ist ein Wort, das auf die Geschichte von Semmelweis passt, als wenn es für ihn geschrieben worden wäre; da es aber viel älter ist, so ist dies ein Beweis, dass es Semmelweis nicht schlechter erging, als vielen anderen. Schließlich hat er seinen Gegnern auch nichts geschenkt und deren Unrecht voll zurückgegeben.

Anmerkung. Einem eigenthümlichen Verhalten begegnen wir auch bei James Y. Simpson, einem Manne, der doch wahrlich keine Nothwendigkeit hatte, auf den Ruhm Anderer eifersüchtig zu sein. Zuerst hatte er auf die briefliche Anfrage von Arneth mit Schmähungen auf die deutsche Geburtshilfe im Allgemeinen und auf deren Betrieb in Wien im Besonderen geantwortet, dann aber bei der Besprechung des Vortrages von Arneth, den dieser in der Medico-chirurgical Society of Edinburgh am 16. April 1851 hielt, höchst verwunderliche Bemerkungen gemacht. Zuerst sagte er zu den Erfahrungen eines Dr. Moir, dass er, wie dieser letztere annehme, dass bei der erst ergriffenen Mutter zuerst das Blut und die Gewebe ergriffen wurden, und von diesen aus das Kind, das sie noch in sich trug, angesteckt worden sei. Im Verlauf der Diskussion brachte er dann eigene Erlebnisse vor, wonach er im Jahre 1837 nach einer Sektion vier Kreißende inficirt habe, womit er offenbar eine Priorität gegen Semmelweis begründen wollte. Es ist aber nicht einmal nöthig, darauf hinzuweisen, warum diese Ansicht denn nicht schon früher veröffentlicht worden sei; denn die obige Koncession an den Dr. Moir beweist für sich allein, dass Simpson trotz des von Arneth aus Wien im Jahre 1848 geschriebenen Briefes und selbst nach dem Vortrage desselben die Tragweite der neuen Lehre nicht erfasst hatte: denn in diesem Falle konnte er nicht eine Ansteckung des Blutes während der Geburt und von da aus die Ansteckung des Kindes annehmen. Darin steckt das unfreiwillige Bekenntnis, dass Simpson die Lehre der Inokulation von Semmelweis in ihrer Tragweite nicht verstanden hatte. Es gebührt darum auch James Y. Simpson sicher nicht der Ruhm, der ihm schon zugeschrieben wurde, zuerst die Wöchnerinnen als Verwundete und das Kindbettfieber als eine accidentelle Wundkrankheit bezeichnet zu haben, ein Urtheil, mit dem wir uns voll und ganz Hegar anschließen.

Darum, meine Herren, erlassen Sie mir, Einzelheiten zu wiederholen. Wozu könnte es dienen, allen Irrungen nachzugehen, welche vorgekommen sind. Semmelweis ist im Laufe der Zeit glänzend gerechtfertigt worden, die gute Sache hat gesiegt, lassen wir darum die Todten ruhen und richten wir unsere Aufmerksamkeit unpersönlich auf die Frage, wie es kommen konnte, dass eine so herrliche Entdeckung von den Zeitgenossen viel zu wenig gewürdigt wurde, viel zu langsam zur Geltung kam!

Wenn man diese Frage aufwirft, so ist es fast selbstverständlich, dass man auch unausgesprochen annimmt, dass so etwas sich nicht wiederholen könne. Man thut sich gern etwas zu Gut auf unsere Zeit, wir streichen als einen Vortheil heraus, dass heute der Autoritätsglaube nicht mehr ein solches Ansehen besitze, als dies noch am Ende der 40er Jahre gewesen sei. In all solchen Aufstellungen steckt ein Körnchen Wahrheit, aber auch die Kehrseite des betreffenden Goethe'schen Wortes. So wäre es zwar heute gewiss nicht mehr möglich, dass ein Fakultätsmitglied durch das Eingreifen des Ministeriums die Erörterung einer wissenschaftlichen Frage verbieten lassen könnte, und es macht dies mit Recht auf alle Zeit einen eigenthümlichen Eindruck über die damalige Verquickung der politischen Macht mit der Wissenschaft. Dass eben damals die Wissenschaft in Österreich nicht frei war wie heute, wissen wir auch durch die Absetzung Boer's, und das angeführte Beispiel zeigt, für wen eigentlich die Beschränkung der Freiheit von Vortheil war. Nicht die Verwaltungsbehörden, die das Machtwort aussprachen und das Odium tragen mussten, sind die wirklich Schuldigen gewesen, sondern die Hintermänner. Aber trotzdem muss anerkannt werden, dass damals in Wien Hervorragendes, Unvergängliches geschaffen wurde.

Es ist nicht zu leugnen, dass gegen die Mitte des 19. Jahrhunderts ein völlig neuer Geist in der Medicin aufkam. In den theoretischen Fächern hatte der Aufschwung begonnen, in der Anatomie, in den biologischen Wissenschaften war schon mancher glänzende Erfolg erreicht worden, aber in den klinischen Fächern lag der alte Glaube und Aberglaube noch thurmhoch da. Ein Schönlein, der gewiss zu den aufgeklärtesten Medicinern gehörte, lehrte noch über den solaren und den lunaren Einfluss auf die Krankheiten, und er meinte es gar nicht, wie es heute verstanden werden könnte, etwa als eine Einwirkung der Sonnenstrahlen auf die Krankheitserreger, obschon er ja der Erste gewesen ist, welcher einen mikroskopischen Krankheitserreger entdeckt hatte. Wenn man Arbeiten aus dem Ende der 40er Jahre über die Ursache des Kindbettfiebers nachschlägt, so findet man von recht bedeutenden Forschern Ansichten vertreten, die in höchstes Erstaunen versetzen. Scanzoni sprach z. B. die Blut-Dissolution, welche physiologisch in der Schwangerschaft entstehe, als die Vorbedingung für das Puerperalfieber an.

Man stak eben noch vollständig in dem Gesichtskreis des Mysticismus; aber merkwürdiger Weise stellte sich auch die damals aufblühende exakte, pathologische Forschung unter Virchow der Lehre von Semmelweis entgegen, und diese Gegnerschaft hat wohl mehr als irgend eine andere den ohnehin widerstrebenden Fachgenossen zum Vorwand gedient, an den alten, bequemen Gewohnheiten festzuhalten.

Nur eines ist auch für jene Zeit nicht zu begreifen und bleibt auf alle Fälle tadelnswerth, dass man die von Semmelweis verlangte Prophylaxis mit Chlorwasser nicht ernstlich prüfte, ehe man die ganze Lehre bekämpfte und verwarf.

Wenn Hegar darauf hinweist, dass gerade die mangelhaften Erfolge der Desinfektion zum Gegengrund gedient hätten, so ist doch daran zu erinnern, dass die Mortalität überall eine bessere wurde, dass die 9–12–30% Mortalität durch die Desinfektion aufhörten und diese Besserung es doch war, welche die kommende Generation für die Lehre von Semmelweis bekehrte, zu einer Zeit, in der noch keine Bakteriologie den näheren Aufschluss über den Zusammenhang geben konnte.

Hegar, der in seiner Biographie von Semmelweis die gleiche Frage behandelt, citirt zur Erklärung das Goethe'sche Wort aus dem west-östlichen Divan, Buch des Unmuths: »Wenn wir Andern Ehre geben, müssen wir uns selbst entadeln.« Wenn auch dieses Wort für eine kleine Zahl von Männern aus der nächsten Umgebung von Semmelweis und seine schlimmsten Gegner passt, die selbst schon etwas Großes geleistet zu haben glaubten, in Wahrheit aber sich auf einen falschen Ast gesetzt hatten, so kann dieses Citat nicht für viele andere, jüngere Fachgenossen gelten, die zwar Anfangs Widerspruch erhoben, später jedoch, so wie sie von der Richtigkeit überzeugt waren, ihren eigenen Irrthum eingestanden und der neuen Lehre vollste, rückhaltlose Anerkennung zollten. Hier giebt nicht mehr der kleinliche Ehrgeiz eines durch den neuen Ruhm überstrahlten Fachgenossen den Beweggrund ab, sondern nur eine ehrliche Verirrung, wie sie vorkommen wird, so lange es Menschen giebt. Der Fehler dieser Männer bestand darin, dass sie dem Hang zum Theoretisiren nachgaben. Es ist die Verwerfung aus theoretischen Gründen der grösste Fehler, der bei der unerquicklichen Geschichte dieser Angelegenheit zur Erscheinung kommt, aus dem wir die Lehre für die Zukunft ziehen können, dass es in der Medicin und in den Naturwissenschaften völlig unzulässig ist und theils zu ärgerlichen Erörterungen, theils zum Unterbinden des Fortschrittes führt, wenn sich Einzelne berufen fühlen, über ausgeprüfte Vorschläge Anderer ein Urtheil abzugeben, ehe sie dieselben selbst geprüft haben. In den Naturwissenschaften ist dieser Grundsatz schon vollständig zur Geltung gekommen. Wenn die medicinische Wissenschaft ihre Fortschritte friedlicher als bisher erreichen will, so ist es nothwendig, diesen Grundsatz überall zur Richtschnur zu nehmen. Wer über geprüfte Thatsachen ohne eigene Prüfung sich ein Urtheil erlaubt, macht sich einer Anmaßung schuldig, die auch dem gelehrtesten und gescheitesten Manne nicht zukommt. Diese Anmaßung hat zur Folge gehabt, dass manche Gegner von Semmelweis aus dem Streite keinen Ruhm davon trugen, und dass, was für die Allgemeinheit viel bedauerlicher ist, ein segensreicher Fortschritt um Jahrzehnte aufgehalten wurde.

Man hat für den Schaden, den die Jahrzehnt lange Unterdrückung der Semmelweis'schen Lehre zur Folge hatte, auch ihm selbst Schuld gegeben, weil er zu lange schwieg.

Es ist auch zuzugestehen, dass dies unbegreiflich bleibt; denn wenn ihm auch die Spitalsrapporte zu veröffentlichen untersagt war, konnte er auf anderen Wegen, z. B. mit den Resultaten am St. Rochusspital immer wieder vor die Öffentlichkeit treten. Sofort nach Klein's Tode begann er in der ungarischen medicinischen Wochenschrift über die Ätiologie des Puerperalfiebers zu publiciren; aber dies kam da nicht zur Kenntnis und Geltung, wo er selbst die Anerkennung zu erhalten wünschte.

Wenn wir uns vergegenwärtigen, welchen Nutzen die Entdeckung von Semmelweis gebracht hat, so ist nicht zu leugnen, dass völlig gehalten wurde, was er voraus sah, und er wirklich, wie er es auszusprechen wagte, ein Wohlthäter des Menschengeschlechtes geworden ist. Der Satz seines Nachwortes: »Wenn ich mit meiner gegenwärtigen Überzeugung in die Vergangenheit zurückblicke, so kann ich die Wehmuth, die mich befällt, nur durch einen gleichzeitigen Blick in jene glückliche Zukunft verscheuchen, in welcher in- und außerhalb der Gebärhäuser in der ganzen Welt nur Fälle von Selbstinfektion vorkommen werden. Sollte es mir aber, was Gott verhüten möge, nicht gegönnt sein, diese glückliche Zeit mit eigenen Augen zu schauen, so wird die Überzeugung, dass diese Zeit früher oder später nach mir unaufhaltsam kommen muss, noch meine Todesstunde erheitern«, ist in doppelter Beziehung, in wehmüthig berührender Weise zur Wahrheit geworden.

Der Widerspruch gegen die Lehre von Semmelweis ist heute verstummt: aber wenn erst bei einem neuen Gedanken dessen Werth erkannt wird, so ist es eine allgemeine

Erfahrung, dass sich unter den Lebenden einzelne melden, die auch gern an der von andern gedeckten Tafel Platz nehmen möchten: es beginnt der Prioritätsstreit. Und hat gar einer das Unglück, so früh, wie Semmelweis, von der Arbeit abberufen zu werden, so muss er seine Ansprüche sehr gut versichert haben, um nicht nach seinem Tode aller Verdienste bar erklärt zu werden.

Aus dem Stadium des Prioritätsstreites sind wir in der Desinfektionslehre noch nicht heraus.

In seinem großen Werke über Asepsis und Antisepsis en obstétrique will Tarnier, der hochverdiente Geburtshelfer in Paris, die Priorität einem amerikanischen Arzte, Kneeland, zuschreiben.

Sieht man aber die Ansichten von Kneeland gerade nach den Citaten von Tarnier etwas genauer an, so kommt ein grundsätzlicher Unterschied zwischen dem, was dieser, und dem, was Semmelweis lehrte, heraus. Kneeland spricht von dem Ausfluss (émanations) der Kranken und besonders von der Luft in den Krankensälen, in denen viele liegen, als Ursache des Puerperalfiebers. Endlich soll die Krankheit übertragen werden durch die Ärzte, durch die Kleider, die Wäsche, das Bettzeug etc. In der These 8 spricht Kneeland aus, dass ein Geburtshelfer weder selbst eine Sektion machen, noch einer solchen auch nur beiwohnen dürfe, und wenn es geschehen sei, müsse er sich den Körper und die Kleider desinficiren, um die danach zu Entbindenden nicht anzustecken. In derselben These 8 kommt noch die Warnung, dass Personen, welche die Leib- oder die Bettwäsche von puerperalkranken Frauen gewaschen haben, anderen gebärenden Frauen sich nicht nähern, und noch viel weniger dieselben pflegen dürfen.

Wenn auch diese Ansichten vor der Aussprache der Semmelweis'schen Lehre gedruckt wurden, so sind die derartig verschieden, dass ernstlich eine Konkurrenz dieser Lehren mit denen von Semmelweis nicht aufkommen kann. Gewiss ist auch von den Engländern vom Waschen der Hände die Rede gewesen. Warum sollen gerade die Hände ausgenommen werden, wenn verlangt wird, den ganzen Körper zu desinficiren? Aber das ist desswegen noch nicht die Lehre von Semmelweis.

In der Publikation Kneeland's ist der Standpunkt eines sogenannten Kontagionisten der damaligen Zeit eingehalten; sie trägt den Stempel der Kompilation, ja sie resümirt nicht einmal vollständig, was über die Ätiologie des Puerperalfiebers gerade in englischer Sprache schon bekannt war und von Semmelweis in seinem Buche ausführlich berücksichtigt wurde. Eine ganze Reihe englischer Ärzte hatte die Erfahrung gemacht, dass sie Puerperalfieber übertrugen, wenn sie während der Behandlung von gangränösen Hernien oder von erysipelatös gewordenen Wunden Geburten übernahmen.

Die Erfahrungen der erwähnten Engländer haben auf den ersten Blick viel Ähnlichkeit mit denjenigen von Semmelweis, aber mit der Annahme, dass das Puerperalfieber einer Pflegerin, ja einem Manne mitgetheilt werden könne, wenn dieselben mit der Kranken in Berührung kommen, oder in enger Nachbarschaft sich befinden, ferner dass Scharlach, Masern, Pocken, Erysipel, ja selbst Typhus in innigem Zusammenhange mit Puerperalfieber stehen und bei einer Wöchnerin Puerperalfieber machen können, verrathen diese Autoren eine völlig andere Anschauung als diejenige von Semmelweis ist. Da trieb eben der konfuse Begriff des Miasma sein Spiel.

Obwohl einzelne, aus dem Zusammenhang gelöste Sätze den Eindruck großer Ähnlichkeit der zwei entgegenstehenden Lehren machen, zeigt bei genauem Nachsehen des Zusammenhanges immer ein Wörtchen den großen Unterschied: die englischen Kontagionisten, wie sie damals genannt wurden, nahmen, so weit sie sich darüber Rechenschaft gaben, die Aufnahme des Giftes durch die Lungen an. So nur versteht man ihre Lehre, dass das Puerperalfieber auch bei gesunder Oberhaut, selbst auf Männer übertragen werden könne.

Damit ist aber ein kardinaler Unterschied festgelegt gegenüber der klaren, bis auf den heutigen Tag zu Recht bestehenden Lehre von Semmelweis, die er in seinem Buche mit meisterhafter Logik den citirten englischen Kontagionisten entgegenstellte. Die Folge dieser Unklarheit der Anschauungen war, dass die Engländer mit ihren Vorbeugungsmaßregeln weit über das Ziel schossen, und wenn sie auch die Waschungen der Hände - einige wenige derselben sogar Waschungen mit Chlorwasser - verlangten, so hatten sie eben den Kern der Wahrheit nicht erkannt, sonst hätten sie, wie Semmelweis, die alleinige Desinfektion der Hände und Instrumente so betont wie er, und die anderen völlig überflüssigen Vorschriften nicht gemacht.

Wenn man aus der Litteratur sieht, wie schwer es wurde, mit den einfachen Vorschriften von Semmelweis durchzudringen, so wird man auch zugeben müssen, dass die verwickelten und über das Ziel hinausschießenden Vorschriften der Engländer erst recht nie zur allgemeinen Geltung hätten kommen können.

Sie sind auch nicht durchgedrungen; dies beweisen unwiderleglich die Verhandlungen der »London Obstetrical Society« aus dem Jahre 1875.

Keineswegs soll geleugnet werden, dass diese englischen Ärzte in ihrem Berufskreise großen Segen stifteten, weil sie Grundsätze befolgten, die das Kindbettfieber zu verhüten ebenfalls geeignet waren.

Hat aber einer von ihnen so klipp und klar ausgesprochen, dass die Ansteckung nur während der Geburt geschehe und nur deswegen, weil alle Frischentbundenen Verwundete seien, dass Puerperalfieber und Pyämie ein und dieselbe Krankheit seien und die Ansteckung durch zersetzte thierisch-organische Stoffe im weitesten Sinne und nur bei der inneren Untersuchung erfolge, und endlich dass eine Desinfektion der Hände, Instrumente, Utensilien und Wäsche genüge, um Puerperalfieber zu verhüten? Haben dies die Engländer oder Kneeland mit derselben Klarheit und Wahrheit, an welcher bis auf den heutigen Tag nichts wegzunehmen ist, nur nach dem natürlichen Lauf der Wissenschaft noch Manches hinzukam, ausgesprochen? Nein. Darum können auch diese Autoren, die zwar Beobachtungen gemacht haben, die auf die richtige Spur führen konnten, die aber dazu nicht geführt haben, nicht als gleichwerthig neben Semmelweis gestellt werden.

Wenn auch Denman der Erste war, welcher die Möglichkeit einer Übertragung des Kindbettfiebers von kranken Wöchnerinnen auf gesunde bemerkte, wenn auch Cruveilhier der Erste war, welcher den Uterus nach der Geburt als eine Wundfläche ansah, wenn auch Eisenmann im Jahre 1837 zuerst das Puerperalfieber als von dem Uterus ausgehend bezeichnete, so können wir alle diese Männer dafür ehren, dass sie etwas Richtiges bemerkt hatten; aber wir anerkennen für keinen von ihnen, dass er die volle Wahrheit so wie Semmelweis erkannt habe; denn z. B. auch Eisenmann nahm immer noch an, dass das Gift durch die Athmungsorgane aufgenommen werde und im Uterus, weil derselbe besonders durch die Verwundung disponirt sei, sich niederschlage. Mit einer solchen scheinbar kleinen Bemerkung verräth der Verfasser in unleugbarer Form, dass er eben den Kern der Wahrheit nicht erkannt hatte. So ist es auch mit Kneeland und allen Anderen bestellt, und daran vermag keine Deutung etwas zu ändern.

Wir wollen ein Beispiel unserer Tage heranziehen, an dem sich die Frage der wissenschaftlichen Priorität leicht aufklären lässt.

Wir bezeichnen mit Röntgenstrahlen ein Licht, welches von der Kathode ausgeht und die phänomenale Kraft hat, den menschlichen Körper, Holz und Anderes zu durchleuchten. Es ist bekannt, dass auf der Naturforscherversammlung in Nürnberg 1893 ein früherer Assistent des hochverdienten Physikers Herz, Lenar, über Kathodenstrahlen, welche Aluminiumplättchen zu durchleuchten vermochten, einen öffentlichen Vortrag hielt. Die Strahlen, welche Aluminiumplättchen zu durchleuchten vermögen, sind gewiss auch im Stande, durch Holz zu dringen, könnten also auch die photographische Platte erregen, wie dies die Röntgenstrahlen thun: aber Lenar hat nun einmal Versuche mit dem Photographiren nicht gemacht, er hat die Versuche mit dem Fluorescenzschirm nicht gemacht. Sollen wir nun, weil er ähnliche, vielleicht die gleichen Strahlen schon untersucht hatte, ihm die Priorität zuerkennen? Sollen wir diese Strahlen Lenar'sche nennen? Das Beispiel zeigt, zu welcher Ungerechtigkeit ein solches System der Prioritätsansprüche führen würde! Erst durch die scheinbar kleine Zufügung des Fluorescenzschirmes und des Photographirens sind die Kathodenstrahlen zu einer praktisch brauchbaren Sache geworden, erst durch die Betonung, dass das Puerperalfieber eine Wundansteckung sei, welche durch die Finger bei der inneren Untersuchung übertragen werde, weswegen diese vorher desinficirt werden müssten, ist die Semmelweis'sche Lehre zur segensreichen Entdeckung geworden, die ohne Übertreibung eine neue Ära in der Medicin eröffnete. Bei dem Vergleich ergiebt sich noch der Vortheil zu Gunsten von Semmelweis, dass er nicht nur zu völlig richtigen Beobachtungen noch einen Beitrag gebracht hat, der dieselben erst nutzbar machte, sondern vielmehr in dem wichtigsten Punkte, in der Art der Ansteckung, allein das Richtige traf.

Nachdem Tarnier die Grundgedanken der Semmelweis'schen Lehre referirte und Worte der Anerkennung daran schloss, fügte er die Bemerkung an: »Cependant il n'avait raison qu'à demi.«

Er giebt als Begründung für diesen Ausspruch an, dass eine Ansteckung mit dem Leichengift die putride Infektion gebe, nicht aber das Puerperalfieber, das durch Einimpfen von Streptokokken entstehe.

Auch dies ist ein Urtheil, dem entgegenzutreten wir bei der heutigen Gelegenheit als unsere Pflicht ansehen.

Semmelweis hatte ursprünglich die Übertragung von Kadavertheilchen als die Ursache des Kindbettfiebers angenommen, aber bald erlebt, dass in dieser Beschränkung die Lehre einseitig sei. Mit der ihn überall auszeichnenden Ehrlichkeit giebt er in seinem Buche an, dass er durch die Erfahrung mit der an einem Medullarkrebs kranken Kreißenden im Oktober 1847 überzeugt wurde, dass nicht nur Kadavertheile, sondern auch jauchende Geschwüre anstecken können. Von da an lehrte er nicht mehr, dass die Kadavertheile allein das Kindbettfieber verschulden, sondern »alle zersetzten thierisch-organischen Stoffe«.

Da er ferner eine Anzahl von Erkrankungen auf der ersten Abtheilung auftreten sah, nachdem eine Patientin mit verjauchender Caries des linken Knies, die aber an den Genitalien gesund war, auf die Abtheilung kam, schloss er daraus, dass auch die mit den jauchigen Bestandtheilen verunreinigte Luft des Wochenzimmers ausnahmsweise zum Träger des Krankheitsstoffes werden könne, und verlangte desswegen eine Absonderung der Kranken von den Gesunden. Auch die Folgerung, dass bei geschehener Infektion eine Abstinenz von den Untersuchungen geboten sei, hatte Semmelweis schon gezogen.

Wenn auch heute die Infektion durch die Luft die anfechtbarste These ist, so hat es ausnahmsweise schon Epidemien gegeben, bei denen die Möglichkeit einer solchen Infektion nicht wohl geleugnet werden konnte. (Bruch eines Abfallrohres in der Stuttgarter Gebäranstalt.)

So lange wir den Namen Kindbettfieber noch führen, müssen wir anerkennen, dass Semmelweis die Quellen desselben vollständig angegeben habe; denn sowohl die Infektionen mit den Streptokokken als mit dem Bacterium coli, dem Bacterium termo, dem Proteus mirabilis, mit den anaëroben Mikroben etc. etc. geben Erkrankungen, die wir nicht anders wie als Puerperalfieber bezeichnen können.

Wenn man einmal dahin gelangen könnte, bei den infectiösen Puerperalerkrankungen, klinisch und nicht bloß bakteriologisch die verschiedenen Krankheitserreger zu differenziren, und an Stelle des Begriffes »Kindbettfieber« völlig neue Namen setzen könnte, so müsste man selbst dann noch anerkennen, dass, als dies Alles noch in einem Topfe lag, Semmelweis mit den Namen »in Zersetzung begriffene thierisch-organische Stoffe« die Ansteckungsquelle ganz richtig bezeichnete.

Man kann also nicht sagen, dass er nur halb Recht gehabt habe, sondern nur, dass sein Ausdruck dem damaligen Stande der Wissenschaft entsprechend ein Sammelname war.

Auch hierzu ein Beispiel zur Beleuchtung:

Wird man etwa sagen: James Watt habe mit der Erfindung seiner Dampfmaschine nur zur Hälfte Recht gehabt, weil sie damals noch lange nicht die Leistungsfähigkeit der heutigen besaß? Semmelweis hat selbst auf diese Art von Kritik mit den Worten geantwortet: »Das heißt soviel, als wenn wir dem Entdecker der Elektricität jegliches Verdienst absprechen wollten, weil er nicht sogleich sämmtliche Gesetze ihrer Wirksamkeit zu unserer Kenntnis gebracht hat.«

Hoffentlich werden diese Zeilen dazu beitragen, dass Semmelweis ungeschmälert die Anerkennung erntet, die ihm gebührt.

Noch keine Erfindung ist bei ihrem ersten Bekanntwerden vollendet gewesen. Das darf bei keiner zum Einwand gemacht werden, weil man mit dieser Logik alle Erfindungen und Entdeckungen verkleinern könnte. Wie stände es denn, wenn man diesen Maßstab an die Entdeckung Lister's anlegen wollte? Da waren ja auch Köberle und Andere der richtigen Auffassung ganz nahe gewesen.

Viel sicherer und treffender war Semmelweis auf den wahren Kern der Sache gekommen, als Lister mit seinen ersten Ideen und Vorschlägen, und doch werden wir nie aufhören, Lister zu den großen Wohlthätern des Menschengeschlechtes zu zählen wie Semmelweis, aber auch Semmelweis nicht minder als Lister; und da Semmelweis schon begann, seine Grundsätze in die operative Gynäkologie einzuführen, und betonte, wie er bessere Erfolge habe, weil er mit reinen Händen operire, und auch der Hinweis auf den Nutzen der Semmelweis'schen Lehre für die Chirurgie (durch Dr. Haller) nicht fehlte, so hätte es leicht kommen können, dass die Asepsis um Jahrzehnte früher in die Welt gekommen wäre, wenn das unerbittliche Schicksal den verdienten Mann nicht zu früh von seiner Thätigkeit abberufen hätte. Es ist wenig bekannt, dass Semmelweis unter Chlorkalkasepsis seine erste Ovariotomie am 22. Juni 1863 ausführte.

Lister, der in seinem Leben das Glück hat, den vollen Ertrag seiner Aussaat zu ernten, wird jetzt überall in den Vordergrund gestellt, so dass der Ruhm, der ihm gespendet wird, Semmelweis vollständig verdunkelt. Wenn wir auch anerkennen, dass Lister ein größeres Gebiet umgestaltet hat und dadurch seine Leistung weittragender geworden ist, so steht er doch auf den Schultern von Semmelweis, selbst wenn er von diesem nichts gewusst hätte, als er seinen Wundverband begann. Er hat aber von ihm gewusst und es selbst bezeugt.

Die Lehren Semmelweis' waren durch Routh in England und durch Arneth in Frankreich verbreitet worden.

Wir kommen bei der Frage, ob auch ohne einen Semmelweis ein Pasteur oder ein Lister hätte kommen können, zu dem interessanten Thema, welches die Forscher der politischen Geschichte in zwei Lager theilt: ob uns die Errungenschaften der Kultur von einzelnen führenden Geistern geschenkt werden, oder ob, wenn die Zeit erfüllet sei, die Gaben mehr nach Zufall einem Glücklichen in den Schoß fallen? Die Geschichte einer Wissenschaft ist viel besser geeignet, eine solche Frage zu erledigen, als die politische, weil in der ersteren Alles durch das geschriebene oder gesprochene Wort bewiesen werden kann.

Wir müssen anerkennen, dass Pasteur einen völlig anderen Entwicklungsgang nahm und bei ihm eine Beeinflussung durch die Lehren über das Puerperalfieber nicht angenommen werden kann, ebenso dass Lister sich wesentlich auf die Pasteur'schen Experimente stützte, als er mit seinem Wundverband begann. Diese Koryphäen der Wissenschaft stehen in ihren intellektuellen Leistungen nicht hinter einander, sondern neben einander; denn sie sind von ganz verschiedenen Gesichtspunkten ausgegangen.

Aber weil die ewigen Wahrheiten der Naturwissenschaften in unlösbarem Zusammenhange sind, wird es leichter, eine neue zu finden, wenn eine verwandte schon gefunden ist.

Doch ohne Suchen kein Finden, ohne Mühe und Arbeit keine Beweise, sondern nur Vermuthungen und Ahnungen. Selbst ohne große Phantasie ist heute eine Reihe von Entdeckungen zu prophezeien, welche die Naturwissenschaften der Menschheit noch bringen werden. Aber mit den geistreichen Gedanken allein wird nichts geschaffen. Das will mit Mühe und Arbeit errungen sein! Welche Summe von Arbeit erfordert es oft, in wissenschaftlichen Lehrsätzen nur ein einziges Wörtchen durch Beweise zu ändern!

Damit ist unsere Antwort auf die Frage, ob die Errungenschaften der Kulturwelt nach Zufall einem Glücklichen in den Schoß fallen, oder ob sie in heißem Ringen erkämpft werden müssen, schon gegeben. Ideen fallen vom Himmel, ja es giebt Menschen, denen die besten im Traum einfallen; aber Thaten sind die Frucht ernster geistiger und körperlicher Arbeit. Ich brauche der geehrten Versammlung nicht näher anzudeuten, welcher Mann der deutschen politischen Geschichte für diese Bemerkungen das leuchtende Beispiel ist.

Prioritätsansprüche gegen Semmelweis werden kein Glück mehr haben und ihren Verfechtern nicht zum Ruhme dienen, weil ein Anspruch auf die Priorität eines Anderen nicht gelingt, wenn man die Angelegenheit gründlich prüft; aber wir müssen dafür Sorge tragen, dass die Verdienste dieses Mannes in nochmals 50 Jahren nicht als unwesentlich angesehen werden. Ich kenne einen deutschen Professor der Medicin, welcher einmal gestehen musste, von Semmelweis nichts, gar nichts zu wissen. Man würde allerdings bei jedem Examinanden daran erkennen, dass er das Studium der theoretischen Geburtshilfe vernachlässigt habe und ihn danach behandeln müssen. Da jedoch das Hören von klinischen Vorlesungen in Deutschland sehr außer Übung kommt, so möchte es leicht geschehen, dass die Kenntnis von Semmelweis und seiner Entdeckung bei den kommenden Generationen der Ärzte immer mehr schwinden könnte.

Es ist unsere Pflicht, dem mit allen Mitteln entgegenzuwirken, doch nicht allein mit Zwangsmaßregeln. Ich habe mir selbst bei der erwähnten Wahrnehmung gesagt, dass es die Geburtshelfer zum Theil an der richtigen Betonung, an den richtigen Hilfsmitteln zum Kennenlernen des Mannes und seiner Leistungen haben fehlen lassen. Doch Alles ist besser, was ohne Zwang einzuprägen ist. Sollte es nicht auch durch Erwecken der Neugier bei manchen Studenten möglich sein, die Aufmerksamkeit auf Semmelweis und dessen Lehre zu lenken, indem man ihm dessen Bild vor Augen führt? In dieser Absicht ist ein Portrait, welches von Allen, die Semmelweis im Leben kannten, als besonders gelungen bezeichnet wird, hier in Leipzig durch Künstlerhand vergrößert und vervielfältigt worden, damit es alle gynäkologischen Auditorien und alle Hebammenlehrsäle zieren soll.

Möge dieser stumme Hinweis dazu dienen, das Andenken des verdienten Mannes in Ehren zu halten, wozu die Sachverständigen um so mehr die Pflicht haben, als dem Lebenden die gerechte Anerkennung versagt war, wenn auch dieselbe ihm wesentlich deswegen nicht mehr zu Theil wurde, weil er zu früh starb.

Willst du das Gute thun, mein Sohn,
So lebe nur lange, da giebt sich's schon;
Solltest du aber zu früh ersterben,
Wirst du von Künftigen Dank erwerben. (Goethe)

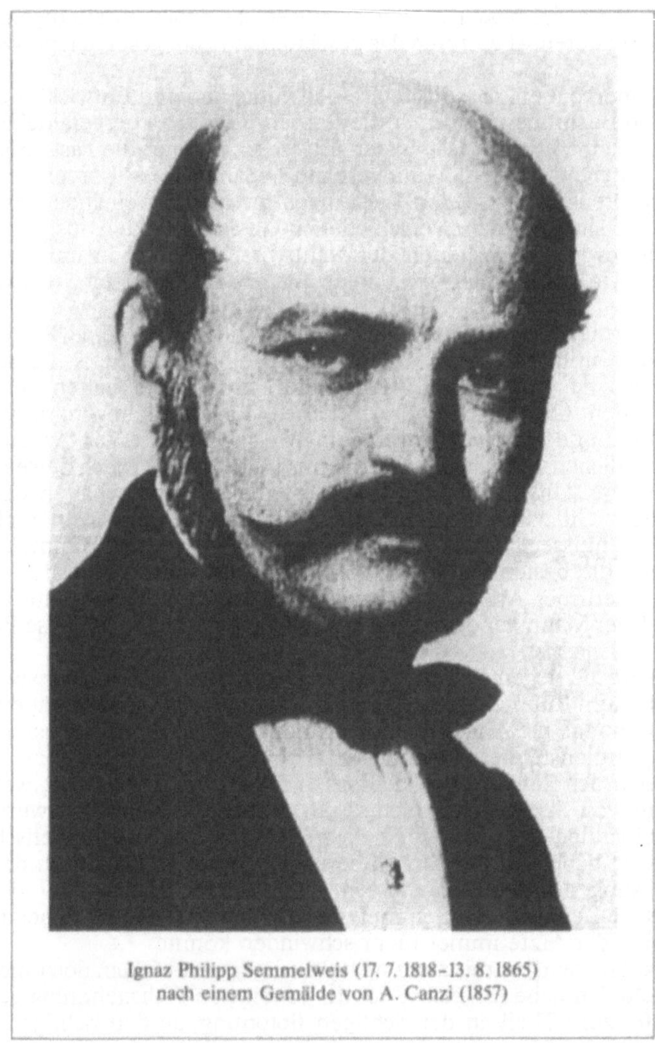

Ignaz Philipp Semmelweis (17. 7. 1818–13. 8. 1865)
nach einem Gemälde von A. Canzi (1857)

aus: „Verhandlungen der Deutschen Gesellschaft für Gynäkologie", Breitkopf und Härtel, Leipzig, 1897, S. 5–24.

Robert von Olshausen (1835 - 1915)

8. Präsident der Deutschen Gesellschaft für Gynäkologie

Tagungsort: Berlin,
24.-27. Mai 1899

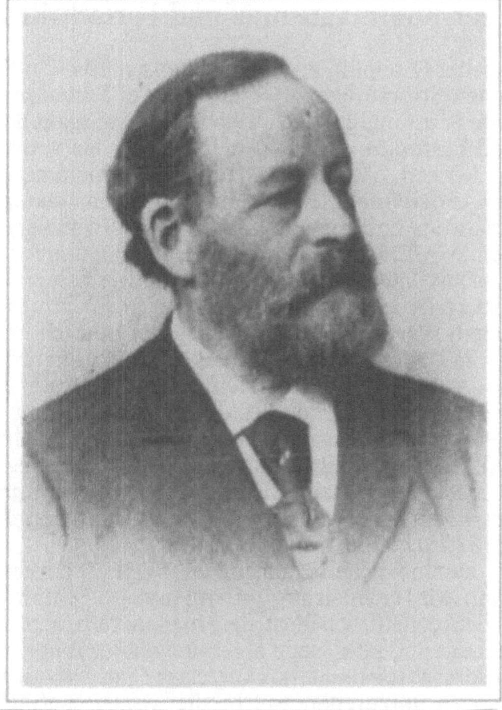

Persönliche Daten

geboren am 3. Juli 1835 in Kiel
gestorben am 1. Februar 1915
in Berlin-Charlottenburg

Einleitung:

Prof. Robert ***von Olshausen***[16] *hatte 1888 auf das Präsidentenamt, in welches er schon gewählt war, zugunsten seines Nachfolgers in Halle, Kaltenbach, verzichtet. Nun war die Reihe an ihm. Seit 1887 in Berlin, lud er die Gesellschaft ein, zum ersten Mal in der deutschen Hauptstadt zu tagen. Olshausen war vor allem ein angesehener Operateur (Ovariotomie, Myomektomie, supravaginale Amputation). Für seine Eröffnungsansprache wählte er, wie bereits seine Vorgänger Hegar und Zweifel, ein kompaktes, in sich geschlossenes Thema, diesmal: „Über Konservatismus und Fortschritt in der gynäkologischen Therapie." Konservativ sein bedeutete ihm nicht, an Altem unverbrüchlich festzuhalten oder alles Neue abzulehnen. Dem Neuen sei „mit einem gewissen, vorsichtigen Mißtrauen" zu begegnen, so lange zumindest, bis die Erfahrung bewiesen habe, daß es sich bewährt. Es waren Leitgedanken, die ebensogut heute hätten formuliert werden können. Als Beispiel wies er z. B. auf die Zerstörung des Endometriums mit Chlorzinkpaste bei uterinen Blutungen hin. Wer von uns heutigen Gynäkologen würde dabei nicht an die Laser-Endometriumablation erinnert; selbst Gefahren wurden damals ähnlich gesehen, entweder die zu tiefe Zerstörung oder das Rezidiv der Blutung. Olshausen gebrauchte erstmals den Begriff „Shock"; er wog die Porro'sche*[17] *Operation gegen die Sectio ab, sprach den vaginalen versus den abdominalen Operationszugang an. Bemerkenswert ist seine Zurückhaltung in der Operationsindikation bei kleineren Myomen: „Operateure, welche wie ich fast keine vaginalen Uterusextirpationen wegen Myom machen, thun dies desshalb nicht, weil sie in den dafür geeigneten Fällen überhaupt nicht operiren, oder doch nur ganz ausnahmsweise. Konservativ sind wir in diesen Fällen in der Indikation..." Seine Eröffnungsansprache berührt viele der damaligen Neuerungen, operative, prophylaktische wie medikamentöse, und stellt alle auf den Prüfstand der Erfahrung. Dem Berliner Kongreß gab Olshausen das Motto: „Erst wägen, dann wagen."*

R. v. Olshausen:

[...]

Über Konservatismus und Fortschritt in der gynäkologischen Therapie

In jeder Disciplin, in jedem wissenschaftlichen Forschungsgebiet giebt es, neben verschiedenen Strömungen anderer Art zwei Parteiungen unter den Forschern, richtiger gesagt: zwei Richtungen, durch welche die Thätigkeit der Forscher nicht unwesentlich beeinflusst und bestimmt wird: ich meine die konservative und die fortschrittliche Richtung.

Je nach seinem Charakter und Temperament neigt der Eine mehr dieser Richtung zu, der Andere mehr jener. Mehr aber als Charakter und Temperament, mehr als persönliche Erfahrung und eigene Schicksale wirkt in dieser Hinsicht bestimmend das Alter des Einzelnen. Wir Alle sind in der Jugend liberaler und fortschrittlicher als im Alter. Dies gilt von den wissenschaftlichen Anschauungen, wie es von den politischen und den Ansichten über sociale Dinge gilt. Ganz unmerklich für ihn selber vollzieht sich mehr oder weniger in Jedem von uns diese Änderung der Betrachtungsweise und der Überzeugung.

Es ist das aber auch nur erklärlich und natürlich. Je älter man wird, je mehr man erlebt in der Entwicklung der Dinge, und speciell in der Entwicklung der Wissenschaft, in welcher man arbeitet, desto mehr erfährt man, wie zahllose Anschauungen auftauchen, wie manche therapeutischen Mittel und Methoden empfohlen werden, die keine Existenzberechtigung haben, die, wie die Eintagsfliegen, ein vielleicht ganz vergnügliches aber kurzes Dasein fristen, um dann für immer in die Nacht der Vergessenheit zu versinken - oder vielleicht auch nach Decennien mit dem gleichen Erfolge wiederum aufzutauchen.

Durch solche Erfahrungen, welche Jeder im Laufe der Jahre in großer Zahl machen kann, wird er vorsichtig, misstrauisch und damit konservativer. Der Ausdruck „konservativ" bedeutet natürlich nicht, dass man unverbrüchlich an allem Alten und früher Anerkannten festhält und alles Neue ablehnt. Wer das thäte, würde in unserer Zeit, und speciell auch in unserer Wissenschaft in kürzester Frist antiquirt sein und kein Recht haben, noch in den Dingen mitzureden, welche die wissenschaftliche Welt bewegen.

Den Fortschritt wollen wir Alle, aber die Konservativen unter uns wollen nicht das Erprobte, welches bis jetzt gegolten hat, vertauschen mit Neuem, Unsicherem. Neue Mittel, neue Methoden der Behandlung, wenn sie nicht von vorn herein gefährlich oder widersinnig erscheinen, wollen auch wir, die Konservativen, prüfend anwenden, aber mit einem gewissen, vorsichtigen Misstrauen, so lange nicht die Erfahrung ihr entscheidendes Wort gesprochen hat.

Das Erste, was man zu thun hat, bevor man neue Behandlungsmethoden anwendet, ist die Kritik des gesunden, in medicinischen Dingen geschulten Menschenverstandes walten zu lassen. In manchen Dingen kann man schon auf diesem rein theoretischen Wege zu einem Resultat kommen. Um ein Beispiel zu nehmen: Vor längeren Jahren wurde empfohlen, hartnäckige, von der Uterinschleimhaut stammende Blutungen mit 50%iger Chlorzinkpaste zu behandeln. Wer die Intensität der Ätzung dieses Mittels in solcher Stärke kannte, der konnte und musste sich sagen, dass die Wirkung unberechenbar sei, dass man damit nicht nur die Schleimhaut ganz vernichten, sondern auch die Muskulatur in unbekannter Tiefe würde zerstören können. Nichtsdestoweniger hat es eine Anzahl Gynäkologen gegeben, welche der Empfehlung Folge leisteten, natürlich nicht zum Vortheil ihrer Kranken. Heut zu Tage wird wohl Niemand mehr die Anwendung eines so heroischen Mittels wagen, dessen Wirkung man gar nicht in der Hand hat.

In anderen Fällen liegt bei rein theoretischer Betrachtung sogleich die richtige Idee eines neuen Vorschlags auf der Hand, wenn auch derselbe immer erst die praktische Probe bestehen muss. So war es mit der von Trendelenburg vorgeschlagenen Beckenhochlagerung. Es ergab sich bald, dass die Vortheile noch größere waren als die, um derentwillen die Maßregel zunächst empfohlen war. Man hielt sich nicht nur die Darmschlingen fern und legte sich bei Operationen im kleinen Becken das Operationsterrain besser frei, sondern man umging auf diese Art auch die intensive Berührung der Gedärme und schwächte den Eindruck der Operation auf den Organismus wesentlich ab. Der Einfluss auf die Verminderung des Operations-Shocks ist ein derartiger geworden, dass ich sagen kann: ich habe seit Einführung der Hochlagerung, selbst nach langwierigen Operationen, kaum noch eine Shockwirkung bemerkt und die Beobachtung gemacht, dass junge Ärzte vielfach schon das Wort Shock belächeln, weil sie an eine Shockwirkung überhaupt nicht mehr glauben. Bei den erheblichen und eklatanten Vortheilen der Hochlagerung konnte es nicht fehlen, dass sie schnell allgemeine Anwendung fand und sich in Amerika so schnell einbürgerte wie in Europa, bei Leuten des Fortschritts nicht nur, sondern auch bei ganz konservativen Operateuren.

Als Beispiel vom Gegentheil führe ich die Porro-Operation an. Die Idee dieser Operation war ja in so fern berechtigt, als man behaupten konnte, die Gefahr des Kaiserschnitts ginge in erster Linie vom Uterus aus. Nahm man das Organ mit fort, so musste sich auch die Gefahr der Operation ganz wesentlich vermindern, wenn nicht der operative Eingriff dafür andere, gleich große Gefahren heraufbeschwor. Diese Idee hatte lange vor Porro schon Michaelis der Ältere klar ausgesprochen (1809) und an sie den Vorschlag geknüpft, welchen Porro 1876 zur That werden ließ. Aber was zur Zeit Michaelis' des Älteren nicht mit Erfolg ausführbar gewesen wäre, weil es noch keine Antisepsis gab, das war im Jahre 1876 nicht mehr ganz rationell, weil wir jetzt ein antiseptisches Verfahren hatten und die Hoffnung berechtigt war, nun auch mit Erhaltung des Organs die Gefahr des Kaiserschnitts auf ein geringes Maß zu reduciren. Wenn trotzdem eine große Zahl, gewiss die Mehrzahl aller Operateure die Idee Porro's eifrig ergriff und danach handelte, so sind dieselben Operateure jetzt sicher davon zurückgekommen, die Porro-Operation als die normale Kaiserschnittoperation anzusehen, wenn sie auch für gewisse Fälle ihre Berechtigung immer behalten wird. Einzelne Operateure, zu denen Schröder gehörte und zu denen auch ich mich rechnen darf, haben sich gegen die Methode Porro's von Anfang an ablehnend verhalten, vielmehr die Ausbildung des klassischen Kaiserschnitts erstrebt. Diese mehr konservativen Operateure sind ohne den Umweg der Amputatio uteri an das jetzt allgemein erstrebte Ziel eben so schnell und sicher gelangt wie die Mehrzahl der Operateure auf dem Umweg, Dank hauptsächlich dem Vorgehen Sänger's.

Einen wesentlichen Grund, an dem Erprobten festzuhalten, hat jeder Operateur besonders desshalb, weil er sich sagen muss und aus Erfahrung weiß, dass er beim Einschlagen anderer Wege, und seien sie noch so richtig, zunächst Lehrgeld zahlen muss und für eine Zeit lang seine Resultate zum Nachtheil seiner Kranken verschlechtert. Jede Technik will gelernt sein, selbst von dem Geübtesten und Geschicktesten. Die ersten Operationen werden immer weniger gut ausgeführt, und diejenigen zahlen das meiste Lehrgeld, welche immerfort mit den Methoden wechseln, jeden neuen Vorschlag auf seinen Werth prüfen, Alles selbst probiren wollen.

Besonders lehrreich für die Art, wie Fortschritte erzielt werden und wie langsam sie sich Bahn brechen wegen des natürlichen Festhaltens am Alten, ist die Geschichte der Myomotomie. Ein Theil der deutschen Operateure hatte zunächst nach dem Vorgange Péan's extraperitoneal zu behandeln angefangen und wollte von dieser Methode nicht lassen, obgleich der endliche Sieg der intraperitonealen Methode sich voraussehen ließ. Die Minderzahl der Operateure, zu denen Schröder, Martin, Zweifel u. A. gehörten, kultivirten von vorn herein die intraperitoneale Methode und suchten diese weiter auszubilden. Jeder Standpunkt hatte seine Berechtigung, wenn auch das Verlassen der älteren Methode sich schließlich als das Richtige herausgestellt hat. Vor 2 Jahren ist noch von berufener Seite die extraperitoneale Methode wieder befürwortet worden. Ob sie thatsächlich heute noch Jemand ausübt, ist mir nicht bekannt; ganz unwahrscheinlich aber ist es mir, dass man jemals allgemein zu ihr zurückkehren wird.

Ein besonders strittiges Feld bildet, wie bekannt, zur Zeit die Abgrenzung zwischen den vaginalen und abdominalen Methoden bei Exstirpation des Uterus sowohl, wie seiner Adnexa, oder der gesammten inneren Genitalien.

Für die Exstirpation des carcinomatösen Uterus ist zwar ziemlich allgemein die abdominale Operation, in Folge der Anfangs sehr ungünstigen Resultate, zu Gunsten der vaginalen aufgegeben. Der eigentliche Grund der gemachten, schlechten Erfahrungen war in der Leichtigkeit zu finden, mit welcher bei der Durchleitung des carcinomatösen Organs durch die Bauchhöhle eine Infektion zu Stande kam. Nachdem wir nun gelernt haben, durch gehörige Präparation der Neubildung die septische Infektion auszuschließen, und die bei stark vergrößertem Uterus auch jetzt noch geübte abdominale Exstirpation gezeigt hat, dass die Infektionsgefahr nahezu nicht mehr existirt, ist das Hauptmotiv, die vaginale Operation zu bevorzugen, hinfällig geworden. Es bleibt noch der Vorzug, dass die vaginale Operation der geringere Eingiff ist, bei dem die Shockwirkung wegfällt und die Gefahr der Bauchhernie vermieden wird. Aber die Shockwirkung wird jetzt auch bei der abdominalen Exstirpation durch Abkürzung der Operation und Wegräumen der Därme nahezu vermieden. Die Bauchhernien werden durch rationellere und exaktere Naht zum wenigsten außerordentlich vermindert. Während so die Nachtheile der abdominalen Methode sich verringern, lernt man einsehen, dass es gelingen kann, dabei radikaler vorzugehen, wenn die Neubildung den Uterus bereits überschritten und besonders die Drüsen bereits ergriffen hat. So ändern sich mit den Fortschritten der Wissenschaft und Technik die Chancen für die eine oder andere Methode, und es kann sein, dass man dahin zurückkehrt, woher man gekommen war - zur abdominalen Operation des Uteruskrebses.

Manches Jahr wird noch vergehen, bevor hierüber endgültig entschieden werden kann. Es wird vor Allem darauf ankommen, welche Dauererfolge sich im Laufe der Jahre herausstellen nach der Operation solcher Uteruscarcinome, bei welchen die Neubildung bereits die erste Drüsenetappe erreicht hatte. Groß scheint mir nach allen Erfahrungen und den Ergebnissen der letzten Jahre über Krebsoperationen überhaupt die Hoffnung nicht zu sein, dass bei Ergriffensein der Drüsen noch radikale Erfolge von irgend erheblichem Umfang erreicht werden können. Gelingt es aber, auch in solchen Fällen Dauerresultate zu erzielen, welche befriedigen, so wird die abdominale Operation bei Uteruscarcinom neben der vaginalen vollberechtigt werden oder dieselbe verdrängen.

Wer von den Operateuren Sanguiniker ist und bei Carcinomen, die nachweislich über den Uterus hinausgehen, überhaupt operiren will, der muss folgerichtig jetzt schon zur abdominalen Operation zurückkehren. Wer in dieser Beziehung weniger hoffnungsvoll ist und die Indikation der Operation auf solche Fälle beschränken will, in denen die Neubildung anscheinend den Uterus noch nicht überschritten hat, der ist berechtigt, die vaginale Operation noch nicht zu verlassen.

Bezüglich der Uterusmyome besteht schon heute, glaube ich, Übereinstimmung darin, dass man myomatöse Uteri, welche die Vagina voraussichtlich unverkleinert passiren, vaginal entfernen soll. Wenn aber die vaginale Operation bei verschiedenen Operateuren trotz dessen eine sehr verschieden große Rolle spielt, so liegt das nicht an einem Unterschied in der Frage der Technik, sondern in der Verschiedenheit der Indikationsstellung. Nicht das Myom als solches indicirt nach meiner und Anderer Ansicht die Operation, sondern nur seine Folgezustände. Operateure, welche, wie ich, fast keine vaginale Uterusexstirpation wegen Myoms machen, thun dies desshalb nicht, weil sie in den dafür geeigneten Fällen überhaupt nicht operiren, oder doch nur ganz ausnahmsweise. Konservativ sind wir in solchen Fällen in der Indikation, indem wir daran festhalten, dass Myome gutartige Tumoren sind und dass wir nicht gut thun, weil von 100 oder 200 Myomen vielleicht Eines sarkomatös degenerirt, nun die 99 oder 199 anderen auch zu exstirpiren.

Die Geschichte der Myomoperationen und zwar der abdominalen ist noch in einer anderen Beziehung lehrreich, die ich hervorheben möchte.

Als eine besondere Schattenseite unserer Zeit muss man es ansehen, dass so vieles Neue, welches die Probe erst bestehen soll, mit wahrer Überstürzung angenommen wird. Neue Operationsmethoden werden vielfach unterschiedlos für jeden Fall in Anwendung gebracht, wenn die Krankheit nur den Namen trägt, für den die Operation erdacht war. Rationeller ist es für eine neue Methode, zunächst die Fälle vorsichtig auszuwählen, nur da sie anzuwenden, wo das Risiko am geringsten ist. Erst wenn für einfachere Fälle eine Methode sich bewährt hat, darf man die Indikationen erweitern. Mancher mag denken, je häufiger man die Operation ausführt, je mehr Erfahrungen man in kurzer Zeit sammelt, um so schneller kommt man zu einer vollendeten Technik. Das ist nur bis zu einem gewissen Grade richtig. Etwas Neues zu erlernen, mag es eine fremde Sprache, eine neue Wissenschaft, ein neues technisches Verfahren sein, dazu braucht der menschliche Geist eine gewisse Zeit. Bei gleichem Material, an dem man sich übt, lernt man die ganz fremde Materie immer besser in einem längeren Zeitraum. Wenn zwei Operateure dieselbe, ihnen beiden gleich neue Operation 20 mal ausführen, der Eine in 4 Wochen, der Andere in 4 Monaten, so hat bei sonst gleichen Verhältnissen der Letztere es sicher viel weiter in der Technik gebracht, weil er sich Zeit nahm zum Lernen aus seinen Beobachtungen und Erfahrungen. Handelt es sich um eine nicht gefährliche Operation, so sind die Folgen nicht so schlimm. Ist aber die Operation mit Lebensgefahr verknüpft, so bedeutet der schlechtere Erfolg so und so viel Menschenleben. Dies sehen wir auch deutlich an Beispielen aus der Geschichte der Myomotomie. Wir haben Alle, wie sattsam bekannt, im Beginn sehr schlechte Resultate gehabt, wenigstens alle diejenigen Operateure, welche Ende der siebziger oder Anfang der achtziger Jahre schon zu operiren anfingen. Die Mortalität schwankte fast bei Allen zwischen 20 und 30%.

Wer nun Anfangs mit Auswahl operirte, hatte, als er zu besseren Resultaten kam, noch keine absolut große Zahl von Operationen gemacht und desshalb weniger Todesfälle gehabt. So hatte ein Operateur, bis er zu guten Resultaten kam, zwar von 67 Operirten 19 Verloren, ein Anderer aber in fast denselben Jahren, bis er ungefähr gleichzeitig mit dem ersteren auf dieselbe geringe Procentziffer der Mortalität kam, hatte aber 250 Fälle mit hoher Mortalität operirt und hatte dieselbe Sicherheit der Operation mit 72 Todesfällen erkauft. Ein dritter Operateur, dessen Operationen freilich nicht so weit zeitlich zurückreichen, konnte bei vorsichtiger Wahl seiner Fälle von 26% im ersten halben Hundert, schon bei den nächsten 50 Operationen die Mortalität auf 10% sinken sehen.

Es zeigt sich in vielen Dingen der Konservatismus nicht in dem Perhorresciren des Neuen, sondern in dem bedächtigen Fortschreiten, welches bessere Resultate sichert.

Diejenigen gynäkologischen Operationen, bei welchen die Operateure wohl am meisten in ihren Ansichten und ihrem Thun heut zu Tag noch divergiren, sind wohl die zur Beseitigung der Retroflexion erdachten. Die Vagino- und Vesicofixation, die Verkürzung der Ligg. rotunda und diejenige der Ligg. uterosacralia schienen Anfangs die Ventrofixation aus dem Sattel heben oder ganz überflüssig machen zu wollen. Die z.Th. höchst merkwürdige Geschichte dieser Operationen ist noch zu neu, um nicht in unser Aller Gedächtnis zu sein. Wir haben da Dinge erlebt, die in der Geschichte der Operationen wirklich noch nicht dagewesen waren. Jedenfalls wandte sich das Blatt. Die Unsicherheit des Erfolges bei manchen dieser eben genannten Operationen hat zur Folge gehabt, dass verschiedene Operateure sich wieder ganz von ihnen abwandten. Wer kann es denen, welche die Ventrofixation erprobt hatten, verdenken, wenn sie nur zögernd und mit einem gewissen Misstrauen sich neuen Methoden zuwandten. Jetzt wird wohl die Mehrzahl der Operateure die fixirten Retroflexionen für die Ventrofixation reservirt wissen wollen. Es ist aber durchaus nicht meine Ansicht, dass für die mobile Retroflexio, so weit sie überhaupt einer operativen Behandlung bedarf, nicht alle übrigen Operationen, welche bisher dafür ausgedacht sind, in erfolgreiche Konkurrenz treten können und die eine oder andere, vielleicht vervollkommnet, die Ventrofixation wird verdrängen können. Ja, es ist ohne Weiteres zuzugeben, dass der Konservatismus und die Skeptik Mancher unter uns gerade bei diesen Operationen zu weit gegangen ist. Die Erlangung eines richtigen Urtheils ist dadurch hinausgeschoben worden. Am meisten ist in Deutschland die Alexander-Adams'sche Operation hiervon betroffen worden, trotz einzelner, schon vor Jahren publicirter, werthvoller Empfehlungen. Erst seit Kurzem scheinen sich mehr Operateure ihrer anzunehmen. Manchen freilich mag die oft recht entstellende Narbe abhalten, sie auszuführen.

Ich will nicht auf alle Operationen eingehen, welche das letzte Decennium uns in der Gynäkologie gebracht hat. Strittig ist ja noch Manches. Ich brauche nur zu erinnern an die Divergenz der Ansichten über die Myomotomie, den Gegensatz zwischen supravaginaler Abtragung und Totalexstirpation, zwischen Klemmbehandlung und Ligaturmethoden bei den vaginalen Operationen, und so manches Andere. Das sind divergirende Ansichten, bei denen aber die konservative und fortschrittliche Neigung der Operateure keine Rolle von Bedeutung spielt.

Andere Verfahren neuesten Datums fangen an eine Rolle zu spielen, die Zestocausis und die Angiothripsie. Bei dem ersteren dieser Verfahren sind den anfänglich nur günstigen Publikationen einige hinkende Boten schon nachgefolgt. Die Angiothripsie ist noch zu jung, als dass man schon von Übelständen und Fehlerfolgen, Nachblutungen, Nebenverletzungen u. dgl. etwas wissen oder wenigstens hören könnte. Ein sicheres Urtheil ist über diese Behandlungsweisen jetzt noch unmöglich.

Andere, nicht operative Verfahren haben z.Th. sehr schwer und langsam Eingang in die Praxis gefunden. Nachdem B. Schultze's Pessare, Dank der klaren Auseinandersetzungen Schultze's, ziemlich rasch in die Praxis sich eingebürgert hatten, empfahl ich im Jahre 1882 die Gaillard-Thomas'schen Pessare, nachdem ich sie Jahre lang in zahlreichen Fällen erprobt hatte. Die ersten Kritiken waren vollkommen absprechend. Ein Beurtheiler hob, noch ohne eigene Erfahrung darüber, hervor, dass man durch diese Art von Pessaren niemals Dauerheilungen werde erzielen können. Ich kenne keine Publikation, welche dieser Form des Pessars besonders lobend gedächte, habe aber seit einer Reihe von Jahren die Beobachtung gemacht, dass der Gebrauch ein immer ausgedehnterer wird und auch diejenigen sie vielfach anwenden, welche sich früher dagegen aussprachen.

Um nicht missverstanden zu werden, muss ich hervorheben, dass es natürlich nicht auf die Dicke des hinteren Bügels ankommt, wie das ursprüngliche Instrument von Gaillard-Thomas sie zeigte, sondern lediglich auf die Krümmung. Ich bediene mich jetzt mehr der Celluloidringe in der Form des alten Pessars, als dieses letzteren selbst. Ich habe auch längst die Überzeugung gewonnen, dass die dem Thomas-Instrument eigene Krümmung sicherer wie jede andere Form zur Radikalheilung führt und dass desshalb die genannte

Krümmung allein Aussicht hat, das Pessar der Zukunft zu werden, so lange Pessare überhaupt noch eine Zukunft haben.

Das was uns Allen es in hohem Grade schwer macht, etwas Neues anzunehmen oder auch nur zu prüfen, ist die große Menge neuer Vorschläge, welche sehr gewöhnlich in die Welt hinausposaunt werden, bevor sie von dem Erfinder selbst genügend geprüft worden sind. In dieser Beziehung ist es mit den mechanischen und operativen Hilfsmitteln fast ebenso bestellt wie mit der Unzahl der neu angepriesenen inneren Heilmittel, welche sämmtlich zu prüfen für den Einzelnen geradezu unmöglich wäre.

Eine Sache aber, die, wie ich glaube, von den Geburtshelfern noch viel zu wenig gewürdigt wird, ist die Serumtherapie. Gynäkologie und Geburtshilfe haben von diesem ebenso modernen wie wichtigen therapeutischen Agens noch keinen Nutzen gezogen. Die Versuche Marmorek's, ein brauchbares Antistreptokokken-Serum herzustellen, müssen als gescheitert gelten; aber, wenn auch vielfach die Möglichkeit geleugnet wird, ein wirksames Serum dieser Art zu finden, so muss man doch sagen dass triftige Gründe für diese Ansicht fehlen.

Die Geburtshilfe hat sich, trotz Semmelweis, in der Prophylaxe der Wundinfektionskrankheiten von der Chirurgie den Rang ablaufen lassen. Schön wäre es, wenn sie in der Therapie dies wieder wett machte. Wer also die nöthigen Kenntnisse und technischen Fertigkeiten in dergleichen Arbeiten hat und sich etwas zutraut, der möge sich an die große Aufgabe wagen. Findet er auch nicht gleich den Stein der Weisen, d. h. nicht gleich das Mittel, wie wir es uns als Ideal gegen die Sepsis denken und wünschen, so wird doch das von ihm Erreichte vielleicht als Vorstufe dienen, auf denen Andere weiter emporsteigen können. Bisher sind in Bezug auf die große Frage der Serum-Therapie wir Alle noch viel zu gleichgültig und zu konservativ gewesen.

Fasse ich kurz meine Ansicht über den Gegensatz zwischen Konservatismus und Fortschritt in der Gynäkologie zusammen, so stehe ich nicht entfernt auf dem Standpunkt, dass nur der Erstere berechtigt sei. Ich bin im Gegentheil der Überzeugung, dass Beides zum Nutzen unserer Wissenschaft besteht, dass wir ohne den Gegensatz der beiden Richtungen nicht so weit wären wie wir sind. „Wenn ein Lehrer," sagt Fritsch in einer vor Kurzem erschienenen Publikation, „so viel Autorität besäße, alle Fachgenossen zu seiner Ansicht zu bekehren, so hätten wir den Stillstand." Der Fortschritt geht nur zu weit in den Änderungen und der zu raschen Anerkennung alles Neuen, mag es sein wie es will. Der Konservatismus hat die Aufgabe, an dem Alten, Erprobten festzuhalten, dafür zu sorgen, dass es nicht durch Schlechteres unberechtigter Weise verdrängt und ersetzt werde. Er soll auf dem Alten den Fortschritt der Wissenschaft aufbauen, nicht das Neue als solches perhorresciren. Auch der Konservatismus kann bei richtiger Intention im Einzelnen fehl gehen. Fehler werden zweifellos auch hier gemacht. So berechtigt es im Allgemeinen ist, das durch Alter Ehrwürdige auch in der Wissenschaft zu respektiren, so muss man doch in einer Beziehung stets eine Ausnahme machen und mit Geoffroy-St. Hilaire sagen: „L'erreur c'est la seule chôse, qui en vieillissant n'acquiert pas le droit d'être respecté."

Die Extreme beider Richtungen sind das Verkehrte, das Hindernis des wahren Fortschritts, den wir Alle wollen. Die Wahrheit liegt, wie immer, auf dem schmalen Pfad der Mitte, den einzuhalten wir immer bestrebt sein müssen, stets eingedenk des „judicium difficile, experientia fallax"[1]. Bei allem Neuen aber muss es heißen: „Erst wägen, dann wagen."

[1] „Wo die Beurteilung schon schwerfällt, ist auch die Erfahrung unzuverlässig".

aus: „Verhandlungen der Deutschen Gesellschaft für Gynäkologie", Olshausen und Pfannenstiel, Berlin, 1899 S. 4–14.

Christian Adolf Hermann Löhlein (1847 - 1901)

9. Präsident der Deutschen Gesellschaft für Gynäkologie

Tagungsort: Gießen,
29. - 31. Mai 1901

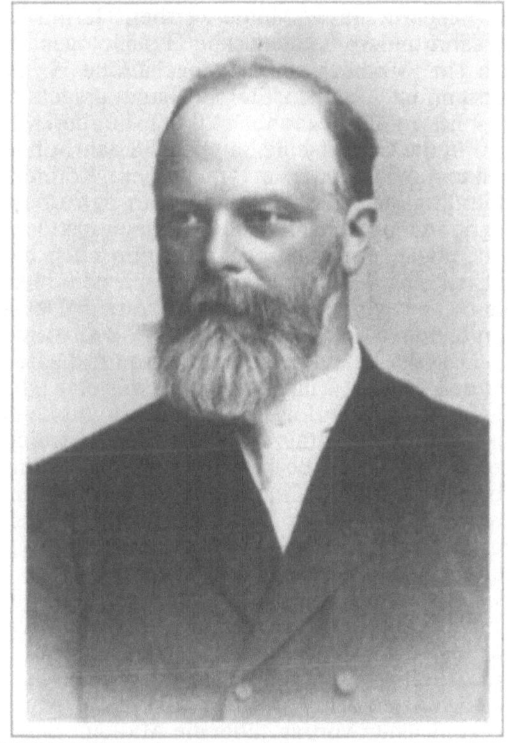

Persönliche Daten

geboren am 26. Mai 1847 in Sankt Moritz bei Coburg
gestorben am 25. November 1901 in Gießen

Einleitung:

Die Jahrhundertwende gab dem Präsidenten, Prof. Christian Adolf Hermann ***Löhlein***[18] *Gelegenheit, einen Rückblick auf das vergangene 19. Jahrhundert zu werfen. Seine Eröffnungsansprache vermittelt uns einen umso wertvolleren historischen Eindruck, als in seiner Zuhörerschaft noch viele derjenigen saßen, die an der Entwicklung des Faches selbst nicht geringen Anteil hatten und Löhlein schon aus kollegialer Rücksicht nichts wirklich Wichtiges auslassen durfte. Die Univ.-Frauenkliniken waren damals mehr oder weniger Armenasyle, in denen vorwiegend unverheiratete Frauen entbunden wurden (nur ca. 20% der Wöchnerinnen der Gießener Frauenklinik im Jahre 1900 waren verheiratet!). Die vermögende Klientel zog es vor, daß der ärztliche Geburtshelfer ins Haus kam. Der Fortschritt in der Geburtshilfe wurde deutlich beherrscht durch die Antisepsis; die Lehre von Semmelweis hatte sich endlich breit durchgesetzt und die puerperale Mortalität war drastisch gesunken. Operative Entbindungen ersetzten die schrecklichen Notmaßnahmen der Zerstückelungsoperationen; zwar war der Kaiserschnitt noch gefährlich, aber mit abfallender Tendenz. Der Schambeinfugenschnitt (Symphyseotomie) als Alternative behielt für geburtsmechanischen Komplikationen noch einen Platz. Eine inzwischen selbstverständlich gewordene Errungenschaft der mittleren Jahre des vergangenen Jahrhunderts war die bimanuelle Untersuchungstechnik und der ebenfalls Routine gewordene Gebrauch des Scheidenspekulums, später die Kurettage, zu der gerade Löhlein maßgeblich beigetragen hatte. Die chirurgische Antisepsis, eingeführt durch John Lister*[19]*, ließ auch die Laparotomie zur operativen Behandlung von Eierstocksgeschwülsten aufblühen. Die führenden gynäkologischen Operateure des 19. Jahrhunderts waren vor allem „Ovariotomisten" gewesen, allmählich hatten sich aber die Indikationen auf den Uterus ausgeweitet; das brachte aber auch die Gefahr der Polypragmasie mit sich. Auf seinem Kongreß sorgte er für zwei Schwerpunktthemen: Karzinom und Eklampsie. Man wagte sich nun chirurgisch an den Genitalkrebs; in der Geburtshilfe begann man neben der immer noch wichtigen Beckenlehre vertieft die Erkrankungen während und durch die Schwangerschaft zu ergründen und suchte nach Wegen, sie zu behandeln, ohne das Kind zu opfern. - Nur 54 Jahre alt, starb Löhlein noch im November desselben Jahres.*

C. A. H. Löhlein:

[...]
Hochgeehrte Gäste! Meine werthen Herren Kollegen! Heute, wo zum ersten Male im 20. Jahrhundert die deutschen Gynäkologen ihre gemeinsame Tagung beginnen, drängt sich ein Rückblick auf das abgelaufene 19., dem die verdienstvollsten unter den hier Versammelten seinen Stempel aufzuprägen mitberufen waren, und ein schüchterner Ausblick in das begonnene 20. Jahrhundert von selbst auf.

Für die Geburtshilfe hatte das 18. Jahrhundert einen außerordentlichen Fortschritt an exaktem Wissen wie an praktischem Können gebracht, und dazu die zuversichtliche Hoffnung, dass das Gewonnene in den überall begründeten oder in der Einrichtung begriffenen geburtshilflichen Kliniken rastlos weiter ausgebaut werden würde. Dass mit den Engländern und Franzosen nun auch die Deutschen vollen Antheil an der Fortentwicklung des Faches nehmen würden, hierfür boten schon die Namen der Männer, die beim Beginn des 19. Jahrhunderts in Deutschland in voller Thätigkeit standen, und von denen ich nur den Wiener J. L. Boër nenne, gute Gewähr.

Dass der Ablauf des 19. Jahrhunderts die freudigen Hoffnungen, mit denen es begrüßt wurde, bestätigt, ja übertroffen hat, dürfen wir heute froh bekennen. Es ist unmöglich, dies ins Einzelne zu verfolgen. Wir müssen uns damit begnügen, an einem speciellen Beispiel dies in Ihr Gedächtnis zurückzurufen, allerdings an einem besonders bedeutsamen, der Lehre vom engen Becken. Ist doch gerade unsere Kenntnis von dessen verschiedenen Formen, von ihrer Entstehung und ihrem Einfluss auf den Geburtsverlauf durch die fleißige Mitarbeit der Deutschen in besonders hervorragender Weise gefördert worden, von den ersten Jahrzehnten bis zum Schluss des 19. Jahrhunderts, von G. W. Stein bis auf die Kieler Michaëlis und Litzmann.

Es ist sicher bemerkenswerth, dass der Anfang jener Bewegung, die in ihrer weiteren Entwicklung der zweiten Hälfte des 19. Jahrhunderts das Gepräge zu geben berufen war, genau in die Mitte des genannten Zeitabschnitts fällt. Denn es war im Frühjahr 1850, dass Ignaz Philipp Semmelweis in der Gesellschaft der Ärzte zu Wien über die von ihm gemachte, seit dem Tod Kolletschka's (1847) ihn mächtig bewegende wissenschaftliche Entdeckung jenen Vortrag „über die Ätiologie des Wochenbettfiebers" hielt, welcher Freunde und Gegner zu der neuen Lehre Stellung nehmen ließ. Diese konnte von nun an nicht mehr vollständig von der Tagesordnung verschwinden, so wenig auch das Glück dem Entdecker und der Entdeckung hold war. Aber es sollte doch noch ein ganzes weiteres Vierteljahrhundert vergehen, ehe der Segen der Semmelweis'schen Lehre in reicherem und immer reicherem Maße der Menschheit zu gute kommen sollte.

Dies geschah zunächst vereinzelt, bald ganz allgemein von der Mitte der 70er Jahre an in den geburtshilflichen Kliniken. Die Stätten, an denen das Kindbettfieber am meisten blühende Leben dahingerafft hatte, gewährten bald mit einer von Jahr zu Jahr wachsenden Sicherheit Schutz gegen seine Gefahren. Ein edler Wettstreit, die niedrigste Mortalitäts- und Morbiditätsziffer aufzuweisen, erhob sich allerwärts und zwang die verantwortlichen Leiter, die wichtige Frage der besten Prophylaxe immer von neuem zu erörtern. Anfangs geschah das Studium dieser Frage an der Hand genauer statistischer Vergleichung der klinischen Ergebnisse, bald aber gesellte sich als neuer höchst dankenswerther Faktor bei der weiteren Ausarbeitung des Gegenstandes das inzwischen wohlentwickelte bakteriologische Studium hinzu.

Stattliche Reihen von Hunderten fieberlos oder doch nur mit ganz geringer Fieberbewegung abgelaufener Wochenbetten wurden bald aus allen Kliniken berichtet, und zwar nicht nur im Anschluss an einfach verlaufene Entbindungen, sondern auch die am meisten gefürchteten Komplikationen der Geburt und die zu ihrer Überwindung durchgeführten schweren Eingriffe wurden in der Regel ohne nachfolgende Erkrankung im Wochenbett überwunden. Dass auch die schwersten operativen Hilfeleistungen wie der noch beim Beginn des letzten Vierteljahrhunderts zumeist tödlich verlaufende Kaiserschnitt jetzt von Jahr zu Jahr mit immer geringerer Gefährdung des mütterlichen Lebens verknüpft erschienen, musste die ärztliche Indikationsstellung zumal bei räumlichem Missverhältnis naturgemäß stark beeinflussen. So durfte vor Allem die Sectio caesarea selbst jetzt nicht mehr auf die Fälle von absoluter Indikation beschränkt bleiben, – in denen selbst das verkleinerte Kind nicht ohne direkte Gefährdung der Mutter per vias naturales zu Tage gefördert werden konnte, sondern je günstiger die Mortalitätsziffer des klassischen Kaiserschnitts im Laufe des letzten Jahrzehnts sich gestaltete, um so mehr musste – in der Klinik wenigstens – die Verkleinerung des lebenden Kindes auf seltene Ausnahmefälle beschränkt werden. – So wurde der Schamfugenschnitt, der am Ende des 18. Jahrhunderts bereits einmal mit der Sectio caesarea zu konkurriren versucht hatte, dann aber seit der Mitte des 19. Jahrhunderts in Deutschland wenigstens ganz in Vergessenheit gerathen war, jetzt an dessen Ende wieder neu ins Leben gerufen, um sich ein, wenn auch bescheidenes Terrain gegenüber der Sectio caesarea zu sichern. So musste die Größe der mit den häufigsten geburtshilflichen Operationen verbundenen Gefahr völlig neu bestimmt werden, nachdem man eingesehen hatte, wie selten die Opfer der Operation an sich, wie ganz gewöhnlich sie der dabei erfolgten, aber vermeidbaren Infektion erlegen waren.

In gleicher Weise wie für die Operationen kam für die Berechnung der Mortalität wichtiger Komplikationen wie der Plac. praevia und der Eklampsie ein nicht unerheblicher Procentsatz der Opfer, der bei streng antiseptischem Verfahren sich als wohl vermeidbar erwiesen hatte, nunmehr in Abzug. Und überall trat dieser Vortheil in den Kliniken, überhaupt den geschlossenen Anstalten mit ihrem geschulten Personal und ihren für das eine Ziel der Asepsis getroffenen Einrichtungen am deutlichsten zu Tage.

Es geschah wohl zunächst aus diesem Grund, wenn der Zudrang zu den geschlossenen Anstalten von Jahr zu Jahr wuchs. Bald aber kam zu dem hygienischen Moment als ein weiteres für den Schluss des Jahrhunderts durchaus charakteristisches das social-humane hinzu. Im Kleinen spricht sich dieses aus in der relativ zunehmenden Zahl verheiratheter Frauen unter den Pfleglingen der geburtshilflichen Klinik (in Gießen 1889 nur 10,5% der Verpflegten, 1896 bereits 15,7%, 1900 20,8%). Weit glänzender tritt es jedoch zu Tage in der während des letzten Jahrzehnts rasch entfalteten Blüthe der Wöchnerinnenasyle, die im strengen Anschluss an die großen Industriecentren in kurzer Aufeinanderfolge entstanden, um mit ihnen rasch empor zu wachsen. Sie sollen der Frau des Arbeiters Zuflucht, Schutz und Pflege in den Stunden der Sorge bieten und mit beitragen, die Grundsätze der Hygiene des Wochenbetts wie der Kinderernährung im Volk zu verbreiten.

Werfen wir in gleicher Weise einen kurzen Blick auf die Gynäkologie, die am Anfang des 19. Jahrhunderts noch wie ein schmächtig entwickelter Zweig an dem starkgewurzelten Baum der Geburtshilfe erschien, die aber an dessen Ende, zwar immer noch untrennbar mit jener durch gemeinsame Wurzel vereinigt – inzwischen selbst zum blüthenreichen Stamm erwachsen war! Auch bezüglich ihrer und ihrer fortschreitenden Entwicklung lässt sich ungezwungen die Theilung des abgelaufenen Jahrhunderts in zwei Hälften durchführen: die erste, größere, die beiden ersten Drittel des 19. Jahrhunderts umfassend, stellt eine Zeit ernster und unermüdlicher Arbeit dar. Anatomen, Physiologen und pathologische Anatomen erweitern mit jedem Jahrzehnt unsere Kenntnisse von den Vorgängen im gesunden und kranken weiblichen Körper und zeigen den Gynäkologen, welche Fülle erfolgreicher Specialstudien ihrer wartet. – Bald stellt eine ganze Reihe genialer Chirurgen im Ausland wie bei uns ihre beste Kraft in den Dienst der Gynäkologie. Die Frauenärzte selbst aber fördern die Kenntnisse von den physiologischen und pathologischen Vorgängen an den weiblichen Generationsorganen in einer außerordentlich werthvoll anzuschlagenden Weise durch die Auffindung und Ausbildung neuer, einfacher Untersuchungsmethoden. Jetzt und in alle Zukunft soll unvergessen bleiben, welche Fülle völlig neuen Lichtes über eine große Zahl von krankhaften Processen und über die Wege, ihnen abzuhelfen, durch die Ausbildung der kombinirten Untersuchungsmethode verbreitet wurde, die jetzt jeder junge Arzt beherrschen lernt.

So war am Übergang vom 6. zum 7. Decennium des vorigen Jahrhunderts der Boden aufs glücklichste vorbereitet für jenen gewaltigen Aufschwung, den – wie unser gesammtes ärztliches Können so auch die Gynäkologie, und sie in besonders bevorzugter Weise, erfahren sollte. Wenn man die Jahre sieghaften Fortschreitens, die der neuen Lehre von der Antisepsis und Asepsis folgten, ziemlich allgemein als die antiseptische Ära bezeichnete, so spricht sich schon in diesem Namen deutlich aus, wie früh und wie unmittelbar die Zeitgenossen empfanden, dass in Chirurgie, Geburtshilfe und Gynäkologie ein großer Wendepunkt erreicht war, der die vorantiseptische Zeit und ihr Können scheiden ließ von dem, was jetzt und in Zukunft geleistet und gefordert werden konnte.

Dass der reiche Segen, der die Einführung der antiseptischen Methode überall begleitete, gerade auch der jungen Wissenschaft der Gynäkologie in hohem Grad förderlich sein würde, war nach dem oben Gesagten sicher zu erwarten. Freilich übertraf die Wirklichkeit selbst die kühnsten Hoffnungen, denn die Fortschritte, die unsere Disciplin machte, vollzogen sich in der Mitte der 70er Jahre in einem Tempo, das in der Geschichte der Medicin einzig dasteht.

Am ersten und sofort unwiderleglich trat dies an der Ovariotomie zu Tage, einer Operation, deren Technik schon damals wohlausgebildet war, während ihre Erfolge in der Hand der tüchtigsten Operateure - abgesehen von vereinzelten Ausnahmen - durchaus nicht befriedigen konnten. Von ihr nun konnten in rascher Aufeinanderfolge die Operateure in Freiburg wie in Halle, in Berlin und anderwärts die frohe Botschaft melden, die rasch von Ost und West, von Nord und Süd begeisterte Bestätigung fand, dass die Gefahren der Operation und ihre hohe Sterblichkeitsziffer mit der Einführung des antiseptischen Verfahrens für alle Zeit als überwunden anzusehen seien. Wir sind glücklich, meine Herren, heute in stattlicher Zahl die Männer in unserm Kreise versammelt zu sehen, von denen damals gerade den deutschen Gynäkologen die erhebende und befreiende Wahrheit verkündet wurde, und die bis auf die Gegenwart mit einer rasch sich anschließenden Schar begeisterter Schüler an dem Ausbau der operativen Gynäkologie in erster Reihe mitgearbeitet haben.

Denn die Ovariotomie war doch nur die erste der großen Bauchoperationen, die eine völlige Umwandlung erfahren sollte; bald langsamer, bald schneller vollzogen sich gleiche oder ähnliche Reformationen auf den verschiedensten Gebieten der operativen Gynäkologie. Immer neue Aufgaben wurden gestellt, und immer neue und bald oder gleichzeitig verschiedentliche Wege zu ihrer Lösung eingeschlagen. So entstand beinahe mit Naturnothwendigkeit unsere deutsche Gesellschaft für Gynäkologie, die zum ersten Mal im Juni 1886 in München tagte und hierbei alle Zeichen bot, die eine erfreuliche Blüthe verbürgen können.

Immer mächtiger schwillt in diesen letzten Jahrzehnten die Fachlitteratur an, immer größer wird die Zahl derer, die - gynäkologisch wohl durchgebildet - sich auf das Land vertheilen und ein redliches Bestreben zeigen, unter dem Schutz der Antiseptik den weitesten Kreisen die Fortschritte des gynäkologischen Könnens zu vermitteln und dabei selbst mitschaffen an dem Bau der gynäkologischen Wissenschaft.

Mag bei der Fülle der operativen Leistung hier und da eine lästige Polypragmasie sich regen und eine Zurechtweisung erfordern, für den Geschichtsschreiber, der die freudige Produktivität dieser letzten Jahrzehnte schildert, wird der unschöne Beiklang der Übergeschäftigkeit verschwinden gegenüber dem ernsten und freudigen Grundton, den man überall aus der Fülle des Schaffens heraushören kann: dem Huttenschen „es ist eine Lust zu leben!" -

So unter den glücklichsten Auspicien begonnen, wird - so fragen wir - das 20. Jahrhundert voraussichtlich in gleichem Tempo und mit gleichem Erfolg die neuen Bahnen verfolgen? Oder wird die Periode jugendlichen Ansturms zunächst abgelöst werden von Jahren ruhiger Sammlung und kritischer Vertiefung in die zahlreichen aufgeworfenen Fragen? „Ein Thor wartet auf Antwort." Denn jeder neue Tag kann neue Bahnen der Erkenntnis erschließen oder neuen, ungeahnten Ausblick aus den schon erschlossenen eröffnen.

Wenn wir uns in erster Linie an das halten, was diese Versammlung zur Förderung des Faches in Angriff zu nehmen gedenkt, so müssen wir zunächst eingestehen, dass in denjenigen Richtungen, die vor zwei Jahren von dem verehrten Vorsitzenden des VIII. Kongresses als aussichtsvolle Bereicherungen versprechend genannt oder dem Studium besonders empfohlen waren - Zestokausis, Angiothrypsie einerseits, Serumtherapie andererseits, - aus den Ankündigungen vorerst nicht zu ersehen ist, ob und wie weit die Worte unseres Vorsitzenden Erfüllung gefunden haben. Indessen der Inhalt der zahlreich angekündigten Vorträge soll uns ja erst bekannt werden. Möge er nach recht vielen Richtungen hin aufklärend und befruchtend wirken!

Möge namentlich unser Wissen und Können Förderung erfahren bezüglich der beiden Hauptthemata - Carcinom und Eklampsie -, deren Diskussion, durch bewährte Referenten vorbereitet, an den beiden ersten Sitzungstagen uns beschäftigen wird. Handelt es sich doch beide Male um ernste, viel erörterte Fragen, deren erste den Gynäkologen in gleicher Weise wie den Chirurgen, deren andere den inneren Mediciner gleich eingehend wie den Geburtshelfer beschäftigt, die beide - mit ihrem unsäglichen Jammer und Elend die eine, mit ihrem blitzartig lähmenden Schrecken die andere - weit über den Rahmen der Specialfächer hinaus, alles ärztliche Denken anspornen lassen, damit endlich die Quelle und der Ursprung aufgedeckt und erstickt werde.

aus: „Verhandlungen der Deutschen Gesellschaft für Gynäkologie", Löhlein und Pfannenstiel, Gießen, 1901 S. 6–12.

Max Hofmeier (1854 - 1927)

10. Präsident der Deutschen Gesellschaft für Gynäkologie

Tagungsort: Würzburg,
3.-6. Juni 1903

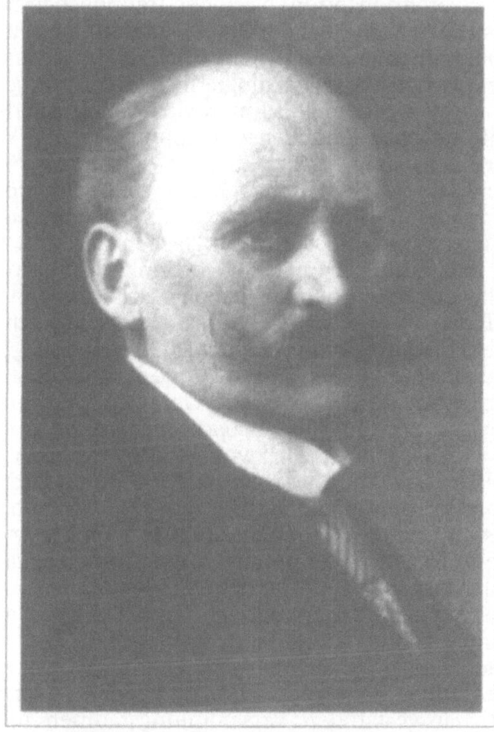

Persönliche Daten

geboren am 28. Januar 1854
in Zudar auf Rügen
gestorben am 4. April 1927
in Untergrainau bei Garmisch

Einleitung:

*Die Würzburger Klinik war eine weithin gerühmte geburtshilfliche Anstalt. Prof. Max **Hofmeier**[20], war seit 1888 der Nachfolger auf dem Lehrstuhl einflußreicher Geburtshelfer. Gegründet 1805 von Elias von Siebold[21], waren d'Outrepont[22], Kiwisch[23] und schließlich Scanzoni[24] die unmittelbaren Vorgänger. Der weithin bekannte Scanzoni (Leiter der Würzburger Klinik bis 1888) war der fachliche Gegner von Semmelweis und von diesem schließlich mit bitterer Polemik verfolgt[25]. Auf die interessante Geschichte des Würzburger Lehrstuhles geht Hofmeier in seiner Antrittsrede ein. In Erinnerung an seinen Vorgänger Scanzoni wird man den Ausführungen Hofmeiers zum Wochenbettfieber besonderes Interesse entgegenbringen: „Der Schutz der Gesundheit der gebärenden Frau ist, soweit die Entbindungsanstalten und geburtshilflichen Kliniken in Betracht kommen, im wesentlichen gelöst. Nicht gelöst ist sie aber für die allgemeine Geburtshilfe." Als Initiative ging von Würzburg der Versuch aus, das Hebammenwesen zu reformieren und diese Bestrebungen zusammenzufassen in einer „einheitlichen Vertretung" von Hebammen und und ärztlichen Geburtshelfern, womit Hofmeier weniger berufsständische als qualitative Ansprüche verband. In seiner Rede findet sich wiederum ein Bekenntnis zur Einheit des Faches „in einer Hand und in einer Lehranstalt". Abermals historisch argumentierend zitiert er an Elias von Siebold: „Wenn übrigens ein ordentlicher Professor der Entbindungskunst diese Vorlesungen über Frauenzimmererkrankungen hält, so geschieht dies nicht aus grundloser Anmaßung, sondern weil er vermöge seines Wirkungskreises die meiste Gelegenheit hat, sich tiefere Kenntnisse von dem weiblichen Organismus zu verschaffen." Für den Kongreß stellte Hofmeier erstmals in der Geschichte der Gesellschaft die operative Behandlung der Extrauterinschwangerschaft in den Vordergrund.*

Am Schluß der Geschäftssitzung wandte sich Hofmeier auch direkt an die Presse: „Ich will nicht versäumen, dann noch eine Bitte auszusprechen an etwaige hier anwesende Vertreter der politischen Presse, da wir nicht eine Berichterstattung über unsere Verhandlungen in der politischen Presse wünschen, eine solche zu unterlassen; es entspricht das nicht unseren Gepflogenheiten."

M. Hofmeier:

[...]
Hochverehrte Herren! Nach den freundlichen begrüßenden Worten Sr. Magnifizenz und des Herrn Vertreters der Stadt Würzburg gestatten Sie auch mir, daß ich Sie von Herzen willkommen heiße und Ihnen meine Freude ausspreche, den X. Kongreß der Deutschen Gesellschaft für Gynäkologie hier in Würzburg versammelt zu sehen.

Wie Manchem von Ihnen vielleicht erinnerlich, hatte ich schon vor 4 Jahren um die Ehre gebeten, den nächsten Kongreß hier in Würzburg abzuhalten. Aber ich war – im Vertrauen gesagt – ganz zufrieden, daß damals Gießen vorgezogen wurde. Denn Sie wären vor 2 Jahren in eine sehr wenig angenehme und nicht abgeschlossene Umbauperiode an der hiesigen Klinik hereingekommen (bedingt durch die Einbeziehung unseres Nachbargrundstückes und die mannigfachen damit in Verbindung stehenden Umänderungen), so daß die sachgemäße Unterbringung unserer Versammlung mir damals erhebliche Schwierigkeiten bereitet haben würde. Ich bin nachträglich um so glücklicher darüber, daß damals Gießen gewählt wurde, als dadurch meinem verehrten und tief betrauerten Freunde Löhlein noch einmal Gelegenheit gegeben war, zu der Empfindung großer Freude und wahrer Befriedigung durch den so glänzenden Verlauf, durch das in jeder Beziehung so vollkommene Gelingen des Kongresses in Gießen, durch die vielfachen Beweise persönlicher Hochachtung, welche er dort empfing.

Auch früher habe ich wohl schon öfter daran gedacht, den Kongreß nach Würzburg einzuladen, gestehe aber offen, daß ich immer gezögert habe in der Hoffnung, den schon so lange erstrebten und erhofften Neubau und die Reorganisation unserer klinischen Institute einer solchen Versammlung von Ärzten bei dieser Gelegenheit zeigen zu können. Denn Wanderversammlungen, wie die unsere haben gerade neben den unleugbaren Nachteilen das Gute und in vieler Beziehung Instruktive und Anspornende an sich, daß sie Gelegenheit geben, auch die Verhältnisse an anderen Wirkungsstätten unseres Faches einmal kennen zu lernen. Nachdem nun aber die Kongresse hintereinander in Breslau, Wien, Leipzig und Berlin getagt hatten, wo wir zum Teil Gelegenheit hatten, die modernsten und großartigsten Kliniken kennen zu lernen, zum Teil in den vornehmsten, großartig ausgestatteten Versammlungsräumen unsere Sitzungen abzuhalten, mußte ich wirklich fürchten, daß Würzburg in dieser Beziehung einen wenig günstigen Eindruck machen würde. Denn mit Ausnahme unserer neuen Augenklinik besitzen unsere medizinisch-klinischen Institute im Vergleich zu den Einrichtungen an anderen Universitäten nur ihr ehrwürdiges Alter und ein gewisses historisches Interesse, das sie beinahe als Kuriositäten sehenswert macht. Besonders unser altehrwürdiges und früher mit Recht so berühmtes Juliusspital verdient nur noch in dieser Beziehung die Aufmerksamkeit der ärztlichen Welt auf sich zu ziehen. Alle seit Jahrzehnten auf einen gründlichen Wandel dieser Verhältnisse gerichteten Bestrebungen der medizinischen Fakultät sind bisher im wesentlichen ergebnislos geblieben. Durch Festhalten der Verwaltung an dem Buchstaben – nicht an dem Geist – des vor Jahrhunderten ausgefertigten Stiftungsbriefes ist diese an sich so großartige und großartig gedachte Stiftung des Gründers unserer Universität, des Fürstbischofs Julius Echter v. Mespelbrunn, zu einem wahren Verhängnis nicht nur für die Interessen der medizinischen Fakultät, sondern für die ganze Stadt geworden, und unwillkürlich wird man bei Betrachtung dieser Verhältnisse immer an das bekannte mephistophelische Wort erinnert: „Vernunft wird Unsinn! Wohltat Plage! Weh' Dir, daß Du ein Enkel bist!" Da nun nach dem bisherigen Verlauf der Dinge wohl noch 10 Jahre, vielleicht auch noch länger hingehen können, bevor hier ein radikaler Wandel geschaffen wird, so konnte ich nun so lange mit meiner Einladung nach Würzburg doch nicht warten, möchte Sie aber bitten, in Ihrem Urteil über die Verhältnisse unserer Kliniken Milde walten zu lassen. Zwar ist die hiesige geburtshilfliche Klinik die einzige, welche sich von Anfang an außerhalb der einengenden Fesseln des Juliusspitals hat entwickeln können, und wir können bei Gelegenheit dieses Kongresses ein kleines Jubiläum unserer Anstalt feiern, indem fast genau vor 100 Jahren (1805) von Elias v. Siebold die hiesige geburtshilfliche Anstalt gegründet wurde. Aber an die auch für unsere Klinik so notwendige radikale Neugestaltung ist nicht zu denken, bevor nicht die Neuordnung der übrigen klinischen Institute erfolgt ist. Wir haben eben auch nur an Vorhandenes anknüpfen können und uns mit dem einzig verfügbaren Raum abfinden müssen. Wenn nun auch dies Institut, entsprechend seiner ursprünglichen Bestimmung, viele Jahrzehnte hindurch und eigentlich bis zum Jahre 1891, d. h. bis zu seinem Übergang in den Besitz der Universität als ein rein geburtshilfliches betrieben worden ist, so sind doch die vier Vertreter unseres Faches, welche vor mir diese Anstalt zum Teil viele Jahre geleitet haben und die im Bilde wenigstens unter uns weilen: Siebold, d'Outrepont, Kiwisch und Scanzoni, alle bekannt gerade als Vertreter der Frauenheilkunde in unserem jetzigen Sinne: der Vereinigung der Geburtshilfe mit der Gynäkologie. Und hiermit komme ich auf den Punkt, dessen Betonung mir gerade heute am Herzen liegt, nämlich den, hervorzuheben, wie notwendig die Vereinigung der Geburtshilfe mit der Gynäkologie in einer Hand und in einer Lehranstalt ist. Niemand hat dies natürliche Verhältnis klarer betont und ausgesprochen als Siebold in der Vorrede zu seinem Handbuch zur Erkenntnis und Heilung der Frauenzimmerkrankheiten, wenn er unter anderem sagt: „Wenn übrigens ein ordentlicher Professor der Entbindungskunst diese Vorlesungen über Frauenzimmererkrankungen hält, so geschieht dies nicht aus grundloser Anmaßung, sondern weil er vermöge seines Wirkungskreises die meiste Gelegenheit hat, sich tiefere Kenntnisse von dem weiblichen Organismus zu verschaffen."

Allerdings: die Gynäkologie hat im Laufe der letzten 30 Jahre ja einen ganz anderen Inhalt bekommen, wie zu der Zeit, wo Siebold dies schrieb. Sie ist zum großen Teil chirurgisch, vielleicht etwas zu sehr chirurgisch geworden, und damit sind natürlich den Gynäkologen ganz andere Aufgaben gestellt. Ohne Überhebung können wir es aber wohl sagen, daß die deutschen Geburtshelfer sich unter Führung einer Anzahl von Männern, von denen wir zu unserer Freude noch eine ganze Anzahl unter uns sehen, diesen neuen Aufgaben vollkommen gewachsen gezeigt hat, und daß in dieser Beziehung sicher kein Grund zu finden wäre, hier irgend eine Änderung eintreten zu lassen. Wie sehr aber auch diese Vereinigung sachlich begründet ist, dafür könnten keine besseren Beispiele gewählt werden, als die beiden Hauptverhandlungsthemata unseres diesjährigen Kongresses: die Extrauterinschwangerschaft und die Behandlung der Vorfälle der inneren Geschlechtsteile.

Daß die Behandlung der Extrauterinschwangerschaften dem Geburtshelfer zufällt, ist an sich wohl selbstverständlich und durchaus sachlich begründet; welche Bedeutung aber für die sachgemäße Behandlung dieser Kranken die chirurgischen Eingriffe in den letzten 15-20 Jahren erhalten haben, brauche ich Ihnen ja nicht zu sagen; unsere heutigen Verhandlungen werden einen neuen Beweis dafür liefern. Ich will die Frage hier nicht weiter untersuchen, ob tatsächlich diese Zustände häufiger geworden sind, wie früher. Jedem, dessen praktische Erinnerungen etwas weiter zurückgehen wie 15-20 Jahre, muß sich unwillkürlich dieser Gedanke aufdrängen, ähnlich, wie es von der Perityphlitis und dem Carcinom behauptet wird. Ich will auch nur nebenher erwähnen, wie sehr unsere Kenntnisse über die anatomischen Verhältnisse bei der Extrauterinschwangerschaft durch die ausgedehnte operative Behandlung sich erweitert haben. Vor allem möchte ich aber die Tatsache an sich betonen, wie sehr ein Geburtshelfer, der Extrauterinschwangerschaften wirklich erfolgreich behandeln will, mit der Technik der schwierigsten chirurgischen Eingriffe in der Bauchhöhle vertraut sein muß, und daß die nach richtigen Grundsätzen geübte operative Behandlung dieser Zustände einen wesentlichen Fortschritt in vieler Beziehung gebracht hat.

Ähnliche Gesichtspunkte gelten für die pathologische Bewertung und die Behandlung der Vorfälle. Nicht nur, daß dieselben ätiologisch mit den Fortpflanzungsvorgängen in engster Beziehung stehen: ihre richtige operative Behandlung wird wesentlich wieder beeinflußt oder beherrscht von dem Gesichtspunkt, wie sich die weiteren Generationsvorgänge bei den Operierten gestalten. Also auch hier spielt der geburtshilfliche Gesichtspunkt eine ausschlaggebende Rolle.

Wenn wir somit auch von neuem nachdrücklich betonen wollen, daß Geburtshilfe und Gynäkologie sich wie unvollkommen getrennte eineiige Zwillinge verhalten, etwa wie Thoracopagen: Jedes für sich ein gut ausgebildetes vollkommenes Wesen, aber mit ihren edelsten und lebenswichtigsten Organen untereinander verbunden und ohne schwere Schädigung ihrer Gesundheit und ihres Lebens nicht dauernd voneinander zu trennen, so wollen wir freilich niemals vergessen, daß dasjenige Gebiet, in welchem wir am meisten dem Allgemeinwohl Nutzen bringen können, doch unzweifelhaft die Geburtshilfe ist. Die Erfolge, welche hier durch den immer vollkommneren Ausbau der Lehre vom Wochenbettfieber und von seiner Verhütung gezeitigt worden sind, sind freilich für den Unkundigen und nach außen hin sehr viel unscheinbarer. Derjenige aber, der ein wenig die vergangenen Zeiten kennt und sachkundig diese Dinge zu beurteilen vermag, wird sagen müssen, daß hier der Gesamtheit der Frauen und damit den Familien und dem Staat ein sehr viel größerer Dienst geleistet worden ist, als durch die vollendetste Ausbildung gewisser Operationsmethoden, die trotz des glänzendsten und Aufsehen erregenden Erfolges im Einzelfall doch immer nur einer relativ kleinen Zahl von Frauen zu gute kommen. Wenn wir nun auch freilich hierbei stets auf unserer Hut sein müssen und die Hände niemals in den Schoß legen sollen, so können wir doch wohl sagen, daß diese Aufgabe, der Schutz der Gesundheit der gebärenden Frau, soweit die Endbindungsanstalten und geburtshilflichen Kliniken in Betracht kommen, im wesentlichen gelöst ist. Nicht gelöst ist sie aber noch für die allgemeine Geburtshilfe. Die aus der allgemeinen Statistik sich ergebenden diesbezüglichen Zahlen reden eine beredte Sprache und zeigen, daß hier noch viel zu tun ist. An Bestrebungen, auch hier energisch bessernd, in erster Linie durch Reformierung des Hebammenwesens, einzugreifen, hat es ja seit langem nicht gefehlt. Was aber bisher gefehlt hat, ist die Zusammenfassung dieser Bestrebungen in einer einheitlichen Vertretung, die geeignet und in der Lage wäre, ihre diesbezüglichen Ansichten und Wünsche den staatlichen Organen gelegentlich zu unterbreiten und mit Nachdruck zu vertreten. Hier in Würzburg ist gestern der erste Schritt in dieser Beziehung geschehen durch die Bildung der Vereinigung der deutschen Hebammenlehrer und der Vorstände der deutschen Wöchnerinnenasyle. Die praktische Betätigung dieser Bestrebungen stößt freilich auf ganz besondere Schwierigkeiten, weil hier eine ganze Anzahl verwaltungsrechtlicher und gemeinderechtlicher und vor allem pekuniärer Fragen in Betracht kommt, deren gleichmäßige und energische Ordnung Verhandlungen unter den einzelnen, in dieser Beziehung souveränen deutschen Staaten erfordert, die nicht so leicht zu erreichen sein werden. Der edle Zweck aber, den diese Bestrebungen verfolgen, verdient die volle Sympathie und Unterstützung aller deutschen Geburtshelfer, und wir wollen ihnen vollen Erfolg wünschen. Ich möchte meine besondere Freude darüber aussprechen, daß bei Gelegenheit des X. Kongresses in Würzburg, wo die Geburtshilfe durch ihre Vertreter stets eine besondere Pflege gefunden hat, der Grund zur weiteren Vervollkommnung gelegt ist.

Ich schließe, meine Herren, indem ich Sie nochmals hier in Würzburg zu ernster Tätigkeit herzlich willkommen heiße und die Hoffnung ausspreche, daß aus unseren gemeinsamen Arbeiten ein Funken jener absoluten Wahrheit herausspringen möge, welche uns allen als ideales Ziel vorschwebt und nach der wir streben.

In welcher Weise wir an unserer Klinik uns bemüht haben, an diesem Ziele mit zu arbeiten und trotz nicht gerade günstiger äußerer Verhältnisse versucht haben, uns unseren Mitmenschen nützlich zu machen, dafür möge Ihnen diese Festschrift Zeugnis geben, welche ich mir erlaube als unseren Beitrag zu unseren Verhandlungen dem Kongreß zu widmen. Jedem der Mitglieder und Teilnehmer an unserer Versammlung steht nach dem Schluß der Sitzung auf seinen Wunsch ein Exemplar zur Verfügung. [...]

Am Schluß der Geschäftssitzung äußerte sich Hofmeier zur Frage der Berichterstattung in der allgemeinen Presse: „Ich will nicht versäumen, dann noch die Bitte auszusprechen an etwaige hier anwesende Vertreter der politischen Presse, da wir nicht eine Berichterstattung über unsere Verhandlungen in der politischen Presse wünschen, eine solche zu unterlassen; es entspricht das nicht unseren Gepflogenheiten. [...]"

aus: „Verhandlungen der Deutschen Gesellschaft für Gynäkologie", Hofmeier und Pfannenstiel, Würzburg 1903 S. 6–17.

Richard Werth (1850 - 1918)

11. Präsident der Deutschen Gesellschaft für Gynäkologie

Tagungsort: Kiel,
13. - 17. Juni 1905

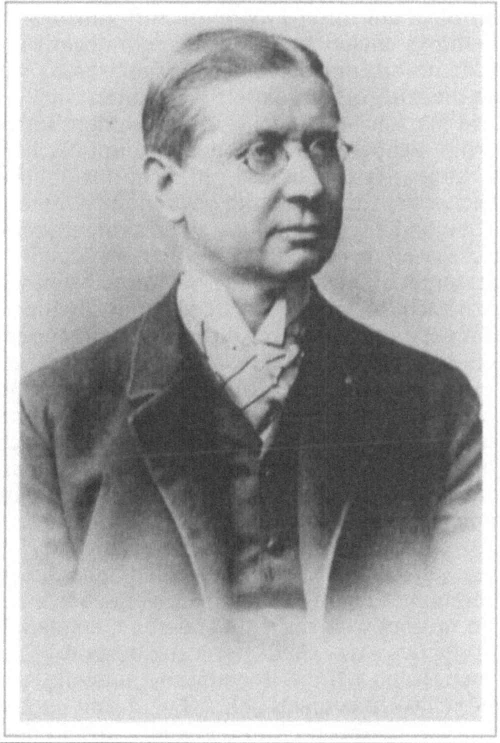

Persönliche Daten

geboren am 10. Mai 1850
in Magdeburg
gestorben am 25. Dezember 1918
in Würzburg

Einleitung:

*Prof. Richard **Werth**[26] war beeindruckt von der Fülle der Anmeldungen zu freien Vorträgen („Werden wir damit fertig werden?") Diese Situation, knapp 20 Jahre nach der Gründung der Gesellschaft sichtbar geworden, regte ihn an, über ein Thema zu sprechen, welches die Veranstalter wissenschaftlicher Kongresse seither nicht losgelassen hat: Das Übermaß an Veröffentlichungen, die man damals noch „literarische Produktion" nannte. Werth plädierte dafür, die wissenschaftlichen Mitteilungen in Zukunft „ganz sachlich und so kurz als möglich" zu halten, das dürfte nach seiner Ansicht „das Rezept sein, nach welchem in Zukunft ... fachliterarische Arbeit zu verrichten sein" würde. Zwar würden sich wissenschaftliche Mitteilungen damit der Form des „Autoreferates" annähern, aber stilistische Formgewandtheit könne schließlich noch in Lehr- und Handbuchkapiteln unter Beweis gestellt werden. Auch erwog er, Teile der klinischen und wissenschaftlichen Lehre „für ein größeres ärztliches Publikum in mehr populärer Form darzustellen". Hier liegt der Nachweis des Beginns der referierenden fachlichen Weiterbildungsliteratur. Schließlich war Werth darum besorgt, daß die Ergebnisse eines Kongresses in nützlicher Frist veröffentlicht würden. Er setzte diesbezüglich eine Ergänzung der Statuten durch: „Der erste Vorsitzende wird nicht eher losgelassen, bis die Verhandlungen fertig gedruckt vorliegen." Dabei ist es geblieben. Die formale Präsidentschaft endete zwar weiterhin mit dem Schluß des Kongresses, die Verantwortung für die betreffende Periode erlosch aber erst dann, wenn der Druck des Verhandlungsberichtes abgeschlossen war. Auch daraus ist eine Tradition geworden.*

R. Werth:

[...]
Ein Blick auf unser Programm ruft zunächst die allererfreulichste Empfindung hervor; allerdings entspricht dieser auch ein negatives Bild, und das besteht in dem Gefühl der Beklemmung und der bangen Frage: werden wir damit fertig werden? Ich weiß noch nicht, wie die Antwort auf diese Frage lauten wird. Sollte sie vielleicht dem einen oder andern nicht ganz positiv ausfallen, bitte ich den Betreffenden oder den davon Betroffenen, uns darum nicht grollen zu wollen und mit Nachsicht getäuschte Hoffnungen zu behandeln.

Meine Herren, es ist wohl nicht nur üblich, sondern wirkliche Pflicht für denjenigen, welcher der Ehre teilhaftig geworden ist, einer nach Aufgabe und Zusammensetzung so bedeutenden Versammlung zu präsidieren, seinen Beruf dazu mit einem Antrittsvortrage nachzuweisen. Nun stellt sich aber der Ausführung dieses Programmpunktes in der angemessenen Breite das soeben von mir selbst beschworene Schreckgespenst der Uhr mit dem allzurasch rollenden Zeiger entgegen. Der hierdurch mir auferlegte Zwang zu möglichster Kürze hat mich dazu geführt, einmal ein anderes als das für solche Gelegenheiten besonders beliebte Thema zu wählen, und an Stelle einer mehr oder weniger panegyrischen Betrachtung über die Entwicklung unserer Wissenschaft, welche wegen der Fülle des Rühmenswerten notwendig viel Zeit beansprucht, mich mit meiner Aussprache auf die Schattenseite zu begeben. Ich habe also nachgeforscht, ob sich nicht doch irgendein Sonnenfleckchen in dem glänzenden Bilde unserer geliebten Wissenschaft und ihres Betriebes finden lassen sollte. Denn, so habe ich mir gesagt, gibt es überhaupt ein solches, so kann es nur ganz klein sein und wird deshalb zu seiner Kenntlichmachung auch nur ein ganz kurzes Zeitmoment beanspruchen. Ich glaube nun solch ein Sonnenfleckchen gefunden zu haben - nicht erst heute. Ich habe diesen Fund schon vor zwei Jahren auf unserer Würzburger Tagung ausgerufen. Worauf ich ziele, das ist das Übermaß literarischer Produktion welches wohl auch auf anderen Gebieten der Medizin wahrnehmbar, wie mir scheint, auf dem von uns gepflegten ganz besonders auffällt. Ich glaube, mancher wird mir recht geben, wenn ich die Behauptung aufstelle, daß bei uns entschieden mehr geschrieben und gedruckt wird, als gelesen wird und auch gelesen werden kann. Keiner, der ein vollgemessenes Tagewerk in der Klinik und in der Praxis zu bemeistern hat, kann auch nur alles das, was gynäkologische Federn von sich geben, mit vollem Bewußtsein in sich aufnehmen, und wie wir eben gehört haben, sollen wir uns auch nicht beschränken auf unser Fach, sondern auch Fühlung mit den Nachbargebieten halten in dem großen Bereich der praktischen und theoretischen medizinischen Fächer. Wir müssen eben auch über die Grenzen hinausschauen, wenn wir nicht in unserem Fach verkümmern wollen, wir können uns also nicht beschränken bloß auf die literarischen Erzeugnisse der Gynäkologie.

Der Gründe für die gekennzeichnete Erscheinung sind viele; einige nur will ich berühren. Einer beruht entschieden darauf, daß bei uns zu viele in zu engem Raum beieinander wohnen. Es ist die Zahl derjenigen Themata, derjenigen Fragen, die sich mit einem Aufwand von nicht allzuviel Mühe, Arbeit und Apparat behandeln lassen, und die sich gleichzeitig eines allgemeinen theoretischen und praktischen Interesses erfreuen, entschieden klein. Ich nenne nur Retroflexio und Myom. Die Herren werden wissen, daß über diese Themata von einigen schon einiges geschrieben worden ist. Es ist nur natürlich, daß sich auf solche unglücklichen Themata eine übergroße Menge von Arbeitern stürzen, die nicht alle gleich berufen sind, und daß daraus große Literaturberge entstehen. Wer einmal in der Lage gewesen ist, ein größeres wichtiges Kapitel aus der Gynäkologie oder Geburtshilfe, gründlich durcharbeiten zu müssen, wird mir zugeben, daß Perlenfischen und Goldwaschen verhältnismäßig kleine Arbeiten sind gegenüber der Aufgabe, die entsteht, aus den Bergen der gynäkologischen Literatur die Edelsteine, die, wie überall in der Natur, auch hier nicht allzu häufig vorkommen, herauszufinden. Meine Herren, wenn ich travestieren dürfte, würde ich ein bekanntes vielzitiertes Goethesches Wort mit leichter Änderung etwa so fassen:

Wer nie ein Buch mit Gähnen las,
Wer nie die kummervollen Nächte
An seinem Schreibtisch büffelnd saß,
Der kennt euch nicht, ihr himmlischen Mächte.

Ein Teil dieser nicht absolut erfreulichen Erscheinung beruht zweifellos auf einer etwas weitgehenden Schätzung literarischen Verdienstes. Wer heutzutage, nicht bloß in der akademischen Laufbahn vorwärts kommen will, wer sich in der Praxis in engeren und weiteren Kreisen Geltung verschaffen, als Spezialarzt bei den Ärzten und auch bei den Laien bekannt werden, bekanntlich auch wer Mitglied unserer Gesellschaft werden will, muß drucken lassen, je mehr und häufiger, um so besser. Denn mit einer oder wenigen guten Arbeiten ist es nicht getan, die gehören allzu rasch der Geschichte an, d. h. werden bald übersehen. Höchstens werden noch Nachuntersucher genannt, die oft gar nichts Wesentliches der Leistung des in der Versenkung verschwundenen ersten Autors hinzugefügt haben. Es gibt dagegen kein anderes Rezept: man muß sich immer wieder in Erinnerung bringen, wenn es möglich ist, mit möglichst viel verschiedenen Sachen; wem aber diese Vielseitigkeit nicht gegeben ist, muß wenigstens dieselben Sachen öfters bringen.

Nun kommt dazu, daß der buchhändlerische Unternehmungsgeist und eine im Vergleich mit anderen Ländern unerhörte Entwicklung des medizinischen Zeitschriftenwesens mit schuld sind an diesem, wie ich meine, pathologischen Auswachsen der publizistischen Tätigkeit in unserem Fache. Es ist an der Zeit, daß wir der weiteren Vermehrung der medizinischen Publikationsorgane uns nicht ganz günstig gegenüberstellen, daß wir uns doch sagen, daß mit jedem Blatt mehr die Vielschreiberei bei uns zunimmt. Die Gelegenheit macht Diebe. Es erwächst hieraus auch noch ein weiteres Übel, das besteht in der Verzettelung unserer Fachliteratur über eine große Zahl von Publikationsstellen, die alle zu umspannen und zu kontrollieren dem Einzelnen schwer wird. Diese Schwierigkeit könnte vielleicht etwas behoben werden durch einen gut organisierten wissenschaftlichen Nachrichtendienst. Wir dürfen auch nicht in Abrede stellen, daß unser Referatwesen äußerlich sehr ausgebildet ist; wir haben ja gute Jahresberichte und Zentralblätter, und auch die meisten größeren medizinischen Blätter bringen regelmäßige Literaturberichte und Sammelreferate in den verschiedensten Formen, aber das möchte ich doch sagen, daß alle diese Unternehmungen mit zum Teil unzureichenden Kräften arbeiten. Darum ist auf das einfache neutrale Referat meist so wenig Verlaß, daß es mit Recht nicht für zulässig gilt, dasselbe als Ersatz für die Lektüre neuer wissenschaftlicher Erzeugnisse zu benutzen – oder wenigstens diese Benutzung einzugestehen. Andererseits sündigt das kritische Referat ebenso oft durch unbegründetes Loben wie durch unmotiviertes Tadeln, manchmal auch durch eine auf völlig negativer Basis gewachsene Unbefangenheit des Urteils. Hier wären recht viel Alte vom Berge vonnöten, die den verheißungsvollen Jünger der Wissenschaft durch freundlichen Zuspruch und Ratschlag ebenso fördern, wie den Unberufenen durch den Blitzstrahl strafender Kritik vor dem weiteren Beschreiten für ihn nicht praktikabler Wege abschrecken möchten. Solcher Olympier gibt es aber nicht genug, um von ihrem Eingreifen eine Abhilfe erwarten zu können gegen das übermächtige Anschwellen der literarischen Flutwelle.

Meine Herren, ich glaube auch gar nicht, daß wir auf dem Wege der Repression etwas erreichen würden bei der literarischen Überproduktion; denn im Grunde genommen stehen wir hier einer Erscheinung gegenüber, die nur zum geringsten Teil auf Faktoren beruht, die sich einschränken oder ausschalten lassen. In wesentlichen Punkten handelt es sich hier um Ergebnisse einer naturnotwendigen Entwicklung und die Folgen einer an sich erfreulichen Entwicklung. In welchem Umfange hat sich nicht in neuester Zeit die Zahl auch der berufenen wissenschaftlichen Arbeiter vermehrt, in welchem Umfange, auch das Stoffgebiet zugenommen! Wie viele neue Wege sind nicht auch unserer speziellen Forschung erschlossen durch das Aufkommen der Bakteriologie, durch die neueste Ausgestaltung der Immunitätslehre und der von ihr abgeleiteten Untersuchungsmethoden, durch die engere Fühlung, welche uns mit der pathologischen wie der normalen Anatomie und Entwicklungsgeschichte zu gewinnen geglückt ist. Wie viel mehr Stoff zur Diskussion ist nicht auch durch die Ausdehnung unseres therapeutischen Machtbereiches in der Gynäkologie wie in der Geburtshilfe geschaffen worden! Und wieviel zahlreicher und größer sind Dank gesteigerter staatlicher Fürsorge die unserer Wissenschaft dienenden Institute, wieviel besser und zahlreicher die Arbeitsgelegenheiten geworden! – Die vollberechtigte und naturnotwendige Zunahme extensiver wie intensiver wissenschaftlichen Arbeit muß selbstverständlich auch ein ebenso bedeutendes Anschwellen des literarischen Niederschlages derselben nach sich ziehen. Aber diese Entwicklung, hoch erfreulich an sich, bereitet doch große Schwierigkeiten für jeden von uns, der auch nur auf seinem engeren Arbeitsgebiete mit den Fortschritten der Forschung enge Fühlung halten will.

Wenn wir aus diesen Schwierigkeiten herauskommen wollen, so glaube ich, werden wir, ganz abgesehen davon, daß wir dafür sorgen, daß die publizistischen Bäume nicht in den

Himmel wachsen, einen anderen Weg einschlagen müssen, und der liegt vielleicht in einer Änderung in der Form und der Methode unserer wissenschaftlichen Veröffentlichungen. Allerdings uns Alten wird eine Reform, wie sie mir vorschwebt, besonders schwer fallen. Dazu steckt uns vom Gymnasium her, als dessen überzeugten Anhänger ich mich übrigens bekenne, noch zu sehr der deutsche und noch mehr der lateinische Aufsatz in den Gliedern. Wir sind darin groß geworden, und es widerstrebt uns der Verzicht auf die mehr oder weniger schöne Form, in welche wir unsere Ergebnisse zu kleiden gewohnt sind. Zu sehr noch sitzt uns die Chrie[1] im Nacken. Es muß alles schön gegliedert sein. Die auf das, was geboten werden soll, vorbereitende Einleitung darf nicht fehlen. Die Übergänge müssen, glatt gerundet, zwischen den einzelnen Teilen der Darstellung auch dem Formgefühle zusagende Brücken schlagen, und ein wohltönender Schlußakkord muß dem Leser noch ein letztes Behagen an der flüssigen Darstellung, die er soeben in sich aufgenommen, verschaffen. Aber die Leser, denen wir in solcher Weise Genuß verschaffen können, sind allmählich abhanden gekommen. Die Zeit ist für den wissenschaftlichen Arbeiter eine zu kostbare, als daß ihm mit einer Zugabe ästhetisch-literarischen Genusses noch gedient sein könnte. Darum werden wir wohl oder übel bei unseren fachwissenschaftlichen Publikationen unter Verzicht auf die schöne Einkleidung, soweit sie eine Verlängerung der Lesezeit zur Folge hat, uns einer möglichst lapidaren Stilform zuwenden müssen. Ich möchte glauben, daß auch das Interesse an unseren wissenschaftlichen Bestrebungen und unseren literarischen Arbeiten gewinnen wird, wenn wir dabei auf alle Phrasen verzichten und alle überflüssige Dialektik aufgeben, mit der oft nur schwache Punkte in der Beweisführung maskiert werden sollen, zugleich auch wenn wir auf alle unschöne und unnütze Polemik verzichten. Ganz sachlich und so kurz als möglich, das dürfte das Rezept sein, nach welchem in Zukunft unsere fachliterarische Arbeit zu verrichten sein wird. Natürlich wird auf eine Vorlegung des Materiales, eine Wiedergabe des experimentellen Untersuchungsganges, der anatomischen Befunde, der klinischen Beobachtungen, welche die Grundlage der unter Beweis gestellten These abgeben, nicht verzichtet werden können. Aber auch hier wird sich Kürze mit Klarheit paaren lassen. Die literarische Fassung unserer wissenschaftlichen Arbeit wird damit sich der Form des Autoreferates annähern.

Nun könnte man mir die Befürchtung entgegenhalten, daß wir mit dem Verzicht auf die literarisch formale Einkleidung unserer Forschungsergebnisse dem Aufkommen eines Banausentums Vorschub leisten würden, das wir alle Ursache haben, von uns fernzuhalten; jedoch liegt zu dieser Befürchtung um so weniger Grund vor, als noch ein weites Feld für die Betätigung attischen Salzes und stilistischer Formgewandtheit auf dem Gebiet der rein belehrenden Literatur übrig bleibt. Lehr- und Handbücher werden auch in Zukunft geschrieben werden. Vielleicht würde, wenn auf diese Literaturgattung der ganze Reichtum stilistischen Formsinnes, über welchen unsere Autoren verfügen, sich konzentrierte, die Eleganz der Darstellung, die dort zuweilen von einzelnen Feinschmeckern etwas vermißt wird, noch gewinnen. Das würde auch für andere Veröffentlichungen gelten, die bestimmt sind, im wesentlichen schon feststehende Teile unserer klinischen und wissenschaftlichen Lehre für ein größeres ärztliches Publikum in mehr populärer Form darzustellen.

Meine Herren, ich glaube aus allem diesem wird Ihnen der Eindruck erweckt sein, daß ich der Thersites[2] gar nicht bin, als den ich mich vielleicht zuerst gegeben habe, und daß es mir fern liegt, die machtvollen Triebe, welche überall aus allen Zweigen des Baumes wissenschaftlich medizinischer Forschung hervorsprießen, an unserem Zweige radikal kürzen zu wollen. Nur einige allzu wilde Schößlinge möchte ich stutzen. Im übrigen freue ich mich ebenso wie Sie alle über den glänzenden Aufschwung unseres Faches wie überhaupt der medizinischen Wissenschaft, die vor allen anderen das voraus hat, daß sie neben dem Kultus der reinen Wahrheit und der Befriedigung theoretischen Erkenntnistriebes dem höchsten Ziele der Humanität, der Sicherung und Verbesserung des Menschenloses in steter Vervollkommnung begriffene wirksame Mittel zur Verfügung stellt.

Groß ist mein Stolz und meine Freude beim Blick auf die hingebende und erfolgreiche, nie rastende und selbstlose Arbeit, die auf unserem engeren Fachgebiete geleistet wird und die auch in dem für diese Tagung gebotenen Programm in hocherfreulicher Weise in die Erscheinung tritt.

[1] Chrie: die grammatisch-rhetorische Bearbeitung von Gedanken in einem kurzen Aufsatz.

[2] Thersites (Frechling) in Homers Ilias ein körperlich mißgestalteter, feiger Grieche, der gegen Agamemnon hetzte.

Mit dem Ausdrucke dieser Freude und dem Wunsche, daß die nun anhebende Arbeit reiche Frucht bringen und unsere Wissenschaft fördern möge, eröffne ich hiermit die Verhandlung des XI. Kongresses.

Im Verlauf der Geschäftssitzung brachte Werth eine Statutenänderung ein: Dann erlaube ich mir eine kleine Änderung der Statuten vorzuschlagen. Nach dem Wortlaut derselben würde mit dem Ende der Tagung unsere Funktion im Vorstande zu Ende sein. Nun ist seit langer Zeit Sitte, daß der erste Vorsitzende widerrechtlich seine Gewalt weiter behalten hat, allerdings nicht zu seinem Nutzen, sondern im Interesse des Ganzen. Der erste Vorsitzende wird nicht eher losgelassen, bis die Verhandlungen fertig gedruckt vorliegen. [...]

aus: „Verhandlungen der Deutschen Gesellschaft für Gynäkologie", Werth und Pfannenstiel, Kiel 1905 S. 6–14.

Christian Gerhard Leopold (1846 - 1911)

12. Präsident der Deutschen Gesellschaft für Gynäkologie

Tagungsort: Dresden, 22. - 25. Mai 1907

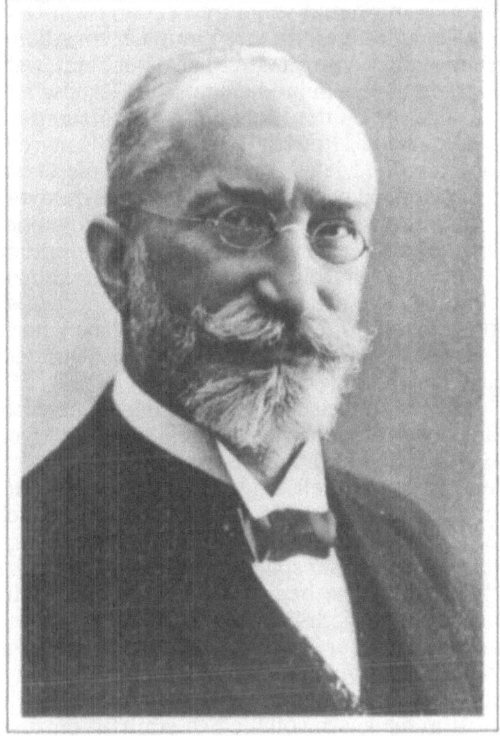

Persönliche Daten
geboren am 24. Februar 1846
in Meerane in Sachsen
gestorben am 12. September 1911
in Bärenburg im Erzgebirge

Einleitung:

*Mit Prof. Christian G. **Leopold**[27] war zum ersten Mal ein verdienter Frauenarzt zum Präsidenten gewählt worden, der keinen Lehrstuhl innehatte, obschon er, Schüler Credés, außerordentlicher Professor der Univ. Leipzig war, bevor er zum Direktor der königlichen Frauenklinik und Hebammenlehranstalt Dresden gewählt wurde (1883), übrigens als Nachfolger des ersten Präsidenten der Gesellschaft, Franz von Winckel. Leopold ist einer der wenigen seiner Generation, dessen Name wegen der nach ihm benannten Handgriffe noch heute allen Studenten der Medizin geläufig sein dürfte. Seine Ansprache deckte ein weites Gebiet ab: Er skizzierte die zeitgemäßen Kenntnisse zur Einnistung des von ihm so genannten „Eichens", referierte über die gängigen Theorien des Zusammenhangs zwischen Menstruation und Ovulation, damit wiederaufgreifend, was bereits Veit 16 Jahre zuvor angesprochen hatte (Bonn, 1891). Er erwähnte den Stand des Wissens zur gonorrhoischen Zervizitis und zum Uteruskarzinom (Portio und Endometrium), schlug die Einrichtung von spezialisierten Untersuchungsinstituten für den Krebs vor und ebenso klinische „Karzinomhäuser", wandte sich aber auch seinem eigentlichen Gebiet, der klinischen Geburtshilfe, zu; er sprach über „Anzeigestellungen" zu Schnittentbindungen und stellte Details seiner in Dresden abgehaltenen geburtshilflichen Seminare für Studenten vor. Die Eröffnungsansprache Leopolds ist damit ein umfassender Rechenschaftsbericht über seine eigene klinische und wissenschaftliche Tätigkeit geworden, in dieser Hinsicht eingehender als bei allen seinen Vorgängern im Präsidentenamt. Auf dem ersten Dresdner Kongreß wurde eine Redezeitbeschränkung festgelegt und ein von der Gesellschaft zu stiftender Preis für eine wissenschaftliche Arbeit vorgesehen, der auf jedem künftigen Kongreß vergeben werden sollte.*

Ch. G. Leopold:

[...]
Wenn es mir heute vergönnt ist, den zwölften Kongreß der Deutschen Gesellschaft für Gynäkologie zu eröffnen, so muß ich vor Allem meiner großen Freude darüber Ausdruck geben, daß Sie zum ersten Male einer Stadt, welche eine Universität nicht besitzt, die Ehre erwiesen haben, in ihr die deutsche Gesellschaft für Gynäkologie tagen zu lassen und daß Sie so zahlreich der Einladung des Vorstandes gefolgt sind. [...]

Die Stadt Dresden hat unseren Kongreß in der liebenswürdigsten Weise aufgenommen. Se. Majestät der König hat die Gnade gehabt, die Mitglieder des Kongresses in die Königliche Oper morgen abend huldvollst einladen zu lassen. [...]

Es entspricht einer alten lieben Gepflogenheit, bei der Eröffnung des Kongresses einen allgemeinen Blick auf unser Fach zu werfen und die Gesichtspunkte hervorzuheben, bei denen neue Forschungen und neue Kräfte einzusetzen haben. Ist auch in den letzten Jahrzehnten Hocherfreuliches geschaffen und geleistet worden, so bleibt uns und der Nachwelt doch eine enorme Summe von Aufgaben noch zu erfüllen übrig.

Lassen Sie mich aus der Fülle des Interessanten, das mir vor Augen schwebt, nur Einzelnes hervorheben.

Die Frage nach der Einpflanzung des befruchteten Eichens in die Gebärmutterschleimhaut bedarf noch weiterer sorgfältiger Untersuchungen. Wie haben wir es, als wir selbst noch allerkleinste Lebewesen waren, bewerkstelligt, nach erfolgter Befruchtung zu unserer Rettung den schnellsten und sichersten Weg in das Nest zu finden und hier die festesten Fangarme als Wurzeln in die mütterliche Schleimhaut auszusenden? Ist der Modus der Einbettung des Eichens immer derselbe, oder gibt es verhängnisvolle Varianten, welche früher oder später das Ei zugrunde gehen lassen? Ist eine gesunde Gebärmutterschleimhaut eine bedingungslose Voraussetzung für die Einpflanzung überhaupt, und welche anatomisch-histologischen Konsequenzen entspringen aus der Einbettung, wenn sie bei erkrankter Schleimhaut vorkommt? Solche und noch viele andere ähnliche Fragen drängen sich unwillkürlich auf. Graf von Spee und Hubert Peters haben mit ihren genialen Forschungen gezeigt, welche Kraft dem befruchteten Eichen innewohnt, um sich selbst in die geschwollene Schleimhaut einzugraben. Aber direkt beobachtet und bewiesen ist dieses Sicheingraben beim Menschen noch nicht. Wird sie auch durch den feinen Gang sehr wahrscheinlich gemacht, welcher in dem jüngst von mir beschriebenen Eichen sichtbar war und zur Eikammer führte; der Beweis fehlt noch und so bleibt die Frage immer noch zu beantworten, ob der Einbettungsmodus nicht doch noch ein anderer sein kann, namentlich wenn das befruchtete Eichen in eine feinste Falte zwischen zwei Schleimhautfeldern gelangt sein sollte und von letzteren überwallt wird.

Die Einpflanzung des Eichens und der erste Trieb seiner zarten Wurzeln steht aber meines Erachtens im innigsten Zusammenhang mit der Frage nach der Genese des Syncytiums, des Chorionepithelioms und nach der Deportation der Zotten.

In den jüngst beschriebenen Eiern war die erste Sprossung des Syncytiums auf der Peripherie, also von der fötalen Anlage ausgehend ohne jeden Zweifel festzustellen. Das Syncytium bildete mit den Trophoblastsäulen die feinen Haftwurzeln, arrodierte die mütterlichen Kapillaren, eröffnete dadurch der Eikammer neue Gefäßbahnen und drang selbst in die Gefäße ein.

Damit ist die anatomische Grundlage gegeben für das Verständnis sowohl einer frühzeitigen übermäßigen Wucherung des Syncytiums als auch eines starken Vordringens der Chorionzotten in die mütterlichen Gefäße. Und damit wäre ein Grund gewonnen, diese Erscheinungen mit demselben Rechte in die fötalen Wucherungen und Mißbildungen einzureihen, wie es mit weiter gediehenen verunstalteten Früchten als selbstverständlich geschieht.

In innigem Zusammenhange mit der Einpflanzung des Eichens steht die Forschung über die Plazenta, weniger in bezug auf ihren Bau, als auf ihre physiologische Beziehung zur Mutter und Frucht. Der Übergang der verschiedensten Mikroorganismen vom Vater oder Mutter auf Plazenta bzw. Fötus ist – um nur ein paar herauszuheben – für die Tuberkelbazillen und die Syphiliserreger mit ihren zerstörenden Einflüssen nachgewiesen. Aber wie steht es im umgekehrten Sinne? Die Abscheidungsprodukte der Frucht, welche ihren Rückweg zur Mutter nehmen, können zweifellos der letzteren verhängnisvoll werden. Aber über den näheren Vorgängen und den Ursachen liegt noch der Schleier, den zu lüften der Forschung vorbehalten bleibt, um vielleicht endlich den an Eklampsie erkrankten Frauen nach und nach auch ein besseres Los zu gewähren.

Mir will scheinen, daß alle diese Unklarheiten am ehesten beseitigt würden, wenn der Aufbau der normalen Plazenta, und ihre pathologisch-anatomischen Veränderungen noch einmal von berufener Seite einer gründlichen mikroskopischen Durcharbeitung unterzogen würde. Uns fehlt eine erschöpfende Monographie der Plazenta, deren Bearbeitung allerdings ein gewaltiges Material und mehrere Jahre unermüdlicher Forschung beanspruchen würde; aber es würde sich damit für die Jünger der Wissenschaft ein herrliches Feld dankbarster Arbeit eröffnen.

Ein Kapitel, welches ebenfalls noch der sorgfältigsten Bearbeitung bedarf, ist der Vorgang der Menstruation und ihr zeitliches Verhältnis zur Ovulation. Und hiermit ist untrennbar verknüpft die Lehre von der Berechnung der Dauer der Schwangerschaft, welche unbedingt eine Reform oder zum wenigsten eine gründliche Durcharbeitung für sich in Anspruch nehmen kann.

Was wissen wir eigentlich bis jetzt über Menstruation und Ovulation? Verschiedene Arbeiten haben mit streng ausgewähltem Material gezeigt, daß die Eröffnung eines gereiften Follikels auf die Zeit der periodischen Blutung, und zwar ebenso kurz vor wie nach dem Eintritt derselben fällt. Aber zum Nachweis, ob dies wirklich der häufigere Vorgang ist, ob nicht doch in viel größerer Zahl der Fälle der Follikel unmittelbar vor der Blutung aufbricht bzw. bei erfolgter Befruchtung die erwartete Blutung dann nicht eintritt, dazu bedarf es eines ganz umfangreichen, exakten Materials, und es wäre nur mit größter Freude zu begrüßen, wenn gleichzeitig von vielen Seiten die Lösung dieses Problems in Angriff genommen würde.

Aber bei der Sammlung solchen Materials müßte mit rücksichtsloser Strenge gegen alles was nur irgendwie zweifelhaft oder in der Anamnese lückenhaft wäre, vorgegangen werden. Wenn der Satz: „Mäßigung ist Weisheit" irgendwo gilt, dann gilt er hier. Wir können hier nur Fälle mit plötzlichem Tode oder mit Tod nach ganz kurzer Krankheit brauchen, oder operative Fälle, in denen die Ovarien gesund und die periodischen Blutungen andauernd ganz regelmäßig waren.

Erst wenn mit großem einwandfreien Material eine Grundlage geschaffen ist, läßt sich weiter feststellen, ob nach erfolgter Kohabitation in der größten Zahl der Fälle auch das Eichen aus demjenigen Follikel befruchtet wird, welcher vor Beginn der Menstruation dem Aufbruch nahe ist. Wäre dies der Fall, dann ändert sich die Dauer der Schwangerschaft und ihre Berechnung ganz von selbst.

Und diese Änderung würde auch in die forensische Geburtshilfe ihre Kreise ziehen müssen. Die Spannweite, welche jetzt nach dem neuen Gesetzbuch für die Empfängniszeit auf 180 bis 302 Tage festgelegt worden ist, bedarf ganz entschieden der Revision, um Härten auszugleichen, und es wird dann eher eine befriedigende Antwort auf die Frage gegeben werden können, ob und inwieweit die Dauer der Schwangerschaft bei ungewöhnlich stark entwickelten Früchten über 302 Tage hinaus verlängert werden darf.

Wenn ich mich nach diesen anatomisch-histologischen Themen der Gynäkologie jetzt zuwende, so lassen Sie mich Ihre Aufmerksamkeit nur auf zwei Krankheiten lenken, die Endometritis und das Uteruscarcinom.

Die ganz außerordentliche Verbreitung der Gonorrhoe, welche für die Stadt Dresden und die weite Umgebung zur Genüge seit Jahren festgestellt worden ist, führt uns sowohl im gynäkologischen wie im geburtshilflichen Material eine große Zahl solcher Fälle zu. Jedem von Ihnen ist bekannt, wie verschieden die Formen der chronischen Endometritis auftreten können und wie viele Behandlungsmethoden vorgeschlagen worden sind.

Der Erfahrene weiß, wie wunderbar schnell manche Fälle von gonorrhoischem Cervicalkatarrh zur Abheilung gelangen, zu voller Genesung, deren Sicherheit am besten durch eine bald folgende, normal verlaufende Schwangerschaft bewiesen wird. Aber ebenso genau kennt er die vielen Fälle von chronischer Endometritis, an deren Beseitigung alle Kunst scheitert welche durch die Hände vieler vortrefflicher Ärzte gegangen sind ohne nennenswerte Besserung, und welche immer wieder nach neuer Hilfe verlangen, um den gräßlichen Ausfluß mit allen Konsequenzen endlich beseitigt zu sehen. Wir wissen, daß gerade den hartnäckigen Fällen gegenüber Ätzungen der Schleimhaut, Ausschabungen und sonstige Lokalbehandlungen mehr schaden als nutzen und daß auch Palliativmethoden und Badekuren nicht immer zu einer Heilung oder befriedigenden Besserung führen.

Für eine sehr große Zahl solcher Fälle scheint die Entlastung der entzündeten Gewebe durch Absaugen der Sekrete nach Bier das gegebene Verfahren. An Stelle der mit einer Ätzung oder Ausschabung verbundenen neuen Reizung der Gewebe soll mit Hilfe der

Aspiration nach Bier die Entfernung des entzündlichen Ödems, der Entzündungserreger und die Heranziehung von Leukozyten aus den Blutgefäßen bewirkt werden.

Bekanntlich sind solche Wege schon oft beschritten worden. Noch fehlen uns aber die in großem Maßstabe unternommenen Behandlungsverfahren und -ergebnisse aus einer Klinik, um auch dem praktischen Gynäkologen eine Richtschnur in die Hand geben zu können.

Was nun das Uterus-Karzinom betrifft, so kann man wohl kaum eine andere Krankheit der weiblichen Geschlechtsorgane anführen, welche, wie gerade diese, zu den geistvollsten Forschungen und zu einer bewundernswerten Ausbildung der Technik geführt hat.

Dank der unentwegten Mühe unseres Herrn Kollegen Winter haben wir aller Orten mahnende und aufklärende Aufrufe an die Frauenwelt, an die Ärzte, an die Hebammen erlassen. In Scharen suchten dann die Frauen den Arzt auf und viele frische Fälle von Karzinom kamen zur Operation. Aber wie bald war der Appell verhallt und vergessen, und wie mäßig war der Erfolg. Geradezu trostlos sind jetzt, schon seit längerer Zeit wiederum, die Fälle von Uteruskarzinom, welche unsere Klinik von selbst aufsuchen oder welche von Ärzten uns zugeschickt werden, und beklagenswert ist die kümmerliche Hilfe, die solchen vorgeschrittenen Fällen erwiesen werden kann.

Und sollte es anderwärts viel besser aussehen, als bei uns?

Man wird mir einwenden, daß ja unsere operativen Maßnahmen mit ihren Primärerfolgen auf einer früher nie gekannten und nie geahnten Höhe stehen. Die kraftvolle Führung in der Technik, welche wir Czerny, W. A. Freund, Wertheim und vielen anderen verdanken, hat uns gelehrt, das bisher Unmögliche zum Erfolgreichen zu gestalten, so daß selbst die Karzinomrezidive, welche nach abdominaler Totalexstirpation auftreten, durch eine erneute Laparotomie jetzt in Angriff genommen werden.

Jedermann wird mit Begeisterung anerkennen, daß Großes geleistet worden ist. Aber seien wir einmal ehrlich: Stehen die unsäglichen Opfer an Zeit, an Mühe und Arbeit, an selbstloser Hingabe, welche wir Operateure den Karzinomkranken jetzt bringen, wirklich im richtigen Verhältnis zu der Zahl derer, welche auf viele Jahre hinaus vom Karzinom befreit bleiben?

Nach unserer Erfahrung hier müssen wir eingestehen, daß das Elend auch heute noch groß und fast dasselbe wie früher ist, und daß immer noch Tausende von Frauen jährlich, viel zu früh, an der furchtbaren Krankheit zugrunde gehen.

Nun, der Appell - so höre ich rufen - muß immer wieder erneuert werden. Die Ärztewelt darf in der Erkennung der Anfangsfälle und der ernstesten Mahnung zur operativen Beseitigung derselben nicht nachlassen. Das Publikum muß immer mehr aufgeklärt und zum gegenseitigen Hinweis auf die einzige richtige Hilfe erzogen werden.

Es ist sicher, daß wir dieser Mittel nimmer werden entraten und viel Gutes damit stiften können. Aber die Mißachtung ärztlicher Mahnungen sowohl, wie die Gleichgültigkeit gegen zunächst unscheinbare Leiden ist viel zu sehr in der menschlichen Natur begründet, als daß wir hoffen dürften, die furchtbare Geißel des Volkes auf diesem Wege ganz wesentlich bekämpfen zu können.

Wir bedürfen noch ganz anderer Hilfsmittel, und zwar der Erbauung zahlreicher Karzinomhäuser, wie sie in England seit Jahren errichtet sind, und zahlreicher Arbeitsstätten lediglich zur Erforschung der Ursachen des Karzinoms, deren glänzenden Anfang in Deutschland das Samariterhaus und die Laboratorien in Heidelberg und Frankfurt a. M. gemacht haben.

Mit Stolz und Bewunderung verfolgen wir die Ergebnisse ihrer experimentellen Forschungen. Will es da nicht berechtigt erscheinen, auch auf diesem Kongreß uns an die Herzen großdenkender und edelgesinnter Wohltäter mit der Bitte zu wenden, zur Errichtung vieler neuer solcher Arbeitsstätten im deutschen Reiche werktätig einzutreten?

Zu groß ist jetzt noch der Familienjammer, zu schwerwiegend auch heute noch der Verlust an blühenden Menschenleben. Nicht nur an wenigen, sondern an vielen Stätten muß darum jetzt an der Ergründung der letzten Ursachen des Karzinoms gearbeitet werden, die ich auch heute noch - so ketzerisch es klingen mag - in einem von außen eingedrungenen Agens, das wir noch nicht kennen, in dem unbekannten x erblicke.

Die Ursachen so vieler zerstörenden Krankheiten sind geklärt - ich erinnere nur an Tuberkulose und Syphilis - und damit sind der Therapie bestimmte Wege gewiesen, oder werden ihr nach und nach gewiesen werden können. Sollte die am zerstörendsten wirkende Krankheit, das Karzinom, als die einzige wirklich nicht auf einem von außen eingedrungenen x beruhen?

Man wird sofort einwenden, sie ist ja eine epitheliale atypische Neubildung mit epithelialen Metastasen und nimmt damit eine Ausnahmestellung ein!

Lassen Sie mich in aller Bescheidenheit hiergegen den Vers zitieren:

Was man nicht kennt, kann dennoch existieren!
Man lern' uns nur den Weg zur Wahrheit führen,
Dann wird mit einemmal die Pforte klar,
Die zwar geahnt, doch unergründet war.

Ich wende mich nun mit wenigen Worten noch zur Geburtshilfe, zu dem wunderbaren Gebäude, über dessen Portal in goldenen Lettern die Worte prangen: Mutter und Kind!

Wir alle sind uns wohl darüber einig, daß die Klinik die Aufgabe hat, das kindliche Leben nach Kräften zu erhalten und alle die Operationen zu pflegen und weiter auszubilden, welche der Mutter ein lebendes Kind in den Schoß legen! Aber die Mutter soll den Preis nicht etwa mit ihrem Untergang bezahlen!

Sectio caesarea und Hebosteotomie fordern aber auch in einer Klinik immer noch einige mütterliche Opfer und werden dies voraussichtlich auch fernerhin tun; um wieviel mehr in der Privatpraxis?

Wir treiben aber Geburtshilfe nicht nur für die Klinik, für die Lehrstätten, welche das Höchsterreichbare zeigen und die besten Erfolge aufweisen sollen, sondern für unsere Kollegen, die praktischen Geburtshelfer, welche das mütterliche Sehnen und Hoffen auch in der ärmlichen Hütte mit ihrem Wissen und Können erfüllen sollen.

Für sie kommen weniger die Sectio caesarea und Hebosteotomie, aber viel mehr die künstliche Frühgeburt, die Wendung und Extraktion bei engem Becken, bei vollständigem Muttermund und Nichteintreten des Kopfes, ja unter Umständen auch die Perforation des noch lebenden Kindes, neben Zange usw. in Betracht.

Man wird mich nicht dahin falsch verstehen, als ob auch der praktische Geburtshelfer nicht alles aufbieten solle, um das Leben des Kindes zu erhalten. Dies verlangt die Menschlichkeit; und Humanität ist Religion. Die Aufgaben aber, vor deren Lösung er gestellt wird, lauten meistens ganz anders, als wie in der Klinik, und die Grundlagen und Vorbedingungen zu ihrer Lösung entsprechen oft auch nicht entfernt der Ausstattung einer Klinik.

Darum müssen wir dem praktischen Geburtshelfer in seiner geburtshilflichen Ausbildung zu Hilfe kommen und ihn auch in denjenigen Operationen ganz besonders unterweisen, welche in gewissen Fällen für ihn unentbehrlich und bei richtiger Anzeigestellung und Ausführung für Mutter und Kind doch von größtem Erfolg sein können.

Freilich bedarf es bei der künstlichen Frühgeburt sowohl, wie bei der Wendung und Extraktion einer gewissen Einschränkung, welche bei einer verengten Vera von $7^1/_2$ cm bzw. 8 cm im allgemeinen ihre Grenze gefunden haben wird; noch mehr aber bedarf der junge Arzt einer ganz straffen Direktive und Einübung der Technik; denn die falsch gewählte Hand des Operateurs und ein falsch gewählter kindlicher Fuß rächt sich unter Umständen mehr am Wohle von Mutter und Kind, als der Anfänger weiß und glaubt.

Wenn ich aber die langjährigen Erfahrungen in der Beschäftigung mit den jungen und zum Teil auch älteren Ärzten überblicke, welche sich bei uns fortgebildet haben, so darf ich wohl für den Unterricht der Ärzte noch einen Schritt weiter gehen, um die Sicherheit des in der praktischen Geburtshilfe sich abmühenden Kollegen noch mehr zu verbessern und zu befestigen.

Ich möchte nämlich Ihrer Beurteilung und Erwägung eine weitere Ausgestaltung des geburtshilflichen Unterrichtes unterbreiten welche mir bei der Verfolgung unserer Ziele unumgänglich notwendig erschienen ist: es sind die geburtshilflich-seminaristischen Übungen, die ich seit zirka 20 Jahren hier abhalte.

Spricht schon der große Fleiß und das lebhafte Interesse von seiten der Teilnehmer, sowie das freiwillige Zugeständnis der Meisten, daß damit eine Lücke ausgefüllt wird, für die Sache selbst, so lehrt aber vor allem die geburtshilfliche Aussprache mit den Teilnehmern an diesen Übungen, welche unzulänglichen Anschauungen über manche geburtshilflichen Maßnahmen zutage treten, und daß das Wort: Anzeigestellung für viele etwas ganz unbekanntes ist. Welches Unheil durch solche ungeläuterte Vorstellungen in die private Geburtshilfe übertragen wird, bedarf keiner weiteren Ausführung.

Jeder von Ihnen kennt Fälle genug, in denen an den Gebärenden unnötige oder zu frühe oder zu gewagte Operationen ausgeführt wurden, deren ganz verkehrte Indikationsstellung schließlich in irgend einer Klinik mit dem Tode des Kindes oder der Mutter, oder mit dem Tode Beider bezahlt wurde.

Die seminaristischen Übungen sollen hier fördernd wirken, als weiteres Glied in der Kette des geburtshilflichen Unterrichtes. Sie sind ein Kolloquium, dem immer neue, mehr oder weniger schwierige Fälle, die sich in unserer Klinik abgespielt haben, zugrunde gelegt werden. Der Verlauf eines bestimmten Falles wird bis zu dem Moment diktiert, in welchem sich der Geburtshelfer zu entscheiden hat, was nun werden soll. Der Lehrer verlangt nun die schriftliche Formulierung der Anzeigestellung und die Beantwortung verschiedener daran sich knüpfender Fragen betreffs der Therapie für Mutter und Kind. Der Beantwortung sind zirka 20 Minuten Zeit gewährt. Die nach und nach eingehenden Antworten werden vom Leiter der Übungen inzwischen durchgelesen, die Fehler notiert und dann bei der eingehenden Erläuterung des Falles, ohne Nennung des Autors, eingeflochten und kritisch betrachtet.

Schließlich liest der Leiter der Übungen gewissermaßen den Schlüssel vor, wie seinerzeit der Fall in der Klinik zu Ende geführt worden ist und wie der Ausgang für Mutter und Kind war.

Ich bin fest überzeugt, daß für Sie alle die Durchmusterung der eingehenden Antworten, von denen ich mir viele aufgehoben habe, von größtem Interesse sein würde, und Sie mir Recht geben würden, wenn ich diese Übungen als Unterrichtszweig nicht mehr missen und auch anderwärts gepflegt sehen möchte.

Sie lassen sich nicht vergleichen mit der Besprechung poliklinischer Geburten. Dies ist doch etwas wesentlich anderes. Den größten Gewinn bei Besprechung poliklinischer Geburten hat hauptsächlich Einer und zwar derjenige junge Mediziner, welchem die Geburt übergeben war. Die anderen hören mit geteiltem Interesse zu, können ja auch auf ein bloßes Referat hin den Fall nicht gründlich verfolgen. Diese Beobachtung machte ich fast ausnahmslos bei den zahlreichen Besprechungen, welche wir über die Ereignisse in der Poliklinik abhielten.

Ganz anders aber ist die Aufmerksamkeit, wenn ein Fall diktiert wird, der allen Zuhörern unbekannt ist; in den sich jeder erst vertiefen muß, und dies auch tut, wenn ihm die rechte Zeit dazu gelassen wird.

Lassen Sie mich jetzt zum Schlusse eilen und nur noch hinzufügen, daß einer gründlichen und durchgreifenden Reform im ganzen deutschen Reiche das Hebammenwesen bedarf.

Trotz aller antiseptischen und aseptischen Maßnahmen, trotz aller behördlichen Überwachung ist heute noch die Zahl der Frauen, welche in einem Jahre in Deutschland an Kindbettfieber zugrunde gehen, erschreckend groß. Wir wissen, daß ein guter Teil der Todesfälle auf der Sorglosigkeit des Publikums beruht, ein gewisser Teil auf mangelhafter Indikationsstellung seitens des Geburtshelfers, ein großer Teil auf Nachlässigkeit und Unwissenheit der Hebammen.

An der Verbesserung des Hebammenwesens muß ein energischer Hebel angesetzt und, wenn irgend möglich, eine für das deutsche Reich einheitliche Organisation in den grundlegenden Gesichtspunkten geschaffen werden. Die Ausgestaltung im Einzelnen wird mit Vorteil auch fernerhin den einzelnen Regierungen zu überlassen sein.

Vorzüglich war von jeher - wir dürfen dies ohne Überhebung sagen - die Organisation im Königreich Sachsen. Wir haben nur Bezirkshebammen, die vom Staate angestellt werden. Freipraktizierende kennen wir nicht. Mit dieser Einrichtung sind alle beteiligten Kreise sehr zufrieden. Wir haben zweitens seit langen Jahren die Einrichtung der staatlichen Beihilfe bei notdürftigem Unterhalt der Hebammen. Drittens die Einrichtung der staatlichen Altersunterstützung. Zu erwarten steht demnächst die Einführung des Sublimats und der obligatorischen Repetitionskurse für alle Hebammen im Lande, zu erhoffen ist die Einführung von beantragten Säuglingsfürsorgestellen zur Ausbildung der Hebammenschülerinnen in der Pflege nicht nur von ganz jungen, sondern auch von älteren Säuglingen.

Alle diese Einrichtungen würden meines Erachtens im ganzen deutschen Reiche recht gut ein- und durchführbar sein. Es bedarf nur der unermüdlichen Anregung kraftvoller Persönlichkeiten, welche Zeit und Mühe nicht scheuen.

Diskutabel wäre schon weniger die Einführung einer gleichmäßigen Unterrichtszeit und eines für das ganze Reich gemeinsamen Hebammenlehrbuches. Es liegt auf der Hand, daß in einer Lehranstalt mit jährlich 1800 - 2000 Geburten in einem Kursus von nur sechs Monaten viel mehr geboten wird als in einer kleinen Anstalt mit jährlich 300 - 500 Geburten bei neunmonatlichem Unterricht.

Und was die jetzt gebräuchlichen Lehrbücher betrifft, so stimmen wohl alle in den grundlegenden Lehren und Anordnungen überein. Abweichungen im Einzelnen lassen sich damit erklären, daß allerdings den verschiedenen örtlichen Verhältnissen Rechnung getragen werden muß.

Eins aber tut meines Erachtens dem ganzen Stande not: das ist und bleibt die Zuführung besser vorgebildeter Elemente. Doch möchte ich nicht dahin mißverstanden sein, daß nun mit einem Male und durchgehends der Sprung in die gebildeten Kreise erfolgen soll. Von ihnen würde so Manche weder körperlich noch seelisch den Anforderungen des Standes gewachsen sein.

Erreicht würde schon viel, wenn sich die Direktoren der Hebammenschulen entschließen würden, in gemeinnützigen Vereinen durch Vorträge für Hebung des Standes und für Gewinnung von solchen Schülerinnen zu wirken, die nicht bloß die Volksschule genossen haben. Dadurch würde auch so mancher Frau mit guter Vorbildung ein befriedigender Beruf erschlossen; dem Stande aber nach und nach eine ganz andere Zusammensetzung zuteil werden.

Lassen Sie uns, meine verehrten Herren, gemeinsam wirken in diesen Bestrebungen zum Wohle von Mutter und Kind, des Familienstandes und unseres ganzen Vaterlandes!

Beurteilen Sie mit Nachsicht alle diese Ausführungen, falls sie zu lang waren, nach dem Sprichwort: „Wess das Herz voll ist, dess geht der Mund über!" und lassen Sie uns nun mit vollen Segeln in unsere Verhandlungen eintreten.

Damit eröffne ich den Kongreß und heiße Sie noch einmal willkommen!

Aus der Geschäftssitzung: [...]

Nun noch ein ganz kurzes Wort zur Geschäfts- und Redeordnung. Es ist auf dem letzten Kongreß in Kiel der Vorschlag gemacht worden, daß die Vorträge zehn Minuten und die Diskussionen fünf Minuten dauern sollen. Ich möchte empfehlen, bei der großen Zahl der Vorträge es bei dem damaligen Usus für dieses Mal wieder zu belassen.

Drittens wird zu empfehlen sein, daß die Vorträge frei gehalten werden.

Es sollen alle zwei Jahre 1000 Mark als Preis für eine wissenschaftliche Arbeit ausgesetzt werden, welcher nur unter Mitglieder der Gesellschaft zur Verteilung gelangen soll. Die Erteilung des Preises erfolgt jeweilig während der Kongreßtagung. [...]

aus: „Verhandlungen der Deutschen Gesellschaft für Gynäkologie", Leopold und Pfannenstiel, Dresden 1907 S. 7–30.

Hermann Johannes Karl Fehling (1847–1925)

13. Präsident der Deutschen Gesellschaft für Gynäkologie

Tagungsort: Straßburg im Elsaß,
2.–5. Juni 1909

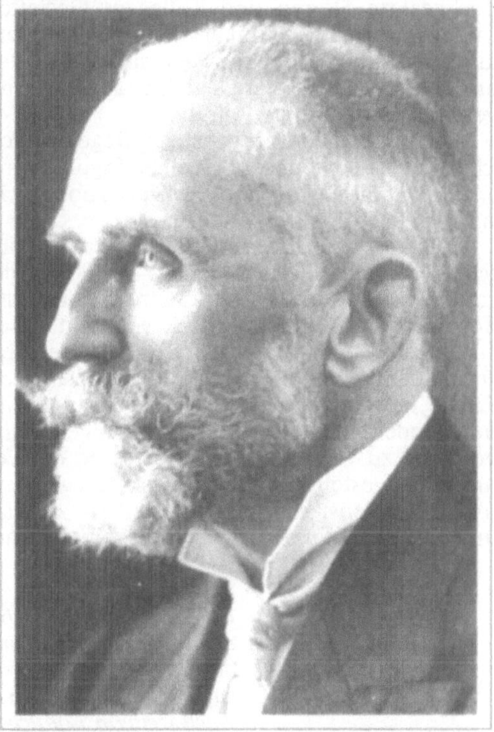

Persönliche Daten
geboren am 14. Juli 1847
in Stuttgart
gestorben am 2. November 1925
in Baden-Baden

Einleitung:

*Prof. Hermann **Fehling**[28] hatte gerade erst die Frauenklinik der neugegründeten Reichsuniversität Straßburg übernommen (1909), nachdem er zuvor in Basel und Halle gelehrt hatte. Straßburg war ein besonderer Ort, denn dort war 1885 die kleine Gruppe von Universitätslehrern der Gynäkologie (v. Winckel, Credé, W. A. Freund, P. Müller) zusammengetreten und hatte beschlossen, eine wissenschaftliche Gesellschaft zu gründen. In seiner Eröffnungsansprache versuchte Fehling, die Geschichte der Geburtshilfe und Gynäkologie der Stadt und Region Straßburg nachzuzeichnen. Dort war die einzige Stelle, an der sich französische und deutsche Geburtshilfe direkt berühren konnten. Die Gründung der geburtshilflichen Klinik reichte in das Jahr 1728 zurück. Nach Göttingen war Straßburg die zweite Stätte, an der geburtshilflicher Unterricht, zunächst noch durch den „Hebammenmeister" Johann Jakob Fried, in deutsch erteilt wurde. Als Schüler des berühmten Pariser Geburtshelfers Levret[29] fühlte sich dieser der Kunst des praktischen Eingreifens verpflichtet, reichten nämlich Zangen nicht aus, schritt man zügig zur Perforation des kindlichen Kopfes. Der bekannte Name des 18. Jahrhunderts war der von Josef Stoltz, Professeur agrégé de la faculté, auf den die ersten Versuche der künstlichen Frühgeburt zurückgingen[30], womit man das Leben des Ungeborenen auch in vorhersehbar mißlichen geburtshilflichen Lagen zu erhalten suchte. Stoltz optierte für Frankreich und übersiedelte nach der Einverleibung von Straßburg in das Deutsche Reich mit der alten Straßburger Universität nach Nancy. In den Jahren 1850–1870 wirkte in Straßburg ein Abdominalchirurg, der einen großen Einfluß auch auf das gerade erst entstehende gynäkologische Operieren ausübte, Eugène Koeberlé[31].*
Die Mitgliederversammlung in Straßburg beschloß auf Antrag des Präsidenten, den Vorstand künftig um zwei Kollegen zu erweitern, welche selbst nicht an einer Universität tätig waren: „Der Vorstand hält es für wünschenswert, wenn auch Herren, die Universitätskreisen nicht (mehr) angehören, an seiner Arbeit teilnehmen." Auch diese Tradition hat sich durchgesetzt.

H. Fehling:

[...]
Hochgeehrte Herren und Kollegen! Gestatten Sie nunmehr nach den gehörten Begrüßungsworten auch mir als dem Vorsitzenden dieser Versammlung einige Worte an Sie zu richten; ich begrüße die Versammlung deutscher Geburtshelfer und Gynäkologen, die zum 1. Male in Straßburg tagt, hier als auf alt historischem Boden, der für uns zahlreiche wertvolle Erinnerungen birgt.

Abweichend von der sonstigen Regel will ich daher meinen Blick nicht in die Zukunft schweifen lassen; unsere heutige Tagung wird ohnehin noch besser als meine Worte zeigen, was die Zukunft unseres Fachs noch zu leisten hat, sondern ich bitte Sie Ihre Blicke mit mir rückwärts zu wenden.

Bald nachdem Johann Gutenberg aus Mainz die Buchdruckerkunst der wissenschaftlichen Welt geschenkt, indem er zuerst in Straßburg Druckversuche mit beweglichen Lettern anstellte, erschien im Jahre 1513 als erstes geburtshilfliches Werk in Straßburg am Holzmarkt bei Balthasar Beck gedruckt, „Der Schwangern Frauen Rosengarten von Eucharius Roeßlin“[1], welcher seiner Vorrede nach in Worms praktizierte. Dies Werk war für die damalige Zeit bedeutungsvoll, stellte es doch die erste gedruckte Anleitung dar, welche die Hebammen als Richtschnur für ihr Handeln in die Hand bekamen. Die einleitenden Verse des Verfassers zeigen, daß auch damals das Gros der Hebammen wohl viel zu wünschen übrig ließ, und der Verfasser hat sich durch die in 12 Kapiteln zusammengestellten Verhaltungsmaßregeln sicher um die Frauenwelt jener Zeit ein großes Verdienst erworben, so daß wir den am Schlusse seiner poetischen Einleitung ausgedrückten Wunsch hiermit zu seinem Andenken gern erfüllen, wenn er sagt:

Find ir nutz und gute lere
Begehr ich nun auch hier nit mere,
denn das mein werd in ere gedacht,
daß ich den garten hab gemacht,
zu Trost und Freud weiblichem Geßchlecht.
Nach weiterm Lon ich doch nicht fecht
Und ob denn solches wird geton
So hoff ich doch von Gott den Lon.

Eine wie mir scheint erweiterte Ausgabe dieses Rosengartens erschien im Jahre 1545 von einem Sohn dieser Stadt, dem praktischen Arzte Walter Ryff, allerdings in Frankfurt a. Main gedruckt.

Mehrere Jahrhunderte hindurch ist dann nichts zu vermelden. Nach der Besitzergreifung Straßburgs durch Ludwig XIV. im Jahre 1681 nahm, wie es scheint durch die große Zahl der Söldner, die Zahl der Findlingskinder in der Stadt enorm zu, so daß eine für damalige Zeit recht große Findlingsanstalt gegründet wurde, ein Gebäude, das Sie heute noch als sog. Akademie in der Krutenau erblicken. Zugleich wurde ein Edikt Heinrichs II. vierteljährlich von der Kanzel verlesen, dahingehend, daß jede uneheliche Mutter, welche, ohne ihre Schwangerschaft beim Fiskal angezeigt zu haben, ein unehelich Kind gebar, dem Verdacht des Kindesmordes ev. dem Beil des Henkers verfiel.

Sie sehen daraus, der Schutz der unehelichen Kinder ist nicht so neuen Datums!

Die wichtigste historische Tat aber, die sich für die Geburtshelfer mit Straßburg verknüpft, ist die Gründung der ersten geburtshilflichen Klinik im Jahre 1728. Bis dahin wurden die Hebammen nur praktisch von ihresgleichen ausgebildet: die 6 in der Stadt Straßburg wohnenden geschworenen Hebammen durften je eine Schülerin jährlich annehmen und ausbilden. Jetzt beschloß der Rat der Stadt, die sog. XVer, in dem schon 637 gegründeten Bürgerspital 2 Kindbetterstuben zu errichten, zunächst zum Unterricht der Hebammen, aber mit der Erlaubnis „den angehenden Medicis und Chirurgis daselbst Collegia publica et privata über Hebammenkunst zu halten.“ Im Jahre 1727 wurde Johann Jakob Fried, ein Sohn dieser Stadt, zum obersten Hebammenmeister ernannt und 1728 vereidigt. Straßburg hat damit nach Osiander den Ruhm, „die erste Stadt teutscher Zunge gewesen zu sein, in welcher geburtshilflicher Unterricht in teutscher Sprache erteilt wurde“. Bis dahin war ein solcher Unterricht nur im Hotel Dieu in Paris erteilt worden.

[1] „Der Swangern Frawen und Hebammen Rosegarten“ von Eucharius Roeßlin, gedruckt in Straßburg, 1513, gewidmet Katharina von Braunschweig und Lüneburg. Titelfaksimile siehe am Ende dieses Beitrages.

Fried scheint sich als Lehrer bald einen großen Namen gemacht zu haben, es strömten die Schüler von überall her; als Honorar für den Unterricht waren 6 Louisdor, nach heutigem Geld etwa 114 M. zu bezahlen, also ein recht hoher Preis; daß auch sonst noch Nebenkosten z. B. Trinkgelder an Hebammen unterliefen, erhellt daraus, daß der Gießener Magister (Lobstein) schreibt, ein Accouchement koste ihn 100 Rthlr., „aber er profitiere auch etwas dabei". Frieds Schüler Joh. G. Roederer gründete im Jahre 1753 die erste geburtsh. Klinik auf einer deutschen Universität in Göttingen. J. J. Fried war ein Praktiker im vollen Sinne des Wortes, er huldigte als Schüler Levrets sehr dem praktischen Eingreifen: reichte die Zange nicht aus, dann Perforation des lebenden Kindes: Fuß-, Steiß-, Gesichtslagen wurden manuell oder instrumentell behandelt, die Nachgeburt wurde sofort nach dem Kind manuell herausbefördert. Er bereicherte die Geburtshilfe mit mehreren Instrumenten: einem Perforatorium, einer Säge, einem Löffel zum Exzerebrieren, einem krummen Messer, einem Kopfzieher (Tire tête), einem Instrument, das aus einem Bohrer und 2 mit spitzen Zähnen versehenen Löffeln bestehend als Vorläufer des Basiotribe Tarnier oder des Kephalothrypter gelten kann.

Seine Schüler übte Fried fleißig am Phantom. Zum Schreiben fand er wenig Zeit, dafür machte sein Sohn G. A. Fried die Mitwelt mit seinen Lehren bekannt: Anfangsgründe der Geburtshilfe, Straßburg, Bauer 1769.

Für die Bedeutung J. J. Frieds spricht die Zahl der berühmten Geburtshelfer, welche aus seiner Schule hervorgingen; ich nenne nur die Namen: Joh. G. Roederer, Saxtorph, Osiander, Sigwart, Scheid, Camper u. a.

J. J. Fried, der 1769 starb, und seine Nachfolger hatten noch keine akademische Stellung; erst die spateren Nachfolger erhielten den Titel eines Professeur agrégé de la faculté. Eine eigentliche geburtshilfliche Klinik wurde erst nach der französischen Revolution errichtet; der erste Inhaber derselben war Flamant, der zweite Stoltz, welcher später die Direktion der Klinik und Hebammenschule vereinte, was so blieb bis zum Jahre 1872.

Unter Frieds Nachfolgern hat auch der berühmteste Student der Alt-Straßburger Hochschule Goethe als Hospitant hier in unserm Fache gehört. Er sagt selbst im 4. Buch von Wahrheit und Dichtung, daß er das Klinikum des älteren Doktor Ehrmann sowie die Lektiones der Entbindungskunst seines Sohnes besucht habe, in der doppelten Absicht, alle Zustände kennen zu lernen und „sich von aller Apprehension gegen widerwärtige Dinge zu befreien". Die neuere Kritik (Wieger, Geschichte der Medizin in Straßburg) glaubt allerdings, daß sich Goethe später im Namen getäuscht und bei Josias Weigen, dem Nachfolger Frieds, gehört habe: sicher ist, daß er Chemie bei Spielman, Anatomie bei Lobstein, „dem dicken Chirurgen", gehört hat. Die medizinische Fakultät „glänzte damals überhaupt vor den übrigen, sowohl in Absicht auf die Berühmtheit der Lehrer als die Frequenz der Lernenden", und „so zog mich (sagt Goethe) der Strom dahin, um so leichter, als ich von allen diesen Dingen gerade so viel Kenntnis hatte, daß mein Wissendurst bald vermehrt und angefeuert werden konnte".

Im 18. Jahrhundert leuchtete der Name J. J. Frieds als Stern in Straßburg, im 19. der von Josef Stoltz. Dieser folgte nicht ohne Kämpfe im Jahre 1834 auf Flamant. Wertvolle Briefe, die sich in seinem Nachlaß fanden und die ich mir gestatte, als Festgabe Ihnen anzubieten, zeigen den engen Zusammenhang, der damals den Straßburger Professor mit deutschen Kollegen, speziell mit dem berühmten Heidelberger Naegele Vater verband. In ihren Briefen spielt sich ein Vierteljahrhundert wissenschaftlicher Geburtshilfe ab und zeigt, wie ruhig und friedlich damals die Zeiten für einen Professor der Geburtshilfe verliefen; ein Kaiserschnitt konnte seine Wellen auf Monate lang erregen. Diese Briefe beweisen zugleich den engen Zusammenhang, den damals Stoltz nicht bloß mit den französischen Kollegen, sondern auch vor allem mit den Vertretern der deutschen Wissenschaft unterhielt. Bekannt ist sein Verdienst, der künstlichen Frühgeburt, welche in England und Deutschland festen Boden gewonnen hatte, trotz des damals allmächtigen Baudelocques, im Elsaß und in Frankreich wissenschaftlichen Boden geschaffen zu haben; erinnern möchte ich ferner daran, daß er die Idee der Durchtrennung der Beckens, wie sie dann zuerst wieder von Gigli angegeben wurde, theoretisch erdachte, an der Leiche erprobte und in der These seines Schülers Lacoud, erschienen Paris 1844, niederlegte. Man kann auch an Stoltz und seinen Briefen die im 19. Jahrhundert von Jahrzehnt zu Jahrzehnt zunehmende Verwelschung, studieren.

Stoltz, der 1872 mit der Universität nach Nancy übersiedelte, zog sich 1896 nach seiner Heimat Andlau i. Els. zurück, der er seine Bibliothek und seine Korrespondenzen vermacht. Er starb daselbst hochbetagt 1896.

Meine Herren! Neben der Geburtshilfe hat aber auch die Gynäkologie hier einen historischen Boden zu verzeichnen. Zu gleicher Zeit mit Kimball unternahm der heute noch rüstig hier unter uns lebende Eugène Koeberlé in den 50er und 60er Jahren des letzten Jahrhunderts auf Grund einer genauen Diagnose und nach vorbedachter Methode die Myomotomie, und seine Resultate waren keine schlechten. 1864 erschien seine Arbeit: Documents pour servir à l'histoire de l'exstirpation des tumeurs fibreuses de la matrice par la méthode suspubienne; darin berichtet er über 50 Fälle von Gastrotomie bei Uterustumoren; über 35 Operationen mit 12 Heilungen wurden zu Ende geführt. In unser aller Erinnerung steht, daß Freund Vater, der kurz vor seiner Übersiedelung nach Straßburg die erste abdominelle Totalexstirpation bei Uteruskarzinom in Breslau ausgeführt hatte, auf hiesigem Boden sein Verfahren weiter entwickelte, das seinen Namen in der Geschichte unseres Faches unsterblich machen wird.

Endlich traten im Jahre 1885 bei Gelegenheit der deutschen Naturforscherversammlung hier die bedeutendsten Männer unseres Faches v. Winckel, Credé, W. A. Freund, P. Müller u. a. zusammen und besprachen die Gründung einer Gesellschaft für Gynäkologie, die auch das Jahr darauf zum ersten Mal in München tagte, von deren bescheidenen Anfängen wir uns heute bis zu über 500 Mitgliedern entwickelt haben.

So stehen wir denn an unserer heutigen Arbeitsstätte auf historischem Boden und ich spreche den Wunsch aus, daß die Verhandlungen dieser Tage im Geiste der genannten Männer vor sich gehen mögen. Groß und ernst sind die Aufgaben unseres Faches, die vor uns liegen; möge unsere heutige Tagung uns einen Schritt weiter in der Lösung derselben bringen. [...]

Aus der Geschäftssitzung: [...]

Der Vorstand der deutschen Gesellschaft für Gynäkologie soll auf 7 Mitglieder erhöht werden und 2 Mitglieder enthalten, die Universitätskreisen nicht angehören.

Der Vorstand hält es für wünschenswert, wenn auch Herren, die Universitätskreisen nicht angehören, an seiner Arbeit teilnehmen, und wir würden es für wünschenswert halten, daß die Zahl der Vorstandsmitglieder auf 9 erhöht werde. [...]

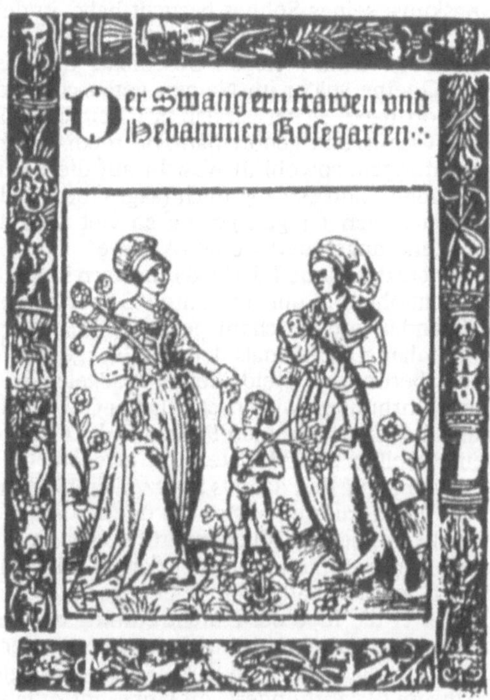

aus: „Verhandlungen der Deutschen Gesellschaft für Gynäkologie", Fehling und Pfannenstiel, Straßburg 1909 S. 14–20.

Albert Siegmund Gustav Döderlein (1860 - 1941)

14. Präsident der Deutschen Gesellschaft für Gynäkologie

Tagungsort: München,
7. - 10. Juni 1911

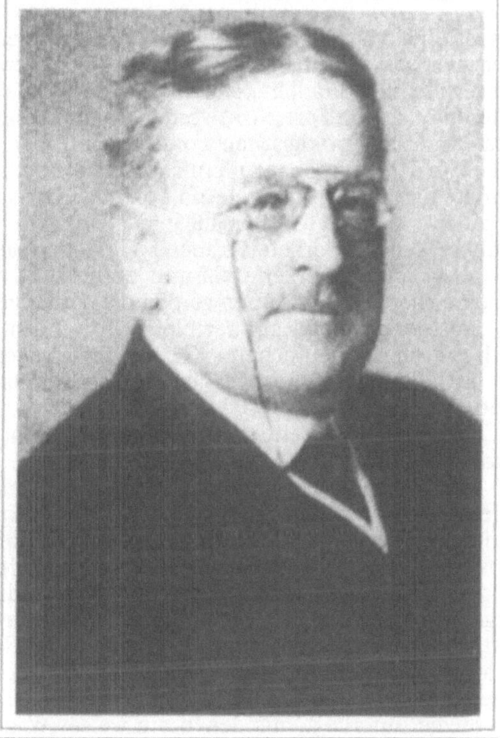

Persönliche Daten
geboren am 5. Mai 1860
in Augsburg
gestorben am 10. Dezember 1941
in Erlangen

Einleitung:

Prof. Albert ***Döderlein***[32] *war Assistent bei Paul Zweifel in Erlangen geworden und hatte seinen Chef 1887 nach Leipzig begleitet. Seine damaligen Arbeiten gipfelten in der Entdeckung des „Scheidenbazillus". Damit war bewiesen, daß in der Scheide nicht nur pathogene Keime vorkamen, sondern insbesondere nicht-krankheitserregende Bakterien, deren Bedeutung für die Milchsäurebildung in der Scheide bald darauf sichergestellt werden konnte. Vorübergehend in einer privaten Praxis in Leipzig, erhielt Döderlein 1897 einen Ruf nach Groningen*[33] *und wenig später als Nachfolger Saexingers nach Tübingen. Die Leitung der dortigen Klinik hatte Döderlein am 1. 9. 1897 angetreten. In seine Tübinger Zeit fällt u. a. die Entwicklung der Methode des vaginalen und des extraperitonealen Kaiserschnittes*[34] *und sein „Leitfaden für den geburtshilflichen Operationskurs", welcher bis 1941 17 Auflagen erlebt hat und Zeugnis gibt von seinem überragenden Lehrtalent*[35]*. Im Jahre 1907 erhielt A. Döderlein einen Ruf auf den Lehrstuhl für Gynäkologie und Geburtshilfe in München als Nachfolger von Winckel. Die Münchener Frauenklinik befand sich damals noch in dem Altbau in der Sonnenstraße (nachmaliges Postscheckamt). Einen Ruf an die Berliner Universitäts-Frauenklinik der Charité lehnte er 1909 ab. So konnte er die Deutsche Gesellschaft für Gynäkologie 1911 nach München einladen. Eine Eröffnungsansprache Döderleins für diesen zweiten Kongreß in München ist nicht erhalten, wohl aber die von ihm zu dieser Zeit im Mittelpunkt stehende Arbeit über Entstehung und Verhütung des Puerperalfiebers*[36]*. Als neuer Akzent hatte Döderlein getreu im Sinne von Semmelweis auf die Verhütung einer Keimverschleppung durch die untersuchende Hand des Arztes hingewiesen und den Gummihandschuh in die gynäkologische Praxis eingeführt. In der an Stelle einer Eröffnungsrede abgedruckten Arbeit über das Puerperalfieber wird die Verwendung „steriler Touchierhandschuhe" beschrieben. Für den 14. Kongreß in München stand nur ein Hauptthema zur Verhandlung, nämlich „Die Beziehung der Tuberculose zu den weiblichen Urogenitalorganen." Außerdem wurde über die Aus- und Fortbildung der Hebammen referiert.*

A. Döderlein:[1]

Ueber Entstehung und Verhütung des Puerperalfiebers

Es ist eine wissenschaftlich feststehende Tatsache, dass die Entstehung des Puerperalfiebers in einer früher nie erhofften Weise verhütet werden kann und damit eine der schrecklichsten Krankheiten aus dem Bereiche der Fortpflanzungstätigkeit zu bannen ist. Diesen enormen Fortschritt verdankt die medizinische Wissenschaft den klinischen und späterhin bakteriologischen Forschungen über das Wesen des Puerperalfiebers, das als eine von den puerperalen Genitalien ausgehende Wundinfektion erkannt ist. Die Angriffspunkte für die Verhütung des Puerperalfiebers sind damit in das Bereich der Geschlechtsorgane verlegt und es fallen alle jene phantastischen Vorbeugungsmassregeln weg, die uns frühere Zeiten überliefert haben. Wir stehen auch hier nunmehr auf dem Boden naturwissenschaftlicher Erkenntnis, und je klarer und enger sich die Fragestellung begrenzt, um so einfacher und wirksamer werden die darauf gebauten praktischen Vorschläge ausfallen.

Aus der grossen Zahl der hiebei in Betracht kommenden Infektionsfaktoren stehen sich mit immer deutlicherer Klarheit zwei gegenüber, nämlich:

1. die innerhalb der weiblichen Geschlechtsorgane selbst gelegene Infektionsgefahr und

2. die der Kreissenden von aussen während des Geburtsaktes und im Wochenbett drohende Einimpfung pathogener Spaltpilze.

Die innerhalb der Genitalien selbst gelegene Infektionsmöglichkeit muss heute vor allem auf Grund der Untersuchungen des Bakteriengehaltes der weiblichen Genitalien betrachtet werden, und wir wissen der bakteriologischen Wissenschaft Dank dafür, dass sie uns die Mittel und Wege an die Hand gegeben hat, die Flora und auch die Biologie der in den Genitalien hausenden Bakterienarten studieren zu können. Als feststehendes Endergebnis dieser von so vielen Forschern ausgeführten Untersuchungen darf wohl das betrachtet werden, dass in den Genitalien nicht ein wahlloses Durcheinander der verschiedenartigsten und auch pathogenen Bakterien herrscht, sondern dass vielmehr hier, wie auch an andern Stellen des Körpers das Wachstum der Spaltpilze bestimmten Gesetzen unterliegt, aus denen ein weises Walten der Natur hervorgeht.

Die Bakterienzustände der Scheide, dieses so wichtigen Vorortes für die inneren Genitalien, gewähren wenigstens in der Schwangerschaft einen weitgehenden Schutz vor pathogenen Infektionen während einer normalen Geburt und auch während der ersten, gefährdetsten Zeit im Wochenbett. Für gewöhnlich vegetiert hier mit Vorliebe nur eine bestimmte Bakterienart, die von mir zuerst beschriebenen Scheidenbazillen denen die wichtige Rolle zufällt, durch ihre eigene Lebenstätigkeit, nämlich die Produktion von Milchsäure, anderen, insbesondere den so gefürchteten pathogenen Spaltpilzen die Entwicklung zu erschweren oder sogar unmöglich zu machen. Dieses der Natur abgelauschte Gesetz muss die Richtschnur für unser praktisches Handeln geben, insoferne wir nicht, dem Zuge der Zeit folgend, durch geschäftige, prophylaktische Massnahmen, wie desinfizierende Ausspülungen, die Lebenszustände dieser nützlichen Bakterien stören und dadurch ungünstig auf die natürlichen Schutzkräfte des Körpers einwirken. Finden wir in der Schwangerschaft durch Erkrankungen der Genitalien die normalen Bakterienzustände der Genitalien verändert, so wird unsere Sorge darauf zu richten sein, die Aufzucht dieser normalen Bewohner der Scheide wieder zu begünstigen.

Viel wichtiger aber als die etwa in der Schwangerschaft vorzunehmenden prophylaktischen Massnahmen sind die bei der Geburt versuchten Desinfektionsmassregeln der inneren Genitalien zu beurteilen. Hier findet sich zurzeit ein unlösbarer Widerspruch zwischen den verschiedenen Anschauungen. Während man auf der einen Seite immer noch an dem Bestreben festhält, durch möglichst ausgiebige, aktive Behandlung der Genitalien etwa in ihnen gelegene Infektionsgefahren zu bekämpfen, dadurch, dass man bei jeder Geburt besondere Desinfektionsmassregeln durch Ausspülungen und Abreibungen mit desinfizierenden Substanzen in die Geburtshygiene einführt, stehen andere auf dem Standpunkte, keinerlei derartige unnatürliche Massregeln in diesen physiologischen Lebensakt, den die Natur selbst mit den nötigen Schutzvorrichtungen umgeben hat, einzuschalten. Zu Gunsten dieser letzteren Anschauung, der auch ich huldige, sprechen gerade die Ergebnisse der bakteriologischen Untersuchung der weib-

[1] Nach einem in der gynäkologischen Sektion der 78. Jahresversammlung der „British medical Association" am 27. Juli 1910 in London gehaltenen Vortrag.

lichen Genitalsekrete, die eben die Wechselbeziehungen der Bakterien untereinander als die einfachste und beste Bekämpfung dieser autochthonen Infektionsgefahr kennen gelehrt haben.

Aber auch die klinisch-praktische Erfahrung spricht für diese naturgemässe Behandlungsweise der normalen Geburt. Wie so oft kann man auch hier die Erfahrung machen, dass die medizinische, insbesondere statistische Forschung mit einer gewissen Vorsicht - ja man kann sogar sagen - Kunst gehandhabt werden muss, wenn man nicht Trugschlüssen sich aussetzen will. Der Vergleich verschiedener Anstalten mit grundsätzlich verschiedenen Behandlungsverfahren führt uns hier leicht irre. Ungleiche Resultate berechtigen noch keineswegs zu der Schlussfolgerung, dass die Ursache für solche Unterschiede allein in besonderen Behandlungsprinzipien liegt. Die Bedingungen in den einzelnen Anstalten sind zu verschieden, als dass es erlaubt wäre, auf eine einzelne Massnahme solch allgemeine Schlüsse zu bauen. Ob prophylaktische Massnahmen in den Genitalien der Gebärenden vorteilhaft sind oder im Gegenteil etwa gar schädlich sein können, können nur vergleichende Resultate an einer und derselben Anstalt entscheiden, die womöglich in gleichen Zeitperioden gewonnen wurden.

Nach dem Vorgange von Krönig habe ich zu verschiedenen Zeiten in meinen Kliniken in Tübingen und München derartige Untersuchungen angestellt. Abwechslungsweise wurde die eine Kreissende innerlich desinfiziert, die andere nicht. So waren stets zu gleicher Zeit Wöchnerinnen beider Gattungen nebeneinander in der Anstalt, die unter sonst ganz gleichen Verhältnissen und zu gleichen Zeiten niedergekommen waren. Den von Baisch aus der Tübinger Klinik veröffentlichten Resultaten[1] lagen 500 Geburten zugrunde, bei denen die Kreissenden mit 1 Liter 1:1000 Sublimatlösung ausgespült worden waren. Während der Ausspülungen wurden die Scheidenwände mit 2 Fingern einer behandschuhten Hand vorsichtig und schonend, aber doch so gründlich wie möglich ausgerieben. Da die inneren Untersuchungen dieser Kreissenden ausschliesslich unter dem Handschuhschutz geschahen und auch die äusseren Genitalien vorher desinfiziert worden waren, so ist bei diesen eine Einschleppung von Keimen von aussen ausgeschlossen gewesen. Zum Vergleich mit diesen dienten 500 Wöchnerinnen aus dieser Zeit, bei denen bei sonst gleicher Behandlung keinerlei Desinfektion der inneren Genitalien während der Geburt vorgenommen war. Von diesen 500 desinfizierten Kreissenden fieberten im Wochenbett 12,8 Proz., während von den 500 nichtdesinfizierten nur 8 Proz. fieberten. Nach Abzug der nicht von den Genitalien ausgehenden Fiebererkrankungen verbleiben bei den nichtgespülten 5,2 Proz. Erkrankter, bei den gespülten dagegen 10 Proz. Zu ähnlichen Resultaten führten die neuerdings in der Münchener Klinik in ähnlicher Weise unternommenen Untersuchungen, die von Eisenreich[2] veröffentlicht wurden. Wir versuchten hier die Ausspülung mit ½-1proz. Milchsäurelösung. Das Ergebnis geht dahin, dass von 460 damit gespülten Wöchnerinnen im ganzen 6,29 Proz. fieberten, während von 477 nichtgespülten Wöchnerinnen nur 3,5 Proz. fieberten.

In beiden Versuchsserien schneiden somit die Desinfizierten noch einmal so schlecht ab wie die Nichtdesinfizierten und es drängt dieses Ergebnis zu der praktischen Schlussfolgerung, dass die Desinfektion der inneren Genitalien der Kreissenden, mit welchem Mittel man sie auch immer ausführen mag, nicht nur keinen Nutzen, sondern eher Schaden stiftet. Würden nicht die theoretisch-bakteriologischen Untersuchungen über die Flora der weiblichen Genitalien vorliegen, so stünde man nach diesem Ergebnis vor einem unlösbaren Rätsel, das all unseren Grundanschauungen über die so hochgepriesene Antisepsis ins Gesicht schlägt. Legen wir aber der Deutung dieser praktischen Ergebnisse jene bakteriologischen Untersuchungen zugrunde, so wird man nicht umhin können, hier eine Uebereinstimmung zwischen theoretischer Forschung und klinischer Erfahrung anerkennen zu müssen. Nicht nur, dass durch jedwede Desinfektion die Bakterienzustände, die wir nicht als schädlich, sondern als vorteilhaft ansehen müssen, gestört werden, sondern es ist vielleicht auch zu bedenken, dass durch die teilweise, sehr energische und wiederholt auszuführende Desinfektion mit wässerigen Lösungen die Sekrete der Genitalien entfernt werden, wodurch die Scheide trocken wird, dass die Epithelien der Scheide unnatürlich quellen und dass dadurch vielleicht auch das Trauma des Geburtsaktes sich vergrössert. Die Scheide wird in einen Zustand versetzt, der ihre Verletzlichkeit erhöht und somit eine weitere Begünstigung zur späteren Bakterienentwicklung und -invasion gibt.

[1] Archiv f. Gyn., 79. Bd., S. 325.
[2] Zentralblatt f. Gyn. 1910, No. 14.

Wie man auch nun immer diese Resultate deuten mag, soviel steht fest, dass wir durch einen derartigen Eingriff in die Naturzustände die physiologische Geburt gefährden.

Von dem gleichen naturwissenschaftlichen und naturgemässen Standpunkt aus möchte ich nun auch den zweiten Infektionsfaktor bei der Entstehung des Puerperalfiebers behandeln, d. i. die den Kreissenden von aussen drohende Gefahr, dadurch, dass auf irgend eine Weise pathogene Spaltpilze in die Genitalien übertragen werden. Die Gelegenheit dazu kann auf verschiedene Weise gegeben sein; einmal dadurch, dass die in die Genitalien während der Geburt eingeführten Spülrohre oder Instrumente mit Spaltpilzen beladen waren, die etwa vom früheren Gebrauch ihnen anhafteten. Sind solche Instrumente, insbesondere etwa von den Hebammen, kurze Zeit vorher bei Wöchnerinnen, besonders gar kranken, verwendet worden, dann ist die darin gelegene Gefahr eine offenkundige. Doch lässt sie sich so leicht vermeiden, da es nur des Hinweises auf sie bedarf. Man verwende entweder bei jeder Kreissenden neue Spülrohre, Katheter usf. oder man trage durch jedesmaliges Auskochen vor dem Gebrauch Sorge dafür, dass die Instrumente in vollkommen aseptischen Zustand verwendet werden.

Viel schwieriger ist die Vermeidung der in der untersuchenden Hand gelegenen Gefahr. Dass diese Hand es ist, die als hauptsächlichster Infektionsfaktor gefürchtet werden muss, war die grundlegende, erschütternde Entdeckung von Semmelweis, erschütternd deshalb, weil damit zugleich festgestellt war, dass diejenigen eine Schuld trifft, die den Anlass zur Uebertragung dieses Giftes und damit zum Ausbruch der Erkrankung gegeben haben. Es ist in der Geschichte der Geburtshilfe in traurigster Weise durch unglückliche Menschenschicksale festgelegt, wie schwer ein derartiges Schuldbekenntnis lastet und gerade das Leben Semmelweis' mit seinem so tragischen Abschluss lehrt eindringlich, wie hinderlich dies der Verbreitung der von ihm gefundenen Wahrheit wurde. Die noch in den 90er Jahren von Credé vertretene Anschauung, dass Fieber im Wochenbett nicht jedesmal durch eine von den Genitalien ausgehende Infektion veranlasst sein muss, sondern dass es auch gesunde Wöchnerinnen mit Fieber gibt, bei denen das Einschiessen der Milch, seelische Aufregungen, Stuhlverstopfung und andere ähnliche, gleichgültige Veranlassungen die Erhöhung der Körperwärme bedingen, fand gerade deshalb, ganz im Gegensatz zu der Semmelweis'schen Lehre so lebhaften Widerhall bei den Aerzten, weil sie ihnen eine Hintertür öffnete, die sie aus einem unliebsamen Gewissenszwang entführte. Es steht heute vollkommen fest, dass Semmelweis Recht hatte, dass die untersuchende Hand die Hauptinfektionsquelle für die Kreissende ist und dass gerade die schweren, tödlichen Puerperalfiebererkrankungen fast nur auf diese Weise entstehen. Damit ist der geburtshilflichen Kunst ein hässlicher Stempel aufgedrückt und mit Schaudern nur mag man daran denken, wie oft in früheren Zeiten die hilfreiche Hand der Geburtshelfer ahnungslos den Todeskeim da eingeschleppt hat, wo sie segensreich wirken wollte. Wieviele Menschenleben wären nicht auf diese Weise ums Leben gekommen, wenn die medizinische Kunst es früher verstanden hätte, das Uebel zu erkennen. Umsomehr ist es die Pflicht der gegenwärtigen Generation, diese Erkenntnis in allen ihren Schlussfolgerungen sich zu eigen zu machen und weiteres Uebel in Erkennung der Wahrheit zu verhüten.

Dazu sind uns zwei Wege an die Hand gegeben, entweder die innere Berührung der Kreissenden überhaupt gänzlich zu unterlassen oder die untersuchende Hand so vorzubereiten, dass sie keine Gifte in die Genitalien übertragen kann. Welchen Vorteil die nicht untersuchten Kreissenden vor den Untersuchten voraushaben, das ist durch zahlreiche klinische Beobachtungen längst festgelegt. In den Unterrichtsanstalten pflegen in jenen Zeiten, wo keine Studierenden sie frequentieren, die Wochenbettsverhältnisse stets günstiger zu sein, als während der Unterrichtszeiten. Parallelserien von Wöchnerinnen, die in ähnlicher Weise gewonnen wurden, wie dies oben von den desinfizierten und nicht desinfizierten gesagt wurde, ergeben stets das gleiche Resultat, dass die nicht Untersuchten viel weniger häufig erkranken als die Untersuchten. Aus dem gleichen Grunde, nämlich um Kreissende mit Sicherheit vor der Berührung mit infizierenden Gegenständen zu bewahren, schritt man früher zu dem Radikalmittel, die Entbindungsanstalten zeitweise gänzlich zu schliessen, da es nicht möglich war, auf andere Weise die schrecklichen Epidemien von Puerperalfieber zu verhüten. Erst wenn nach einiger Zeit dann der Giftstoff aus solchen Anstalten gänzlich verschwunden war, konnten sie Kreissenden wieder zugänglich gemacht werden. Seitdem man erkannt hat, dass es in der Hauptsache nur die untersuchende Hand ist, die die Giftstoffe vermittelt, kann man an Stelle solcher, den Unterricht und den ganzen Betrieb der Kliniken lahmlegenden Massnahmen zu dem einfacheren Verfahren seine Zuflucht nehmen, zeitweise die innere Untersuchung gänzlich auszuschalten.

Man hat nun versucht, die äussere Untersuchung der Kreissenden so zu entwickeln, dass man durch sie allein genügend diagnostische Kenntnisse erlangt und infolgedessen auf die innere Untersuchung Verzicht leisten kann. Ich wage es nicht, mich einer derartigen weitgehenden Einschränkung der inneren Untersuchung anzuschliessen, die schliesslich für die Hebammen vielleicht sogar zu einem gänzlichen Tuschierverbot führt. Wohl bin ich fest überzeugt, dass dadurch die Infektionsgefahr auf ein Minimum reduziert würde, aber wahrscheinlich würden wir alsbald die Erfahrung machen müssen, dass diagnostische Irrtümer in solcher Zahl aufkommen, dass die Wiedereinführung der inneren Untersuchung als das kleinere von zwei Uebeln angenommen würde.

Umsomehr müssen wir es begrüssen, dass uns weitere Hilfsmittel zur Verfügung stehen, die für die Diagnostik so unentbehrliche innere Untersuchung auszuführen und ihr doch die ihr innewohnende Infektionsgefahr zu nehmen. Semmelweis schon hat zu diesem Behufe empfohlen und eingeführt, die Hand durch sorgfältige Waschung und Desinfektion mit 3proz. Chlorwasser zu entgiften. Seit der Entwicklung der Antisepsis und in ihrem Verfolge ist nun die Frage, in welcher Weise die Hand am besten für operative Eingriffe und geburtshilfliche Untersuchung vorbereitet werden kann, bis zum heutigen Tage nicht zur Ruhe gekommen und gelöst worden. Das Ergebnis dieser zahllosen, mit unendlichem Fleisse und ebensoviel Mühe als Kosten durchgeführten Händedesinfektionsarbeiten geht im allgemeinen dahin, dass eine zuverlässige und dauernde Befreiung der kompliziert gebauten Händehaut von allen hier entstehenden Spaltpilzen nicht möglich ist. Dabei tauchten bei diesem schwierigen Problem immer neue Fragen auf, die interessante Streiflichter warfen. So lernte man kennen, dass die verschiedenen Stellen der Hand in der Richtung sich sehr verschieden verhalten, dass insbesondere die Nagelpartie ein gefährlicher und besonders schwierig zu reinigender Schlupfwinkel für Bakterien ist, dass die Hände der verschiedenen Menschen sich sehr verschieden verhalten in Bezug auf Trockenheit, Feuchtigkeit, Abschilfern der Epidermis u. a. Von grundlegender Wichtigkeit ist fernerhin, dass wohlgepflegte Hände, die nicht durch die Arbeit rauh und rissig gemacht sind, leichter der Reinigung zugänglich sind als schrundige Arbeitshände mit rauher, rissiger Oberfläche. Ferner hat man gelernt, dass man einen wichtigen Unterschied machen muss, ob die Hände nur die gewöhnlichen Unreinlichkeiten des Lebens an sich tragen oder aber, ob sie mit spezifisch pathogenen Keimen beladen sind, wie dies der Beruf der Aerzte und auch der Hebammen unvermeidbar mit sich bringt. Ich vertrete den Standpunkt, dass wir angesichts dieser Schwierigkeiten und weiterhin angesichts der grossen, in den Händen gelegenen Infektionsgefahr dem Schutz der Desinfektion der Hände in der Geburtshilfe nicht so weit vertrauen dürfen, dass wir unter ihm die innere Untersuchung gefahrlos ausführen könnten und halte es deshalb für notwendig, dass wir eine weitere Schutzmassregel in die Geburtshilfe einführen, für deren Ausbildung wir der Technik dankbar sein müssen. Das ist die ausschliessliche Verwendung steriler Tuschierhandschuhe bei jeder inneren Untersuchung. Dass dadurch die Möglichkeit irgend welcher Uebertragung von Händekeimen in die Genitalien der Kreissenden vermieden wird, bedarf keiner weiteren Erörterung; denn Gummi ist undurchlässig und beim Tuschieren kann der Handschuh nicht wie bei Operationen verletzt werden, so dass Bakterien aus der Haut hindurchzukommen vermöchten. Die Herstellung ganz dünner Gummihandschuhe beseitigt den ihrer Verwendung entgegenstehenden Einwand, dass das Tastgefühl dadurch verringert werde und die Untersuchung somit erschwert würde. Es bedarf nur einer ganz geringen Uebung, wie wir uns bei den zahlreichen Studierenden unserer Anstalt, sowie auch bei den Hebammenschülerinnen in ausreichendem Masse überzeugt haben, um damit ebenso gut zu fühlen, wie ohne Handschuh. Die weitere, der generellen Einführung der Tuschierhandschuhe entgegenstehende Schwierigkeit, dass namentlich die Hebammen mit dem Anziehen eines solchen dünnen und naturgemäss deshalb auch zerreisslichen Handschuhes nicht fertig werden können, habe ich dadurch zu beseitigen gesucht, dass ich einen zweifingerigen Tuschierhandschuh konstruierte, dessen Anziehen mit leichter Mühe gelingt und der den übrigen Teil der Hand in der eigentümlichen Tuschierhandstellung mit einer glockenartigen Kappe bedeckt. Durch diese Vereinfachung des zum Tuschieren durchaus tauglichen Handschuhes ist auch sein Kostenpunkt vermindert und dadurch ein weiteres Hindernis gegen seine Verallgemeinerung beseitigt. Um die Schwierigkeit und Mittel der jedesmaligen Sterilisation dieser Handschuhe zu beseitigen, habe ich veranlasst, dass sie fabrikmässig[1] in strömendem, überhitztem Dampf von

[1] Zieger & Wiegand, Gummiwarenfabrik, Leipzig-Volkmarsdorf.

110–112° C sterilisiert und dann einzeln in einer luft- und bakteriendichten, dreifachen Verpackung eingeschlossen in den Handel gebracht werden. Ich glaube, dass durch diese zuverlässige Präparation dieses wichtigen Hilfsmittels zur Bekämpfung der in der inneren Untersuchung gelegenen Gefahr kein stichhaltiger Gegengrund mehr gegen die allgemeine Verwendung der Tuschierhandschuhe geltend gemacht werden kann.

Die Ausführungen, die ich der geehrten Versammlung darzulegen die Ehre hatte, gipfeln somit in dem Wunsch, den natürlichen Geburtsakt so auszugestalten, dass die in der Geburtshilfe drohenden Gefahren beseitigt werden. Vermeiden wir allzusehr gekünstelte Desinfektionsmassregeln auf der einen Seite, so wollen wir auf der anderen Seite die zur Diagnostik notwendigen Untersuchungseingriffe ihrer Gefahr entkleiden, wozu mir die generelle Benützung der Tuschierhandschuhe nicht nur als das einfachste, sondern auch als das sicherste Mittel erscheint. Ihre allgemeine Verwendung müsste, wenn die von mir vorgetragenen Lehren richtig sind, überall in den Länderstatistiken ein Sinken der Puerperalfiebermorbidität und -mortalität bis auf ein Minimum zur Folge haben.

Es würde mir zur besonderen Genugtuung gereichen, wenn es mir gelungen wäre, durch meine Ausführungen in dieser hochangesehenen Versammlung Anhänger für diese naturgemässe Behandlungsweise der normalen Geburt zu gewinnen und durch die allgemeine Benützung der Gummihandschuhe beim Tuschieren die Uebertragung der Infektionsstoffe durch die tuschierende Hand mehr als dies sonst zu geschehen vermag, zu verhüten.

aus: Münchener Medizinische Wochenschrift, No. 33, 16. August 1910.

Johann Veit (1852 - 1917)

15. Präsident der Deutschen Gesellschaft für Gynäkologie

Tagungsort: Halle,
14. - 17. Mai 1913

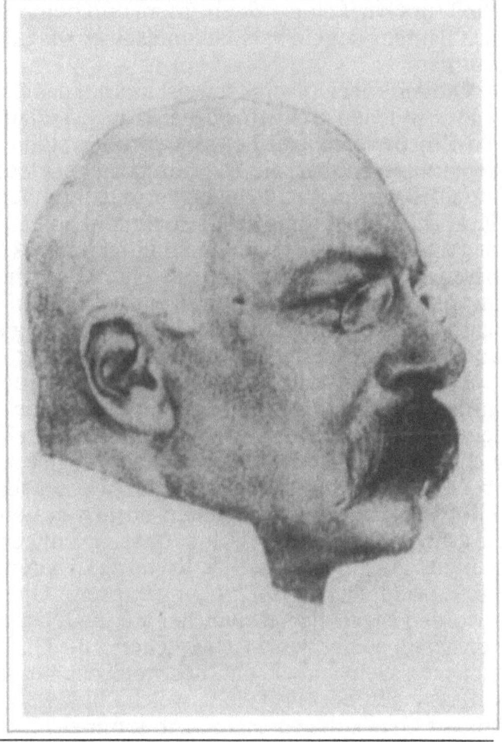

Persönliche Daten

geboren am 17. Juli 1852
in Berlin
gestorben am 3. Juni 1917
in Halle

Einleitung:

Prof. Johann ***Veit***[37] *widmete seine Eröffnungsansprache dem damaligen Trend, die operative Gynäkologie stark zu betonen. Er befürchtete, daß „eine gewisse Verflachung unserer gynäkologischen Diagnostik zu beginnen" drohte. Dadurch, daß die Prognose der Laparotomien so viel besser geworden sei, verzichte mancher auf die Diagnose, sondern öffne den Leib und sehe dann schon. Wer wird nicht an die Ausweitung der diagnostischen Laparoskopie in unserer Zeit erinnert, wenn man in seiner Rede nachliest: „Die außerordentlich große Ausdehnung der probatorischen Laparotomie ist und bleibt in bezug auf die Diagnostik ein Testimonium paupertatis." Er sieht darin auch die Gefahr, einerseits den Zusammenhang mit der Gesamtmedizin zu verlieren, andererseits die dem gynäkologischen Operateur sichtbaren Erkrankungen in der Bauchhöhle schlankweg anzugehen, auch wenn sie an sich Sache eines Abdominalchirurgen wären und bleiben sollten. Eine „weise Mäßigung" tue not, verhindere auch, daß die Geburtshilfe und die operative Gynäkologie letztlich auseinanderfielen. Veit sah voraus, daß die Beschäftigung mit den Naturwissenschaften (übrige Fächer der Medizin, Chemie, Physik) wissenschaftliche Erfolge des Faches auch in Zukunft sichern würden. Hauptthemen des von ihm geleiteten Kongresses waren denn auch „Die Beziehungen der Erkrankungen des Herzens zu Schwangerschaft, Geburt und Wochenbett", die Erkrankungen der Harnorgane oder die Störungen der Inneren Sekretion in ihrer jeweiligen Beziehung zur Schwangerschaft. Was kaum jemand noch vorhersah, war, daß der Erste Weltkrieg bevorstand und die folgende Versammlung erst 6 Jahre später würde stattfinden können.*

J. Veit:

Meine hochverehrten Herren! Ich habe die Ehre, den XV. Kongreß der Deutschen Gesellschaft für Gynäkologie zu eröffnen, und heiße Sie in unserer Stadt und in diesen Räumen auch namens der Universität, und seiner Magnifizenz des Herrn Rektors von Herzen willkommen.

Die Aula der Universität weist uns auf das allgemeine, auf die Wahrung des Zusammenhanges mit den übrigen Fächern der Medizin. Mancher der älteren Fachgenossen, ja selbst mein verewigter Lehrer Schröder, stand unserer Gesellschaft bei ihrer Gründung skeptisch gegenüber; die Trennung von der Deutschen Gesellschaft der Naturforscher und Ärzte ließ wissenschaftliche Isolierung und übertriebene Spezialisierung fürchten. Unsere glückliche Entwicklung hat diese Bedenken entkräftet: mit einem gewissen Stolze können wir gerade heute die enge Vereinigung unseres Faches mit den Bestrebungen der übrigen wissenschaftlichen Medizin feststellen. Die Themata, welche zu Referat und Diskussion für unsere diesjährige Tagung vor zwei Jahren aufgestellt wurden, zeigen in ihrer regen Bearbeitung diesen Verband. Mit Befriedigung kann ich feststellen, daß die Furcht der zu großen Absonderung sich als nicht berechtigt erwiesen hat.

Die Stadt unserer Versammlung erinnert uns weiter an Kaltenbach, der vor 25 Jahren unsere Versammlung hier leitete: unter den vielen Verdiensten dieses vortrefflichen Lehrers unseres Faches erscheint mir sein Streben nach Verbesserung unserer Diagnostik auch heute noch beachtenswert, und das gibt mir die Veranlassung, heute nachzudenken, ob die Bestrebungen, welche Kaltenbach gehabt hat, weiter so gegangen sind, wie er gehofft hat, und ich muß Ihnen ehrlich gestehen, daß manchmal bei mir der Gedanke erwacht ist, daß dieser Mann uns zu früh entrissen ist. Denn wir können nicht verkennen, daß eine gewisse Verflachung unserer gynäkologischen Diagnostik zu beginnen droht. Dadurch, daß die Prognose unserer Operationen in der Bauchhöhle so viel besser geworden ist, verzichtet mancher auf die Diagnose; diese Tatsache ist nicht zu verkennen. Wer neben seiner wissenschaftlichen und klinischen Tätigkeit auch in die Praxis hineinzublicken Gelegenheit hat, der weiß das besonders dadurch zu würdigen, wenn er die Auffassungen hört und sieht, welche hier weit verbreitet sind: Viele haben den Wunsch, daß wir Gynäkologen uns zu Abdominalchirurgen entwickeln; da wir mit allen Erkrankungen der Bauchhöhle fertig werden, so sollen wir berechtigt und verpflichtet sein, außer Gynäkologie auch die gesamte Abdominalchirurgie zu betreiben; es lohnt sich gar nicht, die Diagnose zu stellen, wir werden ja doch mit der abdominalen Erkrankung fertig; eröffnen wir also in Ruhe den Bauch, und ob da etwas Gynäkologisches oder etwas anderes zu finden ist, das geht uns schließlich gar nichts mehr an.

Ich halte diesen Standpunkt, welcher sehr weit verbreitet ist, wenn man Gelegenheit hat, mit Kollegen zu sprechen, ja auch für diskutabel - wie alles in dieser Welt diskutabel ist!

Wir verlangen bei der Betrachtung eines Kunstwerkes heutzutage, daß wir uns so lange in dem Raume umherbewegen, bis wir uns auf den Standpunkt des Künstlers stellen und sein Kunstwerk schön finden, wenn es uns auch erst bedenklich erscheint. So müssen wir auch den Versuch machen, diesen Standpunkt zu würdigen. Aber wir haben auch das Recht, ihn zu kritisieren, und zwar zuerst von dem Standpunkt des akademischen Lehrers aus, der allerdings diese Ausdehnung der Gynäkologie natürlich für seine Schüler und Hörer nicht empfehlen kann. Daß der Unterricht der medizinischen Jugend die Trennung der Gynäkologie wenigstens vorläufig beibehalten muß, versteht sich eigentlich von selbst, wenn es auch von manchen als rückschrittliche Pedanterie gedeutet wird. „Wahren wir die Verbindung mit der übrigen Medizin, so muß uns auch die Chirurgie ihre Tore öffnen! Der angehende Mediziner braucht nur die Abdominaltechnik im ganzen kennen zu lernen; dann ist er für alles gerüstet."

Aber auch die Praxis mahnt zur Vorsicht. Denn wenn wir auch alle in der Gynäkologie gezwungen sind, die schwersten Fälle von Appendizitis, die vielleicht mit einer Salpingitis kompliziert sind, zu operieren und mit ihnen fertig zu werden, so dürfen wir daraus doch nicht das Recht entnehmen, daß wir nun jede Appendizitis, die als solche diagnostiziert ist, als zu uns gehörig betrachten.

Der Grund, warum die Praxis diesen Standpunkt einnehmen sollte, ist der: Nur dann sind wir berechtigt, diesen Standpunkt der Ausdehnung zu teilen, wenn wir auf allen Gebieten der Abdominalchirurgie nicht zur Not, sondern als wirklich Sachverständigste mitzuarbeiten imstande sind. Alle diejenigen aber, welche tatsächlich die Entwicklung des Gynäkologen zum Abdominalchirurgen erstreben und selbst betätigen wollen, übernehmen die große Verantwortung vor ihrem eigenen Gewissen, daß sie sich mit allen Fortschritten der Bauchchirurgie dauernd vollkommen vertraut halten, nicht etwa dadurch, daß sie in irgendeinem Zentralblatt mit Berücksichtigung der Grenzgebiete sich oberflächlich orientieren, sondern dadurch, daß sie wirklich auf allen diesen Gebieten mitarbeiten. Wir dürfen nicht etwa glauben, daß, wenn wir unser Zentralblatt für Chirurgie mit den Grenzgebieten studieren, wir dadurch Spezialisten in der Chirurgie geworden sind. Wir müssen, wenn wir uns auf die Abdominalchirurgie ausdehnen wollen, nicht nur all die Technizismen kennen, sondern wir müssen auf allen Gebieten der Abdominalchirurgie dann so mitarbeiten, daß wir voll anerkannt werden in der Leberchirurgie ebensogut wie in der Darmchirurgie usw. Es darf dann nicht so sein, daß wir in einer leberchirurgischen Operation eine Methode anwenden, die der Spezialist als ein Jahr veraltet bezeichnen würde. Wir müssen das, was modern ist, auch wenn es erst seit acht Tagen voll anerkannt ist, ganz genau kennen und ganz zu würdigen imstande sein, um wirklich mitarbeiten zu können.

Die Unmöglichkeit das zu leisten ist die erste Schwierigkeit, die sich dem entgegenstellt. Ausgedehnte praktische Arbeit auf einem Gebiete mit so vielen verschiedenen Interessen treiben und nebenbei Geburtshilfe praktisch ausüben, dabei aber auf all diesen Gebieten wissenschaftlich auf der vollen Höhe bleiben, ist eine unmögliche Aufgabe. Die Kosten muß die Geburtshilfe tragen: sie interessiert den gynäkologischen Bauchoperateur nur auf dem Gebiete des Kaiserschnittes. Das Gedeihen aber, welches Geburtshilfe und Gynäkologie gerade bei uns in Deutschland dadurch gewonnen haben, daß beide Fächer in einer Hand vereinigt sind, muß dann in Frage gestellt werden. Bisher behandelte der Gynäkologe jede geburtshilfliche Störung und jede gynäkologische Erkrankung, soweit dies notwendig war. Verliert der Geburtshelfer die Laparotomie, muß zur Ausübung eiliger Bauchoperationen erst der abdominale Spezialist hinzugerufen werden, so droht selbstverständlich die Gefahr, daß dies zu spät geschieht.

Die Entwicklung der Geburtshilfe und Gynäkologie in Deutschland hat gezeigt, daß nur die Vereinigung der wissenschaftlichen und praktischen Arbeit beider Fächer in einer Hand die glückliche Entwicklung bewirkt hat, auf die wir mit einem gewissen Stolz zurückblicken können.

Wenn dann wieder der Geburtshelfer sich von uns absondert, so kommt es dazu, daß, wenn der Geburtshelfer einmal eine abdominale Operation machen soll, er nicht mehr der Sachverständigste dafür zu sein droht, und daß wir das wichtige Fach der Geburtshilfe heruntersinken sehen zu einer untergeordneten Spezialität; auch andere Spezialitäten müssen bei größeren Operationen, die auf ihrem spezialistischen Wege nicht möglich sind, ihre Arbeit einem Chirurgen übergeben und werden sich oft schwer entschließen, dies rechtzeitig zu tun.

Das sind die Gründe, welche mich veranlassen, diese Stellung zu nehmen und diese Meinung Ihnen vorzutragen. Ich wünsche nicht, daß die Geburtshilfe der leidtragende Teil bei diesen Bestrebungen wird. Wer von uns eine Enteroanastomose oder eine Gallenblasenoperation bei einer Laparotomie hat machen müssen, bei der die Komplikation es verlangte, ist damit noch nicht berechtigt zu sagen, daß, wenn eine Patientin Schmerzen in der Lebergegend hat, das ein Fall ist, der zu unserem Gebiete gehört und der durchaus von uns operiert werden muß. Hier eine weise Mäßigung innezuhalten, ist darum geboten, weil wir sonst natürlich auch den Kollegen von der anderen Seite, den Chirurgen, das Recht geben würden, auf unserem Gebiete alles mit zu bearbeiten. Ich glaube, meine Herren, daß das ein Kampf ums Dasein werden würde, der für alle Teile nur nachteilig wäre. Weise ich hiermit die prinzipielle Ausdehnung unseres Gebietes auf die gesamte Abdominalchirurgie zurück, so fällt damit jedenfalls auch die Motivierung für die Verflachung unserer Diagnose fort. Diese wird aber direkt gefährlich, wenn wir jetzt durch die neuen Aussichten, welche sich auf dieser Versammlung zu eröffnen scheinen, unsere operative Therapie für bestimmte Fälle eingeschränkt sehen. Die außerordentlich große Ausdehnung der probatorischen Laparotomie ist und bleibt in bezug auf die Diagnostik ein Testimonium paupertatis. Sie muß durch die Verbesserung und die Pflege unserer diagnostischen Methode auf das Äußerste beschränkt bleiben.

So wollen wir das Prinzip der Ausdehnung der Gynäkologie auf die Bauchchirurgie auf Kosten unserer Diagnostik jedenfalls ablehnen. Allerdings, will jemand in der Praxis andere Wege gehen, so steht ihm das frei. Warum soll es nicht Ärzte geben, die das können? Aber alle diejenigen, welche wirklich sich damit intensiv beschäftigen wollen, werden die geburtshilfliche Praxis und einen großen Teil der nicht operativen Gynäkologie so gut wie aufgeben. Ob dies sich später empfehlen wird, kann man heute noch nicht sagen.

Für diejenigen von uns, welche möglichst an der bisherigen Begrenzung unserer Tätigkeit festhalten wollen, ergibt sich allerdings naturgemäß aus der modernen Entwicklung unseres Faches, um für unvorhergesehene Notfälle gerüstet zu sein, die ernste Verpflichtung, die Grundsätze der Bauchchirurgie einigermaßen zu beherrschen. Denn das kann man nicht leugnen, daß Überraschungen in der Bauchhöhle vorkommen. Übt man nun vor seinem eigenen Gewissen strenge Selbstkritik, so beruhen derartige Schwierigkeiten meist auf vermeidbaren Fehlern der Diagnose. Für Notfälle müssen wir aber gerüstet sein, wenn das Publikum uns einmal in der Annahme einer Genitalerkrankung zu einer Moribunden ruft; hier muß die Moribunde oft schnell operiert werden. Denn wir können heutzutage nicht einen Menschen an einer Abdominalerkrankung unoperiert zugrunde gehen lassen, es sei denn, daß von vornherein die Diagnose gestellt werden muß, daß es sich um eine nichtchirurgische oder unheilbare Erkrankung der Bauchhöhle handelt. - Für Notfälle, aber auch für unvorhergesehene Komplikationen müssen wir daher gerüstet sein: wenn wir heutzutage bei einer Ovariotomie eine weitere Erkrankung in der Bauchhöhle finden, welche auch operiert werden muß, so müssen wir zur Not sie gleichzeitig angreifen können. So weit muß unsere allgemeine chirurgische Ausbildung gegangen sein.

Ich will mit diesen wenigen Worten - denn ich muß in bezug auf die Beschränkung allen Rednern mit gutem Beispiel vorangehen - nicht ein Laudator temporis acti sein; ich will nur darauf hinweisen, daß wir keine Berechtigung haben unsere Diagnostik zu vernachlässigen.

Wir beschränken uns aber weiter auf unser Fach, Geburtshilfe und Gynäkologie, sind auf unerwartete Komplikationen gerüstet, wollen aber durch die Pflege unserer diagnostischen Methode Überraschungen möglichst vermieden sehen.

Wir beachten die Fortschritte aller übrigen Fächer der Medizin, Chemie und Physik; dann werden wir bei überzeugter Beschränkung auf unser eigenes Gebiet der wissenschaftlichen und praktischen Erfolge auch in Zukunft sicher bleiben, ohne in Konflikte zu kommen, welche nur zum Nachteil der von uns vertretenen Fächer ausfallen würden.

aus: „Verhandlungen der Deutschen Gesellschaft für Gynäkologie", Veit und Baisch, Halle 1913, S. 2–7.

Bemerkungen und weitere Quellenangaben des Herausgebers

1) Die Gründer waren, in alphabetischer Reihenfolge genannt: Aubenas (Straßburg), W. A. Freund (Straßburg), Kaltenbach (Gießen), Peter Müller (Bern), Olshausen (Halle), Schatz (Rostock), v. Winckel (München), Zweifel (Erlangen), siehe bei A. Mayer, Arch. Gynäk. 161, 1-10, 1936.

2) Franz Karl Ludwig Wilhelm von Winckel (1837-1911), geboren in Berleburg, Schüler von Eduard Arnold Martin, Berlin (bis 1864), ord. Prof. für Gynäkologie *und gerichtliche Medizin* in Rostock (1864-72), Direktor der königl. Entbindungsanstalt und Hebammenschule Dresden (1872-83), seit 1883 ordentlicher Professor der Gynäkologie und Direktor der königl. Univ.-Frauenklinik und Hebammenschule in München. Wiegand-Martin-Winckel'scher Handgriff. Sein Lehrer Eduard Arnold Martin (1809-1875) gehörte zu den beherrschenden Figuren der deutschen Geburtshilfe und Gynäkologie des 19. Jh. Dieser war seinerseits Nachfolger von D.W. H. Busch in Berlin, leitete zunächst die Gynäkologie in der Charité, danach die Univ.-Frauenklinik. Seine Schüler Olshausen, Winckel, Gusserow und Löhlein besetzten Lehrstühle.

3) Robert von Olshausen (1835-1815), wie Winckel Schüler von E. A. Martin, Berlin, ordentlicher Professor der Gynäkologie und Geburtshilfe in Halle (1862-82) und Berlin (1887-1910) - Univ.-Frauenklinik an der Artilleriestraße -, wurde der 8. Präsident der Deutschen Gesellschaft für Gynäkologie.

4) Rudolf Kaltenbach (1842-1893), mit 46 Jahren der jüngste Präsident der Deutschen Gesellschaft für Gynäkologie in 100 Jahren, war Schüler von A. Hegar in Freiburg (-1883), danach Direktor der Univ.-Frauenklinik Gießen (1883-1887) und Halle (1888-1893). Er starb im Alter von 51 Jahren in Halle. U. a. „Kaltenbach-Schema" der graphischen Aufzeichnung der Monatsblutungen.

5) Alfred Hegar (1830-1914) wirkte zunächst als praktischer Arzt in Darmstadt und wurde 1864 als Nachfolger Spiegelbergs nach Freiburg berufen. Er stand dieser Klinik volle 40 Jahre vor, nämlich bis zu seinem 74. Lebensjahr. Niemand sonst hat eine deutsche Universitäts-Frauenklinik je länger geleitet. Noch heute allen Gynäkologen bekannt durch den „Hegar-Stift".

6) Aloys Constantin Conrad Gustav von Veit (1824-1903), Direktor der Univ.-Frauenkliniken Rostock (1854-64) und Bonn (1864-93). U. a. Veit-Smellie-Handgriff (Quelle: „Ueber die beste Methode zur Extraction des nachfolgenden Kindskopfes" Greifswalder med. Beiträge, 1863) William S. Smellie (1697-1763) London.

7) Heinrich Fritsch (1844-1915), Schüler von R. v. Olshausen, Halle, danach Direktor der Univ.-Frauenkliniken Breslau (1882-1893) und Bonn (1893-1910). Fritsch'scher Handgriff zur Kompression des Uterus bei atonischer postpartaler Blutung (Quelle: „Die Behandlung der Blutungen nach der Geburt" Centralblatt f. Gynäkologie 1904). Gemeinsam mit Fehling Gründung des „Centralblattes für Gynäkologie" (1877).

8) James Marion Sims (1813-1883) wurde bekannt durch Operation von Vesico-Vaginalfisteln in Montgomery, Alabama, später New York und Gründung des ersten „Women's Hospital". Sims-Speculum. Ein Denkmal von Sims steht im Bryant Park, New York. Seine Arbeit wurde neuerdings eher kritisch beschrieben, weil die oft mehrfach, auch zur Übung wiederholten Operationen an den in den Südstaaten der USA von weißer Herrschaft zugewiesenen schwarzen Frauen und zudem ohne Anästhesie ausgeführt worden seien (T. Kapsalis. Public Privates. Duke Univ. Press, 1997, 30-59).

9) Rudolf Chrobak (1843-1920) aus Troppau, Nachfolger Breiskys an der II. Univ.-Frauenklinik in Wien (1889-1908). Chrobak'sche Sondenprobe beim Zervixkarzinom, Chrobak'sche Tamponzange und Zystenfaßzange.

10) Theodor Billroth (1829-1894), Zürich, Wien. Über Chrobak zur Verteidigung seines Berufungsvorschlages, denn der Ausersehene war „niemandes" Schüler: „Chrobak ist ein Talent und ein Talent kann alles." (A. Schaller: „Die Wertheim-Klinik" W. Maudrich, Wien, München, Bern, 1992, S. 54).

11) Karl von Rokitansky (1804-1878), führender Wiener Pathologe.

12) Joseph Skoda (1805-1881), führender Wiener Internist. Schöpfer der systematischen Auskultation und Perkussion.

13) Ferdinand Hebra (1816-1880), führender Wiener Dermatologe. Begründer der Dermatologie.

14) Paul Zweifel (1848-1927), Direktor der Univ.-Frauenkliniken Erlangen (1876-1887) und Leipzig (1887-1921).

15) Ignaz Philipp Semmelweis, geb. 17.7.1818 in Ofen (Budapest), 1846, 1847-49 Assistent an der Wiener geburtshilflichen Klinik (Prof. Klein), Privatdozent 1849 und Entlassung wegen Auseinandersetzungen über seine Erkenntnisse zur Ätiologie des Kindbettfiebers. Danach Praxis in Budapest, Honorarprimarius am St. Rochus Spital Budapest 1851-56, ordentlicher Professor der Geburtshilfe in Budapest ab 1855. 1861 erschien sein Buch „Die Ätiologie, der Begriff und die Prophylaxe des Kindbettfiebers". Heftige, häufig polemisch geführte Auseinandersetzungen mit Gegnern seiner wissenschaftlichen Thesen („Offener Brief an sämtliche Professoren der Geburtshilfe" 1862), erste Krankheitszeichen 1862, Einweisung in eine Irrenanstalt 1865. Tod an Pyämie 13.8.1865 in Budapest. Zusammenfassende Literatur: Gy. Gortvay, I. Zoltan: Semmelweis. His Life and Work. Akademiai Kiado Budapest, 1968.

16) Robert von Olshausen (1835-1915), Direktor der Univ.-Frauenklinik Berlin (Artilleriestraße) s. auch Fußnote zum 2. Kongreß.

17) Edoardo Porro: Dell'amputazione utero-ovariche come complemento di taglio cesarea. Ann. univ. med. e chir., 237: 289-351 (1876).

18) Christian Adolf Hermann Löhlein (1847-1901), Direktor der Univ.-Frauenklinik Gießen (1888-1901).

19) John Lister (1827-1912) aus Glasgow, Edinburgh und London, veröffentlichte seine bahnbrechende Arbeit zur chirurgischen Antisepsis („On a new method of treating compound fractures." Lancet, 1867), besuchte Deutschland und erhielt 1885 den Preußischen „Pour le Mérite" für sein Konzept der vorbeugenden Antisepsis.

[20] Max Hofmeier (1854–1927), Direktor der Univ.-Frauenkliniken Gießen (1887–1888) und Würzburg (1888–1923).

[21] Adam Elias von Siebold (1775–1828), Würzburg (Eröffnung des neuen Gebärhauses), Berlin.

[22] Josef Servaz von d'Outrepont (1776–1845), Würzburg, Nachfolger A. E. von Siebolds.

[23] Franz A. Kiwisch Ritter von Rotterau (1814–1852), Würzburg, Prag. Verstorben mit 37 Jahren. „Klinische Vorträge über specielle Pathologie und Therapie der Krankheiten des weiblichen Geschlechts." Würzburg, Prag 1845.

[24] Friedrich Wilhelm Scanzoni (1821–1891), Würzburg. „Die geburtshilflichen Operationen", 1852.

[25] I. Ph. Semmelweis: „Zwei Offene Briefe an Hofrath Dr. Eduard Casp. Jac. v. Siebold, Professor der Geburtshilfe zu Göttingen *(Sohn des Adam Elias),* und an Hofrath Dr. F. W. Scanzoni, Professor der Geburtshilfe zu Würzburg." Univ.-Druckerei Ofen, 1861.

[26] Richard Werth (1850–1918), Direktor der Geburtshilflichen Klinik Kiel (1885–1907), legte vorzeitig sein Amt in Kiel nieder und lebte anschließend in Bonn, später Würzburg. Wegweisend für die Behandlung der Extrauterinschwangerschaft (Verh. dt. Ges. Gyn. 3. Kongreß, Freiburg, 1889). Siehe auch H. Füth, Nachruf, Arch. Gynäk. 110: II–XIII (1919).

[27] Christian Gerhard Leopold (1846–1911). Leopold'sche Handgriffe.

[28] Hermann Johannes Karl Fehling (1847–1925), Gründung des „Centralblattes für Gynäkologie", zusammen mit Fritsch (1877), u. a. „Fehling-Röhrchen" zur Drainage des Uteruscavums.

[29] André Levret (1703–1780), Accoucheur de la cour, besondere Verdienste um die Verbreitung, den Gebrauch und Verbesserungen der Zange.

[30] Joseph-Alexis Stoltz (1803–1896). Straßburg, Nancy. „L'accouchement prématuré provoqué dans le cas de rétrécissement du bassin." (1835).

[31] Eugène K. Koeberlé (1828–1915), Professeur agrégé der französischen medizinischen Fakultät in Straßburg. Erweiterung gynäkologischer Operationen von Ovariotomie zur Hysterektomie. Erste supravaginale Hysterektomie am 14. 3. 1863 wegen Myome, 1869 Uterusextirpation mit Adnexen, 1878 erste Myomectomie.

[32] Albert Döderlein (1860–1941), Erster Ordinarius für Gynäkologie und Geburtshilfe in der am 18. 12. 1916 eröffneten, von Kollmann geschaffenen neuen „königlichen" Universitäts-Frauenklinik an der Maistraße 11 in München, damals die schönste und repräsentativste Frauenklinik der Welt. Siehe auch W. Engisch (Herausg.), In Memoriam Albert Döderlein. Springer, Berlin, Heidelberg, 1993. Döderlein'sche Stäbchen: Bacillus acidophilus vaginae.

[33] Die Universität Groningen machte Döderlein anläßlich ihres 300jährigen Bestehens zum Doctor artis obstetriciae honoris causa, eine Ehrung, die vor ihm nur Deventer erhalten hatte.

[34] A. Döderlein: „Über extraperitonealen Kaiserschnitt und Hebosteotomie". Monatsschrift für Geburtshilfe und Gynäkologie, 33: 1–22 (1910).

[35] Döderlein soll sehr häufig geburtshilfliche Operationen, sofern sie in die Vorlesungszeit fielen, vor Studenten ausgeführt haben (G. A. Wagner, Arch. Gynäk. 172, I–V, 1942).

[36] A. Döderlein: Über Entstehung und Verhütung des Puerperalfiebers. Münchn. med. Wschr. 57: 1721–1723. (1910).

[37] Johann Veit (1852–1917), Schüler von E. Martin und K. Schröder, Berlin, war zunächst Ordinarius in Leiden (1896–1903), bevor er nach Erlangen (1903–1904) und kurz darauf nach Halle (1904–1917) als Nachfolger von Ernst Bumm berufen wurde. Er bearbeitete das zu seiner Zeit bekannte Lehrbuch der Geburtshilfe, begründet von K. Schröder, und zusammen mit R. v. Olshausen ein „Handbuch der Gynäkologie".

II. Kapitel:

Weimarer Republik

Ernst Bumm (1858 - 1925)

16. Präsident der Deutschen Gesellschaft für Gynäkologie

Tagungsort: Berlin, 26. - 29. Mai 1920

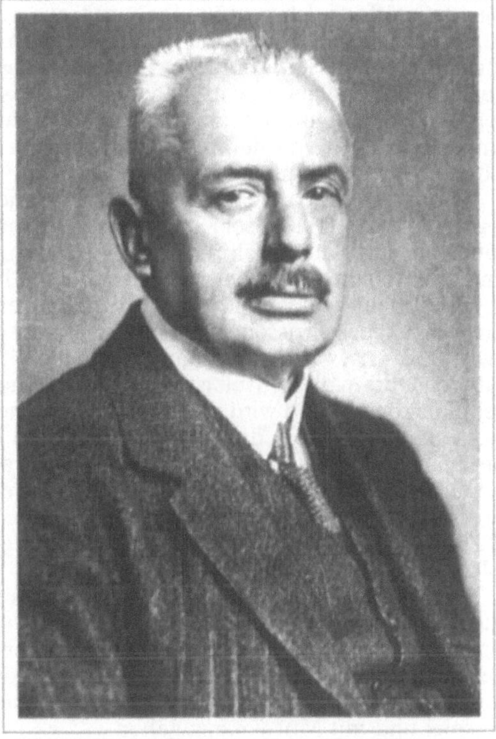

Persönliche Daten

geboren am 15. April 1858 in Würzburg
gestorben am 2. Januar 1925 in München

Einleitung:

*Prof. Ernst **Bumm**[1] begrüßte die Teilnehmer zum 16. Kongreß, dem ersten nach dem Ende des Ersten Weltkrieges. Er fiel in eine Zeit der Not und des Zusammenbruchs. In der Zwischenzeit waren viele bedeutende Persönlichkeiten der deutschen Gynäkologie verstorben (u. a. W. A. Freund, H. Fritsch, A. Hegar, R.v.Olshausen, sowie Friedrich Schatz, Friedrich Schauta[2] und nicht zuletzt Ernst Wertheim[3]). Bumm gedachte ihrer mit bewegenden Worten. Für den Kongreß warb er um Kürze und Originalität im Vortrag („verboten ist, was langweilig ist."). Die Euphorie über die Röntgenstrahlen, welche die gynäkologische Szene vor dem Ersten Weltkrieg beherrscht hatte, war einer nüchternen Einschätzung gewichen, „gute Wirkung in den oberflächlichen Schichten, mangelhafte Wirkung in der Tiefe." Bumm wählte die Strahlenbehandlung bösartiger Uterustumoren als Thema seiner Eröffnungsansprache und wies in die Richtung einer künftigen Forschung, wenn er als Ziel ansprach: „Eine geringe Erhöhung der Sensibilität der Karzinomzelle oder eine geringe Steigerung der Tiefenwirkung, und wir können den wuchernden Karzinomzellen bis in die äußersten Schlupfwinkel nachgehen, wo sie kein Messer des Chirurgen mehr erreicht." Das bestrahlte Zervixkarzinom hatte an den besten der damaligen Institute eine 5-Jahres-Überlebensrate von 19,5%, (v. Seuffert, München[4]), das war noch unbefriedigend, aber immerhin ein Fortschritt gegenüber der vor kurzem noch absolut infausten Prognose. Sensibilität des Tumorgewebes, Tiefenwirkung der Bestrahlung mit Nebenwirkungen so gering wie möglich, blieb in der Tat bestimmend für die Onkologie der nächsten 30 Jahre. - Die erstmals an einem anderen Tag als die Eröffnung abgehaltene Generalversammlung der Gesellschaft (28. 5. 1920) hatte über einen Antrag zu entscheiden, den auch Bumm unterstützte: „Die Stabilisierung des Kongresses in Berlin", womit gemeint war, sich im Zweijahresabstand künftig stets wieder in Berlin zu versammeln. Dieser Antrag wurde abgelehnt, wenn auch nur mit schmaler Mehrheit. Es blieb bei der Tradition des wechselnden Kongreßortes. Für den nächsten Kongreß wollte man sogar wieder außerhalb der Grenzen des Reiches gehen: Innsbruck wurde ausgewählt.*

E. Bumm:

Meine Herren! Ich habe die Ehre, die XVI. Tagung der Deutschen Gesellschaft für Gynäkologie zu eröffnen. Ich begrüße Sie und freue mich, daß wir trotz der Ungunst der Zeiten nun endlich wieder beisammen sind. Wenn unsere Zahl, nach diesem Raume gemessen, auch eine größere sein könnte, so ist doch wenigstens ein Anfang gemacht, und ich darf zu Beginn unserer Tagung wohl den Wunsch aussprechen, es möge der Genius loci dieses dem Andenken Langenbecks und Virchows gewidmeten Hauses über unseren Verhandlungen schweben und sie für alle Teilnehmer anregend und lehrreich, für unsere Wissenschaft aber fruchtbringend gestalten.

Wir haben uns das Wiedersehn in Berlin anders vorgestellt, als wir nach den sonnigen Tagen des letzten Hallenser Kongresses an einem festlichen Abend in der alten Moritzburg voneinander Abschied nahmen. Auf Wiedersehn, hieß es, in 2 Jahren. Aus diesen 2 Jahren sind ihrer sieben geworden, und jedes dieser 7 Jahre hat uns an Sorge und Not, an Kampf und Tod mehr gebracht, als sonst viele Jahrzehnte. Niedergebrochen nach ungeheuren Anstrengungen, zerrissen von der Raffgier unserer Feinde, krank, schwerkrank an innerem Zwist liegt unser armes Vaterland danieder, Glanz und Macht sind dahin, und von den äußeren Gütern dieser Welt ist uns nicht viel mehr geblieben. Eines aber hat uns niemand nehmen können und wird uns niemand nehmen können, das ist der innere Wesenskern der deutschen Nation: die deutsche Kraft und der alte deutsche Geist, die in Zeiten der Erschlaffung einmal schlummern können, wie ausgelöscht und tot erscheinen mögen, die der Druck der Not aber immer wieder frei macht und aufweckt, die schon einmal Deutschland aus der Verwüstung eines dreißigjährigen Krieges wieder aufgebaut haben, die vor 100 Jahren die Fremdherrschaft niedergerungen und in diesem Kriege ohnegleichen 4 Jahre lang einer Welt von Feinden siegreich Widerstand geleistet haben.

Der Anstoß zum Aufbau kann nur aus den geistigen, idealen Regionen kommen, wo zum Schaffen keine Rohstoffe notwendig sind und wo auch die Valuta nicht hinderlich ist. Geistige Arbeit steht jetzt niedrig im Kurs. Aber trotzdem und gerade deshalb müssen alle Zentren geistiger Tätigkeit, der Wissenschaft, der Moral, der Intelligenz, des Willens mobil gemacht werden und sich zusammentun, um gemeinsam bei der Erneuerung mit gutem Beispiel und mit Mut voranzugehen.

Aus solchen Gedankengängen heraus hat der Vorstand unserer Gesellschaft geglaubt, Sie trotz aller Schwierigkeiten und trotz der vielfach geäußerten Bedenken heute schon zu neuem Arbeitsbeginn, zur ersten Friedenstagung zusammenbitten zu sollen. Wir danken Ihnen, daß Sie gekommen sind. Wir danken insbesondere den auswärtigen Mitgliedern, die hier erschienen sind. In der Not erkennt man seine wahren Freunde. Wir bitten Sie, mit dem Wenigen vorlieb zu nehmen, was wir Ihnen bieten können. Früher waren unsere Kongresse Feste, zum Teil sogar üppige Feste. Diesmal gibt es nur Nutrimentum spiritus, das der große Friedrich den lieben Berlinern bekanntlich schon an seiner Bibliothek als billig und gesund verschrieben hat.

Meine Herren, Gefühl und Tradition gebieten uns, allem andern voran, der verstorbenen Mitglieder zu gedenken. Die Totenliste ist diesmal lang und schwer. [...]

Es will Abend werden über einer großen Epoche der deutschen Gynäkologie, und eine neue Zeit beginnt - das ist der Eindruck, den wohl mancher beim Anhören dieser Liste so vieler führender Geister unserer Wissenschaft erhalten hat. Ihre Namen rufen in uns die Erinnerung wach an Männer im echten Sinne des Wortes, an Charaktere von scharf ausgeprägter Eigenart und starkem Willen, an große Stunden unserer Gesellschaft, an bahnbrechende Fortschritte. Es kommen aber auch Erinnerungen mit herauf an alte liebe Freundschaften, an frohe Tage der Jugend und des gemeinsamen Strebens. Es ist das Schicksal aller menschlichen Entwicklung: Anfang, Aufstieg, Höhe, Abstieg, Ende. Jeder trägt sein Licht ein Stück weit, dann gibt er es einem anderen. Viele der Genannten haben ihr Licht stolz und hoch getragen und haben es weithin leuchten lassen, auch über Neuland. Sie haben keinen Nachruf nötig, man braucht nur ihre Namen zu hören, und ihre Taten steigen auf, mit denen sie sich in der Geschichte unserer Wissenschaft unvergeßlich gemacht haben. [...]

Meine Herren, ich soll im Auftrage des Vorstandes an das Gehörte die Bitte knüpfen, mit der Zeit und mit dem Papier, das wir für den Druck unserer Verhandlungen nötig haben, möglichst zu sparen und sich möglichst kurz zu fassen. Man kann die größten Entdeckungen in 5 Minuten mitteilen. Die Herren Redner dürfen sich überzeugt halten, daß die Mehrzahl der hier anwesenden Mitglieder und Teilnehmer im allgemeinen über die auf der Tagesordnung stehenden Fragen unterrichtet ist und man also beim Radium nicht etwa immer bei der Frau Curie anfangen muß. Ich bin ein Gegner des Hetzens; ein Automatpräsident zu sein, der, wenn die 10 Minuten Redezeit abgelaufen sind, anfängt unruhig zu werden, die Glieder zu rühren, und dann dem Vortragenden immer dringlichere Zeichen gibt, das ist nicht angenehm. Ich bin aber auch kein Freund einer fletschernden Kau- und Wiederkaumethode, die den ganzen Stoff zu einem schleimigen Brei verarbeitet. Est modus in rebus. Ich glaube: erlaubt ist, was neu, was anregend, was interessant ist; verboten ist, was langweilig ist.

Damit können wir also zu dem Thema übergehen, dessen Erörterungen wir uns zur Aufgabe gestellt haben und das diesmal die Gynäkologie nicht allein angeht. Die Einwirkung der strahlenden Energie der Röntgenröhre und des Radiums auf die Neubildungen ist für die ganze Medizin von dem allergrößten Interesse, für die Theorie so wichtig wie für die Praxis, die davon ja die großen Heilerfolge erwartet. Was wir hier über die Beeinflussung der Neubildungen des weiblichen Genitaltraktus durch die Strahlen feststellen, das gilt mutatis mutandis auch für die Tumoren anderer Organe.

Wir sind vor 7 Jahren von Halle in einem merkwürdigen Zustand der Begeisterung - man kann fast sagen: der Berauschung - nach Hause gegangen. Ungeahnte Möglichkeiten schienen sich aufzutun. Die gutartigen Uterusgeschwülste waren mit Hilfe der Röntgenröhre überwunden und zur Heilung gebracht. Es schien, als ob durch die Verwendung der Strahlen des Radiums und des Mesothoriums nun auch das zweite viel größere, heiß umstrittene Problem der operationslosen Heilung der bösartigen Neubildungen, der Verwirklichung nahe gebracht wäre. Radium war damals die Lösung, wie alle wissen, die auf jenem Kongreß gewesen sind, und die begehrtesten Leute waren dort die Vertreter der Firmen, die Radium und Mesothorium zu vergeben hatten.

Eine Erinnerung bezeichnet vielleicht am besten die damals herrschende Stimmung. Ich ging mit meinem alten Freunde Wertheim, den uns im Frühjahr, viel zu früh für uns und für die Wissenschaft, auf der Höhe seines Schaffens eine tückische Grippe entrissen hat, nach der Sitzung, in der die Erfolge des Radiums demonstriert worden waren, in Lauchstedt, dem klassischen Badeort bei Halle, auf Goetheschen Wegen spazieren. Wertheim hatte ein Manuskript in der Tasche, das er mir zeigte und welches die sämtlichen Resultate seiner Operationen bei Uteruskarzinom, wohl geordnet und untersucht, enthielt. Er meinte: es hat nun keinen Sinn mehr, diese Tabellen zu demonstrieren und zu verlesen, ich muß es als ein tragisches Schicksal hinnehmen, daß meine Lebensarbeit, die Radikaloperation des Uteruskarzinoms, in dem Augenblick überholt und unnütz gemacht wurde, wo ich sie mit vielen Mühen und unter sehr schmerzlichen Verlusten auf die Höhe der Ausbildung gebracht habe.

Es ist bekanntlich anders gekommen. Zu Pfingsten haben wir uns der Erfolge gefreut, und im Herbst kamen schon die ersten Rezidiven und Verbrennungen in die Kliniken zurück, die zeigten, daß die Strahlenwirkung nicht weit in die Tiefe geht und auch durch stärkere Dosierung sich ohne Schädigung des gesunden Gewebes nicht weiter treiben läßt. Daran haben alle Modifikationen der Dosierung und Filterung nicht viel geändert. Man nahm deshalb die Röntgenröhre zu Hilfe, welche eine größere Menge strahlende Energie zu liefern vermag als die geringen Radiummengen, über die wir verfügen. Die Erfahrungen blieben dieselben: gute Wirkung in den oberflächlichen Schichten, mangelhafte Wirkung in der Tiefe. Und wenn man durch erhöhte Dosis die Wirkung in der Tiefe verstärken wollte, Verbrennungen schwerer Art, nicht minder schwer als durch exzessive Anwendung von Radium.

Das war alles noch vor dem Kriege. Der Krieg hat unsere Röntgenlaboratorien geleert und lange Zeit still gelegt. Heute noch sind wir durch die Streiks oft wochenlang gezwungen jede Arbeit zu unterbrechen. Die Fortschritte der letzten Jahre beziehen sich hauptsächlich auf die Dosierung. Durch die biologische Messung der verabreichten Strahlenmenge in Form der Erythemdosis, Ovarialdosis, Karzinomdosis ist die rein empirische, gefühlsmäßige, man kann auch sagen wilde Art der Bestrahlung ausgeschaltet worden, wir haben uns dem Ideal genähert, das ein Zuviel mit Verbrennung und ein Zuwenig mit Reizdosen vermeidet.

Alles in allem läßt sich nicht leugnen, daß die hoch gespannten Hoffnungen, welche man seinerzeit auf die Heilwirkung der Bestrahlung gesetzt hatte, bei den malignen Neubildungen nur zum Teil erfüllt worden sind. Rezidive kommen vor, nach der Bestrahlung eher etwas häufiger als nach der Operation. Verbrennungen, auch septische Infektionen, die sich bei jauchigen Karzinomen gar nicht vermeiden lassen, haben die Erfolge beeinträchtigt. Dazu kommt, daß viele mit unzulänglichen Mitteln gearbeitet, tief liegende, schwer angreifbare Karzinome, natürlich ohne Erfolg, angegangen und dadurch der ganzen Sache und auch den Kranken geschadet haben. So hat sich eine gewisse Enttäuschung, ein gewisser Skeptizismus, besonders bei den Chirurgen und den inneren Medizinern, entwickelt, und man kann von ihnen oft hören, daß die Karzinome des weiblichen Genitaltraktus anderer Art und leichter heilbar sein müßten als die der übrigen Organe. Die Sache liegt anders. Daß mit den Uteruskarzinomen bessere Heilungen erzielt worden sind, und daß die Gynäkologen deshalb quasi als Pioniere in der Bestrahlungsfrage vorangegangen sind, liegt einfach daran, daß die Schleimhaut der Vagina und des Uterus, relativ hohe Dosen verträgt. Man kann glatt die fünffache Erythemdosis und mehr der Vagina, die zehnfache dem Uterus geben. Den höheren Dosen entsprechen bessere Heilungserfolge. Wenn wir es mit der Empfindlichkeit der Darm- oder Blasenschleimhaut zu tun hätten, wären unsere Erfolge viel bescheidener ausgefallen.

Meine Herren, ich weiß nicht, wie das Gesamturteil der Gesellschaft in der zur Erörterung stehenden Frage ausfallen wird, ich will auch kein Werturteil abgeben, das in Berlin bekanntlich nicht gern vernommen wird. Zwei Tatsachen muß ich aber doch hervorheben, die zeigen, daß der jetzt um sich greifende Pessimismus nicht weniger verkehrt ist wie der frühere Optimismus, mit dem wir die ganze Sache angegangen haben.

Ich gebe zu bedenken: erstens die strahlende Energie des Radiums und der Röntgenröhre ist bis jetzt das einzig bekannte Mittel, welches in der Lage ist, aus der Ferne elektiv auf die Karzinomzelle einzuwirken. Alle anderen Mittel, die man versucht hat, haben versagt. Es ist jüngst ein vierbändiges Werk von Jakob Wolff über die Lehre vom Karzinom erschienen. Wenn man den Band mit den historischen Mitteilungen über die Therapie liest, dann wundert man sich, was schon alles gegen das Karzinom ausgedacht und angewandt worden ist. Nichts ist unversucht geblieben, aber alles hat fehlgeschlagen, und das einzige Mittel, das bis zu einem gewissen Grade auf die wuchernden Karzinommassen in der Tiefe des gesunden Gewebes elektiv einzuwirken vermag, ist die strahlende Energie. Zweitens sind Dauerheilungen des Karzinoms durch die Bestrahlung, d. h. Heilungen, die über 5, 6, 7 Jahre hinausgehen, zweifellos festgestellt.

Ich meine, ein Mittel von einer derartigen Qualität darf man nicht beiseite setzen. Wir sind erst am Anfang, nicht am Ende der Bestrahlungstherapie. Wenn ich mich erinnere, mit welch unzulänglichen Apparaten wir vor 7 Jahren noch arbeiten mußten, die alle Augenblicke aussetzten, nichts hergaben, durchbrannten, mit welch klapprigen Gestellen die Röhren eingestellt wurden, und wenn ich sehe, was heute die Technik in dieser Beziehung leistet, was jetzt die Röhren an Strahlen hergeben, dann muß ich sagen: wir müssen das neue Mittel bis auf die äußerste Möglichkeit seiner Leistungsfähigkeit ausnutzen und sehen, was damit zu erreichen ist. Es fehlt nur wenig zum vollen Erfolg. Eine geringe Erhöhung der Sensibilität der Karzinomzelle oder eine geringe Steigerung der Tiefenwirkung, und wir können den wuchernden Karzinomzellen bis in die äußersten Schlupfwinkel nachgehen, wo sie kein Messer des Chirurgen mehr erreicht.

Der Mensch muß, wenn er etwas erreichen will, ein gewisses Ziel, ein Ideal vor sich haben, nach dem er strebt. Der Wunsch, das Ziel zu erreichen, in unserem Sinne also mit dem Karzinom fertig zu werden, darf freilich nicht den kühlen Blick des Naturforschers trüben, den jeder Arzt haben soll. Wir dürfen nicht vergessen, daß bei einer Krankheit, wie es das Karzinom ist, Augenblickserfolge gar nichts bedeuten, daß der gute Wille und der Eifer, jemandem zu helfen, wohl in ethischer Hinsicht wertvoll sein mögen, gegenüber der krassen Wirklichkeit eines unerbittlich weiter wachsenden Karzinoms aber nur das Können gilt.

Die Feuerprobe, das Experimentum crucis für das Können ist eben die Dauerheilung des Karzinoms. Wir müssen deshalb als praktische Mediziner, wenn wir von technischen, biologischen, physikalischen und sonstigen Fortschritten der Bestrahlungslehre hören, wenn wir Zeichnungen sehen, in welchen die Strahlen einer Radiumgranate auf dem Papier tausendfach durch das Karzinom hindurchfahren oder Röntgenröhren von allen Seiten das Karzinom mit Strahlen durchlöchern, – wir müssen immer sagen: gut, hier ist ein Karzinom, und da ist noch ein Karzinom, und da ist ein drittes Karzinom, heile sie und beweise damit, daß die Strahlen wirklich so wirken, wie du meinst. Hic Rhodus, hic salta!

Damit, meine Herren, bin ich mitten in unser Thema hineingeraten. Ich habe nun nichts mehr zu sagen und möchte zunächst die Herren Referenten bitten, das Wort zu ergreifen.

aus: „Verhandlungen der Deutschen Gesellschaft für Gynäkologie", Bumm und Martin, Berlin 1920, S. 3–13.

Paul Mathes (1871 - 1923)

17. Präsident der Deutschen Gesellschaft für Gynäkologie

Tagungsort: Innsbruck,
10. - 22. Juni 1922

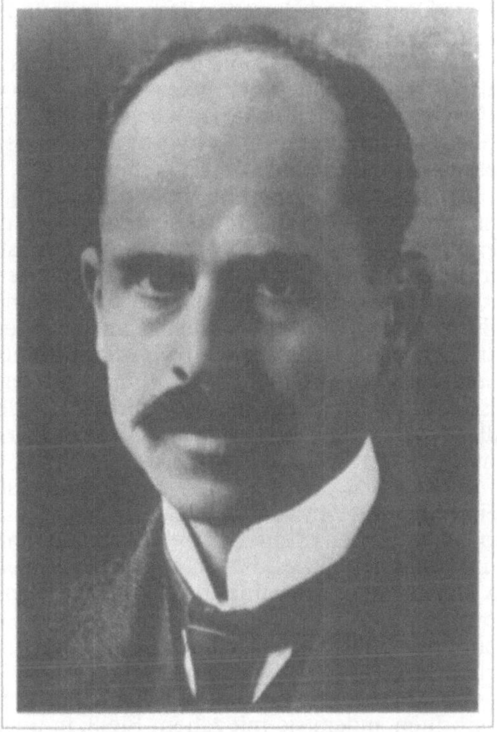

Persönliche Daten

geboren am 20. Januar 1871
in Wien
gestorben am 24. Juni 1923
in Innsbruck

Einleitung:

Prof. Paul Mathes[5], nach Chrobak der zweite Österreicher als Präsident der Deutschen Gesellschaft für Gynäkologie, sprach in seiner Eröffnungsansprache die von Friedrich Kraus konzipierte Lehre von der „Pathologie der Person"[6] an, Vorläufer der Konstitutionspathologie. Mathes hielt den Boden des naturwissenschaftlichen Gebäudes der Medizin für tragfähig genug, um nicht wieder „der einst mit so viel Recht verpönten Spekulation" zu verfallen. Diese Vorausbemerkung schien ihm erforderlich, weil er sich als Anhänger der „hippokratischen Medizin" bekannte, nämlich zu dem Bestreben, „im Kranken das Einzelwesen zu beurteilen und seiner Eigenart in der Behandlung Rechnung zu tragen." Es gäbe kein Organsystem, das, wie das weibliche Genitale, in allen seinen Funktionen so sehr „von der allgemeinen Beschaffenheit seiner Trägerin und besonders ihres Nervensystems beeinflußt würde". In Mathes artikulierte sich der Schrittmacher einer späteren psychosomatischen Gynäkologie.
Die Versammlung in Innsbruck sah Anlaß, das Veröffentlichungswesen[7] der Verhandlungsberichte neu zu regeln. Prof. Franz, Berlin, beantragte, diese Berichte in Zukunft mit dem Vermerk „unter dem Protektorat der Deutschen Gesellschaft für Gynäkologie" zu drucken. Der Antrag Franz[8] fand zwar Opposition (Stoeckel), wurde aber schließlich in schriftlicher Abstimmung mit 89 gegen 59 Stimmen angenommen. Der Vorsitzende wurde ermächtigt, „mit der Verlagsbuchhandlung Springer[9] den Vertrag abzuschließen". Das Verlagshaus, das die Verhandlungsberichte zukünftig publizieren würde, wechselte demzufolge von 1922 an von Johann Ambrosius Barth zu Julius Springer. Dieses hatte soeben durch Übernahme des Verlages Hirschwald die an dem seit 1870 bestehenden und zunächst dort verlegten „Archiv für Gynäkologie" (ab Band 116) erworben.

P. Mathes:

[...]
Meine Damen und Herren: Allgemein war und ist die Klage, daß Not der Zeit die wissenschaftliche Tätigkeit hemme.

Wenn die Klage noch nicht ganz verstummt ist, so muß sie, angesichts der Reichhaltigkeit des Programmes, das Ihnen vorliegt, heute verstummen; es ist noch nicht dagewesen, daß zu einer Tagung unserer Gesellschaft Früchte wissenschaftlichen Fleißes in solcher Fülle zusammengetragen worden sind, wie diesmal. Man muß bange werden, ob man die Spannkraft haben wird, all das Gebotene in sich aufzunehmen.

Die Klage war aber auch damals unberechtigt, als sie zuerst erhoben wurde. Wir waren uns nicht bewußt, was damals schon an wissenschaftlichen Tatsachen erforscht und zur Verarbeitung bereitgestellt war. Die nackten Tatsachen beizubringen bedeutet aber noch nicht die Lösung des Problemes, daß uns als denkenden Ärzten gestellt ist; die Tatsachen müssen erst verflochten, verknüpft und gesondert werden, damit ein System entstehe, mittels dessen wir das Geschehen im lebenden menschlichen Organismus zu erfassen vermögen, so zu erfassen, daß wir imstande sind, im Ablaufe der Prozesse Kommendes vorauszusagen, uns von ihm zum mindesten nicht überraschen zu lassen und die Ereignisse schließlich durch unser ärztliches Handeln zu lenken und zu beeinflussen. Das Allerletzte können und wollen wir gar nicht erforschen; denn Wissen und Denken ist uns als Ärzten nicht Selbstzweck.

R. Koch hat in seinem bekannten Buche über die ärztliche Diagnose einen überaus geistvollen Vergleich angestellt. Er sagt: Es sind gewiß noch nicht alle in klassischem Boden ruhenden Kunstschätze durch Ausgrabungen zutage gefördert, doch sind wir durch nachdenkliches Betrachten und Vergleichen des Vorhandenen schon zu einer so klaren Vorstellung über das Wesen der klassischen Kunst vorgedrungen, daß diese Vorstellung durch neue Funde nicht mehr wesentlich gefördert werden kann. Es ist kein ungerechtfertigter Optimismus, zu sagen, daß wir in der Medizin nun auch so weit sind.

Im Anfange der materialistischen Epoche ist die deutsche Naturwissenschaft vorangeschritten, indem sie mit zähem Fleiß, in unermüdlichem Eifer immer neue Tatsachen entdeckt und gesammelt hat. Nun gilt es, die Bausteine zu einem geschlossenen Bau zusammenzufügen. Wird da die deutsche Wissenschaft ihren Vorzug behaupten? Ich denke ja. Es gibt einen Wettstreit der Völker auf geistigem, idealem Gebiete; augenblicklich ist er besonders lebhaft in der jüngsten Disziplin menschlichen Forschens, der Vererbungslehre. In der empirischen Kunst der Züchtung waren schon seit langem Vertreter der angelsächsischen Rasse Meister; mit dem gleichen Erfolge haben sie die wissenschaftliche theoretische Durchdringung des Gebietes aufgegriffen. Ich wähle das Beispiel nicht deshalb, weil ich glaube, daß die Vererbungslehre die klinische Medizin besonders befruchten wird, ich wähle es deshalb, weil die Entdeckung der Gesetze der Vererbung die höchsten Anforderungen gestellt hat an kühne Konzeption von Gedanken und an logisches Erschließen von Vorgängen, die der unmittelbaren Beobachtung gar nicht zugänglich sind. Auch darin wird sich, wenn auch vorläufig noch zögernd, der deutsche Geist mit Macht durchsetzen. Man hat denselben Entdeckergenuß, dieselbe Forscherfreude, wenn man entdeckt, daß beliebige bekannte Tatsachen in Zusammenhang miteinander stehen, daß sie sich gegenseitig bedingen, als wenn man diese Tatsachen selbst erforscht hätte.

Die Gefahr, daß wir dabei nach Überwindung der rein materialistisch-naturwissenschaftlichen Richtung der Naturforschung wieder der einst mit so viel Recht verpönten Spekulation verfallen, besteht heute nicht; denn wir verfügen ja über einen unerschöpflichen Vorrat an sichergestellten Tatsachen, die uns gestatten, mit gewissen Vorstellungsgruppen zu hantieren wie mit einem wohlgefügten Handwerkszeug.

Damit soll nun nicht etwa gesagt sein, daß wir unsere Laboratorien schließen; nein, wir werden mit immer neuen, verfeinerten Untersuchungsmethoden die Richtigkeit unserer Vorstellungen immer wieder prüfen und sie erweitern; jede neue Entdeckung wird uns ebenso erfreuen, und uns ebenso nützen, wie jede neue Ausgrabung aus klassischem Boden den Altertumsforscher erfreut und fördert. Es wird aber nicht mehr das unruhige Hasten und Suchen der früheren Zeit sein; denn unser Blick ist fest auf das Ziel gerichtet, daß wir das natürliche Geschehen im menschlichen Organismus so erfassen, daß wir Kommendes im Ablauf der Prozesse voraussagen können, uns von ihm nicht überraschen lassen und es so lenken, daß es den Kranken, die sich uns anvertrauen, zum Heile gereiche.

Dazu gehört aber vor allem die Einsicht, daß wir es nicht mit einem zwangsläufigen starren Reaktionssystem zu tun haben; denn die Wandlungsfähigkeit lebender Materie hat keine Grenzen.

Das Streben im Kranken das Einzelwesen zu beurteilen und seiner Eigenart in der Behandlung Rechnung zu tragen, ist alter Besitz der hippokratischen Medizin; er war so gut wie verloren in der nun überwundenen Zeit der rein materialistischen Naturauffassung mit dem Glauben, daß alle Kräfte im lebendigen Geschehen in Meß- und Wägbares zerlegt und nur so verstanden werden können. Jetzt dämmert eine neue Zeit, und wir können stolz darauf sein, daß die Führer in der Renaissance der hippokratischen Medizin aus unserem Kreise erstanden sind: es sind dies vor allem Alfred Hegar und Wilh. Al. Freund. Es gibt kein Organsystem, das, wie das weibliche Genitale, in allen seinen Funktionen so sehr von der allgemeinen Beschaffenheit seiner Trägerin und besonders ihres Nervensystemes beeinflußt würde. Das haben diese beiden großen Ärzte klar erkannt; ihrem Geiste ist die Auffassung entsprungen, für die dann Fr. Kraus[1] den Namen „Pathologie der Person" geprägt hat. Und das ist es, die Pathologie der Person, zu dem sich das jüngste Schmerzenskind der klinischen Medizin, die Konstitutionspathologie, auswachsen wird und muß. Es ist hier nicht der Ort, den Konstitutionsbegriff zu erörtern, um den der Kampf immer heißer entbrennt. Es genüge der Hinweis, daß es möglich ist, den Begriff logisch so zu definieren, daß er zu einem ebenso brauchbaren und annehmbaren Hilfsmittel unseres Denkens wird als er ein notwendiges gewesen ist.

Solche und ähnliche Gedanken liegen heute in der Luft; als ich sie vor nunmehr 16 Jahren zum ersten Male und vor 10 Jahren zum zweiten Male in großem Zusammenhange formulierte, haben sie keinen Widerhall gefunden. Wenn wir das heutige Programm daraufhin überprüfen, so scheint sich vieles in diesen Gedankengängen zu bewegen. Mögen die nun folgenden Verhandlungen immer mehr Anhänger für diese Gedanken werben.

[1] Friedrich Kraus: „Allgemeine und spezielle Pathologie der Person" (1919).

aus: „Verhandlungen der Deutschen Gesellschaft für Gynäkologie", Mathes und Martin, Innsbruck 1922, S. 1–4.

Vertrag mit der Verlagsbuchhandlung Julius Springer, Berlin

Zwischen der Verlagsbuchhandlung Julius Springer einerseits und der deutschen Gesellschaft für Gynäkologie andererseits wird folgender Vertrag geschlossen:

§ 1.

Die deutsche Gesellschaft für Gynäkologie übernimmt das Protektorat über die „Berichte über die Fortschritte auf dem Gebiete der Gynäkologie und Geburtshilfe“ auf deren Titel die Bezeichnung „Unter dem Protektorate der Deutschen Gesellschaft für Gynäkologie“ gedruckt wird.

Bei einem Wechsel der derzeitigen Redaktion kann der neue Redakteur nur mit der Zustimmung des Vorstandes der Gesellschaft ernannt werden.

§ 2.

Die Verlagsbuchhandlung verpflichtet sich, denjenigen Mitgliedern der Gesellschaft die die Berichte über die Fortschritte auf dem Gebiete der Gynäkologie und Geburtshilfe zu beziehen wünschen, bei direktem Bezuge einen gegenüber dem Ladenpreis um mindestens 25% ermäßigten Vorzugspreis zu gewähren. Das gleiche gilt vom „Archiv für Gynäkologie“.

Ein Zwangsabonnement sämtlicher Gesellschaftsmitglieder wird ausgeschlossen.

§ 3.

Aus der Erwägung heraus, daß die Übernahme des Protektorates durch die Gesellschaft eine wesentliche Förderung der mit der Herausgabe der Berichte über die Fortschritte auf dem Gebiete der Gynäkologie und Geburtshilfe verknüpften verlegerischen Interessen bedeutet, erklärt sich die Verlagsbuchhandlung bereit, der deutschen Gesellschaft für Gynäkologie die Verhandlungen über die drei dem 1920er Kongreß folgenden Kongresse in einer der jeweiligen Mitgliederzahl der Gesellschaft entsprechenden Auflage unentgeltlich gebunden zu liefern. Der Einband wird in derselben Art wie die vorhergehenden 16 Bände der Kongreßverhandlungen hergestellt. Der Gesellschaft selbst werden 5 Exemplare zur Verfügung gestellt.

Die Verhandlungsberichte erscheinen als Ergänzungsband des Archives für Gynäkologie, er wird den Mitgliedern der Gesellschaft, die zugleich Abonnenten des Archives sind, nicht berechnet.

Das Archiv erhält die Bezeichnung: „Organ der deutschen Gesellschaft für Gynäkologie“.

Die Verhandlungsberichte enthalten die ausführliche authentische Wiedergabe aller Vorträge und der sich daran schließenden Aussprache.

Wünscht ausnahmsweise ein Mitglied seinen Vortrag anderweitig erscheinen zu lassen, so ist es gehalten, in den offiziellen Bericht einen Auszug zu geben unter Angabe der Stelle der ausführlichen Veröffentlichung.

Im einzelnen sollen für die Drucklegung und Lieferung dieser Kongreßberichte folgende Bestimmungen gelten:

a) Die Verlagsbuchhandlung ist verpflichtet, das ihr von der Redaktion der Verhandlungen vollständig druckfertig zu übergebende Manuskript nebst den dazu gehörigen Tabellen und Abbildungen ohne Verzug, in bester äußerer Form in Druck zu legen. Außerdem sind abzudrucken:
   1. Der Vorstand der Gesellschaft.
   2. Die Liste der Ehrenmitglieder.
   3. Die jeweilige Liste der Verstorbenen.
   4. Die Liste der bisherigen Vorsitzenden.
   5. Das Mitgliederverzeichnis (die am Kongreß anwesenden Mitglieder sind mit einem Sternchen zu verzeichnen).
   6. Die Satzungen der Gesellschaft.
   7. Die Geschäftsordnung.
b) Die Gesellschaft ihrerseits verpflichtet sich bei der Redaktion der Verhandlungen auf Vermeidung unnötiger Breiten und überflüssiger Abbildungen zu sehen. Abbildungen sind nur zu bringen, wenn die Sache es erfordert. Die Entscheidung über die tatsächlichen Erfordernisse steht in letzter Linie allein der Redaktion der Verhandlungen bzw. der Gesellschaft zu.
c) Von jedem Vortrag liefert die Verlagsbuchhandlung dem Verfasser auf Bestellung bis 60 Seperata unentgeltlich, von Diskussionsbemerkungen nur ausnahmsweise auf ganz besonderen, von der Redaktion unterstützten Wunsch.
d) Die Portokosten der Versendung der Verhandlungen an die Mitglieder werden der Verlagsbuchhandlung von der Gesellschaft ersetzt.

   Sollte die Gesellschaft für spätere Kongresse wieder Vorberichte herausgeben wollen, so gelten für diese die gleichen Abmachungen wie für den Druck der Kongreßverhandlungen; sie würden mit diesen zusammen den Kongreßband des Archives bilden.

§ 4.

Für spätere Verhandlungsberichte sagt die Verlagsbuchhandlung grundsätzlich möglichst entgegenkommende Bedingungen zu. Es steht aber völlig im Belieben der Gesellschaft, spätere Kongreßberichte anderen Verlagsbuchhandlungen zu übergeben. Ebenso ist die Gesellschaft berechtigt, 1 Jahr nach dem Erscheinen des 3. unentgeltlich gelieferten Kongreßberichtes auch ihr Protektorat über die „Berichte über die Fortschritte auf dem Gebiete der Gynäkologie und Geburtshilfe“ zurückzuziehen.

Carl Menge (1864 - 1945)

18. Präsident der Deutschen Gesellschaft für Gynäkologie

Tagungsort: Heidelberg, 23. - 26. Mai 1923

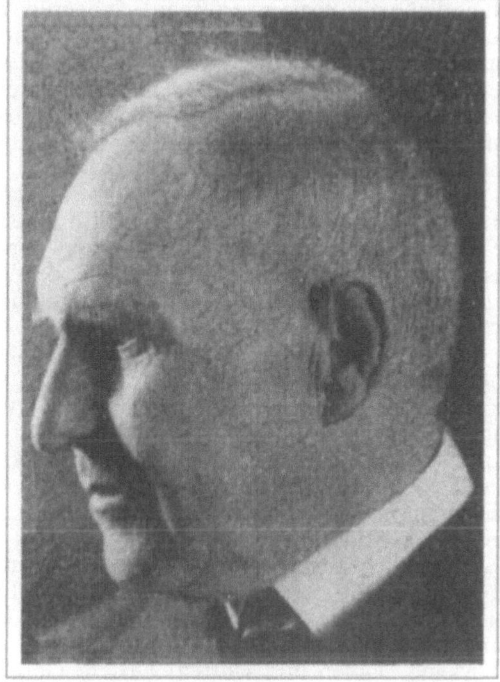

Persönliche Daten
geboren am 18. August 1864 in Bad Kreuznach
gestorben am 9. Oktober 1945 in München

Einleitung:

Der Heidelberger Kongreß fand nur ein Jahr nach dem in Innsbruck statt. Die einmalige Abweichung vom Zweijahresrhythmus war in Innsbruck beschlossen worden, um mit der ebenfalls zweijährigen Tagung der „Deutsche Gesellschaft der Naturforscher und Ärzte“, auf welcher nach wie vor eine „Gynäkologen-Sektion“ zu Wort kam, zu alternieren. Der Wechsel zwischen der mehr naturwissenschaftlich orientierten Naturforscher-Gesellschaft und dem eher klinisch ausgerichteten Gynäkologen-Kongreß, welcher vor dem Ersten Weltkrieg funktioniert hatte, war nach dem Krieg in Unordnung geraten. Von nun an sollte es wieder den bewährten traditionellen Wechsel zwischen „Naturforschertag“ und Gynäkologen-Kongreß geben, deshalb war dieser Kongreß um ein Jahr vorgezogen worden.

Prof. Carl ***Menge***[10] *ging in seinem „Eröffnungswort“ darauf ein, daß sich die Physiologie seiner Zeit mit der Funktion des weiblichen Genitales eher wenig befaßt hatte (etwa im Gegensatz zur Pathologischen Anatomie), obgleich „wohl auch jetzt noch die Genitalfunktionen des Weibes zahlreiche interessante Rätsel, sowohl nach der physikalisch-, wie nach der chemisch-physiologischen Seite hin, aufgeben“. Dieses relative Vakuum ließe der Forschung innerhalb des Faches Gynäkologie und Geburtshilfe viel Raum. Er nannte die Gefahren „einer gewissen dilettantenhaften Unsicherheit in der wissenschaftlichen Arbeit“, dieser etwas losgelöst von den theoretischen und experimentellen Grundlagen betriebenen Forschung innerhalb von Frauenkliniken. „Es wäre töricht, daraus ein Geheimnis zu machen, daß manche gynäkologische Arbeit theoretisch-wissenschaftlicher Natur infolge unbeherrschter Forschungsmethodik am Ziel vorbeigeschossen (ist) und auch zu Irrungen und Wirrungen im Unterricht geführt hat. Wer sich ohne ausreichende Rüstung auf diesem Arbeitsgebiet zu weit vorwagt, wird wissenschaftliche Entgleisungen erleben ...“*

C. Menge:

Meine Damen und Herren! Ich habe die Ehre, die XVIII. Tagung der Deutschen Gesellschaft für Gynäkologie zu eröffnen. Ich begrüße Sie alle auf das herzlichste in den Mauern Heidelbergs und in den Räumen unserer altehrwürdigen Universität. Ein besonders warmer Gruß gilt unseren hierher geeilten Brüdern aus den abgetrennten Gebieten des Reiches und aus Österreich. Mit herzlicher Freude sehen wir auch eine Reihe uns treu gebliebener Freunde aus dem Auslande in unserer Mitte, deren Erscheinen uns zeigt, daß die Freundschaft kein leerer Wahn ist, und daß die deutsche Wissenschaft noch immer in Vorkriegswährung steht.

Im Hinblick auf die knappe Zeit habe ich davon abgesehen, staatliche, städtische und Universitätsbehörden zu unserer Eröffnungssitzung einzuladen. Es fehlt daher jede behördliche Begrüßung. Aus diesem Ausfall dürfen Sie nicht schließen, daß die erwähnten Instanzen unserer Tagung kühl gegenüberstehen. Ich glaube, Ihnen versichern zu dürfen, daß auch das offizielle Baden wie die gesamte Hochschule unsere Arbeiten mit warmem Sympathiegefühl begleiten.

Seit Monaten hat uns die bange Frage gequält, ob bei den trüben wirtschaftlichen und politischen Verhältnissen unseres Vaterlandes sich die Heidelberger Tagung überhaupt verwirklichen lasse. Diese Sorge ist heute von uns genommen. Viele andere sind freilich geblieben. Wir im Westen fühlen den harten Druck der Zeiten besonders stark. Das neuste, worin sich unsere westlichen Nachbarn gefallen, ist die Ausweisung von Ärzten aus dem besetzten Gebiete. Auch Mitglieder unserer Gesellschaft sind Opfer dieses bedauerlichen Verfahrens geworden. Man hat sie aus fadenscheinigen Gründen ihrer Existenzmöglichkeit, vor allem aber einen Teil der friedlichen Bevölkerung ihrer vertrauten Berater in gesundheitlicher Not beraubt. Auch die barmherzige Tätigkeit des Deutschen Roten Kreuzes wird im besetzten Gebiete mehr und mehr behindert. Endlich sind auch zahlreiche Kranke aus Krankenhäusern ausgewiesen, und an ihrer Stelle Besatzungstruppen einquartiert worden.

Meine Damen und Herren! Unsere Gesellschaft hat als ärztlich-wissenschaftliche Körperschaft zu rein politischen Maßnahmen keine Stellung zu nehmen. Wohl aber glaube ich im Namen der Deutschen Gesellschaft für Gynäkologie, in welcher fast 700 berufsmäßig verpflichtete Hüter der Krankenfürsorge vereinigt sind, gegen die in diesen Maßnahmen liegende Verletzung eines der vornehmsten und vordinglichsten Menschlichkeitsgedankens auf das schärfste protestieren zu sollen.

Wir alle wissen aus eigener Erfahrung, daß es keinen besseren Tröster in der Not gibt, wie die ehrliche Arbeit. Lassen Sie uns daher jetzt mit Eifer und mit Ernst und Würde an unser Werk gehen. Aus allen deutschen Gauen zu gemeinsamer wissenschaftlicher Betätigung zusammengekommen, wollen wir unter dem Losungswort „Dennoch" zeigen, daß wir aller Bedrückung zum Trotz unseren Glauben an den Wert und die Kraft der deutschen Wissenschaft und an die Zukunft unseres einigen Volkes unerschütterlich hoch halten. [...]

Nach einem alten und wohl auch guten Brauch schickt bei unseren Tagungen der jeweilige Vorsitzende dem Eintritt in die wissenschaftliche Tagesordnung eine Einführungsrede voraus, die einen Rückblick gibt über die neuesten wissenschaftlichen Errungenschaften unseres Spezialgebietes oder einen Ausblick eröffnet auf Probleme, die in der Luft hängen, oder die irgendein älteres oder auch ein neueres Thema behandelt, welches dem Redner besonders am Herzen liegt. Ich habe zahlreiche derartige Ouvertüren, die von geistreichen und unterhaltenden Ideen erfüllt waren, mit Interesse und Genuß verfolgt und dennoch bei einzelnen schließlich etwas Quälendes empfunden, weil sie kein Ende nehmen wollten. Ich sah dann die beauftragten Referenten und auch die für den ersten Sitzungstag bestimmten Vortragsredner in schwebender Pein hangen und bangen, ob sie zum Lohn für die vorausgegangene Mühe sich wohl ausreichend entladen könnten. Da habe ich mir selbst gesagt: Solltest du je der großen Ehre teilhaftig werden, einem Kongreß der Deutschen Gesellschaft für Gynäkologie zu präsidieren, dann laß die Ouvertüre kurz sein. Das war ein Gelöbnis, welches ich heute halten muß.

Ich werde daher keine wissenschaftliche Frage anschneiden, möchte aber kurz etwas anderes streifen, was mich schon einige Zeit innerlich bewegt.

Unsere diesjährige Vortragsordnung zeigt eine besondere Prägung. Diese Prägung ist mir zwar auch schon früher an unseren Kongreßprogrammen aufgefallen, aber doch nicht so stark wie gerade in diesem Jahre. Die theoretisch wissenschaftlichen Fragen treten den praktisch-klinischen gegenüber in den Vordergrund, bei einem Spezialgebiet, welches mehr wie manches andere mit operativ-technischen Fragen verknüpft ist und sich im wesentlichen praktisch auswirken soll. Gynäkologie und Geburtshilfe laufen in letzter Hinsicht der Chirurgie durchaus parallel. Und dennoch haben sich unsere Kongreßprogramme in dem zahlenmäßigen Verhältnis der theoretisch-wissenschaftlichen zu den praktisch-klinischen Erörterungen von den Programmen der Chirurgenversammlungen immer deutlich unterschieden.

Daß bei uns neuerdings das Verhältnis zugunsten der theoretisch-wissenschaftlichen Fragen besonders stark verschoben erscheint, dürfte sich aus dem Fortfall der Referate erklären, welche gewöhnlich praktisch-klinische Probleme behandelten und ein ganzes Heer von stoffverwandten Vorträgen nach sich zogen. Wie aber ist das auch früher schon auffällige Hervortreten der theoretischen Erörterungen in unserem Repertoir zu erklären? Ich glaube, daß dafür zunächst eine Eigenart unseres Doppelfaches verantwortlich zu machen ist. Sie beruht in dem häufigen Wechsel in der Morphologie und in der Funktion der weiblichen Fortpflanzungsorgane, wie ihn schon unter normalen Bedingungen Menstruation und Ovulation, Schwangerschaft, Geburt und Wochenbett und auch die Ausreifung und der Abbau des spezifisch weiblichen Organkomplexes mit sich bringen. Durch diesen Wechsel werden offenbar ungewöhnlich zahlreiche theoretisch-wissenschaftliche Fragestellungen aufgeworfen. Bei diesem Wechsel handelt es sich ja um ein fortgesetztes Auf und Ab, wie es großartiger und einschneidender bei keinem anderen Organsystem des Körpers wiederzufinden ist. Treten zu diesem physiologischen Wechsel noch pathologische Schwankungen hinzu, so resultiert eine Variationsmöglichkeit in Bau und Arbeit der Organe von unerhörter Breite. So darf man sich nicht wundern, daß der einigermaßen interessierte Fachmann sich der theoretischen Betrachtung dieser Dinge einfach nicht entziehen kann, selbst wenn er vorwiegend praktisch klinisch eingestellt ist.

Außerdem dürfte ein gewisser Abschluß in der Entwicklung der operativen Gynäkologie und auch der chirurgischen Geburtshilfe schon seit Jahren dazu beigetragen haben, daß unsere strebsame Gynäkologenjugend, wie sich das gehört, novarum rerum studens, sich mehr und mehr zu den theoretischen Problemen hingezogen fühlt.

Die auffällige Relation hat aber meines Erachtens noch eine weitere Ursache. Kein anderes klinisches Spezialgebiet weist noch so viele Geheimnisse und so zahlreiche Lücken in seinem Fundament auf, wie unser Doppelfach, Geheimnisse und Lücken, die geblieben sind, weil die Vertreter der grundlegenden medizinischen Disziplinen in der Forschung und in Konsequenz davon auch im Unterricht die Fortpflanzungsorgane des Weibes über Gebühr vernachlässigt haben.

Das gilt in geringerem Grade von der normalen Anatomie. Abgesehen von den Alten haben vor Waldeyer und auch nach ihm nur wenig Morphologen sich eingehend mit dem Studium des gröberen und des feineren Baues des weiblichen Genitalsystems befaßt. Die Histologie wurde so wenig beachtet, daß beispielsweise rein gynäkologische Arbeit Licht in die verwickelten anatomischen Verhältnisse des Endometriums hineintragen mußte.

Das gilt in höherem Maße von der normalen Physiologie, für welche das weibliche Fortpflanzungssystem kaum zu existieren scheint. Obwohl auch jetzt noch die Genitalfunktionen des Weibes zahlreiche interessante Rätsel, sowohl nach der physikalisch- wie nach der chemisch-physiologischen Seite hin, aufgeben, hat außer Pflüger und Abderhalden kaum ein zünftiger Physiologe sich eingehender mit dem Studium gynäkologisch-physiologischer Probleme beschäftigt. Ich habe mehrfach Gelegenheit genommen, mit angesehenen Vertretern des so unendlich wichtigen Grundfaches hierüber und auch über die Tatsache zu sprechen, daß der Student vor dem Beginn seiner klinischen Erziehung eigentlich kaum ein Wort über die Physiologie der Schwangerschaft, der Geburt und des Wochenbettes zu hören bekommt. Die interpellierten Herren waren sich selbst vollkommen des Aschenbrödeltums der Fortpflanzungsorgane der Frau in der physiologischen Forschung und damit auch im physiologischen Unterricht bewußt. Aber keiner von ihnen gab eine Erklärung dafür, weshalb neben der so liebevollen Behandlung der Physiologie des Muskel- und des Nervensystems, der Atmungs- und der Kreislauforgane, der Verdauungs- und Ausscheidungsapparate und der Sinnesorgane das doch nicht so ganz unwichtige Genitalsystem der Frau wie ein in sich gebücktes und unbekanntes Veilchen auf der Wiese unbeachtet bleibt. Schwierigkeiten in der Beschaffung des Beobachtungs-, Forschungs- und Lehrmaterials dürften daher kaum verantwortlich zu machen sein. Denn diese Schwierigkeiten lassen sich alle überbrücken.

Die pathologischen Anatomen erwiesen dem Organkomplex schon etwas mehr Beachtung. Bereits Rokitansky und Klob, später Klebs, Marchand, Schmorl und Aschoff nahmen sich des Stiefkindes in der Forschung und im Unterricht freundlich an. Immerhin ist auch die von den Fachpathologen auf die weiblichen Beckenorgane aufgewendete Forschungsarbeit im Vergleich zu der anderen Organsystemen gewidmeten relativ bescheiden.

Ganz ähnlichen Verhältnissen begegnen wir auch bei anderen klinisch-theoretischen Fächern, z. B. bei der Bakteriologie und der Serologie und bei der pathologischen Physiologie und der experimentellen Pathologie.

Die schwer verständliche Vernachlässigung, um nicht zu sagen Nichtachtung, des weiblichen Genitalsystems in Forschung und Unterricht durch die berufenen Vertreter aller dieser Disziplinen, besonders aber der grundlegenden Fächer, hat für uns Gynäkologen 2 Seiten. Einmal sehen wir vor uns einen weiten, vielfach noch jungfräulichen Forschungsboden, auf dem wir nach Herzenslust herumpflügen und säen, und wenn wir es verstehen, den Weizen von der Spreu zu sondern, auch gute und reife Frucht ernten können.

Auch ist für uns der Unterricht in der normalen und pathologischen Anatomie und in der normalen und pathologischen Physiologie der weiblichen Beckenorgane fast konkurrenzlos freigegeben. Beides hat zweifellos für uns sehr große Annehmlichkeiten.

Andererseits läßt sich nicht leugnen, daß in dieser großen Bewegungsfreiheit für unser Fach auch eine Gefahr liegt, die Gefahr einer gewissen dilettantenhaften Unsicherheit in der wissenschaftlichen Arbeit, und damit die Gefahr, Kraft, Zeit und das jetzt ach so teure Geld unnütz zu vergeuden. Es wäre töricht, ein Geheimnis daraus zu machen, daß manche gynäkologische Arbeit theoretisch-wissenschaftlicher Natur infolge unbeherrschter Forschungsmethodik am Ziel vorbeigeschossen und auch zu Irrungen und Wirrungen im Unterricht geführt hat. Wer sich ohne ausreichende Rüstung auf diesem Arbeitsgebiet zu weit vorwagt, wird wissenschaftliche Entgleisungen erleben und haltlosen Spekulationen verfallen, die unser Fach nur kompromittieren können. Das aber muß unter allen Umständen vermieden werden, und deshalb können wir der Belehrung, der Führung und der Hilfe der Meister in den feinen und so schwierigen Forschungsmethoden nicht entraten.

So halte ich es für erlaubt, ja für geboten, einmal von dieser Stelle aus an die berufenen Vertreter besonders der grundlegenden Fächer der Medizin die herzliche und dringende Bitte zu richten, sich in der Forschung und im Unterricht mehr als bisher des armen Stiefkindes anzunehmen. Wird dieser Bitte entsprochen, dann wird sich zweifellos das Fundament unserer Disziplin bald fester gestalten wie bisher. Dann kann auch unsere in ihren Forschungsgedanken gut geleitete und in ihrer Forschungsmethodik wohl vorbereitete erfolgshungrige Fachjugend eines gerechten Lohnes sicher sein.

aus: „Verhandlungen der Deutschen Gesellschaft für Gynäkologie", Menge und Martin, Heidelberg 1923, S. 34–43.

Heinrich von Peham (1871 - 1930)

19. Präsident der Deutschen Gesellschaft für Gynäkologie

Tagungsort: Wien,
3. - 6. Juni 1925

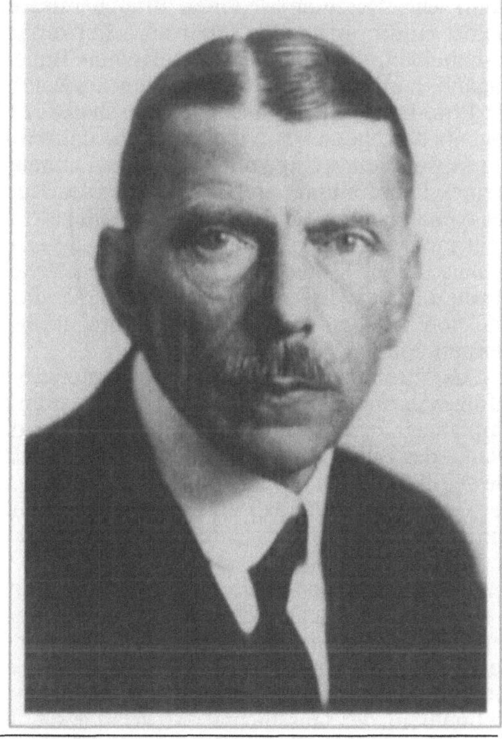

Persönliche Daten
geboren am 3. Mai 1871 in Wien
gestorben am 21. Juli 1930
in Hinterstoder (Oberösterreich)

Einleitung:

Prof. Heinrich ***Peham***[11] *war Assistent bei Chrobak, dem Präsidenten des 6. Kongresses, der ebenfalls in Wien abgehalten worden war und wurde 1920 als Nachfolger von Schauta ordentlicher Professor und Leiter der I. Univ.-Frauenklinik. Getreu seiner konservativen Grundeinstellung in operativer und geburtshilflicher Hinsicht ging er in seiner Eröffnungsansprache auf die Schule der Wiener Geburtshilfe ein und insbesondere auf deren Begründer Johann Lucas Boer (1751-1835), welcher die genaue Beobachtung der natürlichen Geburtsvorgänge lehrte und in der Anwendung von operativer Kunsthilfe äußerst zurückhaltend war, dies etwa im Gegensatz zu Friedrich Benjamin Ossiander, Göttingen. Boer*[12] *war der bekannteste Vertreter der geburtshilflichen Kunst des Abwartens. Peham zeichnete in seiner Eröffnungsrede nicht nur die Persönlichkeit Boers, sondern zog auch die Linien der Wiener gynäkologischen Schule deutlich nach, die kurz zuvor noch von Schauta (I. Klinik) und Wertheim (II. Klinik) bestimmt worden waren.*
Aus der Generalversammlung ist ein interessantes Ereiginis am Rande anzumerken: Wegen der Entlassung von Geheimrat Prof. Kehrer[13] *aus seiner Stellung als Leiter der Frauenklinik und Hebammenschule Dresden wurde eine Resolution verabschiedet, welche potentielle Nachfolgekandidaten davor warnte, sich vor dem endgültigen Abschluß der Verhandlungen über die Angelegenheit Kehrer in Dresden zu melden. Wörtlich heißt es zur Einsetzung einer „Ehren-“ Kommission: „Es ist zu prüfen, ob alle an der Angelegenheit beteiligten Mitglieder sich so verhalten haben, wie es der Würde und dem Ansehen der deutschen Gesellschaft für Gynäkologie entspricht.“ Kehrer wurde bald nach dem Eklat in Dresden nach Marburg berufen.*

H. v. Peham:

[...]
Wenn ich jetzt einem schönen Brauch unserer Gesellschaft folgend Sie bitte, mir für meine Einführungsrede Gehör zu schenken, so will ich keine wissenschaftliche Frage anschneiden, sondern dem historischen Boden, auf dem wir uns befinden, Rechnung tragend, zunächst der Zeit gedenken, in welcher vor nun 30 Jahren Wien das erstemal die Ehre hatte, die Deutsche Gesellschaft für Gynäkologie zu empfangen. 30 Jahre! Es liegt in der Natur des Menschlichen, daß von den Männern, die damals hier vereint waren, nur mehr wenige unter uns sind. Damals tagte die Versammlung unter dem Vorsitz meines Lehrers und väterlichen Freundes Rudolf Chrobak. Nicht er und kein einziger des damaligen Vorstandes Schatz, v. Winckel, Fritsch, Schauta, Pfannenstiel und Lihotzky weilt mehr unter den Lebenden. Dankbar gedenken wir der verdienten Männer, die sich damals in den Dienst der Gesellschaft gestellt hatten und voll von Huldigung sind wir für die Großen dieser Zeit, deren Tatkraft die Gesellschaft ihre Erfolge zu danken hat und von welchen wir eine Anzahl mit größtem Stolze auch heute noch die unseren nennen können.

Als Chrobak 1895 die Tagung eröffnete, gab er seinem Bedauern Ausdruck, daß es ihm infolge der unzulänglichen Räume seiner alten Klinik versagt sei, die Gesellschaft dort zu empfangen. Es war die Gesellschaft der Ärzte, die damals gastfreundlich dem Kongreß ihr Haus - das Billrothhaus - öffnete. Wenn ich auch heute die Sitzungen nicht an der Klinik, die seit 1908 in den großen, modernen Neubau übersiedelt ist, abhalten kann, so ist daran der Umstand schuld, daß unsere Mitgliederzahl, die nunmehr - über 800 - gegen 196 der damaligen Zeit - beträgt, über den Fassungsraum eines klinischen Hörsaales hinausgewachsen ist.

Unsere Wiener-Schule hat in den letzten 15 Jahren viel Trauriges erlebt, indem v. Rosthorn, Chrobak, Schauta und E. Wertheim uns durch den Tod entrissen worden sind, der erste und der letzte nach leider nur kurz bemessener Tätigkeit an der Spitze der Klinik. Aber nicht diese Männer, deren erfolgreiches Wirken noch frisch in aller Gedächtnis ist, will ich heute zum Gegenstande meiner Erörterungen machen, ich will vielmehr in der Geschichte der Wiener Geburtshilfe bis zu jener Zeit zurückgreifen, in welcher Österreichs große Kaiserin Maria Theresia den Anregungen ihres verdienstvollen Leibarztes van Swieten folgend, 1754 eine Lehrkanzel für Geburtshilfe schuf. Schon der erste Lehrer dieses Faches in Wien, Nep. Crantz, hat in seinem vortrefflichen Lehrbuche den ersten Anstoß zum kräftigen Gedeihen der Wiener Geburtshilflichen Schule gegeben. Mit aller Macht suchte er das fehlerhafte, auf Vorurteil und mangelhaften Kenntnissen beruhende Vorgehen einiger Zeitgenossen zu bekämpfen und überall verwies er auf die bei der Geburt so tätige Hilfe der Natur, welche durch voreilige Eingriffe nicht gestört werden solle. Wir finden bei ihm Äußerungen, die nach fast 2 Jahrhunderten manchen Geburtshelfern ins Gedächtnis zurückzurufen, nicht überflüssig erscheinen mag, so eiferte er z. B. lebhaft dagegen, den Muttermund nicht mit den Fingern zu erweitern mit den Worten: „diese Sorgfalt gehört nicht für die Hebammen" - wohl auch nicht für den Arzt - „sondern für die Natur und diese bringt die Sache auf eine Weise zustande, welche die Kunst nicht nachahmen kann." Den durch Crantz vertretenen Grundsätzen sind auch seine Nachfolger Val. Ferd. Lebmacher, ebenso wie Jos. Jac. Plenk treugeblieben und beweisenden Ausdruck finden wir für diese in einem von Simon Zeller, dem ersten Geburtshelfer in der neuerrichteten Gebäranstalt gegebenen Berichte, aus welchem hervorgeht, daß bei 10454 Geburten in der von ihm geleiteten Anstalt bei Kopflagen nur 31mal die instrumentelle Geburtsbeendigung mit dem von Zeller bevorzugten Hebel und nur einmal eine Enthirnung des Kindes vorgenommen worden war.

Von Wien aus fing die Geburtshille an, eine andere Gestalt anzunehmen und der weiteren Verfolgung dieser Bahn hatte sie ihre schönsten Erfolge zu danken. Eine hervorragende Persönlichkeit unter ihren Lehrern finden wir Ende des 18. und im Beginne des 19. Jahrhunderts in Johann Lucas Boer.

Er war zu Uffenheim als Sohn armer Eltern (1751) geboren, besuchte die Jesuitenschule zu Würzburg und studierte dort zunächst Philosophie. Unter der Gönnerschaft des Würzburger Wundarztes Carl Caspar v. Siebold widmete er sich dem Studium der Anatomie und Chirurgie und 1771 kam er nach Wien, wo er sich 1780 dem Examen in Geburtshilfe unterzog. Kaiser Josef, der den fleißigen jungen Arzt gelegentlich der nicht seltenen Besuche in den von ihm geschaffenen Wohltätigkeitsanstalten kennengelernt hatte, schickte ihn mit Geld und Empfehlungen ausgerüstet auf Reisen, damit er sich zum tüchtigen Geburtshelfer ausbilde. So kam Boer nach Holland, Brüssel, Gent, Paris und England und 1788 kehrte er nach Wien zurück, wo er die Stelle als Professor der Geburtshilfe erhielt. Innerhalb der 33 Jahre, in welchen er dieses Amt versah, hat er die Wiener-Schule auf eine solche Höhe gebracht, daß ihr von allen Gegenden der Welt Schüler zuströmten. Seine reichen auf seiner Studienreise gesammelten Erfahrungen und besonders der Umstand, daß es ihm möglich war, die Erfolge der überaktiven französischen Schule mit denen der durch Smellies konservative Art beeinflußten Schule der englischen Geburtshelfer kritisch zu vergleichen, festigten in ihm die Überzeugung, daß für den Geburtshelfer die genaueste Beobachtung der natürlichen Geburtsvorgänge die erste Bedingung für ein gedeihliches Wirken sei. Mit unermüdlichem Eifer benützte er sein reiches, etwa 1000 Geburten im Jahr betragendes Material zur Verfolgung der Bahn, die er zur Vervollkommnung seines Faches als einzig richtig erkannt hatte. Schwangerschaft und Geburt - lehrte er - müssen als natürliche Zustände angesehen werden, wenn ihre Behandlung eine dem Zwecke entsprechende sein soll, darum verwarf er auch jede Vorbereitungskur der gesunden Schwangeren, und eiferte er gegen Aderlaß, Abführmittel und andere übliche Maßnahmen. Nach ewig feststehenden Gesetzen verläuft die Geburt und in keiner Weise soll diese durch voreiliges Einschreiten der Kunst gestört werden. Freilich müsse dem Geburtshelfer der normale Verlauf auf das genaueste bekannt sein, damit er rechtzeitig ein Abweichen vom normalen Verlauf erkennen könne, um dann zweckmäßige Hilfe zu leisten.

Wie oft aber diese Hilfe von Geburtshelfern am unrechten Orte angewendet und Mißbrauch damit getrieben werde, das suchte Boer immer und immer wieder durch Wort und Tat zu lehren. Er zeigte, daß weder Gesichts- noch Steißlagen künstlicher Hilfe bedürfen, beschrieb richtig den Mechanismus der Gesichtsgeburten, betonte, daß das Kinn, mag es im Anfange stehen, wo es wolle, sich allmählich unter die Schambeine begibt. Die Herausbeförderung der Nachgeburt überlasse man der Natur, Reiben in der Unterbauchgegend verursache nicht selten Blutungen.

Daß Boer mit der Indikation zur Sectio caesarea besonders zurückhaltend war und nur die absolute Indikation gelten ließ, ist bei den Mortalitätsverhältnissen der vorantiseptischen Zeit nur zu begreiflich. Aber daß bei solchen Grundsätzen auch die Anwendung der Zange im höchsten Maße beschränkt wurde, geht daraus hervor, daß unter rund 1000 Geburten im Jahr nur 5-7mal die Geburtsbeendigung mit der Zange erfolgte. Zur selben Zeit sehen wir bei Ossiander in Göttingen unter 2540 Geburten nur 1381 natürlich verlaufen, fast die Hälfte aller Geburten wurden operativ, 1016 unter 2540 mit der Zange beendet.

Wir finden hier den schroffsten Gegensatz zu der Wiener-Schule, indem Ossiander mit regstem Eifer zu zeigen versuchte, was die Kunst in der Geburtshilfe zu leisten vermöge. Gewiß hat sich Ossiander durch die Verbesserung der geburtshilflichen Technik Verdienste erworben, aber eine Lehre, die ihr Heil nur in Operationen fand, mußte auf Abwege führen und die fortschreitende Zeit hat doch am Ende über die Operationslust seiner Schule gerichtet und sich den besseren Ansichten der Wiener-Schule angeschlossen.

Noch zu Lebzeiten Boers wurde die Wiener Geburtshilfliche Klinik geteilt in eine Klinik für Hebammen und eine Klinik für Mediziner unter Joh. Klein. An dieser wirkte als Assistent in der Mitte des vergangenen Jahrhunderts I. Ph. Semmelweis, ein Mann, dessen wir mit größter Bewunderung und Stolz, aber auch mit schmerzlich-beschämenden Gefühlen gedenken, wie ich in diesem Kreise nicht näher ausführen muß. Die Klinik für Mediziner wurde 1873 abermals geteilt; die Vorstände der beiden Parallelkliniken waren Karl v. Braun und Josef Spaeth. Dem ersteren folgte mein Amtsvorgänger F. Schauta, dem letzteren Breisky, Chrobak, v. Rosthorn, Wertheim und nunmehr Kermauner.

Auch unter diesen finden sich in der Mehrzahl Vertreter der traditionellen Richtung in der Wiener Geburtshilfe, der anzugehören und sie weiter zu pflegen auch die jetzigen Lehrer des Faches als ihre Pflicht und wichtige Aufgabe betrachten.

Große Wandlungen haben sich seit Boers Zeiten vollzogen. Der Siegeslauf der Bakteriologie, die Arbeitsergebnisse in der Serologie, in der Imunbiologie, die Stoffwechsellehre, die Fortschritte in der Chemie und Physik haben in der Gesamtmedizin reiche Früchte getragen und auch für unser Fach den größten Nutzen gebracht. Allüberall sehen wir in unserer Wissenschaft unermüdlichen Fleiß und rastlose Tätigkeit, die auch in dem überreichen Arbeitsprogramm unserer Tagung und in den dieser Versammlung gewidmeten Festschriften sich ausdrückt. Bei allen Errungenschaften unserer Zeit dürfen wir aber der Lehren unserer großen Vorgänger nicht vergessen, denn nur dann kann die Zukunft unseres Faches eine segensreiche sein, wie die Tätigkeit seiner Vertreter in der Vergangenheit es war.

aus: „Verhandlungen der Deutschen Gesellschaft für Gynäkologie", Peham und Martin, Wien 1925, S. 42–45.

Otto von Franqué (1867 - 1937)

20. Präsident der Deutschen Gesellschaft für Gynäkologie

Tagungsort: Bonn,
8. - 11. Juni 1927

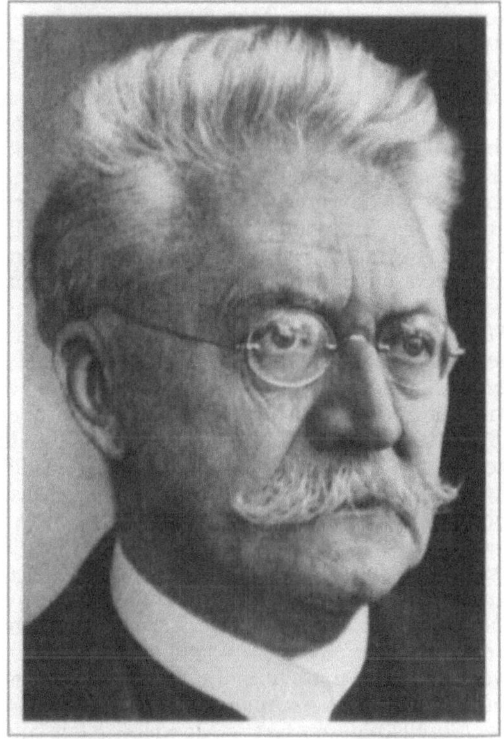

Persönliche Daten
geboren am 11. September 1867
in Würzburg
gestorben am 11. April 1937
auf Schloß Kalkum bei Düsseldorf

Einleitung:

Prof. Otto v. ***Franqué***[14] *hatte nach Bonn eingeladen, zum zweiten Mal seit 1891 (Veit). Seit dem vorausgegangenen Kongreß in Wien waren 37 Mitglieder verstorben, darunter so berühmte wie Carl Ruge*[15]*, Hermann Fehling, Max Hofmeier. Die Totenehrung hatte Vorrang vor einem Thema, welches der Präsident nach eigener Wahl hätte abhandeln können*[16]*. Die Gesellschaft war darüber hinaus auch mit der Tagesordnung der Mitgliederversammlung reichlicher als sonst beschäftigt*[17]*. Die „Angelegenheit Kehrer", Stoff für Aufregung noch in Wien, war formal zwar abgeschlossen; Schuldzuweisungen oder Freisprüche gab es jedoch nach keiner Seite. Bezugnehmend auf diesen Fall verabschiedete die Gesellschaft wohl aber ein der Erinnerung wertes Bekenntnis zu folgenden Grundsätzen: „Das Verhältnis zwischen dem Leiter einer Klinik oder eines Krankenhauses und seinen Oberärzten und Assistenten muß auf gegenseitigem Vertrauen beruhen. Jede den Leiter beim Publikum oder den vorgesetzten Behörden absichtlich herabsetzende Äußerung oder Handlung eines Assistenten hinter dem Rücken des Leiters ist als Vertrauensbruch, mit der sittlichen Pflicht eines ehrenhaften Mannes und Arztes unvereinbar und als standesunwürdig zu verwerfen."*

O. v. Franqué:

[...]
Von einer feierlichen Begrüßungssitzung haben wir absichtlich Abstand genommen, um auch nicht eine Minute denjenigen Herren zu entziehen, welche uns die in heißen Arbeitstagen und klaren Denkernächten ausgereiften Früchte ihrer Forschung darbringen wollen. Und so ist es auch mein Ehrgeiz, kein Wort zu sagen, daß nicht gesagt werden muß. Eigene tiefe Trauer und Dankespflicht der Gesellschaft zwingen mich, zu beginnen mit einer Totenklage, wie sie ernster und herzbeklemmender kaum jemals in einer wissenschaftlichen Gesellschaft erhoben wurde: in den 2 kurzen Jahren seit den unvergeßlichen Wiener Tagen hat uns das unerbittliche Schicksal 37 Mitglieder entrissen, die fast alle regelmäßige Besucher und fleißige Mitarbeiter unserer Versammlungen gewesen sind und die sich zum größten Teil auch sonst um die Wissenschaft hohe und höchste Verdienste erworben haben. Um unsere Gesellschaft besonders verdient gemacht haben sich als ehemalige Ausschußmitglieder die Herren Flatau, Bokelmann und Broese, sowie Carl Ruge, Fehling, Wyder, Hofmeier, Männer, an deren Bahre, wie Sie alle wissen, zu trauern nicht nur die deutsche, sondern die gesamte Wissenschaft aller Nationen höchsten Anlaß hat. Carl Ruge, der Begründer der gynäkologischen Histologie, hat im Jahre 1895 der Gesellschaft ein Referat über die Anatomie der Endometritis erstattet, Wyder 1901 über Eklampsie, Fehling 1901 über Eklampsie, 1895 über die Behandlung der Endometritis, Hofmeier 1892 über die Diagnose des Carcinoma corpus uteri, 1897 über Placenta praevia, 1905 über die Dauererfolge der Ovariotomie. In Fehling und Hofmeier betrauert die Gesellschaft außerdem 2 ihrer besten Führer und Ehrenmitglieder, zu denen auch Wyder gehörte. Wo es mir möglich war, habe ich, sofern ich nicht selbst anwesend sein konnte, für Vertretung der Gesellschaft bei den Trauerfeierlichkeiten ihrer hervorragenden Mitglieder gesorgt; aber gerade bei meinem unvergeßlichen Lehrer Hofmeier, dem ich um der Gesellschaft und meiner selbst willen am liebsten selbst die letzte Ehre erwiesen hätte, war mir dies nicht möglich, da ich erst um die Stunde seiner Beisetzung die Nachricht von seinem Ableben erhielt. Ich bin ihrer Zustimmung gewiß, wenn ich Ihnen mitteile, daß auf meine Veranlassung in dieser Stunde der Eröffnung unserer Tagung, zu der zu erscheinen er mir noch versprochen hatte, ein Kranz mit einer Widmung der Gesellschaft am Grabe Max Hofmeiers niedergelegt wird. Frau Geheimrat Hofmeier, die von Herrn Polano von unserer Absicht erfahren hat, hat mich gebeten, der Gesellschaft ihren Dank zu entbieten. Die glänzende Versammlungsleitung Hofmeiers im Jahre 1903 in Würzburg wie diejenige Fehlings im Jahre 1909 zu Straßburg, wird allen ältern Mitgliedern der Gesellschaft noch in lebhafter und dankbarer Erinnerung sein. Auch den Jüngern unter uns wird sich bei Erwähnung des Namens Straßburg das Herz schmerzlich zusammenkrampfen und sie werden mit uns voll Ehrfurcht und tiefem Mitgefühls des harten und grausamen Schicksals gedenken, daß mit Fehling noch zwei andere der dahingegangenen Mitglieder unserer Gesellschaft, Heinrich Bayer und Hermann Freund erleiden mußten, weil sie deutsche Gelehrte waren. Erfüllt es uns hier mit – hoffentlich nie versiegender Bitterkeit, daß dieses schwere und nun nie wieder gutzumachende Leid in einer, modernem Kultur- und Humanitätsempfinden unverständlichen Weise, grundlos, gefühllos, rechtlos von Menschenhirn und -hand zugefügt wurde, so ergreift uns tiefe Wehmut, wenn wir der 4 Männer aus unserem Kreise gedenken, die noch in voller Manneskraft, auf der Höhe ihrer segensvollen und auch für unsere Gesellschaft höchst wertvollen Wirksamkeit von tückischer Krankheit dahingerafft wurden: Franz, Opitz, Reifferscheidt, Thaler. Nicht minder tief und aufrichtig ist unsere Trauer um die übrigen Dahingegangenen, bei deren Namensklang die Erinnerung an das, was sie geleistet haben, sofort in Ihnen wach werden wird. [...]

Helden der Wissenschaft und Arbeit, der Menschlichkeit und Nächstenliebe waren sie alle und keinen hat es unter ihnen gegeben, der nicht tief trauernde Freunde in unserem Kreise hinterlassen hätte. So dürfen Sie von ihnen Abschied nehmen mit den Worten der Edda:

Es stirbt der Held, es sterben die Freunde,
Es stirbt ein jeder der Männer,
Doch niemals stirbt des Mannes Tat,
Der Großes gewirkt hat im Leben.
Doch einen weiß ich, der niemals stirbt;
Der Ruhm des Mannes, des Toten!

[...]
aus: „Verhandlungen der Deutschen Gesellschaft für Gynäkologie", v. Franqué und Martin, Bonn 1927, S. 42–44.

Hugo Sellheim (1871-1936)

21. Präsident der Deutschen Gesellschaft für Gynäkologie

Tagungsort: Leipzig,
22.-25. Mai 1929

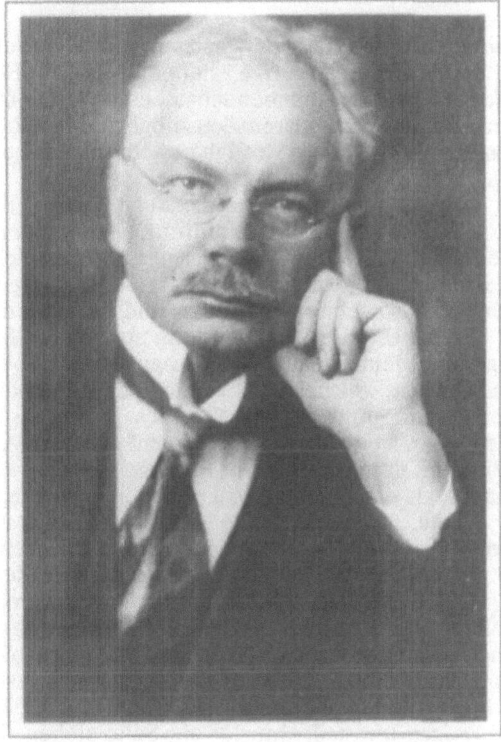

Persönliche Daten

geboren am 28. Dezember 1871 in Biblis bei Worms
gestorben am 22. April 1936 in Leipzig

Einleitung:

Prof. Hugo ***Sellheim***[18] *brachte als Präsident eine formale Neuerung ein: Seine Präsidentenansprache wurde nicht zur Eröffnung des Kongresses mündlich vorgetragen, sondern bereits vor dem Kongreß gedruckt verschickt. Die Rede war dementsprechend lang; sie wird hier dennoch in ihrem vollen Wortlaut*[19] *berücksichtigt, weil der Text ein bedeutendes Beispiel ist für die Beschäftigung mit dem Frauenbild der Zeit („Frauenkunde"), abgeleitet aus den biologischen Besonderheiten des weiblichen Organismus. Daraus wurde ein sehr modernes Rollenverständnis der Frau gerechtfertigt. In aller Munde war das 1926 erschienene Buch des Dr. Th. H. van der Velde, ehemals Direktor der Frauenklinik in Haarlem, über „Die vollkommene Ehe, eine Studie über ihre Physiologie und Technik"*[20]*. Es hat viel dazu beigetragen, sexuelle Vorgänge zu versachlichen und vor breiterem Publikum zu erörtern. Die Frauenärzte mußten gerüstet sein. Sellheim untersuchte in seiner Kongreßrede vor allem Formen der Partnerschaft und setzte sich kritisch mit den schon damals aufkommenden „Frauenbefreiern" auseinander („Die befreite Frau beansprucht und erkennt die freie Verfügung über ihren Körper")*[21]*. Im Parlament wurde eine Dreimonatsfrist-Lösung als Alternative debattiert. Auch Sellheim sprach die Abtreibungsfrage (versus Empfängnisverhütung) an und bekannte sich als Anhänger der geltenden gesetzlichen Ordnung, trat ausdrücklich für die Verhütung einer unerwünschten Schwangerschaft ein: „Keine Ordnung, auch keine Neuordnung - sie mag heißen wie sie will - wird bestehen können, wenn man die geltenden Gesetze nicht respektiert. Jedenfalls ist die Abtreibung bei uns zur Zeit noch verboten. Der ärztliche Standpunkt kann demnach kein anderer sein, als sich zu beschränken auf Schwangerschaftsunterbrechung aus gesundheitlichen oder höchstens kombiniert gesundheitlichen und sozialen Beweggründen. Was würde das Publikum sagen, wenn der Arzt sich in anderen Gewissenskonflikten nicht ans Gesetz halten wollte, z. B. in der Wahrung des Berufsgeheimnisses?" Er erwähnte gesundheitliche Gefahren des Abortes, wenngleich sie bei aseptischer Ausführung gering seien: „Es ist also weder ganz ungefährlich noch ganz vereinbart mit dem Wunsch der neuen Frau, zu einem späteren, ihr besser liegenden Termine Kinder zu bekommen, zunächst einmal vorher mit einem Fortpflanzungsprodukte anzufangen, was man will."*

H. Sellheim:

Zukunftspläne der Geschlechtsbeziehungen und Frauenkunde

Einleitender Vortrag des Vorsitzenden Hugo Sellheim.

M. H. Unsere Tagungen stehen unter dem Eindruck der zunehmenden Belastung mit Material bei gleichbleibendem Zeitaufwande. Diese Sachlage verpflichtet den Vorsitzenden, mit der verfügbaren Zeit möglichst haushälterisch umzugehen, um für die wissenschaftliche Arbeit den verfügbaren Raum aufs beste auszunutzen. Dazu ist erstes Erfordernis, daß er selbst kein Wort zuviel sagt.

Mit der guten alten Sitte, daß der jeweilige Vorsitzende dem Eintritt in die wissenschaftliche Tagesordnung eine Einführungsrede über irgendein im Brennpunkte des Interesses stehendes Gebiet unseres Faches vorausschickte, ist seit Menges Kongreßleitung in Heidelberg gebrochen. Menge hat noch wenig gesagt. Von Franqué hat in Bonn überhaupt kein Thema mehr angeschlagen und damit den Beifall aller Fachgenossen gefunden.

Ich möchte der Versammlung auch keine Minute verfügbarer Verhandlungszeit zur eigenen Meinungsäußerung wegnehmen, aber versuchsweise einmal ein Verfahren einschlagen, welches dem Vorsitzenden doch die Möglichkeit gibt, die Aufmerksamkeit der Versammlung auf ein aktuelles Thema zu lenken. Nämlich sein Thema in der notwendigen Breite abzuhandeln, nicht aber der Versammlung vorzutragen, sondern gleichzeitig mit dem Versand der Referate über das Kongreßthema den Mitgliedern gewissermaßen als ersten, aber nicht gehaltenen Vortrag zu unterbreiten und zu widmen.

Vielleicht findet der Gedanke Anklang, von dem Vortragenden nach wie vor einen Beitrag zu erhalten, ohne aber dadurch die Verhandlungszeit zu beschränken.

Ich wähle ein Thema, das uns durch die Zeit aufgedrängt wird.

Durch den angestrebten, zum Teil noch in vollem Gange befindlichen, zum Teil bereits vollzogenen Umsturz der Geschlechtsbeziehungen bereiten sich wichtige Veränderungen an der Frau und am Kinde und damit als unausbleibliche Rückwirkung an der Geburtshilfe und Gynäkologie vor. Da es sich vielfach um gesundheitliche Schädigungen handelt, kann und darf der Arzt, vor allen Dingen der Geburtshelfer und Gynäkologe, dazu nicht schweigen und teilnahmslos zur Seite stehen. Tua res agitur!

Über die direkt gesundheitsschädlichen Rückwirkungen des sich heutzutage so rapid verändernden sozialen Lebens auf unser Fach hinaus tritt immer markanter die Pflicht an uns Frauenärzte, und Frauenkenner heran, einer weiteren Erschwerung des Frauenschicksales in der heutigen Zeit vorzubeugen.

Davon verspürt jeder von uns etwas in sich.

Ich habe in meiner Rede zur Ingebrauchnahmefeier des neuen Leipziger Fraueninstitutes die Aufgaben einer Frauenklinik und des Frauenarztes über die landläufige Besorgung von Geburtshilfe und Gynäkologie hinaus weiter gesteckt mit den Worten: „Eine Frauenklinik soll sein für ihr Teil eine soziale Fürsorgeanstalt allerersten Ranges.“ Ich will dieses Wort gewissermaßen einlösen, indem ich mich vor dem Forum unserer Deutschen Gesellschaft für Gynäkologie mit den Zukunftsplänen der Geschlechtsbeziehungen und was unsere Frauenkunde dazu zu sagen hat, beschäftige.

Wenn ich von Zukunftsplänen unseres Volkes und dem, was die Frauenkunde dazu zu sagen hat, reden will, so wähle ich damit ein Thema, was jedermann, vor allem aber unseren Ärztestand in allen seinen Teilen und Spezialisierungen in höchstem Grade interessieren muß. Der Arzt wohnt gewissermaßen als sachverständiger Beobachter dem Duell bei zwischen der versinkenden alten Zeit und der mit aller Macht zur Herrschaft drängenden neuen Zeit. Er ist derjenige, der bei diesem Umschwunge Schaden nicht mehr als unbedingt notwendig aufkommen lassen darf. Um im Bilde zu bleiben, er steht gewissermaßen als der alles wieder zum Guten wendende Paukarzt dabei.

Dem Facharzt der Frauenkunde erwächst dabei die Pflicht, klar zu scheiden zwischen dem, was im Interesse von Frau und Kind zu begrüßen und was als bedenklich zu verwerfen ist. Er ist gehalten, seine Beurteilung allen anderen Ärzten mitzuteilen, da sie jeden Tag mit diesen Fragestellungen des Lebens bestürmt werden, um ihnen wenigstens ein Bild vom einzig Richtigen, das heißt vom naturwissenschaftlichen Stande der Angelegenheit zu geben. So gedacht, wirkt sich das Thema „Zukunftspläne: Frauenkunde“ wirklich zu einem eminent praktischen und aktuellen Thema für den Arzt und alle Welt aus.

Es ist aber selbst für den Frauenkenner vom Fach nicht leicht die richtige Stellungnahme herauszufinden. Er kann nicht ohne weiteres nach einer in Fachkreisen fix und fertig vorliegenden Meinung greifen. Seine Fachkollegen vermögen ihm nicht Führer zu sein, weil sich die Wenigsten um diese öffentliche Angelegenheit selbst bekümmert haben. Die paar, die sich zur Sache zu äußern Gelegenheit fanden, widersprechen sich im höchsten Grade.

Ich nehme nur zwei Berliner Kollegen heraus, die ja in der Vielmillionenstadt gewissermaßen an der Quelle unseres deutschen Volkslebens sitzen, und, ob sie wollen oder nicht, zum mindesten zur gelegentlichen Beschäftigung mit dem heiklen Gegenstand gedrängt werden. Schon da begegnen wir zwei Extremen. Franz sagte in den Verhandlungen der Berliner Gesellschaft für Geburtshilfe und Gynäkologie gelegentlich der Aussprache zu einem Vortrage von P. Fränkel: „Über den Tod bei Aborten"[1]: Es besteht die Tatsache, daß die gewollten Aborte immer mehr zunehmen und daß viele Frauen an Infektionen und Verletzungen zugrunde gehen. Er meint, daß dieses Geschehen weder moralische Mittel noch Strafandrohungen aufhalten können. Ihm scheint das Experiment der Russen von größter Bedeutung zu sein, und es frage sich, ob wir nicht auch einmal dazu kämen, den Abort in den ersten 3 Monaten frei zu geben. Denn es sei zu bedenken, daß nicht nur die Mortalität nach Aborten die Bevölkerungszahl schädige, sondern auch die Nachkrankheiten, die oft zur Sterilität führten, und es frage sich, was für den Bevölkerungszuwachs nachteiliger sei, der jetzige Zustand oder die Freigabe des Abortes. Das ist die eine Stimme. Dagegen steht Stoeckel[2] in seinem neusten Lehrbuch der Gynäkologie heute noch auf dem Standpunkt, Empfehlung von antikonzeptionellen Mitteln an jedwede Frau unterliege einer medizinischen Indikation in ganz der gleichen Weise wie die vom Arzte vorgenommene Schwangerschaftsunterbrechung.

Ich glaube, daß keine dieser beiden extremen Meinungsäußerungen den Tatsachen, auf welchen die Frauenkunde heutzutage fußen muß, entspricht, auch niemand von Ihnen ohne weiteres damit einverstanden sein wird, und halte es deshalb für um so notwendiger, einen dazwischenliegenden Standpunkt als den natürlichen und zeitgemäßen, wenigstens für die Verhältnisse unseres deutschen Volkes, herauszuarbeiten und der deutschen Ärzteschaft zur eigenen Urteilsbildung zu präsentieren. Um sich auf solchem Grenzgebiete zwischen Medizin und Soziologie eine Ansicht bilden zu können, muß man freilich mancherlei Stimmen hören.

Wenn wir die Zukunftspläne der Mann-, Frau- und Kindesbeziehungen erörtern wollen, gehen wir am besten von dem seitherigen Zustande aus. Man kann die Liebesbeziehungen von heute in 3 Gruppen teilen, zwischen denen fließende Übergänge bestehen.

Die Prostitution ist ein schmutziges Geschäft, bei dem der Mann, wenn er so etwas über sich bringt, seine Portion Befriedigung kaufen kann. Die Frau ist im höchsten Grade herabgewürdigt. Sie spielt die traurige Rolle des Mittels zum Zweck. Für den Mann scheidet jegliche Verantwortung seines sexuellen Tuns aus. Da einer den anderen ablöst, geht das Geschäft in viele Teile. Prostitution ist die billigste Art des Sexualverkehres, weil jegliche Sorge für Nachkommenschaft entfällt.

Die zweite Form der Geschlechtsbeziehungen, das Verhältniswesen, ist sehr häufig. Mann und Frau schließen unter allmählicher Annäherung einen immer inniger werdenden, zuletzt im Geschlechtsverkehr gipfelnden, im allgemeinen aber auch damit endigenden Liebesbund auf Zeit. Die allmähliche Gewinnung der umworbenen Frau durch den Mann wirkt viel natürlicher und ästhetischer als der brutale Überfall auf die Frau in mancher Hochzeitsnacht; ein gewisser Vorteil gegenüber so vielen Ehen.

Außer dem Geschlechtsverkehr und dem, was zu seiner Inszenierung drum und dran hängt - vielleicht Sonntags ein Varieté- oder Kinobillet, ein warmes Abendbrot -, geht jeder Teil seine eigenen Wege.

Die ab und zu aufkommende Sehnsucht des Mädchens: es möge daraus ein Lebensbund in Form einer wirklichen Ehe werden, ist in der Regel trügerisch. Sie denkt sich das in der Ehrlichkeit ihrer Liebesgefühle so, macht aber die Rechnung ohne ihren anders denkenden Partner.

Etwaige Schwängerung bringt Verdruß. Dieses Ereignis ist oft für den Mann das Signal, das Verhältnis zu lösen, weil er die Kosten und gewisse moralische Verpflichtungen gegenüber dem zur Mutter gemachten Mädchen scheut.

Die sitzengelassene Geliebte muß froh sein, wenn von seiten des Vaters für sie als Mutter und für ihr Kind gesorgt wird. Oft läßt es der Rabenvater darauf ankommen, daß ihm erst durch eine peinliche Gerichtsverhandlung die sog. Alimente abgepreßt

[1] Z. Geburtsh. 90, 449 u. 450 (1926).
[2] W. Stoeckel, Lehrbuch der Gynäkologie. 1928.

werden. Das ist aber auch nur ein Tropfen auf den heißen Stein. Die Kosten des Verfahrens hat die Mutter mit einem verpfuschten Leben zu bezahlen. Sie ist nach der Geschmacksrichtung der Männer durch die hinterlassenen Spuren des Sexualverkehres und gar der unehelichen Mutterschaft nicht mehr makellos und als Frau entwertet. Vielleicht wurde sie obendrein mit Gonorrhöe oder Syphilis angesteckt und an Körper und Geist gebrochen.

Der Mann geht frei aus und findet sich oft genug nach mehrmaliger Wiederholung eines solchen Verhältnisses mit anderen Mädchen, meist mit einer Ehefrau in einem geregelten und vielleicht auch glücklichen Familienleben zusammen.

Das Wesentliche ist, daß das Verhältnisleben offiziell nicht erlaubt ist, und die Frau darin rechtlos bleibt. Es ist die gegebene Art, der modernen Geschmacksrichtung zu huldigen, das sexuelle Vergnügen von der reellen Fortpflanzungsarbeit zu trennen. Das Verhältnis ist für den Mann, weil die Frau sich zum guten Teile selbst erhält, billiger als die Ehe. Er riskiert nicht viel. Die Frau kann dabei furchtbar hereinfallen. Ein etwaiges Kind muß mehr oder weniger verleugnet werden und wird dadurch in seinem Ansehen und Fortkommen schwer geschädigt.

Als vollkommenste Stufe des Liebeslebens gilt heute die Ehe. Sie verlangt, daß die Partner sich alles von vornherein wohl überlegt haben[1]. Der Mann übernimmt die volle Verantwortung für Weib und Kind. Somit ist die Ehe der Schutzhafen für Mutter und Kind. Die Ehe gilt als Ort der harmonischen Vereinigung von sexueller Erhebung und Übernahme der reellen Fortpflanzungsarbeit. Es besteht die Möglichkeit völliger Arbeitsteilung und des restlosen Ineinanderaufgehens in einer Kameradschaft fürs Leben. Ein hohes Ziel, das man als Schlußstein der ehelichen Beziehung, als Ehekameradschaft kurz bezeichnen mag. Die Ehe ist für den Mann die teuerste Form sexueller Beziehung, aber durch die Vereinigung von sexueller Erhebung und Fortpflanzung doch nicht zu teuer erkauft.

Die Ehe soll von Dauer sein. Darum ist die Scheidung erschwert. Doch ist Trennung nicht unmöglich und im allgemeinen zu erreichen.

Jeder Teil muß etwas auf sich nehmen, dann sind die Juristen zufrieden. Hier müssen fraglos noch Verbesserungen Platz greifen. Es ist gewiß etwas Wahres daran, wenn Franz Blei[2] sagt: „Eine vernünftige Gesetzgebung wird einmal nichts mehr über die Ehe bestimmen, sondern nur über die Kinder." So viel über den seitherigen Stand.

Worin bestehen die Zukunftspläne? Kurz gesagt, in einer andersartigen Regelung der Beziehungen von Mann und Frau und des Verhältnisses beider zum Kinde.

Es ist nicht ganz leicht, in den oft etwas phantastisch anmutenden Bestrebungen klar zu sehen. Bewußtes mischt sich mit Unbewußtem.

In dem gewaltigen Durcheinander tritt ein Symptom hervor: Der Versuch einer Erleichterung von Mannes- und Frauenanteil an der großartigen Arbeitsteilung der Natur[3]. Man huldigt, wenn man ein Fremdwort gebrauchen will, einer Emanzipation von dem, was einem als Überanstrengung vorkommt. Der Mann will arbeiten, aber z. B. nur 8 Stunden. Die Reduktion der Arbeitszeit für den Einzelnen hat vielleicht den gewiß anerkennenswerten kameradschaftlichen Hintergedanken, die Erwerbsmöglichkeit des Lebensunterhaltes für sich und die Familie allen Männern zugänglich zu machen.

Die Frau will, wenigstens zum guten Teil, noch Kinder, aber sie wünscht eine Verschiebung des Beginnes der Fortpflanzungsarbeit womöglich auf einen noch späteren Termin als seither und eine Reduktion der Kinder auf eine mit der Einengung des Nahrungsmittelspielraumes verträgliche Zahl. Sie sträubt sich gegen einen Mißbrauch[4] der vor allen Dingen von Natur aus auf die Fortpflanzung gerichteten Frauenkraft. Dabei spielt vielleicht auch der wiederum sehr kameradschaftliche Gedanke eine Rolle: eigentlich dürfte jede Frau zum Kinde kommen. Also die beiden Sexualcharaktere, Erwerbsarbeit für den Mann, Mutterschaft für die Frau[5], sollen erhalten, aber auf ein für beide Seiten erträgliches Maß herabgedrückt und auf alle Geschlechtsgenossen verteilt werden.

[1] Hugo Sellheim, Das Geheimnis vom Ewig-Weiblichen. 2. Aufl. Stuttgart: Enke 1924. Natürliche Entwicklung der Geschlechtsbeziehungen und ihre künstliche Regulierung beim Menschen. S. 269.

[2] Franz Blei, Die Ehe und das Kind. Die Weltbühne 29. V., 1928, 835.

[3] Hugo Sellheim, Geheimnis vom Ewig-Weiblichen, S. 42: Ein Versuch zur Naturgeschichte der Frau und S. 247: Natürliche Arbeitsteilung.

[4] Hugo Sellheim, Hygiene und Diätetik der Frau. München: J. F. Bergmann 1926. S. 160: Gesundheitliche Schädigung und Fortpflanzungsbeeinträchtigung der Frau durch das Berufsleben und S. 262: Kulturschäden und Mißbrauch der Frauenkraft.

[5] Maranon, Die Arbeit ein Sexualcharakter. Über das Geschlechtsleben. S. 15. Heidelberg: Niels Kampmann Verlag.

So gedacht, steckt eine gute Portion Vernunft in den modernen Zukunftsplänen. Leider wird aber dieser Gedankengang nicht überall klar durchgeführt. Ich habe ihn mir wenigstens so - ich weiß nicht, ob mit Recht oder Unrecht - als etwas mir Wesentliches und mich Ansprechendes nur einmal herausgeschält.

Der Versuch der Neuordnung enthält - in dieser Weise aufgefaßt - außer dem gerechten Streben nach naturgemäßer Verteilung von Lebensunterhaltsarbeit und Fortpflanzungsarbeit entsprechend den Geschlechtern noch ein übergeordnetes Prinzip.

Der Mann will Erwerbsarbeit und die Frau will Fortpflanzungsarbeit leisten, aber nicht mehr als notwendig ist. Das ist ein ökonomischer Grundsatz. Er bedeutet „Menschenökonomie“[1]. Er will besagen, jeder Mann und jede Frau sollte existieren mit dem kleinsten Kraftaufwande, mit der größten Schonung des Organismus, mit dem größten Nutzeffekt, mit dem größten Vorteil und mit der Höchstleistung zugleich. Diese Minimalprinzipien nach der einen und Maximalprinzipien nach der anderen Seite sind in ein Gesetz zusammenzufassen. Es findet sich in allen sich selbst überlassenen Natureinrichtungen immer wieder und muß auch auf die vom Menschen zum Ordnen in die Hand genommenen Lebensverhältnisse Anwendung finden. Es lautet: „Lebensregulierung nach dem kleinsten Zwange“[2]. Der ganze die Neuordnung durchziehende Gedanke an einen Entlastungsversuch sowohl des Mannes von der Lebensunterhaltsarbeit als auch der Frau von der Fortpflanzungsarbeit, mit gerechter Verteilung der Unterhaltsarbeit auf alle Männer und der Fortpflanzungsarbeit auf alle Frauen, geht vielfach unter der lockenden - aber leider nicht immer zutreffenden - Bezeichnung: „Befreiung der Menschheit, Befreiung des Mannes sowohl als auch der Frau.“

Ein lebensvolles Zukunftsprogramm wird sicherlich gut tun, von vornherein die Arbeit von Frau und Mann nach dem kleinsten Zwange einzurichten. Das Prinzip ist also gut. Es ist nur die Frage, wie weit die Zukunftspläne es sich zunutze machen wollen.

Zunächst zu einer ganz allgemeinen Tendenz, zu den Verähnlichungsversuchen der Geschlechter.

Solange der Kampf um den richtigen Ausgleich zwischen den beiden Geschlechtern hin und her wogt, braucht man sich nicht über Grenzüberschreitungen der beiden Geschlechter gegeneinander, freiwillige sowie erzwungene, zu wundern. Es mutet zum Beispiel unter dem Gesichtswinkel der natürlichen Arbeitsteilung als eine Grenzüberschreitung an, wenn der Mann sich in seiner Beschäftigung und demzufolge auch in seinem Aussehen zu sehr der Frau annähert, was man als Verweiblichung (Feminismus[3]) zu bezeichnen pflegt.

Umgekehrt überschreiten die Frauen die Grenzen nach dem Männlichen hin, wenn sie sich in die männliche Interessensphäre des Unterhaltserwerbes zu weit eindrängen, oder besser gesagt, durch eine mangelhafte Aufrechterhaltung der natürlichen Ordnung hineingedrängt werden. Daß sie durch diese Annäherung an den männlichen Beschäftigungskreis der äußeren Arbeit und durch eine Entfremdung von ihrer ureigensten Beschäftigungssphäre, der Mutterschaft, dem Manne ähnlich werden müssen, ist selbstverständlich.

Dieses Stück Unnatur pflegt man als Vermännlichung des Weibes (Maskulinismus) zu bezeichnen. Feminismus und Maskulinismus sind Abweichung von der Norm. Sie bedeuten ein Herumpendeln um die Mittellage des richtigen männlich-weiblichen Ausgleiches.

Es mag dahingestellt bleiben, was zuerst da war, die Verähnlichungstendenz der beiden Geschlechter oder der wirtschaftliche Zwang, ein Geschlecht in den Beschäftigungskreis des anderen hineinzudrängen. Jedenfalls ist diese Verähnlichungssucht, einmal aufgekommen, deshalb so außerordentlich wichtig, weil sie eine Grundlage für das sonst schwer verständliche Beginnen bildet, daß man glaubt, die Frau könne, müsse und dürfe ohne weiteres auch alles tun und leisten, was dem Manne liegt.

Die Verwischung des Geschlechtsunterschiedes zeigt sich - wenn ich einem neuzeitlichen Schriftsteller folgen will - nach Johannes Dück[4] weniger beim Manne, obwohl auch

[1] Rudolf Goldscheid, Höherentwicklung und Menschenökonomie. Grundlegung der Soziologie. Leipzig: Werner Klinkhardt 1911.

[2] Eine Lieblingsidee von mir. Vergleiche auch: 1. Hugo Sellheim, Das Gauss'sche „Prinzip vom kleinsten Zwange“ in der Mechanik der Geburt. Mschr. Anat. u. Physiol. 28, H. 4/6 (1911). 2. Geburt und Geburtshilfe nach dem kleinsten Zwange. Klin. Wschr. 2, Nr. 36. 3. Über den geringsten Zwang im allgemeinen und im mathematischen Sinne im besonderen. Mschr. Geburtsh. 68 (1925).

[3] E. F. W. Eberhard, Feminismus und Kulturuntergang. 2. Aufl. Wien und Leipzig: Wilhelm Braumüller 1927; und K. A. Wieth-Knudsen, Frauenfrage und Feminismus. 2. Aufl. Stuttgart: Francksche Verlagsbuchhandlung 1927.

[4] Johannes Dück, Mode und Sittlichkeit in der „Ethik“ und Mode, Umschau 1928, H. 39.

hier, trotz erhöhter Sportbetätigung, wenigstens in den Großstädten vielfach weibliche feminine Aufmachung in Erscheinung tritt, als in ganz unzweideutigem Sinne in einer Vermännlichung - Maskulinisierung - beim weiblichen Geschlecht.

Hier ist der Einschlag einer bisher als typisch empfundenen Männlichkeit nicht zu leugnen.

Dieses Eingehen des weiblichen Geschlechtes auf männliche Lebensformen hängt zum guten Teil mit der Änderung der Lebensbedingungen, mit der Gleichgestaltung der Lebensbedingungen für beide Geschlechter zusammen, welche die Neuzeit so mit sich gebracht hat. Die Ursache ist: Die Frau wird mehr und mehr in den Erwerb des Lebensunterhaltes nach männlichem Muster hineingenötigt. Infolgedessen nähert sie sich unwillkürlich in Sitten und Aussehen dem Manne. Das färbt, wie wir sehen werden, auf alle möglichen Gebiete ab. Und doch kann sie aus ihrer Natur nicht heraus! Jeder Versuch, das Weib dauernd auf Broterwerb hinzustellen, also als Konkurrentin des Mannes einzuführen, wo es sich um Arbeit im strengen Sinne handelt, ändert (so sagt Dück) somit von Grund aus ihre Lebensbedingungen. Der Umschwung muß sich im Frauenkörper, im Frauenwesen, daher auch in den funktionellen Auswirkungen, somit auch in der Mode zeigen.

Trotz der Versetzung in männliche Betätigungssphären hört die Frau nicht auf, mit einem großen, wohl dem größten Teile ihres Ichs, Weib zu sein. Und so kommt die unglückselige Geschlechtsverwischung zustande, die wir als bezeichnend für das heutige Gehabe, als Ausdruck des Zeitgeistes überhaupt, immer mehr aufkommen sehen[1].

Versuche der Verähnlichung der Geschlechter sind auf die Dauer immer gescheitert oder sie bildeten den Vorakt zum Untergange einer großen Kultur. Alle zu weit getriebenen Angleichungsversuche sind auch in Zukunft zum Scheitern verurteilt, weil ja die nächste Generation aus nichts anderem als der Geschlechtsverschiedenheit der vorigen neues Leben schöpft. Immer und immer wieder stoßen die selbstverständlichen Forderungen der Natur mit den Entwicklungsversuchen der Kultur und des sozialen Lebens zusammen, weil zu wenig berücksichtigt wird, daß die Frau sich nun einmal ihrer natürlichen Bindung nicht, oder nur mit Schaden für sich und ihr Kind entäußern kann[2].

Wirtschaftlich bedingten Angleichversuchen beider Geschlechter an das Auftreten von Besonderheiten des Lebens kann man ja auf den ersten Blick eine gewisse Berechtigung nicht versagen. Schließlich will doch jedes Individuum, ob männlich oder weiblich, leben.

Es erhebt sich für den Naturforscher und naturwissenschaftlich gebildeten Arzt immer nur die Frage, wie weit man in einer Nichtachtung der natürlichen Geschlechtsunterschiede ohne Schaden für die Geschlechter und ihr Produkt, das Kind, gehen darf[3].

Wenn dieser Schaden anfängt, darf nicht die Natur, sondern muß die Wirtschaft weichen. Der Wissenschaft vom sozialen Leben erwächst die Pflicht, in unentwegter Zusammenarbeit mit der „Frauenkunde“[4] auf einen gangbaren Ausweg zu sinnen. Dabei kann ihr nur die Berücksichtigung der Natur Ratgeber sein.

Da der Mann außer der Bildung des Samens und seiner Beisteuer mit dem Geschlechtsleben und der Fortpflanzung nicht allzuviel zu tun hat, jedenfalls alle weitere Zutat von seiner Seite, außer der - übrigens auch noch in seine Willkür gestellten - Mithilfe zum Lebensunterhalt der Familie entbehrt werden kann, so bedeutet eine gehörige Entfremdung von der Natur weder einen Schaden für ihn noch sein Kind. Er kann sich voll und ganz dem Außenleben anpassen, wie es auch kommen mag, und diese oder jene Form des Zusammenlebens mit Frau und Kind in der Umwelt wählen. Keine wird ihm viel schaden. Die Grenze zwischen Verträglichkeit von Umwälzungen läge bei ihm eigentlich erst bei der direkten Gesundheitsschädigung. Dieser geht er aber womöglich schon vorsorglich aus dem Wege, oder er korrigiert sicherlich seine Lebensverhältnisse spätestens, sobald er sieht, daß er sich zu seinem Nachteile verrechnet hat.

Ganz anders verhält es sich bei Frau und Kind. Jeder weiß zwar, oder er hat wenigstens ein Gefühl dafür, daß der Frau Bestimmung und Endziel die Mutterschaft ist und daß alles,

[1] Vgl. Dück, l. c.

[2] Hugo Sellheim, Geheimnis vom Ewig-Weiblichen. S. 74: Respektierung der Geschlechtsunterschiede und Ergänzung von Mann und Weib. S. 81: Hintansetzung der Geschlechtsunterschiede und Vermännlichungsversuche an beiden Geschlechtern.

[3] Hugo Sellheim, Geheimnis vom Ewig-Weiblichen. 2. Aufl. S. 100. Stuttgart: Verlag Enke 1924.

[4] Hugo Sellheim, Frauenkunde, eine Würdigung und ein Programm. Öffentliche Antrittsvorlesung. Z. Sex. wiss. 12, H. 7 (1925). - Es soll an dieser Stelle ja nicht vergessen werden, die großen Verdienste von Max Hirsch um die Frauenkunde zu erwähnen, wenn auch schon andere vor ihm sich mit dem Thema befaßt haben, z. B. v. Winckel und Hegar; vgl. Liepmann, Zbl. Gynäk. 1928, Nr. 44, 2822.

was ihr als Mutter schadet, auch dem Kinde Nachteil bringen muß. Deshalb verlangen Mutter und Kind neben den Ansprüchen der Männer an das Leben für ihr Gedeihen besondere Berücksichtigung. Das wird aber infolge einer gewissen Trägheit im Denken immer und immer wieder angesichts der weitgehenden und ohne Schaden gelingenden männlichen Anpassungsfähigkeit an Umwälzungen vergessen.

Sehr vieles ist - die Gründe brauchen hier nicht untersucht zu werden - in unserer Welt - zumindest in unserer heutigen Welt nach männlichem Muster und nicht allzuvieles zu weiblichem und kindlichem Nutzen und Frommen eingerichtet.

Das Verständnis dafür ist merkwürdig gering. Selbst an dem, was sich naturgemäß für das Zusammenleben von Mann, Frau und Kind als unumgänglich notwendig herausgebildet und bewährt hat, rüttelt immer wieder das Nivellierungsbestreben. Die dem Manne zusagende Lebensform wird, wie wir es heute wieder einmal drastisch erleben, auch auf Frau und Kind zu übertragen probiert, ohne viel danach zu fragen, ob ein solcher Angleichversuch für die Besonderheiten von Frau und Kind das Beste sei, oder sich wenigstens damit vertrage. Man versteht sogar, eine direkte Benachteiligung der Frau als ihren Vorteil hinzustellen. Das Merkwürdigste daran ist, daß die Frau so etwas selbst glaubt. In der Sucht, es den Männern gleich zu tun, oder sich ihnen wenigstens äußerlich gleichgestellt zu sehen, sind sogar oft noch mehr als die Männer die Frauen, oder wenigstens gewisse Gruppen von Frauen, selbst befangen. Das geht so weit, daß Dinge, die offenbar nur zum Schutze der Frauen erfunden wurden, wie z. B. die Ehe, und als Grundlage davon eine straffe Sexualordnung, rapid im Kurse sinken. Aber beide Einrichtungen womöglich - wie das heute betrieben wird - ganz über Bord werfen zu wollen, läßt sich mit dem Wohle von Frau und Kindern, somit dem Zukunftsleben des Volkes, nicht vereinigen. Nur Frauen, welche ihre Gebundenheit an die Pflicht der Verewigung[1] des Menschen durch die Fortpflanzung und die darin steckende Befriedigung noch nicht selbst innegeworden sind, somit noch nicht über eigene Erfahrungen in ihrer Natur verfügen, könnten sich verführt fühlen, dieser phantastischen Verheißung des Himmels auf Erden zu folgen.

Ich will mich hier als Frauenarzt nur mit einigen speziellen Punkten der Geschlechtsverähnlichung befassen, welche die Frau und das Kind, unmittelbar angehen. Immer wieder kehrt der Versuch, die Frau in bezug auf gemeinschaftliche Erziehung, Koedukation, gemeinschaftlichen Unterricht, Koinstruktion, und Wettbewerb, Konkurrenz, im Erwerbsleben dem Manne gleichzustellen. Das geht nicht gut. Mann und Frau sind in allen Teilen und dementsprechend in all ihren Funktionen verschieden. Um es an einem Beispiele zu erläutern: Der Mann ist mehr eine Betriebsmaschine, die Frau eine Aufbaumaschine. Hier eine Veränderung in der Bestimmung eintreten lassen zu wollen, wäre so unsinnig, als mit einem Dampfkrahn einen Eisenbahnzug fortzuziehen oder mit einer Lokomotive die Baumaterialien in einem Neubau in die Höhe zu schaffen, wenn auch jede der beiden Maschinen mit demselben krafterzeugenden Betriebsstoff geheizt werden muß.

Die Frau ist für den schweren Teil der Fortpflanzung eingerichtet. Ihr Organismus bleibt im Gegensatz zu dem mehr oder weniger ein für allemal ausgewachsenen und in seiner Form abgeschlossenen Männerorganismus stets unfertig, in gewissem Grade jugendlich. Sie ist mit einer ungeheueren Wachstumsmöglichkeit begabt, muß sie doch gewaltige und sich immer wiederholende Wachstumsaufgaben im Dienste der Fortpflanzung vollbringen. Man bezeichnet in treffender Weise diese den ganzen Frauenkörper durchziehende Eigentümlichkeit als eine „hinausgezogene Jugendlichkeit“[2] mit innewohnender ungeheuerer Wachstumsfähigkeit und das mit der Fortpflanzung verbundene Wachstum der Frau als „Wachstum über die Grenzen ihres Organismus hinaus“. Der oberflächliche Betrachter denkt dabei nur an den Aufbau des Kindes. Dazu kommt aber der Aufbau des Gehäuses für das Kind mit seinem Tummelplatz, in dem es seine tägliche Turn- und Schwimmstunden absolviert. Es gehört ferner dazu die Weiterstellung aller Aufgabenkreise der lebenswichtigen Mutterorgane, die während der Aufbauzeit des Kindes und seiner Ernährung an der Brust für zwei, für Mutter und Kind, arbeiten müssen. Die ganze mütterliche Umwelt wird in der Schwangerschaft und in der Stillzeit weiter gestellt. Es handelt sich also um ein gewaltiges Bau- und Umbauproblem des menschlichen Körpers. Zu dem Vorwärtswachstume, das mehr in die Augen fällt und

[1] Hugo Sellheim, Hygiene und Diätetik der Frau. S. 55: Einführung in den hohen Gedanken der Fortpflanzung.

[2] Hugo Sellheim, Geheimnis vom Ewig-Weiblichen. S. 57: Kraftverhaltung der Frau in Gestalt von „protrahierter Jugendlichkeit“.

ohne weiteres nach anderen Beispielen - man denke nur an das Jugendwachstum - uns geläufig ist, gesellt sich die Rückwärtsbewegung des Mutterorganismus auf seinen Ausgangszustand, die als Rückwärtswachstum im Sinne einer Umkonstruktion auch viel Kraft kostet. Kein Wunder, daß dadurch der Frauenkörper auf der einen Seite - in Richtung der weiblichen Aufgaben - zwar viel leistungsfähiger, in anderer Richtung aber, z. B. bei dem Versuch, spezifisch männliche Aufgaben zu erfüllen, auch viel diffiziler und empfindlicher erscheinen muß.

Folgt eine Schwangerschaft der anderen, so wird alles wieder von vorne angefangen, wie der Singvogel jedes Jahr sein neues Nest vom Fundament aus baut und keine Restbestände vom vorhergehenden Jahre dazu benutzt.

Der Frauenorganismus ist ebenso wie der männliche Organismus eine Kraftverwandlungsmaschine. Ruhende Kraft, sog. potenzielle Energie, wird im Betriebe in tätige Kraft, sog. aktuelle Energie, umgesetzt, ähnlich wie die Kohle durch ihre Verbrennung die Dampfmaschine heizt. Nur geht die Richtung anders. Die Frauenarbeitsrichtung entspricht, wie wir sahen, einer Aufbaumaschine und Hin- und Herbaumaschine. Die Männerarbeitsrichtung verläuft im Sinne einer Bewegungsmaschine.

Demgemäß sind auch Bau und Betrieb von Frauenorganismus und Männerorganismus verschieden. Das spricht sich z. B. im Skelettbau, in der Befestigung der Eingeweide, im Spiel der Körpermuskulatur und des Herzens, im Körperraume, ja schon in der Verteilung der Baustoffe deutlich aus. Die Funktionen sind schließlich gar nicht miteinander zu vergleichen.

Die beiden Maschinen stehen ein und für alle Male gebrauchsfertig da. Sie sind aber nicht der Gefahr des Verrostens ausgesetzt, sondern sie werden von Natur aus für ihre Aufgaben in verschiedener Weise fortwährend geübt. Die Bewegungsmaschine, sofern sie dem Lebensunterhalt dient, eignet sowohl dem Manne als auch der Frau. Alltägliche Arbeit im Dienste des Erwerbs vom Lebensunterhalte oder des Haushaltes usw. erhält sie frisch. Es kommt damit ein Stück funktioneller Ertüchtigung zur Geltung, das uns in der Kultur nicht verlorengehen darf. Wo diese Gefahr eintritt, muß sie durch künstliche Veranstaltungen im Sinne von Körperbewegungen und Körperübungen ersetzt werden. Daher die Körperkultur im Sinne von Turnen, Sport, Gymnastik mit Recht so hoch im Ansehen steht[1)].

Die Bewegungsmaschine des Mannes ist besser als die der Frau. Er kann alle Kraft auf die Funktionsrichtung der Bewegung und - schälen wir die Hauptsache heraus - der Erwerbung des Lebensunterhaltes verwenden.

Der Frauenbewegungsmaschine ist eine andere Funktionsrichtung angekuppelt. Das ist die Aufbauaufgabe der Nachkommenschaft. Ich will auch hier einen Vergleich gebrauchen. Zwei landwirtschaftlichen Betrieben steht das gleiche Elektrizitätskraftquantum zur Verfügung. Der eine hat nur eine Dreschmaschine damit zu betreiben, der andere muß daneben noch eine ausgedehnte Eierbrutanstalt versorgen. Es ist ohne weiteres klar, auf welcher Seite das größere und auf welcher Seite das kleinere Kraftquantum für die Arbeitskraftleistung der Getreideverarbeitung übrigbleibt.

Ebenso ist wegen der Doppelaufgabe bei der Frau für die Funktionsrichtung der Bewegung zum Erwerb des Lebensunterhaltes einfach weniger verfügbar, weil für die Spezialaufgabe der angekuppelten Aufbaumaschine zuviel gebraucht wird. Daraus ergibt sich bei gerechter Beurteilung der Beziehung beider Geschlechter zueinander eine „natürliche Zubußeverpflichtung des Mannes[2)] für die Besserstellung der Frau im Leben überhaupt", die ja auch vielfach anerkannt wird - die Ehe ist das typische Beispiel dafür.

Die Aufbaumaschine im Frauenkörper übt - was dem Uneingeweihten gänzlich verborgen bleibt - automatisch, ohne äußeres Zutun, ohne viel künstliche Unterstützung, unausgesetzt für ihre Spezialaufgabe nach allen Richtungen. Fruchthalter, Fruchthalterschleimhaut, Scheide und Brustdrüse usw. üben immerfort im Sinne eines vorläufigen Nestbaues und seines Wiedervergehens im vierwöchentlichen Umlaufe. Jeder Tag bringt eine Veränderung, entweder fortschrittlicher oder rückschrittlicher Art. Das ist eine Kraftverwendungsübung, eine energetische Übung. Bei der Blutüberfüllung des Bauches vor der Regel, mit der Anschoppung von Blut in der Gebärmutter üben Bauchhöhle und Gebärmutterhöhle im Sinne einer Weiterstellung (also volumetrisch). Bei der Austreibung

[1)] Hugo Sellheim, Hygiene und Diätetik der Frau. S. 289: Unnatur unseres Frauenlebens und Ausgleichsversuch durch besondere Körperkultur. Vier neuzeitliche Frauenfragen. Berlin: S. Karger 1928. S. 1: Gymnastik und Frauenkunde.

[2)] Hugo Sellheim, Geheimnis vom Ewig-Weiblichen. S. 255: Natürliche Arbeitsteilung. Abb. 37: Zubußeverpflichtung des Mannes.

des Blutes aus der Gebärmutterhöhle übt das Gebärorgan auch wieder (volumetrisch), nur im entgegengesetzten Sinne, der Engerstellung. Da zur Austreibung des Blutes Kraft gehört, erkennen wir auch die Ansätze zu einer Kraftübung (einer dynamischen Übung).

Der nach der Menstruation immer wieder notwendig werdende Blut- und Gewebeersatz übt sämtliche lebenswichtige Organe der Aufbaufunktion. Wir gewahren also beim genauen Zusehen in der allmonatlich und Tag für Tag den Frauenkörper durchzitternden Wellenbewegung tatsächlich eine örtliche und allgemeine (energetische, volumotorische und dynamische), auf den hohen Zweck der Fortpflanzung gerichtete, fortlaufende, viel Kraft kostende Übung. Solche Betrachtung der an sich so unscheinbaren Monatsregel läßt diese Einrichtung erst in ihrer vollen lebenswichtigen, biologischen, mit der Manneskraftleistung konkurrierenden Bedeutung erscheinen.

Man sieht also – und das ist die praktische Nutzanwendung dieser Erkenntnis –, wenn man nur dem Frauenorganismus seine Ruhe von allzuviel anderer Beschäftigung läßt, er ist nicht beschäftigungslos, er arbeitet und übt fortwährend im Solde der Fortpflanzung, selbst wenn es wie ein Faulenzen – am männlichen Maßstab gemessen – aussehen mag.

Die Schonung und Fernhaltung der Frau vom praktischen Leben, wie sie gefühlsmäßig in vergangenen Jahrzehnten unser Bestreben war, erscheint also im Grunde gerecht, so unmodern und unpraktisch sie uns auch heute anmutet. Bei der Verwundung des Faueninnern durch die Menstruation droht ihr Ansteckungsgefahr im kleinen wie nach der Geburt durch das gefürchtete Wochenbettfieber im großen.

Über das Maß der gewaltigen Leistung der Frau auf dem Gebiete der reellen Fortpflanzungsbetätigung kann ich mich kurz fassen, weil sie sich jeder nach der Leistung in Schwangerschaft und Geburt in Anbetracht des Endproduktes, des Kindes, vorstellen kann.

Eine schematische Ausrechnung zeigt, daß eine Frau, welche nichts anderes getan hat, als ihre monatlichen organischen Verluste über die Zeit der Geschlechtsreife zu ersetzen, ihr eigenes, bis zum 18. Lebensjahre erreichtes Körpergewicht verdoppelt. Werden in dieser Zeit noch 6 Kinder daneben aufgebaut und an der Brust ernährt, so würde das Körpergewicht sogar verdreifacht.

Diese Bemerkungen über die Aufgaben des Frauenorganismus und über sein unausgesetztes Üben sowie seine gewaltigen Spezialleistungen auf dem Gebiete der Fortpflanzung waren nötig, um Verständnis zu heischen dafür, daß bei der Frau sehr vieles anders ist als beim Manne, weil sie ihrer natürlichen Aufgabe halber anders sein muß, daher Koedukation, Koinstruktion und Konkurrenz auf dem Arbeitsmarkte für beide Geschlechter niemals ganz stimmen können. Daran ändert nichts die Tatsache, daß die Frau einen Beruf ausüben und ihren Lebensunterhalt erwerben kann, soll und – weil es zur Zeit überhaupt gar nicht anders geht – muß. Es war aber meine Absicht, Verständnis dafür zu wecken, daß hierbei wenigstens die allergrößte Schonung am Platze ist.

Den Kardinalunterschied zwischen Frauenarbeit und Männerarbeit haben wir im Kriege[1)] gesehen.

Die Frau hat – schließlich oft genug bei gleichbleibendem Endresultat – alles immer ganz anders angefaßt als der Mann. Alle Übertreibungen gingen aber auf Kosten ihrer Gesundheit und ihrer Fortpflanzungsleistung[2)].

Und nun komme ich zur Hauptsache, zu den eigentlichen Geschlechtsbeziehungen.

Kein Mensch, kein Volk, keine Menschengruppe ist auf die Dauer so dumm, daß sie sich, außer Fanatikern, die auch schließlich zu so etwas fähig sind, nicht fortpflanzen wollte. Niemand möchte den Ast absägen, auf dem er sitzt. Wer aber sich fortzupflanzen den Wunsch hat, muß sich folgerichtig auch aufs beste fortpflanzen wollen, und das geht nun einmal nicht ohne Berücksichtigung der Besonderheiten von Frauen und Kindern. So verlangt es die Erhaltung des Lebens und die Immerwiedererneuerung des Lebens.

Die Besonderheiten von Frauen und Kindern werden in der Ehe weitgehendst berücksichtigt. Die Ehe ist wirtschaftlich nichts anderes als die großzügige Anerkennung der natürlichen Arbeitsteilung in Lebensunterhaltserwerb und reelle Fortpflanzungsarbeit mit der reibungslosen Verwirklichung der Zubußeverpflichtung des Mannes der Frau und

[1)] Hugo Sellheim, Was tut die Frau fürs Vaterland? Geheimnis vom Ewig-Weiblichen. S. 221.

[2)] Hugo Sellheim, Frauenkrankheiten und Geburtshilfe in Deutschlands Gesundheitsverhältnissen unter dem Einflusse des Weltkrieges. Herausgegeben von F. Bumm. Stuttgart, Berlin und Leipzig: Deutsche Verlagsanstalt 1928. S. 289 – Konstitution der deutschen Frau und ihres Kindes. Vortrag in Danzig. Dtsch. Z. öff. Gesdh.pfl. 1925/1926, H. 3/8 – Hygiene und Diätetik der Frau. S. 160: Gesundheitliche Schädigung und Fortpflanzungsbeteiligung der Frau durch das Berufsleben und S. 362: Kulturschaden und Mißbrauch der Frauenkraft.

den Kindern gegenüber. Es ist für den Sachverständigen einfach unbegreiflich, daß in den Zukunftsplänen die Frau durch Lockerung oder gar Aufgeben der Ehe freiwillig auf diese gewaltige Errungenschaft zu ihren Gunsten verzichten will oder angeblich wollen soll.

Fortpflanzung und Fortpflanzungsbereitschaft sind nun nicht etwas, was man willkürlich tun oder lassen kann. Wenigstens gilt eine solche Bindung für die Frau. Es muß betont werden, daß nicht nur die Frau, die zur Fortpflanzung kommt, dem Manne gegenüber bei der gemeinschaftlichen Betätigung der Fortpflanzung im voraus belastet ist. Auch jede Frau, die nicht zur Fortpflanzung kommt, hat sich, wie wir gesehen haben, von Natur aus in allmonatlichen Übungen für die Fortpflanzungsmöglichkeit frisch zu erhalten. Schon diese reine Permanenterhaltung der Fortpflanzungsmöglichkeit kostet die Frau viel Kraft. Sie bedeutet eine unentrinnbare Bindung ihrer Kraft gegenüber dem Erwerb des Lebensunterhaltes, und auch sie verlangt folgerichtig eine Zubußeverpflichtung im Sinne einer Besserstellung im Leben von seiten der Männerwelt[1], wenn unser soziales Beisammenleben wirklich auf gerechten Grundsätzen aufgebaut sein soll. Das sind natürliche Rechte der Frau, welchen natürliche Pflichten des Mannes entsprechen.

Blüht der Frau nicht die Fortpflanzung, dann entbehrt sie freilich etwas. Aber sie kommt darüber hinweg. Die Natur ist nicht so grausam, sie im vollen Maße fühlen zu lassen, was sie entbehrt, wenn die Realisierung der Fortpflanzung nicht unmittelbar bevorsteht oder bereits eingeleitet ist. Aber ihr Los ist noch hart genug. Es ist aller Bewunderung wert, wie Frauen sich mit diesem Schicksale abfinden. Wie sie noch gute Miene zum bösen Spiel machen, einen Beruf ergreifen, der sie ernährt, somit auf die natürliche Zubußeverpflichtung der Männerwelt verzichten und dabei noch einigermaßen zufrieden erscheinen.

Ein etwas breiteres Eingehen auf die natürlichen Beziehungen zwischen Mann und Frau war notwendig, um uns mit den von allen möglichen Seiten aufgetischten Neuem von der Frau gebührend auseinanderzusetzen.

Die modernen Bestrebungen in der Änderung der Mann-, Frau- und Kindsbeziehungen gehen aus auf eine „Hochehe", „Probeehe", „Kameradschaftsehe", „Studentenehe", „Maitresse légitime", „Nichtsalseheregistrierung", „Befreiung der Frau", „Isolierung des Kindes von seiner Mutter" und schließlich die „bewußte und gewollte uneheliche Mutterschaft".

Wenigstens dürfte mit diesen Stichworten die Hauptsache von dem, was zu unserem Thema gehört, gekennzeichnet sein.

Die Angelegenheit gewinnt um so mehr lebendiges Interesse, als sich ja auch kürzlich der Reichstag, wenn auch nur oberflächlich, damit befaßt hat.

Ich will die vorliegenden Bestrebungen kurz charakterisieren und vom Standpunkte des Arztes und Frauenkenners kritisieren.

I. Die Hochehe.

Manchem genügt die sich automatisch zwischen zwei Menschen anspinnende Liebe und Ehe nicht mehr. Das Liebesleben soll nach van de Veldes Buch von der vollkommenen Ehe[2] abwechslungsreicher gestaltet werden. Van de Velde gibt Liebesunterricht. Man findet bei ihm detaillierte Anleitungen zum Vorspiel, zum Liebesspiel und Nachspiel des Sexualverkehres.

Die Lehren reichen – um nur ein paar Proben zu geben – vom Liebeskuß bis zum Liebesbiß, vom Reizkuß bis zum Reizspiel usw. Alles zur Vervollkommnung des ehelichen Glückes gedacht. Die Rezensenten des Buches denken weiter. Einer schrieb: Dieses Buch sollte jedes moderne junge Mädchen ihrem Freunde in die Hand drücken. Die Leser denken natürlich noch weiter.

Was ist dazu zu sagen? Ich kann gewisse Bedenken nicht unterdrücken.

Der sexuelle Verkehr zwischen zwei Menschen ist etwas so Persönliches, Intimes und dabei so ursprünglich gerade für ihr Paar besonders aufeinander Abgestimmtes, daß allgemeine Vorschriften dabei alle Feinheiten vernichten müssen. Jede in normalen Grenzen liegende Steigerungsfähigkeit findet sich in Form eines automatisch wirkenden gegenseitigen Multiplikators bei Partnern mit gesundem Geschlechtstrieb ganz von allein, wenn auch nicht von heute auf morgen oder gar von vornherein. Ich kann mich des Eindruckes nicht erwehren, daß eine nach einer solchen ins einzelne gehenden Gebrauchs-

[1] Hugo Sellheim, Ausdehnung der Zubußeverpflichtung auch auf die alleinstehende Frau. Geheimnis vom Ewig-Weiblichen. S. 261.

[2] Th. H. van de Velde, „Die vollkommene Ehe". Albert Müller, Zürich, 1926.

anweisung vorgenomme Annäherung, da die Menschen nun einmal verschieden sind und nicht alles überall und sofort verlangt werden kann, viele Enttäuschungen bereiten und die Freude des Selbstfindens in selbstverständlich einander näherbringenden Bahnen stören und vergällen kann. Das Beste scheint mir in dieser theoretischen Vorwegnahme für zart empfindende Gemüter gestört und zerstört zu werden, wenn man das Geheimnisvolle und das bei jedem Paare und bei jeder Gelegenheit doch wieder in eigener Nuance auftretende Intime in Paragraphen bringt. Abderhalden[1] drückt das in schlichten Worten so aus: „Der Ehe wird ihr seelischer Inhalt genommen[2]".

Soviel nur ganz im allgemeinen von der Hochehe. Nun noch einige ärztliche Ausstellungen.

Der sexuelle Verkehr, besonders wenn in der Ehe die Gelegenheit dazu gegeben ist, soll sich zur „sexuellen Erhebung" gestalten, nicht zur Überspannung[3]. Dazu gehört ein maßvolles Kräftehaushalten von seiten des Mannes und der Frau; wozu also die maximale Aufreizung? Man kann sie geradezu eine krankhafte und krankmachende Steigerung eines an sich normalen und erfrischenden Lebensprozesses nennen.

Wir wissen es doch von anderen Arten der übertriebenen Lusterregung, daß sie zur Krankheit führt. Es ist eine alte Erfahrungstatsache, daß die Lustfaktoren, wie Gewürze, Alkohol und Tabak, in mäßigen Mengen genossen, die Leistungsfähigkeit steigern, im hohen Grade einverleibt lähmen und auf die Dauer zur krankhaften Entartung führen. Wie vieles ist in der Sprechstunde des Arztes heute schon auf sexuelle Überreizung zurückzuführen?

Noch etwas anderes meldet sich drohend. Eine eigenartige Erscheinung im modernen Kulturleben ist die enorme Zunahme der Geschwülste. Sie findet sich hauptsächlich an den von Haus aus auf gewaltige organische Produktion gestimmten weiblichen Unterleibsorganen, an den Eierstöcken und der Gebärmutter. Die Statistik gibt uns einen Fingerzeig für die Ursache ihrer Entstehung. In der freien Natur kommen solche Geschwülste nicht oder höchst selten vor. Ihre Zahl mehrt sich schon bei dem der menschlichen Willkür unterstellten Haustier, um ihren Höhepunkt bei der Frau unseres Zeitalters und Kulturlebens zu finden. Man wird nicht fehl gehen, die Ursache dafür in der Zurückhaltung ihrer von Haus aus auf gewaltige organische Produktion gestimmten Organe vom natürlichen Sichausleben, gepaart mit der fortwährenden Steigerung der diese Organe treffenden vergeblichen sexuellen Reize unseres Lebens und Umlebens zu suchen[4]. Nun sollen diese Reize in der Hochehe noch systematisch erhöht werden! Wenn das nur nicht noch eine Verschlimmerung der Frauenleiden aller Art, der nervösen sowohl als auch der organischen gibt.

Ich habe bis jetzt nur von Frauen mit gesunder Anlage gesprochen. Wo finden sich aber mehr Abnormitäten der Konstitution als auf dem Gebiete der weiblichen Sexualfunktion? „Der Mann ist leicht zu erforschen, aber die Frau verrät ihr Geheimnis nicht" (Kant). Man denke nur an die kalte, an die kühle, an die schwer erwärmbare Frau. Wie unglücklich muß sich der Mann fühlen, wenn er sich seine Ehe „à la van de Velde" vorgestellt hat, während er vielleicht ohne Übertreibungen und bei der notwendigen Geduld in seiner Ehe noch ganz glücklich geworden wäre. Auch die Frau weiß ein Lied von den Unterschieden der Männer zu singen.

Ich habe den Eindruck, daß das in aller Welt verbreitete Buch von van de Velde in der Ehe mehr Beunruhigung als Beruhigung gestiftet hat. Ehen wollen eben weniger abnorm in die Höhe getriebene Lüsternheitsstätten als Brutstätten für die Nachkommenschaft sein, ohne es freilich an der normalen sexuellen Erhebung fehlen zu lassen.

[1] Emil Abderhalden, Zur Einführung in das Heft der Ethik vom 15. IX. 1928, S. 4.

[2] Im Anschluß an die – wenn ich so sagen darf – private Liebes- und Eheschule van de Veldes möchte ich noch der neuesten amerikanischen öffentlichen, über mehrere Semester sich erstreckenden Liebes- und Ehekursen an der Universität* Erwähnung tun.
Soweit diese Lehrgänge Gegenstände der allgemeinen Bildung behandeln, wie Haushaltungs-, Wirtschaftslehre – auch der Unterschied der Geschlechter dürfte hierher gehören –, werden sie wie jede Vertiefung der Allgemeinbildung Gutes stiften.
Für die Individualauffassung von dem besonderen Exemplar Mann, mit dem die Frau ihre Ehe schließt, als dem Kardinalpunkt ehelicher Harmonie, wird die Frau auf keiner Schule etwas Brauchbares lernen können. Das bleibt dem realen Leben und Sichineinandereinleben überlassen. In dieser Hauptrichtung dürften daher auch die amerikanischen Hochschulkurse des Liebes- und Ehelebens ihren Zweck verfehlen.
*Hans H. Heinrich, Ehe- und Liebesschulen. Probleme 1929, Nr. 2/3, 25.

[3] Hugo Sellheim, Hygiene und Diätetik der Frau. Geschlechtsverkehr S. 66.

[4] Hugo Sellheim, Geheimnis vom Ewig-Weiblichen.

Dabei soll nicht geleugnet werden, daß das Buch für manchen und manche, besonders auch unreife Menschen, eine interessante Lektüre bilden mag. Ich bezweifle nur seinen Nutzen für die Verbesserung der Mann-Frau-Beziehungen im Einzelfalle.

II. Die Probeehe.

Die eifrigste Verfechterin ist merkwürdigerweise eine Frau; Frau Buchow-Homeyer[1]. Ihre Empfehlungen gipfeln in einer vorläufigen Bindung auf 5 Jahre. Für jedes hinzukommende Kind werden dem Versuchsvater drei weitere Jahre Zusammenlebens „aufgebrummt". Die Verfasserin gibt sich der Hoffnung hin, die beiden Partner würden sich, einmal beisammen, aneinander gewöhnen und die Probeehe in eine Dauerehe übergehen lassen.

Da das Kind bei dieser Konstellation in der Regel ein ungewolltes Zufallsprodukt sein wird, hat seine Erscheinung etwas Mißliches. Das Zwangsmäßige des längeren Zusammenlebenmüssens irritiert den Mann bei dieser so freiheitlich gedachten neuen Eheform. Statt die Eltern noch inniger zu vereinigen, wird das Kind den Vater mit seinen vielweiberischen Gelüsten eher als zum Bleiben zum ersten möglichen Davongehen veranlassen.

Ich glaube überhaupt, Frau Buchow-Homeyer hat zu wenig mit der Einstellung des Mannes gerechnet. Es wird viele geben, die einmal, auch mehrmals, vielleicht ihr ganzes Leben abwechselnd alle 5 Jahre zur Probe heiraten möchten. Kaum einmal würde eine Ehe auf Zeit in eine Dauerehe übergehen. Das haben wir schließlich schon am Verhältniswesen gesehen.

Ein Gutes hätte die Zeitehe vielleicht: Daß die Frau aus Furcht, der Mann könne ihr nach der vorgenommenen Bewährungsfrist davongehen, sich dem Manne mit allem Eifer unentbehrlich zu machen suchte, ein Streben, was in der Dauerehe, wo der Mann ja sowieso bleiben muß, oft genug vermißt wird.

Viel besser als diese Sorte Probeehe der Frau Buchow-Homeyer, in welcher die Schwängerung der Frau als Zwangsmittel gilt, den Mann noch drei Jahre länger bei der Frau zu halten, ist die Form der Probeehe oder Vorehe, welche die Fruchtbarkeit der beiden Partner miteinander festzustellen sucht, um dann diese Beziehung bei Eintritt von Schwangerschaft freudig in eine definitive Ehe übergehen zu lassen. So etwas entspringt einem gesunden Empfinden, wenn es auch dem gewohnten Kodex nicht entspricht. Diese Art Probeehe kommt in fast allen ländlichen Gegenden von Deutschland, u. a. aber auch in Japan usw. vor. Damit soll die Erbfolge sichergestellt und geregelt werden.

Diese Beziehung geht aber nur dann in eine weitere wirkliche Ehe über, wenn die Schwängerung erfolgt. Bleibt sie aus, dann gilt das als Beweis dafür, daß die Probeeheleute nicht zueinander passen. Sie gehen friedlich wieder auseinander, um mit anderen, vielleicht passenderen Partnern ihr Glück zu versuchen.

Nun kommt aber die wichtige Gegenseite.

Der allgemeinen Verachtung fällt der Treulose anheim, der ein Mädchen, das er in einer solchen Probeehe in andere Umstände gebracht hat, sitzenzulassen wagen wollte[2]. Nach dieser Form der Probeehe sieht es so aus: Die allgemein übliche Verlobungszeit mit ihrer Zurückhaltung vom Sexualverkehr würde nicht allenthalben als zureichend für eine Probezeit zur Ehe empfunden. Es gewinnt aber den Anschein, als ob hier eine Art Selbstkorrektur eingetreten wäre und als ob heutzutage oft genug während der offiziellen Verlobungszeit in der gegenseitigen Annäherung weitergegangen würde, als der Begriff der Verlobung in manchen Kreisen gemeinhin zuläßt. Leider zieht aber im Schwängerungsfall nicht immer der Verlobte dann die Konsequenz, bei seiner in diesem Punkte so gut bewährten Braut zu bleiben, sondern verduftet schleunigst.

Die Idee der Probeehe mit dem Kinde als nächstem Ziele ist uralt. Hier liegt wirklich ein guter Gedanke zugrunde. Die Idee der Probeehe, das Kind zunächst in den Hintergrund und den Lustfaktor in den Vordergrund zu schieben, hat sich erst neuerdings ans Licht gewagt.

Und die Frau? Wie kann man so etwas ihrem gesunden Empfinden zumuten? Sie wünscht doch das Kind, weil sie es ihrer ganzen Organisation gemäß wünschen muß. Der Weg über den Mann wird oft genug nur beschritten, weil kein anderer zum Kinde führt. Eine feinempfindende und in ihrem natürlichen Empfinden durch alle möglichen phantastischen Pläne nicht gestörte Frau würde sich sicher betroffen fühlen, wollte man ihr

[1] Buchow-Hemeyer, Zeitehe. Berlin-Köln, Verlag von Markus und Weber 1928.

[2] Berthold Frucht, Eheprobleme. 1. Teil. S. 49.

sexuellen Verkehr zur Einleitung eines intimen Bündnisses zumuten, ohne Aussicht auf das Kind.

Im übrigen kann die Frau in der Probeehe, lediglich aus Vergnügungstendenzen geschlossen, die höchstens zufällig zum Kinde führt, nur verlieren und der Mann gewinnen. Die Probeehe wird dann rasch zum Verhältnis.

Das hat die Reichstagsabgeordnete Frau Weber in der Debatte über Eheänderungen ganz richtig erkannt. Sie sagte: „Die angeregten Reformen werden zu einer Steigerung der Ehescheidungen führen und einen Schritt von der Einehe zur ‚Kameradschaftsehe' bedeuten. Eine solche Reform würde zu Lasten der Frauen und Kinder gehen."

III. Die Kameradschaftsehe oder Gefährtenehe.

Lassen wir die Erfinder dieser famosen Verbindung, die Amerikaner Lindsey und Evans[1], reden: „In der Freiheit der Kameradschaftsehe wäre den Menschen eine sichere Gelegenheit geboten, sich genau kennenzulernen und zusammenzuwachsen." Und nun lassen die Autoren weise Vorsehung walten: „Sie werden dieses Ziel nur erreichen, wenn die Möglichkeit dazu schon in ihnen lag. Fehlt sie, so werden sie ihren Irrtum entdecken, sich trennen und ihre eigenen Wege gehen.

Aber, wenn sie entdecken, daß sie zusammen gehören, so wird aus ihrer Verbindung eine wirkliche Ehe erwachsen und sie würden fähig sein, schwerere Verpflichtungen zu übernehmen, zu der noch engeren Verbindung der ‚Familie' überzugehen und Kinder zu bekommen.

Die Kameradschaftsehe ist eine gesetzlich geschlossene Ehe, und jede kinderlose Ehe, in der die Eheleute sich durch beiderseitige Einwilligung, wenn sie wollen, scheiden lassen können, ist eine Kameradschaftsehe."

Die Kameradschaftsehe, wie sie sich die beiden Amerikaner vorstellen, würde den Mann bis zur Schwangerschaft der Frau gesetzlich zu keiner Unterhaltsleistung verpflichten. Finanziell würden Mann und Frau ebenso auf eigenen Füßen stehen, als wären sie unverheiratet.

Ihr Vorschlag geht dahin, daß die Gesellschaft, diese Eheform, die sich bereits in weiten Kreisen durchgesetzt hat, allen ermöglicht, besonders den zahlreichen jungen Leuten, die sofort heiraten würden, wenn sie eine Möglichkeit dazu sähen. Und sie machen diesen Vorschlag deshalb, weil sie glauben, „daß die Gesellschaft nur gewinnen kann, wenn dieser Strom gesunder und natürlicher Liebeskraft, der jetzt durch nutzlose Vorhaltungen und Qualen einen Ausweg sucht und sich mehr und mehr der Kontrolle der Gesellschaft und des einzelnen entzieht, in ungefährliche und nützliche Bahnen gelenkt wird. Eine wissenschaftliche und legalisierte Geburtenkontrolle – zu deutsch Schwangerschaftsverhinderung – und etwas vernünftige gesellschaftliche Einsicht können das zuwege bringen."

Die Kameradschaftsehe hat in Deutschland recht verschiedene Beurteilung erfahren.

Unter mancherlei Kritiken, welche diese neue Form der Geschlechtsverbindung bei uns gefunden hat, hebe ich nur zunächst zwei hervor, eine zustimmende und eine ablehnende. Auf die vielen lauen Beurteilungen gehe ich nicht ein.

Ein Berichterstatter[2] sagt, „das ist ja gar nichts Neues, das gibt es bei uns schon längst. Neu ist lediglich die Forderung, es mit Anstand und menschlichem Verständnis zu behandeln und nicht wie seither mit Heuchelei und moralischem Hochmut. Was man heute ‚Kameradschaftsehe' nennt, ist im Grunde nichts anderes als ein unter den Schutz der Öffentlichkeit gestelltes ‚Verhältnis'. Keinem Menschen, der ihm das Wort redet, fällt es ein, damit den Bestand der Familie untergraben zu wollen; ganz im Gegenteil. Die Familie wird auf einem viel festeren Grunde ruhen, wenn die jungen Leute dazu angehalten werden, schon in einem Bunde, der nicht für das ganze Leben beabsichtigt ist, Ernst und Verantwortungsgefühl zu beweisen. Dazu gehört freilich der Verzicht auf Kinder. Es bedeutet keinen Leichtsinn, sondern Rücksicht, wie man sie bei freien Verhältnissen längst zu üben gewohnt ist. Scheidungen werden zu Tragödien fast immer nur dadurch, daß Kinder vorhanden sind. Um sie entspinnen sich die gehässigsten und giftigsten Kämpfe, sie bieten die Handhabe für moralische und materielle Erpressungen und obendrein sind die Kinder in allen Fällen die Leidtragenden, wenn eine Ehe aus dem Leime geht. Es ist durchaus nicht menschenfreundlich gedacht, wenn man solche Bitternisse um jeden Preis auf Paare herabbeschwören will, die zunächst gar keinen anderen Wunsch haben, als sich gegenseitig anzugehören. Warum sollen sie nicht die Möglichkeit

[1] Ben B. Lindsey und Wainwright Evans, Die Kameradschaftsehe. Berlin-Stuttgart: Deutsche Verlagsanstalt 1928.

[2] In Welt am Montag, 5. XI. 1928.

erhalten, reuelos zur Freiheit zurückzukehren, wenn sich herausstellt, daß sie es ein ganzes Leben lang nicht miteinander aushalten.

Gewiß bedeutet die Kameradschaftsehe eine lockerere Bindung als die Ehe nach altem Schema, dafür aber eine festere als das freie Verhältnis. Sie ist eine Zwischenform, die ausgleichend wirkt, Konflikte mildert, Lumpereien und Enttäuschungen ausschalten will."

Diese Auffassung der Kameradschaftsehe hat zweifellos das Gute, daß das Verhältnis unter den Schutz der Öffentlichkeit gestellt werden soll. Ähnlich wie bei der Probeehe mit der Absicht als Auftakt zur wirklichen Ehe, ein Kind zu erzeugen, wäre freilich eine Kontrolle nötig, daß im Schwängerungsfalle auch wirklich geheiratet wird. Nur ist bei dieser Kritik von der sexuellen Erhebung allein und von der Fortpflanzungsaufgabe überhaupt nicht die Rede. Die Kameradschaftsehe ist nur als ein Vergnügungsinstitut aufgefaßt.

Viel tiefer uns eingehender, aber strikte ablehnend befaßt sich mit dem Problem der Kameradschaftsehe Rudolf von Delius[1]. Am besten läßt man ihn selbst sprechen. „Das Rezept lautet so: die Ehe soll zunächst leicht lösbar sein, in den ersten Jahren vermeide man die Kinder, man lerne sich erst kennen, kommen doch Kinder, so geht die Kameradschaftsehe automatisch in die bisherige Ehe über.

Zunächst: es gibt noch kein absolut sicheres Verhütungsmittel. Menschen, die im Vertrauen auf die Verhütungsmöglichkeit heiraten, werden also oft ihre Absicht vereitelt sehen. Es kommt doch ein Kind, und nun ist es schlimmer denn je, da die Ehe mit weniger Verantwortungsgefühl geschlossen wurde.

Und dann: ist es überhaupt möglich für junge, heißblütige Verliebte, gleich mit einer so kühlen, rationalen Einstellung zu beginnen? Der erste Sturm der Liebe soll behutsam, schlau beaufsichtigt werden. Die Maßnahmen der Verhütung zerstören die eigentliche Wonne des ersten Zusammensein. Wo finden sich derartig rechnerische, bewußte Liebespaare?

Drittens: sollte es auch gelingen, den Vorteil hat allein der Mann. Er genießt, erregt die Nerven der Frau – und die Erfüllung, das tief berechtigte Erlebnis der Mutterschaft, bleibt aus. Das soll später kommen. Aber rächt sich nicht inzwischen diese leere Reizung der Nerven?

Schließlich: ist es nicht ein neuer bequemer Weg für den Don Juan? Man heiratet eine anmutige Frau und verhindert die Empfängnis (wenn man nicht die Frau sie verhindern läßt) und kann dann zu jeder beliebigen Zeit sagen: ‚Ach, es war ein Irrtum, wir passen doch nicht zusammen, trennen wir uns.' Und die Frau, aufgewühlt in ihrem Innersten, muß gehen. Der Mann kann es dann mit einer zweiten und dritten probieren. (Evtl. auch die Frau: dann wäre die Züchtung des Dirnentypus staatlich sanktioniert.)

Der ganze Einfall ist praktisch unmöglich, er bedeutet eine neue Grausamkeit gegen das Weib. Das gesunde Weib will vom geliebten Mann das Kind und gerade bei der ersten Liebe. Zu beginnen mit Verhütung der Mutterschaft widerspricht jedem gesunden Instinkt. Die feinste Empfindungssphäre der Frau wird beleidigt.

Niemals kann sich der Staat auf Seiten des genießenden Mannes stellen (der hat es so schon leicht genug). Der Staat muß es mit den Schwachen halten, mit Mutter und Kind, und darum darf er die Verantwortung des Mannes nicht schwächen. Aber darum muß er auch vor jede Ehe die Verantwortung stellen.

Diese Kameradschaftsehe ist übrigens nichts Neues, sie wird tausendfach längst geübt: es ist das ‚Verhältnis'. Da leben auch Mann und Frau zusammen in geschlechtlicher Gemeinschaft und verhüten ängstlich die Empfängnis.

Verhütung ist durchaus vernünftig, wenn schon Kinder da sind, als Einfügung einer Pause. Unzulässig ist es, die Frau beim großen Erlebnis der ersten Hingabe bereits als bloßes Genußobjekt auszunutzen. Wenn ein sicheres und gar nicht die Nerven schädigendes Verhütungsmittel existierte, wäre die Sache bei gewissen Fällen debattierbar. So besteht dauernde Angst und Unsicherheit und daneben das Betrügen des Muttertriebes.

Aber selbst wenn ein solches Mittel erfunden würde, diese Methode bliebe immer eine Begünstigung des Mannes. Ein buntes, fröhliches Abenteurerleben würde dem Lebemann auch noch staatlich garantiert. Alle Jahre ließe er sich scheiden und probierte eine andere Frau aus. Resultat: noch tieferes Herabdrücken des weiblichen Selbstgefühls.

Der Vorschlag ist also unmöglich. Die Schwierigkeit wird nicht gelöst, sondern oberflächlich verdeckt und im Grunde verschlimmert. Die Frau hat das Recht auf Mutterschaft, daran ist nicht zu rütteln. Die Gesetzgebung muß stets von diesem großen Naturfaktor ausgehen. Die ganze soziale Ordnung schwebt sonst in der Luft."

[1] Ideal-Lebensbund. Berlin, Oktober 1928.

Diese Kritik von Rudolf von Delius kann man bis aufs letzte Wort unterschreiben. Ich möchte als Arzt nur noch hinzufügen, daß in der Tat der ganz gut gemeinte Plan von der Umwandlung des freien Verhältnisses in eine Art anerkannter Vorstufe der Ehe an zwei Schwächen krankt: Die Voraussetzung einer absolut sicheren Verhütungstechnik trifft nicht zu, und fast jede Verhütungstechnik hat zum mindesten für die Frau eine gesundheitsschädliche Seite, welche bei der Kameradschaftsehe ohne Kinder, die später in die wirkliche Ehe mit Kindern übergehen soll, besonders bei der Frau in die Wagschale fällt. Die Natur läßt sich nicht an der Nase herumführen. Die ewige vergebliche Reizung der weiblichen Unterleibsorgane macht die Frau mehr oder weniger unterleibskrank und oft genug unfruchtbar.

Also: Kinder kommen zu einem unerwünschten Termin und bleiben aus zum erwünschten. Das sind zwei Faktoren, die zu Verstimmung und Verdruß führen und durchaus nicht geeignet sind, der Kameradschaftsehe Dauer zu verleihen. Über solche Enttäuschungen hilft auch die noch so sehr vorgenommene Kameradschaft nicht hinweg. Kameradschaft ist überhaupt etwas, was man nicht in eine Ehe hineinkommandieren kann, sondern was in langem, harmonischen Zusammenleben erworben werden muß. Man setzt deshalb besser als Erstrebenswertes an Stelle der trügerischen „Kameradschaftsehe" die feste und unverbrüchliche „Ehekameradschaft".

Ich muß mich wundern, daß unser bekannter Wiener Kollege Hubert Peters[1], von einem sicheren Prohibitivverkehr redet und sich zur Einführung in die Kameradschaftsehe von Vorbereitungskursen, insbesondere in der Belehrung über sichere Schwangerschaftsverhütung etwas verspricht[2].

Schließlich darf noch etwas nicht vergessen werden. Das natürlichste, von der Kultur unterstützte Bestreben ist, jüngere weibliche und ältere männliche Lebensalter zur geschlechtlichen Ergänzung zu bringen – und so weibliche Jugendlichkeit und männliche Reife in harmonischem Bunde zu vermählen.

Mit der prinzipiellen Richtigkeit dieses Strebens erklärt sich auch der Volksmund einverstanden in dem landläufigem Rate, daß die Frau einige Jahre jünger sein soll als ihr Mann[3].

Das erste Paar, das den neuen Weg der Kameradschaftsehe in Amerika beschritten hat, und auf dem die Augen von ganz Amerika ruhen – was bei so intimen Angelegenheiten für die Beteiligten ja sehr angenehm sein mag –, ist ein 19jähriger Student, sie eine 18jährige Tanzschülerin. Das kann ja zunächst recht gut gehen. Was will er aber später als 46 Jahre alt gewordener Mann mit der 45jährigen Frau anstellen? Bei solcher übertriebenen Frühheirat werden immer von dem Mann auf die Dauer zu alte Frauenjahrgänge geheiratet, was zu frühzeitiger sexueller Disharmonie führen muß. Dazu braucht man nicht trübe Erfahrungen mit der Kameradschaftsehe erst abzuwarten. Das wissen wir schon heute.

Ganz scharf geht der Standpunkt der katholischen Moral mit der Kameradschaftsehe ins Gericht. Ude[4] schreibt: „Die ganze Kameradschaftsehe, durch welche die sexuelle Not unserer Jugend kuriert werden soll, ist in meinen Augen nichts anderes als eine gesellschaftlich sanktionierte Prostitution in etwas handlicherer, vornehmerer und besser reglementierter Form, als es die reglementierte Prostitution von heute ist." Das Beste in vornehmster Form sagt eine Frau, Frau Marech: „Eine Leib und Seele umfassende Gemeinschaft gestattet Kostproben nicht"[5].

Schließlich wollte man einem Stande noch eine besondere Gunst weisen:

IV. Die Studentenehe.

Unter „Studentenehe"[6] kann man eigentlich nur eine Frühehe eines Studenten oder in der waschechten Form zwischen Student und Studentin verstehen. Wo die Mittel zur Deckung der Unkosten vorhanden sind und der Student fürs Verheiratetsein noch Zeit findet – freilich eine etwas merkwürdige Auffassung vom Studieren –, ist dagegen ebensowenig wie bei jeder gut fundierten Frühehe etwas einzuwenden. Doch sieht der Erfinder dieser Institution selbst die Unmöglichkeit seines Vorschlages in der Praxis ein, indem er die in der Studentenehe erzeugten Kinder kurzweg den Großeltern aufhalsen

[1] Sexuelle Disharmonien in der Ehe und Kameradschaftsehe Lindseys. Med. Welt 1928, Nr. 48.

[2] In Berlin hat man neuerdings zum Zwecke der Weitergabe der erworbenen Kenntnis an das Publikum Ärztekurse in der Schwangerschaftsverhütung eingerichtet.

[3] Hugo Sellheim, Hygiene und Diätetik der Frau. S. 63.

[4] Med. Welt 1928, Nr. 18.

[5] Aufsatz von Hubert Peters, Med. Welt 1928, Nr. 18.

[6] J. Müller, Studentenehen. Der Türmer 1928, H. 1, 54.

will. Mit der ganzen Beglückung sind aber, wie die erschienenen Kritiken zeigen, die Studenten selbst nicht zufrieden[1]. Die Studenten sind viel zu klug, um auf eine derartige unmögliche Zumutung hereinzufallen.

Ein Student fühlt ganz richtig, was für ihn im Sexualleben das Beste ist. Er schreibt in der Diskussion zu der Studentenehe: „In sexuellen Dingen muß die Verantwortlichkeit" und gerade beim Studenten als dereinstigem Führer des Volkes - setze ich hinzu - „hinaufgeschraubt werden"[2]. Und „das Ausharren" im Kampfe mit seinen Trieben „erstreckt sich ja nur auf eine absehbare Zeitspanne"[3].

Der Erfinder der Studentenehe sieht aber selbst ein, daß zur Verwirklichung seiner Idee freilich noch ein „weiter Schritt ist". Wozu also überhaupt solche unreife Vorschläge.

Nun aber noch ein Wort zu unserer Jugend von heute. Man darf bei der Beurteilung der sexuellen Frage nicht außer acht lassen, daß ja eine ganz andere Einstellung der jungen Leute zu dem Problem bereits stattgefunden hat. Bei den vielen Jünglings- und Jungmädchenfreundschaften und Kameradschaften spielt das erotische Moment die Hauptrolle. Kein Wunder, daß bei solcher spontanen Vereinfachung der Moral vom jungen Manne auf die Jungfräulichkeit einer Frau kein Wert mehr gelegt wird und auch nicht mehr gelegt werden darf. Denn wie könnte er berechtigt sein, etwas zu verlangen, was er selbst vorzeitig zerstört.

Vielleicht bringt die Jung-Mädchenbeziehung auch ihr Gutes. Die Prostitution hat für die Jünglinge von heute allen Reiz verloren, stehen ihnen doch, wie sie selbst sagen, 60-80% ihrer Altersgenossinnen, wenigstens in Berlin, zur Verfügung. Auf dieser Grundlage hat sich vieles gegen früher geändert. Die doppelte Moral für Mann und Frau besteht kaum mehr. Man faßt sexuelle Probleme ehrlicher an. Alles in allem sieht sich die Jugend von heute für nicht verdorbener an als die der „guten alten Zeit"[4].

Glaubt jemand wohl ernstlich, daß diese hemmungslosen und oft viel zu früh dem Sexualtriebe nachgehenden jungen Menschen zu einer Auffassung wie von der „Sünde des Fleisches" als einer Hemmung sich noch einmal bekehren lassen werden, oder ist das für sie endgültig vorbei? Sie wähnen - wenn man sie hört -, auf dem rechten Wege der Lebensbejahung und Lustbetonung zu sein, wenn sie ihrem Naturtriebe, statt ihn wenigstens eine Zeitlang zu bändigen, wie es sich schon für unser heutiges soziales Beisammenleben empfiehlt, bei der ersten besten Gelegenheit nachgeben. Ihrem Handeln wird damit als Rechtfertigung der Stempel der Natürlichkeit zu verleihen gesucht.

Ja, wenn es nur bei der Natürlichkeit bliebe und dann das Prinzip konsequent durchgeführt würde. Die noch soviel im Munde geführte Natürlichkeit leidet aber Schiffbruch, sobald den verantwortungslos in Anspruch genommenen natürlichen Rechten natürliche Pflichten sich ganz von selbst hinzugesellen und das gewissermaßen als Vorschußprämie von der Natur gewährte sexuelle Vergnügen, wie es die Natur will, zur reellen Fortpflanzung zu führen droht.

Nun ist die Natürlichkeit auf einmal wie weggeblasen. Sie muß der größten Unnatur in Form der Verhinderung der Fortpflanzung oder gar der Vernichtung des wider Willen aufgekommenen Fortpflanzungsproduktes weichen. Dadurch wird die Berufung auf eine natürliche Forderung degradiert, sie wird nur zu einem Deckmantel für die Zügellosigkeit der Triebe - soweit es dem Menschen paßt.

V. La maîtresse légitime

von Georges-Anquetil, zu schlecht Deutsch übersetzt: Die Ehe zu Dritt.

Der Gedanke geht von den vier heiratsfähigen Mädchen, die in Frankreich auf einen heiratsfähigen jungen Mann kommen, aus. Den bei der Verheiratung der einen übrigbleibenden drei Frauen soll geholfen werden, wie ja immer der Frau geholfen werden soll, wenn der Mann etwas für sich herausschlagen will. Jedem Mann würden eine legitime und eine, vielleicht auch mehrere illegitime Frauen zustehen.

Der Verfasser meint, an sich bedeute das keine große und auch keine prinzipielle Änderung des seitherigen Zustandes. Illegitime Verhältnisse gäbe es ja neben der Einehe schon genug. Der einzige Unterschied wäre der, daß das, was seither inoffiziell geduldet, offiziell erlaubt sein würde.

Kurz, es soll das Verhältnis neben der Ehe bestehen.

[1] Die Botschaft von Denver (Stimmen zur Studentenehe). Der Türmer 1928, H. 2.
[2] Otto Paasche, Stutt. R. pol. Um die Kameradschaftsehe. Der Türmer 1929, H. 4, 336.
[3] Otto Paasche, l. c. S. 336.
[4] Dankmar Hachenburg, Um die Kameradschaftsehe. Der Türmer 1929, H. 4, 333.

Neu ist an diesem französischen Vorschlag, daß nicht nur das Verhältnis gesellschaftlich anerkannt werden soll, wie die Ehe auf Zeit, die Kameradschaftsehe usw. wollen – wo es wenigstens noch paarweise hergeht, sondern daß daneben noch bei demselben Manne die Ehe an sich weiter bestehen könnte – also das Verhältnis zu dritt.

Für die Frau als Maîtresse légitime würde das gedachte System die gleichen Unsicherheiten bieten, wie eine Kameradschaftsehe usw.; für die Ehefrau würde es eine wohl kaum tragbare Zumutung bedeuten, die ihre ganzen Beziehungen zu Mann und Familie aufs Schwerste erschüttern müßte.

Wir würden dann Frauen erster und Frauen zweiter Klasse haben. Und welche wollte gern die zweite sein? Es bleibt den Frauen, den Ehefrauen sowohl als den Maîtressen überlassen, wie sie sich untereinander vertragen wollen. Die Schwierigkeiten dürften mit der fortschreitenden Verselbständigung der Frau heutzutage bedeutend gewachsen sein. „Die Frau zahlt immer den Preis“[1]. Das, was also eine Begünstigung der Frau in Bezug auf ihr Zum-Manne-und-Kinde-Kommen angepriesen wird, erscheint, bei Lichte besehen, doch als eine Benachteiligung von ihr und ihren Kindern. Für den Mann bedeutet das Hinzukommen der Maîtresse légitime zur Ehefrau ein Zugeständnis an weiterere Sexualfreiheit, für die sich eine biologische Begründung, wenigstens in einem gewissen Grade, nicht von der Hand weisen läßt, wenn gerade davon auch in den Ausführungen des Erfinders der Maîtresse légitime nicht die Rede ist.

Die Frau ist nicht selten mit dem um etwa 45 Jahre eintretenden Wechsel sexuell so gut wie erledigt. Beim Manne dauert die geschlechtliche Rüstigkeit viel länger, bis zum sechzigsten Jahre und oft noch genug länger an. Hätte sich der Mann mit einer gleichaltrigen Frau gepaart, so wäre er vom 45.–60. Jahre zum Zölibate verurteilt. Er könnte aber vom 45.–60. Lebensjahre noch mit einer zweiten Frau jüngerer Jahrgänge, etwa vom 30.–45. Lebensjahre, sexuellen Verkehr pflegen.

Zur Annahme einer solchen Nebenfrau oder „Nachfrau“ läge also, nach obiger Berechnung wenigstens, eine gewisse biologische Berechtigung als Ausgleich einer verkehrt angefangenen Monogamie zwischen gleichaltrigen Partner vor. Von jeher wird der Ausgleich dadurch angestrebt, daß eine gehörige Altersdifferenz – jüngere Frau und reiferer Mann – zwischen den beiden Partnern von vornherein eingehalten wird, so daß am Ende etwa eine 45jährige Frau einem 60jährigen Manne entsprechen würde, oder wenigstens eine 45jährige Frau einem 55jährigen Manne, was dann nur einem Anfangsunterschied im Alter von 10 Jahren entspräche.

Die Lösung der Schwierigkeiten des Frauenüberschusses in Bezug auf sexuelle Versorgung und Befriedigung der Mutterschaftssehnsucht durch das System der Maîtresse légitime neben der Normalehe würde voraussichtlich zu keinem großen gesundheitlichen Nachteil von Vater, Mutter und Kind führen. Nur ist ein bewußtes Auskommen dreier sexuell aneinander gebundener Menschen, von welchen die eine Frau die erste und die zweite die zweite Geige spielen sollte, für jemanden, der Mannes- und Frauenart kennt, schlechterdings nicht auszudenken.

Auch die Stellung des Mannes würde nicht verbessert, obwohl es zunächst den Anschein hat, als ob er bei einem System der Vielehe der Gewinnende wäre. Er würde einer neuen Freiheit teilhaftig, aber er würde hoffnungslos zwischen den Leidenschaften, Eifersüchten und Ansprüchen seiner Frauen verstrickt werden; denn über das Gefühlsleben hat nun einmal die Rechtsform keine Gewalt[2]. Daß sich Mann und Frau in ihrer Art ändern können, ist nicht zu erwarten. Nur eine den Boden der Tatsachen verlassende Phantasie kann sich eine offiziell angestellte Maîtresse légitime als erträgliche Beigabe zum Eheleben ausdenken.

Treffend ist auch eine Kritik von Rudolf Arnheim[3]. Sie beginnt mit dem Auftakte: „Unsere Abneigung zuvor“! Es gibt, vom Standpunkte der Tischordnung aus betrachtet, in Europa 18 Millionen Frauen zuviel, und deshalb soll nach dem Wunsche des Verf. möglichst in jedem Haushalte eine weitere Dame zwangsweise einquartiert werden. Georges-Anquetil wiegt sich in der Hoffnung, die Ehefrau werde die neu auftauchende Konkurrenz schwesterlich empfangen, sowie sie gesetzlich gleichberechtigt sei. „Wenn der Mann das Recht hat, neben seiner legitimen Gattin eine legitime Geliebte zu haben, so werden die Eifersuchtstragödien allmählich verschwinden.“ Das dürfte aber doch wohl kaum stimmen. Man hat seine Sachen gern allein und wünscht nicht, daß sie noch

[1] Wie eine Kritik der Vossischen Zeitung vom 13.1.1929 ganz richtig sagt.

[2] Wie jene Kritik der Vossischen Zeitung ganz richtig sagt.

[3] Rudolf Arnheim, Die Weltbühne 1929, 138.

jemand anderem gehören. Zur Forderung auf Aufhebung des Bigamieparagraphen, der Georges-Anquetil so sehr am Herzen liegt, bemerkt Arnheim: „Er mag überflüssig sein, denn er stört keinen und wird fast nie angewendet." Das Philiströse des Anquetilschen Vorschlages sieht Arnheim darin, daß es ihm nicht genügt, wenn der Staat ihm stillschweigend gestattet, sich in jedem Stadtteil eine Freundin mit Bad zu halten. Er muß es partout unterstempelt haben, und während ernsthaftere Leute der ganzen Welt darum kämpfen, eine geeignete Eheform zu schaffen, befaßt sich Anquetil damit, der guten Sitte auf die Beine zu helfen, indem er das, was früher als unsittlich galt, durch schlichte Definitionsänderungen für züchtig erklärt.

Zum Schluß noch eine eigenartige Meinungsäußerung des deutschen Übersetzers: „Vielleicht aber werden gerade wegen der völligen Freiheit auf sexuellem Gebiete beide Geschlechter - nämlich in der angestrebten Polygamie - allmählich innerlich weit monogamer werden, als es heute der Fall ist. Die Früchte, die nicht mehr verboten sind, werden den Appetit immer weniger reizen, und so wird schließlich eine entwickeltere und hochstehende Monogamie, zunächst bei der geistigen Elite und später allgemein, die Regel werden." Das heißt doch auf gut deutsch, man würde durch Schaden klug werden. Wozu also, frage ich, den Umweg über die Polygamie, wenn sie doch wieder in die Monogamie einmünden soll.

Die Unsicherheit des vorgeschlagenen Weges fällt fortwährend bei der Lektüre des gemachten Planes auf. Sie ist das Symbol des Ganzen und fängt schon bei der Bezeichnung „Maîtresse légitime" an. Hier liegt schon bei der Namensgebung der Gegensatz zu Maîtresse im Zusatze légitime, Maîtresse ist das Verhältnis zur Linken und als solches illegitim. Legitim ist eben die Ehe. Was illegitim ist, kann aber niemals legitim werden. Maîtresse légitime ist, wie der Lateiner sagt, eine contradictio in adjecto, oder auf deutsch, von vornherein oberfaul, eine Totgeburt oder Mißgeburt. Wie die verfehlte Bezeichnung schon ahnen läßt, besteht in der Maîtresse légitime ein unüberbrückbarer Widerspruch.

Des Mannes Wissen und Denken über die Frau bedarf der Vollständigkeit halber der Ergänzung durch das Selbstempfinden der Frau.

Wenigstens die feineren Gefühle, die eine Frau bei solchen Vorschlägen zur Regulierung der Mann-Frau-Kindsbeziehungen beschleichen, kann nur eine Frau selbst vollkommen richtig wiedergeben. Es gehört dazu aber auch eine ganze Frau.

Das Geschrei auf der Straße und in der erregten Versammlung hat gewöhnlich mit echter Frauenart nichts zu tun. Die besten Frauen gehen selten aus sich heraus.

Darum ist für uns die Stimme von Frau Elsbeth Kruckenberg-Conze[1)] so außerordentlich wichtig. Sie versteht es meisterhaft, den Unterschied zwischen Mann und Frau herauszusetzen. Sie schreibt: „Auch bei der sexuell durchaus lebendigen Frau gibt es über den Geschlechtsverkehr hinaus noch eine weitere Entwicklungsstufe: Die Mutterschaft. Erst durch sie reift die Frau zu voller körperlicher und seelischer Entwicklung. Diese Entwicklungsstufe fehlt beim Manne. Und darum ist es verständlich, daß er sie nicht sonderlich hoch einschätzt. Ihm ist allzuoft gesundes Sichausleben in sexueller Beziehung das Haupterfordernis. Die garantiert kinderlose Gefährtin ist also das, was er zunächst sucht. Prostitution stößt ihn ab. Das Verhältnis mit Frauen niederer Geistigkeit bleibt ihm unbefriedigend. Darum wünscht er die geistig ebenbürtige Geliebte. Aber sie muß auf Mutterschaft verzichten. Damit wird die Frau in ihrer Naturanlage vergewaltigt, während der Mann volle Befriedigung findet. Geht sie darauf ein - und ich weiß, daß es viele tun -, so läßt sie sich auf sexuellem Gebiet das aufreden, daß auch auf anderen Gebieten aufzureden versucht wird: Mannesart sei identisch mit Frauenart. Was ihn befriedigt, was ihm gesund ist, sei ja auch für sie das Rechte. Typische Unterschiede der Geschlechter werden damit verwischt.

Ein anderes ist es, die Kinderzahl bei vorhandenen Kindern zu beschränken, ein anderes, von vornherein jedes Kind zu vermeiden. Seelisch bedeutet es, daß die Frau sich der Mannesart anpaßt, sich nur auf den Boden der Lust stellt, was keineswegs moralisch verwerflich, aber doch für ihre Geschlechtsanlage widernatürlich ist, weil es für sie nur ein Stück, kein volles Ausleben bedeutet.

Für die Frau bleibt zweierlei bedenklich: Sie wird um die Mutterschaft betrogen. Frauen, die diese nicht als Entwicklungstrieb in körperlicher und seelischer Beziehung empfinden, sind allerdings da, aber sie sind dem Manne stark angeähnelt. Es gibt solche, ich weiß das. Sie wollen frei sein für eine Aufgabe, einen Beruf, oder auch allein oder nebenbei für ein sexuelles Sichausleben. Probe-, Kameradschafts- und Studentenehen

[1)] Um die Kameradschaftsehe. Der Türmer 1928, H. 4, 339.

ohne Kinder degradieren die Frau zum Verhältnis und, sofern sie sich leicht wieder lösen und wechseln lassen, zur Dirne.

Man empört sich über Eltern, die wohl Sexualbeziehungen ihrer Kinder ertragen, auch wenn sie beide Augen schließen und tun, als wüßten sie nichts. Aber dem Wunsche eines stark und gesund empfindenden Mädchens, ein Kind zu haben, stellen sie sich voll Entsetzen entgegen. Gewiß mag das Schwierigkeiten haben. Eine Lösung aller Not gibt es in unseren kulturverworrenen, naturfremd gewordenen Zeiten überhaupt nicht. Aber für die Frau ist - man soll das klar aussprechen - Mutterschaft der weitaus gesündere Weg als nur Lustobjekt des Mannes zu werden oder sich selbst in nur Genußleben zu übersteigern. Die Abart von Frauen, die sich sexuell ausleben, aber nicht Mutter sein wollen, bleibt doch - in und außerhalb der Ehe - absolut naturwidrig." Es ist eine mutige, aufrichtige, echt weiblich empfindende Frau, die uns diesen wertvollen Einblick in das Seelenleben der natürlich fühlenden Frau vermittelt.

Zu dem Thema der Sonderentwicklung der Frau durch das Kind, von welcher der Mannesorganismus und die sterile Frau nichts wissen, sind die Ausführungen einer anderen Frau, Frau Maria Elisabeth König[1] sehr beachtenswert. Sie führt aus:

Das gesunde Weib verlangt aus tiefsten Tiefen seines Seins heraus nicht in erster Linie nach dem Manne, sondern bei weitem stärker nach dem Kinde, der Mutterschaft. Das ist das von der Natur gewollte Ziel. Jede Frau hat ein Recht darauf. Das erst bedeutet die Erfüllung ihres Seins. Da erst entwickeln sich alle Kräfte, seelisch und geistig wie auch körperlich. Und keine Frau entzieht sich daher dieser Entwicklung zum Vollweibtum ungestraft.

Gewiß haben die Frauen von heute gelernt, sich mit der Melodie der Arbeit über manches hinwegzuhelfen und durch Pflichterfüllung ein Leben reich und froh zu machen, aber es ist und bleibt ein Ersatz gegenüber der Freude am Kinde, an seinem Wachsen, Sichentwickeln.

Fortpflanzung ist eine physiologische Notwendigkeit für alle Wesen, die da leben. Nur der Mensch setzt sich mit seiner Vernunft - man würde besser sagen Unvernunft - darüber hinweg, daß die elementarsten Gesetze auch sein Leben in ihre urewigen Kreise ziehen. Wieviel Energie wird nicht aufgewandt, um alle derartigen Gefühle ins Weichen zu bringen.

Wenn nun bestimmte Seiten des Gefühlslebens unberührt bleiben, bestimmte Körperfunktionen nichts zu arbeiten bekommen, entsteht eine Frau, die körperlich und seelisch nicht das sein kann wie diejenige, die Mutter wurde.

Es kommt also, wie wir immer wieder sehen, ein Stück Entwicklung der Frau ins Frauliche in Wegfall.

Das beste stammt von Curt Ludwig: „Über das Problem der ‚Maîtresse légitime' kann ich nur sagen, daß Bürger, die sich die Einmischung in ihre Ehe vom Staate gefallen lassen, keinen besseren verdienen."

VI. Die bloße Registrierung als Ehe[2].

Am weitesten hat es auf diesem Wege Rußland gebracht. Die neue Form der Mann-Frau-Kinds-Beziehungen hat aber auch für uns Interesse, weil viele glauben, das sei wirklich das Erstrebenswerteste. „Von der alten Familie zur neuen" betitelt der nun so sehr vom Stalinschen Rußland enttäuschte Trotzki den Abschnitt seines Programmbuches „Fragen des Alltagslebens"[3]. Kurz gesagt: Es handelt sich um eine Gleichstellung des freien Verhältnisses mit der registrierten Ehe. Die Ehe wird, wenn Mann und Frau es wünschen, einfach amtlich eingetragen Die Eintragung kann auf Verlangen auch nur eines der Partner gelöscht werden, und dann sind Mann und Frau wieder frei.

Der daraus in Rußland resultierende Zustand wird am drastischsten durch einen Verzweiflungsschrei der Genossin Passynkowa bei der Beratung des neuen Familien-Rechtsentwurfes illustriert[4]. „Eine Norm ist notwendig, wahrlich, die Männer und Frauen haben jeden Halt verloren und sind schon jetzt zu frei geworden. Ich glaube, es ist nötig, die Freiheit zwischen den Geschlechtern zu beschränken. Mancher Mann hat zwanzig Frauen, mit einer lebt er eine Woche, mit der anderen zwei usw. Jede behält aber ein Kind. Das sind unmögliche Verhältnisse. Wie kann man den Betreffenden für den Unterhalt aller verantwortlich machen, man müßte ihm die Haut vom Leibe ziehen. Deswegen werden alle Kinder heimatlos und auf die Straße geworfen."

[1] Recht auf Mutterschaft. Probleme 1929, Nr. 2/3, 35.
[2] Formulierung des Herausgebers.
[3] Hamburg 8: Verlag Karl Hoym Nachf. 1923.
[4] Hugo Sellheim, Vier neuzeitliche Frauenfragen. Berlin: S. Karger 1928.

Solche Eingriffe in das Liebesleben erfordern auch eine geistige Umstellung der Frau, die nicht nur Rußland, sondern darüber hinaus unsere ganze Zeit erschüttert[1]. Wir werden über diesen Umschwung in dem Buche „Wege der Liebe" von Alexandra Kollontay[2] orientiert. Als Ideal wird ein junges Mädchen geschildert, das ganz ihrer Arbeit als Sekretärin lebt und sich ruhig geschlechtlich hingibt, ohne auch nur eine Spur tieferer Regung zu dem Betreffenden zu empfinden. Das Ende ist das Bekenntnis zur freien Mutterschaft. Es handelt sich also um einen vollkommenen Rückfall in die Sexualunordnung der grauen Vorzeit, aus der sich die Ehe und eine brauchbare Sexualordnung im Laufe der Jahrtausende entwickelt hatte, die freilich jetzt auch wieder ins Wanken gerät. Wie ich höre, fand die russische Regierung in dieser Verkehrsform der Geschlechter schon ein Haar[3].

Die ungeheuere Wirtschaftskrise, die nach Harmsen Rußland noch stärker als Deutschland erlebte, machte ein verantwortungsvolles Austragen aller dieser, durch den freien und ungehemmten Geschlechtsverkehr empfangenen Kinder zur Unmöglichkeit. Die Freigabe der Abtreibung war also der nächste Schritt auf dem Wege zur Befreiung der Frau. Rußland sieht aber selbst als das Ziel an, den Abort nach Möglichkeit wieder überflüssig zu machen[4].

Für die trotzdem zur Welt kommenden Kinder wird eine Aufzucht in staatlichem Gewahrsam empfohlen.

VII. Befreiung der Frau.

Die beste Aufklärung über die „befreite Frau" finden wir in einem deutschen Buche von Erik Ernst Schwabach, die Revolutionierung der Frau[5].

Ich führe nur einige Stellen an. „Die befreite Frau will Kinder gebären, aber erst dann, wenn sie die Zeit dafür gekommen hält, d. h. wenn sie das neue Leben, das sie der Gemeinschaft schenkt, vor sich, dem Kinde und der Gemeinschaft verantworten kann".

Dieser Satz ist von jemand geschrieben, der von dem Körper der Frau nicht viel versteht, sonst würde er wenigstens ahnen, daß es der größte Fehler ist, wenn die Frau das erste Kind nicht dann bekommt, wann die Natur will, sondern erst dann, wenn es den Menschen in den Kram paßt. Weiß jener Autor denn nicht, daß man ein gut Teil der Geburtshilfe und Frauenheilkunde entbehren könnte, wenn die Frau ihr erstes Kind immer bekäme zur Zeit, da sie gerade reif geworden ist?[6]. Wenn man der Kultur und Kulturübertragung von seiten der Mutter auf das Kind heutzutage auch manches Zugeständnis in bezug auf das Hinausschieben des Heiratsalters machen muß, so sollte man dieses „Rechtzeitigmutterwerden" doch nicht ganz blindlings in das Belieben menschlicher Willkür stellen oder gar noch zu seiner weiteren Verschiebung geradezu auffordern. Damit kann gerade für die Frau ungeheuer viel verdorben werden. Was der Frau schadet, bedeutet auch regelmäßig einen Nachteil für das Kind. Zum mindesten haben wir Ärzte die Pflicht, die Frau, die man befreien will, darauf aufmerksam zu machen, daß sie mit dieser Sorte Befreiung in die Sklaverei gerät.

Immerhin, das, was die befreite Frau will, geht noch an: „sie will Kinder".

Nun weiter: „Der Geist beherrscht die Triebe, indem er sie erkennt und ihnen, soweit sie übermächtig sind, Befriedigung auf einem für die Gemeinschaft unschädlichem Wege zu verschaffen sucht. Darum es dem Menschen zur Pflicht gemacht ist, die Fortpflanzung als eine bewußte und verantwortliche Tat von den Zufälligkeiten der geschlechtlichen Befriedigung als solcher zu lösen." Und ferner: „Die moderne Frau weigert sich, die – allen Asketenpredigern zum Trotze – ihrem Lebensgefühle notwendige Triebbefriedigung dem geistesgeschaffenen Zeugungsakte gleichgewertet zu sehen." Nichts als hochtrabende Phrasen!

Der Kernpunkt, um den herumgegangen wird, liegt doch klar genug zutage. Wer seither noch an der Richtigkeit meiner Motivierung aller modernen Auflockerungsbestrebungen in der Verantwortlichkeit des Sexuallebens gezweifelt hat, findet hier klipp und klar die Bestätigung. Denn das Bekenntnis der neuen revolutionierten und befreiten Frau heißt unumwunden: „Das sexuelle Vergnügen soll als eine Sache für sich reinlich geschieden werden von der reellen Fortpflanzungsleistung als einer anderen Sache für sich." Das

[1] Hans Harmsen, Die Befreiung der Frau, Sowjet-Rußlands Ehe-, Familien- und Geburtenpolitik. Berlin-Lichterfelde: Verlag Edwin Runge. S. 9.

[2] Malick-Verlag 1925.

[3] Persönliche Mitteilung.

[4] Sellheim, Vier neuzeitliche Frauenfragen. S. 102.

[5] Leipzig: Der „Neue Geistverlag" 1928.

[6] Hugo Sellheim, Geheimnis vom Ewig-Weiblichen und Hygiene und Diätetik der Frau, l. c.

mag man gut oder schlecht nennen. Es ist halt so gekommen, es ist so. Man muß es auch geschehen lassen, so lange es „auf dem für die Gesellschaft unschädlichem Wege" betrieben wird, wie sich die Frauenbefreiung eigentlich vorgenommen hat. Also unter Anwendung von Präventivmitteln, obwohl ja auch gegen deren uferlose Verbreitung bevölkerungspolitische Bedenken geltend gemacht werden können. Aber keine Abtreibung!

Zwischen beiden besteht ein prinzipieller Unterschied. Anwendung von Präventivmitteln spielt sich als Privatangelegenheit zwischen Mann und Frau ab. Mit der Abtreibung verletzt man das Recht auf Leben eines Dritten, des Kindes. Man zerstört ein Rechtsgut, schädigt also auch die Gesellschaft – was die Frauenbefreiung ja eigentlich vermeiden wollte –, in der das Leben des Kindes als Rechtsgut lebendig ist.

Nun geht es aber ausdrücklich in dem Befreiungsbuche weiter: „Die befreite Frau beansprucht und erkennt die freie Verfügung über ihren Körper." Natürlich einschließlich des in ihn hineingekommenen Kindes. Abtreibung soll also nach dem „Frauenbefreier" erlaubt sein.

An dieser Art der Befreiung der Frau haben wir als Ärzte doch etwas auszusetzen, weil wir uns im Sinne des bestehenden Gesetzes zu Hütern des kindlichen Lebens und der Gesundheit der Frau berufen fühlen. Vom naturwissenschaftlichen Standpunkt aus ist es ebenso willkürlich, zu sagen, bis zum dritten Monat kann das Kind ohne alle Gewissensbisse abgetrieben werden, wie wenn man den Termin des Totschlagens auf drei Jahre verlegen wollte. Denn da hätte es auch noch nicht den vollen Begriff von dem, was mit ihm meuchlings geschieht. Wir dürfen nicht vergessen: geben wir die Abtreibung frei, so verlieren wir ein Rechtsgut, auf dem unser Zusammenleben seither basierte. Freigabe der Abtreibung würde erfordern eine vollkommene Änderung der Rechtsgrundlagen und Moralgrundlagen unseres sozialen Zusammenlebens und eine dementsprechende Gesetzesänderung.

Es ist ein weitverbreiteter Fehler, daß viele schon in dieser Zukunftsrichtung denken (und diese verfrühte Denkweise auch anderen aufzwingen zu müssen glauben), als ob ihrem Wunsche gemäß die alten Gesetze bereits umgestoßen und neue an ihre Stelle getreten wären. Solange dies nicht geschehen ist, vermag kein Mensch anders zu handeln als sich auf den Boden der Tatsachen zu stellen. Keine Ordnung, auch keine Neuordnung – sie mag heißen wie sie will – wird bestehen können, wenn man die geltenden Gesetze nicht respektiert. Man müßte dann das Faustrecht einführen wollen. Jedenfalls ist zur Zeit die Abtreibung bei uns noch verboten. Der ärztliche Standpunkt kann demnach kein anderer sein, als sich zu beschränken auf Schwangerschaftsunterbrechung aus gesundheitlichen oder höchstens kombiniert-gesundheitlichen und sozialen Beweggründen[1]. Was würde das Publikum sagen, wenn der Arzt sich in anderen Gewissenskonflikten nicht ans Gesetz halten wollte, z. B. in der Wahrung des Berufsgeheimnisses?

Daß man unter günstigen Umständen die Gefahr der Abtreibung klein machen kann, mag zugegeben werden. Sie muß dann als eine aseptische Operation unter allen Vorsichtsmaßregeln in einer Klinik ausgeführt werden.

Aber die völlige Unschädlichkeit der Abtreibung kann nicht garantiert werden.

Es soll hier nur angedeutet werden, daß auch der noch so vorsichtig – vom Arzte – ausgeführte künstliche Abort nicht unbeträchtliche Gefahren für die körperliche Gesundheit und den Geisteszustand heraufbeschwören kann. Ich habe mich bereits anderenorts darüber ausgesprochen[2]. Mein Hauptbedenken gegen den Sinn dieser Frauenbefreiung ist aber, daß gar nicht selten nach vorausgegangenen künstlichen Schwangerschaftsunterbrechungen, ganz abgesehen von anderen Krankheitsfolgen, dauernde Unfruchtbarkeit beobachtet wird.

Es ist also weder ganz ungefährlich noch ganz vereinbart mit dem Wunsche der neuen Frau, zu einem späteren, ihr besser liegenden Termine Kinder zu bekommen, zunächst einmal vorher mit einem Fortpflanzungsprodukte anzufangen, was man will.

Immer werden wir Ärzte, wenn wir unsere warnende Stimme erschallen lassen, „trägen Herzens" gescholten. Wir hätten kein Herz für das soziale Elend. Schließlich kann es einem ja einerlei sein, ob einer sich und seine Nachkommenschaft ausrotten will, aber warnen müssen wir doch vor den Gefahren, selbst wenn wir befürchten müssen, daß unsere Warnungen in den Wind geschlagen werden.

[1] Hugo Sellheim, Ohne Fortpflanzungsverantwortlichkeit keine Fortpflanzungsregulierung. Diskussionsbemerkung zu den Verhandlungen der Juristisch-Medizinischen Gesellschaft Leipzig über strafbare und straflose Schwangerschaftsunterbrechung. Zbl. Gynäk. 1928, Nr. 40.

[2] Vgl. Sellheim, Vier neuzeitliche Frauenfragen. S. 56, 57, 109, 110.

Der Abort aus sozialer Indikation ist und bleibt eine Verzweiflungstat. Man kann die Bereitwilligkeit des Publikums dazu – außer Verzweiflung – nur aus einer mangelhaften Kenntnis der Gefahr und der Möglichkeit, sich der peinlichen Situation durch Vorbeugungsmittel zu entziehen, herleiten.

Man soll an der Frau nicht zu viel „befreien", sonst bleibt von ihrer natürlichen Gebundenheit an das Fortpflanzungsleben, auf die wir nun einmal nicht verzichten können, wenn wir auf der Welt bleiben wollen, nicht mehr viel übrig. Gibt das die Frau auf, dann gibt sie sich selbst auf. Dann würden wir freilich einen gehörigen Umsturz erleiden, der nur zu leicht einem Todessturz gleichkommen könnte. Und vom Erdboden verschwinden möchte doch selbst nicht die radikalste Partei.

Das Resultat dieser unserer Untersuchung über die neuen Eheformen kann nur ein ablehnendes Urteil sein. Die gesuchten Ersatzeheformen erscheinen, gemessen an der alten Ehe mit ihrer sexuellen Erhebung und ihrer unbedingten Verantwortlichkeit für das Kind und der in ihr verbürgten Zubußeverpflichtung des Mannes für den Lebensunterhalt von Weib und Kind, als Entlastungsversuch des Mannes von natürlichen Pflichten gegenüber natürlichen Rechten der Frau. Die Männer spielen eine sehr egoistische Rolle. Sie möchten zwar die Vorschußprämie, welche die Natur vor die Fortpflanzungsarbeit gesetzt hat, in vollen Zügen genießen, sich aber von ihrem Anteil an der Fortpflanzung in Form der Zubußeverpflichtung für Frau und Kind drücken. Komisch wirkt bei dieser bitter ernsten Sache nur, daß viele Frauen auf diese Schmälerung ihrer natürlichen Rechte hereinfallen und die gegen sie in Szene gesetzte systematische Benachteiligung nicht einmal merken, ja sogar als eine Art göttliche Neuordnung und Befreiung selbst in den Himmel erheben. Wir hoffen von dem gesunden Sinn der Frau, daß sie nicht mehr, als es der Erhaltung ihrer Weltaufgabe zuträglich ist, solchen sogenannten Befreiungslockungen nachgibt, wenn wirtschaftliche Not sie auch zu Zugeständnissen aller Art vielleicht zwingt. Mann und Frau müssen wissen, daß man durch allzu viele Anspannung der Frau in der Wirtschaft sie „entfraut".

VIII. Isolierung des Kindes von der Mutter.

Und nun noch etwas zur Befreiung der Frau vom geborenen Kinde. Ich kann zu der Aufhebung des Unterschiedes zwischen ehelichem und unehelichem Kinde in Rußland und Übernahme beider in Staatsgewahrsam eine Bemerkung nicht unterdrücken, weil bei uns in Deutschland ja auch vielfach davon als Zukunftsmusik die Rede ist. Daß die Ächtung des unehelichen Kindes mit der unehelichen Mutter endlich einmal aufgegeben wird und man vielleicht statt dessen den die uneheliche Mutter und das uneheliche Kind schnöde sitzen lassenden Vater verachtet, ist wirklich ein schöner und hoher Gedanke. Er ist, wie wir gesehen haben, im Volksbewußtsein lebendig.

Aber gegen die Isolierung des Kindes von der Mutter lassen sich schwere Bedenken nicht unterdrücken. Es wird durch die Erziehung der Kinder in separaten Kinderheimen dem Kinde etwas Unersetzliches genommen, nämlich die wohltätige Auswirkung der Mutterliebe in der Kindererziehung und Kinderentwicklung. Und das in einer Zeit, die durch zahlreiche und genaue Untersuchungen weiß, daß auch die liebevollste und sachverständigste Pflege der Kinder durch andere Frauen, z. B. in bestens eingerichteten Kinderkliniken, die Kinder regelmäßig auf die Dauer verkümmern läßt. Die Medizin hat für dieses auffällige Verkümmern den Ausdruck „Hospitalismus" erfunden. Es ist für den Kenner der Auswirkung der Mutterliebe in der Kindererziehung und Kinderkonstitution ein Jammer, so etwas als zukünftige staatliche Einrichtung angepriesen zu sehen. Es ist also auch die Befreiung der Mutter vom geborenen Kinde ein Punkt, mit dem sich der Arzt im Interesse des Kindes nicht befreunden kann. Soweit meine Information reicht, hat sich diese Kasernierung der Kinder in Rußland auch gar nicht bewährt[1].

Schließlich noch ein Notschrei der brach liegen bleibenden Frauennatur.

IX. Die bewußte uneheliche Mutterschaft.

Unter den Zukunftsplänen bedarf noch der Erwähnung – im Gegensatz zur zufälligen und dann höchst unwillkommenen unehelichen Mutterschaft – die bewußte, geradezu herbeigesehnte uneheliche Mutterschaft der von der Ehe ausgeschlossenen – wenn man sagen darf – überzähligen Frauen, welche Mut, Kraft, Verpflichtung und Beruf in sich fühlen, ein Kind zu versorgen. Davon ist ab und zu die Rede[2]. Gewiß ein hochherziger

[1] Persönliche Mitteilung.

[2] Zum Beispiel bei Maria Elisabeth Koenig, l. c. S. 36.

Gedanke und doch eine Unnatur. Die Frau verzichtet freiwillig auf die natürliche Zubußeverpflichtung des Mannes. Die materielle Leistung, von der wir in den verschiedenartigsten Zukunftsplänen den Mann sich so oft drücken gesehen haben, wirft die Frau ihm geradezu nach, wodurch freilich beim besten Willen etwas Unnatürliches gezeitigt wird. Man kann nun einmal die Welt nicht anders verteilen als zwischen Frau und Mann, vor allen Dingen in der Fortpflanzung und in ihren Pflichten gegenüber dem zur Welt gekommenen Kinde. Das macht sich auch bei dem noch so schön ausgedachten Plane von der bewußten unehelichen Mutterschaft geltend.

Solange die uneheliche Mutter, einerlei ob sie die Mutterschaft gerne oder ungerne auf sich nimmt, samt ihrem Kinde trotz aller neuen Gesetze geächtet bleibt, ist dieser Weg nicht zu empfehlen.

Das Mutterglück ist zu hart erkauft und dem Kinde blüht eine traurige Zukunft. Daran wird sich nichts ändern und kann sich wenigstens nichts wesentlich ändern, solange die Ehe die offiziell von der Gesellschaft zugelassene Form der Mann-Frau-Kindsbeziehungen bildet. Ehe und uneheliche Schwangerschaft stehen eben in bezug auf ihr Ansehen in der Welt in einem gegenseitigem Abhängigkeitsverhältnis.

Außerdem würde das gewollt uneheliche Kind schon um deswillen ein Notbehelf bleiben, weil die alleinstehende, erwerbstätige Frau ja den lieben langen Tag ihrem Erwerb nachgehen und das Kind fremden Menschen überlassen bleiben müßte, was, wie wir gesehen haben, ihm unter allen Umständen zum Nachteile gereicht.

Welche Frau möchte aber ein Kind haben, für das bei dieser Einsicht von ihr nicht aufs beste gesorgt werden könnte, wenn sie schon soviel Unbill auf sich nehmen muß wie bei der unehelichen Mutterschaft!

Das Kind zur Welt bringen, aber dann ihm nicht weiter Vollmutter sein können, bedeutete ja nur die eine Hälfte der Mutterpflicht zu erfüllen und die andere bewußt zu vernachlässigen. Das hieße beinahe den Nachteil seines Kindes absichtlich anstreben.

Und noch eins! Wo bliebe denn der Mann, oder wo käme der Mann her, der das Kind in wirklich inniger Liebe, denn nur so wird es die Mutter wünschen können, erzeugt? Taucht er in der Ehe mit einer anderen Frau unter oder tätigt er, man möchte fast sagen gewerbsmäßig, eine uneheliche Vaterschaft nach der anderen? Glaubt man wohl, daß diese Gastrolle, die der Vater gespielt hat, im Herzen der verlassenen Mutter nicht einen betonten Rückstand, ihr Lebtag lang einen Stachel hinterläßt?

Gewiß, manche Frau geht nur den Weg über den Mann, weil er zum Kinde führt. Aber das Kind hört – wenigstens für die Frau – nie auf, das Bindemittel zwischen seinen Erzeugern zu sein. Schließlich ist die Rolle des Vaters als Erzieher seines Kindes doch auch nicht ganz auszuschalten.

Der Plan von der bewußten unehelichen Mutterschaft ist nichts anderes als der Verzweiflungsausdruck ungestillter brünstiger Muttersehnsucht, dem unter unseren sozialen Verhältnissen mit der Ehe als legitimem Erzeugungsort des Kindes ohne eine Zerschlagung der Ehe – und das will doch gewiß niemand, der Einsicht in die Dinge unserer Welt hat, nicht einmal die Frau, die nicht zur Ehe kommt – ohne Schaden für Mutter und Kind in befriedigender Weise leider nicht abgeholfen werden kann.

Für den Arzt gibt es also an den Zukunftsplänen in der Änderung der Mann-Frau-Kindsbeziehungen mancherlei auszusetzen. Eine Umordnung der beiden getrennt geleisteten Arbeitsteile für die Existenz und Fortexistenz der Menschheit: der Erwerbsarbeit des Mannes für die Familie und der Fortpflanzungsarbeit der Frau nach dem kleinsten Zwange im Bereiche der heutigen Möglichkeiten ist zwar, wie wir sahen, durchaus gutzuheißen. Dagegen ist verwerflich, immer nur die sexuelle Erhebung zu betonen und den Hauptzweck, die Fortpflanzung, für die doch auch gesorgt werden muß, außer acht zu lassen. In gewissem Grade ist eine Trennung der sexuellen Erhebung von der Fortpflanzungsleistung selbst in der Ehe nötig. Nur sollte vom gesundheitlichen Standpunkt mit der Trennung nicht angefangen, sondern geendigt werden. Jedenfalls muß die Trennung so inszeniert werden, daß weder Frau noch Kind Schaden nehmen.

Ich will nicht mit der Aufdeckung des Übels endigen, sondern zum Schluß noch den Versuch machen, einen gangbaren Weg aus dem unglückseligen Zustande herauszukonstruieren.

Es besteht kein Zweifel, daß wir durch die harte Konkurrenz zwischen Selbsterhaltung und Fortpflanzung in eine „Sexualnot" geraten sind. Die Not besteht darin, daß niemand die sexuelle Erhebung entbehren will, aber nur wenige die Opfer für die Aufzucht von Kindern oder vielen Kindern noch zu übernehmen vermögen.

Fortpflanzungsnot und Sexualnot stehen in einem peinlichen Abhängigkeitsverhältnis, insofern der unbeschränkte sexuelle Verkehr in gewissem Grade auch unter Zuhilfenahme von Verhinderungsmitteln zur Empfängnis und somit zur Fortpflanzungsnot führen kann.

Man sprach früher von einem „Nahrungsmittelspielraum" (Malthus), der für die anwachsende Menschenzahl nicht mehr ausreiche. Heute müssen wir den Begriff Nahrungsmittelspielraum erweitern, weil einesteils die Bedürfnisse des einzelnen gestiegen und andererseits Bedürfnisse, die sich früher nicht in diesem Maße geltend machten, hinzugekommen sind. So glauben viele sich berechtigt, Alkohol und Tabak zu den unentbehrlichen Lebensbedingungen hinzurechnen zu dürfen.

Früher hat man nichts von Wohnungsnot gewußt, heute ist das die brennendste Lebensfrage geworden. Der Nahrungsmittelspielraum erweitert sich somit auf einen „Lebensbedürfnisspielraum", der mit der Menschenzahl, die darin auskommen soll, in schärfere Konkurrenz tritt. Dieses wirtschaftliche Moment dürfte die Hauptursache der heutigen Fortpflanzungsnot darstellen.

Parallel der Lebenserschwerung geht eine Wandlung der Sexualordnung. Das Bedürfnis nach sexueller Erhebung unter scharfer Trennung von der Fortpflanzungsarbeit ist angeschwollen. Das Verantwortlichkeitsgefühl für die natürlichen Folgen des Sexualverkehres ist gesunken.

Die viel zu vielen ungewollt Erzeugten werden als Fehltreffer angesehen, welche durch Abtreibung wieder aus der Welt zu schaffen gesucht werden.

Gibt es einen Ausweg aus dieser Not? Die einzige Möglichkeit ist, die Wirtschaft in Einklang mit der Fortpflanzung oder die Fortpflanzung in Einklang mit der Wirtschaft zu bringen. Das Ziel kann also auf zweierlei Art erreicht werden. Wir heben die Wirtschaft, dann bleibt für die Fortpflanzung mehr übrig, oder wir beschränken die Fortpflanzung, dann kommen wir mit einer reduzierten Wirtschaft aus. Oder schließlich, wir streben nach beidem: Wirtschaftsverbesserung und Fortpflanzungsbeschränkung.

Es geht also in unserer Bedrängnis ohne einen Eingriff in das Sexualleben nicht ab.

Dieses Thema hat seine Eigenheiten. Seiner Natur nach spielt es sich in der Hauptsache im Verborgenen ab. Es ist die intimste menschliche Angelegenheit, bei der nichts erwünscht ist, was nach polizeilicher Aufsicht aussieht. Die Folge davon ist, daß ein Liebesleben, was offiziell nicht erlaubt ist, aber doch häufig betrieben wird, rechtlos erscheint. Während das Gesetz, trotz offizieller Sexualordnung, alles zwischen den beiden Partnern so laufen läßt, wie es will, greift es mit aller Energie ein, sobald die Rechte eines Dritten, in diesem Falle die des Kindes, berührt werden.

Das Sexualleben ist ein heikles Gebiet, auf dem von jeher eine große Nachsicht gewaltet hat. Alle Milde hat aber immer an der Erzeugung des Kindes eine Grenze gefunden. Geschlechtsverkehr, Erzeugung oder Nichterzeugung des Kindes bleiben Privatsache der beiden Partner. Das Austragen des Kindes und sein Schlußakt, die Geburt, werden als Staatsaktion gewertet. Die Schwangerschaft wird schon argwöhnisch überwacht und die Geburt öffentlich registriert.

Das Kind gilt von seinen kleinsten Anfängen an als menschliches Wesen. Die alte Ansicht der katholischen Kirche, der Keimling habe bis zum dritten Monat noch keine Seele und sei deshalb nicht als selbständiges Wesen, sondern nur als ein Teil der Mutter zu bewerten, hat keine juristische Bedeutung erlangt, wenn auch unter Umständen, z. B. bei schwieriger Geburtshilfe, das Mutterleben dem Kindesleben vorgezogen werden kann. Es ist merkwürdig, wie Leute, die sonst auf Kirche und Religion pfeifen, sich, wenn es ihnen in ihr Programm paßt, jenes Ausspruches des Kirchenvaters Augustin entsinnen und ihn für die Ansicht zu verwenden suchen, vor dem dritten Monat sei das Kind vogelfrei und man könne mit ihm anfangen, was man wolle.

Was ist denn überhaupt Sexualordnung? Sexualverkehr und Fortpflanzung sind offiziell durch die Ehe geregelt. Daneben blüht heute noch das Verhältniswesen. Es soll – wie die Zukunftspläne unzweideutig besagen – in dieser oder jener Form unter diesem oder jenem Namen weiter blühen. Es muß daher, wenn vielleicht auch nur inoffiziell geduldet, wegen seiner möglichen Folgen auch in die Sexualordnung einbezogen werden. In dieser umfassenden Weise gedacht, läßt sich eine natürliche Sexualordnung kurz dahin fassen:

1. Sexualverkehr verlobt automatisch[1)].
2. Schwängerung verheiratet automatisch.

[1)] Der Philosoph des Unbewußten, Eduard von Hartmann*, sagt: Das „vorsätzliche Bestreben der unehelichen vorübergehenden Liebschaft müssen wir als etwas Instinktwidriges betrachten, welches nur durch bewußten Egoismus hervorgerufen wird".

*Philosophie des Unbewußten. 6. Aufl. Berlin: Carl Duncker 1874. S. 193.

3. Geburt verpflichtet automatisch beide Eltern zum Tragen der wirtschaftlichen Schwierigkeiten für die Aufzucht des Kindes.

Die erste Etappe kann sich jeder leisten. Die zweite und damit die dritte Etappe sind vermeidbar durch freiwilliges Wegbleiben oder, da solches bei uns nicht mehr beliebt ist und nur noch ein Malthus an so etwas denken konnte, durch empfängnisverhütende Mittel. Dagegen geht es von Gesetzes wegen nicht an, nach Erreichung der zweiten Etappe, etwa durch Abtreibung, die Geburt des Kindes zu vereiteln.

Es entspricht auch einer etwas eigenartigen Auffassung, von einem „Gebärzwang" zu reden, sofern ja die Veranlassung zu diesem Zwang immer ein freiwilliger Akt ist: Der Sexualverkehr, zu dem niemand gezwungen wird, und das Außer-acht-lassen der empfängnisverhütenden Mittel, die immerhin weitgehende Sicherheit gewähren.

Vielleicht macht ein Vergleich die heutige Situation klar. Wenn bei einem Gießbach nicht durch vorsorgliche Regulation für unbedenkliche Lenkung der Wassermassen gesorgt wird, tritt er bei gehörigem Drange des anschwellenden Wassers über seine Grenzen und reißt ein großes Loch in die bestehende Ordnung. Da das Streben nach sexueller Erhebung sich nun einmal nicht unterdrücken läßt und sexuelle Erhebung ohne wirtschaftlichen Druck vor sich gehen soll, so spielen dabei die empfängnisverhütenden Mittel die Rolle des praktisch brauchbaren Regulators, während die Abtreibung das rücksichtslose Niederreißen ordnungsgemäßer Schranken durch den nicht mehr zu bändigenden Gießbach bedeutet.

Es sieht fast so aus, als ob man durch rechtzeitige Anwendung der Empfängnisverhütung das Übel der ungesetzlichen Abtreibung hätte verhüten können. Aber wie es zur Regulierung eines Flußlaufes, nachdem man einmal mit der wilden Selbsthilfe schlechte Erfahrungen gemacht hat, nie zu spät ist, so erscheint es durchaus im Bereiche der Möglichkeit, mittels geschickter Anwendung der Schwangerschaftsverhütungsmittel die im Schwinden begriffene Sexualordnung wieder herzustellen.

Mir sind – nachdem ich mich mit dem Thema eingehend befaßt habe – Zweifel aufgestiegen über die unumgängliche Notwendigkeit des Abortes aus sozialer Indikation, welcher das einzige und letzte Hilfsmittel zur Linderung der Fortpflanzungsnot sein soll, weil mir doch noch nicht alle anderen konkurrierenden Möglichkeiten, hier Abhilfe zu schaffen, hinlänglich berücksichtigt, geschweige denn erschöpft erscheinen. Ich meine, daß folgende Maßnahmen in richtiger Kombination, wenigstens theoretisch, Erfolg versprechen und praktisch angewendet, doch vielleicht noch das Äußerste, die Abtreibung verantwortungslos erzeugter Kinder, dem Volke ersparen könnten. Diese Maßnahmen sind:

1. Wiederbefestigung der stark aufgelockerten Sexualordnung, im Sinne einer Stärkung der Verantwortung des Sexualverkehres und seiner Folgen.

Von diesem Plane ist merkwürdigerweise bei allen Heilungsvorschlägen des unglücklichen Zustandes so gut wie niemals die Rede, außer bei den Ethikern und Theologen. Und doch ist sie die Hauptsache. Mit ihr muß angefangen werden, weil ohne sie das Übel überhaupt nicht wirksam zu bekämpfen ist. Wie eine solche Sexualordnung aussehen könnte, habe ich angedeutet. Sie ist auch mit einer lockeren Bindung in der Ehe, wie sie die Zukunftspläne ins Auge fassen, vereinbar.

Zu ihr gehört als Gegenstück die Bestrafung der Abtreibung, wenn man sie auch weit milder gestalten will, mit ihrem erzieherischen Einfluß zum Abhalten von der Übertretung der Sexual- und Fortpflanzungsordnung.

2. Schwangerschafts-Verhütungsmaßregeln als Hilfsmittel zur Durchführung der Sexualordnung, vor allen Dingen zur Unterlassung unverantwortlichen Kinder-in-die-Welt-setzens zu erlauben, vielleicht sogar zu empfehlen.

Die Unterweisung muß gründlich sein. Denn die meisten Versager kommen nicht aus einer Unzulänglichkeit der Verhütungsmittel an sich, sondern entstammen einer unzweckmäßigen, oft recht leichtsinnigen Anwendungsweise.

3. Fürsorge und Staatshilfe irgendwelcher Art für den trotz Durchführung der Sexualordnung (1.) und Schwangerschafts-Verhütungsmaßregeln (2.) „unbeglichenen", aber dann wohl viel geringeren und somit tragbar gewordenen „Rest" von unverantwortlich erzeugten Kindern.

Linderung der Fortpflanzungsnot durch großzügige Fürsorge für Mutter und Kind ist schon gut, muß aber für sich allein ohne gehörige Aufmunterung zur sexuellen Verantwortlichkeit für das In-die-Welt-setzen von Kindern unzureichend bleiben.

Für sich allein müßte die Fürsorge anderer sogar, je höher sie getrieben würde, um so mehr die Verantwortungslosigkeit für das In-die-Welt-setzen von Kindern steigern. Die

Fürsorge erschiene in diesem Ausmaße geradezu als Prämie und Lockmittel für die Verantwortungslosigkeit. Stärkung des Verantwortungsgefühles für das Kinder-in-die-Welt-setzen ist und bleibt also die Hauptsache. Mit ihr muß angefangen werden, weil eine Fürsorge nur in Verbindung mit der wiederhergestellten Verantwortlichkeit ausreichend und für die Lückenbüßer tragbar gestaltet werden kann.

Zwei Dinge werden sich bei der nun einmal zustandegekommenen, Entwicklung wohl nicht mehr zurückdrehen lassen: Die sexuelle Erhebung von der reellen Fortpflanzungsarbeit zu trennen und die Schwangerschaft zu verhüten. Beides wird heute bis zum gewissen Grade zu menschlichen Vorrechten gestempelt. Darüber mag man denken wie man will. Zum Glück ergänzen sich beide vorzüglich zum Durchhalten der aufgekommenen Tendenz der Kinderzahlbeschränkung, wie ja auch das eine gleichlaufend mit dem anderen mehr und mehr zum heutigen Höhepunkt sich entwickelt hat.

Die Sexualnot könnte also an sich nach einem theoretischen Überschlag recht wohl durch die Wiederherstellung einer starken Sexualordnung mit bindendem Verantwortlichkeitsgefühl für das In-die-Welt-setzen von Kindern und Aufrechterhaltung des Abtreibungsverbotes, wenn auch in milder Form, aber Empfehlung von Präventivmitteln für die Bedürftigen und Begleichung des unbeglichen bleibenden Restes von unverantwortlich in die Welt gesetzten Kindern durch großzügige Fürsorge für Mutter und Kind wieder aus der Welt geschafft werden.

Auf diese Weise vermöchte man wohl an der Freigabe des Abortes aus wirtschaftlichen Gründen vorbeizukommen.

Warum will man diesen Weg, zuerst die Ordnung in sexuellen Dingen und in der Fortpflanzung wiederherzustellen und den dann noch übrigbleibenden unbeglichenen Rest durch Fürsorge zu begleichen, nicht von vornherein gehen, wenn die Freigabe der Abtreibung, wie ja so oft von denen gesagt wird, die sie verlangen, doch nur eine vorübergehende Maßnahme sein soll?

Kein Staat vermag schließlich ohne eine ernsthafte Fortpflanzungsordnung auf die Dauer zu bestehen[1]. Wozu braucht man dann den von seinen Verfechtern von vornherein als „vorübergehend" gekennzeichneten Weg über die Abtreibung zuviel erzeugter Kinder zu gehen, dem man bei wiederhergestellter Verantwortlichkeit für das In-die-Welt-setzen von Kindern durch Verhütungsmittel wirksam vorbeugen kann? Es scheint mir die Anwendung der Schwangerschaft-Verhütungsmittel neben der Innehaltung einer Sexualordnung das beste Reguliermittel für die Fortpflanzung mit dem kleinsten Zwange für die Mütter, Väter und Kinder.

Bei allen Zukunftsplänen und der Ordnung, mit der man ihnen begegnen kann, kommt es nicht auf die sich hinter allen möglichen moralischen Motiven und Utilitätsgründen versteckenden Decknamen, wohl aber auf die Sache an. Die Sache liegt aber trotz aller Verschleierungsversuche ganz klar. Der Entwicklungsgang des Liebeslebens wird durch drei Stationen gekennzeichnet, Sexualverkehr, Schwangerschaft, Kinderaufzucht.

Jeder Situation entspricht die schon erwähnte Verpflichtung:

Sexualverkehr verlobt,

Schwängerung verheiratet,

Geburt verpflichtet beide Eltern zum Tragen der wirtschaftlichen Schwierigkeiten für Aufzucht des Kindes.

Jede geschlechtliche Verbindungsform der Gegenwart und der Zukunft, welche diese drei stufenweise eine aus der anderen entstehenden Verpflichtungen des Mannes auf sich nimmt, bedeutet die Rechtschaffenheit gegen die Frau.

Ob man diesen unentrinnbaren Beziehungskomplex für jeden, der sich in ihn einläßt, als Verhältnis, richtige Ehe, Probeehe, Kameradschaftsehe, bloße Registrierung der Ehe, Befreiung der Frau oder sonstwie benennen will, es ist und bleibt nichts anderes als sexueller Anstand für den Mann, diese natürliche Verkehrsordnung einzuhalten. Es ist nichts mehr und nichts weniger als Anstand gegen Frau und Kind. Wo dieser Anstand nicht von selbst besteht, müßte der Staat dazu anhalten. Das Befolgen dieser Sexualordnung wird auch für solche, welche die Kosten für die Aufzucht der Kinder wirtschaftlich nicht tragen zu können glauben, ermöglicht, weil das Sicheinlassen auf Sexualverkehr freiwillig geschieht oder unterbleiben und – das ist der Unterschied gegen früher – die Empfängnis in hohem Grade verhütet werden kann. Wer es aber aus Leichtsinn oder Unkenntnis des Liebeslebens oder aus Pech zur Zeugung hat kommen lassen, muß dafür auch die Verantwortung tragen. Drum ist es Pflicht eines jeden, Mann wie Frau, sich über das natürliche

[1] Hugo Sellheim, Ohne Fortpflanzungsverantwortlichkeit keine Fortpflanzungsregulierung, l. c.

Liebesleben, seine Folgen und seine mögliche „sterile Lenkung" hinlänglich zu unterrichten, ehe sie auf einen Liebesbund sich einlassen.

Die Verpflichtung zu solchem selbstverantwortlichen Verhalten besteht für jede bedenkliche Situation im Leben sonst auch, wenn z. B. jemand eine lebensgefährliche Bergbesteigung unternimmt.

Es mag die Frage sein, ob man jedem jungen Mann und jedem jungen Mädchen, die Sexualverkehr eingehen, die Pflicht auferlegen will, sich über alle Möglichkeiten vorher selbst zu orientieren, oder ob hier nicht Eltern oder Schule menschenfreundlicherweise die Verpflichtung der sachgemäßen Aufklärung übernehmen wollen und sollen. Jedenfalls müßte diese Unterweisung gründlich, und zwar von hoher Warte aus erfolgen.

Ich habe für meine Person einen kleinen, freilich noch recht unvollkommenen Anfang zu machen gesucht, indem ich meinem Buche über Hygiene und Diätetik der Frau[1] ein Kapitel eingefügt habe: „Bewußte Einführung des jungen Mädchens in den hohen Gedanken der Fortpflanzung."

Ich stehe auch auf dem Standpunkt: Mit solcher Menschenhilfe kommt man nie zu spät. Drum habe ich als Schluß meiner Leitsätze zur „Eheberatung als Beratung überhaupt" geschrieben: „Nichts Menschliches darf ihr fremd sein"[2].

Wir sehen, daß der männliche Einschlag und die männliche Einmischung in unser Frauenleben schon recht weit gediehen ist und daß beides schon als mittelbare Ursache die heiligsten Güter des weiblichen Geschlechtes, ihren Originalcharakter, die Mutterschaft, zu stören und zu zerstören droht. Drum es wohl an der Zeit sein dürfte, daß sich die Frauenwelt selbst auf sich und die Erhaltung ihrer weiblichen Art besinnt und der Arzt, Frauenarzt und Kenner der Frauennatur ihr dabei als berufenster Berater und Helfer zur Seite steht.

[1] München: J. F. Bergmann 1928. S. 47.

[2] H. Sellheim, Vier neuzeitliche Frauenfragen: „Eheberatung, Beratung überhaupt". S. 81.

aus: Archiv für Gynäkologie, 37: 636–680 (1929).

Ludwig Seitz (1872 - 1961)

22. Präsident der Deutschen Gesellschaft für Gynäkologie

Tagungsort: Frankfurt am Main,
27. - 30. Mai 1931

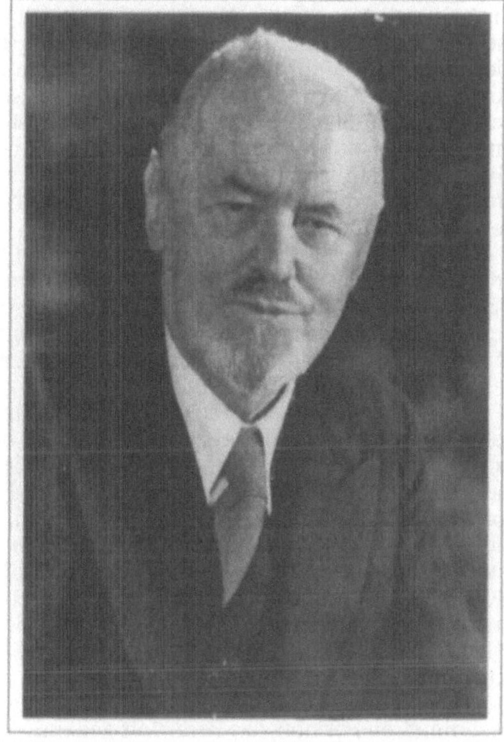

Persönliche Daten

geboren am 24. Mai 1872
in Pfaffenhofen an der Roth (Bayern)
gestorben am 19. Juni 1961
in Pfaffenhofen/Donau

Einleitung:

*Prof. Ludwig **Seitz**[22] folgte dem Vorbild Menges, von Franqués und Sellheims, die Eröffnungssitzung nicht mit einer eigenen Eröffnungsrede zu verlängern. Dem Gedenken an Verstorbene und einige Änderungen in der Geschäftsordnung gaben ihm jedoch Gelegenheit, zu diesen die Gesellschaft selbst betreffenden Punkten etwas weiter auszuholen. Noch waren Professoren wie z. B. Ludwig Fraenkel, Breslau, völlig gleichberechtigt und konnten die Gesellschaft an ihren Wirkungsort einladen. Die Stabilisierung des Kongresses auf einen, oder auf evtl. drei (Berlin - München - Wien) Orte hatte weiter keine Mehrheit gefunden, obschon z. B. Stoeckel dafür eintrat, künftige Versammlungen zwar weiter im Zweijahresabstand, aber wiederkehrend an nur einem Ort (Berlin) auszurichten. Seitz sprach abermals an, was bereits in dem Eröffnungsreferat von Sellheim (1929) angeklungen war: „Die Frauenheilkunde steht im Begriff, zur Frauenkunde zu werden." Als praktische Folge dieser Entwicklung wurden immer mehr Themen aus einer sogenannten „Sozialgynäkologie"[23] ins Programm aufgenommen. Die Abgrenzung der Gesellschaft von der politischen Tagespresse, die Frage einer evtl. Aberkennung des Facharzttitels, vor allem aber die Krebsbekämpfung auf nationaler Ebene wurden angesprochen, zu letzterem Anliegen eine ausführliche „Entschließung" verabschiedet.*

L. Seitz:

[...]
Einen herzlichen Willkommensgruß rufe ich unseren Mitgliedern und Freunden zu, die von innerhalb und außerhalb der Reichsgrenzen zu uns gekommen sind. Ich habe die Freude und die Ehre, zahlreiche Kollegen aus den Nachbarländern und aus weiter Ferne zu begrüßen. Es sind vertreten die Schweiz, Holland, Dänemark, Norwegen, Schweden, Finnland, Lettland, die Tschechoslowakei, besonders zahlreich Ungarn, an ihrer Spitze Herr Tauffer, der Senior der Ungarischen Gynäkologie, ferner Südslavien, Griechenland, Spanien, Argentinien. Besonders herzlich grüßen wir unsere Brüder aus Deutsch-Österreich, die mit uns durch Kultur, Sprache und Geschichte auf das engste verbunden sind.

Aber auch aus den uns ehedem feindlichen Staaten sind Kollegen zu unserer Tagung herbeigeeilt. Wir wissen diese Tatsache als ein bedeutsames Symptom zu würdigen. Noch sind es zwar keine offiziellen Vertreter; aber ihr Erscheinen dürfen wir in dem Sinne deuten, daß der bisherige Bann gebrochen ist und daß die Bahn langsam wieder frei wird für die Wissenschaft, die, ungehindert durch Grenzpfähle, ihre völkerverbindende Aufgabe erfüllen muß.

Wenn wir die wissenschaftliche Tagesordnung unserer Kongresse aus früheren Jahrzehnten durchsehen, so finden wir, daß es sich bei den Verhandlungen fast ausschließlich um Probleme gehandelt hat, die wissenschaftlich zwar scharf umrissen, fachlich aber auf das engere Gebiet der Geburtshilfe und der Frauenkrankheiten begrenzt waren. Eine solche Beschränkung war damals auch unumgänglich notwendig; denn erst mußten die Grundlagen geschaffen werden, auf denen allein sich eine zielsichere Therapie aufbauen ließ. Auch heute noch ist die exakte Bearbeitung eng begrenzter Einzelfragen eine Notwendigkeit, ohne die es keinen wissenschaftlichen Fortschritt gibt. Unsere Tagesordnung beweist Ihnen zur Genüge, daß die Einzelforschungen bei uns noch eine Pflanzstätte haben, auf der sich in erster Linie unser Nachwuchs und unsere Jugend in scharfem Vorwärtsdrange rastlos betätigt.

Aber schon seit 2 Jahrzehnten machte sich, anfänglich nur schüchtern, später in immer bestimmteren Formen, das Bedürfnis geltend, das engere Fachgebiet zu erweitern und die Grenzen unserer Forschungen weiter zu stecken. Dieses Bestreben hat sich hauptsächlich nach 2 Richtungen zu ausgewirkt.

Während früher der Blick mehr lokal auf die einzelnen Organe und ihre Erkrankungen gerichtet war und die Betrachtungsweise vorwiegend eine morphologisch-anatomische gewesen ist, ist sie jetzt mehr biologisch-funktionell geworden. Wir berücksichtigen bei der Deutung einer Störung mehr den Gesamtorganismus, seine Beschaffenheit, seinen Stoffwechsel, seine Reaktionsweise. Wir studieren nicht nur die Störung einzelner Teile, sondern versuchen das Verhalten der gesamten biologischen und psychologischen Persönlichkeit zu erfassen. Bei der Frau, die dank ihrer besonderen Aufgabe bei der Fortpflanzung des Menschengeschlechtes noch viel größere individuelle Verschiedenheiten als der Mann aufweist, ist diese allgemein biologisch-medizinische Betrachtungsweise doppelt notwendig.

Die zweite Veränderung, die sich in unserer Betrachtungsweise vollzogen hat, betrifft die Bewertung des Einflusses der Umwelt, und zwar vor allem des Einflusses, den wir unter veränderten wirtschaftlichen, sozialen, Arbeits- und Lebensbedingungen auf den Gesundheitszustand der Frau festzustellen vermögen. Es hat sich gezeigt, daß der Einfluß des sozialen Milieus auf Entwicklung, Körperverfassung, Gesundheit und Erkrankung der Frau sehr groß sein kann, und daß es wichtig ist, diese Faktoren in ihrer Auswirkung genau zu kennen und durch vorbeugende Maßregeln ihre Entwicklung zu verhindern. Es hat sich auf diese Weise neben der alten Individualgynäkologie, die selbstverständlich auch weiterhin die Grundlage jeder frauenärztlicher sowie allgemeinärztlicher Tätigkeit bleiben muß, eine Sozialgynäkologie entwickelt.

Diese Erweiterung unseres Arbeitsgebietes nach der allgemein medizinischen und nach der sozialen Seite hin ist gewiß eine begrüßenswerte Erscheinung. Unser Fach versucht den engeren Rahmen, in den es bisher eingezwängt war, zu sprengen und sich kräftig und weiter zu entfalten. Die Frauenheilkunde steht im Begriff, zur Frauenkunde zu werden, wie das auch dem ursprünglichen Sinn des griechischen Wortes γυναιχολογία entspricht. Je mehr unsere Fachwissenschaft sich bemüht, ihre Grundlagen zu verbreitern, je mehr sie statt der einzelnen Teile die Gesamtpersönlichkeit erforscht, je mehr sie bestrebt ist, das Einzelindividuum als das Produkt einer langen Entwicklung des gesamten Volkskörpers und dessen äußerer Daseinsbedingungen anzusehen, desto mehr wird sie die inneren Zusammenhänge in der Entwicklung und in dem Werdegang der einzelnen Frauenpersönlichkeit verstehen, desto sicherer vermag sie einer ungünstigen Entwicklung von Körper und Seele vorzubeugen, desto wirksamer kann sie entstandene Krankheitszustände beheben, und desto vollkommener wird sie im Dienst des Allgemeinwohles wirken können. Möchte dieser Kongreß dazu beitragen, diesem hohen Ziele näher zu kommen! [...]

Aus der Geschäftssitzung: [...]

Die Wahl unseres 1. Vorsitzenden und des Tagungsortes, die bisher auf Grund von Einladungen sich vollzogen hat, hat nunmehr nach einem neuen Modus zu erfolgen. Durch Urabstimmung mittels Postkarte vom 5.V.1930 ist mit 485 gegen 47 Stimmen festgelegt worden, daß in Zukunft der 1. Vorsitzende und der Tagungsort durch die Vollversammlung bestimmt wird. Wir schreiten zuerst zur Wahl des 1. Vorsitzenden. Der Ausschuß schlägt der Vollversammlung als 1. Vorsitzenden der nächsten Tagung Herrn Stöckel vor. Ihr Beifall beweist mir, daß unser Vorschlag Ihre Zustimmung erfahren hat. Ich frage Herrn Stöckel, ob er gewillt ist, die Wahl anzunehmen.

Herr Stöckel dankt für die Wahl und nimmt sie sehr gern an. Er drückt seine Freude aus, die Gesellschaft auf der nächsten Tagung in Berlin begrüßen zu dürfen.

Als Tagungsort schlägt Ihnen der Ausschuß Berlin vor. In 2 Jahren wird voraussichtlich der Neubau der Frauenklinik fertiggestellt sein, gewiß ein Anziehungspunkt für unsere Mitglieder. Da sich kein Widerspruch erhebt, gilt Berlin als Tagungsort. [...]

In eindringlichen Worten bittet H. Tauffer bei der nächsten Versammlung in Berlin die aufrichtige Einladung der Mitglieder aus Ungarn, die Tagung auch einmal in Budapest abzuhalten, nicht vergessen zu wollen. Er überbringt hiermit der Versammlung die offizielle Einladung der Ungarn.

L. Fraenkel (Breslau):

Nachdem die soeben ausgesprochene Einladung nach Budapest mit so großer und berechtigter Begeisterung aufgenommen worden ist, möchte ich am liebsten auf das schon vorher erbetene Wort verzichten. Doch bin ich als guter Sohn meiner Stadt verpflichtet, die vom Oberbürgermeister und Magistrat (ohne daß sie von meiner Einladung vor 2 Jahren bereits wußten) ausgesprochene Bitte, Breslau als Kongreßort zu wählen, hier warm zu unterstützen. Wenn also Budapest in 2 Jahren Kongreßort werden sollte, so bitte ich wenigstens für die übernächste Versammlung Breslau als Vorort vorzumerken und dafür die Priorität nach Reihenfolge der Meldungen und besonders im Hinblick auf die äußerst schwierige Lage des Ostens zu bewilligen.

Herr Fuchs (Danzig) überreicht eine Einladung des Senates der „Freien Stadt Danzig". Er spricht die dringende Bitte aus, das nächste Mal aus rein nationalen Erwägungen heraus diese Einladung ernstlich in Erwägung zu ziehen. [...]

Unsere Gesellschaft hatte im Gegensatz zu anderen Gesellschaften bisher an dem Grundsatz festgehalten, in der Tagespresse keinen Bericht über die Sitzungen erscheinen zu lassen. Die Erfahrung hat aber gelehrt, daß trotz des Verbotes doch immer wieder Berichte über einzelne Vorträge in der Tagespresse ohne Vorwissen der Autoren, zum Teil in entstellter Form, erschienen sind. Daher wurde bereits während der Leipziger Tagung im Vorstand beschlossen, daß Berichte nur von dem Vorstand an die Tagespresse gemacht werden sollen. Der Vorstand hat eine Kommission eingesetzt, bestehend aus den Herren Martin und Eufinger, die die Berichte für die Tageszeitungen übernehmen. Ein Presseausschuß, ist diesmal besonders wichtig, da 3 Fragen zur Aussprache stehen, die einen starken sozialen Einschlag haben und daher allgemeineres Interesse beanspruchen. Da nunmehr also die Berichterstattung durch den Vorstand erfolgt, möchte ich noch besonders betonen, daß eine Berichterstattung durch einzelne andere Personen unter allen Umständen unterbleiben muß.

Unsere Tagesordnung mit 3 ins Soziale gehenden Thematen hat wiederholt zu Anfragen Veranlassung gegeben, ob Nichtmediziner an unserer Tagung teilnehmen können und ob man ihnen das Recht erteilen soll, Berichte über unsere Tagung in den von ihnen vertretenen Gesellschaften oder in der politischen Presse erscheinen zu lassen.

Der Ausschuß hat zu beiden Fragen Stellung genommen und die Meinung vertreten,

1. daß Nichtmediziner nicht zu den Verhandlungen zugelassen werden sollen, es sei denn, daß die Zulassung in besonderen Fällen von der Gesellschaft ausdrücklich gewünscht und die betreffenden Nichtmediziner eigens aufgefordert werden;

2. daß als Konsequenz aus Nr. 1 und des bereits oben erwähnten Beschlusses auch die Berichterstattung von Nichtmedizinern an ihre Vereine oder an die politische Presse nicht gestattet ist.

Ich ersehe aus ihrem Beifall, daß Sie der Meinung des Ausschusses zustimmen.

Es kommt sehr häufig vor, daß an den Ausschuß unserer Gesellschaft von Mitgliedern Anträge gelangen, ihnen behilflich zu sein, einem Arzte, der sich als Facharzt für Frauenkrankheiten oder auch für Geburtshilfe ankündigt, die Berechtigung zur Führung dieser Bezeichnung abzusprechen. Ich möchte die Anwesenheit so vieler unserer Mitglieder benützen, um mitzuteilen, daß unsere Gesellschaft hierin nicht zuständig ist. Diese Frage ist durch die sogenannten Bremer Richtlinien, die vom Ärztevereinsbund in der Versammlung in Bremen aufgestellt worden sind, geregelt und es muß den lokalen ärztlichen Organisationen, die allein nur die Verhältnisse genügend überblicken können, überlassen werden, diesen Richtlinien Geltung zu verschaffen. [...]

Wie Ihnen bekannt, hat sich am 25. II. d. J. ein Reichsausschuß für die Bekämpfung des Krebses gebildet, der, wenn richtig ausgestattet, geeignet ist, die bereits in den einzelnen Ländern bestehenden Organisationen zu einem einheitlichen Ganzen zusammenzufassen und die Fürsorge für die Krebskranken zu verbessern, ein Ziel, das gewiß auf das Wärmste zu begrüßen und tatkräftig zu unterstützen ist. Jedoch sind schon bei der konstituierenden Versammlung und auch späterhin Strömungen zutage getreten, gegen die unsere Gesellschaft, deren Mitglieder die frühzeitige Erkennung und sachgemäße Behandlung des weiblichen Unterleibskrebses von jeher mit regem Eifer und größtem Erfolg betrieben haben, ernste Bedenken nicht unterdrücken kann.

Hierher gehört in erster Linie die Errichtung eigener Krebskrankenhäuser oder strahlentherapeutischer Krankenhäuser, die sich vorwiegend oder ausschließlich mit der Krebsbehandlung befassen. Es hat daher der Vorstand beschlossen, Ihnen folgende Entschließung zu unterbreiten und Sie zu bitten, sie ohne weitere Aussprache anzunehmen, ähnlich wie das die Deutsche Gesellschaft für Chirurgie bereits getan hat. Die Entschließung hat folgenden Wortlaut:

Entschließung.

Die Deutsche Gesellschaft für Gynäkologie hat die Bildung eines Reichsausschusses zur Bekämpfung des Krebses und zu besseren Fürsorge der Krebskranken als einen erfreulichen Fortschritt auf das Lebhafteste begrüßt und erklärt sich ihrerseits bereit, die Bestrebungen tatkräftig zu unterstützen.

Die Gesellschaft kann jedoch Bedenken gegen gewisse Strömungen, die bei der konstituierenden Versammlung des Reichsausschusses und späterhin zutage getreten sind, nicht unterdrücken. So hält sie die Neuerrichtung besonderer Krebskrankenhäuser oder besonderer strahlentherapeutischer Krankenhäuser, die sich vorwiegend oder ausschließlich mit Krebsbehandlung befassen, für durchaus unzweckmäßig und für eine unnötige, sehr erhebliche Verteuerung des Kampfes gegen den Krebs. Die Gesellschaft glaubt, daß die wichtige Frühdiagnose am zuverlässigsten durch die einschlägigen Fachvertreter gestellt wird und daß auch die Aufklärung über die Früherscheinungen und die Früherkennung von den ärztlichen Fachvertretungen auszugehen hat. Sie gibt ferner der Meinung Ausdruck, daß die Errichtung besonderer Krebskrankenhäuser keineswegs im Interesse und im Wohl der Kranken gelegen ist und daß durch die Errichtung keine besseren Resultate in der Behandlung des Krebses als bisher erzielt werden würden, und ist der Überzeugung, daß die vorhandenen, in der Krebsbehandlung erprobten Behandlungsstätten vollständig genügen, wenn ihnen die geldlichen Mittel zur Einführung aller etwa auftauchenden neuen Methoden, die sie auch bisher schon gepflegt haben, von der Allgemeinheit gewährt werden.

Die Deutsche Gesellschaft möchte die dringliche Bitte aussprechen, daß der Reichsausschuß für Krebsbehandlung weiterhin keine Maßnahmen anrege und keine Einrichtungen auf dem Gebiete der Krebsfürsorge fördere, welche nicht bezüglich ihrer praktischen Auswirkungen von der Deutschen Gesellschaft für Gynäkologie überprüft und für gut befunden worden sind.

Die Gesellschaft, die fast 1000 deutsche und außerdeutsche Frauenärzte umfaßt, glaubt darauf um so mehr Anspruch zu haben, als der gynäkologische Krebs einen großen Teil der beim Menschen überhaupt vorkommenden Carcinomformen darstellt, als es hauptsächlich Mitglieder unserer Gesellschaft waren, die die operativen und strahlentherapeutischen Methoden der Behandlung des weiblichen Unterleibskrebses ausgearbeitet und so weit gefördert haben, daß jetzt die Hälfte der weniger weit fortgeschrittenen und ein gutes Viertel aller Gebärmutterkrebse überhaupt dauernd geheilt wird; endlich war es eines unserer Mitglieder (Winter in Königsberg), der schon vor mehr als 25 Jahren ganz planmäßig die Grundlagen zur möglichst frühzeitigen Erkennung, zur sorgfältigen

Überwachung und zur statistisch einwandfreien Feststellung der Behandlungserfolge geschaffen hat.

Die Gesellschaft beauftragt ihren ständigen Ausschuß, diese Wünsche und Forderungen der Deutschen Gesellschaft für Gynäkologie zu vertreten und ihnen Geltung zu verschaffen. [...]

Es ist vielfach Sitte, daß der 1. Vorsitzende mit einem Vortrag über ein allgemeines Problem unsere wissenschaftliche Tagung eröffnet. Ich verzichte im Interesse der übrigen Redner auf diese Einrichtung und schließe mit einer modernen Variation eines alten lateinischen Wahrspruches:

Praesidens, non mulier taceat in ecclesia.

aus: „Verhandlungen der Deutschen Gesellschaft für Gynäkologie“, Seitz und Martin, Frankfurt 1931, S. 46–59.

Sterilisierung und Konzeptionsverhütung.

Von

L. Fraenkel, Breslau

Inhalt.

Arch Gynäk 144: 86–132 (1931).

Bemerkungen und weitere Quellenangaben des Herausgebers

1) Ernst Bumm (1858–1925), war Assistent bei Scanzoni und Hofmeier in Würzburg, bevor er 1894 nach Basel berufen wurde. Dort leitete er 7 Jahre die Univ.-Frauenklinik als Nachfolger Fehlings, wurde danach nach Halle, erneut als Nachfolger Fehlings, berufen, blieb dort jedoch nur 3 Jahre, bis er 1904 zunächst die II. Univ.-Frauenklinik an der Charité Berlin (Nachfolge Gusserow), und 1910 als Nachfolger von R. v. Olshausen die Univ.-Frauenklinik Berlin (Artilleriestraße 18) übernahm. Sein herausragendes Verdienst war die Entdeckung des Gonorrhoe-Erregers in der Scheide und in der Augenbindehaut des Neugeborenen (1885), sowie die Herausgabe eines umfassenden Lehrbuches der Geburtshilfe, ausschließlich zusammengestellt nach seinen Vorlesungen („Grundriss der Geburtshilfe", 1902). Bumm'sche Curette zur Kontrolle von Nachgeburtsblutungen. Nachfolger Bumms wurde sein ehemaliger Oberarzt K. Franz (1870–1926). K. Franz: Nachruf auf E. Bumm. Arch. Gynäk. 123: III–VI (1925).

2) Friedrich Schauta (1849–1919), Innsbruck, Prag, Wien (Nachfolge v. Braun): Vaginale Radikaloperation des Zervixkrebses (1908). „Die Indicationsstellung der vaginalen Totalextirpation" Arch. Gynäk. 39: 115–124 (1891). H. Thaler, Nachruf auf F. Schauta. Arch. Gynäk. 123: III–IV (1925).

3) Ernst Wertheim (1864–1920), Assistent von Schauta in Prag, seit 1910 Leiter der II. Univ.-Frauenklinik (Nachfolge v. Rosthorn): Abdominale Radikaloperation des Zervixkrebses (1900). W. Weibel: Nachruf auf Ernst Wertheim. Arch. Gynäk. 113: II–XVI (1920).

4) v. Seuffert: Die Ergebnisse der Strahlenbehandlung des Portio-Cervixkarzinoms. Arch. Gynäk. 115: 17–24 (1921).

5) Paul Mathes (1871–1923), nach Leitung des Strahleninstitutes der Univ.-Frauenklinik Graz nach Innsbruck berufen (1915–1923). Die dortige Univ.-Frauenklinik leitete er bis zu seinem selbstgewählten Tode im Alter von nur 52 Jahren. Arbeitsgebiete waren klinische Krebsforschung und der Konstitutionsbegriff, angewendet auf die Gynäkologie.

6) Friedrich Kraus (1858–1930), Internist Graz, Berlin. Kortikale Person und Tiefenperson. Lenkung der Person im vegetativen System. „Allgemeine und spezielle Pathologie der Person" 1919.

7) siehe u. a. bei H. Ludwig: „Die Entwicklung der deutschsprachigen Zeitschriften im Fach Gynäkologie und Geburtshilfe." Mitteilungen der Dt. Ges. f. Gyn. Gebh. 1992: 178–182 und in L. Beck (Herausg.) „Zur Geschichte der Gynäkologie und Geburtshilfe" Springer, Berlin, Heidelberg, 1986, S. 357--364.

8) Karl Franz (1870–1926), Assistent in Zürich, Halle, Berlin; Leitung der Univ.-Frauenklinik in Jena (1904–1910), Kiel (1910), Berlin (1911–1926). Hervorragender gynäkologischer Operateur, u. a. erste Einpflanzung des Ureters in die Harnblase. „Gynäkologische Operationen" 1925. Mitherausgeber Archiv f. Gynäkologie (bis 1926).

9) Verlag von Julius Springer, Berlin. Vertragstext siehe S. 100.

10) Carl Menge (1864–1945), war Assistent bei Robert Koch, danach in Berlin, Stettin (Hebammenlehrer) und Oxford (Bakteriologie), bevor er zu Prof. Zweifel nach Leipzig ging und sich dort habilitierte. Er leitete die Univ.-Frauenklinik Erlangen (1904–1908) und die Univ.-Frauenklinik Heidelberg (1908–1930), letztere als Nachfolger von Prof. v. Rosthorn. Sein Hauptgebiet war die bakteriologische Forschung in der Gynäkologie. „Menge-Bad"; Stäbchen zur Intrauterinbehandlung. Vorstellungen von der Selbstreinigung der Scheide.

11) Heinrich von Peham (1871–1930), stammte aus Wien. Nach Rücktritt von Prof. Chrobak „supplierte" Peham die II. Univ.-Frauenklinik bis 1908, und schied aus, als A. v. Rosthorn diese Klinik übernahm (1908). Als Nachfolger Prof. F. Schautas wurde Peham 1920 an die I. Univ.-Frauenklinik Wien berufen, der er bis zu seinem Tode 1930 vorstand.

12) Johann Lukas Boer war seit 1788 kaiserlicher Wundarzt (Joseph II.) Im Jahre 1790, knapp vor dem Tode seines Gönners Josephs II., entband Boer die Erzherzogin Elisabeth, Gemahlin des späteren Kaisers Franz, mit der Zange von einem lebenden Mädchen. Die hochgestellte Wöchnerin verstarb wenige Stunden nach der Entbindung „an Convulsionen". Nach der Thronbesteigung von Franz wurde Boer aus seiner herausragenden Stelle bei Hofe entlassen, blieb aber bis 1822 Professor der Geburtshilfe in Wien, vielfach angefeindet wegen des ihm zur Last gelegten Todes der Erzherzogin. Siehe auch bei H. Wyklicky, Wien. klin. Wschr. 102: 345–348 (1990) und E. Reinold, ebd. 348–350.

13) Erwin Kehrer (1874–1929), Bern (1910), Dresden (1911–1923), später Marburg (ab 1925), hat wesentlich an der Methode der Wehenmessung durch die Bauchdecke („externe Hysterographie") bzw. auch intrauterin (Gummiballon neben dem Hals des Kindes) gearbeitet. (Arch. Gynäk. 132, 44 [1927]).

14) Otto von Franqué (1867–1937), geborener Würzburger und Assistent der Frauenklinik in Würzburg unter Hofmeier, wurde er Leiter der Univ.-Frauenkliniken Prag (1903–1907), Gießen (1907–1912) und Bonn (seit 1912) als Nachfolger von Fritsch.

15) Carl Ruge (1846–1926), Berlin, war ein ausgezeichneter Kenner der Morphologie des menschlichen Endometriums und Pionier der gynäkologischen Histologie.

16) Hugo Sellheim, der auf von Franqué folgende Präsident (1927–1929), begründet in der Eröffnung seines 21. Kongresses das Fehlen von thematischen Ansprachen seit Heidelberg (1923) wie folgt: „Mit der guten alten Sitte, daß der jeweilige Vorsitzende dem Eintritt in die wissenschaftliche Tagesordnung eine Einführungsrede über irgendein im Brennpunkt des Interesses stehendes Gebiet unseres Faches vorausschickt, ist seit Menges Kongreßleitung in Heidelberg gebrochen. Menge hat noch wenig gesagt. Von Franqué hat in Bonn überhaupt kein Thema mehr angeschlagen und damit den Beifall aller Fachgenossen gefunden." (Arch. Gynäk. 137, 636, 1929).

17) siehe Verhandlungen in „Archiv für Gynäkologie" 132: XLIII–LI (1927).

[18] Hugo Sellheim (1871–1936), Pathologie Breslau, Assistentenzeit in Freiburg (Hegar), danach Direktor der geburtshilflich-gynäkologischen Abteilung des Städt. Krankenhauses in Düsseldorf. Lehrstuhl in Tübingen, Halle und Leipzig (seit 1926). Rückberufung an die neugegründete Medizinische Akademie Düsseldorf (1934) abgelehnt. Hauptarbeiten der späteren Jahre über „Das seelische Verhalten der Frau und seine praktische Bedeutung für die Gynäkologie". Einfingeruntersuchung nach Sellheim. Erste Sterilitäts- und Sterilisierungs-Operationen.

[19] „Geschlechtsbeziehungen und Frauenkunde" Arch. Gynäk. 137: 636–680, 1929.

[20] Th. H. van der Velde, „Die vollkommene Ehe". Albert Müller, Zürich, 1926.

[21] Erster Hinweis auf „Mein Bauch gehört mir!" Sellheim: „Man soll an der Frau nicht zu viel ‚befreien', sonst bleibt von ihrer natürlichen Gebundenheit an das Fortpflanzungsleben, auf die wir nun einmal nicht verzichten können, wenn wir auf der Welt bleiben wollen, nicht mehr viel übrig." (Arch Gynäk. 137: 671, 1929).

[22] Ludwig Seitz (1872–1961), langjähriger Assistent und Oberarzt der Münchener Klinik (1899–1910), wurde 1910 nach Erlangen (1910–1921) und 1921 nach Frankfurt berufen. Die Frauenklinik an der neuen Universität Frankfurt leitete er bis 1938. Hauptthema seiner wissenschaftlichen Tätigkeit war die „Innere Sekretion" im Zusammenhang mit der Schwangerschaft. Zusammen mit Prof. Josef Halban, Wien (Gynäk. Abt. Krankenhaus Wieden) gab Ludwig Seitz ein vielbändiges Handbuch „Biologie und Pathologie des Weibes" heraus (Urban & Schwarzenberg, Berlin, Wien), 1924–29. Die zweite Auflage (1943) besorgte er dann zusammen mit dem damaligen (1943–45) Vorstand der II. Univ.-Frauenklinik Wien, Prof. Isidor Alfred Amreich (bekannt als „Seitz-Amreich").

[23] „Sozialgynäkologie" (Arch. Gynäk. 144, S. XLVII, 1931).

III. Kapitel: Drittes Reich

Vorbemerkungen des Herausgebers zu den Reden, die in der Zeit zwischen 1933 und 1945 bei der Eröffnung der Kongresse gehalten worden sind:

Die Eröffnungsansprachen der Präsidenten, die im „Dritten Reich" der Deutschen Gesellschaft für Gynäkologie vorstanden, enthalten Passagen mit eindeutig politischem Inhalt. Diese Passagen haben mit dem ärztlichen Fach nichts oder nur wenig zu tun. Sie deshalb wegzulassen, wie es dem streng fachlich orientierten Konzept des Herausgebers zunächst gemäßer zu sein schien, wurde von einigen jedoch so verstanden, als werde beabsichtigt, die damaligen Wortführer - und nicht nur sie - von ihrer politischen Mitverantwortung für das Geschehen in diesen Jahren reinzuwaschen. Deshalb wurde in Übereinstimmung mit dem gegenwärtig verantwortlichen Vorstand der Gesellschaft beschlossen, die in diesem Kapitel abgedruckten Eröffnungsreden in vollem Wortlaut wiederzugeben, also nichts auszulassen, selbst wenn wir heute den Jargon dieser Zeit kaum mehr meinen ertragen zu können. Die damaligen Präsidenten, nämlich die Professoren

Walter Stöckel
August Mayer
Georg August Wagner
Hans Fuchs

glaubten, den Erwartungen, welche die politische Führung der Nationalsozialisten an sie stellte, auch bei der Kongreßeröffnung nachkommen zu müssen. Sie taten es - im Vergleich zu anderen zeitgenössischen Podien mit Zurückhaltung, der eine mehr, der andere weniger - und paßten sich an.

Sechs Jahrzehnte danach hat sich die Diskussion über den Zustand der Deutschen Gesellschaft für Gynäkologie in den Jahren 1933-1945 wieder belebt[1]. Damit gibt sie ein Signal: Die Enkelgeneration will sich auseinandersetzen. Die Originaltexte scheinen dafür dienlicher zu sein als ein noch so gut gemeinter Kommentar aus heutiger Sicht, der vor allem das Kritikwürdige herausgreift[2]. Auch der vorliegende Band erinnert an nicht wenigen Stellen an die Gynäkologen, welche im Dritten Reich nicht mehr zu Wort kommen durften, z. B. an jüdische Kollegen, welche verfemt, vertrieben, ermordert wurden. Wie andere Fachgesellschaften[3], so bereitet auch die Deutsche Gesellschaft für Gynäkologie und Geburtshilfe ihrerseits eine Würdigung vor. Der vorliegende Band liefert u. a. die textlichen Grundlagen aus den Ansprachen der damaligen Präsidenten. Berufenere und historisch besser Geschulte als es Kliniker sein können, werden diese dunkle Zeit und die damals wirkenden Repräsentanten unseres Faches weiter kommentieren.

So viel aber auch hier: Die Enkelgeneration schämt sich dessen, was damals in deutschem Namen geschah. Nichts soll verdrängt, nichts vergessen werden. Wir legen es offen, weil wir uns weiter auseinandersetzen wollen und müssen.

[1] Manfred Stauber: Editorial, Frauenarzt 40: 733-734 (1999)

[2] H. J. Hilfricht: Die Deutsche Gesellschaft für Gynäkologie und Geburtshilfe im gesellschaftlichen und politischen Umfeld der Zeit. Frauenarzt 40: 752-760; 876-884 (1999)

[3] Monatsschrift für Kinderheilkunde. 147: Suppl. 1, S1-S42 (1999)

Walter Stoeckel (1871 - 1961)

23. Präsident der Deutschen Gesellschaft für Gynäkologie

Tagungsort: Berlin,
11. - 14. Oktober 1933

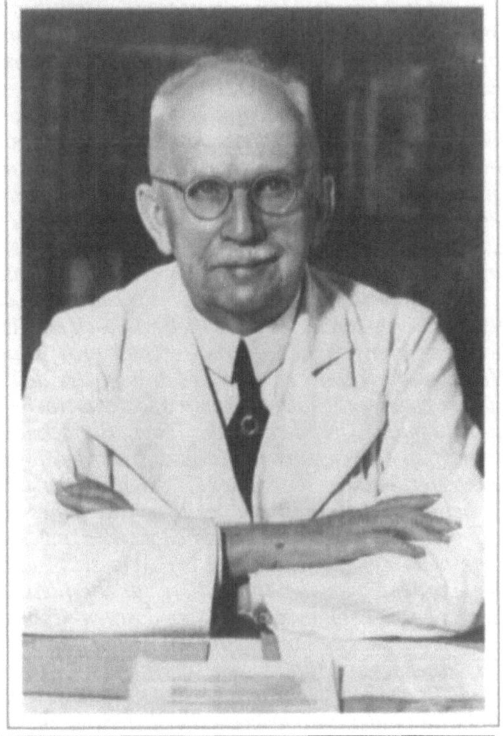

Persönliche Daten

geboren am 14. März 1871 in Stobingen bei Insterburg/Ostpreußen
gestorben am 12. Februar 1961 in Berlin

Einleitung:

Am 30. 1. 1933 hatte der 85jährige Reichspräsident Hindenburg Adolf Hitler zum Reichskanzler ernannt. Die Umgestaltung des öffentlichen Lebens vollzog sich rasch im Sinne der Nationalsozialisten. Davon blieb auch die Deutsche Gesellschaft für Gynäkologie nicht verschont. Sie wurde aufgefordert, sich der Reichszentrale für Gesundheitsförderung anzuschließen, die dem Reichsministerium des Inneren unterstand. Die Verhandlungen führten die Professoren Stoeckel und Frommolt. Erstmals fand der Kongreß im Oktober, und nicht wie früher zum Pfingsttermin statt. Prof. Walter ***Stoeckel***[1]*, der bereits 1931 gewählte Präsident, berichtet den zum 23. Kongreß in Berlin versammelten Mitgliedern: „Ich habe die Mitarbeit der Gesellschaft zugesagt und die gestellten Bedingungen angenommen". Diese neuen politischen Bedingungen waren folgende:*

1. *Der Vorstand bedarf der Bestätigung durch das Reichsministerium des Inneren und kann von ihm abberufen werden.*
2. *Satzung und etwaige Änderungen derselben bedürfen der Zustimmung.*
3. *Beschlüsse des Vorstandes und der Mitgliederversammlung können, auch wenn sie sachlich richtig sind, vom Reichsministerium des Inneren ausgesetzt oder aufgehoben werden.*

Man sah die Tragweite der Eingriffe klar voraus, fügte sich aber, weil eine überschäumende nationale Begeisterung offenkundig eine Mehrheit der Mitglieder, und auch die meisten ihrer damaligen Wortführer, erfaßt hatte und man sich außerstande glaubte, etwas dagegen zu unternehmen. Stoeckel führte immerhin wörtlich dazu aus:

„Diese Sätze wirken in ihrer Buchstabennacktheit, ohne jede Bekleidung mit erläuternden Zusätzen hart, hemmend, - als Eingriff, als Aufsicht. Wir sind eine wissenschaftliche Gesellschaft aus eigener Kraft mit einer stolzen Geschichte. Der Aufstieg der Geburtshilfe und Gynäkologie während des letzten halben Jahrhunderts ist zum nicht geringen Teil denen zu danken, die sich in dieser Gesellschaft zusammengeschlossen hatten - ihrer völlig unabhängigen, zwangfreien, wissenschaftlichen und klinischen Arbeit. Damit soll es, so könnte es scheinen, jetzt vorbei sein: Abhängigkeit, staatliche Vorzensur, Polizeiaufsicht und ähnliche Schlagworte könnten aufklingen, wenn man die Regierung als anders gerichtet oder gar als Gegner sieht. Insbesondere die ausdrücklich festgelegte bedingte Beschlußunfähigkeit könnte

dann als schwere, ja als tödliche Schädigung unserer Arbeit und unseres Ansehens empfunden werden. Ich (Stoeckel) bin fest davon überzeugt, daß derartige Befürchtungen völlig abwegig und durchaus unbegründet sein würden."

Welches Dokument! Man erkannte die demütigenden Veränderungen, sprach sich sogar in aller Öffentlichkeit unverblümt darüber aus, aber man täuschte sich dennoch – in diesen Oktobertagen des Jahres 1933 nur zu gerne – über das menschenverachtende Potential der so allumfassend hereingebrochenen Diktatur.

Der politischen Gegnerschaft verdächtige oder gar jüdische Mitglieder[2)] der Deutschen Gesellschaft für Gynäkologie, die es damals durchaus noch gab, wurden beschworen, zu schweigen[3), 4)].

Stoeckel versucht eine Ehrenerklärung: „Weich war die Zeit im Niedergang unseres Volkes – hart ist sie im Aufstieg geworden und stahlhart wird auch die Führung im neugestalteten Staat bleiben müssen. Diese unerbittliche Härte bei der unbeirrbaren Verfolgung großer politischer Zukunftsziele zerschlägt vieles, was dauerhaft schien und wirkt tief hinein in alte Bindungen und Arbeitsgemeinschaften. Sie zerbricht rücksichtslos das staatlich nicht Gewollte und sie geht ... über Einzelschicksale hinweg. Wir bedauern, daß diese Entwicklung auch Kollegen schwer getroffen hat, deren Persönlichkeit wir hoch schätzen und deren wissenschaftliche Leistung wir hoch bewerten. Wir können ihr Geschick nicht wenden; sie sind die beklagenswerten Opfer einer Härte geworden, die für die Gesundung des deutschen Volkes notwendig geworden war."

Für ein engeres fachliches Thema aus dem Arbeitsbereich des Präsidenten war in der Zeit dieses aufrührenden Umbruchs kein Platz. Bezeichnenderweise war eines der Hauptthemen den „Eingriffen aus eugenischer Indikation"[5)] gewidmet. Der Anthropologe Prof. E. Fischer, Berlin, war unter den vier Referenten. Zu den Zielen sagte er u. a.: Der nationalsozialistische Staat ist der erste, der die Pflege des Erbgutes seines ganzen Volkes in ärztliche Hand legt. Es gab und gibt Gerichte für die verschiedensten Dinge, ... noch nie gab es ein Erbgesundheitsgericht. Eine neue Zeit ist gekommen ..." Wie sich bald zeigte, nahm dieses Erbgesundheitsgericht den Frauenärzten die Indikation zur Sterilisierung in bestimmten Fällen ab, die „Zwangssterilisierung" sollte in deutschen Frauenkliniken bald beginnen. In der Diskussion gab es u. a. couragierte Stimmen der Opposition. Der Frauenarzt Niedermeyer[6)] aus Görlitz, Mitglied der Gesellschaft, fühlte sich verpflichtet, „Anschauungen Ausdruck zu geben, die von der überwältigenden Mehrheit dieses Kongresses nicht geteilt werden ... Als noch die Frage: Freiwillige oder zwangsweise Sterilisierung zur Aussprache stand, gab es nicht wenige, zum Teil sehr maßgebende Autoren, die erklärten: Für eine freiwillige Sterilisierung sei die Erbprognose ausreichend gesichert, nicht aber für den weitertragenden Eingriff der Zwangssterilisierung. Sie übersahen dabei, daß die gleichen Gründe, die sie gegen die Zwangssterilisierung vorbrachten, auch gegen die freiwillige sprachen ... Denn schließlich kann niemals hygienisch richtig sein, was ethisch falsch ist ..." Zumindest das zitierte Beispiel von Dr. Niedermeyer ist eine nachträgliche Illustration dessen, was gemeint war, wenn kürzlich geäußert wurde: „Die Gunst der ersten Stunde – nämlich den inhumanen Anfängen von ärztlicher Seite entsprechend dem Hippokratischen Eid zu widerstehen – wurde nur von wenigen genutzt. Aber es gab sie"[7)]

W. Stoeckel:

Meine sehr verehrten Kollegen! Ich habe die Ehre, die 23. Tagung der Deutschen Gesellschaft für Gynäkologie zu eröffnen. Ich danke Ihnen für Ihr Erscheinen und heiße Sie herzlich willkommen.

In Berlin haben wir 1920 zum letzten Male getagt und Bumm sagte damals in seiner Begrüßungsansprache, daß wir uns nach den sonnigen Tagen des vorangegangenen Hallenser Kongresses das Wiedersehen in Berlin anders gedacht hätten. Wir ahnten damals nicht, was uns uns unmittelbar bevorstand und wie tief Deutschland fallen würde. Der Weltkrieg zerbrach seine Kraft, die erste Revolution zerbrach unsere Ehre. Zu dem Unglück des Vaterlandes kam seine Schmach, zu Niederbruch und Trauer kamen seelische Not und die Trostlosigkeit der Resignation. Wenige Monate vor unserer Zusammenkunft war die zweite Revolution, der Kapp-Putsch, mißglückt und alle Wege zum nationalen Aufstieg schienen verschüttet.

Als wir vor 2½ Jahren in Frankfurt auseinandergingen, haben wir uns das Wiedersehen in Berlin auch anders gedacht. Auch damals ahnten wir nicht, was uns unmittelbar bevorstand: daß Deutschland so stark, so rasch, so fest in sich geeint zu neuem Leben aufstehen und, daß die Zuversicht unseres verehrten Führers Bumm gerade bei unserem abermaligen Wiedersehen in Berlin sich erfüllt haben würde. „Eins aber", – so sagte er von diesem Platz aus vor 13 Jahren – „hat uns niemand nehmen können und wird uns niemand nehmen können, das ist der innere Wesenskern der deutschen Nation, die deutsche Kraft und der alte deutsche Geist, die in Zeiten der Erschlaffung einmal schlummern können, wie ausgelöscht und tot erscheinen mögen, die der Druck der Not aber immer wieder freimacht und aufweckt." Die Not hat uns wahrlich genug gedrückt, aber sie schien den alten deutschen Geist nicht wecken zu können. Wir blieben schlaff und lebten dem Unheil entgegen, ohne zu wissen wie nahe ein grausiger Abgrund vor uns lag. Erst wenige Monate vor unserer diesjährigen Zusammenkunft ist die dritte Revolution mit der elementaren Wucht einer gewaltigen Naturkraft über Deutschland dahingebraust und alle Wege zu neuem Aufstieg waren wie mit einem Schlage wieder frei!

Bei den Vorbereitungen zu diesen beiden Berliner Kongressen meldete sich der Zweifel, ob wir überhaupt tagen sollten, ob ein genügender Spannungsausgleich im öffentlichen Leben, ein genügendes Maß politischer Beruhigung und Konsolidierung als Vorbedingungen für einen ungestörten Verlauf der Tagung bereits eingetreten seien.

Beide Male haben wir diese Bedenken bei Seite geschoben. Aber welch ein Unterschied zwischen dem damals und dem heute! 1920 war es schon rein technisch nicht leicht, hierher zu gelangen und ein unsicheres, oft nur auf Umwegen durchführbares, mit Strapazen verknüpftes Unternehmen, Berlin zu erreichen. Die Hauptstadt trug die Kennzeichen der Zerrüttung des wirtschaftlichen und geistigen Lebens und nichts ermutigte zur Wiederaufnahme der lange unterbrochenen wissenschaftlichen Tätigkeit. Und doch wurde gerade der Kongreß 1920 ein besonders großer Erfolg. Das Wiedersehen nach langen Jahren, das Gefühl der Zusammengehörigkeit trotz aller auseinanderzerrender Kräfte – die Gewißheit, daß die gemeinsame Liebe zu fördernder Arbeit auch die Belastungsprobe einer furchtbaren Notzeit auszuhalten schien, die Freude daran, daß sie gerade auf dieser Tagung sichtlich wieder auflebte und ganz besonders die glänzende, großzügige Führung des als Versammlungsleiter unvergleichlichen Bumm brachten uns in eine gehobene Stimmung und belebten unsere Hoffnung.

Daß auch dieses Mal dem Präsidenten immer wieder fragende und abmahnende Briefe auf den Schreibtisch flogen, scheint bei dem inzwischen eingetretenen Wandel aller Verhältnisse zunächst schwer verständlich. Unsicherheit, Verwirrtheit, Zukunftspessimismus und innerer Hader sind überwunden; Klarheit, Zielsicherheit, der Zusammenschluß aller nationalen Kräfte und ein unerschütterlicher, fanatischer Glaube an Deutschlands Zukunft sind zum breiten Fundament aller aufbauenden Arbeit geworden.

Revolutionszeiten aber sind Gebärzeiten – hart, schwer, erschütternd und schmerzerfüllt – und auch die revolutionären Nachgeburtsperioden sind noch durchbebt von der gewaltigen Kraft, die das Neue werden ließ und es weiter zu schirmen und zu schützen hat, bis es eigenwüchsig und unverwundbar geworden ist.

Weich war die Zeit im Niedergang unseres Volkes – hart ist sie im Aufstieg geworden und stahlhart wird auch die Führung im neugestalteten Staat bleiben müssen.

Diese unerbittliche Härte bei der unbeirrbaren Verfolgung großer politischer Zukunftsziele zerschlägt vieles, was dauerhaft schien und wirkt tief hinein in alte Bindungen und Arbeitsgemeinschaften. Sie zerbricht rücksichtslos das staatlich nicht Gewollte und sie geht mit dem festen Blick auf Deutschlands national-völkische Gestaltung schicksalhaft über Einzelschicksale hinweg.

Wir bedauern, daß diese Entwicklung auch Kollegen schwer getroffen hat, deren Persönlichkeit wir hochschätzen und deren wissenschaftliche Leistungen wir hoch bewerten. Wir können ihr Geschick nicht wenden; sie sind die beklagenswerten Opfer einer Härte geworden, die für die Gesundung des deutschen Volkes notwendig geworden war.

Ich hoffe und ich erwarte, daß mit dieser Erklärung die Einstellung der Deutschen Gesellschaft für Gynäkologie richtig und klar genug wiederzugeben ist, und daß sie genügt, um unsere Verhandlungen bei einer für sie selbst wünschenswerten Zurückhaltung der Betroffenen reibungslos ablaufen zu lassen.

Wir bedauern weiterhin das Fernbleiben mancher Mitglieder aus dem Ausland, insbesondere aus Österreich, die zu unserer Volks- und Arbeitsgemeinschaft gehören, und wir hoffen, daß die Hemmungen, die der Auswirkung dieser Gemeinschaft sich vorübergehend entgegengestellt haben, bald beseitigt sein möchten.

Mit um so größerer Freude und mit herzlichstem Dank für ihr Kommen begrüßen wir diejenigen alten und neuen Auslandsfreunde, die trotz solcher Hemmungen zur Stelle sind und damit ihre Zugehörigkeit zu uns auch in Zeiten bekennen wollen, die das Bekennen erschweren. Mögen sie von unserer Tagung ein richtiges Bild des neuen Deutschland in ihre Heimat mitnehmen und dazu beitragen, daß die Zerrbilder der Verleumdung zerissen werden.

Bevor wir in unsere Arbeit eintreten, habe ich Ihnen eine Mitteilung zu machen, die für unsere Gesellschaft von einschneidender Bedeutung ist.

Das Reichsministerium des Innern ist an mich mit der Aufforderung herangetreten, die Deutsche Gesellschaft für Gynäkologie der Reichszentrale für Gesundheitsförderung anzugliedern, die dem Reichsministerium des Innern untersteht. Das gleiche Ersuchen ist auch an einige andere wissenschaftliche Gesellschaften gestellt worden, deren Mitwirkung für die Gesundheitsförderung des deutschen Volkes hoch bewertet wird - so an die Deutsche Gesellschaft für Kinderkrankheiten, an die Deutsche Gesellschaft für Orthopädie und an die Deutsche Tuberkulose-Gesellschaft.

Die Verhandlungen mit dem Ministerium sind zunächst von Professor Frommolt, dann von mir selbst geführt; ich habe die Mitarbeit der Gesellschaft zugesagt und die gestellten Bedingungen angenommen.

Dr. Bartels, der Leiter der Reichszentrale für Gesundheitsförderung hat mir dafür in sehr herzlicher Weise gedankt und betont, daß gerade unsere Mitarbeit an den Aufgaben des Staates nicht entbehrt werden könne.

Die Voraussetzung für diese Mitarbeit sind folgende, in unsere Statuten aufzunehmende Bestimmungen:

1. Der Vorstand unserer Gesellschaft bedarf der Bestätigung durch das Reichsministerium des Inneren und kann von ihm abberufen werden.
2. Die Satzungen unserer Gesellschaft bedürfen ebenso wie etwaige Satzungsänderungen der Zustimmung des Reichsministerium des Innern.
3. Beschlüsse des Vorstandes und der Mitgliederversammlung können, auch wenn sie sachlich richtig sind, vom Reichsministerium des Innern ausgesetzt oder aufgehoben werden.

Diese Sätze wirken in ihrer Buchstabennacktheit, ohne jede Bekleidung mit erläuternden Zusätzen hart, hemmend - als Eingriff, als Aufsicht.

Wir sind eine wissenschaftliche Gesellschaft aus eigener Kraft mit einer stolzen Geschichte. Der Aufstieg der Geburtshilfe und Gynäkologie während des letzten halben Jahrhunderts ist zum nicht geringen Teil denen zu danken, die sich in dieser Gesellschaft zusammengeschlossen hatten - ihrer völlig, unabhängigen, zwangfreien, wissenschaftlichen und klinischen Arbeit.

Damit soll es, so könnte es scheinen, jetzt vorbei sein: Abhängigkeit, staatliche Vorzensur, Polizeiaufsicht und ähnliche Schlagworte könnten aufklingen, wenn man die Regierung als anders gerichtet oder gar als Gegner sieht. Insbesondere die ausdrücklich festgelegte bedingte Beschlußunfähigkeit könnte dann als schwere, ja als tödliche Schädigung unserer Arbeit und unseres Ansehens empfunden werden.

Ich bin fest davon überzeugt, daß derartige Befürchtungen völlig abwegig und durchaus unbegründet sein würden.

Die Regierung will bei allen Gesellschaften, mit denen sie zusammenarbeitet, die Möglichkeit der schnellen Einwirkung haben, um unerwünschten Störungen ihrer gesetzgeberischen und sozialpolitischen Arbeit wirkungsvoll vorbeugen zu können.

Dazu braucht sie nicht individualisierende Bestimmungen, die dem politischen oder unpolitischen Charakter jeder einzelnen Gesellschaft angepaßt sind, sondern Bestimmungen, die in jedem Fall Kompetenzkonflikte a limine ausschließen.

Solche Bestimmungen werden unsere Arbeit nicht beeinträchtigen, weil sie unsere Selbständigkeit als wissenschaftliche Gesellschaft überhaupt nicht berühren und unsere wissenschaftlichen Verhandlungen in keiner Weise einengen.

Das wird auch von seiten des Ministeriums als Selbstverständlichkeit empfunden und ist bei den Besprechungen von seinen Vertretern immer wieder mit größtem Nachdruck unterstrichen worden.

Wir sind und bleiben in unserer wissenschaftlichen Betätigung vollkommen frei und auch die Einengung in der Beschlußfassung hat für uns keine praktische Bedeutung. Beschlüsse zu fassen, hat sehr lange Zeit weder unseren wissenschaftlichen Arbeitszielen noch unserer wissenschaftlichen Grundanschauung entsprochen.

Wissenschaft läßt sich nicht beschließen und wissenschaftliche Streitpunkte lassen sich nicht durch Mehrheitsfeststellungen und behördliche Einwirkung, sondern immer nur durch weitere Prüfung entscheiden.

Grundsätzlich, d. h. auf unserem primären, dem wissenschaftlichen Arbeitsfeld haben wir also überhaupt nichts zu beschließen und haben infolgedessen auch Jahrzehnte hindurch nichts beschlossen.

Die wenigen Beschlüsse der Gesellschaft, die der Arbeitsförderung dienen sollten, haben das gesteckte Ziel nicht erreicht. Ich denke dabei an den ersten, 1895 in Wien gefaßten Beschluß, eine Sammelforschung über die Technik der Bauchnaht und über die Beschaffenheit der Bauchdecken zu veranstalten. Schon auf dem nächsten Kongreß, 1897 in Leipzig, wurde festgestellt, daß sich die Bearbeitung dieses Themas besser für die Einzelforschung eigne und Abel aus der Zweifelschen Klinik hat dann darüber eine der besten klinischen Arbeiten geliefert, die die Grundlage unserer Technik geworden und geblieben ist.

Dieses Beispiel erläutert gut die Tatsache, daß die Gesellschaft als Körperschaft nur den Resonanzboden für die Einzelleistungen ihrer Mitglieder abgeben kann, deren wissenschaftliche Persönlichkeit den Fortschritt anbahnt und den Erfolg erzwingt.

Auch die weiteren spärlichen Beschlüsse aus alter Zeit zielten immer dahin, alle Nebenwege der wissenschaftlichen Kongreßarbeit zu meiden.

Nach dem Kriege nahm allerdings die Beschlußfreudigkeit zu. Die Gesellschaft setzte eine Studienreformkommission ein – sie nahm in einem Beschluß Stellung gegen die Abtreibungsseuche. Sie beantragte, daß im neuen Strafgesetzbuch die Schwangerschaftsunterbrechung aus medizinischer Indikation durch approbierte Ärzte ausdrücklich als straffrei bezeichnet werden sollte – weiter, daß das „offenbar unmöglich" bei Alimentationsentscheidungen beseitigt oder interpretiert werden müßte –; sie trat mit dem statistischen Reichsamt wegen einer deutschen Kaiserschnittsstatistik in Beziehung. Sie setzte sich für ein Reichsgesetz ein, daß nur approbierte Ärzte Krebskranke beraten und behandeln dürften. Sie wendete sich gegen die Errichtung von Krebskrankenhäusern und strahlentherapeutischen Zentralinstituten und verlangte vom Reichsausschuß für Krebsbekämpfung, vor weiteren Maßnahmen gehört zu werden. Sie legte schärfste Verwahrung dagegen ein, daß die Eheberatungsstellen zu getarnten Zentralen der Schwangerschaftsverhütung herabgewürdigt werden; sie sagte den Herausgebern unserer Zeitschriften ihre Unterstützung bei Bekämpfung der Vielschreiberei zu und forderte von ihren Mitgliedern, daß sie sich an neugegründeten Zeitschriften nicht eher beteiligen sollten, als bis sie die Bedürfnisfrage mit dem Vorstand reiflich erörtert hätten – und sie hat sich einmal auch schützend vor eins ihrer Mitglieder gestellt, um es vor schimpflicher Behandlung und vor Vertreibung aus Amt und Brot zu schützen.

Die Gesellschaft ist also in die Wirbelwinde des politischen und sozialen Lebens hineingeraten und hat es für richtig gehalten, nicht als schweigender und betrübter Zuschauer abseits zu stehen, sondern Stellung zu nehmen und sich für das, was wertvoll und gefährdet war, mit dem Gewicht ihres Ansehens einzusetzen.

Und wie war der Erfolg – was ist dabei herausgekommen? Gar nichts! Keiner der genannten Beschlüsse hat einen sichtbaren oder überhaupt feststellbaren Eindruck hinterlassen. Sie blieben entweder unbeachtet und somit wirkungslos oder sie wurden von den Behörden als „wertvolles Material" zur Kenntnis genommen und ad acta gelegt.

Wenn eine Gesellschaft wie die unsrige Rat erteilt, der nicht beachtet wird und Forderungen stellt, die unerfüllt bleiben – wenn ihre Beschlüsse zu überhörten Worten und übersehenen Gesten werden, dann mindert sie ihr Ansehen um so mehr, je öfter sich solche Mißerfolge wiederholen.

Dann ist es besser, sie bleibt ihrer alten Herzensneigung und dem Bunde mit der Wissenschaft treu und meidet alle Extratouren in der Öffentlichkeit.

Ob sie sich zu dieser Selbstbeschränkung zurückbekennen oder mit mehr Aussicht auf Erfolg als früher die sozialgynäkologische Zusammenarbeit mit den Behörden als zweites Arbeitsgebiet erstreben soll, das ist die jetzt zur Entscheidung gestellte Frage. Ich habe es auf mich genommen, sie im Sinne der Regierung freudig zu bejahen und ich bin überzeugt, daß dieses Ja ein starkes Echo und die einmütige Zustimmung der Versammlung finden wird.

Zum erstenmal, seit die Gesellschaft besteht, ist eine Regierung an sie herangetreten und hat ihre Mitarbeit gesucht, um sich die beste gutachtliche Beratung auf dem Gebiet der Geburtshilfe und Gynäkologie zu sichern.

Kein Gesetz - das ist der vor kurzem ausgesprochene, persönliche Wille des Reichskanzlers -, das die Gesundheit des Volkes betrifft oder auch nur berührt, soll herausgebracht werden, ohne vorher der eingehenden, zuständigen ärztlichen Kritik unterworfen worden zu sein. Auch wir wollen, daß in Zukunft Gesetze und Verfügungen herauskommen, die wir auf Grund unserer fachärztlichen Erfahrungen für richtig und gut begründet halten.

Wenn wir das aber wollen, dann müssen wir auch wünschen, daß die Regierung gut und richtig beraten wird, und daß ihr jede fachliche Hilfe, die sie braucht, zur Verfügung gestellt wird.

Wir stehen vor keinem Zwang, wir stehen durchaus in freier Entschließung. Wir können, skeptisch und formal denkend, über ein paar Paragraphenknüppel, die am Wege liegen, stolpern und uns versagen. Ich aber meine, wir müssen uns in idealistischer Gesinnung und aus der klaren Erkenntnis unserer Gegenwartsverpflichtung freudig zu dieser Mitarbeit bereit erklären.

Als unsere Gesellschaft 1875 gegründet werden sollte, da mißlang die Gründung, weil die führenden Männer Schroeder[1)], Gusserow[2)] und Olshausen[3)] sich weigerten, ihr Fach aus der Naturforscherversammlung zu lösen und in die spezialistische Vereinsamung zu führen. Erst 11 Jahre später hatte sich die Erkenntnis durchgesetzt, daß die Gynäkologie zunächst eine selbständige Weiterentwicklung brauchte.

Heute stehen wir vor der Entscheidung, ob wir - ohne diese Weiterentwicklung irgendwie zu unterbrechen -, im Sinne jener Männer eine neue, wenn auch anders gerichtete Verbindung mit der Allgemeinheit wieder suchen und die Möglichkeit, über unsere Fachgrenzen hinaus zu wirken, ergreifen sollen.

Entscheiden wir uns dafür, so bewegen wir uns auf der Linie weiter, die Seitz auf dem Frankfurter Kongreß vorgezeichnet hat.

„Neben der alten Individualgynäkologie" - sagte er - „hat sich eine Sozialgynäkologie entwickelt, und unser Fach versucht, den engen Rahmen, in den es bisher eingezwängt war, zu sprengen und sich kräftig von der Frauenheilkunde zur Frauenkunde zu entfalten. Je mehr das gelingt, desto vollkommener werden wir im Dienst des Allgemeinwohls wirken können."

Wirklich gegeben aber ist diese Wirkungsmöglichkeit nach meiner Überzeugung erst dann, wenn die Sozialgynäkologie nicht nur gewollt und gewünscht, bearbeitet und erforscht, sondern wenn sie in die Praxis umgesetzt, wenn sie tatsächlich ermöglicht wird.

Die Devise des nationalsozialistischen Staates, daß Gemeinnutz vor Eigennutz geht, gilt nicht nur materiell, sondern auch ideell - nicht nur für den einzelnen, sondern auch für jede Gemeinschaftsarbeit.

Auch wissenschaftliche Gesellschaften dürfen nicht in dem umschriebenen Kreis ihrer Arbeitsinteressen bleiben, sich nicht mehr damit begnügen, einen nur mittelbaren Nutzen für die Allgemeinheit zu schaffen und dann abzuwarten, ob er kommt oder nicht kommt, sondern sie müssen nach unmittelbarer Einwirkung, auf das Volkswohl streben, wenn ein direkter Weg dorthin sich öffnet und wenn ihnen durch die Kraft des Staates die Sicherheit des Erfolges mit auf diesen Weg gegeben wird.

Als am 30. Januar Hindenburg Hitler die Hand reichte, da ist der Funke der Begeisterung uns allen ins Herz geflogen und der Wunsch aufgeflammt, nicht nur weiterzuarbeiten, sondern mit unseren Führern mit- und zusammen zu arbeiten als zum Wollen beseelte, zur Tat bereite Menschen.

Nur so können wir ihnen für das Gewaltige, was sie vollbracht haben, wirklich danken, nur so ihnen helfen, das Gewaltige, das noch vor ihnen liegt, zu vollbringen!

[1)] Zu K. E. F. Schroeder siehe Fußnote S. 209.

[2)] Adolf Gusserow (1836-1906), Utrecht, Zürich, Straßburg, Berlin.

[3)] Zu R. v. Olshausen siehe S. 47-52, 89.

Mich drängt es, dieser Gesinnung noch einen besonderen Ausdruck zu geben und ich bitte Sie, der Absendung der folgenden beiden Telegramme zuzustimmen:

1. An den Herrn Reichspräsidenten, Schloß Neudeck.

Die auf der 23. Tagung der Deutschen Gesellschaft für Gynäkologie versammelten Frauenärzte beginnen ihre Arbeit mit der Bitte, dem Herrn Reichspräsidenten, ihrem verehrten Generalfeldmarschall huldigen und ihre herzliche Verehrung zum Ausdruck bringen zu dürfen.

2. An den Herrn Reichskanzler, Berlin.

Dem Mann, der Deutschland gerettet, neugestaltet und zusammengeschmiedet - der Standesdünkel und Klassenhochmut verächtlich gemacht - der die Hände aller ehrlicher Arbeiter ineinander gefügt hat - dem edlen Menschen und dem großen Staatsmann, unserem Volkskanzler Adolf Hitler huldigen die deutschen Gynäkologen in beigeisterter Verehrung und geloben, an der Gesundung und an der Gesunderhaltung des deutschen Volkes mit aller Kraft mitarbeiten zu wollen. (Langanhaltender lebhafter Beifall).

Aus der Generalversammlung: [...]

Zu den Wahlen. Auch hierbei beabsichtige ich alles, was ohne Einspruch angenommen wird, heute zu erledigen. Wir haben auf dem Frankfurter Kongreß zum ersten Male anders gewählt als bisher. Wir haben die „Einladungs-Wahl" aufgegeben und damit mehr als einen Schönheitsfehler beseitigt. Es entsprach weder der Größe unserer Gesellschaft, noch dem Empfinden unserer Mitglieder, insbesondere der für die Präsidentenschaft in Frage kommenden Mitglieder, daß der den Kongreß Einladende sich durch die Einladung automatisch zum Präsidenten designierte. In Frankfurt wurde zum ersten Male ohne Einladung gewählt, und ich bin sehr froh darüber gewesen, daß ich der erste nach diesem Wahlmodus gewählte Präsident geworden bin.

Wesentlich ist weiter, daß die Wahl des Tagungsortes unabhängig gemacht worden ist von der Person des Präsidenten. Der Wohnsitz des Präsidenten braucht nicht der Tagungsort zu werden.

Nach diesen Bestimmungen soll auch dieses Mal gewählt werden. [...]

Wir wissen ja alle, was für und gegen das Wandern spricht, und deshalb genügt es vielleicht, wenn ich selbst heute noch einmal ganz kurz das Pro und das Kontra skizziere. Für das Wandern spricht die Anregung, die wir durch neue Gegenden, neue Städte, neue Menschen und neue Eindrücke erhalten - daß viele Kollegen die Kongreßreise mit einer Ferienreise verknüpfen - daß viele Städte den Ehrgeiz haben, uns zu begrüßen und den Empfang zu einer glänzenden und herzlichen Kundgebung zu gestalten. Aber vieles spricht auch gegen das Wandern. An die Spitze ist die Unzulänglichkeit des technischen Apparates in Örtlichkeiten zu stellen, die nicht für Kongresse eingerichtet und nicht auf die heute notwendigen Anforderungen bezüglich der apparativen Vorrichtungen eingestellt sind. Wir haben ja im Laufe der Jahre zur Genüge erfahren müssen, wie sehr schlechte, ungemütliche, heiße und dunkle Sitzungsräume mit schlechter Akustik und mit unvollkommenen Einrichtungen für Projektionen und Filmvorführungen den Verlauf unserer Verhandlungen erschweren. Der Unterschied zwischen modern eingerichteten Kongreßsälen und improvisierten Kongreßlokalen ist etwa der gleiche, wie der Unterschied bei Operationen in gut eingerichteten Operationssälen und in ad hoc zurecht gemachten Zimmern. Dazu kommt, daß diese Improvisation ganz außerordentlich viel teurer wird, als die Tagungen in fertig eingerichteten Kongreßräumen. Gegen das Wandern spricht weiter, daß eine Kongreßtradition, die das Ansehen der Gesellschaft festigt und ihre Geltung vermehrt, beim Herumziehen von Ort zu Ort nicht recht geschaffen werden kann. Wenn alle Welt weiß, daß die Gynäkologen zu einer bestimmten Zeit und an einem bestimmten Ort tagen, so wirkt das werbend für die Gesellschaft. Die Konkurrenz der einladenden Städte ist eine erfreuliche Anerkennung für uns, aber die Auswahl ist manchmal schwer, und unangenehm empfundene Zurücksetzungen sind oft nicht zu vermeiden. Die lokalen Fachorganisationen in der einladenden Stadt überbieten sich darin, den Kongreß mit immer schöneren Darbietungen zu überraschen und für seine Erholung in sehr splendider Weise zu sorgen. Ihr entstehen dadurch aber nicht unerhebliche Kosten, deren Höhe von Jahr zu Jahr steigt. In großen Kongreßstädten können alle Vergnügunsprogramme wegfallen weil die Teilnehmer des Kongresses sich nach eigenem Belieben ihre Erholung gestalten können. Berlin gibt auf diesem Kongreß zum ersten Male ein Beispiel in dieser Richtung, und ich hoffe, daß Sie diese Einstellung billigen werden. Endlich ist es auch für die Kongreßteilnehmer wichtig, daß der Kongreßort möglichst zentral gelegen ist, so daß sie nicht allzu große Reisekosten für exzentrisch gelegene Kongreßorte aufzubringen haben. [...]

Die Mitgliederversammlung entschied mit Mehrheit für ein beschränktes Wandern zwischen Berlin, München und Wien.

Damit ist wiederum das „Wandern" beschlossen, und wir kommen nunmehr zur Wahl des Ortes für die nächste Tagung. Ich schlage Ihnen München vor und entnehme Ihrem sehr lebhaften Beifall und dem Ausbleiben jeden Widerspruchs, daß Sie einverstanden sind. Wir befriedigen damit die Anhänger beider Richtungen, denn wir wären auch nach München gegangen, wenn wir die Stabilisierung beschlossen hätten, die ja zwischen Berlin-München-Wien vorgeschlagen worden war.

Die alljährliche Tagung wird einstimmig abgelehnt.

Endlich haben wir festzustellen, ob wir auch in Zukunft im Oktober tagen sollen. Ich bitte diejenigen, die dafür sind, die Hand zu erheben. Es ergibt sich fast Einstimmigkeit für die Oktobertagung. [...]

aus: „Verhandlungen der Deutschen Gesellschaft für Gynäkologie", Stoeckel und Martin, Berlin 1933, S. 40–59.

August Mayer (1876 - 1968)

24. Präsident der Deutschen Gesellschaft für Gynäkologie

Tagungsort: München,
23.-26. Oktober 1935

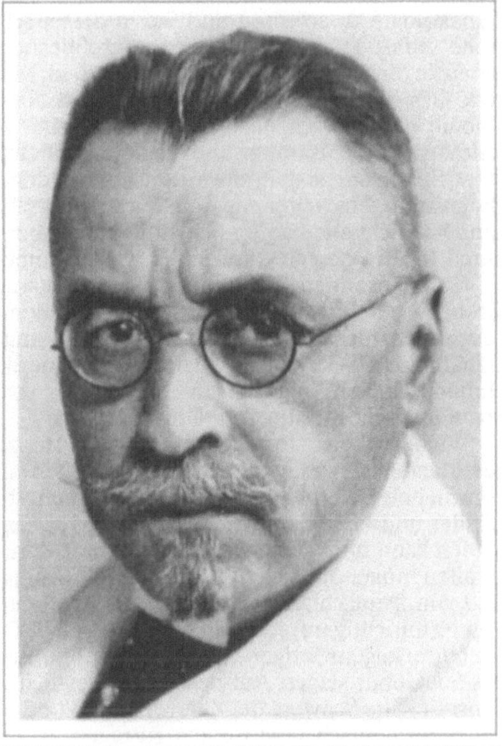

Persönliche Daten

geboren am 28. August 1876
in Felldorf/Württemberg
gestorben am 11. Oktober 1968
in Tübingen

Einleitung:

*Der von Prof. August **Mayer**[8], Tübingen, in München geleitete 24. Kongreß stand wegen der 50. Wiederkehr der Gründungsversammlung (1885)[9] im Zeichen der Rückschau. Neben dem Präsidenten kam auch Prof. A. Döderlein[10] als der Ehrenpräsident mit einem Rückblick zu Wort. Die Reden beider reflektieren, ohne Anleihen bei dem Zeitgeist zu machen, den Weg der deutschsprachigen Gynäkologie seit 1885. Als nahezu Noch-Zeitgenossen der Gründerjahre hat beider Sicht für die heutige Einschätzung der damaligen Situation besonderen Wert. Man gab sich wohl auch deshalb historisch, weil man mit den Ansprüchen der modernen Zeit an die Gynäkologie als ärztliche Wissenschaft kaum zufrieden sein konnte. Das wissenschaftlich interessanteste Thema des Kongresses war eine enzyklopädische Zusammenfassung über „Periodische Fruchtbarkeit und Unfruchtbarkeit", vorgetragen von Prof. Albrecht[11] aus der Münchener Klinik, der sich eingehend auf Hermann Knaus[12] und Kynsaku Ogino[13] bezog. Von politischer Seite hatte sich die Versammlung in der Eröffnungssitzung anhören müssen, daß der „Anspruch der deutschen Wissenschaft auf Voraussetzungslosigkeit unberechtigt sei, und als volksschädlich zurückgewiesen werden müsse" (Dr. Steck). Aber immer noch waren z. B. Ludwig Fraenkel (Breslau) und Bernhard Zondek (inzwischen Jerusalem), ja selbst Ernst Gräfenberg im Februar 1936 eingeschriebene Mitglieder.*

A. Mayer:

Es gereicht mir zur besonderen Ehre, den 24. Kongreß der Deutschen Gesellschaft für Gynäkologie zu eröffnen und Sie in dieser schönen Stadt willkommen zu heißen. Eine Weile sah es so aus, als ob der Kongreßbesuch nicht allzu groß ausfallen würde; um so erfreuter bin ich über den gut gefüllten Saal. Mit Genugtuung stellen wir dabei fest, daß so viele Gäste unserer Einladung gefolgt sind. Namens der Deutschen Gesellschaft für Gynäkologie begrüße ich besonders die Herren Vertreter des Reichskultministeriums, des Reichsgesundheitsamtes und des Reichsärzteführers; ferner die Herren Vertreter von Staat, Stadt, Universität, sowie von verschiedenen Partei-, Standes- und wissenschaftlichen Organisationen, weiter das Rote Kreuz und schließlich alle anderen werten Gäste. Leider kann ich nicht alle namentlich aufführen. Aber lassen Sie sich alle bestens danken für die durch Ihr Erscheinen unserem Fach und seiner Bedeutung entgegengebrachte Achtung.

Ganz besonders willkommen sind uns auch die Herren Kollegen aus dem Ausland. Sie haben ihr Interesse an unserer deutschen Wissenschaft dadurch bekundet, daß Sie zusammen nicht weniger als 27 Vorträge angekündigt haben. Durch Sie sind jetzt in alphabetischer Reihenfolge vertreten: Amerika, Belgien, China, Dänemark, Finnland, Holland, Italien, Jugoslavien, Norwegen, Österreich, Rumänien, Schweden, Schweiz, Spanien, Tschechoslowakei, Ungarn.

Wir begrüßen in Ihnen nicht allein die uns zum Teil seit langem bekannten und von uns geschätzten Persönlichkeiten, wir begrüßen auch die in Ihrem Besuch zum Ausdruck kommende Bereitwilligkeit zur Zusammenarbeit an dem großen Gebäude der, für alle Länder und Nationen gleich wichtigen Fragen der Geburtshilfe und Gynäkologie.

Ich kann nur wünschen, daß es gerade den Herren aus dem Ausland in München gut gefallen möge. Aber ich darf auch der Hoffnung Ausdruck geben, daß sie ein zutreffendes Bild von Deutschland mit nach Hause nehmen und so vielleicht manches richtigstellen, was in unrichtigem oder schiefem Licht über uns draußen erscheint.

Unser gegenwärtiger 24. Kongreß steht unter einem besonderen Zeichen, nämlich dem des 50. Geburtstages. Auf besondere Festlichkeiten haben wir aber im Hinblick auf den Ernst und die Schwere der Zeit verzichtet und uns darauf beschränkt, in diesem herrlichen Saale des deutschen Museums zu tagen.

Die Gründung erfolgte am 16. September 1885 in Straßburg, der „wunderschönen Stadt", die wie eine Brücke zwischen den Kulturkreisen zweier großer Nationen steht.

Der Geburtsprozeß unserer Gesellschaft selbst war im übrigen nicht so ganz einfach[1]. Die Anregung ging aus von der Hamburger Naturforscherversammlung 1876. Ihr zufolge riefen Männer wie Credé, v. Hecker und Hegar die angesehensten Fachleute der damaligen Zeit auf den 15. und 16. September des folgenden Jahres 1877 hierher nach München zusammen und vermutlich war auch schon ein Taufschmaus für den Neugeborenen vorbereitet.

Aber es kam anders. Trotz des kunstgerechten Geburtsbeistandes durch die genannten großen Männer unseres Faches war das erwartete Kind nicht lebensfähig, vielleicht eine Frühgeburt, vielleicht auch für die damalige Zeit eine Mißgeburt. Maßgebende Leute wie Olshausen und Gusserow waren der Meinung, daß man die Gynäkologie nicht aus dem Gesamtrahmen der Medizin, wie ihn der Naturforscherkongreß darstellt, herausnehmen und in die Isolierung und Vereinsamung eines Sonderfaches hineinführen soll. Sie hielten auch das Fach zum Eigendasein nicht für groß genug und fürchteten, daß getrennte Kongresse nach einigen Jahren im Sande verlaufen würden. Selbst die Verbindung mit der Chirurgie schien nicht die nötige Lebensfähigkeit zu gewährleisten. Spiegelberg z.B. meinte, auch der Chirurgenkongreß würde an Bedeutung verlieren, sobald einmal die aus dem Krieg 1870/71 aufgetauchten Fragen erledigt seien.

Obwohl andere, wie v. Winckel, der Auffassung waren, daß die Gynäkologie für sich allein groß genug und lebensfähig sei, wenn man noch die Embryologie mit hereinnimmt, konnte sich doch die Gründung einer Gesellschaft nicht durchsetzen.

Erst beim zweiten Anlauf in Straßburg kam das Kind am 16. September 1885 glücklich zur Welt. Den tatkräftigen Vätern, denen wir unser heutiges Dasein verdanken, wollen wir heute im stillen huldigen; durch einen Blick auf ihre Bilder sollen sie im Geiste noch einmal lebendig werden und für einen Augenblick unter uns weilen. Es sind in alphabetischer Reihenfolge: Aubenas, Wilhelm Alexander Freund, Kaltenbach, Peter Müller, Olshausen, Schatz, v. Winckel, Zweifel. [...]

[1] Arch. Gynäk. 12, 167, 261 u. Verh. dtsch. Ges. Gynäk. 14, 3 (München 1911).

Das Neugeborene gedieh alsbald prächtig und heute im stolzen Mannesalter von 50 Jahren können wir kaum noch verstehen, daß wir einst ein so schwächliches Kind waren. Aber der vorwärtsstrebende Geist der ersten Gründer kam offenbar doch zum Durchbruch und man sieht, was ein gutes Ahnenerbe und eine gute Pflege zusammen erreichen können.

Unser erster Kongreß fand unter dem Vorsitz von v. Winckel in der Zeit vom 17.-19. Juni 1886 hier in München statt, wo einst im September 1877 der erste Gründungsversuch mißlungen war.

Auch seitdem sind besondere Ereignisse in unserem Leben mit München verbunden. 1911 begingen wir hier den 25. Geburtstag unter Leitung von Döderlein, unserem hochverdienten Ehrenmitglied. Sein Amtsvorgänger v. Winckel war Ehrenpräsident des damaligen Kongresses.

Heute, am 50. Geburtstag, sind wir nun wieder hier in München, so daß wir in mancher Richtung ein „Münchener Kindl" geworden sind. Vielleicht begehen wir bei dem seitherigen Zyklus von 25 Jahren auch den 75. Geburtstag wieder in München.

Die innere Struktur unserer Gesellschaft war offenbar von Anfang an so gut, daß sie sich wenigstens in ihren Grundlinien bis heute erhalten hat. Immerhin seien 4 Änderungen erwähnt:

Unter der bewährten Führung meines verehrten Amtsvorgängers Stoeckel wurde unsere Gesellschaft eingegliedert in den Reichsausschuß für Volksgesundheitsdienst, wozu wir unsere Mitarbeit bereitwillig zusagten. Dadurch sind wir eine Art Fachberater der Regierung geworden und können künftig unsere Stimme bei einschlägigen Fragen des Gesundheitswesens mit mehr Nachdruck zur Geltung bringen als bisher.

Das zweite ist die Änderung in der Präsidentenwahl. Früher wählten wir den Tagungsort, und damit war der ansässige Gynäkologe automatisch Präsident. Statt dessen wählen wir jetzt die Person des Präsidenten ganz unabhängig vom Tagungsort.

Das dritte ist die Verlegung des Tagungstermins von Pfingsten auf Oktober.

Die vierte Änderung betrifft das Verfahren bei Aufstellung der Referatthemen. Der frühere Modus, daß der Kongreß schon 2 Jahre vorher die Themen festlegte, ist mit Recht aufgegeben worden. In unserer heutigen schnellebigen Zeit läßt sich die Aktualität der Themen nicht schon 2 Jahre vorher erkennen.

Auch die dem Vorsitzenden erteilte Ermächtigung, nötigenfalls selbst Referatthemen zu wählen, ist mindestens dann nutzbringend, wenn aus den Reihen der Gesellschaft keine ausreichenden Anregungen kommen. Während für den Frankfurter Kongreß rund 70 Themen vorgeschlagen wurden, bekamen wir diesmal nur ganz wenige Vorschläge.

Die von mir gewählten Referatthemen beschränken sich absichtlich nicht allein auf die engeren Grenzen der Fachwissenschaft. Angesichts unserer besonderen Stellung zur Regierung schien es richtig, bei unseren Verhandlungen auch auf die Bedürfnisse der Staatsführung Rücksicht zu nehmen, wie es in den Referatthemen „Sterilität" und „eugenische Sterilisierung" zum Ausdruck kommt.

Auch an wichtigen Fragen der Gegenwartsmedizin wollten wir nicht vorübergehen und berücksichtigten deswegen auch die natürlichen Heilschätze von Klima und Boden.

Für die Form der Referaterstattung haben wir wieder, wie Herr Geheimrat Stoeckel an Stelle des gedruckten Referates den mündlichen Vortrag gewählt. Zwar verlieren wir dadurch Zeit, aber das Ganze gewinnt an Straffheit und Übersichtlichkeit. Die Sorge der Physiologen, daß Kongresse eine physiologische Schlafsucht auslösen, hat uns bei unserer Überlegung nicht geleitet, da wir Geburtshelfer eher an pathologischer Wachsucht leiden, und Meister des Wachseins sind.

Der großzügigen Anregung, Kongresse künftig auf großen Ozeandampfern auf hoher See abzuhalten[1)], sind wir vorerst noch nicht nähergetreten. Sie hätte sicher unserem 50. Geburtstag eine besondere Prägung gegeben.

Unser innerer Weg bzw. das wissenschaftliche Leben in den verstrichenen 50 Jahren sei kurz angedeutet[2)]. Die deutsche Gynäkologie löste sich einst aus dem großen Verband der Chirurgie, um sich mit der Geburtshilfe als zusammengehöriges Ganzes zu verbinden. Dieser Lösungsprozeß brachte dem werdenden Sonderfach auch gewisse Schwierigkeiten der Entwicklungsjahre: Junge Geburtshelfer mußten Chirurgen werden - ganz anders wie heute, wo manchenorts alte Chirurgen junge Geburtshelfer werden. - Im Gegensatz dazu wurden in anderen Ländern, wo zum Teil noch heute die Gynäkologie bei der Chirurgie ist,

1) Abderhalden: Dtsch. med. Wschr. 1935 I, 21.

2) Mayer, A.: Münch. med. Wschr. 1935 II, 1669.

erfahrene Chirurgen Gynäkologen, wie einst Fritsch[1] sagte. Deswegen war zunächst auch das Ausland unserer eigenen „Operativen Gynäkologie" vielleicht etwas überlegen. Aber unter der genialen Führung großer Männer blühte das neue Fach nicht nur in Deutschland, sondern es gewann bald Weltgeltung, so daß man von überall her gerne in die deutsche Schule kam.

Ich kann die große Reihe der vielen verdienten Forscher mit klangvollen Namen vom Anfang unseres Weges bis heute nicht anführen, aber zwei Taten seien genannt. Die eine ist das erste selbständige Lehrbuch „die operative Gynäkologie" von meinem großen Lehrer Hegar im Verein mit Kaltenbach im Jahre 1874; und dann die „operative Gynäkologie" von Döderlein und Krönig im Jahre 1905. Mit dem Erscheinen des ersten Buches wurde das Daseinsrecht unseres Faches in Deutschland begründet. Das zweite Buch brachte den sichtbaren Beweis, daß wir der übrigen Welt Lehrer geworden waren.

Infolge der Herkunft aus der Chirurgie lag es nahe, daß die junge Gynäkologie zunächst ihre „chirurgische Ära"[2] hatte, ihr Arbeitsgebiet im Bereich der sog. „großen Gynäkologie" suchte und dort auch ihre ersten Früchte erntete. Vielleicht haben die hier erzielten glänzenden Erfolge dazu beigetragen, daß mancher ein bißchen lang im rein chirurgischen, organspezialistisch gerichteten Fahrwasser stecken blieb, anstatt sich zu sagen: „Müsset beim Naturbetrachten immer ein und alles achten, nichts ist außen, nichts ist innen, denn was draußen ist, ist drinnen, darnach suchet ohne Säumnis, der Natur Geheimnis."

Aber schon den großen operativen Meistern unseres Faches war es klar, daß das nur an einzelnen Organen angreifende Messer nicht das einzige Rüstzeug des guten Gynäkologen sein könne. Schon Hegar fand: „Es ist hohe Zeit, einmal von etwas anderem zu hören, als stets von Bauchchirurgie."

Daher trat der „großen Gynäkologie" alsbald die sog. „kleine Gynäkologie" gegenüber. Dort stand das kranke Organ im Vordergrund, hier handelte es sich vielmehr um Erkrankung des ganzen Menschen mit Leib und Seele. Dort kam die geübte Hand und die Kunst des großen Operateurs zur Geltung, hier brauchte man mehr die Kunst des universell eingestellten Arztes, Schärfe der Differentialdiagnostik und Sorgfalt der Indikationsstellung, sowie die oft so sehr schwere Gabe der Menschenbehandlung. An Stelle des Messers trat hier das therapeutische Rüstzeug aus dem großen Gebiet der Gesamtmedizin.

Aber auch dabei durfte die Gynäkologie nicht stehen bleiben. Sie mußte, nachdem die Frau über ihre ureigenste Bestimmung hinweg Haus und Familie verlassen hatte und ins Berufs- und Erwerbsleben eingetreten war, ganz von selbst ihren Rahmen noch weiterspannen und ihn auch ausdehnen auf die Stellung der Frau zur Umwelt und die zahlreichen Beziehungen unseres Sonderfaches zum öffentlichen Leben.

Der Entwicklungsgang der deutschen Gynäkologie auf ihrem 50jährigen Wege weist also 3, ihrem Wesen und ihrem Umfange nach ganz verschieden große Abschnitte auf: 1. Die organkranke Frau, 2. die kranke Frau als Persönlichkeit mit Leib und Seele, 3. die Frau als Glied der Gesellschaft und Trägerin der Zukunft.

Das Rüstzeug zur Lösung unserer großen und auf dem 50jährigen Weg öfter wechselnden Aufgaben mußte immer wieder aus den verschiedensten Grenzgebieten geholt werden: Anatomie, Embryologie, Bakteriologie, Innere Medizin, Neurologie, Psychologie, Serologie, Hormone, Sozialgynäkologie, Säuglingspflege, Bevölkerungspolitik, Konstitution und Vererbung.

Ein Gebiet, auf dem die deutsche Gynäkologie sowohl der Wissenschaft als der kranken Menschheit besondere Dienste erwies, haben wir in der Strahlenkunde.

Alle diese verschiedenen wissenschaftlichen und therapeutischen Richtungen fanden ihre Bearbeitung und Förderung durch besonders orientierte, der wissenschaftlichen Welt genügend bekannte Vertreter aus dem Lager der Gynäkologie.

Sinn und Inhalt unseres Faches haben also im Laufe der Zeit gewechselt und sind gewachsen. Während noch Kaltenbach auf dem Kongreß in Halle im Jahre 1888 der Meinung war, daß die richtig aufgefaßte Gynäkologie „Physiologie der Frau" sei, reicht auch diese Auffassung heute nicht mehr aus. Wir betrachten die Gynäkologie heute als „Biologie und Pathologie des Weibes", wie das auch Seitz und Halban im Titel ihres Handbuches zum Ausdruck bringen. Die „Frauenheilkunde" ist für uns schlechtweg „Frauenkunde" geworden.

Die Wurzeln dieser Entwicklung greifen schon in die Jugendzeit unseres Faches zurück. Bereits Hegar befaßte sich auf dem Freiburger Kongreß im Jahre 1889 in seinem

[1] Fritsch: Verh. dtsch. Ges. Gynäk. 5, 5 (Breslau 1893).

[2] Mayer, A.: Zbl. Gynäk. 1922, Nr. 12; 1926, Nr. 14.

Vortrag: „Zur Entstehung und Verhütung der Frauenkrankheiten“ mit ganz modern klingenden Dingen: „Bedeutung von Alkohol und anderen Giften für den Nachwuchs; Erbfehlern, welche sich oft durch viele Generationen hindurch fortschleppen“ und anderem. Schon er wies darauf hin, daß beim Weitergehen der Degeneration bald die eine Hälfte des Volkes pflegt und die andere gepflegt wird. Schon er erwog den Gedanken, die Fortpflanzung von Minderwertigen zu unterdrücken. Ihm schien das besser, als Minderwertige ins Leben treten zu lassen, um sie dann „auf Lebzeiten einzusperren oder ihnen den Kopf abzuschlagen“. Schon er hielt während meiner Assistentenzeit die Behandlung von manchen Kranken für wertlos, da man die Großeltern hätte behandeln sollen. Weit entfernt, ein Recht zum „Sichausleben“ anzuerkennen, forderte er vom einzelnen als „eine heilige Pflicht, auf die Befriedigung des Geschlechtstriebes und die Fortpflanzung ganz zu verzichten, sobald voraussichtlich eine elende Nachkommenschaft zu erwarten steht“.

Immer wieder wies Hegar auch auf die Wichtigkeit der Gattenwahl nach dem Gesichtspunkt der Tauglichkeit zur Fortpflanzung hin: „Die Zuneigung der Frau sollte sich nicht einem kurzsichtigen nervösen Glatzkopf zuwenden und der Mann sollte ein Geschöpf mit Wespentaille, ohne Busen mit verlagerten Unterleibseingeweiden, durch enge Schuhe verkrüppelten und falsch gestellten Zehen nicht mehr zum Gegenstand seiner Anbetung machen“.[1]

Zwar trifft der hier erwähnte Gradmesser der Konstitution nach unseren heutigen Anschauungen nicht mehr durchweg zu, aber der Grundgedanke ist doch nichts anderes als Eugenik und Eheberatung. Wenn diese Einstellung bei der Weiterentwicklung unseres Faches auch nicht immer sichtbar blieb, so hat sie doch Richtung gegeben und Anregungen gebracht.

Mögen ferner auf dem Gebiet der „Fortpflanzungspflege“ in jener hinter uns liegenden Epoche des Niederganges unseres nationalen Selbstbehauptungswillens die damaligen Zeitströmungen da und dort auch auf manchen von uns übergegriffen haben, so hat doch einer unserer Kongresse[2] gefordert, daß die Ehe- und Sexualberatungsstellen nur von solchen Ärzten geleitet werden dürfen, die sich ihrer Verantwortung vor der Zukunft des deutschen Volkes bewußt sind. Und aus unseren eigenen Reihen kamen immer wieder Stimmen, die jede Förderung der Fortpflanzungsunlust als Totengräberarbeit an unserer nationalen Zukunft bezeichneten und die trotz aller wirtschaftlichen Not der Gegenwart die höheren Interessen unseres nationalen Bestandes nicht aus dem Auge ließen[3].

So hat die deutsche Gynäkologie, die vor 50 Jahren an einem Organ angriff, sich erhoben zur Gesamtschau der Persönlichkeit und deren vielfachen Beziehungen zur Gesellschaft. Die deutsche Gynäkologie ist daher innerlich reif zur Eingliederung in den Rahmen der Ganzheitsbestrebungen der heutigen Medizin. Die deutsche Gynäkologie ist ein Stück deutscher Kultur geworden und nicht unwürdig, an ihrem 50. Geburtstag als deutsche Gynäkologie in diesem herrlichen deutschen Museum zu tagen.

Der Regierung wiederholen wir die von meinem verehrten Amtsvorgänger abgegebene Zusage bereitwilliger Mitarbeit zum Wohle unseres, durch unseren Führer und Reichskanzler geeinten Volkes. Unserem Führer und durch ihn unserem Volke gehört auch heute und in Zukunft unsere ganze Kraft mit Kopf und Herz und Hand. Unserem Führer rufen wir daher am 50. Geburtstage von der Hauptstadt der Bewegung aus zu: Hier stehen wir, wenn man uns braucht, wir sind bereit!

Sie haben sich zur Bekräftigung bereits von Ihren Plätzen erhoben und ich bitte Sie noch, mit mir einzustimmen in den Ruf: Unserem großen Führer Sieg Heil! Sieg Heil! Sieg Heil!

Damit der Führer von dieser Kundgebung möglichst bald Kenntnis bekommt, wird sofort nachstehendes Telegramm abgehen:

„An den Führer und Reichskanzler Adolf Hitler.

Die im 50. Gründungsjahr in München, der Hauptstadt der Bewegung, versammelten deutschen Frauenärzte huldigen ihrem Führer und Reichskanzler und geloben treue Mitarbeit zum Wohle von Mutter und Kind, diesen wichtigen Fundamenten unserer nationalen Zukunft.

Professor Mayer, Vorsitzender der Deutschen Gesellschaft für Gynäkolgie.“

(Der Vorschlag wird mit lebhaftem, langanhaltendem Beifall begrüßt.)

[1] Mayer, A.: Münch. med. Wschr. 1930 I, Nr. 2. – Pankow, Sellheim, Mayer: Alfred Hegar zum Gedächtnis. Freiburg: Speyer u. Kärner 1930.

[2] Arch. Gynäk. 144, 383.

[3] Arch. Gynäk. 144, 364.

Aus den Begrüßungsansprachen:

An die Eröffnungsansprache des Vorsitzenden schließen sich verschiedene Begrüßungen der Versammlung:

1. Herr Ministerialrat Dr. Müller, der im Auftrag des Reichskultministers sprach, wies auf die Wichtigkeit solcher Kongresse für die Pflege lebendiger Beziehungen zwischen Wissenschaft und Praxis hin und betonte, daß der Kongreß durch die Pflege dieser Beziehungen wichtige Mitarbeit leiste für den Aufbau des deutschen Volkes.

2. Herr Dr. Staudenmeyer sprach im Namen der Herren Ministerpräsident Dr. Sieber, Staatsminister Wagner und Staatskommissar für das Gesundheitswesen Ministerialdirektor Dr. Schultze.

3. Als Vertreter des Herrn Reichsärzteführers Dr. Wagner war Herr Dr. Streck erschienen:

Ihre Aufgabe ist es, in der wissenschaftlichen Werkstätte die Waffen zu schmieden, mit denen die Berufsgenossen, die an der Front und damit direkt im Volke stehen, den Kampf gegen den biologischen Feind unseres Volkes aufnehmen müssen und können. Damit ist klar bewiesen, daß auch, d. h. gerade Ihre Fachwissenschaft nicht ihrer selbst wegen, sondern nur des Volkes wegen vorhanden sein darf und muß. Und Vorbedingung auch für Ihre Fachwissenschaft ist nicht - wie vor einigen Tagen ein anerkannter Wissenschaftler für sein Fachgebiet erklärt hat - „gelehrt sein, und sonst gar nichts", sondern Vorbedingung ist: „Deutsch und volksverbunden sein, und sonst gar nichts".

Nur dann kann eine Wiederholung des dramatischen Zustandes der Systemzeit verhütet werden, daß nämlich die deutsche ärztliche Wissenschaft Triumphe in der ganzen Welt feierte, daß sie scheinbar einen Höchststand erreichte und dabei gar nicht gewahr wurde bzw. nicht gewahr werden wollte, daß das Volk selbst vor lauter Gelehrsamkeit biologisch zugrunde zu gehen drohte.

Und wenn der gleiche Gelehrte gesagt hat: „Deutsch sein, heißt gründlich sein, selbst wenn man daran zugrunde geht", so hat darauf der Nationalsozialist zu erwidern: Die Gründlichkeit der deutschen Wissenschaft hat dort ihr Ende, wo diese Gründlichkeit als krankhafter Objektivitätsfimmel dem deutschen Volk zu schaden beginnt. Auch für uns Deutsche hat zu gelten:

„Recht oder Unrecht - über allem steht
mein Volk und Vaterland."

[...]

A. Döderlein[1], München:

Meine Damen und Herren! Die Geburtshilfe hat theoretisch und praktisch in den 50 Jahren des Bestehens unserer Gesellschaft große Wandlungen durchgemacht und damit Fortschritte erzielt, die sie in viel höherem Maße als in früheren Zeiten befähigt, Mutter und Kind über die Gefahren der Geburt hinwegzuhelfen. Unser Fach darf deshalb gerade in der Gegenwart, wo die Frau zu der so notwendig gewordenen Erhaltung und Vermehrung des Volksbestandes viel größere Wertschätzung findet, mit Stolz auf diese Forschung und Arbeit zurückblicken.

Die Gründung unserer Gesellschaft fiel in die Sturm- und Drangperiode der Antisepsis. Durch reichlichste Anwendung aller möglichen keimtötenden Mittel und Verfahren glaubte man, ausnahmslos jede Kreißende vor einer Erkrankung im Wochenbett schützen zu müssen, ging man doch so weit, die Geburt in antiseptischer Flüssigkeit im Bad erfolgen zu lassen. All das war eine Verirrung, schon deshalb, weil man sich dadurch immer mehr von aller Natur entfernte. So segensreich die Antisepsis bei allen fremdartigen Eingriffen in den menschlichen kranken Körper sich erwies, so unnötig, ja fehlerhaft war sie bei dem physiologischen Akt der Fortpflanzung.

Wie weise die Natur diesen mit Schutz zu umgeben vermag, wurde dann zuerst durch bakteriologische Laboratoriumsforschung klar, die erwies, daß in dem Geburtskanal selbst bakteriell Lebensvorgänge sich abspielen, die schädliche Fremdlinge nicht dulden, ja sogar vernichten und so die Frau vor infektiösen Erkrankungen weitgehend schützen. Im Verein und in Bestätigung dieser theoretischen Errungenschaften bestätigte dann die klinische Erfahrung und statistische Feststellung, daß bei vielen Tausenden von Beobachtungen in Serien mit und ohne Prophylaxe diejenigen Wöchnerinnen, die bei glatt verlaufenden Geburten unberührt und unbehandelt waren, günstigere Gesundheitsverhältnisse auf-

[1] A. Döderlein: Schlußwort zur Ansprache des Präsidenten aus Anlaß der 50. Wiederkehr der Gründung.

wiesen als die anderen, bei denen raffiniert ausgeklügelte Desinfektion außen und innen stattgefunden hatte. So kehrte sich die Hilfe bei ungestörtem Verlauf der Geburt von allen Künsteleien ab, vertrauend auf den Schutz der Natur selbst, dessen Wesen und Zuverlässigkeit nun doch ganz anders als bisher zum Bewußtsein gebracht war. Es war nicht mehr ein nur intuitives Fühlen und Denken, sondern auf naturwissenschaftlicher Erkenntnis und eingehendem klinischem Studium aufgebaut.

Um die Wende des Jahrhunderts kam dann die chirurgische Ära der Geburtshilfe. Neue Operationen wie der vaginale Kaiserschnitt und Beckenerweiterung kamen auf; alte, aber stets gefürchtete, weil immer noch sehr lebensgefährliche Eingriffe wurden gänzlich abgeändert, aus dem intraabdominalen Kaiserschnitt wurde der extraperitoneale cervicale. Die Zangenoperation am hochstehenden Kopf, prophylaktische Wendung und künstliche Frühgeburt traten zurück und verschwanden schließlich, wodurch die dabei so bedrohten Kindsleben erhalten wurden.

Die Zerstückelung lebender Kinder, diese grausame Operation, die stets nur mit Widerwillen und Abscheu unternommen worden war, konnte nunmehr fast immer vermieden werden.

Unsere Kunst steckte sich immer weitere Ziele und man kann mit Stolz behaupten, daß die Entwicklung in den letzten 50 Jahren in der tausendjährigen Geschichte der Geburtshilfe die fruchtbarste Epoche darstellt.

Trotz dieser glänzenden Triumphe, die die Operationskunst wie in der Chirurgie und Gynäkologie auch in der Geburtshilfe mit Recht feierte, müssen wir aber nun strenger als je daran festhalten, daß Mutter und Kind bei der Geburt am besten vor allen Gefahren geschützt sind, wenn keinerlei „Angriff" auf die Kreißende statthaben muß, wie die Alten jede Berührung von außen nannten. Strengste Indikationsstellung zu allen Eingriffen muß oberstes Gesetz für das Handeln des Geburtshelfers sein. Unnötige Untersuchungen oder gar unberechtigte Operationen sind gewissenlos und kunstwidrig, sie entsprechen nicht „den anerkannten Regeln der wissenschaftlichen Geburtshilfe".

Andererseits aber ist rechtzeitiges Abbrechen passiver Geburtshilfe bei gefahrdrohenden Anzeichen ebenso Pflicht für kunstgerechtes Handeln. Planloses Abwarten ist dann viel gefährlicher als aktives Eingreifen und birgt den Todeskeim für die Kreißende in sich.

Wer das nötige Wissen und Können besitzt, der kann mit dem Rüstzeug der modernen Geburtshilfe auch in den verzweifeltsten Fällen Mutter und Kind retten, wenn zur richtigen Zeit am richtigen Ort richtig eingegriffen werden kann.

Jede Gebärende, die das Kind nicht von selbst zur Welt bringen kann, geht rettungslos zugrunde. Wunder geschehen nicht.

Ich habe deshalb meinen Schülern als Grundsatz auf ihren geburtshilflichen Lebensweg folgende Leitsätze mitgegeben:

Eine glatt verlaufende Geburt soll am 1. Tag nach richtigem Wehenbeginn beendet sein. Zieht sie sich in den 2. Tag hinein, dann ist sie überfällig.

Der 2. Tag ist für den Geburtshelfer der „Sorgentag". Die Sonne darf nicht zweimal über einer Kreißenden untergehen.

Hat er nicht schon bei seiner früheren Untersuchung den Grund für die Geburtsschwierigkeit und die sich daraus ergebende Verzögerung erkannt, dann muß er sich sagen, da stimmt etwas nicht und seine Diagnose sorgfältig überprüfen. Jetzt ist das Unglück wohl noch zu verhüten, die Kreißende kann vielleicht noch rechtzeitig dahin transportiert werden, wo andere Hilfen als in der Behelfsgeburtshilfe des Privathauses möglich sind.

Am 3. Tag einer Geburt muß die Kreißende gleich einem sinkenden Schiff SOS-Rufe aussenden. Aus außerklinischen Erlebnissen lernte ich kennen, wie noch längeres Warten Mutter und Kind ins Grab und den Geburtshelfer vor das Tribunal bringen.

Es geziemt uns der nicht mehr unter uns weilenden Männer zu huldigen, die in dem ersten Halbjahrhundert unserer Gesellschaft die deutsche Geburtshilfe auf diese stolze Höhe erhoben haben, daß sie richtunggebend für die Welt wurde. Mögen die kommenden Geschlechter sich dieser würdig erweisen nach dem Faustischen Wort Goethes:

„Was Du ererbt von Deinen Vätern hast,
erwirb es, um es zu besitzen."

aus: „Verhandlungen der Deutschen Gesellschaft für Gynäkologie", Mayer und Martin, München 1935, S. 1–19.

[illegible] ausgeklügelte Dogmen [illegible]

[illegible] naturwissenschaftlicher Erkenntnis [illegible]

[illegible]

[illegible] Geburtshilfe [illegible]

[illegible]

Ich habe deshalb [illegible]

[illegible]

[illegible] und seine Diagnose sorgfältig [illegible] möglich sind.

[illegible]

[illegible] München [illegible]

Georg August Wagner (1873-1947)

25. Präsident der Deutschen Gesellschaft für Gynäkologie

Tagungsort: Berlin,
20.-23. Oktober 1937

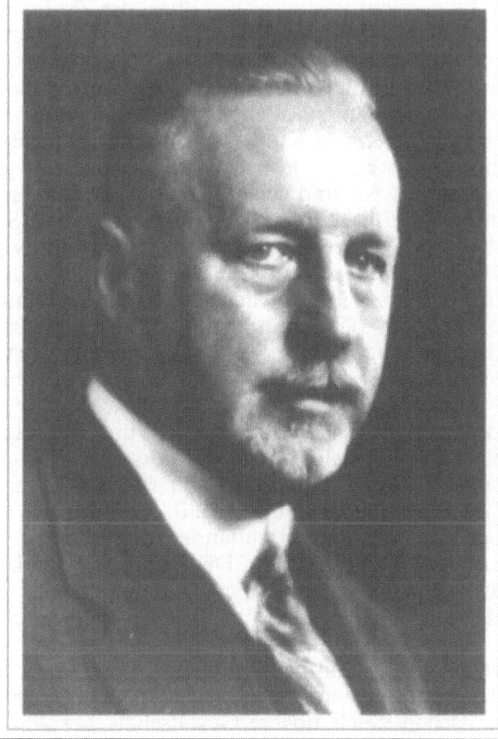

Persönliche Daten

geboren am 23. September 1873
in Prag
gestorben am 17. August 1947
in Garmisch

Einleitung:

Ungeachtet der offiziellen Mahnungen aus dem Münchener Kongreß, der Anspruch der Wissenschaft auf Voraussetzunglosigkeit sei unberechtigt, richtete Prof. G. A. ***Wagner***[14] *in Berlin das Kongreßprogramm an klassischen wissenschaftlichen Themen aus, nämlich (1) Herz und Kreislauf in der Schwangerschaft, (2) Operation und Kreislauf, (3) Eierstockinsuffizienz, (4) operative Behandlung von Senkungszuständen und Prolaps, (5) gesundes und krankes Neugeborenes. Für die Besprechung der gonadotropen Hormone hatte Wagner auf Vorschlag seines Mitarbeiters Kaufmann sogar Prof. E. T. Engle aus New York gewinnen können, der mit besonderer Herzlichkeit begrüßt und auch ausgezeichnet wurde*[15]*. In seiner Eröffnungsansprache widmete sich G. A. Wagner sehr differenziert herausragenden Streitfragen seiner Zeit, so dem Thema Anstaltsgeburt oder Hausgeburt, wobei er die Gefahren der Hausgeburt besprach, ohne diese prinzipiell zu verdammen; er sprach über das Verhältnis der ärztlichen Wissenschaft zur Naturheilkunde; über die Betreuung von Gesunden und die Verhütung von Schäden; schließlich schnitt er das Thema der seelischen Vorbereitung von Mädchen auf die Schwangerschaft an. Der kämpferische Ton lag Wagner nicht, obgleich er Zugeständnisse an vorwiegend politisch interessierte Zuhörer machen mußte, wie die Gesellschaft als Ganzes auch. Dafür ein Beispiel: In der Mitgliederliste vom 31. 12. 1937 fehlen u. a. die Namen von Fraenkel und Gräfenberg. So hatte aber z. B. Fraenkel dem Vorstand der Gesellschaft während der Amtszeit von Prof. Stoeckel angehört*[16]*; drei Jahre später wurden diese Namen ignoriert; insbesondere wurde der Name Ludwig Fraenkels, der ein Pionier der Empfängnisverhütung war, zwar nicht aus der Liste für die damaligen Referenten des 23. Kongresses gestrichen, so doch retrospektiv in einer bloß wiederholten Liste der damaligen Vorstandsmitglieder (1931-1933) ausgelassen*[17]*. Prof. Fraenkel, Breslau, ist nur ein Beispiel dafür, wie es schon zu Ende des Jahres 1937 vielen Kollegen ergangen war, die jüdisch waren oder aus anderen Gründen als mißliebig angesehen wurden. Selbst ein fachlich so angesehener Mann wie G. A. Wagner konnte offenbar nicht verhindern, daß man selbst im Nachhinein Namen tilgte, deren man sich damals wie heute fachlich verpflichtet wissen mußte.*

G. A. Wagner:

Verehrte Gäste! Meine deutschen Fachgenossen!

Es gereicht mir zu hoher Ehre, die 25. Tagung der Deutschen Gesellschaft für Gynäkologie zu eröffnen. Hervorragende und führende Vertreter der Wehrmacht, des Reichsinnenministeriums, des Reichskultusministeriums und anderer hoher Behörden und Parteigliederungen, der Reichsärzteführung, der Stadt Berlin, der Universität, des Roten Kreuzes, wissenschaftlicher und Standesorganisationen sind in unserem, sich der Facharbeit widmenden Kreise erschienen und haben damit nicht nur uns eine besondere Ehre erwiesen, sondern auch zum Ausdruck gebracht, daß sie diese unsere Arbeit für bedeutungsvoll und wichtig halten. Besonders erfreut sind wir darum auch über die Anwesenheit der Reichsfrauenführerin Frau Scholtz-Klink, die mit ihren engsten Mitarbeiterinnen an unserer Tagung teilnimmt, welche Tagung - wie es in der ersten Einladung an die Fachgenossen hieß - im wesentlichen der ärztlichen Fürsorge und Behandlung der Frau in Schwangerschaft und Geburt, der ärztlichen Betreuung des Neugeborenen, der Wiedergutmachung von Geburtsschäden der Mutter und anderen, für die Fortpflanzungsfähigkeit und -tätigkeit der Frau wichtigen Fragen gewidmet ist. Im Namen der Deutschen Gesellschaft für Gynäkologie begrüße ich sie alle und danke ihnen. [...]

Unser besonderer Willkommensgruß gilt den Fachgenossen aus dem Ausland, nicht nur denen deutschen Stammes, die uns als blutsverwandt so nahe stehen und welche ich - selbst ein ehemaliger Auslandsdeutscher - begreiflicherweise besonders warm begrüße, sondern ebenso den Vertretern vieler anderer Nationen, die zum größeren Teil treue Mitglieder unserer Gesellschaft, zum Teil als Gäste hierher gekommen sind. In ihnen begrüßen wir ihre Heimatländer: die Vereinigten Staaten von Nordamerika, Argentinien, Brasilien, Belgien, China, Dänemark, England, Estland, Finnland, Frankreich, Griechenland, Holland, Japan, Jugoslavien, Lettland, Österreich, Polen, Rumänien, Schweden, die Schweiz, Türkei, Tschechoslowakei und Ungarn.

Trotz aller politischer Wirrnisse, die nicht nur unseren alten Kontinent, sondern die ganze Welt erschüttern und beunruhigen, sind sie gekommen, bereit, mit uns zusammenzuarbeiten an dem Werke, zu dem unser Fach und seine repräsentative Vertretung im Deutschen Reich, unsere Gesellschaft, berufen und verpflichtet sind. Die große Zahl der erschienenen ausländischen Fachgenossen ist uns ein stolzer Beweis, daß nach wie vor die deutsche Wissenschaft in der ganzen Welt Geltung hat und Achtung genießt. Sie, verehrte Freunde aus den Ländern jenseits der Grenzen des Reiches, werden offenen Auges hier die Wirklichkeit sehen, die Ihnen daheim so oft entstellt wird. Ein in der Sicherheit eines starken Schutzes in tiefem Frieden fleißig und froh arbeitendes, anständiges und mit Recht wieder stolzes Volk.

Diese Tagung ist die 25. unserer Gesellschaft, und mit ihr begehen wir ein silbernes Jubiläum. Ich brauche aber nicht auf die ruhmreiche Geschichte unserer Gesellschaft einzugehen, weil auf der letzten Tagung in München im Jahre 1935 ihr 50. Geburtstag in würdiger Weise gefeiert worden ist. Mein Amtsvorgänger August Mayer hat die Männer, die unsere wissenschaftliche Vereinigung ins Leben gerufen haben, gewürdigt, ihre ganz jetztzeitlich anmutenden Anschauungen und Lehren uns vor Augen geführt und die Entstehung und Entwicklung unserer Gesellschaft in großen Zügen gezeichnet. Und unser geliebtes Ehrenmitglied, der Ehrenpräsident der letzten Tagung, der einer der beiden Führer der deutschen Gynäkologie unserer Zeit war, Albert Döderlein in München, hat in einer nur dem Weisen, der selbst Großes geleistet, möglichen Überschau aufgewiesen, was die in unserer Gesellschaft vertretene deutsche wissenschaftliche Geburtshilfe und Frauenkunde dem Volk und der Welt geschenkt hat.

Wir haben darum heute von einer besonderen Feier Abstand genommen. Der Vorstand hat sich darauf beschränkt, den Teilnehmern ein etwas festlicher gehaltenes Tagungsbuch überreichen zu lassen, das die 25. Tagung in späteren Jahren in Ihrem Gedenken wachrufen möge, wenn ein Blick in seinen Inhalt vielleicht längst verwehte Erinnerungen an ehemalige Eindrücke kaum mehr zu wecken vermag.

In wenigen Worten aber lassen Sie mich die Leistungen der 24 Tagungen streifen, die in den Berichten der Gesellschaft nicht tot liegen, sondern die lebendig weiterwirken. Tausende Fachgenossen haben an ihnen teilgenommen. Mehr als 1600 Vortragende haben das in emsiger Arbeit Erforschte diesem höchst sachverständigen Forum unterbreitet und gar oft gegen besonders kampflustige und temperamentvolle Hörer verteidigen müssen. Aber die Zahl macht es nicht aus. Alle großen und für das Volkswohl wichtigen Fragen unserer beiden Fächer wurden hier in fruchtbringendster Weise behandelt. War es auch früher der bewußte Stolz vieler Gelehrter, ohne Rücksicht auf die praktische Bedeutung ihrer Arbeit sich in stiller Weltabgeschlossenheit theoretischen Problemen zu widmen, so zeigt der Inhalt der 1720 Vorträge der ersten 25 Tagungen - die soeben eröffnete mit eingerechnet -, daß fast 1000 sich mit praktisch wichtigen Problemen wissenschaftlich befassen. So manche große Entdeckung und Erfindung, die die Geburtshilfe und Frauenheilkunde wesentlich gefördert hat, wurde erstmalig auf den Kongressen unserer Gesellschaft bekannt gegeben.

Zum 4. Male tagt die Deutsche Gesellschaft für Gynäkologie in Berlin. Zum ersten Male war es 1899 unter Olshausen; das Wochenbettfieber und die Behandlung der Uterusmyome waren die Hauptverhandlungsgegenstände. - Der 2. Berliner Kongreß von 1920 unter der vornehmen Leitung des unvergeßlichen Bumm leuchtete uns durch seinen wissenschaftlichen Erfolg wie ein verheißender Stern aus der Nacht des Zusammenbruches und Niederganges Deutschlands. - Die 3. Berliner Tagung, die 1933 in der Begeisterung des Aufbruches des erneuten Deutschlands in einer für rein wissenschaftliche Arbeit fast zu unruhig erscheinenden Zeit stattfand, wurde dank der großartigen Leitung durch den damaligen Präsidenten Stoeckel und wohl auch gerade durch den Aufschwung, der sich aller Kreise unseres Volkes damals bemächtigt hat, zu einem einzigartigen Erfolg.

Die Leitgedanken für unsere Tagung haben Sie schon gehört. Aus diesem allzu großen Fragenkomplex durften nur einige wenige Teilfragen herausgegriffen werden.

Als alter Schüler meines geliebten Lehrers v. Rosthorn, der in seinem ganzen ärztlichen und wissenschaftlichen Wirken die unantastbar innige Zusammengehörigkeit der Frauenkunde mit der gesamten Heilkunde in den Vordergrund stellte, der im Anfang unseres Jahrhunderts in Wien als Erster ein großes Referat über die Beziehungen der Geburtshilfe und Gynäkologie zur Gesamtmedizin erstattet hat, wählte ich den ersten Hauptgegenstand: Herz und Kreislauf.

Aus Liebe zu einem besonderen Arbeitsgebiet der Charité-Frauenklinik wurde der zweite Gegenstand gewählt. Die Ursache wie die Folgen der Eierstocksinsuffizienz sind vielfach und von größter Bedeutung nicht nur für die einzelne Frau, sondern für das Volksganze. Bei der großen Empfindlichkeit der in der Tiefe des Beckens scheinbar so wohl geborgenen Keimdrüsen gegen allerlei Umwelteinflüsse ist es zu verstehen, daß durch Krankheiten und Funktionsstörungen des Gesamtorganismus, aus Not und Mangel, aus Unkenntnis und Unvernunft diese mit vielerlei wichtigen Funktionen bedachten Organe Schäden erleiden können, die sich dann wiederum nicht nur für das Einzelwesen, sondern für die Gesamtheit in schwerster Weise auswirken müssen.

In der Wahl des dritten Hauptgegenstandes, in welchem aus dem Fragenkomplex der Heilung der Geburtsschäden die operative Behandlung des Genitalprolapses herausgegriffen wurde, könnte mancher einen Rückfall in das alte Organspezialistentum sehen; er hätte Unrecht. Denn

1. beeinträchtigt der Genitalvorfall die Frau in ihrer wichtigen Arbeit für Haus und Familie oft auf das schwerste und macht sie nicht selten unfruchtbar:

2. führen die Senkungen sehr häufig zu einem erst körperlichen, dann aber auch seelischen Gefühl der Unsicherheit, ja der Minderwertigkeit und so gesellt sich zu dem körperlichen das geistige Leiden. So unwahrscheinlich es klingen mag: durch den rein physikalischen Vorgang einer plastischen Operation bahnt sich die Heilung nicht nur der körperlichen, sondern auch der manches Eheglück bedrohenden seelischen Störung an.

Daß wir Geburtshelfer das größte Interesse an den uns unmittelbar nach der Geburt nun einmal anvertrauten Kindern in der für Tod oder Leben und Gesundheit so besonders wichtigen Neugeburtszeit haben, sollen die Verhandlungen des 4. Tages erweisen. Von den Kinderärzten erhoffen wir Belehrung und Anregung. Der Streit darum, ob der Geburtshelfer oder der Kinderarzt mehr von den Neugeborenen verstehe und wisse, ist müßig und schädlich. Zusammenarbeit tut beiden not und bringt beiden und damit auch den von ihnen Betreuten Nutzen. Dankbar gedenke ich solcher Zusammenarbeit, die ich - geschult in dem Interesse für das Neugeborene durch meinen ehemaligen Schüler v. Jaschke - bei großen Kinderärzten gesucht und bei Czerny und Bessau gefunden habe. Mögen recht viele andere das gleiche Glück haben.

Ernste Sorgen macht uns ein anderer Streit, der tief eingreift in die Möglichkeit der Erfüllung der uns auferlegten Pflichten und der besonders diejenigen unter uns Geburtshelfern trifft, welche geburtshilfliche Anstalten zu leiten haben.

Die Frage, ob die Hausgeburt oder die Anstaltsgeburt die bessere ist, welche von beiden mehr Vorteile und weniger Nachteile bringt, welche also zu bevorzugen sei - eine übrigens schon an sich falsche Fragestellung – ist zu einer Streitfrage geworden. Der Streit wird unter Aufbietung aller Macht- und auch Stimm-Mittel mitunter und in manchen Ländern schon mit einem Übermaß an Heftigkeit geführt. Kampf ist gut, um dem Besseren zum Siege zu verhelfen. Aber er muß mit reinen Waffen und mit kühler Sachlichkeit geführt werden.

Den Geburtshelfern, die vom Beginn ihrer Ausbildung an stets in Anstalten arbeiteten, welche alle Möglichkeiten einer aseptischen, immer aktionsbereiten und vollkommen räumlichen, instrumentellen und personellen Ausstattung als selbstverständliche Voraussetzung für die Sicherheit der Geburt ansehen, wird es nicht eingehen wollen, daß die häusliche Geburt für Mutter und Kind bessere Ergebnisse und weniger Gefahren haben soll, namentlich was die Infektion der Geburtswunden anbelangt. Sie horchen zunächst ungläubig auf, wenn Statistiken das Gegenteil zu beweisen scheinen, aus denen hervorgeht, daß die Müttersterblichkeit und besonders die Wochenbettsinfektion in Städten und Ländern, wo die überwiegende Mehrzahl der Geburten sich in Anstalten abspielt, höher ist als dort, wo die Hausgeburt vorherrscht. Es wäre falsch, mit einer abwehrenden Handbewegung sich über solche Feststellungen hinwegzusetzen. Es könnte sonst so gehen wie vor bald 100 Jahren, als die große Entdeckung des Ignaz Philipp Semmelweis von den maßgebenden Professoren abgelehnt wurde und damit Tausende von Frauen dem Moloch des Wochenbettfiebers noch Jahre lang weiter geopfert wurden.

Hier heißt es, ohne Rücksicht auf überlieferte Ansichten und Überzeugungen, ohne Rücksicht auf die Sonderinteressen der widerstreitenden Gruppen, nichts als das uns allen anvertraute Wohl der Gebärenden und ihrer Kinder vor Augen, ruhig und sachlich die Wahrheit zu ergründen. Sie kann nur gefunden werden auf Grund sachverständiger Durchforschung einer von der untersten Unterlage an einwandfreien und lückenlosen Erfolgs- und Mißerfolgsstatistik. Mit einer solchen ist es bei uns in Deutschland wie in den meisten Ländern noch nicht so gut bestellt, wie wir, die wir mit wissenschaftlicher Gründlichkeit zu arbeiten gewohnt sind, fordern zu müssen glauben. Über Deutschland ist das große Netz einer geburtshilflichen Statistik, durch dessen Maschen kein Mißerfolg schlüpfen soll, erst mit Beginn dieses Jahres gebreitet worden. Wir müssen auf die von berufener Seite durchgeführte Auswertung der Ergebnisse in Ruhe warten.

Wir müssen es aber ablehnen, daß den Hausgeburten die Anstaltsgeburten schlechthin gegenübergestellt werden. Wären die Gebärenden und Kinder in unseren Anstalten, in denen wir, gestützt auf mühsam erworbenes Wissen und Können, zum Wohl der uns Anvertrauten Jahre und Jahrzehnte lang ehrlich und hart gearbeitet haben, an Leib und Leben mehr bedroht, als wenn sie zur Geburt daheim geblieben wären, und hätten von ihnen auch nur einige Dutzend dafür ihr Leben lassen müssen – uns verantwortlichen Leitern bliebe wahrlich nichts anderes übrig, als dem Beispiel des großen Geburtshelfers Michaelis in Kiel zu folgen, der im Jahre 1848 Selbstmord beging, als er – bis zur Schwermut niedergedrückt durch eine unausrottbare Puerperalfieberepidemie in seiner Klinik – von seinem aus Wien heimgekehrten Schwiegersohn[1)] erfuhr, daß im dortigen Gratisgebärhause ein kleiner ungarischer Assistent die Ursache des verheerenden Wochenbettfiebers entdeckt und auf Grund dieser Entdeckung seine Ausrottung mit schlagendem Erfolge in Angriff genommen hatte.

Aber zum Glück ist Anstaltsgeburt und Anstaltsgeburt nicht dasselbe. Von den mehr als 321 000 „Anstaltsgeburten" Deutschlands im Jahre 1935 sind weniger als 248 000 in Entbindungsanstalten durchgeführt worden.

Und auch Entbindungsanstalt und Entbindungsanstalt ist noch lange nicht dasselbe! Wir Eingeweihten kennen die unverantwortbaren Zustände, die in einzelnen solcher „Anstalten" geherrscht haben und wir begrüßen es, wenn durch ein Machtwort alle solche Anstalten und Anstältchen, die den selbstverständlichen Anforderungen nicht genügen, wenn Abhilfe nicht möglich ist, mit einem Schlage rücksichtslos beseitigt werden. Denn durch sie wird die Statistik dessen, was wir unter Anstaltsgeburten verstehen, ungerecht belastet.

Die aber, die wiederum die Anstaltsgeburten als das einzig Verantwortbare, die Hebammengeburten im Hause als ein Stück Mittelalter erklären, tuen Unrecht. Denn sie kennen nicht die Leistungen der Hausgeburtshilfe, bei der die Kunst und das Wissen hochausgebildeter Hebammen und Ärzte die Unzulänglichkeiten des Milieus erfolgreich zu überwinden vermögen. Dazu kommt, daß die Hausgeburt manchen unersetzlichen seelischen und ethischen Vorzug aufweist. Und da wir nun einmal Deutsche sind so

[1)] Jacob Heinrich Hermann Schwartz, später Ordinarius in Göttingen (1862–88).

lassen wir hier voll bewußt das Gefühl, das so manches von der „Moderne" Verschüttete in Deutschland wieder zum Leben ruft, mitsprechen. Ihm darf aber nicht die Sicherheit geopfert werden, die in den vom Normalen abweichenden Geburtsfällen die auf solche zu jeder Stunde eingestellte Anstalt besser zu gewähren vermag.

Damit wäre die Frage: „Anstalts- oder Hausgeburt" für unser Volk abgelehnt mit dem Satze: „Anstalts- und Hausgeburt".

Aber die einfache Erledigung: „Den Anstalten die Geburtsfälle, die Komplikationen darbieten oder erwarten lassen, die normalen Gebärenden der Hausgeburtshilfe" wäre auch noch falsch. Denn eine große Zahl der Anstalten – alle größeren sind darin enthalten – dient dem Unterricht der Hebammen oder der künftigen Ärzte, die zum größeren Teil einmal häusliche Geburtshilfe betreiben sollen und dort im Hause, fern von allen Hilfsmitteln der Klinik, eben nur dann ihrer schwierigen Aufgabe gerecht werden können, wenn sie theoretisch und praktisch bis zur höchsten Vollkommenheit ausgebildet worden sind. Und das ist natürlich nur in den Anstalten möglich, in denen sie zahlreiche normale und pathologische Geburtsfälle nicht nur sehen und miterleben, sondern bei solchen aktiv mitwirken können. Es wäre kurzsichtig und müßte zu einer Verschlechterung der häuslichen Geburtshilfe führen, wollte man den Unterrichtsanstalten die Zahl der normalen Geburten schmälern und damit die Vervollkommnung der neu heraufrückenden Frontwelle der in Ausbildung begriffenen Hebammen und Geburtshelfer beeinträchtigen. – Darum scheint es mir sehr bedenklich, die Anstaltsentbindung schlechthin als etwas Gefährliches zu stigmatisieren und so Furcht vor ihr in das Volk zu tragen.

Und es gibt durchaus normale Geburtsfälle genug, die in die Anstalt gehören. Lehnen wir auch mit Recht aus ethischen und völkischen Gründen eine soziale Indikation zur Verhütung oder Beseitigung der Schwangerschaft ab, so gibt es für alle Vernünftigen eine soziale Indikation zur Klinikgeburt, nämlich dann, wenn die häuslichen Verhältnisse so ungünstig sind, daß die Gefahr der Hausentbindung ihre Vorteile bei weitem überwiegt.

So scheint mir der ganze Kampf unnötig und die zu erwartende verläßliche Statistik nicht dazu da, für die eine oder andere zu entscheiden. [...]

Ein glänzendes Beispiel dafür, wie auch die scheinbar schwersten Gegensätze dem zähen Willen zu einheitlicher Zusammenfassung aller nützlichen Kräfte weichen müssen, ist die unserem Reichsärzteführer endlich gelungene Liquidierung des Streites: Hie wissenschaftlich fundiertes Arzttum, hie Naturheilkundige.

Die intuitive Krankheitssicht mit unbefangenem Auge hat jeder gute und geschulte Arzt zu allen Zeiten gehabt und gebraucht. Die Nutzung der unversiegbaren Heilschätze der Natur war jedem nicht ganz engstirnigen Schulmediziner wohl zu allen Zeiten eine Selbstverständlichkeit. Gerade die Frauenärzte haben die Heilwirkungen der Moor- und Schlammbäder als erste und am gründlichsten verwertet, wie es auch die Gynäkologen waren, die mit als die Ersten und Erfolgreichsten das so unerhört wirksame Naturheilmittel des Radiums und die unheimliche Heilgewalt der Röntgenstrahlen dem Heilschatze Tausender von Ärzten und einer Welt von Kranken geschenkt haben. Um manche der natürlichen Heilmittel lagert noch der Nebel des Mysteriums, das Goethe an den Heilkräften der von ihm so oft und gern besuchten deutschen Bäder Böhmens zugleich gepriesen und zu durchdringen sich bemüht hat. Immer wieder hat die wissenschaftliche Medizin und besonders auch die Gynäkologie das Geheimnis dieser Heilwirkung zu entschleiern versucht. Die gründliche wissenschaftliche Erforschung aller natürlichen Heilweisen aber und ihre Eingliederung in die Heilkunde jedes Arztes ist erst jetzt in Deutschland großzügiger und intensiver angepackt worden.

Der Masse jener aber, die in einseitiger und überheblicher Weise sich „Naturheilkundige" genannt haben, ohne über das selbstverständliche Wissen in der „Heilkunde" zu verfügen, den Kurpfuschern, bereitet jetzt der kluge und zähe Kampf unseres Reichsärzteführers das von uns pflichtbewußten Ärzten lange Zeit vergeblich ersehnte Ende.

Dem vollwertigen Arzte ist im neuen Deutschen Reiche die angesehene Stellung wiedergegeben worden, auf die er Anspruch hat, die ihm jedoch zugleich eine ungeheuere Verantwortung auferlegt und ihn vor neue große Aufgaben stellt.

Wenn auch lange schon in der ärztlichen Kunst das Vorbeugen als wertvoller erkannt war als das Heilen, so ist jene verhütende ärztliche Tätigkeit uns heute zu einer betonten Aufgabe gemacht worden. Das deutsche Volk hat durch den Reichsärzteführer allen seinen Ärzten die Betreuung der Gesunden, die Verhütung von Schäden als vordringliche Sonderpflicht auferlegt.

Und hier hat nun gerade der Geburtshelfer – im weitesten Sinne des Wortes – Gelegenheit zu reicher und segensreicher Arbeit. Denn kein Arzt hat es wohl so oft mit Gesunden zu tun, wie gerade er. Gerade in der Betreuung der Schwangeren, Gebärenden und Neugeborenen hat der Arzt eine besonders schöne Aufgabe. Denn er schützt die Frau in einer Zeit biologischer Hochleistung, die nicht nur ihr selbst das Mutterglück bringen soll, sondern durch die sie ihrem Volk und seiner Zukunft dient. Es ist biologisch selbstverständlich und zugleich tragisch, daß die Schwangere und Gebärende eben durch diese übergroße biologische Leistung stets eine Gefährdete ist. Die Tragik dieser Gefahr findet vielleicht ihren erschütterndsten Ausdruck in der Frage, die der junge Siegfried unter dem ergreifend tönenden Schweigen der Musik ausspricht, als er der Mutter Los erfahren: „So starb meine Mutter an mir?"

Und wie die Mutter kommt das kerngesündeste Kind in Gefahr, wenn es aus der schützenden Berge des Mutterschoßes in die Welt geboren wird.

Hier die Gefahren zu bannen und zu meistern, ist die ihn besonders emporhebende Aufgabe des Geburtshilfe treibenden Arztes. Niemals freilich werden sich die Gefahren des Geburtstodes bis auf Null vermindern lassen. Aber ein untätig zusehender Fatalismus, der darauf hinweist, daß ja die Natur bei der Erhaltung der Art mit Verlusten rechnet und darum in verschwenderischer Weise vorbeugt, wäre töricht. Denn gerade beim Menschen ist durch seine Entwicklung zum Gehirntier jenes verschwenderische Vorbeugen schon lange dahin. Der der Fortpflanzung dienende starke Trieb ist vom Verstande längst überlistet worden. Dadurch ist die Zahl der Schwangerschaften auch bei uns in Deutschland, wo es gelungen ist, den lange Zeit verschüttet gewesenen Willen zum Kinde wieder zu erwecken, und die Zahl der Geburten in erfreulicher Stetigkeit zunimmt, noch zu klein. Kein Volk, das nicht zugrunde gehen soll, kann sich den Luxus des Geburtenverlustes und dazu des Geburtentodes leisten. Der Größe der Aufgabe, die der Geburtshilfe treibende Arzt hier zu leisten hat, entspricht die Größe der Verantwortung.

Die Kunst und die Aufgabe des Geburtshelfers erschöpft sich nicht darin, die Gefahren der Schwangerschaft, der Geburt und des Wochenbettes fernzuhalten oder sie in zielsicherem Eingreifen zu bekämpfen. Lange, lange Jahre vorher schon muß seine Fürsorge alle Schäden fernhalten und beseitigen, die eine Entwicklung aller jener Organe der Frau behindern können, die der heiligen Aufgabe der Fortpflanzung dienen. Schon in der Kindheit können auch die erbgesunden Keimdrüsen durch vermeidbare Umweltschäden in der Funktion gestört werden, die ihnen unterstellten Organe - voran die Gebärmutter und die Eileiter, aber auch das knöcherne Becken - zu einer für das Zustandekommen einer Schwangerschaft und eine glückhafte Geburt unerläßlichen Form, Größe und Funktion sich entfalten zu lassen. Frühzeitigstes Erkennen dieser Funktionsstörungen der Eierstöcke ist eine bisher noch nicht genug beachtete Aufgabe des Arztes. Behandlung und Verhütung von oft irreparablen Spätschäden sind hier eins. Und da in einzelnen Fällen gewiß auch die Eierstocksschwäche ererbt ist, so ist schon vor der Zeugung der künftigen Gebärerin, schon bei der Gattenwahl der Eltern, der richtige Rat des wissenschaftlich wohl gerüsteten Arztes eine Tat, die sich nach Jahrzehnten erst auswirken mag.

Und so müssen wir Ärzte, denen die Betreuung der Mutterschaft anvertraut ist, auf Grund unseres wissenschaftlich begründeten Wissens überall handelnd eingreifen, wo es gilt, an den künftigen Müttern Schaden zu verhüten.

Man muß uns hören, wenn wir auf Grund unserer Erfahrungen vor übertriebener Körpergymnastik der jungen Mädchen warnen; denn wie wir auf der einen Seite den wohltätigen Einfluß gesunder Lebensweise mit ausreichender körperlicher Betätigung in Licht und Luft kennen, wie wir um ihre Heilwirkung bei Eierstocksstörungen mit ihren Spätfolgen wissen, so wissen wir auf der anderen Seite, daß übertriebener Sport und lange Zeit einseitig durchgeführte Gymnastik in die Funktion der Keimdrüsen ernste Störungen bringen.

So sollen wir Ärzte bei der körperlichen Erziehung der jungen Mädchen mit gehört werden. Aber wir sollen auch eingeschaltet werden bei der seelischen Vorbereitung und Erziehung des Mädchens zur Mutterschaft. Diese Aufgaben mögen besonders übernehmen: der Hausarzt, der hoffentlich bald wieder in seiner alten Herrlichkeit aufleben wird, der Schularzt, die Ärzte der Gliederungen, indem sie so die segensreiche Tätigkeit des Reichsmütterdienstes der NS-Frauenschaft unterstützen und ergänzen. Wie weit der Aktionsradius ihrer Tätigkeit sein kann, mögen Sie daraus ersehen, daß der Reichsmütterdienst heute schon 220 Mütterschulen geschaffen hat mit Lehrgängen und Wanderlehrkursen an denen 1000 hauptamtliche und 2000 nebenamtliche geschulte Lehrkräfte am Werke sind, und die bisher im deutschen Reich in fast 54 000 Kursen mehr als 1 100 000 künftige Mütter erfaßt haben.

Die besondere Aufgabe des Geburtshilfe treibenden Arztes, Schäden schon vor ihrer Entstehung ahnend zu erkennen und sie so zu verhüten, bei der Geburt selbst aber die so oft ungeahnt plötzlich hereinbrechende Gefahr erfolgreich bekämpfen zu können, macht es ihm zur selbstverständlichen Pflicht, sein Wissen und Können auf ein ideales Höchstmaß zu treiben und es auf dieser Höhe zu halten. Dazu braucht er aber neben eiserner Energie und entsagungsfrohem Wollen auch die Hilfe des Staates, der ihm die Möglichkeit zu solcher Ausbildung und jener Fortbildung geben muß. Staatsrat Conti hat es in seiner Wildbader Rede, die uns Geburtshelfer so sehr bewegt hat, ausgesprochen, daß es zur vornehmsten Aufgabe positiver Bevölkerungspolitik gehört, hochbefähigte Geburtshelfer heranzubilden und auf der Höhe ihrer Leistung zu erhalten. Dies geht nicht ohne Opfer. Aber wo es darum geht, daß unser Volk allen feindlichen Gewalten zum Trotz sich erhalten soll, da müssen eben Opfer gefordert und gebracht werden, und zwar von allen, die es angeht: von den Frauen, die kinderreiche Mütter werden und sein sollen, von den Ärzten, die sie und ihre Kinder betreuen und schützen sollen, und endlich vom Staat, der alle die Mutterschaft und den Kinderreichtum fördernden Maßnahmen großzügig erweitert und vertieft. Wir Frauenärzte, denen eine heilige und wahrhaft schöne Aufgabe zugewiesen ist, sollen und wollen jedes Opfer an geistiger und körperlicher Arbeit bringen und stehen so einsatzbereit hinter jenem großen Manne, der das Wort geprägt hat: „In meinem Staate ist die Mutter die wichtigste Staatsbürgerin." Ihn grüßen wir in Dankbarkeit mit dem Ruf:

Unser Führer Adolf Hitler, Sieg Heil!

Damit der Führer von dieser Kundgebung sogleich Kenntnis bekommt, bitte ich Sie, der Absendung folgenden Telegrammes zuzustimmen:

„Die zu ihrer 25. Tagung im Langenbeck-Virchow-Haus in Berlin versammelten deutschen Frauenärzte und Geburtshelfer gedenken in dankbarer Gefolgschaftstreue ihres Führers. Sie versprechen, sich bei Erfüllung der großen Aufgaben insbesondere auf dem Gebiet der Bevölkerungspolitik, mit allen Kräften einzusetzen. Gerade die deutschen Frauenärzte fühlen sich berufen, auf diesem Gebiete Ihre treuesten Helfer zu sein." (Lebhafter Beifall.)

Ich bin glücklich darüber, daß es uns dank großzügiger Hilfe der Regierung gelungen ist, für den in dieser Hinsicht besonders wichtigen Hauptbericht über die die Keimdrüsen steuernden Hormone der Hypophyse die erste Autorität der Welt zu gewinnen, Herrn Prof. Earl T. Engle aus New York. Er ist nicht Gynäkologe, sondern Anatom und ein Mann, der sich mit sozialen Problemen beschäftigt, die uns als Frauenärzten des neuen Deutschland besonders nahestehen. Er ist nämlich der ständige Sekretär des National Comittee on Maternal Health, der großen amerikanischen Organisation „Gesundheit der Mütter". Auf unsere Bitte ist er mitten aus seiner Arbeit heraus hierhergekommen, um nach Erstattung seines Referates mit dem nächsten Schiff wieder zu seiner Arbeit zurückzukehren. Für dieses Opfer danken wir ihm. [...]

aus: „Verhandlungen der Deutschen Gesellschaft für Gynäkologie", Wagner und Naujoks, Berlin 1937, S. 1–10.

1938 Die deutsche Sprache hatte in der Naturwissenschaft den Stellenwert, den heute das Englische einnimmt. Damals existierte *„der Deutsche Gynäkologenkalender"*, in dem alle Gynäkologen des großdeutschen Raumes verzeichnet wurden. Bei der Neuauflage 1938 mußten sich nun sämtliche Gynäkologen, die im Kalender verzeichnet sein wollten, unterschriftlich zur deutschen Abstammung und zu den Nürnberger Rassengesetzen bekennen. Als dieses Ansinnen ruchbar wurde, brach unter den deutschschweizerischen Gynäkologen eine Welle der Entrüstung aus. Der Gesellschaftsvorstand ermächtigte den angesehensten Schweizer Fachvertreter, Prof. Guggisberg, Bern, zu Verhandlungen mit Prof. Stoeckel, Ordinarius für Gynäkologie und Geburtshilfe in Berlin, dem Herausgeber des Gynäkologenkalenders. In einem Briefwechsel (den Dr. Paul Ehrler, Bern, im „Bund"vom 7. Januar 1978 publiziert hatte) wurde erreicht, daß die Schweizer Gynäkologen ihr unterschriftliches Bekenntnis zum „Reich" nicht abzulegen brauchten, daß sie aber Gewähr bieten sollten, daß keine Juden ins Deutsche Gynäkologenverzeichnis eingeschleust würden. Anläßlich der ordentlichen Herbstversammlung 1938 in Basel wurde einstimmung beschlossen, daß die Schweizer Gynäkologen eine Aufnahme in den Deutschen Gynäkologenkalender ablehnten.

Aus: Heinrich Stamm:
75 Jahre Société de Gynécologie et d'Obstétrique de la Suisse Romande –
70 Jahre Gynäkologische Gesellschaft der deutschen Schweiz

Hans Fuchs (1873 - 1942)

26. Präsident der Deutschen Gesellschaft für Gynäkologie

Tagungsort: Wien, 27. - 30. Oktober 1941

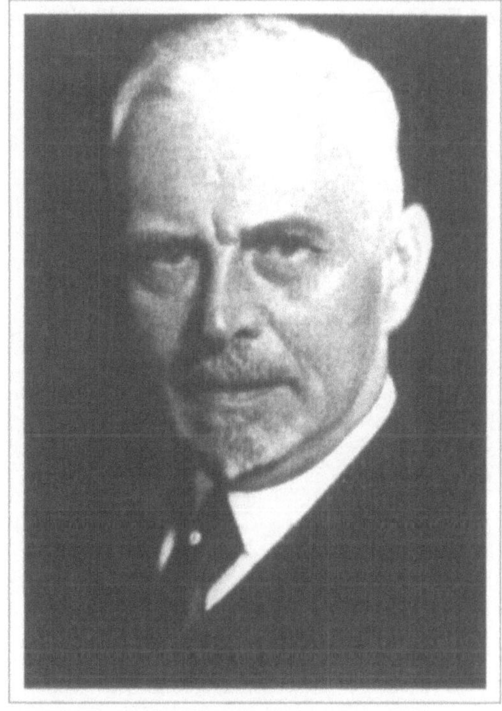

Persönliche Daten

geboren am 11. August 1873
in Berlin
gestorben am 28. Oktober 1942
in Posen

Einleitung:

Man hatte in den frühen 30er Jahren gehofft, nicht mehr zu „wandern", sondern den Kongreßort wenn schon nicht in Berlin, so wenigstens zwischen Berlin, München und Wien „stabilisieren" zu können. Mit der Einbeziehung Österreichs als „Ostmark" in das Dritte Reich (1938) hatte sich diese Möglichkeit eröffnet und man nützte sie. Deutschland befand sich im Krieg; deutsche Truppen standen fast in ganz Europa. Die Mehrheit des Volkes empfand damals Siegeszuversicht. Es hatte vier Jahre gedauert, bis man Zeit fand, seit 1937 wieder eine Versammlung der Deutschen Gesellschaft für Gynäkologie abzuhalten. Nicht ganz ohne politische Rücksichten war bereits damals während des von G. A. Wagner geleiteten Kongresses in Berlin der Direktor der Danziger Hebammenlehranstalt, Prof. Hans ***Fuchs***[18]*, inzwischen 68jährig, als Präsident gewählt worden. Durch die Kriegsumstände war er nun auch in Personalunion Leiter der Frauenklinik und Hebammenlehranstalt in dem bis vor kurzem polnischen Posen, gelegen im sogenannten „Warthe-Gau". An diesem 26. Kongreß in Wien nahmen ungeachtet des Krieges Vertreter aus mehreren europäischen Ländern teil, darunter auch aus neutralen wie der Schweiz und Schweden. Auch Prof. Fuchs verstand es, ungeachtet der Kriegsverhältnisse wichtige Themen relativ unabhängig abhandeln zu lassen, nämlich Schwangerschaftsvorsorge (G. Döderlein), Vitamine (K. Wachholder), Sulfonamid-Therapie (G. Domagk*[19]*), deutsche Kaiserschnittstatistik (H. C. Naujoks) und geschlechtliche Konstitution (L. Seitz). Als eine besonders eindrucksvolle Note des Kongresses aber erscheint es im Nachhinein, daß der Berliner Medizinhistoriker Paul Diepgen*[20]* einen Eröffnungsvortrag über „Die Kulturgeschichte der Frau und die Frauenheilkunde" übernommen hatte: Mitten im Krieg wurde so erneut eine Tradition begründet, die erst viel später wieder belebt werden sollte, nämlich einen Gelehrten von hohem Rang aus einer fachfremden Disziplin den Festvortrag vor der versammelten Gesellschaft halten zu lassen, sei es in Ergänzung zur Rede des Präsidenten, wie diesmal, sei es auch als Ersatz dafür. Diepgen sprach, als befände er sich mitten im Frieden und könne in Muße die Ergebnisse seiner kulturhistorischen Studien ausbreiten, die sich als von bleibendem Interesse erwiesen. Er zitierte ausgiebig aus der antiken und europäischen Literatur*[21]*, zeichnete das Frauenbild im Spiegel der Kulturgeschichte bis zum Beginn des 19. Jahrhunderts, bewußt alle Zeitströmungen beiseite lassend, was vermutlich nicht jeder unter den Zuhörern hat erwarten dürfen. Seine Rede wurde, etwas gekürzt und ohne die meisten der zahlreichen*

Quellenverweise, im Anschluß an die Ansprache des Präsidenten diesem Band beigefügt. Sie ist als ein versöhnlicher, durchaus humanistischer Schlußpunkt für eine Zeitspanne zu sehen, welche wegen der politischen Umstände von Menschenverachtung und Feindschaft geprägt war. Erst acht Jahre später sollten sich die deutschen Gynäkologen wieder versammeln können.

H. Fuchs:

Gauleiterstellvertreter, sehr verehrte Gäste, meine deutschen Berufskameraden!

Es gereicht mir zu hoher Ehre, die 26. Tagung der Deutschen Gesellschaft für Gynäkologie hiermit zu eröffnen und Sie trotz der Kriegszeiten so zahlreich hier versammelt zu sehen. Ich begrüße herzlich die hier erschienenen Vertreter: des Herrn Reichsstatthalters und Gauleiters Wien, des Herrn Reichsstatthalters und Gauleiters Niederdonau, des Sanitätskorps der drei Wehrmachtsteile, des Reichsministeriums des Innern, des Ministeriums für Wissenschaft, Erziehung und Volksbildung und anderer hoher Behörden in Staat und Partei, des Herrn Reichsgesundheitsführers, des Reichsgesundheitsamtes, der Reichsarbeitsgemeinschaft „Mutter und Kind", der Reichsarbeitsgemeinschaft für Krebsbekämpfung, des Reichsausschusses für Krebsbekämpfung, des Herrn Reichsarbeitsarztes, der Stadt Wien, der Wiener Hochschulen, des Roten Kreuzes, sowie zahlreicher wissenschaftlicher und Standesorganisationen und Frau Nanna Conti, Leiterin der Reichsfachschaft Deutscher Hebammen.

Unsere besonderen Grüße gelten unseren an der Tagung teilnehmenden Ehrenmitgliedern sowie den Fachkameraden aus dem Auslande, die uns teils waffenbrüderlich, teils freundschaftlich verbunden sind, und welche die nachfolgenden 16 Staaten vertreten: Belgien, Bolivien, Bulgarien, Dänemark, Finnland, Griechenland, Italien, Japan, Kroatien, Niederlande, Rumänien, Schweden, Schweiz, Slowakei, Spanien, Ungarn.

Es ist für uns Stolz und Freude zugleich, daß diese Länder ungeachtet aller Kriegswirren, welche die Welt erschüttern, durch ihre Vertreter ihre Verbundenheit mit dem neuen Deutschland und seinem ärztlichen Kulturkreise zum Ausdruck gebracht haben.

Mit freudiger Genugtuung aber erfüllt es uns, daß der Kongreß infolge der Kriegsumstände nun in Wien gelandet ist. Zum dritten Male bietet diese Stadt uns ihre Gastfreundschaft, in der kaiserlichen Zeit 1895, in der Systemzeit 1925 und nun, wenn auch unter den Zeichen des Krieges, so doch unter den für unser Gefühl weit überwiegenden glücklichen Anzeichen der wiedergewonnenen engsten völkischen und politischen Verbundenheit. Durch alle Wandlungen hindurch ist für uns Wien und mit ihm die Ostmark eines geblieben: Der klassische Boden einer durch große Überlieferung gefestigten und immer wieder neu belebten ärztlichen Forschung und Kunst. Beide sind hier in selten glücklicher Harmonie und in vielen Hochbegabten von jeher vereint gewesen. Auf beiden Gebieten hat die begnadete Intuition des Ostmärkers zusammen mit seiner soliden Arbeitsmethodik bleibende Werte in der Geburtshilfe und Frauenheilkunde geschaffen.

Im Gefolge der Zeitenwende 1933 sollen weniger fachärztliche Einzelfragen erörtert werden, sondern das übergeordnete Prinzip einer umfassenden positiven Volksgesundheitspflege vorherrschen.

Nur scheinbar macht eine Ausnahme von der rein aufbauenden Tendenz der erste Hauptbericht der Krebsbekämpfung. Gewiß begreift diese auch in sich die Stützung einer lebensschwach gewordenen Krankengruppe, aber der Schwerpunkt hat sich verschoben nach der vorsorgenden Seite, zur Früherfassung der noch dauerhaft heilungsfähigen Kranken. Der Krebskampf wird aber besonders noch dadurch zu einem Akt des Aufbaues, daß wir hier lebenswertestes Frauenleben noch in seiner Blüte und bei unendlich vielen, kinderreichen Müttern erhalten und so mit der Sicherung der Nachwuchspflege eine vorwärtsblickende, zukunftsreiche Arbeit erster Ordnung vollziehen.

Der zweite Hauptbericht über die ärztliche Schwangerschaftsvorsorge, war schon vor dem Kriege sehr zeitgemäß in Anbetracht der stetig wachsenden Zahlen der Empfängnisse und der damit noch nicht im Einklang stehenden Mütter- und Kindsverluste im Gange der Fortpflanzung. Durch den Krieg hat jetzt das Problem noch eine tiefere Bedeutung bekommen. Die Blutopfer, die er aus den Reihen der Jugend fordert, durch einen zahlreichen und lebenskräftigen Nachwuchs wieder auszugleichen, ist ein schicksalhaftes Gebot.

Das Problem der Vitamine hat seit dem letzten Kongreß in Experiment und Klinik einen weitgehenden Reifegrad erreicht. Wir haben daher auch dieses Thema zum ersten Male mit einem Hauptberichte zur Erörterung gestellt, obwohl wir uns darüber klar sind, daß wir mehr Arbeitshypothesen, Anregungen, Umgrenzung des heutigen Wissenstandes zu geben haben werden als feststehende, praktische Behandlungsnormen.

Die Frage der Hormone war zwar schon 1937 unter der Äegide meines verehrten Vorgängers Wagner in ihren materiellen Grundlagen stark gesichert worden. Schon damals stand alles unter dem Eindruck, daß die geheimnisvollen Wirkstoffe nicht nur in ihren wesentlichen biologischen Zügen ans Licht gebracht waren, sondern daß sie bereits in den Dienst des Lebens und Heilens gestellt werden konnten. Heute sollen wir nun von Seitz auf eine höhere Ebene geführt werden. Im weiteren Ausbau seines bedeutsamen Werkes „Wachstum, Geschlecht und Fortpflanzung" wird hier der Blick über den Menschen hinaus zur Menschheit reichen. Das will nicht weniger besagen, als daß von solchem Standort aus bereits ein transzendentaler Ton erklingt und der Arzt, dem Gesetz der Rhythmik im Geistesleben folgend, wieder einmal zum Philosophen wird.

Mitten in den therapeutischen Tageskampf hinein aber wird der Hauptbericht Domagks über die neue Chemotherapie bakterieller Erkrankungen führen, die besonders den Geburtshelfer auf allen Fronten der Klinik und Praxis so stark bewegt, weil über die individuelle Heilung hinaus als höchstes Ziel aufgesteckt ist die Wiederherstellung der Erhaltung zahlreicher gefährdeter Leben in ihrer produktivsten Phase und damit ein starker Pfeiler für den Bestand unseres Volkes. Neue Hoffnungen regen sich hier. Und es wäre wohl eine schöne historische Wendung, wenn gerade auf einem Gynäkologenkongreß in der Ostmark, wo Semmelweis einst mit genialem Wurf die Vormachtstellung des Puerperalfiebers zerbrach, nun auch die Auflösung der feindlichen Restbestände angebahnt werden könnte.

Mit dem Kaiserschnitthauptbericht endlich bringen wir nach dem Vorgange von Winter auf dem Leipziger Kongreß, welcher die abdominellen Kaiserschnitte in Deutschland im Jahre 1928 prognostisch beleuchtete, nun die deutschen Kaiserschnitte des Jahres 1938. Mein Plan, eine erweiterte Schau über die Sectio in den meisten europäischen Ländern Ihnen hier vorzuführen, ist leider durch den Krieg etwas eingeengt worden. Die uns verbliebenen außerdeutschen Koreferate werden aber dennoch unseren Blick über die Prognose weiten. Nichts ist dabei weniger beabsichtigt, als etwa eine Kaiserschnittspropaganda. Wir wollen vielmehr die Gefahren der Sectio einschließlich der noch nicht genügend geklärten Spätfolgen kritisch betrachten, die vielfach zu stark aufgelockerten Indikationsgrenzen fester stecken, wir wollen innerhalb dieser Grenzen aber auch nachweisen, wie sich in weiser Beschränkung der Meister zeigt.

Unter den zahlreichen Einzelvorträgen, die beredtes Zeugnis ablegen von dem durch den Krieg ungeschwächten Arbeits- und Forschungsdrang, will ich nur auf eines hinweisen: auf die „Leistungen der klinischen Geburtshilfe", die Herr Haselhorst mit einer Sammelforschung von etwa 100 000 Geburten aus fachärztlich geleiteten und anerkannten deutschen Anstalten herausstellen wird. Mit der Beschaffung einer verläßlichen Statistik auf dem klinischen Sektor entsprechen wir einem vom Herrn Reichsärzteführer uns wiederholt ausgesprochenen Wunsche, zugleich aber auch einem dringenden Bedürfnis der Gebäranstalten sowohl nach Selbstkritik als auch nach Rechtfertigung unseres Schaffens.

Die Tagungsberichte unserer Gesellschaft umspannen jetzt fast 2 Menschenalter. Sie bedeuten nicht nur die Geschichte der deutschen Gynäkologie und Geburtshilfe, sondern sind zugleich das getreue Spiegelbild der gesamten heilkundlichen Entwicklung in Wissenschaft und Praxis. Aus großer historischer Schau wird Ihnen der Festvortrag unseres Ehrenmitgliedes Prof. Diepgen geschlossen die kulturelle Entwicklung der Frauenheilkunde vorführen.

Von ihrer letzten Entwicklungsphase seit der Begründung unserer Gesellschaft im Jahre 1886 sind die Ältesten und Älteren unter uns noch Zeugen gewesen. Wir haben im Zeitalter der Technik mitgearbeitet am Bau des handwerklichen Fundaments, so daß dieses jetzt bis zu einer gewisser Normung vorgeschritten ist. Eindrucksvoller aber war die Linie der geistigen Entwicklung, an der wir mitzuwirken berufen waren. Eine Überfülle der Erscheinungen strebte in unserem jungen Fache ans Licht. Die Kasuistik hatte ihre große Zeit. Der zunächst sammelnden, dann sichtenden und ordnenden Tätigkeit folgte in einem höheren Arbeitsgange die Periode der Deutung, durch die erst Kenntnisse zu Erkenntnissen wurden. Generationen hindurch aber schöpfte diese immer wieder ihre Hauptnahrung aus dem anatomischen Bestande, dem besten Erbteil unserer Vorfahren. Aber Goethe sah mit der ihm eigenen Witterung für geistesgeschichtliche Entwicklungen hier schon Gefahren voraus, indem er sagte: „Mikroskope und Fernrohre verwirren oft den reinen Menschensinn, indem sie Dinge zu hoch bewerten, denen relativ nur eine kleine Bedeutung zukommt".

Erst nach der Jahrhundertgrenze hat sich mit innerer Notwendigkeit die Erlösung vollzogen aus einer rein statisch gerichteten Denkweise. Eine dynamisch-biologische Naturbetrachtungs- und Arbeitsart wurde herrschend. Die Frau in der Gesamtheit ihrer spezifischen Lebensäußerungen zu erfassen, das drückte dieser Zeit den Stempel auf. Aber erst nach der Verknüpfung mit allen Fäden der menschlichen Gesundheits- und Krankheitsführung haben sich Geburtshilfe und Frauenkunde zu Hüterinnen der Fortpflanzung und des aufsteigenden Lebens in unserem deutschen Volkskörper erheben können. Und jetzt beginnt im Gleichschritt mit der Zeitenwende auch eine auf rein ärztlichem Boden gewachsene Weltanschauung zu werden, zutiefst begründet dadurch, daß keine unserer heilkundlichen Schwestern so weit bis zu den Wurzeln des Lebens hinabreicht. Forschung und Schaffen finden nicht im Dasein des einzelnen, sondern im Bestande des Volkes ihren letzten Sinn.

P. Diepgen:

Die Kulturgeschichte der Frau und die Frauenheilkunde

Es klingt heute fast banal, wenn man daran erinnert, daß die Gynäkologie, die vor 100 Jahren in ihrer modernen Form als Organspezialismus entstand, sich zur Frauenkunde gewandelt hat. Die Patientin begegnet uns im Sprechzimmer nicht als ein erkrankter Organismus, den wir mit naturwissenschaftlich erprobten Methoden behandeln, sondern als ein Gebilde aus Leib und Seele, ein von der Kultur geformtes und die Kultur mit dem Manne gemeinsam tragendes Wesen. Der Körper der Frau mag sich in den Jahrtausenden, die es die Geschichte gibt, nicht geändert haben. Als Kulturerscheinung und Kulturträgerin hat sie sich stetig gewandelt. Daraus ergibt sich, wie wertvoll es für uns sein kann, den Zusammenhängen zwischen der Kulturgeschichte der Frau und der Frauenheilkunde nachzugehen. Dem Historiker erwächst die Aufgabe, die Frage zu beantworten: In welchem Umfang hat die Stellung der Frau in der Kultur die Entwicklung der Gynäkologie beeinflußt, und wie weit hat der Frauenarzt sich an der Lösung der Probleme beteiligt, die dabei aufgeworfen wurden?

Darin liegt eine Abgrenzung des Themas. Für die Geburtshilfe und den Organspezialismus wird man nicht viel erwarten dürfen, so weit sie eine aus der Not geborene und unabhängig von der Kultur weiter entwickelte Technik darstellen. Um so mehr für die Frauenheilkunde als Ganzes gesehen. In den mir zur Verfügung stehenden Minuten kann ich die Entwicklung nur in großen Zügen schildern, auch wenn wir sie nur bis zur Begründung des Organspezialismus im vorigen Jahrhundert verfolgen.

Mit der Bedeutung des Weibes für das kulturelle Leben und mit seinem Anteil am Fortschritt der Menschheit haben sich die Autoren seit Jahr und Tag beschäftigt. Im positiven, wie im negativen Sinn! Nicht nur liebenswürdige Franzosen, auch Revolutionäre, Politiker und Nationalökonomen der verschiedensten Länder haben die soziale Stellung der Frau als Gradmesser der Kultur angesehen. Nach dem Engländer John Stuart Mill ist überhaupt jeder Fortschritt mit einer Verbesserung der sozialen Stellung der Frau verbunden[1]. Aber es gibt auch Leute, die das Gegenteil behaupten. Wenn man das Buch des dänischen Nationalökonomen Wieth-Knudsen vom Jahre 1926 über die Frauenfrage liest, sollte man meinen, eine zu große Verehrung der Frau wäre nach dem Zeugnis der Geschichte die Wurzel schlimmsten Übels und bedrohe heute geradezu die Existenz der nordischen Rasse.

So einfach liegen die Dinge nicht. An sich erwartet man, daß die Frauenheilkunde da besonders blüht, wo die Kultur und mit ihr die soziale Stellung der Frau eine besonders hohe ist. Ein Blick auf die Gynäkologie der Griechen und Römer scheint das Gegenteil zu lehren. Das klassische Griechentum der hippokratischen Zeit wird in seiner Frauenheilkunde weit von dem übertroffen, was man in den dekadenten Weltstädten Alexandrien und Rom gewußt und gekonnt hat. Man kann sich dem Eindruck nicht verschließen, daß das Elend, welches die Frauen hier traf, sei es als Folge des ausschweifenden Lebens der Reichen oder des sozialen Jammers der Armen, mit dazu beigetragen hat, das in diesen Städten entstehende Spezialistentum zur Beobachtung von gynäkologischen Einzelheiten anzuregen und die Therapie, vor allem nach der medikamentösen Seite, mit einem Raffinement auszubauen, von dem die Einfachheit des hippokratischen Allgemeinarztes nichts gewußt hatte.

Um über die Verhältnisse bei den Naturvölkern und den primitiven Kulturen ein Urteil abgeben zu können, sind unsere Kenntnisse noch zu gering. Jedenfalls haben wir keinen Beweis dafür, daß die schwangere Frau und Mutter im Matriarchat besser daran war als bei den vaterrechtlich orientierten Stämmen. Es gab ja damals auch noch keine gynäkologischen Probleme. Man kannte höchstens einige ins Auge springende Symptome. Und doch hebt sich schon auf dieser Kulturstufe, mehr geahnt als gewußt, die Kenntnis der biologischen Sonderheit des Weibes gegenüber dem Manne heraus. Sie sollte den Werdegang der Frauenheilkunde entscheidend beeinflussen. Es ist die Magie der Frau, des geheimnisvollen Gebildes der Schöpfung, das im Guten wie im Bösen besondere Kräfte in sich trägt. Sie machen es zur Zauberin oder, wie bei den frühgermanischen Völkern, zur Seherin und Priesterin. Nicht nur, weil der Mann die Gefahren und Schmerzen der Geburt nicht am eigenen Leib erfahren hat, sondern auch weil ihm die letzte Wesenheit des Weibes verschlossen ist, liegt – von verschwindenden Ausnahmen

[1] Mill, John Stuart: The Subjection of Women. London 1869.

abgesehen –, soweit wir zurückblicken können, die Behandlung der Frau in den Händen der Frau.

Man hat die Zähigkeit, mit der sich diese Spezialisierung in der Hand von Frauen durch die Jahrtausende erhielt, aus dem natürlichen weiblichen Schamgefühl gegenüber dem Manne erklärt. Aber auch hier liegen die Dinge nicht so einfach. Tatsächlich verstummen von der Antike an bis in die neueste Zeit die Klagen der Ärzte nicht, daß die Frauen aus Scham mit ihren Beschwerden nicht oder nicht rechtzeitig zu ihnen kommen. Aber diese schamhafte Zurückhaltung, ist keineswegs der Ausdruck einer besonderen Frauenwürde. Sie zeigt sich auch in den Zeiten, in denen man, wie im dekadenten Rom, in der Entblößung des Körpers bei geselligen Veranstaltungen nichts fand, in denen die Ehrfurcht vor der Mutterschaft so gesunken war, daß Terenz die Geburt auf der Bühne von einer Dirne mimen lassen konnte. Wir finden sie im arabischen Kulturkreis mit seiner besonders niedrigen Stellung der Frau, in der sexuellen Freiheit der Renaissance und im sinnenfrohen Rokoko. Es mag für manche Zeiten die Ansicht gelten, daß die Scham der Frau durch das bestimmt wurde, was man von ihr dachte, oder was sie fürchtete, daß man von ihr denken könnte, wie ein Schriftsteller der Aufklärung meint. Sicher trug auch eine falsch verstandene Religiosität dazu bei, im katholischen Mittelalter so gut wie im Pietismus der Neuzeit, obwohl die mittelalterliche Moraltheologie als Sünde bezeichnet, wenn man seine Beschwerden dem Arzt aus Scham verheimlicht.

Aber nirgendwo gab es ein rechtliches oder religiöses Verbot für die Frau, sich von einem Mann gynäkologisch untersuchen oder behandeln zu lassen. Selbst Mohammed erlaubt dem Mann ausdrücklich die Besichtigung der weiblichen Genitalien, wenn die Not es erfordert. Eine Entblößung der Frau in Gegenwart von Männern war auch im Mittelalter nichts Ungewöhnliches. Als die Gesandten Karls IV. von Frankreich nach Barcelona kamen, um eine Ehe zu vermitteln, wurde ihnen die Tochter Jaymes II. von Aragonien, Violante, im halbnackten Zustande vorgeführt, damit sie sich von ihrem Körperbau überzeugen konnten. Die Jungfrau von Orléans wurde dagegen bei der gerichtlichen Untersuchung auf ihre Virginität vaginal von Frauen untersucht, wobei der Herzog von Bedford aus einem Versteck zuschaute. Man scheute im Mittelalter eine vaginale Untersuchung durch den Mann, obwohl sie der hippokratische Arzt vorgenommen hatte, insbesondere bei Virgines, wo sie als Defloration galt.

Erst in der Renaissance, die der Frau eine weit freiere Stellung gab als das Mittelalter, lassen sich eingehende Untersuchungen der weiblichen Genitalien durch den Mann sicher nachweisen. Aber noch Hufeland (gest. 1836) hat gemeint, die Geburtshilfe sei grundsätzlich den Frauen zu überlassen[1]. Vereinzelt machen auch im Zeitalter der Aufklärung die Verfechter der Frauenrechte die Sonderstellung der Frauenkrankheiten geltend, um für das Medizinstudium der Frauen einzutreten. Es ist aber sehr charakteristisch, daß die tüchtige Dorothea Leporin, später verheiratet als Erxleben, die erste auf deutschem Sprachgebiet zum Dr. med. promovierte Ärztin, bei der Verteidigung des Frauenstudiums das Schamgefühl mit keinem Wort erwähnt, und daß die hervorragende Engländerin Mary Wollstonecraft im Jahre 1792 gerade aus dem Umgang mit Ärzten den Eindruck gewonnen hat, daß es lächerlich und pharisäisch ist, dabei an sexuelle Unterschiede zu denken. Wir haben eine riesige Literatur aus allen Jahrhunderten und vielen Kulturländern zur Frauenbewegung durchgesehen. Das Ergebnis ist: Nicht das natürliche Schamgefühl hat den Mann an einer uneingeschränkten Tätigkeit als Frauenarzt Jahrtausende lang gehindert, sondern die zähe Tradition einer aus Urzeiten überkommenen Sitte.

Für die Weiterentwicklung der wissenschaftlichen Grundlagen der Gynäkologie war es von besonderer Bedeutung, daß die Tradition der medizinischen Theorie Jahrhunderte lang so gut wie ausschließlich in den Händen des Klerus lag. Er hatte wenig Interesse für die Eva, durch die die Sünde in die Welt gekommen war, ohne die Adam ein Heiliger geblieben wäre. So fallen in den Abschriften der Mönche die gynäkologischen Kapitel vielfach unter den Tisch. Bei den Kopien des weiblichen Körpers fehlen gelegentlich die Genitalien. So ist es möglich, daß Soran, der bedeutendste gynäkologische Schriftsteller der Antike, so gut wie unbekannt bleibt, und daß die Wendung auf die Füße aus der Kopflage jahrhundertelang aus der Literatur verschwindet[2]. Aber wir fanden neuerdings auch von Mönchshand bearbeitete Exzerpte und lateinische Bearbeitungen der hippokratischen Gynäkologie aus dem frühen Mittelalter, und damit, daß eine lebenswichtige

[1] Vgl. Erich Picht: Christoph Wilhelm Hufeland und die Frauenheilkunde, S. 35. Med. Inaug.-Diss. Berlin 1940.
[2] Vgl. Heinrich Fasbender: Geschichte der Geburtshilfe, S. 95. Jena 1906.

Operation im Schrifttum fehlt, ist noch lange nicht gesagt, daß die Praxis sie nicht kannte. Dafür haben wir in der Chirurgie des Mittelalters auch Beispiele.

Immerhin war diese Einstellung der Theologie zur Frau der Gynäkologie nicht gerade förderlich. Viel schlimmer wirkte sich der von ihr – mag man es offiziell oder halb offiziell nennen – geförderte volkstümliche Hexenglaube aus. Durch ihn kam viel Unglück über die Frauenwelt und in die ärztliche Literatur ein Krankheitsbild, welches die wissenschaftliche Gynäkologie der Antike nicht gekannt hatte, die durch Zauber verursachte Sterilität. In den meisten Fällen handelte es sich um Vaginismus. Man stellte diese „Zaubersterilität" mit der psychischen Impotenz des Mannes auf die gleiche Stufe. Die Diagnose ergab sich aus dem Fehlen einer nachweisbaren „natürlichen" Ursache. Die meisten Ärzte wollten mit der Sache nichts zu tun haben und überließen die Therapie den Theologen; denn die Beurteilung von Dämonen und Zauberwerk gehörte vor das Forum der Kirche. So behandelte man mit den üblichen Benediktionen und Kulthandlungen. Die Angelegenheit war deswegen wichtig, weil Ehegatten, deren nicht konsumierte Ehe von der Kirche für ungültig erklärt wurde, eine Wiederverheiratung nur dann gestattet wurde, wenn die sexuelle Insuffizienz auf Zauber beruhte; denn diese war dadurch charakterisiert, daß sie nur gegenüber einer bestimmten Person bestand, während die „natürliche" Insuffizienz gegenüber jedem Partner versagte. Man kann sich denken, wie oft Paare, die gerne auseinander, aber wieder heiraten wollten, das geistliche Gericht als bezaubert in Anspruch nahmen. Es hat sehr lange gedauert, bis der Glaube an diesen überirdischen Ursprung der Sterilität aus der medizinischen Literatur verschwand. Man findet ihn noch bei mehreren Ärzten des 18. Jahrhunderts. Erst die Aufklärung hat ihn definitiv beseitigt.

Im ganzen gesehen bedeutet die geistige Einstellung des Mittelalters zur Frau gegenüber der Antike einen Fortschritt. Zwar bleibt die von Aristoteles ausgesprochene Überzeugung von ihrer Inferiorität, die sie biologisch zu einem nicht ganz fertig gewordenen Manne macht, lebendig. Aber die Bilanz des Guten und Schlechten, was man damals von theologischer und nichttheologischer Seite über die Frauen gesagt hat, ist aktiv für das Gute. Die dem nordischen Menschen eigene Hochschätzung des Weibes hat durch das christliche Mittelalter keine Einschränkung erfahren. Im Gegenteil werden damals manche neue Fragen aufgeworfen und erörtert, die den modernen Frauenarzt aufs stärkste bewegen. Die hygienischen Ratschläge der antiken Frauenheilkunde dienten nur den Wohlhabenden. Von der Not der um ihre Existenz ringenden Frau, von der schwer arbeitenden Mutter hören wir nichts. Die Arbeiten überließen die Griechen und Römer den Unfreien und Sklaven. Die Sklavinnen waren eine Sache. Ihr Gesundheitszustand wurde nur vom Nützlichkeitsstandpunkt des Besitzers gesehen. Eine verheimlichte Amenorrhoe machte im römischen Recht den Kauf rückgängig. Nun hat das Mittelalter die Sklaverei nicht abgeschafft. Noch an seinem Ausgang rekrutiert sich das weibliche Dienstpersonal im Süden Europas zum nicht geringen Teil aus Sklavinnen, für die ähnliche rechtliche Verhältnisse gelten wie in der Antike. Eine Schwangerschaft wurde beim Kauf teils positiv gewertet wegen der zu erwartenden Vermehrung des Dienstpersonals, teils negativ wegen der Gefahren des Wochenbetts und der mit der Geburt für den Herrn verbundenen Scherereien. Im Jahre 1456 mußte ein Händler in Florenz den empfangenen Preis zurückzahlen und dazu die Kosten für die Entbindung übernehmen, weil er eine Sklavin als gesundes achtjähriges Mädchen verkauft hatte, die schon nach 3 Monaten niederkam.

Aber viel wichtiger ist für die Beurteilung der Frauenkultur im Mittelalter, daß es jetzt – anders als in der Antike – neben der Ehefrau der eine viel schwerere Bürde aufgepackt war als heute, die freie Frau im selbständigen Beruf gab, die ihr Brot noch viel schwerer verdiente. Die Frauenfrage ist akut geworden, nicht zum wenigsten durch den damals besonders großen Überschuß der Frauen über die Männer im heiratsfähigen Alter. In den Weistümern, Rechtsquellen, die altnordisches und christliches Volksempfinden widerspiegeln, genießt die schwangere Frau und Wöchnerin manche Privilegien und Zuwendungen, die ihr und ihrer Familie das Leben erleichtern. Daß stellenweise schon eine gewisse hygienische Fürsorge für die schwer arbeitende Frau eingerichtet oder wenigstens gefordert war, zeigen Freskogemälde in Konstanz aus dem 14. Jahrhundert. Sie stellen einen Erholungsraum und eine Badestube für Weberinnen dar.

Ein unmittelbarer Anteil der Ärzteschaft an diesen Fortschritten ist, wie bei anderen hygienischen Errungenschaften des Mittelalters, nicht direkt zu erweisen, aber die Sonderstellung der Frauenhygiene haben die Mediziner klar erkannt. Wenn man im 15. Jahrhundert, um etwas als Bagatelle zu bezeichnen, sagt: C'est une maladie de femme, so darf man daraus in keiner Weise den Schluß ziehen, man hätte für die Klagen der Frau kein Verständnis gehabt.

Dazu hatte die Frau und Mutter im Mittelalter eine viel zu gute Stellung. Sie war zeitlich und regionär verschieden, aber wir kennen aus allen Jahrhunderten Frauen, die geistig hoch standen und dem Mann an Bildung manchmal sogar überlegen waren. Es ist daher nicht richtig, wenn man die Frauen, denen die Geburtshilfe und gynäkologische Lokalbehandlung überlassen war, als unwissende Empirikerinnen bezeichnet und sie für die ungenügende Weiterentwicklung der Frauenheilkunde verantwortlich macht. Genau wie in der Antike gab es unter ihnen gute und schlechte und genau wie in der Chirurgie hing die Leistung weniger von der Theorie als von der persönlichen Tüchtigkeit ab. Diese Frauen trugen eine schwere Verantwortung. Nicht nur die ganze operative Geburtshilfe lag in ihrer Hand, sondern auch der Kaiserschnitt an der Toten, um das Kind für die Taufe zu retten. Selbst gynäkologische Eingriffe wie die Eröffnung von Gynatresien und der Blasensteinschnitt wurden von ihnen ausgeführt. Der männliche Chirurg kam in der Regel nur, wenn sie nicht mehr weiter konnten. Das muß allerdings oft der Fall gewesen sein. Dem Arzt blieb das weite Gebiet der gynäkologischen Erkrankungen, deren man mit interner Medikation Herr zu werden hoffte. Und das waren die meisten.

Es ist aber nach dem Gesagten leicht verständlich, daß kluge, gebildete Frauen sich mit der Medizin beschäftigten und ihren kranken Geschlechtsgenossinnen zu helfen suchten. Nichts kennzeichnet die Situation besser als die Tatsache, daß man am Ausgang des Mittelalters angesehenen Bürgersfrauen eine Art Aufsicht über die Hebammen übertrug und sie zur Prüfung, der Hebammenschülerinnen, wie zur direkten Hilfeleistung bei schweren geburtshilflichen und gynäkologischen Fällen zuzog.

Für diesen Frauenkreis sind im wesentlichen Schriften bestimmt, die seit dem 13. Jahrhundert nicht mehr in dem gelehrten Latein des Arztes, sondern in den Landessprachen erscheinen. Sie werden schon früh gedruckt und bringen neben der Geburtshilfe auch allerlei Frauenbiologie, -hygiene und Gynäkologisches, so z. B. die Schrift von den Heimlichkeiten der Weiber, die man fälschlich dem Theologen Albertus Magnus (13. Jahrhundert) zugeschrieben hat, oder das Ehebüchlein des fränkischen Schriftstellers Albrecht von Eyb aus dem Jahre 1472. Das Buch des Wormser Stadtarztes Eucharius Rösslin: Der schwangeren Frauen und Hebammen Rosengarten, das 1513 zum ersten Male gedruckt wurde, machte einen solchen Eindruck, daß es in viele Sprachen übersetzt wurde, und daß spätere Historiker von ihm ab eine neue Epoche in der Geschichte der Geburtshilfe datierten. Dabei handelt es sich um eine durchaus unselbständige Kompilation aus antiken Quellen. Auch in Italien und Frankreich schrieb mancher Arzt ausführliche Bücher über frauenheilkundliche Dinge, die nicht nur für den Mediziner, sondern auch für die gebildete Frauenwelt bestimmt waren, z. B. der Italiener Giovanni Marinello und sein Landsmann Ludovico Bonacioli, der für Lucrezia Borgia schrieb oder der Franzose Jean Liébault[1]. Durch diese Literatur bekommt die Frauenheilkunde einen volkstümlichen Einschlag, der ihr noch lange erhalten bleibt.

Die Renaissance ist durch ein bis dahin nicht gekanntes Interesse an der Frau und durch eine unerhörte Freiheit in der Entfaltung ihrer Persönlichkeit geradezu charakterisiert, vor allem in Italien. Hier hat man z. B. die Analyse der Maßverhältnisse ihres Körpers und den Schönheitsbegriff für die einzelnen Organe ohne die leiseste Prüderie zum Gegenstand der gesellschaftlichen Unterhaltung gemacht. Die Humanisten beschäftigen sich intensiver mit der Frauenfrage als das Mittelalter. Zwar wird von ihnen auch noch manche heidnische und christliche Autorität herangezogen, um die sekundäre Stellung der Frau gegenüber dem Manne zu beweisen. Aber daneben zeigt sich bei Männern wie Luis Vives (gest. 1540) oder Erasmus von Rotterdam (gest. 1535) oder dem Engländer Thomas More (gest. 1535) ein tiefes Verstehen für die Eigenart der Frau und ihre hohe Aufgabe als Gattin und Mutter. Eugenische Fragen werden besprochen, vor der Heirat mit Erbkranken gewarnt und manche Dinge erörtert, die uns ganz modern anmuten.

Am besten kam die Frau im deutschen Humanismus davon. Hier wirkte die Erinnerung an das Lob der germanischen Keuschheit durch den wieder zu Ehren gekommenen Tacitus ebenso günstig wie die engere Verbindung des nordischen Humanismus mit dem

[1] Vgl. Giovanni Marinello: Le Medicine partenente alle Infirmità delle Donne. Venet. 1574. – Ludovici Bonacioli: Enneas muliebris ad Lucretiam ducissam. Abgedruckt bei Kaspar Wolph: Gynaeciorum hoc est de Mulierum tum aliis tum Gravidarum, Parientium et Puerperarum affectibus et morbis Libri etc., S. 554–770. Basel 1566. – Liébault, Jean: Trois Livres de la Santé, Foecundité et Maladies des Femmes. – Pris du Latin de M. Jean Liébault: Docteur Médecin à Paris. Paris 1582. – Robert Kossmann: Allgemeine Gynäkologie, S. 129.

Religiösen, weiter die hohe Wertung der Ehe durch Luther und die Ablehnung des Zölibats durch den Protestantismus[1]. Damals entstand den Frauen ein begeisterter Verehrer in dem rheinischen Arzte Agrippa von Nettesheim (gest. 1535). Seine Schrift über den Vorzug des weiblichen Geschlechts vor dem männlichen hat die spätere Literatur der Frauenbewegung vielfach beeinflußt.

In diese Zeit fällt nun auch eine Formulierung des Unterschiedes zwischen Mann und Weib in seiner Bedeutung für die Pathologie durch Paracelsus (gest. 1541), wie sie in dieser Präzision und Konsequenz noch nicht durchdacht worden war, auch nicht in der Antike. Von seiner Kosmologie her, nicht auf Grund induktiver Beweisführung, kommt Hohenheim zu einer neuen Auffassung vom Wesen der Frau. Es ist in ihrer „Matrix" begründet. Darunter hat man aber nicht das Organ, den Uterus zu verstehen, sondern die psychophysische Gesamtkonstitution der Frau. Erst 100 Jahre später macht der Paracelsusschüler Joh. Bapt. van Helmont (gest. 1644) daraus den oft zitierten Satz, daß der Uterus das Weib zum Weibe macht. Von seiner Kosmologie her erkennt Paracelsus weiter die schicksalhafte Bedeutung des Mannes für die Frau in gesunden und kranken Tagen, ein Problem, an dem die Antike und das Mittelalter vorbeigesehen haben. Seine Würdigung setzt eben jenen Umschwung in der sozialen Stellung des Weibes voraus, den wir gerade kennenlernten. Beides führt Hohenheim zu neuen Auffassungen über die Hysterie, die man bis dahin als eine Organkrankheit des Uterus aufgefaßt hatte, und zu einer ethisch gefärbten Frauenhygiene und Eugenik, die zu schönen praktischen Ergebnissen hätte führen können, wenn man sie richtig verstanden hätte.

Dem gesteigerten Interesse an der Frau entspricht in der Medizin ein stärkeres Hervortreten von gynäkologischen Spezialschriften. Im Mittelalter hatten sie zu den Seltenheiten gehört. Sie sind nicht mehr für Hebammen und heilkundige Frauen, sondern für die Ärzte bestimmt. Die Studierenden hören entsprechende Sondervorlesungen. Neben die Überlieferung tritt die eigene Erfahrung und Beobachtung. Der bekannte Bekämpfer des Hexenwahns Johannes Weier (gest. 1588) in Düsseldorf und der Freiburger Stadtarzt Schenck von Grafenberg (gest. 1598) haben Gelegenheit, über manches eigene Erlebnis aus der Frauenpraxis zu berichten.

Im Zeitalter des Barock nimmt das Interesse am Wesen der Frau weiter zu. Die sexuelle Freiheit, die sie in der Renaissance, insbesondere in Italien, genossen hatte, macht freilich strengeren Sitten Platz. Gerade im Süden Europas war die Frau strenger gebunden als im Norden. Scherr bezeichnet das Los der spanischen Königinnen um diese Zeit als das gekrönter Sklavinnen. In England warf das Ansehen der kraftvollen Königin Elisabeth etwas von seinem Licht auf die Untertaninnen. Die nach ihrem Tode (1603) beginnenden Parteikämpfe der Bürgerkriegs- und Revolutionszeit ließen die Frauenfrage akuter werden als in anderen Ländern. Von England gingen damals die zarten Anfänge der modernen Frauenbewegung aus. Bedeutende Gelehrte setzten sich für und gegen eine stärkere Beteiligung der Frau am öffentlichen Leben ein. Schon in der ersten Hälfte des 17. Jahrhunderts entstanden, was im Mittelalter nur ganz vereinzelt der Fall gewesen war, auch von Frauenhand energische Schriften zur Hebung ihres Niveaus in Italien, in Frankreich und Holland. In Deutschland zeigt sich ebenfalls der Drang der Frau nach Anteil an der neuen Bildung.

Von der Körperlichkeit des Weibes ist in diesem Schrifttum nur selten die Rede. Hier und da findet man einen Hinweis auf die Notwendigkeit der Gesundheit der Partner bei der Eheschließung. Aber immer geht es um die Frage der geistigen Ebenbürtigkeit mit dem Mann. Häufig wird, wie im Mittelalter, auf die Religion Bezug genommen. Die Vermischung des Alltags mit dem Religiösen gehört ja zur Eigenheit des Barock. Noch immer wird der Frau der Sündenfall Evas unter die Nase gerieben. Nur ist es jetzt nicht mehr die katholische Theologie, sondern der Kalvinismus und Puritanismus mit seinem Bibelglauben und seiner nüchternen Betrachtung des Alltags. Er läßt die Frau in ihren gesundheitlichen Nöten lieber zur Bibel greifen als zum Arzt gehen und mahnt den Armen deshalb zur besonderen Vorsicht beim Heiraten, weil Armut die Liebe zerstört.

Das Ergebnis der Kämpfe ist eine entschiedene Wendung zum Besseren. Die Domäne der Frau bleibt zwar das Haus, sie selbst die untergeordnete Gefährtin des Mannes, aber sie kann sich freier entwickeln und mehr als früher ihren eigenen Interessen nachgehen. In der Lektüre der gebildeten Frau spielt die populäre medizinische Literatur keine geringe Rolle. Die Neigung, sich und andere ärztlich zu behandeln, bleibt. Sydenham klagt über die

[1] Vgl. W. Bömer: Die deutschen Humanisten und das weibliche Geschlecht. Z. Kulturgeschichte 4, 94–112, 177–197 (1938).

Einmischung vornehmer Damen und rät ihnen, sich um eine kräftige Ernährung der von ihnen besuchten Armen zu bemühen, statt sie mit Arzneien zu behandeln.

Unter den Ärzten des Barock finden wir mehr Freunde als Gegner der Frauenbewegung. Der hochangesehene Engländer Thomas Browne (gest. 1682) versteigt sich allerdings in seinem berühmten Buch von der Religion des Arztes (1642) zu sehr misogynen Aussprüchen. Er sagt freilich auch von sich, er hätte niemals eine Frau wirklich geliebt. Aber der hervorragende Italiener Girolamo Mercuriale (gest. 1596), der Portugiese Rodrigo de Castro (gest. 1627), der Niederländer Jan van Bewerwijck (gest. 1647) u. a. ermessen sich gerade aus ihrer Kenntnis der körperlichen und geistigen Struktur der Frau heraus als Bejaher der Ebenbürtigkeit von Mann und Weib. Mercuriale kann nicht begreifen, daß man die Frau mit Aristoteles biologisch zu einem Geschöpf zweiten Ranges machen will, obwohl sie sich vom Mann nur durch ihre Generationsorgane und ihre Generationsaufgabe unterscheidet. Alle der Seele dienenden Organe sind die gleichen, ja in manchem erscheint die Frau bevorzugt.

Die strenge anthropologische Unterscheidung von Mann und Frau im ganzen, wie Paracelsus und van Helmont sie gelehrt hatten, hat sich noch nicht durchgesetzt. Aber man interessiert sich für die Frage und leitet die gynäkologischen Lehrbücher oft mit einem Kapitel über diesen Unterschied ein. Das Wesen der Frau wird von den Ärzten aus ihrer Rolle bei der Fortpflanzung erklärt. Wie sie draußen in der Gesellschaft als Ergänzung des Mannes geschätzt wird, so ist sie im Körper zur Ergänzung des Mannes geschaffen; er kann sich allein nicht vermehren. Von hier aus kommt man zu einer neuen Einteilung der Frauenkrankheiten, die lange Gültigkeit hatte: in solche, die mit dem Puerperium zusammenhängen, in solche, die allen Frauen gemeinsam sind, und in solche, die die Frauen treffen, die nichts mit dem Manne zu tun haben, die Jungfern und Witwen.

Im übrigen entsprach es dem naturwissenschaftlichen Denken der Zeit, insbesondere den seit Vesal gemachten Fortschritten in der Anatomie, daß man in erster Linie die Organpathologie und -therapie, sowie die operative Technik förderte.

Aber es läßt sich auch ein unmittelbarer Einfluß des aktuellen Interesses an der Frauenfrage in der Gynäkologie des Barock nicht von der Hand weisen. Eine lakonische Äußerung des führenden holländischen Klinikers de le Boe in Leiden (gest. 1672) spricht Bände. Er führt die besondere Neigung der Frau zu nervösen Allgemeinerkrankungen kurz und bündig darauf zurück, daß ein Wesen, welches in ständiger Unterordnung unter den Mann lebt, einfach traurig und furchtsam sein und daher leichter erkranken muß. Es mag daher kein Zufall sein, daß sich damals von England aus, wo man sich um die Gleichheit der Geschlechter am meisten stritt, die Lehre energisch durchsetzte, der Paracelsus nicht hatte zum Durchbruch helfen können, daß die Hysterie keine Krankheit des Uterus sondern ein Leiden ist, das Mann und Weib treffen kann, beim Weib nur wegen seiner geringeren Widerstandsfähigkeit häufiger beobachtet wird. Auch die Chlorose gehört wegen ihrer Verbindung mit dem viel erörterten Heiratsproblem des jungen Mädchens hierher. Sie wurde damals als in sich abgeschlossener Symptomenkomplex erkannt und wegen der mit ihr verbundenen gynäkologischen Symptome, dem Fluor, der Amenorrhoe zum festen Bestand der Lehr- und Handbücher der Frauenheilkunde, die Krankheit des unbefriedigten Geschlechtstriebes, die Liebeskrankheit par excellence. Das beste Heilmittel war die schleunige Hochzeit.

Ein sichtbarer Fortschritt ist die intensivere Beschäftigung mit der Frau und ihren Erkrankungen im Rechtsleben. Sie entsprach der Aufwärtsentwicklung die die gerichtliche Medizin seit dem 16. Jahrhundert genommen hatte. In dem zusammenfassenden Werk des Italieners Paolo Zacchias, das in den Jahren 1621–1635 entstand, sind – man möchte fast sagen – alle Einzelheiten des Frauenlebens berücksichtigt, die für den Richter von Bedeutung sein können. Die Grundlagen bilden das römische und das kirchliche Recht. Manches ist nur zu charakteristisch für die Zeit. Das Zauberproblem nimmt z. B. einen breiten Raum ein. Bei der Häufigkeit, mit der Frauen dieses Kapitalverbrechens beschuldigt wurden, ist es nicht überraschend, daß der Verfasser in der Menstruation, Schwangerschaft und im Stillgeschäft Kontraindikationen für die Folter sieht. Er erörtert auch die Frage, weshalb die Frauen sich bei der Umschnürungsfolterung widerstandsfähiger zeigen als die Männer und erklärt die Beobachtung aus dem breiteren Brustkorb des Weibes, der die Atemnot später eintreten läßt.

Um solche Erörterungen aus den Lehrbüchern der Medizin endgültig zu verbannen, mußte die Aufklärung kommen. Sie geht etwa um die Mitte des 17. Jahrhunderts von England aus, dem Lande, in dem man sich mit der Frauenfrage am meisten beschäftigt hatte, und beeinflußt das Geistesleben bis zum Ende des 18. Jahrhunderts. Trotz der geschilderten Fortschritte ging es der Frau in keinem Lande ideal. Überall hört man bewegliche Klagen. Nicht nur im Süden! Auch im Norden hatte die ständige Kriegsunruhe vieles zu ihren Ungunsten geändert. In Deutschland ließ die Verrohung der Sitten in und nach dem dreißigjährigen Kriege die Achtung vor dem Weibe sinken. Ein Beispiel der Entartung gibt ein Gedicht von Hoffmann von Hoffmannswaldau (gest. 1679), in dem die Menstruation als das rote Meer besungen wird, durch das der Weg in das gelobte Land führt. In Frankreich entwürdigte die Mätressenwirtschaft der Höfe die Frau und wirkte als übles Vorbild auf die bürgerliche Gesellschaft. Mit der Freiheit in sexuellen Dingen erreichte die Entwürdigung des Weibes ihren Höhepunkt. Wie wir aus den Briefen Liselottes von der Pfalz wissen, wurden die Intimitäten der Fürstlichkeiten mit aller Offenheit besprochen. Die Hofdamen in Paris konnten mit der Königin darüber scherzen, daß sie besonders vergnügt war, wenn Ludwig XIV. einmal nach langer Pause wieder bei ihr geschlafen hatte. Die Engländerinnen werden 1669 von dem Juristen Edward Chamberlain als die glücklichsten Frauen der Welt bezeichnet, weil sie alles hätten, was sie sich gerechterweise wünschen könnten. Tatsächlich führten die reichen Ladies ein Leben der Oberflächlichkeit und des Müßigganges. Der Alkoholgenuß, der Mißbrauch der von den Kolonien importierten Getränke, Kaffee, Tee und Schokolade bringen ihnen nach zeitgenössischem Urteil Krankheiten, die sie früher nicht gekannt hatten.

Etwa um 1700 ist der Tiefpunkt erreicht. Natürlich gab es überall auch die gediegene Bürgersfrau, die pflichtbewußte Gattin und Mutter, die ihrem großen Aufgabenkreis gewachsen war, und schon in der letzten Hälfte des 17. Jahrhunderts entsteht ein ausgedehntes Schrifttum, das nach Verbesserung der Übelstände ruft. An ihm ist mancher Arzt beteiligt. Die einen verlangen die völlige Gleichheit von Mann und Frau im öffentlichen Leben, z.B. der englische Arzt William Ramsay (1672) mit ähnlichen Gründen, wie sie 100 Jahre vorher Mercuriale angeführt hatte. Eine zweite Richtung sieht die Aufgabe in einer besseren Erziehung für den Beruf als Gattin und Mutter, der die höchste Würde der Frau darstellt, eine dritte setzt sich für die weibliche Tätigkeit in vielen Berufen ein, die bisher dem Manne vorbehalten waren, darunter auch der Medizin, z. B. in Frankreich (1673) François Poulain de la Barre. Ähnlich radikal wie Ramsay vertritt er die völlige Gleichberechtigung der Geschlechter und will die Frau sogar als Hochschullehrerin sehen. Eine vierte Gruppe betonte vor allem die Notwendigkeit einer besseren Schulbildung, die die Frau allen Lebenslagen gewachsen sein läßt, darunter auch des Unterrichts in den alten und neuen Sprachen und in der Mathematik, die damals die Wissenschaft der Mode geworden war.

Im 18. Jahrhundert geht die Bewegung energisch weiter. Man hat es nicht mit Unrecht das Jahrhundert der Frau genannt. Das Rokoko, welches die Frau zum Mittelpunkt des gesellschaftlichen Lebens machte, war der Bewegung bei aller Oberflächlichkeit und Sinnlichkeit günstig. Wo man sich von der französischen Etikette freimachte, nahm die Frauenverehrung einen gut bürgerlichen Charakter an. Ihre Spießigkeit und ihr pietistischer Einschlag war immerhin weniger nachteilig als der Materialismus der französischen Aufklärung. Ähnliches gilt von der Periode der Empfindsamkeit, die als Reaktion auf die Herrschaft der Vernunft auftrat, mochte sie auch bei Frauen und Männern, die dazu neigten, übersentimentale und hysterische Gefühle auslösen.

Wichtiger als alles blieb die Erörterung des Frauenproblems im Rationalismus der Aufklärung. Das Mißtrauen, welches der Mann der gelehrten Frau entgegenbrachte, und welches Jean Louis Guez de Balzac (gest. 1654) in der Zeit Richelieus in die zynischen Worte gekleidet hatte, er wolle lieber eine Frau mit einem Bart als eine gelehrte Frau haben, schwand angesichts der Leistung hervorragender Frauen im 17. und 18. Jahrhundert. Wir können ihre lange Reihe nicht verfolgen und nennen nur zwei, die zur Medizin nähere Beziehungen haben, die Lady Mary Wortley Montagu (gest. 1762), die sich die größten Verdienste um die Einführung der Schutzpockenimpfung in Europa erwarb, und die schon erwähnte Ärztin Dorothea Christ. Erxleben, geb. Leporin. Beide wenden sich gegen die Verächtlichmachung der geistig gebildeten Frau.

In dem Kampf um ihre Gleichberechtigung mit dem Mann wird nun auch das körperliche Element mehr herangezogen als früher. Unter den Gegnern hebt E. J. Brandes (1787) die Periode als Hemmnis hervor. Die Erxleben läßt dagegen keine gesundheitlichen Einwände gelten, und der Königsberger Stadtpräsident v. Hippel glaubt (1792), daß die Frau gerade durch die eigene Erfahrung bei der Periode und bei gynäkologischen Beschwerden zur Ärztin für ihre Geschlechtsgenossinnen berufen ist.

Eines ist für die Erörterung der Frauenfrage im 17. und 18. Jahrhundert bezeichnend: Um die kleine Frau aus dem Volk kümmert man sich nicht. Das einschlägige Schrifttum richtet sich an die „höheren und mittleren“ Stände. Gewiß sieht die Erxleben in dem Studium eine Brücke zum Aufstieg aus der Armut, aber wer wirklich zu arm zum Studieren ist, muß sich damit trösten, daß Gott es nun einmal für ihn so bestimmt hat. Ein trauriger Ausblick in das Frauenleben der unteren Bevölkerungsschichten ergibt sich aus der Äußerung von Brandes, der Genuß der Liebe sei der einzige Trost im elenden Leben dieser Volkskreise. Die völlige Ahnungslosigkeit mancher Leute zeigt sich in dem Ausspruch v. Hippels: Die arbeitende Klasse kennt keine besonderen Weiberkrankheiten!

Hier muß man sich allerdings an den ungeheuren Einfluß erinnern, den Rousseau auf die medizinische und nichtmedizinische Literatur über die Frau in der zweiten Hälfte des 18. Jahrhunderts gehabt hat. Wenn wir hören, daß manche Ärzte die Menses als eine reine Kulturerscheinung auffassen, die das menschliche Weib nicht zu haben brauchte, wenn es naturgemäß lebte, wundern wir uns nicht, daß der aufgeklärte Königsberger Stadtpräsident meint: Schwangerschaften und Geburten werden nur durch Nebenumstände erschwert, die ihren Grund in Lebensart, Sitte und Kleidung haben; sie sind so wenig Krankheiten, daß die Ärzte sie als Heilmittel verschreiben könnten und zuweilen verschreiben.

Eine definitive Wandlung des Schicksals der Frau aus den unteren Volksschichten sollten erst die sozialen Kämpfe des 19. Jahrhunderts bringen. Sie werden mit der französischen Revolution eingeleitet. Diese löste zwar in der Frauenwelt den Versuch aus, die vielberufenen „natürlichen und unveräußerlichen Menschenrechte“ auch im Politischen für die Frau durchzusetzen und sah in Olympe de Gouges eine begeisterte Vorkämpferin. Aber noch ehe diese Frau (1793) als Opfer der Guillotine fiel, wurde die Bewegung vom Pariser Convent durch die Auflösung der politischen Frauenvereine unterdrückt. Gerade in Frankreich herrschte der Geist Rousseaus. Er hatte die Lehre von der Unterordnung der Frau unter den Mann besonders energisch vertreten.

Ihm erwuchs in der schon erwähnten Engländerin Wollstonecraft (gest. 1797) eine Gegnerin, deren „Verteidigung der Rechte der Frau“ vom Jahre 1792 in der ganzen gebildeten Welt großes Aufsehen erregte, und die von vielen als die eigentliche Begründerin der modernen Frauenbewegung angesehen wird. Aber auch sie geht trotz ihrer deutlichen Beeinflussung durch die Ideen der französischen Revolution an der kleinen Frau aus dem Volk vorbei.

Was läßt die ärztliche Literatur vom Geist jener 150 Jahre zwischen 1650 und 1800 verspüren?

In einem zeigen sich die Ärzte jenen Theoretikern der Frauenheilkunde entschieden überlegen. Sie nehmen sich auch der arbeitenden Frau aus dem Volke an. Bei dem Italiener Bernardo Ramazzini hören wir am Anfang des 18. Jahrhunderts in seiner weltberühmt gewordenen Gewerbehygiene zum ersten Male von den gynäkologischen Beschwerden der beruflichen Arbeit. Die Weberei hat als besonders anstrengende Tätigkeit einen beschleunigenden und verstärkenden Einfluß auf die Menses. Weberinnen müssen sich während der Periode besonders schonen. Andererseits ist ihr Beruf für Frauen zu empfehlen, die an Amenorrhoe und Oligomenorrhoe leiden. Waschfrauen neigen zu letzteren. Im Wachslichtmachergewerbe wirken die fettigen Dämpfe besonders nachteilig auf den Uterus. Waschfrauen und Hebammen sind durch die direkte und indirekte Berührung mit den Ausflüssen von Menstruierenden, Wöchnerinnen und Luischen gefährdet, die Hebammen, wie die Wachsarbeiterinnen auch durch die Einatmung übler Lochiendünste. Zwischen luischer Infektion und Ansteckung durch Periode und Wochenfluß besteht ein gradueller Unterschied. Die Hebamme schützt sich bei ihrer Arbeit gegen beides durch Umwickeln der Hände mit Leinwand und peinliche Sauberkeit bis zum Gurgeln mit desinfizierenden Mundwässern und zum Anlegen sauberer Kleider, aber in der Hauptsache nach der Arbeit. Wie nahe und doch wie weit war man von der Erkenntnis der Tatsache der Ursache des Puerperalfiebers.

Etwa ein halbes Jahrhundert später gab der französische Schweizer Tissot in seinem viel übersetzten Avis au peuple sur la santé der hart arbeitenden weiblichen Landbevölkerung wertvolle Ratschläge für das Verhalten bei den Menses, in der Schwangerschaft und im Wochenbett. Darin hebt er unter anderem den Nachteil der Verstädterung insbesondere für das weibliche Dienstpersonal hervor. Die Schrift von Tissot ist ein Glied in der langen Reihe der Bücher und Broschüren, die sich im Zeitalter der Aufklärung der Erweckung des allgemeinen Verständnisses für Hygiene widmen. Am Ausgang des 18. Jahrhunderts überschwemmen sie den Büchermarkt. Manche Ärzte schreiben speziell für das weibliche Geschlecht und beschäftigen sich mit den Mißbräuchen, die durch die sitzende Lebensweise, die ungenügende Leibesübung, das Schminken und das Fehlen der Sauberkeit, die unzweckmäßige Ernährung und Bekleidung, speziell das Korsett, die schwüle, sinnliche

Lektüre, die Oberflächlichkeit der Eheführung und die verfehlte Erziehung des reifenden Mädchens, allgemeine und lokale gynäkologische Beschwerden auslösen. Schon 1686 tat der französische Arzt Nicole Venette in einer solchen Schrift für die Frauenwelt den klassischen Ausspruch: On se marie à l'aveugle. Neben der Hygiene für das gewöhnliche Volk schrieb Tissot einen Essai über die Krankheiten der Leute, die in den Städten und an den Höfen ein üppiges Leben führen. Die „Frauen von Stand" verdanken nach seiner Ansicht ihre Menstruationsbeschwerden, ihren Fluor albus, die Neigung zu Aborten, schweren Geburten und Wochenbetten in erster Linie ihrer verweichlichten Lebensweise. Tissot hält übrigens die Frau für besonders berufen, bei der hygienischen Aufklärung des Publikums mitzuwirken, weil sie mehr Menschenliebe, Geduld und Beobachtungsgabe besitzt als der Mann und sich leichter das Vertrauen ihrer Mitmenschen erwirbt. Die hygienische Belehrung blieb nämlich nicht Sache der Ärzte. Die Lehrerschaft und die Theologen wirkten mit. Gebetbüchern für schwangere Frauen und Mütter werden gesundheitliche Verhaltungsmaßregeln eingefügt. Ein Pfarrer verweist in seiner Predigt auf die von Sigault 1777 zuerst ausgeführte Symphysiotomie.

In dem System einer vollständigen medizinischen Polizei des Joh. Peter Frank (gest. 1821), das in den Jahren 1779–1819 entstand, erfolgte die Ausarbeitung alles dessen, was von der Physiologie und Pathologie der Frau für die völkische Gemeinschaft von Wichtigkeit ist, mit Vorschlägen an die Staatsregierung. Sie erfolgte mit bewundernswertem Scharfblick, gewissenhaftester Gründlichkeit und nahm manchen modernsten Gedanken vorweg. Unter den Ehehindernissen vom eugenischen Standpunkt ist selbst das mißgestaltete Becken nicht vergessen. Hier wird der Staat vom Arzte nun auch an die Pflicht erinnert, den unbemittelten Frauen bei gynäkologischen Erkrankungen, die ihre Fruchtbarkeit und Arbeitsfähigkeit beeinträchtigen, unentgeltliche Hilfe zu leisten. Um dieselbe Zeit hält der Heidelberger Geburtshelfer Franz Anton Mai (gest. 1814) vor der vornehmen Gesellschaft von Mannheim populäre Vorträge zur Eugenik, Hygiene der Ehe, Körperpflege der Frau und Erziehung des Mädchens. Mit ihrer Mahnung zur Einfachheit, ihrer Erinnerung an die keuschen Sitten der germanischen Vorfahren und ihrer gesunden Auffassung gehören sie zu dem Besten, was über die Lebensführung einer Frau gesagt werden kann.

In den gynäkologischen Spezialschriften bleibt die Tendenz zur Lokalisierung in Pathologie und Therapie, wie im Zeitalter des Barock, zunächst erhalten. Einen weiteren Aspekt verraten die in den achtziger Jahren aus der Schule Soemerrings erscheinenden ersten grundlegenden anatomischen Untersuchungen über die Verschiedenheit des ganzen Körperbaues und seiner Organe bei Mann und Weib. Gegen Ende der Aufklärung erkennt man deutlich die Beeinflussung vom Zeitgeist. Es mehren sich die Autoren, die die physische und psychische Eigenart der Frau ausführlich so behandeln, wie sie sich in der Gesellschaftsordnung der Zeit dokumentiert. Sie schöpfen zum Teil aus der nichtärztlichen Literatur. Die antike Vorstellung von der biologischen Zweitrangigkeit der Frau im Sinne des Aristoteles wird endgültig überwunden, die neue Auffassung aus der Physiologie und der ärztlichen Erfahrung begründet. Georg Ernst Stahl in Halle (gest. 1734), der den Körper in allen Gesunden und Kranken von der Seele abhängig sein ließ, leitete die größere Anfälligkeit der Frau aus den ihr in besonderem Maße eigenen Eigenschaften der Freude, Furcht und Unbeständigkeit ab. Die Freude braucht die Frau zur Vorbereitung auf ihren eigensten Zweck, die Zeugung. Die Furcht ist durch die ständige Sorge um das Kind gegeben, welches in ihr dem Leben entgegenschlummert. Die der Frau so oft vorgehaltene Unbeständigkeit und Neigung zum Müßiggang wird von Stahl – ein Zeugnis seiner ärztlichen Güte sinnvoll aus der Notwendigkeit, sich verschiedenen Kinderindividualitäten anzupassen, und aus der ständigen Verbindung mit der Kinderstube, die keine andere ernste Beschäftigung zuläßt, erklärt. Ganz anders dagegen etwa 100 Jahre später der Franzose Jos. Marie Joach. Vigarous (gest. 1829), Lehrer der Medizin in Montpellier, trotz seiner Begeisterung für Stahls Lebenstheorie! Ihm sind die äußeren Umstände, unter denen die Frau lebt, für die Beurteilung ihrer Krankheitsdisposition und ihrer gesamten Pathologie sekundärer Natur. Er verwirft daher die älteren Versuche, die gynäkologischen Erkrankungen aus dem Frauenleben als Virgo, Gattin, Mutter und Witwe abzuleiten und einzuteilen. Wie für van Helmont ist für ihn die Frau nur durch den Uterus zum Weibe geworden. Er bestreitet jede wesentliche Analogie zwischen Mann und Weib, selbst für die Embryologie des Genitalapparates. Alle Erkrankungen der Frau sind Uteruserkrankungen und nur von hier aus zu beurteilen.

Idealismus und Realismus stehen sich kraß gegenüber. Das Buch von Vigarous erschien im Jahre 1801, um die Zeit, in der die sich jagenden politischen Ereignisse das Interesse an der Frau in den Hintergrund drängten. Gerade in Frankreich läßt der realistische Zeitgeist – in Napoleon am markantesten verkörpert – ausgesprochen antifeministische Züge erkennen. Die Restaurationsperiode brachte keine Besserung der Lage. Von dem Staatstheoretiker und Philosophen Louis Gabriel Ambroise de Bonald (gest. 1840) wurde die Inferiorität des Weibes wieder einmal scharf betont. Mit Saint-Simon, mit der George Sand u. a. kam die Bewegung dann in ein ausgesprochen politisches Fahrwasser. Sie verband sich immer enger mit dem Kampf um die materielle Existenz der Frau im Sinne des langsam erstarkenden Sozialismus. In England wird in den ersten Jahrzehnten des vorigen Jahrhunderts die Frage der politischen Rechte der Frau ebenfalls im engen Zusammenhang mit der Staatslehre und der Volkswirtschaft erörtert.

Ganz anders war dagegen die Sachlage in Deutschland. Hier hatte die Dichtung der Sturm- und Drangperiode, in ihrer Auflehnung gegen die rationalistische Gesellschaftsordnung, eine Art Ersatz für den politisch-revolutionären Geist von Frankreich, manches Frauenschicksal in seiner Not und Bitterkeit aus dem Gefühl heraus geschildert[1]. Die Klassiker hatten die überlegene, mit allen Vorzügen ausgestattete, auch in ihren Irrungen und Leidenschaften menschlich zu verstehende Frau in den Vordergrund gestellt[2]. Sie hatten ein Humanitätsideal des Weibes geschaffen, das in der geistigen Vereinigung von Mann und Frau die höchste Verwirklichung wahren Menschentums erblickte. Die Romantik, welche der deutschen Frau eine ungleich größere Freiheit und Selbständigkeit im gesellschaftlichen Leben gab, half dieser Tendenz in den Bestrebungen geistvoller und hochstrebender Frauen weiter. Männer, wie Wilhelm von Humboldt und Friedrich Ernst Daniel Schleiermacher, interessierten sich aufs intensivste für das Problem. Im Jahre 1798 erschien Schleiermachers „Katechismus der Vernunft für edle Frauen". In seinen zehn Geboten gibt er Ratschläge von höchster Ethik und Lebensklugheit, die der Verwirklichung des eben geschilderten Ideals dienen. Humboldt stellt in zwei Aufsätzen aus dem Jahre 1795 dar, wie erst aus der Ergänzung von Mann und Weib, dem aktiven und passiven Element der physiologischen Zeugung, aber auch der Schönheit und ewigen Bestimmung des Menschen, das Ideal der Menschheit geboren wird. Welch ein Gegensatz dieser deutschen Metaphysik zu dem Realismus, wie er uns einige Dezennien (1775) früher bei dem Franzosen Pierre Roussel begegnet. Gewiß schätzte auch Roussel die Frauen hoch, aber ihre Schönheit ist für ihn nichts weiter als ein Hilfsmittel, dessen sich die Natur zur Erreichung der Fortpflanzung bedient. Denn nur zu diesem Zweck hat sie die körperliche und seelische Wesenheit der Frau geschaffen. Besonders interessant ist, daß sich bei Humboldt Analogien zu der Weiningerschen Lehre vom „Mann und Weib in jedem Menschen" finden, daneben aber auch Anklänge an die alte, von Platon verwendete Sage, nach der der Gott den ursprünglich androgynen Menschen zur Strafe für seinen Übermut in zwei Hälften zerschnitt, die sich nun als Mann und Weib ständig nacheinander sehnen.

Die gleiche idealistische Auffassung der Frau durchweht die führenden Lehrbücher der Gynäkologie aus der Zeit der deutschen Romantik, wenn auch die traditionellen Fehler ihres Geschlechts nicht verleugnet werden, weniger noch bei Joh. Christ. Gottfr. Joerg in Leipzig (gest. 1856), der die bekannten Verse aus Schillers Glocke zitiert, als bei Carl Gustav Carus in Dresden (gest. 1869)[3] und vor allem bei Elias von Siebold in Würzburg und Berlin (gest. 1828) die ihren Schülern immer wieder klar machen, was die Psyche der Frau bei ihren Beschwerden und ihre sorgfältige Berücksichtigung durch den Arzt für die Therapie bedeutet. Weit klarer als ihre Vorgänger haben diese Frauenärzte erkannt, daß kein Gynäkologe oder Geburtshelfer bestehen kann, ohne den Gesamtorganismus des Weibes im Psychischen wie im Physischen genau zu kennen. Der Grund lag zum Teil darin, daß unter dem Einfluß der Aufklärung, später auch vom Geist der Revolution, der die Standesunterschiede ausglich, gefördert, die Chirurgie mehr und mehr in der Medizin aufging. Dadurch kam die Geburtshilfe, die manuelle Diagnose und Lokaltherapie der gynäkologischen Erkrankungen, die bisher den Chirurgen überlassen war, enger mit der inneren Medizin in Berührung, um schließlich in ihrem ganzen Umfang in die Hände des Arztes überzugehen. Daneben wirkte das Streben des romantischen Zeitalters, alle Einzelheiten im Rahmen des Ganzen zu betrachten und Seelisches und Körperliches aufs engste zu verbinden, günstig auf die Entwicklung[4].

[1] Man denke an Emilia Galotti, Die Räuber, Kabale und Liebe.

[2] Man denke an die Frauengestalten aus der Iphigenie, Torquato Tasso, dem Faust.

[3] Carus, Carl Gustav: Lehrbuch der Gynäkologie oder systematische Darstellung der Lehren von der Erkenntnis und Behandlung eigenthümlicher gesunder und krankhafter Zustände, sowohl der nichtschwangeren, schwangeren und gebärenden Frauen, als der Wöchnerinnen und neugeborenen Kinder. Zwei Theile. Leipzig 1820. Die zweite vermehrte Auflage erschien in Leipzig 1828 und in Wien 1832, eine dritte in Leipzig 1838.

[4] Diepgen, Paul: Romantische Einflüsse auf die deutsche Frauenheilkunde. Zbl. Gynäk. 65, 520–526 (1941).

So wurde vor etwa 100 Jahren aus dem Geist der Aufklärung und der Romantik die moderne Gynäkologie als Frauenkunde geboren. Es ist ein tragisches Moment in ihrer Entwicklung, daß das naturwissenschaftliche Zeitalter, welches dann gleich einsetzte, bei aller Förderung in Einzelheiten von dieser umfassenden Betrachtung der Frau ablenkte und die analytische Organgynäkologie ohne diese Ergänzung entstehen ließ. Es mußte wohl so sein; denn der alte Weg hätte niemals zu der ungeheuren Bereicherung des Wissens um das Weib und zu den glänzenden Erfolgen geführt, die der gynäkologische Spezialismus der Menschheit in diesen 100 Jahren beschert hat.

Die Hinwendung der Ärzte zur Naturwissenschaft ging Hand in Hand mit dem weltanschaulichen Realismus einer Zeit, in der die Frauenfrage wesentlich vom wirtschaftlichen Standpunkt gesehen wird. Das Manchesterprinzip des „Laissez aller" desinteressierte auch die Frauenärzte an dem Problem. Alfred Hegar blieb vereinzelt, als er 1894 gegen August Bebels Buch: Die Frau und der Sozialismus auftrat. Die Anfänge der Frauenkunde moderner Prägung entstehen erst mit dem Beginn unseres Jahrhunderts. Das gehört mehr der Gegenwart als der Geschichte an.

Ich bin am Ende meiner Ausführungen. Wegen der Kürze der Zeit mußten sie skizzenhaft bleiben. Aber sie haben - glaube ich - gezeigt, welch enge Beziehungen die Geschichte der Gynäkologie mit der Kulturgeschichte der Frau verbinden. Gewiß handelt es sich in der Vergangenheit, wie mehrfach gesagt, mehr um Frauenkunde als um Spezialgynäkologie. Aber auch diese ist von kulturellen Umständen manchmal abhängiger als man gewöhnlich weiß. Marion Sims hätte seine ersten Blasenfisteloperationen kaum machen können, wenn sich nicht arme Sklavinnen, bei denen die Fistel häufig war, dazu einfach hätten hergeben müssen. Er erzählt, daß er einmal eine selbst kaufen mußte, um sie zu operieren. Für die Ausführung der ersten Ovariotomie im Jahre 1809 durch Ephraim McDowell gebührt meines Erachtens ebensoviel Ehre wie dem kühnen Operateur der tapferen Frau - sie hieß Miss Crawford -, die in klarer Erkenntnis des Risikos 60 Meilen zu Pferd zurücklegte, um sich dem bis dahin unerhörten Eingriff, unter den primitivsten Umständen, zu unterziehen. Beides wäre in der Frauenkultur Europas um diese Zeit kaum möglich gewesen. Es waren Operationen unter einem Grenzvolk, das im ständigen harten Kampf ums Dasein lebte. Da schlugen auch die Frauen ihr Leben leichter in die Schanze als anderswo.

An allem, was die Frauen innerlich und äußerlich bewegte, haben die Ärzte die Jahrhunderte hindurch Anteil genommen. Bei aller Zeitgebundenheit haben sie sich als ihr verständnisvoller Freund gezeigt. In manchem Problem der Frauenfrage sahen sie schärfer als die ärztlichen Laien, die sich zum großen Teil um Dinge stritten, bei denen, wie von Siebold es ausdrückt, am Ende alles auf Sophismen herausläuft. Auf der anderen Seite ist die Gynäkologie ohne Zweifel erst mit der Steigerung des Interesses der Allgemeinheit für die Frau groß und von den Zeitfragen vielfach befruchtet worden. Die historische Entwicklung zeigt deutlich, daß auch schon in der Vergangenheit die Bedeutung der Gynäkologie weit über den Rahmen eines Spezialfaches hinausgeht. Darum kann ihre Geschichte zum Verständnis der Gegenwart und der Aufgaben, die dem Frauenarzte in unseren Tagen erwachsen, manches beitragen.

aus: „Archiv für Gynäkologie", 173: 12–48 (1942).

1) Walter Stoeckel (1871-1961), Pathologie in Marburg, Assistent in Bonn und Erlangen, Oberarzt an der Frauenklinik der Charité (Bumm), berufen nach Marburg (1907-1910), Kiel (1910-1922), Leipzig (1922-1926) und schließlich Berlin (seit 1926) als Nachfolger seines Lehrers Bumm an der Univ.-Frauenklinik (Artilleriestraße). Er blieb Direktor dieser Klinik über Drittes Reich, II. Weltkrieg und Kriegsende hinaus bis 1950. „Lehrbuch der Geburtshilfe" (1920), „Lehrbuch der Gynäkologie" (1924), besondere Pflege von gynäkologisch-urologischen Operationen (Stoeckel'sche Inkontinenz-Operation - Pyramidalis-Fascienringplastik).

2) Prof. Ludwig Fraenkel, Breslau (in der Einladung noch als Ausschußmitglied aufgeführt), Prof. Robert Meyer, Berlin, Prof. Bernhard Zondek, Berlin, Dr. Ernst Gräfenberg, Berlin, Dr. Franz Hirsch, Berlin, u. a. Die genannten Betroffenen wurden im Mitgliederverzeichnis zum 15. 12. 1933 noch geführt, nahmen aber persönlich nicht an dem 23. Kongreß teil.

3) Arch. Gynäk. 156: XLI-XLII (1934).

4) siehe auch „Völkischer Beobachter" vom 21. 3. 1933, zitiert nach M. Stauber, Geburtsh. Frauenheilk. 54: XLII (1994) „Gynäkologie und Nationalsozialismus".

5) E. Kohlrausch (Strafrecht), O. Bumke (Psychiatrie), E. Fischer (Anthropologie), E. Seitz (Gynäkologie): Eingriffe aus eugenischer Indikation. Arch. Gynäk. 156: 102-152 (1934).

6) Dr. Niedermeyer, Frauenarzt, Konsulstraße 9, Görlitz: Arch. Gynäk. 156: 142-149 (1934).

7) M. Stauber, G. Kindermann: „Über inhumane Praktiken der Frauenheilkunde im Nationalsozialismus und ihre Opfer. Untersuchungen zu konkreten Ereignissen". Geburtsh. Frauenheilk. 54: 479-488 (1994). Wenn man vielleicht das öffentliche Wort eines prominenten Gynäkologen vermißt, solche aus dem Kreis der einfachen Mitglieder gab es. In der zitierten Arbeit findet sich auch eine Tabelle, die u. a. Zahlen über das Ausmaß an Zwangssterilisationen (ca. 300 000, $^2/_3$ davon Frauen), und Zwangssterilisationen mit Todesfolge (ca. 5 000) in der Zeit des Dritten Reiches (1933-1945), in Erinnerung ruft.

8) Prof. August Mayer (1876-1968), Schüler von Hegar (Freiburg), später in Heidelberg und Tübingen, seit 1918 Leiter der Univ.-Frauenklinik Tübingen als Nachfolger von Sellheim. Ihn hatten neben der Fürsorge für die Wöchnerin vor allem Fragen der Konstitution und Vererbung interessiert. Mayer war unverheiratet und wurde 92 Jahre alt. In den Straßen Tübingens blieb er bis ins hohe Alter eine bekannte Figur.

9) siehe auch Anmerkungen zum ersten Kongreß (1886).

10) Prof. A. Döderlein hatte im Alter von 74 Jahren die Leitung der I. Univ.-Frauenklinik in München 1934 abgegeben. Sein Nachfolger wurde Heinrich Eymer.

11) Periodische Fruchtbarkeit und Unfruchtbarkeit. Arch. Gynäk. 161: 23-51 (1936).

12) Prof. Hermann Knaus. „Die periodische Fruchtbarkeit und Unfruchtbarkeit des Weibes." Maudrich, Wien, 1934. Als Ordinarius für Gynäkologie und Geburtshilfe an der Deutschen Karls-Universität zu Prag (1934-1945), war Hermann Knaus einflußreich nicht nur wegen seiner klinischen Leistungen, sondern vor allem wegen seiner Arbeiten zur Physiologie des Gelbkörpers und zur Überlebenszeit der Spermien im weiblichen Genitaltrakt, woraus sich seine These von „den fruchtbaren und unfruchtbaren Tagen der Frau" ergab, die er 1934 ausführlich in Buchform darstellte. Knaus ist dessentwegen auch viel angefeindet worden. Die heute noch geltende päpstliche Stellungnahme zur Empfängnisregelung soll von ihm direkt beeinflußt worden sein. Zu seinen Kritikern bemerkte Knaus: „Im Gegensatz zu den theoretischen Fächern gibt es in der klinischen Medizin zwei besondere Typen von wissenschaftlichen Arbeitern. Die einen, mit originellen Ideen und technisch begabt, erschließen mit neuen Methoden bisher verborgen gebliebene biologische Gesetzmäßigkeiten, die anderen beschränken sich auf die Überprüfung der Untersuchungsergebnisse dieser wissenschaftlichen Pioniere und haben ihre helle Freude, wenn es ihnen gelingen sollte, Ausnahmen von den gefundenen Gesetzmäßigkeiten zu entdecken, ohne imstande zu sein, für diese eine Erklärung zu geben. Diese jeden Fortschritt bezweifelnden Nacharbeiter und Vielschreiber stiften nur Unruhe und Unsicherheit unter den kritischen Lesern der wissenschaftlichen Arbeiten." H. Braitenberg-Zenoberg, Nachruf. Wien. klin. Wschr. 48: 908-910 (1970). Knaus hielt die Pille für eine „Vergewaltigung der Natur".

13) Kynsaku Ogino: „Conception Period of Women." Med. Arts Publ., Harrisburg, 1934.

14) Prof. G. A. Wagner (1873-1947), Assistent in Heidelberg und Wien (u. a. bei E. Wertheim), wurde er 1917 an die Univ.-Frauenklinik nach Prag berufen und von dort an die Frauenklinik der Charité Berlin (1928-1946). Carl Kaufmann wurde dort sein Mitarbeiter. Wagners Hauptinteresse galt der Wiederherstellungschirurgie des Beckenbodens.

15) E. T. Engle, New York: Gonadotrope Stoffe im Blut, Harn und in anderen Körperflüssigkeiten. Arch. Gynäk. 166: 131-167 (1938).

16) Arch. Gynäk. 156: XXXIX (1934) Die Mitglieder des Ausschusses der Dt. Ges. f. Gynäkologie - 23. Versammlung: Stoeckel, Seitz, Ed. Martin, Frommolt, v. Franqué, L. Fraenkel, Hammerschlag, Hüssy, Knauer, v. Toth.

17) Arch. Gynäk. 166: XXIII (1938) Die Mitglieder des Ausschusses der Dt. Ges. f. Gynäkologie - 23. Versammlung: Stoeckel, Seitz, v. Franqué, Ed. Martin, Frommolt, Hüssy, Knauer, von Toth. Der Name des Professors L. Fraenkel fehlt nicht nur in der aktuellen Mitgliederliste, er wurde auch in der historischen Auflistung ausgelassen. Man versuchte die Geschichte zu korrigieren, konnte aber Fraenkels Namen unter den Referenten zum Thema „Sterilisierung und Konzeptionsverhütung" (1931) nicht auch noch streichen. Das für die spätere Zeit richtungweisende Referat Fraenkels lag ja gedruckt vor (siehe S. 144).

[18] Prof. Hans Fuchs (1873-1942), Assistent in Kiel, später Leiter der Frauenklinik Danzig, seit der Besetzung Polens auch in Personalunion Leiter der Klinik in Posen.

[19] Gerhard Domagk (1895-1964), Wuppertal. Nobelpreis für Medizin 1939 für die Entdeckung der Sulfonamide.

[20] Paul Diepgen (1878-1966), Medizinhistoriker, Direktor des Institutes für Geschichte der Medizin an den Universitäten Freiburg (1920-1929) und Berlin (ab 1929).

[21] Quellenangaben siehe in Arch. f. Gynäk. 173: 12-36 (1942).

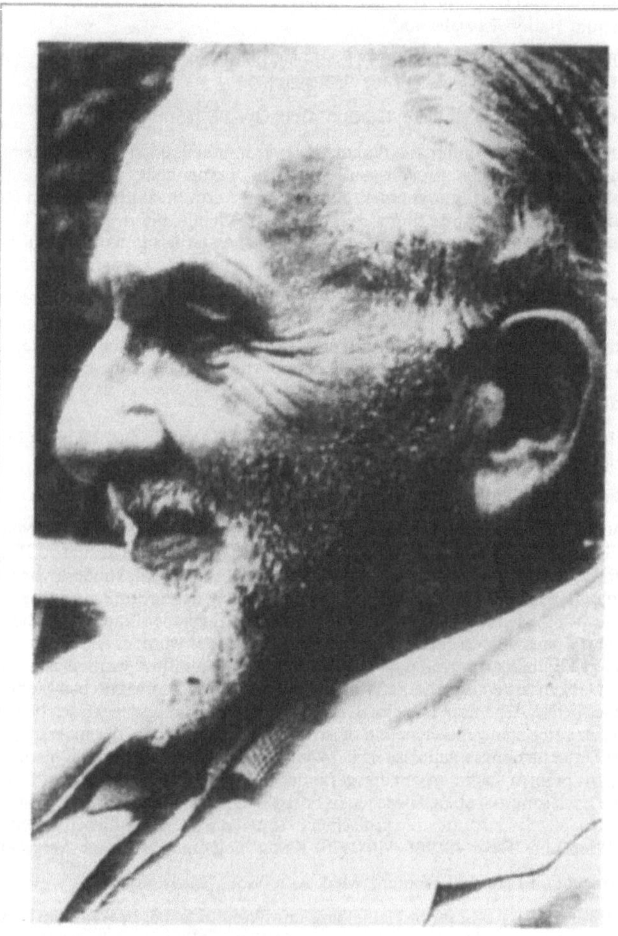

Professor Ludwig Fraenkel (1879-1951),
Direktor der Universitäts-Frauenklinik Breslau 1921-1933,
als Nachfolger von Otto Ernst Küstner.
Im Jahre 1933 aus dem Amt entfernt.
Photographie aus der Sammlung von Professor Marius Tausk.

IV. Kapitel:

Die Zeit von 1949 bis 1974

Rudolf Theodor Edler von Jaschke (1881 - 1963)

27. Präsident der Deutschen Gesellschaft für Gynäkologie

Tagungsort: Karlsruhe,
20. - 23. April 1949

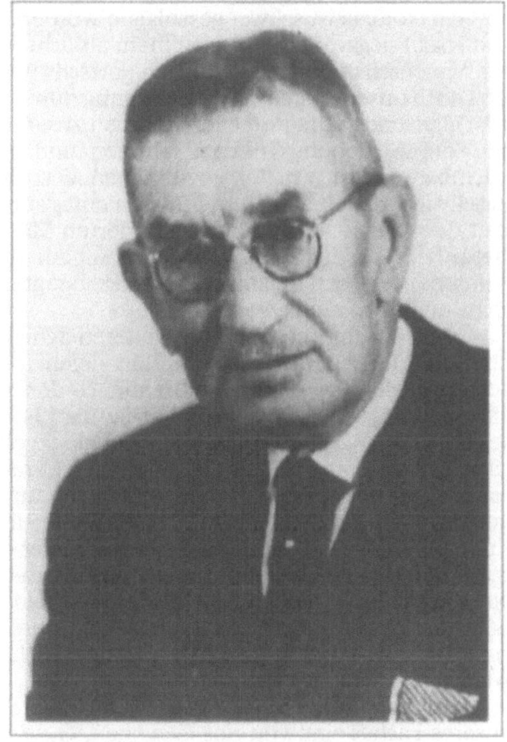

Persönliche Daten
geboren am 17. August 1881
in Pettau (Steiermark)
gestorben am 30. Dezember 1963
in Garmisch-Partenkirchen

Einleitung:

Der erste Kongreß nach dem Zusammenbruch des Dritten Reiches und dem Kriegsende konnte erst mehr als sieben Jahre nach dem vorausgegangenen, dem 26. Kongreß in Wien, abgehalten werden. Noch in Wien war Prof. Rudolf Edler ***von Jaschke***[1] *als Nachfolger von Hans Fuchs zum Präsidenten gewählt worden. In seiner Eröffnungsansprache lenkte er den Blick der Versammlung zurück auf die Geschichte der Gesellschaft seit ihrer Gründung im Jahre 1886. Für uns ist diese Einführung zum ersten Nachkriegskongreß besonders lesenswert, weil wieder ein Zeitzeuge die führenden Persönlichkeiten charakterisieren konnte. Vor ihm hatten Hegar (1899) und A. Mayer (1935) ihre Ansprachen mit ähnlichen Rückblicken bereichert. Unverstellte Worte aber fand Jaschke zur Begründung des wissenschaftlichen Programmes, bei dessen Vorbereitung ihm sein späterer Nachfolger in Gießen, H. Römer (damals Karlsruhe), unterstützt hatte. Der erste Teil war ausdrücklich der „Operationskunst" gewidmet. Als Referenten kamen G. Döderlein, Jena, T. Antoine, Wien, J. Amreich, Wien zu Wort. E. Navratil, Graz, sprach ergänzend zu Amreich über die Technik der vaginalen Radikaloperation beim Zervixkarzinom. Wer sich in die technischen Details des Operierens dieser Vier einlesen möchte, dem sei die Lektüre der Referate und Vorträge zur Operationskunst empfohlen*[2]*. Alle waren sie nicht nur virtuose Künstler des Operierens, sondern auch in der Darstellung. Weitere Hauptthemen waren Laktation (E. Fauvet), Fortschritte und Ausblicke in der Strahlentherapie (H. Martius), und Erythroblastose der Neugeborenen (W. Bickenbach). Frauenärzte aus West und Ost waren anwesend, unter ihnen einer, der bereits auf dem ersten Kongreß der Gesellschaft (1886) gesprochen hatte, Felix Skutsch*[3] *aus Leipzig. In seinem Schlußwort als „Alterspräsident" drückt er sich beschwörend und prophetisch zugleich aus: „Durch die bloße Tatsache, daß die Gesellschaft als solche wieder in Erscheinung treten kann, daß sie diesen Kongreß veranstaltet, ist ein bedeutsames Ereignis entstanden. Es wird damit dokumentiert, daß die unmögliche Scheidung von Ost und West für uns nicht existiert und nicht existieren darf. Die Wissenschaft kennt keine Grenzen, nicht Ländergrenzen und noch weniger Grenzen innerhalb Deutschlands." Es sollten weitere 45 bzw. 49 Jahre vergehen, bevor ein Kongreß der Deutschen Gesellschaft für Gynäkologie wieder in Berlin (1992) oder in Dresden (1996) tagte.*

R. Th. v. Jaschke:

Das Schicksal hat unser Vaterland schwer geschlagen. Aber auch die Deutsche Gesellschaft für Gynäkologie ist schwer geschlagen worden: geschädigt nicht nur dadurch, daß Kriegs- und Nachkriegsverhältnisse seit mehr als acht Jahren ihre fruchtbare Tätigkeit im Dienste der Wissenschaft und des ärztlichen Fortschrittes unmöglich gemacht haben, sondern auch jetzt noch unsere erste Nachkriegstagung durch vielerlei äußere Umstände behindert ist, in dem glänzenden traditionellen Rahmen zusammenzutreten, der so sehr dazu beigetragen hat, ihre Anziehungskraft zu erhöhen und zahllose menschlich und wissenschaftlich fruchtbare Freundschaften anzubahnen. Dazu kommt, daß die Gesellschaft gerade unter so schwierigen äußeren Verhältnissen eines stimmgewaltigen Präsidenten entbehren und statt dessen mit einem stimmbehinderten Manne vorlieb nehmen muß, der zwar wegen dieser Behinderung sein Amt wiederholt zur Verfügung gestellt hat, aber schließlich dem Wunsche der Vorstandsmitglieder sich beugte, da beide vorangegangenen Präsidenten nicht mehr unter uns weilen.

Damit komme ich zu einem weiteren Schicksalsschlag, den die Deutsche Gesellschaft für Gynäkologie erlitten hat - zu den vielen Toten, die wir seit unserer letzten Tagung zu beklagen haben -. Allen voran nenne ich den aufrechten Mann und Forscher Fuchs, der unserer letzten Tagung in Wien im Januar 1940 präsidierte, und unseren vorletzten Präsidenten G. A. Wagner, der eine unserer glanzvollsten Tagungen 1937 in Berlin leitete. Wer hätte sich damals wohl dem Zauber dieser kraftvollen Persönlichkeit entziehen können, die nicht nur durch ihre Liebenswürdigkeit und Sprachgewandtheit dem Kongreß selbst ihren Stempel aufprägte, sondern allen, die sie näher kannten, als ein unvergleichlicher Arzt, als einer unserer erfahrensten Kliniker und einer der glänzendsten Vertreter altbewährter Wiener Operationskunst in Erinnerung bleiben wird. Wer nach anderen Wagner operieren sah, für den brauchte der Unterschied zwischen Operationshandwerk und Operationskunst nicht mehr breit dargestellt zu werden, war er doch so sinnfällig wie zwischen einem Wirtshausschild „Zum springenden Schimmel" und etwa dem „Schimmel auf der Weide" von Zügel gemalt.

Aber wir haben leider noch viele andere Verluste zu beklagen. Zwei Altmeister unseres Faches sind von uns gegangen, G. Winter und Albert Döderlein. Wer verbände nicht mit dem Namen Winter sofort die Vorstellung vom Geiste strenger Kritik und Wahrhaftigkeit, die aller Flunkerei oder auch ehrlichen Selbsttäuschung auf dem Gebiete der Krebsbekämpfung frühzeitig ein Ende gemacht und damit dem wahren Fortschritt den Weg geöffnet hat? Wer dächte bei Erwähnung dieses Namens nicht an seine kritischen Feststellungen bei der Behandlung des fieberhaften Abortus, an seine noch heute wertvolle gynäkologische Diagnostik? Und was soll ich über Albert Döderlein sagen? Niemand konnte sich dem machtvollen Eindruck dieser imponierenden Persönlichkeit entziehen, die in einem langen Leben in fast allen grundlegenden Fragen unseres Faches Leistungen aufzuweisen hat, die zum großen Teil unvergänglich bleiben werden. Albert Döderlein war der erste, der uns lehrte, die Mikrobiologie der Scheide zu verstehen und von dieser Grundlage aus ganz neue Aspekte der puerperalen Wundinfektion zu gewinnen. Unvergleichliche Verdienste hat Döderlein um die Vervollkommung der Asepsis sich erworben und allein durch Einführung der Gummihandschuhe es uns ermöglicht, wirklich aseptisch zu operieren und - was noch viel wichtiger ist - Noninfektion in des Wortes strengster Bedeutung erfolgreich zu treiben. Wer kennt nicht die prachtvolle, gemeinsam mit seinem Freunde Krönig herausgegebene Operationslehre, die in Text wie Bildmaterial ein Kunstwerk hohen Ranges darstellt? Nichts aber charakterisiert Döderlein mehr, als daß er, selbst ein ausgezeichneter Operateur, mit geradezu jugendlicher Begeisterung sich der Strahlentherapie zuwandte, deren Möglichkeiten er als einer der Ersten intuitiv erkannte, um deren erfolgreichen Ausbau sich die größten Verdienste erwarb und sie mit einem Stab von geeigneten Mitarbeitern zum Siege führte. Meine Damen und Herren, wer das Glück gehabt hat, Albert Döderlein näher zu kennen, könnte stundenlang von dem Menschen, Forscher und Lehrer erzählen, ohne Sie zu langweilen. [...]

Oft haben wir in den letzten Jahren hören müssen, daß Deutschland in der Wissenschaft und ärztlichen Kunst um 1½ Jahrzehnte zurückgeblieben wäre. Daran ist nicht mehr wahr, als daß die schweren Jahre des Krieges, die so viele von ihrer Arbeit fortrissen, die unendlichen Schwierigkeiten und Mühen des Wiederaufbaus zerstörter Arbeitsstätten, der Verlust wertvollster Bibliotheken, Manuskripte, Protokolle so manchen aussichtsreichen jungen, aber auch älteren Forscher um die Früchte jahrelanger Arbeit gebracht haben und auch jetzt noch vielerlei Hemmungen bestehen. Dazu kommt noch häufig mangelndes Verständnis zuständiger Regierungsstellen und noch mehr mangelnde Bewegungsfreiheit auf finanziellem Gebiete. Ohne ein gewisses Maß von finanzieller Unterstützung ist wissenschaftliche und klinische Forschung aber nicht möglich.

Lassen Sie mich darum gerade die maßgebenden Regierungsstellen einmal mit großem Ernst darauf hinweisen, was sie auf diesem Gebiet an deutschem Ansehen zu verlieren haben. Denn deutsche Wissenschaft war immer und in allen Ländern der Erde anerkannt und hochgeehrt, und gerade auf dem Gebiete der Geburtshilfe und Gynäkologie hat Deutschland mit die größten Lehrmeister für die Welt gestellt, von denen auch unsere Jugend kaum noch mehr als die Namen kennt. Darum scheint es mir nicht ungebührlich, in einem ganz kurzen Rückblick an die Männer zu erinnern, die vor uns in dieser Deutschen Gesellschaft für Gynäkologie sich unvergängliche Verdienste erworben haben. Das scheint mir heute wichtiger, als wenn ich Ihnen meine persönliche Meinung zu dieser oder jener Frage hier vortragen wollte.

Wer von den Jüngeren unter Ihnen weiß etwa, daß v. Winckel neben unzähligen anderen Leistungen allein dadurch Grundlegendes geleistet hat, daß er der Erste war, der eine sorgfältige Beobachtung und vor allem Temperaturmessung bei den Wöchnerinnen einführte? Wer weiß, daß Kaltenbach und Hegar zu den Begründern der deutschen operativen Gynäkologie gehören und gleichzeitig grundlegende Beiträge zur Aufklärung der Geburtsmechanik gebracht haben, auf denen später Hegars Schüler Sellheim sein geradezu klassisches Gebäude vom Mechanismus der Geburt unter physiologischen und pathologischen Verhältnissen errichten konnte, das heute so unerschüttert dasteht, wie bei seiner Vollendung vor 40 Jahren. Hegars u. a. Erfahrungen bei der Entfernung der Keimdrüsen wurden zum Ausgangspunkt der ganzen gynäkologischen Endokrinologie, zu der später vor allem Fehling, Knauer, Ludwig Fraenkel, B. Zondek wichtigste Beiträge geliefert haben, auf denen eine ganze Reihe unserer erfolgreichen jüngeren Forscher weiterbauen konnte.

Ein anderes Beispiel: Wenn heute die supravaginale Amputation des Uterus geradezu als eine lebenssichere Operation, selbst in der Hand eines mäßigen Operateurs gelten kann - wissen Sie, meine Damen und Herren, daß sie das erst geworden ist, nachdem Chrobak uns die retroperitoneale Stumpfversorgung, wie wir sie heute allgemein üben, gelehrt hatte, während vorher eine oft monatelang dauernde Stumpfbehandlung erforderlich war, der häßliche Narben und Beschwerden folgten! Oder wenn wir heute, selbst bei großen Prolapsen, schöne Dauerresultate mit Wiederherstellung der Arbeitsfähigkeit erzielen, wer erinnert sich da wohl, welche unendliche Mühe, wieviel Arbeit kritischer Forscher dazu gehörte, ehe dieses Kapitel von den Lageveränderungen des weiblichen Genitals ätiologisch und pathogenetisch geklärt war und auf dieser Basis für jeden Fall geeignete Operationsverfahren ausgearbeitet werden konnten. Man nennt da und dort wohl noch die Namen von Hegar, Fritsch, Schauta, Wertheim, Halban, Tandler und Heidenheim - aber niemand weiß mehr, um welche grundlegende Einzelfragen gekämpft und gearbeitet wurde, ehe es gelang, die heutige Klarheit und damit eine sichere Basis für erfolgreiche Operationsverfahren zu gewinnen, die freilich eine gute anatomische Kenntnis und Operationskunst zur Voraussetzung haben, wenn sie nicht gefährlich oder ohne Dauererfolg sein sollen. Ich will das nur an einem Beispiel demonstrieren. Noch 1910 wurde von vielen Operateuren die Möglichkeit einer Levatornaht bezweifelt, heute behauptet jeder, der mit seinem Nadelhalter in der Gegend der aufsteigenden Sitzbeinäste herumstochert, eine Levatornaht auszuführen, die besonders dann zu überraschenden Resultaten führt, wenn er gleichzeitig die Rektumwand durchsticht.

Wenn wir heute von der Bedeutung der parametranen Erkrankung im Puerperium wie außerhalb desselben klare Vorstellungen haben, die Lokalisation wie die Ausbreitung in bestimmte Abschnitte des gesamten Bindegewebes in ihrer Bedeutung genauer zu würdigen vermögen, so verdanken wir das zunächst den grundlegenden anatomischen und klinischen Untersuchungen von W. A. Freund und Alfons v. Rosthorn, zwei großen Männern aus der jüngeren Geschichte unseres Faches, die - wenn man die Literatur verfolgt - fast vergessen scheinen, trotzdem sie noch andere wichtigste Fundamente geschaffen haben, die heute das stolze Gebäude deutscher Frauenheilkunde tragen.

Es gehörte nicht nur hellsichtige anatomische Forschung, es gehörte ein ungeheurer Mut dazu, den Plan einer erweiterten abdominalen Radikaloperation beim Carcinoma colli uteri nicht nur zu entwerfen, sondern in die Praxis umzusetzen, wie es W. A. Freund als Erster wagte, und trotz der erschreckenden Mortalität der ersten Serie an dem als richtig erkannten Weg festzuhalten. Subtilste anatomische Präparierkunst an der Leiche, meisterhafte Operationskunst an der Lebenden aber war erforderlich, um auf diesem Fundament weiterbauend, diese Operation zu einem bei aller Atypie und allen möglichen Überraschungen doch typischen, mit kaum ein Viertel bis ein Fünftel ihrer ursprünglichen Mortalität belasteten Operationsverfahren zu machen, das auch heute noch wie zu Beginn des Jahrhunderts so recht als Operation deutscher Meister bezeichnet werden kann. Das wird auch in der ganzen Welt anerkannt. Freilich liegen hier die Dinge in mancher Hinsicht anders als in dem oben angezogenen Beispiel. Der Name des Meisters, der diese erfolgreiche Methode erarbeitete, Ernst Wertheim, ist nicht verschollen; er wird im Gegenteil immer und immer wieder mißbraucht von Leuten, die von wahrer Wertheimscher Operationskunst, ja selbst von den grundlegenden einzelnen Akten der Operation gar keine richtige Vorstellung haben und ihre Stümperei unter der Schutzmarke „Wertheimsche Operation" verbergen. Gerade diese Operation sollte nur ausgeführt werden von Leuten, die sie wirklich beim Meister selbst und seinen besten Schülern, wie Weibel, Werner, G. A. Wagner - um nur diese zu nennen - erlernt haben. Die Schüler dieser Männer, die heute unter uns weilen, haben die geradezu verpflichtende Aufgabe, dieses kostbare Erbe nicht nur zu hüten und zu erhalten, sondern es weiterzugeben an eine neue Generation von Schülern, die wie die Apostel es ausbreiten sollen über die ganze Welt.

Auch die Wertheimsche Operation hat in ihres Schöpfers Hand und der seiner Schüler Wandlungen und Verbesserungen erfahren, die die ursprüngliche Mortalität auf ein Viertel und weniger, d. h. auf ein Zehntel bis ein Zwanzigstel der ursprünglichen Mortalität W. A. Freunds herunter setzten. Das Streben, die Operation noch ungefährlicher zu machen, hat vor allem Schauta veranlaßt, ein vaginales Verfahren zu suchen und zu finden, das in geeigneten Fällen die abdominale Operation zu ersetzen vermag. Darüber werden wir ja heute noch einiges hören, während ich mich hier darauf beschränke, nur solcher Männer zu gedenken, die nicht mehr unter uns weilen.

Ich nannte vorhin Alfons v. Rosthorn, der so jung, noch ehe er die höchste Stufe seiner Leistung erreicht hatte, von uns ging. Wissen Sie, meine Damen und Herren, daß Alfons v. Rosthorn, Schüler Langers, Billroths und Chrobaks, der Erste war, der die Gefahren einer allzu einseitig sich aufbauenden Organgynäkologie erkannte und deshalb schon zu Beginn des Jahrhunderts immer wieder die Notwendigkeit betonte, den Zusammenhang und die Zusammenarbeit mit der Gesamtmedizin zu pflegen, nicht kranke Unterleibsorgane, sondern kranke Frauen zu behandeln und eine ganze Schule von Männern hinterließ, die seine Gedanken weiterführten und ihnen zur allgemeinen Anerkennung verhalfen. Alfons v. Rosthorn bleibt das weitere nicht auslöschbare Verdienst, als erster Geburtshelfer den Neugeborenen hinsichtlich Pflege und natürlicher Ernährung zu ihrem Rechte verholfen zu haben, wobei sein bester Schüler Kermauner die grundlegende organisatorische Arbeit leistete, die später jüngere Kräfte zur heutigen Höhe führten. v. Rosthorns letzte Leistung war die zweibändige Bearbeitung der Grenzgebietsfragen in den Supplementen zu dem Nothnagelschen Handbuch durch seine damaligen Schüler, unter denen ich wieder nur die Verstorbenen, wie Kermauner, Mathes, G. A. Wagner nenne.

Wertheim und Bumm, diese kongenialen Männer, sind durch ihre operativen Leistungen und durch ihre Schüler noch in vieler Mund und Erinnerung; daß sie es sind, denen wir nach der Entdeckung des Gonococcus durch Neisser alle grundlegenden Erkenntnisse über die Gonorrhoe des Weibes verdanken, dürften den wenigsten unter den Jüngeren geläufig sein.

Nenne ich nun Paul Zweifel, so taucht vor unserem Auge die würdige Gestalt des freundlichen Mannes auf, der um die Asepsis und deren praktische Durchführung, um die gesamte Operationstechnik, um die Eklampsietherapie, die Behandlung der vorzeitigen Lösung der Placenta, um nur einiges zu nennen, sich größte Verdienste erwarb und eine Schülergeneration - ich nenne nur Männer wie Döderlein, Krönig[1)], Menge - herangezogen hat, die auf Grund der bei ihm empfangenen Schulung und Anregung berufen war, lange Jahre eine führende Rolle in unserem Fach zu spielen. Von Albert Döderlein, als dem Größten der Drei, habe ich schon gesprochen. Man zitiert heute noch gelegentlich Menges und Krönigs grundlegende Untersuchungen zur Bakteriologie des weiblichen Genitalkanales - aber wer von Ihnen kennt davon mehr als den Titel oder ein paar fragmentarische Sätze? Wer weiß noch um die kühnen Versuche Krönigs mit dem Frühaufstehen der Operierten, seine wie Sellheims tiefschürfende Begründung der modernen Therapie der Placenta praevia, die sich gegen große Widerstände durchzu-

[1)] Bernhard Krönig (1863-1917). Siehe ausf. Arch. Gynäk.: 108: V-XX (1918).

setzen wußte? Wer erinnert sich noch an Menges kühnen Vorstoß gegen die operative Behandlung der weiblichen Genital-Tbc. oder seines Kampfes um die kritiklose Anwendung der Zangenoperation?

Wer denkt heute noch an den aufrechten Mann Erich Opitz, von dem ich nichts weiter erwähnen will, als daß er einer der Ersten war, die gegen die massiven Röntgendosen zu Feld zogen, weil er erkannte, daß die Schonung des gesunden Gewebes von ebensolcher Bedeutung sei wie die Schädigung oder Vernichtung der Tumorzellen – eine Frage, über die Sie übermorgen noch mehr hören werden.

Ich würde einen stundenlangen Vortrag halten müssen, wollte ich all der Männer gedenken, die um die Entwicklung und den Ausbau unseres Faches sich größte Verdienste erworben haben. Damit sei auch entschuldigt, daß ich nur kurz noch einiger Präsidenten der Gesellschaft seit 1886 gedenke: Gustav v. Veits, des Begründers der abwartenden Eklampsiebehandlung, v. Olshausens, dessen inhaltsreiches Lehrbuch der Geburtshilfe einer ganzen Generation als Grundlage ihrer Ausbildung gedient hat, Hofmeiers, des kritischen Forschers, und seines besten Schülers v. Franqué, der nicht nur einer unserer hervorragendsten Kliniker wurde, sondern neben Rob. Meyer wohl der beste Kenner gynäkologischer Histologie war. Ich nenne noch den Gießener Kliniker Löhlein, dessen Name in seinem vorzüglichen Bügelpessar fortlebt, v. Peham, den würdigen Repräsentanten der Wiener Schule sowohl in der konservativen Geburtshilfe wie in der gynäkologischen Operationskunst und schließlich auch Johannes Veit, der neben Leopold die größten Verdienste um die Herabsetzung der Operationsmortalität der klassischen Sectio caesarea sich erworben hat, bis durch Franks geniale Idee der extraperitonealen Schnittentbindung eine ganz neue Ära anbrach, die schließlich zur Laparohysterotomia isthmicocervicalis intraperitonealis führte, um in Dörflers Modifikation einen vorläufigen Abschluß zu erreichen.

Ich glaube, diese kurze Würdigung einiger Männer unserer Geschichte beweist, daß die Deutsche Gesellschaft für Gynäkologie auf ihre Vergangenheit stolz sein darf. Es ist mein heißer Wunsch, unsere folgende Tagung möge der Welt zeigen, daß sie auch heute, trotz aller Schwierigkeiten und Nöte, das hohe Niveau von einst zu halten imstande ist.

Grundsätzlich habe ich hier nur der Toten gedacht; die Großen unter den noch Lebenden zu würdigen, scheint hier nicht der Ort. Aber ich darf unserer Freude Ausdruck geben, daß Männer wie unsere verdienten Ehrenmitglieder E. Kehrer, Seitz und Stoeckel nicht nur unter uns weilen, sondern in unveränderter Frische noch schaffen und aus dem großen Schatz ihres Wissens und Könnens uns Gaben streuen. Eine Gynäkologie ohne Stoeckel wäre ein Torso. Ich habe noch den jungen Stoeckel mit seinem auf jedem Kongreß ertönenden Kampfruf „Ceterum censeo, cystoscopiam esse exercendam" erlebt, und ich bin Ihrer aller Zustimmung sicher, wenn ich ihn als unseren Senior bitte, unserem ersten Nachkriegskongreß besondere Weihe dadurch zu verleihen, daß er für den heutigen Vormittag das Präsidium unseres Kongresses übernimmt.

Die Themen, die ich für unsere traditionellen Referate gewählt habe, betreffen Fragen, die mir für die zukünftige Forschung und zur Unterrichtung der Allgemeinheit der Geburtshelfer und Frauenärzte von Bedeutung erscheinen. Ich will ihre Auswahl nicht weiter begründen; der Verlauf der Tagung wird am besten ein Urteil darüber gestatten, ob ich bei der Auswahl der Themen eine glückliche Hand gehabt habe. Nur über das erste Thema möchte ich ein paar Worte der Erläuterung sagen, weil seine Wahl bei manchem Kopfschütteln erregt hat. Jeder ist natürlich auf Grund seiner primären Operationserfolge geneigt, sich für einen guten Operateur zu halten, und ich bezweifle nicht, daß unter uns eine große Zahl von guten und sehr guten Operateuren sich findet. Aber, meine Damen und Herren, je älter ich werde, umso mehr erschüttert mich auf der anderen Seite, mit welcher Leichtfertigkeit vielfach Operationen vorgenommen werden, für die nicht allein jede stichhaltige Indikation fehlt, sondern auch mit welch mangelhafter und robuster Technik heute vielfach operiert wird. Dank des Schutzes der Asepsis und der modernen Anästhesierungsverfahren sind solche Operationen scheinbar sogar von Erfolg begleitet, während der Fehlschlag in Form von fortdauernden oder gar verschlimmerten Beschwerden der Patientin meist nicht dem Operateur, sondern denen, deren Rat die enttäuschte Frau später aufsucht, offenbar wird. Anstatt nun dieses an sich unerschöpfliche Thema hier von der eben berührten negativen Seite her anzufassen, schien es mir richtiger und erfreulicher, Ihnen einmal positiv vor Augen zu führen, was den Künstler vom Handwerker oder bloßem Virtuosen der Technik unterscheidet und so alle anzuregen, dem Ziele einer Operationskunst nahezukommen, die allzu vielen nicht mehr wichtig erscheint, da offensichtlich auch das Handwerk goldenen Boden hat.

Mehr als auf anderen Gebieten ärztlicher Tätigkeit gilt hier das Wort: Viele sind berufen, wenige auserwählt. Die Herren, die ich als Referenten gewählt habe, sind Männer, die ein besonders kostbares Erbe auf diesem Gebiete zu verwalten haben – möglichst viele daran teilnehmen zu lassen, war das Hauptmotiv für die Wahl dieses schwierigen Themas. [...]

aus: Arch. Gynäk. 178: 1–8 (1950).

Heinrich Martius (1885-1965)

28. Präsident der Deutschen Gesellschaft für Gynäkologie

Tagungsort: Bad Pyrmont, 4.-8. April 1951

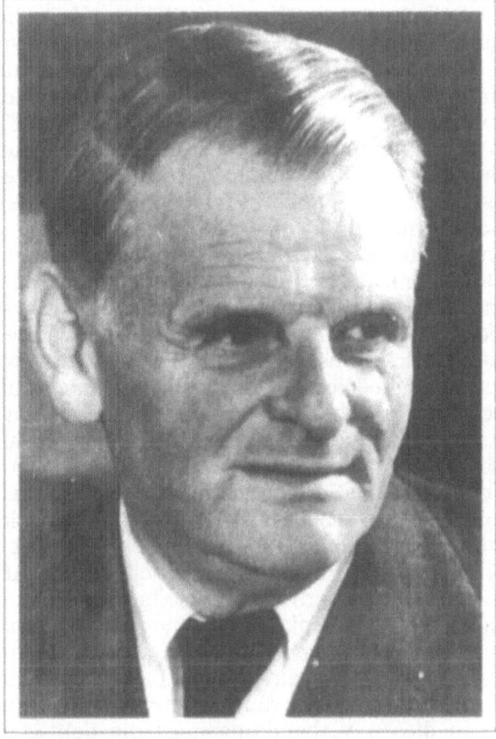

Persönliche Daten
geboren am 2. Januar 1885
in Berlin
gestorben am 17. Februar 1965
in Göttingen

Einleitung:

*Prof. Heinrich **Martius**[4] war seit 1926 als Nachfolger Reifferscheids Direktor der Universitäts-Frauenklinik Göttingen, der ältesten in Deutschland, gegründet von Johann Georg Roederer im Jahre 1751. Als fortschrittliche Schule der Geburtshilfe wurde sie vor allem unter F. B. Osiander (1792-1822) und Ed. C. J. von Siebold (1833-1861) berühmt. H. Martius hatte 1950 den Internationalen Gynäkologenkongreß in New York[5] besucht und war stark beeindruckt zurückgekehrt. Fortan tat er alles, was in seiner Macht stand, den Wiederanschluß der deutschen Gynäkologie und Geburtshilfe an die internationale Entwicklung der Gynäkologie und Geburtshilfe zu fördern, was wegen der Isolation durch die Jahre des Zweiten Weltkrieges als vordringliche Aufgabe empfunden wurde. Sichtbarer Ausdruck der neu geknüpften Bindungen waren die Einladungen an H. C. Taylor[6] aus New York, J. Young[7] aus London und C. M. Marshall[8] aus Liverpool zu Referaten in Deutschland. In seiner Eröffnungsrede skizziert Martius die ehrwürdige Geschichte der Göttinger Frauenklinik, geht aber dann auf einige prinzipielle Anliegen ein, welche heute noch dieselbe Geltung besitzen wie damals: (1) Zur Frage der Ausbildung des Nachwuchses („Ich sehe, daß die junge Medizinergeneration, die uns zur Ausbildung anvertraut ist, auf Grund einer jahrelangen Erziehung zur Unfreiheit bei ihren Entscheidungen, sich nicht mehr fragt, was ist richtig und was ist falsch, was hilft und was ist schädlich, sondern sie fragt, was ist erlaubt und was ist verboten."); (2) zur Ganzheitsmedizin („Ich sehe in der Empfehlung zur Ganzheitsmedizin sogar eine Gefahr, weil sie manchen zur Oberflächlichkeit und Vernachlässigung der exakten lokalen Untersuchung verleitet."); schließlich (3) gibt er Ratschläge, die für die Heranbildung des wissenschaftlichen Nachwuchses breite Berücksichtigung finden sollten („Lesen Sie mehr, bevor Sie selber schreiben; dann werden Sie vieles nicht mehr schreiben. - Pflegen Sie die Sprache und die Form. - Fahren Sie, wenn Sie irgend können, ins Ausland, um den Anschluß zu gewinnen und nicht etwas unnötig zu wiederholen, was schon gemacht ist. Es gilt die Maßstäbe zurückzugewinnen.") Martius hätte den Kongreß gerne nach Göttingen eingeladen, jedoch erzwang die räumliche Beschränktheit der dortigen Verhältnisse das Ausweichen in den nahe gelegenen Kurort Bad Pyrmont. Prof. A. Mayer[9] greift in seinem Dankeswort am Schluß des Kongresses die damals neu erwachte internationale Verknüpfung auf, wenn er den Kongreß würdigt als einen Schritt vorwärts zu „Pan-Europa".*

H. Martius:

[...]
Wir befinden uns in einer schnellebigen Zeit. Die Wucht der täglichen Ereignisse im öffentlichen Leben der Welt bringt es mit sich, daß von dem Vergangenen vieles gar zu schnell vergessen wird. Deshalb möchte ich mir erlauben, daran zu erinnern, daß Sir Eardley Holland, der hier vor mir sitzt, als erster nach dem Kriege es wagte, im Juli 1949 zu dem unter seiner Leitung stehenden 12. Britischen Kongreß für Geburtshilfe und Gynäkologie in London wieder deutsche Kollegen einzuladen. Es war kein internationaler, sondern ein nationaler Kongreß. Damit war im wahrsten Sinne des Wortes der Bann gebrochen. Es folgte die Einladung zum Internationalen und IV. amerikanischen Kongreß für Geburtshilfe und Gynäkologie im Mai 1950 nach New York durch den ehrwürdigen Präsidenten Dr. Fred L. Adair - Chicago und durch H. C. Taylor jr. - New York. Seit dem ist noch nicht ein volles Jahr vergangen. Die meisten werden schon vergessen haben, daß, da Deutschland damals noch keine diplomatischen Vertretungen im Ausland besaß, die Einladung, wie ausdrücklich betont wurde, nur an einzelne Personen und nicht an die Deutsche Gesellschaft für Gynäkologie erfolgte. Unter Berücksichtigung dieses Sachverhaltes hielt ich es für angebracht, mich von einer auf der Tagesordnung stehenden Besprechung über Zeit und Ort des nächsten internationalen Gynäkologenkongresses zurückzuhalten. Nach einer ausdrücklichen Einladung durch den Präsidenten Adair nahm ich an der zweiten Besprechung teil. Es wurde beschlossen, mit der Abhaltung des Kongresses die Schweiz zu betrauen. Der nächste internationale Kongreß unseres Faches soll also, wie ich mit Rücksicht auf die vielen an mich gerichteten Fragen betonen möchte, im Jahre 1954 in der Schweiz stattfinden[1]. Für die verschiedenen geographischen Teile der Welt, Südamerika, Mittelamerika, Afrika, Europa usw. wurde je ein Vertreter gewählt. Diese Vertreter ihrerseits wurden in einem Zentralkomitee für den internationalen Gynäkologenkongreß unter Fred L. Adair mit dem Sitz in Chicago zusammengefaßt. Die europäischen Länder einigten sich auf die Initiative des Brüsseler Gynäkologen Jean Snoeck sehr schnell dahin, als ihren Vertreter in dem Zentralkomitee den Amsterdamer Gynäkologen van Tongeren namhaft zu machen.

In diesen Verhandlungen ist die deutsche Gynäkologie vorbehaltlos und in ihrer Gesamtheit wieder in die weltumfassende Organisation unseres Faches aufgenommen worden. [...]

Als Tagungsort für unseren diesjährigen Kongreß habe ich das niedersächsische Staatsbad Pyrmont ausgewählt, und ich hoffe, daß Sie mit dieser Wahl zufrieden sind, und daß Sie sich hier wohlfühlen werden. Zwar ist es für diesen Kurort noch etwas früh im Jahr. Aber nur in dieser Zeit, in der Vorsaison, ist es möglich, die große Familie der Frauenärzte wie zu einem Familientag gemeinsam unterzubringen. Ich danke der Kurverwaltung für ihre Bereitschaft, uns aufzunehmen und für ihr großes Entgegenkommen bei der Erfüllung unserer Wünsche. Pyrmont, das Bad der Alleen, ist ein uraltes Frauenbad. Seine natürlichen Heilmittel, Quellen und Eisenmoor, haben sich schon hunderte von Jahren, bevor die moderne Wissenschaft die Wirkungsweise dieser Heilmittel zu klären begann, für die Behandlung von Frauenkrankheiten als wirksam erwiesen, und viele Ehepaare verdanken diesen Heilmitteln den ersehnten Nachwuchs. Ich glaubte dieser Tatsache durch einen großen Gynäkologenkongreß in Bad Pyrmont einmal wieder eine besondere Betonung verleihen zu sollen.

Aber ohne der Kurverwaltung gegenüber unhöflich sein zu wollen, darf ich wohl auch zum Ausdruck bringen, wie schwer es uns geworden ist, den Kongreß nicht nach Göttingen einzuladen, wo weder genügend zahlreiche Quartiere noch ausreichende Kongreßräume vorhanden sind.

Der Entschluß, unsere Tagung der unmittelbaren Einwirkung der Aura academica unserer Georg-August-Universität zu entziehen, war mir auch deshalb schmerzlich, weil die Gynäkologie in diesem Jahre gerade in Göttingen ein großes Jubiläum feiert. Am 6. Dezember 1751, also vor 200 Jahren, leitete der jugendliche

Johann Georg Roederer

in dem unscheinbaren Armenhospital St. Crucis in Göttingen seine erste klinische Geburt. Es war eine schwere Wendung bei schiefer Kopflage. Roederer stammte aus Straßburg aus der Schule Johann Jacob Frieds, des „geschworenen Hebammenmeisters" dieser Stadt. Als 21jähriger Jüngling trat Roederer eine wissenschaftliche Reise an, die ihn nach Paris,

[1] Die „Fédération Internationale de Gynécologie et d'Obstétrique" (FIGO) wurde 1954 in Genf gegründet.

London, wo er mit William Smellie über die Anatomie und die Messung des Beckens diskutierte, Oxford, Leyden und schließlich im Jahre 1749 auch nach Göttingen führte. Bei dieser Gelegenheit wurde der berühmte Schweizer Anatom, Physiologe, Botaniker und Dichter der „Alpen", Albrecht v. Haller, der in Göttingen lehrte, auf den aussichtsreichen jungen Geburtshelfer Roederer aufmerksam und vermochte den damaligen Kanzler der Georgia Augusta, Gerlach v. Münchhausen, für die Gründung eines „Accouchierhospitals" in Göttingen zu interessieren.

1751 wurde Roederer, damals 25 Jahre alt, von Georg II., König von Hannover, nach Göttingen berufen „für den doppelten Endzweck", wie aus den Akten der Universitäts-Frauenklinik hervorgeht (zitiert nach Gg. B. Gruber) „gebildete Hebammen für das Land zu erzeugen, andererseits und vorzüglich aber, um den Studiosi medicinae zur Erlernung der notwendigen Kenntnisse in dieser Sache Gelegenheit zu geben".

So ist die Göttinger Frauenklinik in der Tat als die älteste deutsche akademische geburtshilfliche Unterrichtsanstalt anzusehen und kann in diesem Jahre das 200jährige Jubiläum ihres Bestehens feiern.

Es liegt nahe, Ihnen bei Gelegenheit dieses Kongresses einen kurzen Überblick über das Wirken der geburtshilflich-gynäkologischen Lehrer in Göttingen zu geben, in dem sich die Entwicklung unseres Faches in Deutschland widerspiegelt.

Roederer konnte seine Tätigkeit in Göttingen nur 12 Jahre lang ausüben. Er starb im Jahre 1763 auf einer Konsultationsreise nach Paris in Straßburg am „hitzigen Fieber", erst 37 Jahre alt. Er hatte aber schon erreicht, was ihm als seine Lebensaufgabe vorschwebte und von ihm in seiner Antrittsrede in Göttingen in die Worte gefaßt wurde:

„Sit sua laus medicinae,
sit chirurgiae honos,
Obstetriciae nomen haud obscurum manet.
Marito dulcem reddit conjugem,
proli matrem, matri laborum mercedem,
universae familiae solamen!"

Auf Roederer folgte im letzten Jahr des 7jährigen Krieges Heinrich August v. Wrisberg (1763–1785).

Wenn wir das wissenschaftliche Arbeitswerk und die Lehrtätigkeit v. Wrisbergs überblicken, so zeugen beide für eine, auch für die damalige Zeit außergewöhnliche Universalität. v. Wrisberg las über Anatomie, Physiologie, Chirurgie, Medicina forensis, Augenheilkunde und Osteologie, ferner im Sommer über die Hebammenkunst und im Winter über „Weiberkrankheiten". Seine Arbeiten haben dem Mosaik der damaligen Geburtskunde eine Unmenge wertvoller Steine hinzugefügt. Sein Name ist der heutigen Generation nur noch wenig bekannt. Denn er gehörte zu dem Typus von Forschern, deren Werk keinerlei Widerspruch erfuhr, also zu den nicht weniger wertvollen stillen Gelehrten; im Gegensatz zu Friedrich Benjamin Osiander (1792–1822), der auf v. Wrisberg nach einem kurzen Interregnum durch Johann Heinrich Fischer folgte.

Osiander stammte aus einer württembergischen Pfarrerfamilie und war Schüler des Tübinger Geburtshelfers Georg Friedrich Sigwart. Er war eine der markantesten Persönlichkeiten unter den vorzeitgenössischen Lehrern der Geburtshilfe. Er führte den Gebrauch des Opiums in die Geburtshilfe ein. Durch Osiander hat sich damals ein heißer Kampf zwischen der aktiven Geburtshilfe, der „Entbindungskunst", und einer streng abwartenden Geburtsleitung abgespielt, ähnlich wie er jetzt auf einer anderen Ebene wieder entbrannt ist. In dem Bestreben, die zerstückelnden Operationen, die damals noch einen breiten Raum in der operativen Geburtshilfe einnahmen, einzuschränken, erweiterte Osiander die Anwendung der Zangenoperation weit über das berechtigte Maß hinaus.

Osiander hat 40% aller Geburten mit der Zange, 6% mit anderer Kunsthilfe, dem Hebel, der Wendung und dem von ihm schon im unteren Teil der Gebärmutter ausgeführten Kaiserschnitt beendet. Nur 54% der Geburten ließ er ohne Kunsthilfe verlaufen. Osiander mußte in diesem Kampf, der sich hauptsächlich zwischen der Göttinger und der Wiener Schule unter Lukas Johann Boër abspielte, schließlich unterliegen. Trotzdem hat er unser Fach in ungewöhnlicher Weise gefördert, wie es in der Natur der Sache liegt, daß der Fortschritt oftmals durch anfängliche Übertreibungen und Fehlwege erkauft wird. Man könnte mit Erich Kästner sagen: Irrtümer haben ihren Wert jedoch nur hie und da. Nicht jeder, der nach Indien fährt, entdeckt Amerika. Aus dem Archiv der Klinik geht hervor, daß Osiander im späteren Alter praktisch von seinem mit Starrköpfigkeit aufrechterhaltenem Standpunkt der aktiven Entbindungskunst doch allmählich abgerückt ist. Aber literarisch zugegeben hat er seine Nachgiebigkeit nie.

Interessant ist, daß Osiander in dieser Zeit trotz seiner Aktivität die mütterliche Letalität in der Göttinger Entbindungsanstalt bereits auf die erstaunlich niedrige Zahl von 7‰ senkte (Gerda Schween).

Der damaligen Entwicklungsphase unseres Faches entsprechend stand die Geburtshilfe in dem Osianderschen wissenschaftlichen und praktischen Arbeitsfeld weit im Vordergrund. Aber die Vertiefung in die Geschichte dieses seltenen Mannes zeigt schon deutlich, wie die Frauenheilkunde allmählich aus der Geburtshilfe herauswuchs. Gg. B. Gruber hat festzustellen vermocht, was den bisherigen geburtshilflichen Historikern entging, daß Osiander in der Göttinger wissenschaftlichen Sozietät bereits im Jahre 1808 über einige Fälle operativ geheilter Gebärmuttercarcinome vorgetragen hat. Dies ist zweifellos für Göttingen die erste Überlieferung planmäßig durchgeführter operativer Hilfe bei einer gynäkologischen Erkrankung (Gg. B. Gruber).

Ich möchte die kurze Skizze über Osiander nicht abschließen, ohne den Besuch Goethes in seiner Klinik zu erwähnen, der sich damals auf dem Wege nach Pyrmont befand und den Meister der Entbindungskunst besuchte. Wir lesen in den Annalen Goethes:

„Und wie denn jeder Ort den fremden Ankömmling zerstreuend hin und her zieht und unsere Fähigkeit, das Interesse mit den Gegenständen schnell zu wechseln, von Augenblick zu Augenblick in Anspruch nimmt, so wußte ich die Bemühung des Professors Osiander zu schätzen, der mir die wichtige Anstalt des neu und sonderbar erbauten Accouchierhauses sowie die Behandlung des Geschäftes erklärend zeigte."

Das „sonderbar" bezieht sich zweifellos auf das Treppenhaus dieses monumentalen Gebäudes, das zu besichtigen Sie bei Ihrem Göttinger Besuch Gelegenheit finden werden.

Auf Osiander folgte Ludwig Caspar Julius Mende (1823–1832), in dessen bewunderungswürdig umfangreichen wissenschaftlichen Schriften die Behandlung der Frauenkrankheiten bereits stark hervorzutreten begann.

Sein Nachfolger war der aus der bekannten „Asklepiadenfamilie der Siebolde" stammende Eduard Carl Caspar Jacob v. Siebold (1833–1861).

Wir denken bei der Nennung dieses Namens an Agathe v. Siebold, die zweite Tochter des Göttinger Gelehrten und Jugendliebe von Johannes Brahms. Es war die Zeit von Gauss und Weber, die damals die Telegraphie erfanden, des Chemikers Wöhler, der ein Duzfreund von v. Siebold war, und des Anatomen Henle. In der Geburtshilfe nahm v. Siebold zunächst einen vermittelnden Standpunkt zwischen dem seines Vorgängers Osiander und der Boërschen Lehre ein, wandte sich dann aber, nachdem er mit dem berühmten Heidelberger Naegele, Freundschaft geschlossen hatte, der streng abwartenden Geburtsleitung zu. Über Frauenkrankheiten ist aus seiner Feder nichts Wesentliches erschienen. Dagegen kommt ihm das Verdienst zu, als einer der ersten Deutschen die Narkose eingeführt zu haben.

Seine Vorliebe war die Philologie. Er wollte alte Sprachen studieren und ließ sich nur auf dringenden Wunsch seines Vaters als Medizinstudent inskribieren. Aus dieser Neigung ist auch sein berühmtes Geschichtswerk „Versuch einer Geschichte der Geburtshilfe" entstanden, das nach zehnjähriger fleißiger Arbeit im Jahre 1845 erschien und noch heute als die beste historische Darstellung unseres Faches anzusehen ist.

v. Siebold war keiner Lebensfreude abhold. Musikalisch trat er schon als Kind hervor. Er spielte jedes Instrument. Als Paukenspieler war er sehr gesucht. „Im Konzertsaal, wo es darauf ankam, einen besonders guten Paukenschläger zu haben, sah man stets den berühmten Gynäkologen die Schlegel schwingen", berichtet der Anatom Henle.

Eine kleine geburtshilfliche Geschichte möchte ich nicht unterdrücken. Als v. Siebold einmal in Mannheim in der Oper Fidelio den Tönen der berühmten Schröder-Devrient lauschte und plötzlich eine Pianostelle kam, konnte man seinen Heidelberger Kollegen Carl Naegele, der neben ihm saß, vernehmen: „Freund, glauben Sie wirklich, daß der Kopf des Kindes jemals im geraden Durchmesser in das Becken eintreten kann?"

Juvenal war v. Siebolds Lieblingsdichter. Die sechste Satire von Juvenal übersetzte er metrisch und ließ sie drucken. Über Juvenal hielt er eine Vorlesung, die so stark besucht war, daß der größte Hörsaal nicht ausreichte. Er soll so würzig vorgetragen haben, daß junge Theologen für ihr Seelenheil gefürchtet und weiterhin auf die Kollegs verzichtet haben sollen.

v. Siebold hat fast 30 Jahre in Göttingen gewirkt. In seinem Leben spiegelt sich die höchste Blütezeit der Göttinger Universität eindrucksvoll wieder. Ich lasse seine eigenen Worte sprechen:

„Es wird aber auch nicht leicht einen Ort geben, der in jeder Beziehung so zu geistigen Beschäftigungen gemacht ist, als gerade Göttingen. Bei der Vereinigung so vieler ausgezeichneter Männer in jedem einzelnen Fache der Wissenschaft ist jeder dem anderen nachzuahmendes Vorbild: Zerstreuungen, wie sie in anderen größeren Universitätsstädten sich darbieten und von geistigen Arbeiten ablenken, finden sich hier gar nicht, dazu die großen Hilfsmittel der Königlichen Bibliothek, die wahrhaft väterliche Vorsorge des Königlichen Kuratoriums für die Universität, welches jeden billigen Wunsch um Verbesserung der Institute und sonstiger Attribute erfüllt; alles dies befördert die Arbeiten der einzelnen und spornt sie zu dem größten Fleiße an, so daß man Göttingen selbst eine große Studierstube nennen könnte." Genau so ist es auch heute noch in Göttingen!

v. Siebold scheint es allerdings verstanden zu haben, mit viel Humor und süddeutschem Temperament in die stille norddeutsche Studierstube Göttingen Leben und Bewegung hineinzubringen.

Der Nachfolger von v. Siebold war Jacob Heinrich Hermann Schwartz (1862-1888). Wir sehen in Schwartz einen stillen, edlen Mann vor uns, der äußerst zuverlässige wissenschaftliche Arbeit leistete und als Idealtyp eines menschenfreundlichen Arztes viel Segen stiftete. Schwartz war Assistent und Schwiegersohn von G. A. Michaelis in Kiel und wurde von diesem nach Wien geschickt, um sich nach der aufsehenerregenden Semmelweisschen Lehre umzusehen. Er berichtete am 21. 12. 1847 in einem ausführlichen Brief seinem Lehrer und Schwiegervater über das, was er in Wien in Augenschein genommen hatte. Dieser aufschlußreiche Brief war in den deutschen Bibliotheken nicht mehr aufzufinden. Man wußte aber, daß er damals von Michaelis an seinen Kollegen Levi in Kopenhagen geschickt und in dänischer Sprache veröffentlicht worden war. Gg. B. Gruber hat sich bei seinen historischen Studien über die Göttinger Frauenklinik diesen Brief von Carl Heijl aus Stockholm wieder verschafft, so daß uns dieses wichtige Dokument jetzt vorliegt.

Schwartz gebührt der Ruhm, noch verhältnismäßig frühzeitig nach seiner Berufung die geburtshilfliche Antisepsis in die Göttinger Frauenklinik eingeführt zu haben, die vorher noch in dem gegen Semmelweis oppositionellen Lager stand.

Von Schwartz wurde im Jahre 1876 die erste Ovariotomie unter antiseptischen Kautelen in der Göttinger Frauenklinik ausgeführt.

Wir kommen mit Schwartz schon der Gegenwart nahe, indem seine Enkelin, die Tochter des Göttinger Gynäkologen Droysen, Fräulein Käthe Droysen, meine Ihnen allen bekannte Zeichnerin, heute zu unseren Gästen gehört.

Mit dem Lebenswerk der drei nachfolgenden Direktoren der Göttinger Frauenklinik,
Max Runge (1888-1909),
Philipp Jung (1910-1918) und
Karl Reifferscheid (1918-1926),
sehen wir die Entwicklungsgeschichte der modernen Geburtshilfe und Gynäkologie ausgebreitet vor uns liegen.

Max Runge, ein energiegeladener Mann, der in der Klinik nur „König Max" genannt wurde, kam in den gewaltigen Aufschwung der operativen Gynäkologie hinein. Philipp Jung bestrahlte und heilte schon vor 1913, also vor den Mitteilungen von E. Bumm und A. Döderlein auf dem Hallenser Kongreß, Gebärmuttercarcinome mit Mesothorium und K. Reifferscheid verfolgte, von Haus aus als Fritsch-Schüler ein glänzender Operateur, diese Spur und baute die Strahlenbehandlung hauptsächlich der gutartigen Gebärmutterblutungen aus.

Das Studium der wissenschaftlichen Geschichte dieser Männer zeigt uns deutlich, wie die Gynäkologie aus der Geburtshilfe herausgewachsen ist. Heute wird vielfach angenommen, daß die operative Gynäkologie sich von der Chirurgie abgezweigt habe, ähnlich wie sich jetzt die Urologie von der Chirurgie abtrennt. Aber diese Annahme ist irrig. Gewiß hat die Gynäkologie an den Errungenschaften der Chirurgie, Schmerzstillungsmethoden, Asepsis, Nahttechnik usw. partizipiert, aber auch umgekehrt. Eine rein operative Gynäkologie, von der nicht gleichzeitig die Fortpflanzungsfunktionen und Regulationsvorrichtungen des Gesamtorganismus und die Seele der Frau berücksichtigt worden wären, hat es ja auch nie gegeben.

Wenn wir das wissenschaftliche und ärztliche Leben dieser Männer überblicken, so fesselt uns am meisten ihre Verschiedenheit in Charakter, Temperament und äußerem und innerem Erfolg. Jeder einzelne hat die ihm anvertraute Klinik in seiner Art gefördert und damit der Aufwärtsentwicklung unseres schönen Faches gedient.

Die ruhmreiche Geschichte der Gynäkologie verpflichtet uns dazu, unseren Vorgängern nachzueifern, den Geist vorurteilsloser wissenschaftlicher Forschung zu pflegen und unseren Nachwuchs in die richtigen Bahnen zu lenken.

Was können wir für die Zukunft unseres Faches tun?

Ich möchte nur einige, mir in unserer verworrenen Zeit besonders vordringlich erscheinende Punkte zur Sprache bringen.

Durch die Errungenschaften der Technik ist die Welt, in der wir leben, kleiner und der Raum enger geworden. Daraus ergibt sich, daß das öffentliche Leben in allen Teilen unserer Erde in ein immer dichteres Netz von Gesetzen, Verfügungen, Verordnungen und Bestimmungen eingezwängt wird; Gesetze, die in Zeiten der Not, des Zwanges und des Krieges unvermeidlich waren, bleiben bestehen. Neue Einschränkungen der persönlichen Freiheit und damit der persönlichen Entschlußkraft folgen. Diesem Vorgang unterliegt und unterwirft sich auch die praktische Medizin.

Ich sehe, daß die junge Medizinergeneration, die uns zur Ausbildung anvertraut ist, auf Grund einer jahrelangen Erziehung zur Unfreiheit bei ihren Entscheidungen sich nicht mehr fragt, was ist richtig und was ist falsch, was hilft und was ist schädlich, sondern sie fragt, was ist erlaubt, und was ist verboten?

Dieselbe Bereitschaft, irgendeine übergeordnete Stelle um Rat zu fragen und sich ihr zu unterwerfen, anstatt den Berufskampf mit eigener Kraft zu führen und die auftretenden Schwierigkeiten zu überwinden, zeigt sich auch bei den schon in der Praxis stehenden Kollegen. Man fragt bei einer höheren Instanz, zu denen nach der täglich eingehenden Post offenbar auch der Vorstand der wissenschaftlichen Gesellschaften gerechnet wird, an und bittet um deren Unterstützung, anstatt selbst Manns genug, zu sein. Hier bewahrheitet sich der Spruch:

Natur wird (wie die Freiheit) nur beschränkt
durch Satzungen, die sie sich selbst geschenkt.

Mir scheint eine der Hauptaufgaben der zentralen Leitung unseres Berufes ebenso wie die der akademischen Lehrer darin zu bestehen, den Arzt in seiner Tätigkeit wieder auf das Fundament der eigenen Verantwortung zu stellen. Denn der Patient soll nicht verwaltet, sondern behandelt und geheilt werden. Nicht die Organisation ist das Primäre, auch nicht der Arzt, sondern der Patient! Dazu gehört eine hervorragende Ausbildung und Fortbildung des Mediziners, für die der Staat viel Kapital aufwenden muß, damit es später Zinsen trägt.

Den republikanischen Präsidentschaftskandidaten der Vereinigten Staaten von Amerika, Harald E. Stassen, Präsident der University of Pennsylvania, hörte ich in seiner Bankettrede auf dem Internationalen Gynäkologenkongreß in New York im vorigen Jahr über das Thema „Medicine and Freedom" zum Ausdruck bringen, daß derjenige Staat der fortschrittlichste sei, der der Ausübung der praktischen Medizin die größte Freiheit lasse. Dasselbe ist für die wissenschaftliche Forschung eine Selbstverständlichkeit.

Herr Ministerpräsident Kopf hat in seiner Eröffnungsansprache auf dem 52. Deutschen Ärztetag in Hannover im Oktober 1949 wohl als erster Regierungschef zum Ausdruck gebracht, daß neben der Freiheit die Gesundheit zu den Grundrechten der res publica gehört, und die Gesundheit des Volkes ist den Staatsmännern und den Ärzten gemeinsam anvertraut. Möge das zukünftige und von uns als erwünscht angesehene Bundesgesundheitsministerium mit glücklicher Hand die Gesetzgebung so lenken, daß sie die Ordnung sichert, ohne dabei dem Arzt die Freiheit seiner Verordnungen zu nehmen.

Ich danke an dieser Stelle Ihnen, Herr Minister Albertz, daß Sie durch Ihre Verfügung, die soeben erschienen ist, meinem Drängen folgend, die Pflicht der namentlichen Meldung der Fehlgeburten aufgehoben haben mit der ausdrücklichen Begründung, um damit das Vertrauen zwischen Patienten und Ärzten zu stärken, das von der Wahrung des Berufsgeheimnisses getragen wird. Wie wichtig dieser ministerielle Entschluß ist, zeigen die unglückseligen Vorkommnisse jüngster Zeit in Weinheim und in Garmisch.

Der zweite Punkt, den zu erwähnen mir am Herzen liegt, betrifft ebenfalls die gesamte Medizin.

Als Reaktion auf ein überspitztes Organspezialistentum und eine übertriebene technische Richtung in der Medizin mußte eine Zeitlang mit Recht betont werden, daß wir nicht ein Organ, sondern den kranken Menschen behandeln. Jetzt wird aber mit dem wenig schönen Wort und Begriff der „Ganzheitsmedizin" viel zu viel Wucher getrieben. Ich selber habe es schon als junger Gynäkologe eigentlich immer als eine Beleidigung empfunden, wenn gesagt wurde, man solle nicht nur den Uterus, sondern die Patientin behandeln. Das mag an der in der Rostocker Medizinschule stark betonten konstitutionellen Betrachtungsweise liegen. Die alten Ärzte haben immer Psychotherapie getrieben. Sie haben aber nicht so viel davon gesprochen.

Ich sehe in der Empfehlung der Ganzheitsmedizin sogar eine Gefahr, weil sie manchen zur Oberflächlichkeit und Vernachlässigung der exakten lokalen Untersuchung verleitet. Augenblicklich droht die Ausübung der praktischen Medizin sich in die Flügel zu verschieben: Auf dem einen Flügel die übertrieben analytische Laboratoriumsmedizin, die nur Kurven und Retorten sieht, auf dem anderen Flügel die intuitive Ganzheitsbetrachtung, wobei dann das Wesentliche, die sorgfältige, örtliche, symptomgezielte Untersuchung des Patienten und die rationale somatische Diagnostik oft zu kurz kommt.

Der dritte und der letzte Punkt, den ich erwähnen möchte, betrifft den wissenschaftlichen Nachwuchs. Wir sind eine wissenschaftliche Gesellschaft, und den Nachwuchs zu fördern, gehört zu den wichtigsten Aufgaben unserer Gesellschaft. In unserer Jugend steckt trotz der großen materiellen Not, in der sie lebt, eine unbändige Bereitschaft zur wissenschaftlichen Arbeit, und sie ist viel fleißiger als wir es früher waren, manchmal sogar zu fleißig und dann zum Schaden des Judizium. Wir Alten haben die Aufgabe, diesen Arbeitsdrang und Fleiß in die richtigen Bahnen zu lenken. Wer als Redakteur von wissenschaftlichen Zeitschriften täglich die Manuskripte auf seinem Schreibtisch vor sich liegen hat, weiß, woran es hapert. Ich möchte mir erlauben, folgende Ratschläge zu geben:

Lesen Sie mehr, bevor Sie selber schreiben; dann werden Sie vieles nicht mehr schreiben.

Pflegen Sie die Sprache und die Form.

Die Sprache ist das Material, in dem die Gedanken ihre Form erhalten, um auf die Mitmenschen einwirken zu können, wie ein Musikinstrument, das wir von Mißtönen befreien sollten. Ob „insgesamt“ besser klingt als „im ganzen“ und „insbesondere“ besser als „besonders“ und „darüber hinaus“ besser als „außerdem“, ist Geschmacksache und mag dahingestellt bleiben.

Aber der Ausdruck „konservative Behandlung“ ist beispielsweise ein Widerspruch in sich und eine Nachlässigkeit. Noch ernster ist es mit dem Ausdruck „Krankheitsbild“. Wenn Sie unsere Zeitschriften aufschlagen, so lesen Sie jetzt fast auf jeder Seite etwas von „Krankheitsbildern“. Gewiß gibt es ein Krankheitsbild, d. h. die Gesamtheit der vorhandenen Symptome; eine richtige Bezeichnungsart, solange es sich nur um die augenblickliche Erscheinungsform der Krankheit handelt. Ganz schlimm wird es aber, wenn es heißt „Das Krankheitsbild nimmt einen günstigen oder ungünstigen Verlauf“, oder, wie ich unlängst las: „Welche Krankheitsbilder führen zur Hypogalaktie?“

Eine solche Ausdrucksweise zeigt eine bedenkliche Nachlässigkeit, nicht nur im Ausdruck, sondern auch im Denken.

Aber genug davon! Bewahren Sie unsere Sprache, auch die medizinische, vor Mißklängen und Unlogik!

Ein weiterer Fehler ist das unrichtige Zitieren, bei dem nicht die Originalarbeiten, sondern oft mangelhafte Referate zugrunde gelegt werden. Wir Schüler Otto v. Franqués hatten in dieser Beziehung einen strengen Lehrer.

Der letzte Rat, den ich unserem Nachwuchs geben möchte, liegt auf einem ganz anderen Gebiet:

Fahren Sie, wenn Sie irgend können, ins Ausland, um den Anschluß zu gewinnen und nicht etwas unnötig zu wiederholen, was schon gemacht ist. Es gilt, die Maßstäbe zurückzugewinnen.

Damit komme ich zu zwei Bitten. Die erste Bitte richtet sich an unsere ausländischen Kollegen. Laden Sie auch die jungen Forscher ein, Sie zu besuchen, nicht nur uns Alten. Wir unsererseits freuen uns über den Besuch jedes Kollegen aus dem Ausland.

Die zweite Bitte geht auch hier noch einmal an die Staatsverwaltung: Öffnen Sie Ihre Säckel für die Ausbildung und Fortbildung der jungen Ärztegeneration!

Entscheidend allerdings ist nicht das Geld, sondern der Geist! Wir sehen an den Vortragsanmeldungen zu diesem Kongreß, in dessen wissenschaftlichen Teil wir jetzt eintreten wollen, mit Beglückung, daß die Mannschaft sich formiert hat.

Mit diesen Wünschen an unseren Nachwuchs und für unseren Nachwuchs wollen wir an unsere Arbeit gehen! [...]

aus: Arch. Gynäk. 180: 1–14 (1951).

[illegible] sehe in der Entwicklung der Gastroenterologie eine Gefahr, weil sie manchen zur Oberflächlichkeit und Vernachlässigung der exakten lokalen Untersuchung verleitet. Ausdrücklich möchte die Ausbildung der praktischen Medizin sich in die Fläche zu verschieben. Auf der einen Seite die übertriebene analytische Laboratoriumsmedizin mit Kurven und Kolonnen, steht auf der anderen Seite die mühevolle Ganzheitsbetrachtung [illegible] Wesentliche [illegible] Untersuchung des Patienten und die klinisch-somatische Diagnostik oft zu kurz kommt.

Der dritte und der letzte Punkt, den ich erwähnen möchte, betrifft den Wissenschaft- [illegible] fördern, damit zu den wichtigsten Aufgaben unserer Gesellschaft. Es ist unser [illegible] [illegible] sagen zu [illegible] und dann zum Schreiben des [illegible]. Wir [illegible] haben die Aufgabe, diesen [illegible] als Redakteure von [illegible] Manuskripte [illegible] Seiten [illegible] [illegible] Zeit [illegible] Lesen [illegible] Sie [illegible] nicht mehr schreiben.

Pflegen Sie die Sprache und die Form.

Die Sprache ist [illegible] Gedanken [illegible] Mitmenschen [illegible] [illegible] [illegible] und man [illegible].

Nur der [illegible] Behandlung [illegible] [illegible] [illegible] Kranken [illegible] [illegible] [illegible] [illegible]

Eine [illegible] nicht mit [illegible].

Aber genug davon! Beachten Sie unsere Sprache, auch die Mediziner und Vorwissenschaftler [illegible].

Ein weiteres [illegible] Zeit [illegible], bei dem nicht die Originalarbeiten [illegible] [illegible] der fremden Länder.

Der letzte Rat [illegible] möchte hier auf eine ganz andere [illegible].

Fahren Sie, wenn Sie es sich leisten können, ins Ausland, um den Anschluß zu gewinnen und nicht etwas mühsam zu wiederholen, was schon getan ist. Es gilt, die Maßstäbe zu den [illegible] zugewinnen.

Damit komme ich zu zwei Bitten. Die erste Bitte richtet sich an unsere ausländischen Kollegen. [illegible] die jungen Deutschen [illegible] zu besuchen, nicht nur das Alte. Wir unsererseits freuen uns über den Besuch jedes Kollegen aus dem Ausland.

Die zweite Bitte [illegible] Signal [illegible] für die Ausbildung und Fortbildung [illegible].

[illegible] Vortragsanmeldungen zu diesem Kongreß [illegible] wir jetzt einreichen wollen, mit Berücksichtigung, daß die Mannschaft sich formiert hat.

Mit diesem Wunsche an unseren Nachwuchs und für unseren Nachwuchs wollen wir an unsere Arbeit gehen! [...]

Heinrich Christian Eymer (1883 - 1965)

29. Präsident der Deutschen Gesellschaft für Gynäkologie

Tagungsort: München,
7. - 11. Oktober 1952

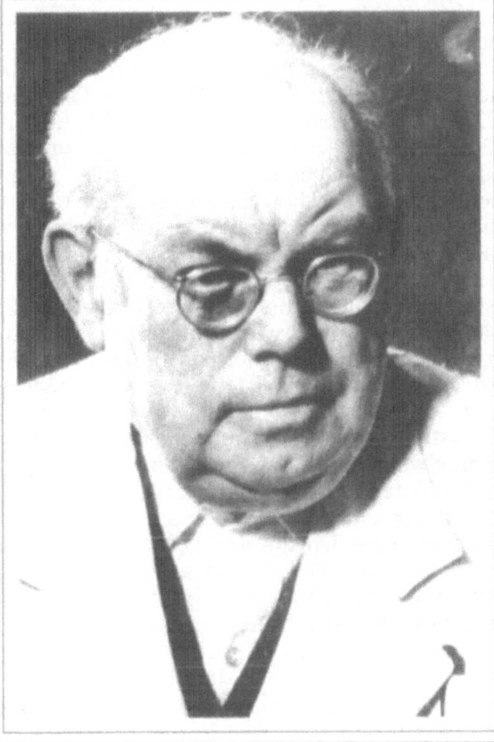

Persönliche Daten
geboren am 11. Juni 1883
in Frankfurt am Main
gestorben am 16. Mai 1965
in München

Einleitung:

Prof. Heinrich ***Eymer***[10] *übernahm als Nachfolger von A. Döderlein die I. Univ. Frauenklinik München (1934). Ein von methodischen Gesichtspunkten bestimmter Beitrag zur Unfruchtbarmachung (1936)*[11] *warf lange nach seinem Tode (1965) Fragen nach seiner ärztlichen Haltung im Dritten Reich auf. Der posthume Vorwurf des Mangels an Widerstand gegen die damals allgemein verordneten Maßnahmen der Zwangssterilisierung blieb nicht unwidersprochen*[12]*. Über der jüngsten Kontroverse sollte nicht vergessen werden, daß es Eymer war, dem die deutsche Gynäkologie vorrangig die Präzisierung der Indikationen für die Strahlenbehandlung von Genitalkarzinomen verdankt, welche von A. Döderlein initiiert worden war (Mesothorium → Radium) und den seinerzeit beispielhaften Ausbau einer überregionalen Strahlen-Abteilung an der I. Univ. Frauenklinik München. Schon für Bad Pyrmont waren mehr Anmeldungen zu Vorträgen eingegangen, als man Zeit hatte, sie zu präsentieren. Der Münchener Kongreß wurde vorverlegt, man geriet so wieder in einen frühen Herbsttermin, bei dem es für die Zukunft bleiben sollte, und traf sich diesmal bereits nach nur 17 Monaten zum nächsten Kongreß. Die Eröffnungsansprache widmete Eymer den Schwerpunkten des groß gewordenen Faches, wie er sie sah: Psychosomatik, Krebsvorsorge und -behandlung, Endokrinium, wobei er es verstand, die wissenschaftliche Entwicklung mit genauen Zitaten historisch zu belegen*[13]*. Es gelang ihm wie wenigen, das Fach in seine kulturgeschichtlichen Zusammenhänge zu stellen. Prof. A. Mayer hielt auch diesmal eine Dankadresse am Schluß des Kongresses und bescheinigte diesem Zusammentreffen, daß über ihm eine große, harmonische Ruhe gelegen habe, wie sie die ausgeglichene, durch Jahre schweren Leidens besonders gereifte Persönlichkeit des verehrten Präsidenten ausgestrahlt habe.*

H. Eymer:[1]

[...]
Als Vorsitzender einer großen, bedeutenden Gesellschaft denkt man in erster Linie seiner Vorgänger, geistigen Väter und seiner wissenschaftlichen Abstammung. Hier sind für mich mancherlei interessante Beziehungen feststellbar. Heute tagt der 4. Münchner Kongreß. Die erste Münchner Tagung wurde von meinem Vor-Vorgänger Franz v. Winckel (1837–1911) abgehalten, die zweite 1911, also nach 25 Jahren, von meinem Vorgänger Döderlein (1860–1941), die dritte 1935 von dem in alter Frische unter uns weilenden August Mayer. Über Lebende soll nicht gesprochen werden; ihr Werk ist noch nicht beendet. Es heißt aber: „De mortuis nil nisi bene." Das vielverkannte Wort heißt nicht, man solle über Tote nur Gutes reden, sondern man soll über Tote nicht reden, wenn man nichts Gutes von ihnen sagen kann. Da dies bei v. Winckel und Döderlein in übergroßem Umfang möglich ist, könnte ich den Tag ausfüllen mit Reden über die ersten beiden Münchner Kongreßleiter. Franz v. Winckel, den ich noch selbst gehört habe, war eine ernste, würdevolle Gestalt, deren Ruf weit über die Grenzen Deutschlands hinausging. Er war Schüler von Eduard Martin[2] und wurde mit 27 Jahren, ohne habilitiert zu sein, vom Assistenten weg Ordinarius in Rostock, und erst als ordentlicher Professor machte er seine erste Ovariotomie. Das waren noch Zeiten! Er hat als erster die systematische Temperaturmessung im Wochenbett eingeführt, war Anhänger von Semmelweis, als dieser noch verkannt war. In Rostock hatte er durchschnittlich nur 12 Studenten. Daher nahm er 1872 nach Grenser das Direktorat der Königlichen Hebammenschule in Dresden an. 1883 kam er als Nachfolger von C. v. Hecker[3] nach München. Eine Unzahl von Feststellungen auf den allerverschiedensten Gebieten entstammen seiner Feder. Sein großes Lehrtalent, welches er in Dresden besonders an Hebammen bewährte, war berühmt. Auch jeder praktischen Frage war er gewachsen. Neben vielen neuen Erkenntnissen ist wohl das Bedeutendste, was er geschaffen hat, sein 8-bändiges Handbuch der Geburtshilfe, in dem er auch zeigt, wie ungewöhnlich groß sein historisches Interesse ist. Schon 1866 hatte seine „Pathologie des Wochenbettes" Aufsehen gemacht. 1877 folgte in Billroths Handbuch die Abhandlung über „Krankheiten der weiblichen Harnröhre und Blase". Außerdem hat er Lehrbücher der Geburtshilfe und Gynäkologie verfaßt. Es ist wertvoll zu wissen, daß er auch schon dem huldigte, was man heute mit dem mir sehr wenig treffend scheinenden Worte „Ganzheitsbetrachtung" bezeichnet. Von ihm stammt nämlich der Ausdruck „Frauenkunde" statt Frauenheilkunde. Sein Allgemeinwissen war für heutige Begriffe ungewöhnlich groß. Seine von M. Stumpf herausgegebenen gesammelten Aufsätze sind heute noch genußreich zu lesen. Interessant ist, daß er, von der Münchner Fakultät, also vom Staat, berufen, die damalige Hebammenlehranstalt an der Sonnenstraße, das berühmte von Ziebland erbaute rote Haus, jetzt Postscheckamt, das städtisch war, nicht betreten durfte. Aber damals unternahm der Staat eine vorbildliche Tat: Er kaufte der Stadt das „rote Haus" ab, womit der damalige Staat-Stadt-Konflikt einstweilen beendet war.

Sein Nachfolger war der noch allen im Gedächtnis wurzelnde Albert Döderlein, ein Mann größten Formats, der von der damals gerade in besonderem Ansehen stehenden Bakteriologie ausging und dann in alle Zweige der Geburtshilfe und Gynäkologie originell vordrang. Eine Würdigung ist hier unmöglich. Nur so viel: Die mit Krönig zusammen geschriebene „Operative Gynäkologie" war ein bestauntes Standardwerk. Es war in Deutschland das erste der großen illustrierten medizinischen Werke. Sein geburtshilfliches Handbuch ist vorzüglich. Er ist der Erfinder der geburtshilflichen Gummihandschuhe. Sein „Geburtshilflicher Operationskurs" ist klassisch und machte den glänzenden Redner und gottbegnadeten Lehrer zum Magister Mundi. Auch in unserer schnellebenden Zeit, wo gerade den jungen Ärzten die historischen Ereignisse zu wenig bekannt sind, wird der große Mann nie vergessen werden. Immer wird auch der von ihm erstellte Prachtbau der ersten Frauenklinik sein Gedächtnis wachhalten.

Interessant sind die Zusammenhänge, die zwischen diesen einzelnen Großen bestehen. Naegele[4], der größte Geburtshelfer der ersten Hälfte des vorigen Jahrhunderts,

[1] Fußnoten vom Herausgeber eingefügt.

[2] Eduard Martin (1809–1875), Direktor der Univ.-Frauenklinik Jena (ab 1837), später Direktor der Frauenklinik der Charité, Berlin (ab 1858). Befürworter einer Gründung der Deutschen Gesellschaft für Gynäkologie (1873).

[3] C. v. Hecker (1827–1882), Direktor der Gebäranstalt und Hebammenschule in München (1858–1883).

[4] Franz Carl Naegele (1778–1851), Direktor der Entbindungsanstalt Heidelberg. Verbesserung der geburtshilflichen Zange durch Änderung des Schlosses: Naegele-Zange.

hatte zum Schüler Eduard Martin den Älteren. Dieser wieder hatte neben vielen anderen Schülern Franz v. Winckel und Adolf Gusserow, zuletzt in Berlin. Der Hauptschüler Gusserows war der Schweizer Paul Zweifel. Zweifel gründete eine große Schule. Die berühmtesten seiner Schüler waren der eben genannte Döderlein, dann Krönig und mein verehrter Lehrer Menge, so daß auch zwischen dem jetzigen Leiter des Kongresses und den beiden ersten Münchner Kongreßleitern über E. Martin d. Ä. und Naegele innige Beziehungen, was Abstammung anbelangt, bestehen, ganz abgesehen von dem Umstande, daß ich ein später Nachfolger Naegeles und direkter Nachfolger Menges auf dem Lehrstuhl in Heidelberg sein durfte.

Hier darf ich nicht versäumen, meines Lehrers Carl Menge in Dankbarkeit zu gedenken. Er war ein origineller, für einen Akademiker ungewöhnlich selbständiger Denker, der, da ihm jedes Gefühl für Autoritätsglauben abging, sehr viel neue und bleibende Erkenntnisse brachte.

Es ist aber interessant, daß zwischen dem jetzigen Kongreßleiter und dem Vorsitzenden der letzten Münchner Tagung, August Mayer, auch Beziehungen bestehen. Hegar, der gewöhnlich als Autodidakt bezeichnet wird, hat als ersten klinischen Lehrer in der Geburtshilfe Naegele gehabt. Hegar ist der erste Lehrer Mayers gewesen, sein zweiter Lehrer war mein erster Lehrer, der unvergeßliche Alfons Edler von Rosthorn. Wenn August Mayer mich nicht ablehnt, darf ich mich sogar noch als seinen Schüler, also als Hegarausläufer, bezeichnen; denn unter Mayers strenger Aufsicht habe ich in Heidelberg meine erste kombinierte Wendung wegen Placenta praevia auf der Molkenkur und meine erste Zangenoperation in der Mittermeierstraße gemacht.

Als Undankbarkeit würde ich es empfinden, wenn ich nicht die Namen der großen Wissenschaftler nennen würde, bei denen ich, schon Assistent bei Menge, jeweils längere Zeit zur Ausbildung auf sog. „wissenschaftlichen Urlaub" war. Zuerst nenne ich den vorzüglichen Bakteriologen Max Neisser[1] in Frankfurt a. M.; während dieses bakteriologischen Urlaubsjahres hatte ich auch Gelegenheit, öfters bei Paul Ehrlich zu gastieren. Dann war ich bei dem großen Pathologischen Anatomen Hans Chiari[2] in Straßburg. Endlich bei Heinrich Albers-Schönberg in Hamburg; der war damals der wohl größte Röntgenologe überhaupt, der übrigens von der Gynäkologie als Zweifel-Schüler ausgegangen war und als Opfer der Röntgenstrahlen endigte. Dieser meiner Lehrer gedenke ich dankbar in Ehrfurcht.

München sieht also bereits zum vierten Male die Gesellschaft in seinen Mauern. Wie bekannt, war die Geburt der Deutschen Gesellschaft für Gynäkologie nicht leicht. In Hamburg wurde 1876 auf der Naturforschertagung der Beschluß der Gründung einer Deutschen Gesellschaft für Gynäkologie gefaßt. Credé, v. Hecker und Hegar bekamen den Auftrag, Statuten auszuarbeiten. Das taten sie denn auch; 1877, einige Tage vor dem Naturforscherkongreß in München, kamen die Gynäkologen zusammen, um über die Gründung zu beraten. Die Statuten waren fertig. Da meldeten sich mit einem Male besonders v. Olshausen, Gusserow, Schroeder[3], Spiegelberg, Schatz u. a. und traten gegen die Gründung einer geburtshilflichen Gesellschaft auf. Sie meinten, das heiße dem Naturforschertag in den Rücken fallen. Nur v. Winckel meinte, was wir heute wissen, daß bei den Sitzungen unzähliger Sektionen der Naturforschertagung nichts Rechtes herauskomme; er war dringend für die Gründung einer Gynäkologen-Gesellschaft; doch waren die obengenannten Herren dagegen. Schließlich wurde, wie das immer geschieht, wenn man nicht mehr weiter weiß, ein Ausschuß gewählt, der aus v. Olshausen, Gusserow und Schroeder bestand, die die Frage bis zur nächsten Naturforschertagung prüfen sollten. Dieser Ausschuß hatte das Schicksal so vieler Ausschüsse: Man hörte nie mehr etwas von ihm. Doch waren immerhin 74 Leute zusammengekommen. Eine Menge Vorträge waren angemeldet. Das Satyrspiel fehlte auch nicht. Franz v. Neugebauer[4] aus Warschau, der allen, die ihn noch kannten, und zu denen gehöre auch ich, als ungewöhnlich witziger Mann bekannt war, fragte, wer nun eigentlich tage, da es ja noch keine Gynäkologen-Gesellschaft gäbe und der Naturforschertag noch nicht angefangen habe. Credé meinte, man sollte das Gebilde als „Freie Vereinigung deutscher Gynäkologen" bezeichnen. Dann wagte lange Zeit niemand mehr, das heiße Eisen anzufassen. Doch kam es dann nach

[1] Max Neisser (1869–1938), ab 1918 Professor der Hygiene in Frankfurt.

[2] Hans Chiari (1851–1916), Pathologe in Prag und Straßburg. Chiari-Frommel-Syndrom (persistierende postpartale Laktation mit Genitalatrophie und sek. Amenorrhoe).

[3] Karl Ernst Friedrich Schroeder (1838–1867), unter seiner Leitung wurde die erste geburtshilflich-gynäkologische Universitätsklinik in Berlin (Artilleriestraße) erbaut.

[4] Franz Ludwig v. Neugebauer, Gynäkologe in Warschau. „Mißbildungen des weiblichen Genitales".

8jähriger Ruhe der Angelegenheit 1885 in Straßburg zur wirklichen Gründung der Gesellschaft, und das Los entschied, daß die erste Sitzung 1886 in München stattfinden sollte. So war tatsächlich die Gynäkologen-Gesellschaft 8–10 Jahre übertragen worden, obwohl die besten Geburtshelfer dabei tätig waren.

So fand dann endlich die erste Sitzung 1886 in München unter der Leitung von Franz v. Winckel statt, der immer für die Gründung einer Deutschen Gesellschaft für Gynäkologie gewesen war. Der 14. Kongreß fand genau nach 25 Jahren mit dem Ehrenpräsidium v. Winckels unter der Präsidentschaft Albert Döderleins statt. Beim 1. Kongreß betrug die Mitgliederzahl 68, die Teilnehmerzahl des Kongresses 73 Personen. An Döderleins Kongreß 1911 nahmen 314 Personen teil, während 564 Mitglieder in den Blättern standen. Wenn Sie den Saal betrachten, sehen Sie, daß bis heute die Gesellschaft wiederum gewaltig gewachsen ist.

Bei einem Blick auf das Programm sehen Sie die Vielseitigkeit der Probleme, die unseren diesjährigen Kongreß beherrschen. Wenn Sie die Verhandlungen der ersten von Winckel geleiteten Tagung 1886 lesen, so finden Sie, daß damals uns heute einfach erscheinende Fragen erörtert wurden. Es ist interessant, daß z. B. die beiden berühmten Gynäkologen Schauta[1)] und Saenger[2)] sich mit starkem Beifall der anderen dafür aussprachen, daß nun endlich das einzig richtige Nahtmaterial für geburtshilfliche und gynäkologische Operationen gefunden sei, nämlich der Silberdraht. Solche Erkenntnisse, die zur Zeit ihrer Entdeckung Ewigkeitswert zu haben schienen, sollten uns warnen. Auch wir müssen vorausahnen, daß das, was wir heute feststellen, in Jahren überholt ist, doch ist ja die Aufgabe der Wissenschaft lediglich die Bausteine zusammenzutragen, und wenn möglich nur voraussichtlich solche, die aere perennius sind. Bei vieler Kleinarbeit ist aber auch immer manches, was bleibt. Was das sein mag, ist nicht immer gleich erkennbar, besonders nicht in einem biologischen Fache; ἡ δὲ κρίσις χαλεπή (die Beurteilung ist schwierig) wie schon Hippokrates sagte.

Bei Umfragen und besonders auch ohne diese wurde mir eine solche Menge von Ratschlägen bezüglich der Referatthemen zuteil, daß ich schließlich einsah, selbständig vorgehen zu müssen. Dabei gedenke ich aber mit größter Dankbarkeit der Kollegen, die mich immer bereitwilligst in Fragen ihrer Spezialgebiete, die mir ferner lagen, beraten haben. Mir schwebte schließlich bei der endgültigen Zusammenstellung des Programms für die Referate ein zusammenhängendes Thema vor, das die Grundlagen der Erkenntnis des weiblichen Regulationsmechanismus vom Zwischenhirn bis zu den im Becken liegenden weiblichen Generationsorganen für Forschung und Therapie geben sollte.

Besonders häufig aber wurde als Referatthema die Psychosomatik im weitesten Sinne in der Frauenheilkunde vorgeschlagen. Sie übt offenbar, wie alles Problematische und mit besonders vielen Fragezeichen versehene, eine starke Anziehungskraft aus. Ich habe mich, wohl aus gleichen Gründen, als Student 1 Jahr lang besonders intensiv und fast ausschließlich mit Psychiatrie beschäftigt, und zwar mit der damals gerade von den Psychiatern ausgebildeten „experimentellen Psychologie" Kraepelinscher[3)] Prägung. Nicht der geringste Zweifel besteht, daß auch die Fragen der Psychosomatik, des Leib-Seeleproblems und der Psychotherapie in die Frauenkunde hineingehören. Wenn ich mit einigen Worten auf dies schwierige Gebiet eingehe, obwohl es nicht zu einem Kongreßthema gemacht wurde, so tue ich dies, damit nicht gerade den jüngeren Forschern auf diesem Gebiete der Eindruck entstehe, das ein älterer Gynäkologe keinen Sinn mehr für diese angeblich hochmodernen Bestrebungen in der Frauenkunde aufbringe. Ich möchte vielmehr betonen, daß die Psychosomatik diagnostisch und therapeutisch zur Frauenkunde gehört. Sie wurde von erfahrenen Gynäkologen schon immer betrieben. Die Frauenärzte denken nicht daran, diese zur Behandlung der Frau notwendige Wissenschaft an andere Stellen, wie z. B. Psychologen, die unter Umständen keine Ärzte sind, oder an reine Psychotherapeuten ohne Organkenntnis, abzutreten. Denn wir stehen streng auf dem Standpunkt, daß ein Spezialfach sich niemals nach der Methode oder dem Instrument, das zur Untersuchung oder Behandlung gebracht wird, richten kann, sondern lediglich nach dem Behandlungsobjekt, und das ist für den Frauenarzt die ganze Frau. Das Leib-Seeleproblem im weitesten Sinne oder die Psychosomatik, einschließlich psychosomatischer

1) Friedrich Schauta (1848–1919), Direktor der I. Univ.-Frauenklinik Wien (Schauta'sche Operation: Vaginale Radikaloperation des Zervixkrebses).

2) Max Saenger (1853–1903), Direktor der Univ.-Frauenklinik Prag (ab 1899). Auf ihn geht die Uterusnaht beim Kaiserschnitt zurück.

3) Emil Kraepelin (1856–1926), Professor der Psychiatrie in Dorpat, Heidelberg und München (ab 1904). Führender Psychiater seiner Zeit.

Therapie in der Gynäkologie, habe ich deshalb nicht zur Diskussion gestellt, weil sich hier viele Dinge erst noch klären müssen. Meiner Auffassung nach fehlen noch zu viele Grundlagen. Außerdem werden Dinge mit größter Lautstärke als neu hingestellt, die altes Erfahrungsgut sind. Daß eine Einheit zwischen Leib und Seele vorliegt, daß hier eine metaphysische Tatsache im Sinne von Nicolai Hartmann[1], d. h. etwas Irrationales, Undurchdringliches, nicht Erkennbares, vorhanden ist, das ist wohl allen absolut klar. Nach aristotelisch-thomistischer Meinung sind Leib und Seele zwei unvollständige Substanzen, die nur zusammen die eine lebende volle Substanz machen können. Dabei ist die Seele die Form, der Leib die Materie. Ähnlich hat sich der amerikanische praktische Philosoph Prentice Mulford ausgedrückt. Ähnlich verhält es sich auch mit Goethes Hylozoismus oder dem Goetheschen Pantheismus. (Nach Schleiermacher ist ja bekanntlich der Pantheismus die heimliche Religion aller Gelehrten.) Daß die körperlichen Funktionen, wie z. B. Fluor, Blutung, Schmerz, den Gemütsbewegungen als Ausdrucksphänomene zugeordnet sind, beobachten wir jeden Tag. Man darf aber ja nicht vergessen, was heute sehr häufig geschieht, daß der umgekehrte Weg (Mucosa-Cortex cerebri) auch vorhanden ist. Wir wissen das meiste hier erst erfahrungsgemäß und schließen teleologisch. Allerdings ist die Teleologie etwas verpönt. Sie ist nach E. Th. v. Brücke die Freundin des Biologen, ohne sie kann er nicht sein, aber er zeigt sich nicht gerne öffentlich mit ihr. Nach W. R. Hess[2] und O. Veraguth[3] macht das Wechselverhältnis von Cortex und den ergotropen und endophylaktischen Apparaten im Zwischenhirn ein Gemeinsames aus Leib und Seele. Das ist alles praktisch schon lange bekannt. Schon die alten Ärzte Zimmermann[4] und Feuchtersleben[5] wußten die Zusammenhänge und handelten auch darnach. Goethe hat klar ausgedrückt: „Die Summe unserer Existenz durch Vernunft dividiert geht niemals rein auf", und der große Denker Lichtenberg[6] sagt skeptisch: „Ich habe die Register der Krankheiten durchgegangen und habe die Sorge und die traurige Vorstellung nicht darunter gefunden", womit er in seiner Art nichts anderes sagte, als daß damals, im Ausgange des 18. Jahrhunderts, schon der Leib-Seelezusammenhang bekannt war.

Daher ist es uns unverständlich, wie sogar von berühmten Ärzten gesagt werden kann, daß einstweilen nur der „Fall" und nie die „Person" behandelt werde. Für meinen Lehrer Menge wäre es sehr betrüblich, wenn er annehmen könnte, daß es für mich nicht selbstverständlich wäre, daß neben dem Organ auch die ganze Frau berücksichtigt werden muß. Was müssen das für Ärzte sein, die heute erst den Zusammenhang entdecken! Oft sieht allerdings das ständige Betonen der selbstverständlichen Leib-Seelezusammenhänge aus wie ein würdeloses Betteln des primär naturwissenschaftlich-biologisch eingestellt sein müssenden Arztes bei den sog. Geisteswissenschaftlern um Zutritt zu ihren Tempeln, in denen es dann manchmal auch nicht heller ist als draußen. Es gibt allerdings Menschen, die Lücken des Wissens nicht vertragen können und die dann die Lücken mit Phantasie ausfüllen, was ganz schön ist, solange diese Phantasie nicht anderen aufgezwungen und auf sie ein therapeutisches System aufgebaut werden soll. Natürlich ist hinter allem Psychischen auch etwas Organisches. Wir kennen aber die Zusammenhänge nicht; hoffentlich können wir sagen „noch" nicht, vielleicht aber auch „glücklicherweise" nicht. Zur Wissenschaft fehlt also hier noch so manches. Der Streit um das Wesen dessen, was wahre Wissenschaft sei, ist müßig und abgeschmackt. Die Definitionen sind sehr verschieden. Der berühmte Physiker de Broglie meint, wahre Wissenschaft dokumentiere sich in Meßbarkeit und zahlenmäßiger Ausdrückbarkeit. Nach seiner Meinung tritt nach Astronomie, Mathematik, Physik, Chemie die Biologie jetzt gerade in dies Stadium ein, während manche anderen Fächer überhaupt nie Wissenschaft werden könnten. Auf dem Boden der Biologie aber müssen wir bleiben, sonst kommt auch die Empirie ins Gleiten. Wir können den Zusammenhang mit der Biologie nicht wieder aufgeben, der uns so wunderbare Aufschlüsse gebracht hat. Der wahre Forscher muß auch wissen, daß er oft vor Unerkennbarem verzichten muß. Je schwieriger aber die objektive wissenschaftlich-biologische Kontrolle eines praktischen „Falles", um so kaskadenhafter hüpfen die Modeströmungen. Daher wird einmal bei einer zukünftigen, sicher einmal notwendig werdenden Besprechung der Psychosomatik, und besonders

[1] Nicolai Hartmann (1882–1950), Professor der Philosophie in Göttingen, Schöpfer des „kritischen Realismus", Arbeiten zur „Metaphysik der Erkenntnis" (1921), zur Ethik (1926) und Ontologie (1935).

[2] Walter Rudolph Hess (1881–1973), Neurophysiologe in Zürich. Nobelpreis für Medizin 1949.

[3] Otto Veraguth (1870–1940), Neurologe in Zürich.

[4] Gustav Heinrich Eduard Zimmermann (1817–1866), preuß. Militärarzt „Zur Lehre vom Blut".

[5] Ernst Feuchtersleben (1806–1849), „Lehrbuch der ärztlichen Seelenkunde" 1844.

[6] Georg Christoph Lichtenberg (1742–1799), Physiker, Schriftsteller, Göttingen.

der psychosomatischen Therapie, aufgepaßt werden müssen, daß Schwindel und Routine nicht Platz greifen; gerade jetzt, wo die psychosomatischen Heilstätten wie Pilze aus dem Boden schießen. Mancher Organunsachverständige ist gewillt, den psychosomatischen Stoffwechsel derer zu sanieren, deren Wechsel im übrigen in Ordnung ist. Natürlich ist es klar, daß die Forschung ohne vorauseilende Phantasie, die aber immer des wissenschaftlichen Korrektivs gewärtig sein muß, nicht möglich ist. Kurt Schneider sagt in seiner fascinierenden Art: „Der spekulierende Denker irrt gewiß mehr als der Empiriker, aber er irrt bedeutender." Nach meiner Meinung gehören also zur Abhandlung der gynäkologisch-psychosomatischen Therapie noch viele Vorarbeiten.

Auch für eine mir öfters angeratene Behandlung des Gebietes der Konstitutionslehre, die in gynäkologischer Fassung zuerst von meinem Vorgänger in Innsbruck, Paul Mathes, in Vaihingers Sinn als Lehre des „Als ob" genial gegeben wurde, fehlen einstweilen alle Grundlagen. Jeder definiert heute den Begriff Konstitution anders.

Wie schon angedeutet, kam es mir bei unserer diesjährigen Tagung darauf an, festzustellen, wo wir heute in bezug auf die Grundlagenforschung für die Hormonlehre und deren neurale Zusammenhänge stehen. Eine solche Grundlagenforschung ist unbedingt nötig, um eine rationelle Therapie zu betreiben. Daher müssen die heute auf dem Programm stehenden Fragen auch besonders den praktischen Gynäkologen interessieren.

Zuerst war bei der Erstellung der Referate die Klärung der Steuerung der Vorgänge im weiblichen Organismus im allerweitesten Sinne wichtig. Natürlich muß ein Zusammenhang von dem obersten Zentralorgan des Nervensystems bis zur Uterusschleimhaut bestehen. Unser verehrter Vizepräsident, Herr Martius, vermißte noch vor 2 Jahren die Möglichkeit einer anatomischen bzw. physiologischen Referaterstellung über den so überaus wichtigen humoral-neuralen Regulationsmechanismus zwischen Zwischenhirn und Hypophysenapparat, so daß er in den 3 glänzenden Referaten des letzten Kongresses die Frage zunächst einmal klinisch-empirisch von H. C. Taylor, I. J. Young und K. J. Anselmino darstellen ließ. Doch spielen hier die „Grundlagen" eine solche Rolle, daß ich es gewagt habe, Ihnen diesmal Zwischenhirn und Hypophyse auch in Grundlagenbetrachtungsreferaten zu übermitteln. Die Referate werden von den Gelehrten gegeben, die darüber am besten Bescheid wissen. Sie werden sie ja hören. Es ist selbstverständlich, daß vom Zwischenhirn aus die nervöse Steuerung, und schließlich auch die hormonale Steuerung, betätigt wird, was dann zu den einzelnen sichtbaren Funktionen des Genitale führt.

Jeder wird mir zugeben, daß die Therapie mit Hormonen zur Zeit total verwildert ist. Zum Ruhm der Gynäkologen darf ich hinzufügen, besonders bei den nicht gynäkologischen Ärzten. Die Bumerangwirkung der Hormone, d. h. die Wirkung oder Rückwirkung auf Organe, die nicht getroffen werden sollten, meist übergeordnete, ist uns allen bekannt. Wir alle kennen die Blutung als Folge falscher Hormonverabreichung. Eine Unzahl von Medikamenten, die alle unfehlbar sind, enthalten Hormone. Francis Bacon v. Verulam[1)] sagt: „Multitudo remediorum est filia ignorantiae." Wenn Sie also Zwischenhirn und Hypophyse von dem Anatomen und Physiologen erörtert bekommen und kein eigentliches Referat über die Klinik gegeben ist, so wird natürlich doch eine Diskussion auch über klinische Punkte begrüßt. Ungemein wichtig als Grundlage für die Praxis ist dann, letzterer schon näherkommend, das Referat über Hypophysenvorderlappen und Nebennierenrinde in ihren Beziehungen zum Cyclus, zur Gravidität und zu den Gestosen; wertvoll ist die Feststellung der Beziehungen zwischen Nebenniere und Genitale; ebenso ungemein wichtig die Darstellung der übergeordneten Regulationen des Cyclus. Der Cyclus selbst ist wieder einmal ein etwas umstrittener Begriff geworden, daher sollen Anatomie und Klinik neu dargestellt werden, und zwar von den besten Kennern. Stieves[2)] Referat ist uns ein teures Vermächtnis des großen Gelehrten, der gerade als physiologisch denken könnender Anatom der Gynäkologie wichtigste Bereicherung gebracht hat. Es wird verlesen werden. Von besten Kennern werden Pathologie des Cyclus, primäre Amenorrhoe und Corpus luteum vorgetragen. Daß hier noch nicht alles lange bekannt und geklärt ist, lehrt die Geschichte dieses Faches. Die Frauenärzte meiner Generation lernten ja in ihren Studienjahren noch nichts vom Cyclus. Alle Endometriumbefunde waren Erscheinungen verschiedener Arten von Endometritis. Wir sind noch ohne Hormone und Vitamine aufgewachsen und können es daher am besten beurteilen, wie schnell die Entwicklung in der gynäkologischen Wissenschaft vor sich ging.

1) Francis Bacon v. Verulam (1561-1626), englischer Philosoph, Jurist, Politiker. Forderte naturwissenschaftliches Denken und Experimente als Grundlage der Medizin.

2) Hermann Stieve (1886-1952), Anatom, München, Berlin.

Daß gerade auch das Krebsthema zu Referaten gewählt wurde, hat örtliche Ursachen. Die Strahlenabteilung der I. Universitäts-Frauenklinik München ist wohl eine der größten Strahlenabteilungen überhaupt. Die Zahlen, die jährlich über Krebsbehandlungsergebnisse herauskommen, sind mit die größten, die veröffentlicht sind. Immer wieder muß über die beste Behandlung des Collumcarcinoms, das ja nach Wichtigkeit eines der Hauptprobleme der gynäkologischen Therapie darstellt, nachgedacht werden. Wir sind hier im wesentlichen auf Strahlentherapie eingeschworen, genau so, wie das übrigens bei meinem Vorgänger Döderlein und bei meinem Lehrer und Vorgänger in Heidelberg Menge der Fall war, und zwar, weil uns trotz des uns aufsuchenden „Strahlenkrankengutes" die Ergebnisse keineswegs schlechter zu sein scheinen als andernorts. Die Ansichten, wie vorzugehen ist, sind noch verschieden. Ohne Strahlentherapie möchte heute auch der eingefleischteste Operateur nicht mehr auskommen. Bei den ausgedehnten Operationen, die heute wieder vorgenommen werden (Ausweidung des Beckens, Verlagerung von Harn- und Kotleitungswegen, eventuell mit Wegnahme des einen oder des anderen Beines), werden Fragen gestellt, die die Operationsethik angehen. Die Diagnose des Carcinoms steht heute im Mittelpunkt des Interesses. Sie hat herrliche Fortschritte gemacht und kann gar nicht oft genug besprochen werden. Aber immer noch steht an der Spitze die Histologie. Alle anderen Diagnosen, besonders solche quantitativer Art aus irgendwelchen Körperflüssigkeiten, haben sich nicht bewährt. Es ist klar, daß hier ein weites Feld für Überlegungen gegeben ist, zumal, wie schon angedeutet, die Operationstechnik zu neuen Methoden kommt, zumal aber auch die Bestrahlung mit gewaltigen Fortschritten rechnen darf.

Das Thema Übertragung hat die große Aufgabe, zu den schwierigen Fragen des Geburtseintritts und der Pathologie des verzögerten Geburtseintritts Stellung zu nehmen.

Bei der ungeheuren Zersplitterung der einzelnen Sparten in unserem Sonderfach, ich erinnere nur an die Beurteilung der Rh-Verhältnisse, die Beurteilung der Thrombose-Emboliemöglichkeiten, an die Toxoplasmose, an die Carcinomdiagnose nach Papanicolaou[1], an die geburtshilfliche Röntgendiagnostik und vieles andere, frägt man sich: Was bleibt eigentlich dem gynäkologischen und dem allgemeinen Praktiker übrig? Außerordentlich viel! Er hat eine schwierigere Aufgabe als der klinische Praktiker. Er muß nämlich zuerst überhaupt einmal feststellen, wo die „sedes morborum" sein könnten. Er muß sich klarmachen, welche Untersuchungsmethoden ihn weiterführen können. Wenn er, was manchmal aber bei praktischen Ärzten in hervorragender Weise der Fall ist, die Methoden nicht selbst beherrscht, so tut er gut, wenn er sich einer Klinik anschließt, die immer sehr gerne bereit sein wird, mit ihm in jeder Weise zusammenzuarbeiten. So kommt auch hier das alte Wort zur Geltung: Man muß immer mehr gelernt haben als man braucht. Nichts ist falscher als die Meinung, es käme nur darauf an, irgend etwas zu tun, wenn es auch nicht das Richtige ist. Der Patient will nicht nur behandelt werden, er will entweder richtig behandelt werden, oder er will in einer vernünftigen Aussprache erfahren, daß eine örtliche Behandlung nicht in Frage kommt, oder daß die Heilkräfte der Natur ihm ohne Arzt zur Verfügung stehen werden, oder daß durch genaue Aussprache (Psychotherapie) sein Leiden anzugreifen ist.

Es gibt also keine Krise der Medizin, nur Verwirrung in den Aufgaben, die sie dem einen oder dem anderen stellt. Es ist schade und bedauernswert, daß auch in einem einzelnen Fachgebiet eine derartige Zersplitterung vorhanden ist, wie wir sie heute sehen, aber die Erkenntnisse und die Methoden sind derart vielfältig geworden, daß einer nicht mehr in der Lage ist, sie zu beherrschen. So kann auch kaum ein Klinikchef mehr allem produktiv folgen. Er treibt gewöhnlich sein Lieblingsgebiet, und im übrigen arbeitet er receptiv und berät auf Grund seiner großen Erfahrung seine Mitarbeiter, hat aber die Aufgabe, in großer Überschau alles zusammenzuhalten und in gemeinsamen Besprechungen jeden seiner Mitarbeiter von der Arbeit jedes anderen lernen und wissen zu lassen. Es ist aber wichtig, daß der junge Mediziner über ein festes Wissen verfügt, und nicht, wie man es heute immer wieder lesen kann, meint, mit Intuition und Inspiration immer zum Ziele zu kommen. Schon Baglivi sagt: Mit ratio und observatio muß behandelt werden; nur mit intuitio geht es nicht. – „Ignorantia medici aegro ipsi alter morbus" (der Arzt als Krankheitsursache!). Selbst ein Dichter wie Baudelaire[2] sagt: „L'inspiration? – c'est de travailler tous les jours."

[1] Georges Nicholas Papanicolaou (1883–1962), Pathologe und Cytologe; Athen, später New York.

[2] Charles Baudelaire (1821–67): „Die Inspiration ist entschieden die Schwester der täglichen Arbeit". In „Kritische und nachgelassene Schriften." Franz Blei (Herausg.). Ausgewählte Werke. Georg Müller, München, 1979, S. 144.

Hoffentlich kommt die Zeit, wo es uns gelingen wird, von den Erfolgsorganen, in unserem Fall der Schleimhaut der Gebärmutter und der Scheide, bis zur Großhirnrinde die Wege zu kennen, auf denen unter Einschaltung der Nerven und der Körpersäfte die Antriebe und Hemmungen des Geschehens, sowohl des gesunden als des kranken, auf- und abwärts vor sich gehen. Alle Gewebe, Säfte, Organe und Zellen im Körper haben ihren Sinn, wenn wir ihn auch noch nicht kennen. Nur Humoral- oder nur Cellularpathologie gibt es nicht. Wir werden also auch erkennen, dessen bin ich sicher, daß alles, Zellen, Säfte, Nerven, und das wohl hoffentlich nie mit menschlichen Mitteln ganz zu entschleiernde Seelische, zusammengehören, um das funktionelle Wunder des Frauenkörpers zu steuern.

Steine zu diesem stolzen Bau der Erkenntnis will unsere Tagung zusammentragen.

aus: Arch. Gynäk. 183: 1–13 (1953).

Robert Schröder (1884 - 1959)

30. Präsident der Deutschen Gesellschaft für Gynäkologie

Tagungsort: München,
5. - 9. Oktober 1954

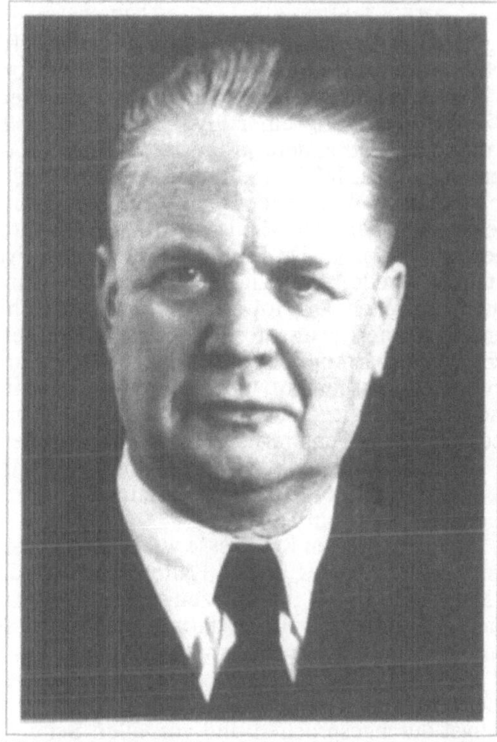

Persönliche Daten
geboren am 3. August 1884
in Rostock
gestorben am 13. Oktober 1959
in Leipzig

Einleitung:

Prof. Robert ***Schröder***[14] *hatte „in aller Stille" während des Gründungskongresses der FIGO in Genf (29. 7. - 4. 8. 1954), an dem er u. a. neben H. Martius teilnahm, seinen 70. Geburtstag gefeiert und war also der bisher einzige Präsident der Deutschen Gesellschaft für Gynäkologie, der so alt war, als er einen Kongreß organisierte und durchführte. Man sah ihm sein Alter nicht an. Auch Schröder tat es nicht von München, sondern von seiner Klinik in Leipzig aus (wie vor ihm A. Mayer von Tübingen) und auch er wurde in München unterstützt von Mitgliedern der I. Univ. Frauenklinik, in seinem Fall von Prof. Walter Rech. Die 30. Wiederkehr des Kongresses -, da bot sich ein Rückblick an. Und Schröder wußte, wie. Seine Eröffnungsansprache geriet ihm zu einer Ideengeschichte der Gynäkologie in den zurückliegenden 60 Jahren, ebenso inhaltsreich wie kritisch. Schröder ließ keine ihm wesentlich erscheinende Entwicklung aus, von den ersten Erfahrungen mit der Naht beim Kaiserschnitt bis zur Eklampsiebehandlung und dem Wochenbettfieber, von der chronisch-nichtentzündlichen Endometritis, die als ursächlich für die Menstruation gesehen worden war, bis zu den zyklisch-funktionellen Umwandlungsstadien, die zu beschreiben (1913) seine eigene große Tat gewesen war. Er sah noch die Euphorie zur Strahlenbehandlung des Collumkarzinoms und ahnte doch auch schon die erneute Renaissance operativer Behandlung, erkannte vor allem die große Bedeutung der Krebsvorsorge (bezeichnenderweise waren Hinselmann, Mestwerdt und Runge seine Mitarbeiter). Auch moderne Organisationsformen einer Frauenklinik sah er voraus: „Für den einzelnen Klinikdirektor ist es unmöglich, den Gesamtstoff zu übersehen und maßgebend beurteilen zu können. So müssen also Arbeitsgemeinschaften in den Kliniken eingerichtet werden, wenn man überhaupt mitkommen und nicht in den schlimmsten Feind der Wissenschaft, in den Dilettantismus verfallen will... Trotzdem bleiben alle Teilnehmer (der klinikinternen Arbeitsgemeinschaften) in der täglichen klinischen Arbeit und sind vollgültige klinische Assistenten (im Gesamtfach). Der Klinikdirektor hat die Problemstellung in der Hand, er sorgt für die Beschaffung der materiellen Grundlagen und für eine vernünftige Koordination." Bei der Zusammenstellung des Programmes berücksichtigte Schröder ausdrücklich die Bedürfnisse der Fortbildung: „Der Facharzt der Praxis soll möglichst viel daraus mit nach Hause nehmen." Das Schlußwort sprach wieder Prof. A. Mayer, Tübingen*[15].

R. Schröder:[1]

Der 30. Kongreß unserer Deutschen Gesellschaft für Gynäkologie ist zweifellos ein Meilenstein und ein Jubiläum in der Entwicklung unseres Faches. Wir wollen an diesem Geburtstag uns vergegenwärtigen, welche wissenschaftlichen Fragestellungen und welche ärztlichen Fortschritte uns die vergangenen 29 Kongresse gebracht haben.

Wie uns berichtet wurde, hatten Credé, Hecker und Hegar und einige andere schon 1877 die Gründung einer Gynäkologen-Gesellschaft vorgeschlagen[2]. Aber Olshausen, Kaltenbach und andere prominente Vertreter unseres Faches hatten damals noch nicht den Mut dazu. 1885 kam dann die Konstituierung zustande und 1886 fand unter dem Vorsitz von v. Winckel der erste Kongreß unserer Deutschen Gesellschaft für Gynäkologie in München statt. Es ist für uns Nachfahren höchst reizvoll, unter den 73 Teilnehmern Privatdozent Dr. Bumm - Würzburg, Privatdozent Dr. Hofmeier - Berlin, Geheimrat Prof. Credé - Leipzig, Prof. Schauta - Innsbruck, Prof. Peter Müller - Bern, Prof. Chrobak - Wien, Dr. Howard Kelly - Philadelphia und viele andere hervorragende Förderer und Altmeister unseres Faches zu finden. Verhandelt wurde über die Nachbehandlung schwerer Laparotomien (es war die Zeit des Carbolsprays), über Placenta praevia und das untere Uterussegment, über puerperale Cystitis (Vortrag Bumm) und neben vielem anderen über die „Sängersche Naht" beim Kaiserschnitt im Sinne einer „vereinfachten" Technik. Bemerkenswerterweise starben immer noch 8 Frauen von 30 so Operierten.

Beim 2. Kongreß 1888 mit 92 Mitgliedern kamen dann Privatdozent Dr. A. Döderlein - Leipzig, G. Winter - Berlin, Geheimrat Prof. Fritsch - Breslau, Prof. Werth - Kiel und manche andere hinzu.

Schon die ersten Kongresse waren Zeichen einer intensiven und stürmischen Entwicklung unseres Faches, so daß Kaltenbach 1888 die Befürchtung laut werden ließ, daß „die Geburtshilfe durch die glänzendere Schwester vernachlässigt würde; operieren könnte leicht Selbstzweck werden, statt ultima ratio zu sein. Ein guter Gynäkologe muß durch die strenge Schule der Geburtshilfe gegangen sein".

Stets war unsere Gesellschaft das Diskussionsforum für alle neuen Gedanken; viele operativen Vorschläge wurden streng kritisiert und alte und neue Krankheitsbilder sorgfältigst durchgesprochen und von allen Seiten beleuchtet.

Es soll nun keineswegs etwa jeder Kongreß einzeln erörtert werden, vielmehr möchte ich versuchen, zu zeigen, wie die Probleme hervortreten und wieder verschwinden und wie wichtige Fragen durch alle oder die meisten Kongresse immer wieder im Vordergrund stehen. Natürlich bringt jeder Kongreß einen bunten Strauß mannigfachster Vorträge, und eigentlich werden alle Fragen jedesmal erneut durch Kasuistik oder neuere Ansichten und Verbesserungsvorschläge beleuchtet und so das einzelne Bild stetig ergänzt und vervollständigt. Meine Bemerkungen sollen sich jedoch an die Hauptproblematik der Kongresse halten, eine Vollständigkeit kann bei der großen Fülle sowieso nicht erreicht werden. Keinesfalls aber soll alles das, was sonst noch publiziert oder anderswo verhandelt wurde, mit herangezogen werden. Meine Ausführungen sind also nicht etwa ein geschichtlicher Überblick über das Gesamtfach. Nur einige persönliche Bemerkungen möchte ich hier und da über die einzelnen Probleme einflechten.

Es ist augenfällig, daß die ersten Kongresse hauptsächlich geburtshilfliche Themata behandeln. So sprechen 1888 Leopold[3] und 1895 Fritsch[4] zur Frage der Uterusruptur. Fritsch stellt 5 Thesen auf, die mit voller Klarheit die Diagnose und Behandlungsprinzipien festlegen. Sänger[5] ergänzt das Bild. Bis heute hat sich in dieser Frage keine Änderung ergeben, wir handeln im gleichen Sinne. Die Uterusruptur wird, abgesehen von Kasuistik, in späteren Kongressen auch nicht wieder verhandelt, sie scheint vorerst abgeschlossen zu sein.

[1] Fußnoten vom Herausgeber eingefügt.

[2] siehe bei H. Ludwig: Die Gründung der Deutschen Gesellschaft für Gynäkologie und Geburtshilfe und ihre Paten. Mitteilungen Dt. Ges. Gyn. Geburth. 3: 3-20 (1978).

[3] G. Leopold: 25 erhaltende Kaiserschnitte und die Stellung der Sectio caesarea zur Perforation. Arch. Gynäk. 34: 301-316 (1889).

[4] H. Fritsch (1844-1915), Breslau, Bonn, 5. Präsident der Gesellschaft, Schwerpunkte waren u. a. die Behandlung der Blutungen nach der Geburt (z. B. Uterusruptur), 1904; das Hebammenwesen. die operative Geburtshilfe.

[5] M. Sänger: „Der Kaiserschnitt bei Uterusfibromen nebst vergleichbarer Methodik der Sectio caesarea und der Porro-Operation." Leipzig, 1882.
M. Sänger: Zur Kaiserschnittnaht. Arch. Gynäk. 24: 289-290 (1884).
M. Sänger: Neue Beiträge zur Kaiserschnittfrage. Arch. Gynäk. 26: 163-233 (1895).

Den Geburtsmechanismus besprechen 1888 Olshausen[1)] und Lass[2)]; jener propagiert den Fruchtachsendruck, Lass den allgemeinen Inhaltsdruck als Mechanismus und Kraftquelle der Austreibung. 1891 und 1895 nehmen Fehling, Kaltenbach und Schatz erneut mit einzelnen Vorstellungen dazu Stellung, bis schließlich 1922 Sellheim[3)] in scharfer Polemik mit Warnekros[4)] an Hand von Röntgenbildern eine vorläufige Klärung durch gute physikalische Vorstellungen zustande bringt.

Es ist wohl selbstverständlich, daß die geburtshilflichen Operationen oft Diskussion und Förderung erfahren haben. Hier stand man ja schon 1886 auf einem wohlgeordneten, erfahrungserfüllten Gebiet. 1888 kam der Wiegand-Martin-v. Winckelsche Handgriff und die von Bumm[5)] propagierte Tarniersche Achsenzunge hinzu. Später wurden noch einige Spezialmodelle gezeigt.

1893-1907 spielt die Symphyseotomie und Hebosteotomie eine große Rolle. Zweifel, A. Döderlein[6)] und dann auch Bumm haben sich sehr stark dafür eingesetzt und ihre Technik ausgearbeitet; sie wurde hauptsächlich bei verengtem Becken mit einer Conjugata vera von 7 bzw. 6,5 cm angewandt. Der Raumgewinn wurde von Elischer - Budapest mit 7-8 mm angegeben. Die Operation wurde viel diskutiert, bis Rosthorns unglücklicher Verblutungsfall die Hoffnungen stark dämpfte. Aber immer wieder wird diese Operation für besonders gelagerte Fälle von engem Becken empfohlen. Es ist ihr jedoch ein starker Konkurrent erwachsen dadurch, daß der Kaiserschnitt vom Korpus in das untere Uterinsegment verlegt wurde. Frank, Krönig, Sellheim u. a. haben großen und maßgebenden Anteil daran. Als Hauptthema ist die Sectio niemals hervorgetreten, nur 1911 schloß sich an einen Vortrag von Küstner eine große Debatte an. Aber seit 1907 gehört die transperitoneale cervicale Sectio zum festen Bestand wichtiger geburtshilflicher Operationen. 1929 gibt Winter eine allgemeine Kaiserschnittstatistik bekannt, mit 4,2% mütterlicher und 5,1% kindlicher Todesfälle, dazu 9% totgeborenen Kindern, Naujoks[7)] berichtet 1938 in einer Sammelstatistik von 172460 Geburten mit 3,3% Sectiotodesfälle der Mütter. Heute hat, wie wir alle wissen und noch hören werden, die Sectio etwa 3% Häufigkeit unter allen Geburten und ist mit etwa 1-1,5% Mortalität der Mutter belastet, wobei vor allem die Gefahren der Indikationen zur Sectio (enges Becken, Eklampsie, Placenta praevia und anderes) ins Gewicht fallen.

Das enge Becken hat niemals in den Kongressen ein Hauptthema gebildet, es ist selbst in Einzelvorträgen wenig darüber gesprochen worden; die spärlichen Diskussionen darüber sind an die entsprechenden geburtshilflichen Operationen geknüpft. 1905 hat Baisch darüber berichtet, 1923 Siegel die Prognosestellung bei plattem Becken erörtert, 1927 Sellheim prinzipiell wichtiges zur Frage „enges Becken" gebracht. Bei mittleren Graden ist das exspektative Verfahren für Mutter und Kind am schonendsten und sichersten. Neuerdings nun sind wir in der funktionellen Betrachtung wesentlich weitergekommen. Der Zusatzhandgriff zum 4. Leopoldschen Handgriff zeigt uns, ob der querstehende Kopf hinter dem oberen Rand der Symphyse zurücksteht oder mit ihr in gleicher Höhe zu tasten ist (Gleichstand) oder ob er die Symphyse überragt. Die 1. und 3. Stellung ist eindeutig, der Gleichstand das Terrain für die exspektative Leitung im Schutze der Klinik.

Ergänzt wird die Tastdiagnose durch die quere Röntgenaufnahme, die uns die Maße von Conjugata vera und biparietalem Durchmesser des Kopfes gut vermittelt. Bei 1½ cm Differenz ist der Spontandurchgang so gut wie sicher, bei geringerer Differenz muß die Konfigurabilität helfen. Übrigens mag es interessieren, daß schon 1897 von Kazmarsky - Budapest das 1¼ Std (!) exponierte Röntgenbild eines Robertschen Beckens demonstriert wurde, 1899 Albert und Müllerheim Röntgenbilder schwangerer Frauen zeigten, 1927 Martius und dann auch Guthmann die Beckenmessung durch Röntgenstrahlen angaben, Schumacher auf diese Weise die Größe des Kopfes bestimmte. Schon 1913 hatte Eymer einen Röntgenatlas mit Beckenaufnahmen publiziert. 1952 gab dann H. Taylor - New York seine komplizierten röntgenologischen Untersuchungen in Schwangerschaft und Geburt bekannt.

1) R. v. Olshausen: Über Geburtsmechanismen bei Schädellagen. Arch. Gynäk. 32: 492-493 (1888).

2) H. Lahs: Über den Einfluß der Lagenänderungen und der verschiedenen Lagen der Kreißenden auf die Geburt. Arch. Gynäk. 11: 23-84 (1877).

3) H. Sellheim: Zur Auffassung von Warnekros über Geburtsmechanik. Arch. Gynäk. 117: 82-94 (1922).

4) K. Warnekros: Photographische Dokumentation zum Geburtsmechanismus. Arch. Gynäk. 117: 74-81 (1922).

5) E. Bumm: Erfahrungen über die Achsenzange. Arch. Gynäk. 32: 502-503 (1888).

6) A. Döderlein: Subkutane Hebesteotomie. Verh. Dt. Ges. Gyn. 12. Kongreß, Dresden (1907). (Hebesteotomie: Parasymphysäre Schambeindurchtrennung).

7) H. Naujoks: Die deutsche Kaiserschnittstatistik 1938. Arch. Gynäk. 153-160 (1942).

Die Placenta praevia wurde schon 1886 erörtert. 11 Jahre später hatten Hofmeier und Schatz ein großes Referat. 1909 forderte Krönig im Anschluß an Hammerschlags zusammenfassende Ausführungen die Sectio caesarea bei starker Blutung und uneröffnetem Muttermund. 1922 hielt Stoeckel[1] sein weiterhin wegweisendes Referat, woran sich eine große Diskussion anschloß. 1941 sprach Granzow über dieses Thema an Hand einer Sammelstatistik von 1,35 Mill. Geburten mit 0,88% Placenta praevia, dabei fanden sich 6,4% mütterliche und 40% kindliche Todesfälle; er empfahl dringend die Schnittentbindung. Heute wird die Schnittentbindung wohl allgemein bei behandlungsbedürftiger starker Placenta praevia-Blutung und ungenügend distrahiertem Collum für indiziert gehalten mit einzelnen Ausnahmen, in denen vaginal mit besonderen Hilfsmaßnahmen vorgegangen wird. Ist das Collum erweitert, die Blase erreichbar, dann ist die Blasensprengung, eventuell die Kopfschwartenzange oder bei kleinen Kindern die Wendung zunächst ohne Extraktion der richtige Weg.

Das schwierigste Kapitel der Geburtshilfe überhaupt ist sicher das der Eklampsie. In jedem Kongreß wird immer wieder dazu Stellung genommen. Es können hier nur ein paar besondere Höhepunkte erwähnt werden. 1901 bringt Fehling[2] ein großes Referat mit Erörterung der bis dahin diskutierten Theorien; er selbst sprach von einer Vergiftung fetalen Ursprungs. Schmorl[3] gibt 1901 seine grundlegenden pathologisch-anatomischen Befunde bei Eklampsie bekannt, eine große Diskussion schließt sich an. 1905 findet Zweifel[4] in gründlichen physiologisch-chemischen Untersuchungen die Eiweißoxydation vermindert, die Milchsäure erhöht; 1909 macht Veit auf die Verschleppung von Placentarzellen aufmerksam. 1922 findet Mahnert neue Fragestellungen im Verhalten des Sauerstoffes und der Kohlensäure im Gewebe und im Blut, Hinselmann prüft den Gefäßtonus, Zangemeister vertritt seine Hirndrucktheorie, Frey berichtet über den Stickstoffspiegel. 1923 folgt wieder eine große Eklampsiedebatte. 1925 bringt Runge seine Wasserbindungsarbeiten, 1927 spricht Seitz über Kolloidverschiebungen und 1929 interessieren aus den umfassenden Placentareferaten von August Mayer[5] und Seitz[6] die Kapitel über die chemisch-physikalisch-biologischen Grundlagen der Schwangerschaftstoxikose. 1937 wird erneut über den Gesamtstoffwechsel in der normalen und toxischen Schwangerschaft ausgiebig diskutiert. Daneben kommen immer wieder neue Gesichtspunkte und Feststellungen zutage, in neuerer Zeit vorrangig Stoffwechselstudien und Hormonforschungen. Nach meiner Meinung müssen wir zum Verständnis der Eklampsie von den Werten in der normalen Schwangerschaft und den verschiedenen Erscheinungsformen der Spättoxikose ausgehen. Der weibliche Körper ist den mannigfachen und großen Anforderungen der Schwangerschaft zweifellos gewachsen; denn nur 3% der Klinikentbindungen (unter allen Entbindungen höchstens 1%) zeigen ante, intra oder post partum Zeichen des Versagens in Form der Toxikose einschließlich Eklampsie. Sollte nicht in diesen besonderen Fällen die funktionelle Anpassung des Mutterkörpers nur mangelhaft ausreichen und Fehlleistungen zeigen und der intermediäre Stoffwechsel aus Oxydationsnot und anderen Störungen nicht bis zum letzten Rest durchgeführt werden? Sollten nicht jeweils verschiedenartige, ungenügend abgebaute Stoffwechselprodukte die schädigenden Stoffe bilden? Hier liegt noch ein großes, umfassendes Arbeitsfeld. Vieles aber würde aus diesen Gedanken heraus zwanglos erklärt werden können und der Weg der Therapie in der Herabsetzung der Stoffwechselansprüche an den mütterlichen Körper bestimmte Richtung finden. Unser Kongreßreferat wird Näheres darüber bringen. Auch über die Therapie werden wir hören. Die Schwangerenvorsorge spielt dabei eine große Rolle; sie ist der Hauptansatzpunkt zur Erfassung beginnender Funktionsabweichungen und für die Überführung in frühzeitige klinische Behandlung, die den Ausbruch eklamptischer Krämpfe häufig zu verhindern vermag.

Das wichtige Kapitel der Nachgeburtsblutungen erscheint nur einmal 1925 in ausgezeichneten Referaten von Stoeckel[7] und Kermauner[8]. Die Thesen sind klar und überzeugend, Neues ist kaum hinzugekommen.

[1] W. Stoeckel: Zur Therapie der Placenta praevia. Arch. Gynäk. 117: 10–11 (1922).

[2] H. Fehling (1847–1925), 13. Präsident, hat den Stoffaustausch zwischen Mutter und Kind sorgfältig untersucht und festgestellt, daß ein genereller Stoffaustausch stattfindet, die einzelnen Stoffe jedoch unterschiedlich schnell ausgetauscht werden (1901).

[3] C. G. Schmorl (1861–1931), Pathologe, Dresden. Beiträge u. a. zur Pathologischen Anatomie und Eklampsie (1901).

[4] P. Zweifel: Zur Aufklärung der Eklampsie. Arch. Gynäk. 72: 1–97 (1904).

[5] A. Mayer: Biologie der Placenta. Physiologie. Arch. Gynäk. 137: 1–205 (1929).

[6] L. Seitz: Biologie der Placenta. Pathologischer Teil. Arch. Gynäk. 137: 322–629 (1929).

[7] W. Stoeckel: Pathologie und Therapie der Nachgeburtsblutungen. Arch. Gynäk. 125: 1–148 (1925).

[8] F. Kermauner: Die Ursachen der Nachgeburtsblutungen. Arch. Gynäk. 125: 149–223 (1925).

Die Diskussion über die Extrauteringravidität ist in 2 großen Referaten vor über 50 Jahren, 1889 und 1903, beide von J. Veit und Werth abgeschlossen. Werths[1] Thesen der möglichst baldigen Operation haben sich als heute maßgebend durchgesetzt.

Das Puerperalfieber wird bis 1913 fast auf jedem Kongreß intensiv diskutiert. 1889 bringt die Frage, ob es eine Selbstinfektion gibt und ob man deshalb vor der Geburt die Scheide ausreiben und spülen soll. 1897 veranstaltet Zweifel[2] im Rahmen des Leipziger Kongresses eine Semmelweis-Huldigung: „50 Jahre Kindbettforschung". Er erinnert daran, daß in der Wiener Klinik, in der Semmelweis wirkte, im Mai 1847 12% der Wöchnerinnen an Kindbettfieber starben und daß nach Einführung der Chlorwaschungen im Juni 1847 die Todesfälle auf 2,38% herabsanken und in den folgenden Jahren sich durchschnittlich in Höhe von 1,27% aller Wöchnerinnen hielten. 1903 tritt die Streptokokkenfrage (Bumm) und die der puerperalen Wundintoxikation (Walthard - Bern) hervor. 1909 folgt noch einmal eine große Debatte mit 3 Referaten: Walthard über die interne Behandlung, Winter über die lokale Behandlung (sie ist nutzlos) und Bumm über die operative Therapie. Von 1911 ab verlegt sich die Debatte mehr und mehr auf den septischen Abort[3]; 1922 berichtet Warnekros darüber in großem Rahmen. Winter tritt immer mehr dafür ein, daß fieberhafte Abortfälle zunächst medikamentös behandelt und erst 4 Tage nach der Entfieberung, wenn überhaupt noch nötig, ausgeräumt werden. Jeder Kongreß nimmt erneut in Einzelvorträgen zu dieser Frage der aktiven und exspektativen Behandlung fieberhafter Fehlgeburten Stellung; gewöhnlich aber sind die berichteten Zahlen für das komplexe Thema zu klein. Bis auf einige Ausnahmen hat sich das exspektative Verfahren fast allgemein durchgesetzt.

Die Einführung und die vorrangige Anwendung der rectalen Untersuchung für diejenigen geburtshilflichen Fälle, die durch die äußere Tastung allein nicht sicher geklärt werden können einerseits und die Sulfonamide und Antibiotica bei aufgetretenem Fieber im Wochenbett andererseits haben das Puerperalfieber bis auf kleinste Reste verschwinden lassen; nur der provozierte septische Abort hat noch immer eine beachtliche Morbidität und Mortalität; seine Bekämpfung aber liegt nicht nur auf dem medizinischen Gebiet, sondern ist weitgehend eine sozialpolitische und auch juristische Frage.

Neuerdings tritt die Thrombose und Embolie im Wochenbett ins Blickfeld. Nach dem Referat von Held[4] - Zürich zeigen 0,62-2,15% aller Geburten eine Thromboembolie, von den befallenen Frauen sterben 1,4%; auf alle Geburten berechnet, beträgt die Gefahr des Embolietodes 0,2 0,7‰. Runge und seine Klinik, Koller - Basel und auch andere bemühen sich intensiv um diese wichtigen Gebiete. Die Heparinbehandlung wird sehr empfohlen.

Daß die Kongresse zu der Kombination von internen Krankheiten und Schwangerschaft Stellung genommen haben, ist selbstverständlich; so sprach 1913 zunächst Fromme, dann 1937 von Jaschke[5] über Herzkrankheiten und Schwangerschaft, Straub - Göttingen über Kreislauffragen. 1935 nahmen v. Bergmann[6] und Heynemann[7] zu „Leber und Gestation" Stellung. Überhaupt wurde die Frage, ob eine Schwangerschaft unter bestimmten Bedingungen Schaden anrichtet oder erleidet und deshalb eventuell abgebrochen werden müßte, mehrfach leidenschaftlich erörtert, besonders die Frage „Tuberkulose und Schwangerschaft", z. B. durch August Mayer und Schulze-Rhonhoff.

Unter den erörterten Verfahren der Schwangerschaftsdiagnostik spielte die Abderhaldensche[8] Reaktion auf dem Kongreß 1913 eine hervorragende Rolle; sie mußte aber der 1925 bekanntgegebenen Aschheim-Zondekschen[9] Reaktion das Feld räumen.

Der Kongreß 1913 brachte das große Referat von Seitz über die innere Sekretion und Schwangerschaft, Geburt und Wochenbett. Diese Probleme wurden weiterhin öfter im einzelnen erörtert. So sprach G. Döderlein 1927 über Schilddrüse und Schwangerschaft,

[1] R. Werth: Die Behandlung der Extrauteringravidität. Verh. Dt. Ges. Gyn. 3. Kongreß, Freiburg 175-190 (1889).

[2] P. Zweifel: Eröffnungsansprache zum 7. Kongreß, Leipzig, 1897, siehe dieser Band S. 38-45.

[3] K. Warnekros: Über drei bemerkenswerte Fälle von puerperaler Sepsis. Arch. Gynäk. 97: 27-74 (1912).

[4] E. Held: Die Prophylaxe und Behandlung der Thromboembolie. Arch. Gynäk. 18: 87-119 (1951).

[5] R. Th. v. Jaschke: Herzkrankheiten und Gestation. Arch. Gynäk. 166: 24-43 (1938).

[6] G. v. Bergmann: Leber und Gestation. Internistischer Teil. Arch. Gynäk. 161: 191-211 (1936).

[7] Th. Heynemann: Leber und Gestation. Gynäkologischer Teil. Arch. Gynäk. 161: 212-228 (1938).

[8] Emil A. Abderhalden (1877-1950), Biochemiker und Physiologe, Zürich. Nachweis von Abwehrfermenten nach Aufnahme blutfremder Eiweiße, z. B. Gravidität.

[9] S. Aschheim und B. Zondek: Die Schwangerschaftsdiagnose aus dem Hern durch Nachweis des Hypophysenvorderlappenhormons. I. Grundlagen und Technik der Methode. Klin. Wschr. 7: 1404-1411 (1928).

1931 hielten Zondek[1] und Aschheim[2] ihre wichtigen Referate über die Hypophysen-Vorderlappenhormone und Guggisberg[3] über die Hypophysen-Hinterlappenstoffe. Elert[4] sprach 1941 über Nebennierenrindenhormone und Kohlenhydratstoffwechsel während der Gravidität, 1952 ergänzte er das in anderem Zusammenhang.

Als sehr bedeutungsvoll mögen die erstmals 1941 von G. Döderlein[5] ausgehenden Bestrebungen der Schwangerschaftsvorsorge herausgestellt werden, die nunmehr Allgemeingut geworden sind und viel Nutzen stiften, insonderheit in Fragen der rechtzeitigen Erkennung des engen Beckens und - wie schon gesagt - der Schwangerschaftstoxikose.

Und schließlich müssen die Bemühungen um die Geburtserleichterung und die schmerzarme bzw. schmerzlose Geburt hier Erwähnung finden. Der Dämmerschlaf von Krönig und Gauss spielt in den Kongreßdiskussionen keine wesentliche Rolle. 1931 bemühten sich Sellheim[6] um die schonende Entbindung, 1951 Heynemann[7] und an anderer Stelle Fauvet um die Geburtsschmerzbekämpfung in ausführlichen Referaten; Heynemann lehnte in diesem Zusammenhang die Bestrebungen in den Vereinigten Staaten um eine „Newer obstetric" ab; eine große Diskussion schloß sich an.

Es wäre noch mancherlei von den Leistungen der 29 Kongresse auf geburtshilflichem Gebiete zu sagen, aber es möge dabei bewenden; eine Vollständigkeit ist sowieso nicht erreichbar.

Die Gynäkologischen Themata treten in den früheren Kongressen zunächst ein wenig in den Hintergrund.

1895 und 1897 wird die Retroflexio uteri verhandelt. Der Altmeister dieses Themas B. S. Schultze[8] hält darüber ein großes Referat, es wird ergänzt durch Olshausen. Im Vordergrund stehen die Methoden der operativen Korrektur. Aber schon früh treten Zweifel an der stärkeren Bedeutung der Lagestörung und damit an der Notwendigkeit der einschlägigen Operationen auf. v. Rosthorn findet unter allen gynäkologischen Patientinnen 16% Retroflexionen, 1/5 davon sind fixiert. Außer kleineren, meist operationstechnischen Vorträgen über dieses Thema machen erst 1922 Haendly, Albrecht und Asch auf die Bedeutung der Bauchhöhlenstatik aufmerksam. 1923 hält v. Jaschke die Insuffizienz des Bindegewebes für wichtig, Bohnen untersucht 1927 die Statik genauer, Martius bringt 1929 seine gynäkologische Orthopädie und die Kohlrausch-Schule demonstriert 1933 die wichtige Gymnastik zur Behebung der einschlägigen Beschwerden. Nach der am stärksten verbreiteten Meinung hat die Retroflexio uteri mobilis bei gutem Bauchzusammenhalt keine Bedeutung, wohl aber als Vorläufer des Prolapses bei Bildung einer Eingeweidelast durch Insuffizienz der vorderen Bauchwand. Die Beschwerden, die ihr oft zur Last gelegt werden, sind durch Störungen der Bauchhöhlenstatik, insbesondere durch Rumpfmuskelermüdungen zu erklären und demgemäß zu behandeln.

1903 folgt ein großes Referat über den Prolaps von A. Martin[9] und Küstner[10], danach eine große Diskussion. 1905 spricht Matthes über Enteroptose. Oft wird über Operationen bei Prolaps verhandelt, die Methodik spielt dabei eine große Rolle. Weibel[11] faßt alle bekanntgewordenen Prolapsoperationen 1937 in einem interessanten historischen Referat zusammen.

Die Gonorrhoe fand 1891 und 1895 eine gründliche Besprechung durch Bumm und Wertheim, 1893 sprach Asch über die Behandlung; seither gibt es keine neue Erörterung darüber vor dem Forum des Kongresses.

[1] S. Aschheim: Vorderlappen der Hypophyse in der Geburtshilfe und Gynäkologie. Arch. Gynäk. 144: 165-184 (1931).

[2] B. Zondek: Hypophysenvorderlappen. Arch. Gynäk. 144: 133-164 (1931).

[3] H. Guggisberg: Hinterlappen der Hypophyse. Arch. Gynäk. 144: 185-216 (1931).

[4] R. Elert: Die hormonale Regulation des Kohlenhydratstoffwechsel während der Gravidität. Arch. Gynäk. 173: 414-417 (1942).

[5] G. Döderlein: Ärztliche Schwangerschaftsvorsorge und ihre gesetzliche Regelung. Arch. Gynäk. 173: 175-196 (1942).

[6] H. Sellheim: Schonende Entbindung. Arch. Gynäk. 144: 1-33 (1931).

[7] Th. Heynemann: Die Geburtserleichterung. Arch. Gynäk. 180: 15-33 (1951).

[8] B. S. Schultze (1827-1919), Jena, gehört zu den führenden Gynäkologen seiner Zeit, z. B. Lösungsmodus der Plazenta (Ablösung beginnt zentral, im Gegensatz zu mariginal [Duncan]); künstliche Beatmung des asphyktischen Neugeborenen durch rhythmisch vertikales Schwingen.

[9] A. Martin (1847-1933), Berlin, Greifswald. Schöpfer der Salpingostomie, bzw. Vernähung der Stümpfe der parametranen Ligamente nach vaginaler Hysterektomie zur Descensus-Prophylaxe. Siehe auch „Wigand-Martin-v. Winckel'scher" Handgriff.

[10] O. E. Küstner (1849-1931), Dorpat, Breslau. Siehe auch Arch. Gynäk. 146: 367-371 (1931).

[11] W. Weibel: Die operative Behandlung der Senkungen und Vorfälle des weiblichen Genitales. Arch. Gynäk. 166: 262-283 (1938).

Die Adnexerkrankungen behandelte Schauta[1] 1893 ausführlich, anschließend große Diskussion.

1891 publizierte A. Döderlein[2] seine Untersuchungen über die Bakteriologie der Scheide und über die Scheidensekrete. Er fand die Scheidenstäbchen und deren Säureproduktion und deutete sie als Schutzmaßnahme gegen das Eindringen angriffsfähiger Keime in das Genitale. v. Jaschke[3] und Menge[4] faßten 1925 das Wissen über die Scheidenflora und den Fluor zusammen; die anschließende Diskussion gab wertvolle Ergänzungen zu diesem praktisch so wichtigen Thema.

Die Sterilität wurde in ihren körperlichen und seelischen Grundlagen 1935 durch 6 Referenten sehr gründlich durchberaten mit zweifellos gutem Gewinn.

Die Ovarialtumoren und die Ovariotomie erschöpften sich 1905 in sehr klaren und offenbar vorläufig endgültigen Referaten von Pfannenstiel und Hofmeier; denn später ist darüber nicht mehr in größerem Rahmen verhandelt.

Auch die Myome wurden schon 1888 durch A. Martin und 1899 durch Zweifel und v. Rosthorn zu einem gewissen Abschluß gebracht, bis 1911 und 1913 die Röntgentherapie bei Myomen von Gauss erörtert wurde. Die Hauptprobleme lagen, soweit man nicht vaginal operierte, in der Stumpfbehandlung, ein Problem, das für uns heute schwer verständlich ist.

Die Frage der Endometritis erörterte v. Winckel 1895, C. Ruge sprach danach über Erosion und Ektopien der Cervix; in der Hauptsache wurden die echtentzündlichen Endometritisformen behandelt, wozu auch Bumm[5], Wertheim, Fehling und Menge hinsichtlich der bakteriologischen Ursache Stellung nahmen. 1907 brachten Hitschmann und Adler[6] in die damals sehr verworrenen Vorstellungen Klarheit. Die chronisch-nichtentzündliche Endometritis löste sich auf in cyclisch-funktionelle Umwandlungsstadien der Uterusschleimhaut. Das Problem der Ovulation und Menstruation klärte sich, der mensuelle Cyclus und seine anatomischen Unterlagen wurden herausgearbeitet; 1915 und 1920 kam auf diesem Boden auch die Ätiologie der gynäkologischen Blutungen zur Erörterung und wurde 1933 in einem großen Referat auf dem Berliner Kongreß dargestellt durch H. Runge[7]. In größtem Rahmen mit allen dazugehörigen endokrinen Problemen wurde von nicht weniger als 10 Referenten und vielen Diskussionsrednern 1952 der mensuelle Cyclus und seine Störungen verhandelt (R. Schröder[8]).

Die Fragen um die normale und gestörte Eierstocksfunktion nahmen seit 1927 größeren Umfang an. In diesem Jahr spricht Biedl über die Wirkstoffe des Ovars, 1929 und 1931 berichten dann Siebke und auch Damm über quantitative Sexualhormonstudien in Harn und Blut, Kaufmann über Corpus luteum-Hormonforschungen. 1952 meint Botella-Llusia in der Nebennierenrinde eine 3. Gonade nachweisen zu können. 1937 behandeln Kaufmann[9] und Grote die Eierstocksinsuffizienz. Auf jedem Kongreß folgen noch viele Einzelvorträge zu diesem Thema.

Das Hauptthema, das durch alle Kongresse wiederkehrt, betrifft das Collumcarcinom. Das Korpuscarcinom beschreibt Hofmeier 1891 und meint, daß es überhaupt erst seit damals 10 Jahren bekannt sei. 1888 stellt Olshausen als Seltenheit einige geheilte Collumcarcinome vor. 1893 wird die abdominale und die vaginale Totalexstirpation erörtert, 1901 gibt Winter eine 5-Jahres-Statistik mit 9,6% absoluter Heilung. Wertheim[10], Schauta, Mackenrodt erörtern 1901 ihre Operationsmethoden. 1903 stellt Winter[11] die Prinzipien der Carcinombekämpfung zur Debatte. 1905 gibt es wieder eine große Aussprache,

[1] F. Schauta: Über die Indikationen, die Technik und die Erfolge der Adnexoperationen. Arch. Gynäk. 44: 573–586 (1893).

[2] A. Döderlein: Über Scheidenabsonderungen und Scheidenkeime. Arch. Gynäk. 40: 306–308 (1891).

[3] R. Th. v. Jaschke: Der Fluor genitalis. Arch. Gynäk. 125: 224–250 (1925).

[4] C. Menge: Über Fluor genitalis des Weibes. Arch. Gynäk. 125: 251–324 (1925).

[5] E. Bumm: Histologische Untersuchungen über die puerperale Endometritis. Arch. Gynäk. 40: 398–418 (1891).

[6] F. Hitschmann, L. Adler: Ein weiterer Beitrag zur Kenntnis der normalen und entzündeten Uterusmucosa. Die Klinik der Endometritis unter besonderer Berücksichtigung der unregelmäßigen Gebärmutterblutungen. Arch. Gynäk. 100: 233–304 (1915).

[7] H. Runge: Gynäkologische Blutungen. Therapie. Arch. Gynäk. 155: 27–35 (1934).

[8] R. Schröder: Über die zeitlichen Beziehungen der Menstruation zur Ovulation (zugleich ein Beitrag zur Corpus-luteum-Genese). Arch. Gynäk. 101: 1–35 (1914); Pathogenese und Diagnose der gynäkologischen Blutungen. Arch. Gynäk. 156: 1–26 (1934).

[9] C. Kaufmann: Die Behandlung der Eierstockinsuffizienz durch Keimdrüsenhormone. Arch. Gynäk. 166: 113–130 (1938).

[10] E. Wertheim: Ein neuer Beitrag zur Frage der Radikaloperation beim Uteruskrebs. Arch. Gynäk. 65: 1–39 (1902).

[11] G. Winter: Die Ergebnisse der hohen Amputation bei Carcinom. Arch. Gynäk. 40: 362 (1891).

besonders über die Drüsenfrage. Franz erklärt, je mehr Bindegewebe seitlich an der Beckenwand entfernt wird, um so höher sei die Mortalität.

1913 ist der denkwürdige Kongreß mit den Vorträgen von Bumm, Döderlein und Krönig über die Mesothoriumbehandlung bzw. die operationslose Behandlung des Carcinoms. 1918 bringt Kehrers[1)] großes Referat Klarheit in die Bedingungen und Erfolge der Radiumbehandlung. Von 1922 ab nehmen die Fragen der Dosierung zunehmend größeren Raum ein. 1925 folgt erneut eine große Diskussion im Anschluß an ein Referat von Eymer über die Frage „Operation oder Bestrahlung" und ebenso 1927 an A. Döderleins[2)] Vortrag „über 14 Jahre Strahlenbehandlung". 1941 spricht Martius[3)] über die intravaginale Röntgenbestrahlung, 1949 hält er sein Referat über Fortschritte und Ausblick in der Strahlentherapie. Der Kongreß 1952 bringt wieder wichtige Carcinomvorträge z. B. über Radio-Kobalt von Meiling - Columbus (Ohio) und Kottmeier[4)] - Stockholm über die Strahlenbehandlung im Radiumhemmet. Bedeutsame Wege zur Früherkennung des Carcinoms an der Portio zeigte Hinselmann. 1937 sprach Mestwerdt über kolposkopische Bilder, 1951 und 1952 wurde viel, über Kolposkopie, Kolpophotographie, Auflichtkolposkopie und histochemische und Phasenkontrastbilder gesprochen. Alle diese Wege dienen der Frühdiagnose des Portiocarcinoms. Außer Hinselmann sind Mestwerdt, Runge[5)] und seine Mitarbeiter, Zinser, Held, Limburg, Wespi und viele andere Autoren daran beteiligt.

Dies alles ist nur eine spärliche Auswahl markanter Punkte in der unerschöpflichen Carcinomarbeit der deutschen Gynäkologenkongresse. Ebenso können auch die vorhergehenden Erörterungen nur einen kleinen Einblick in die umfassende Problematik unserer Kongresse und in die gesamte wissenschaftliche Arbeit derselben gewähren. Man sieht wenigstens, daß wichtigste Probleme gesucht und gründlich behandelt sind; ob geklärt oder gar gelöst, das wird im einzelnen die Zukunft lehren.

Und wohin drängt die Zukunft?

An erster Stelle steht immer wieder das Bemühen um eine möglichst erfolgreiche Geburtshilfe mit gründlicher Beherrschung der perinatalen Sterblichkeit. Gute Schwangerschaftsbetreuung, sorgfältige geburtshilfliche Diagnose, in Fällen mit Raumschwierigkeiten unter Einschluß der Röntgenuntersuchung, Ausnutzung der rectalen Exploration und Vertrauen auf die funktionellen Geburtskräfte, Geburtsschmerzbekämpfung sind wesentliche Forderungen.

Das Studium der Schwangerschaftsphysiologie und -pathologie, besonders in Hinsicht auf die Schwangerschaftstoxikosen, wird weiter viele Kräfte beanspruchen. Die Stoffwechselfragen im Rückbildungsprozeß des Wochenbettes und hier vor allem während der Lactation sind noch kaum in Angriff genommen. Die endokrinen Probleme sowohl in ihrer normalen Verkettung wie auch in ihren Störungen werden zunächst keinen Abschluß zulassen. Besonders aber wird das Carcinom viel intensive Forschungsarbeit beanspruchen. Noch sind die morphologischen Probleme des Frühcarcinoms und die Erfassung und Bewertung seines ersten Beginns in starkem Wettstreit der Meinungen; besonders aber sind ätiologische und pathogenetische Fragen noch kaum aus dem Bereich von Vermutungen heraus.

Die Strahlentherapie hat sich im großen und ganzen geklärt; Dosis- und Apparatefragen sind noch nicht voll gelöst. Die Operationen sind in ihrer Technik und in ihrem Ausmaß in der Hauptsache standardisiert; die Indikationsstellung ruht auf der Basis großer persönlicher Verantwortung und Erfahrung und bleibt Maßstab für die einzelne ärztliche Persönlichkeit. Die Mortalitätsziffern haben sich sehr erfreulich stark senken lassen; dieser Erfolg darf aber nicht zur Lockerung der Exaktheit im Entschluß zur operativen Behandlung führen, ohne alle nicht operativen Möglichkeiten ausgeschöpft zu haben. Leider kann man vorschnelle operative Maßnahmen nicht selten beobachten. Die anfangs erwähnte Mahnung Kaltenbachs hat auch heute noch Geltung.

Immer mehr wird die Gesamtpersönlichkeit der Frau Gegenstand ärztlicher Forschung. Die Bedeutung des allgemeinen und besonderen Lebensmilieus für die Entstehung von

1) E. Kehrer: Die wissenschaftlichen Grundlagen und Richtlinien der Radiumbehandlung des Uteruscarcinoms. Arch. Gynäk. 108: 504–627 (1918).

2) A. Döderlein: 14 Jahre Strahlenbehandlung des Uteruscarcinoms. Arch. Gynäk. 132: 138–140 (1927).

3) H. Martius: Fortschritte und Ausblicke in der Strahlentherapie. Arch. Gynäk. 178: 236–263 (1950).

4) H. Kottmeier: Die Behandlungstechnik und Erfolge der Strahlenbehandlung des Collumcarcinoms im Radiumhemmet Stockholm. Arch. Gynäk. 183: 454–457 (1953); J. Ries: Methodik und Ergebnisse der Strahlenbehandlung des Collumcarcinoms an der I. Univ.-Frauenklinik München. Arch. Gynäk. 183: 454–457 (1953).

5) H. Runge: Cytologische Diagnose der gynäkologischen Carcinome. Arch. Gynäk. 183: 365–396 (1953).

funktionellen und auch organischen Störungen ist vielfach schon diagnostisches Allgemeingut geworden. Bei den Wechselwirkungen zwischen Genitale und übrigem Körper spielt das vasomotorisch-vegetative Nervensytem eine große vermittelnde Rolle; die mannigfachsten Reaktionen und Sensationen bieten sich dar, ihre Deutung ist nicht immer leicht, aber man muß sie in seine Überlegungen mit einbeziehen. In diesem Zusammenhang wird auch die pelvic congestion (H. Taylor) bzw. die Parametropathie (Martius) noch viel kritische Bearbeitung erfahren müssen.

Aber auch die Funktion der vorderen Bauchwand und ihr Gegenspieler im aufrechten Gang, die Rumpfmuskulatur der langen Rückenstrecker, sind für statische Fragen des Genitale grundlegend wichtig. Die Schwäche und Ermüdung dieser Muskelgruppen erklären viele Beschwerden, die uns täglich bei Frauen mit mangelhafter Körperbewegung entgegentreten („Stuhl-Hockerkrankheit"), ohne daß die Konsequenz regelmäßiger Muskelübung gezogen wird. Viele Wirkungen der Außenwelt und des sozialen Milieus werden durch solche Beachtung verständlich und können ausgeglichen werden.

Vielfach wird das Seelenleben der Frau noch zu wenig beachtet; wie oft liegen psychische Wirkungskomplexe vor, die sich körperlich nicht heilen lassen. Über die Frage, inwieweit Trauer, Freude, Angst, Sorge, Enttäuschung, Vernachlässigung, alle positiven oder meist negativen Gefühlsqualitäten Einfluß auf körperliche Funktionen ausüben können, hat schon Walthard unter starker Berücksichtigung der Pawlowschen Arbeiten in Heidelberg 1923 vorgetragen und in seinem großen Beitrag zum Veit-Stoeckelschen Handbuch für Gynäkologie ausführlich beschrieben. Hierüber ist viel geforscht und gibt es noch viel zu forschen. In praxi ist es jedoch nicht jedermanns Sache, solche Probleme, besonders wenn sie sexuelle Grundlagen zu haben scheinen, im Einzelfall anzugehen und bis in die Details aufzudecken; durch unsachliches und ungeschicktes Vorgehen kann mehr Schaden als Nutzen gestiftet werden. Größtes Verantwortungsgefühl und delikateste Feinfühligkeit sind hierzu erforderlich. Wer darüber nicht verfügt, lasse die Finger davon; es genügt, wenn er die nichtkörperliche Natur der Beschwerden erkennt. Er überweise dann eine solche Patientin einem vertrauenswürdigen Kollegen, der in ärztlich-psychologischen Problemen Erfahrung hat. Nehmen wir einen Vergleich: Wer nicht zu operieren gelernt und kein Talent dazu hat, soll sich an eine operative Behandlung nicht heranwagen. Dabei sind Gewebsheilungen und körperliche Ausgleiche nach Verletzungen sehr viel klarer und eindeutiger zu übersehen als Reaktionen einer Frau auf seelische Bedrängnis und Enttäuschung. Nur Erfahrung und Verständnis vermögen hier zu helfen. Auf jeden Fall aber kommt, um einen klaren Weg zu gehen, die seelische Exploration, wenn überhaupt nötig, erst nach einer gründlichen körperlichen Durchforschung und kritischen Deutung des körperlichen Befundes in Betracht.

Der Problemstoff unseres Faches wächst täglich, wie sollen wir ihn meistern? Für den einzelnen Klinikdirektor ist es unmöglich, den Gesamtstoff zu übersehen und maßgebend beurteilen zu können. So müssen also Arbeitsgemeinschaften in den Kliniken eingerichtet werden, wenn man überhaupt mitkommen und nicht in den schlimmsten Feind der Wissenschaft, in den Dilettantismus verfallen will. Begabte und erfahrene, aus dem Kreis der Assistenten herausgewachsene Mitarbeiter, die möglichst das ganze Fach theoretisch und praktisch schon kennengelernt haben, sollen sich spezialisieren für bestimmte Teilgebiete, entweder auf eigenen Entschluß hin oder auf Anregung vom Chef. Sie sind zur gründlichen Kenntnis dieses ihres Spezialgebietes in literarischer und technischer Beziehung verpflichtet; dazu gehört, daß sie mit den zuständigen anderen Fachdisziplinen Fühlung in konsultierender Form aufnehmen. Andere jüngere Mitarbeiter können dazu herangezogen werden. Sie alle zusammen bilden dann einen Arbeitskreis. Trotzdem bleiben alle Teilhaber dieses Kreises in der täglichen klinischen Arbeit und sind vollgültige klinische Assistenten. Der Klinikdirektor hat die Problemstellung in der Hand, er sorgt für die Beschaffung der materiellen Grundlagen und für eine vernünftige Koordination. Es ist selbstverständlich, daß in dieser Form nur einige wenige größere Probleme in einer Klinik bearbeitet werden können. Für diejenigen Assistenten, die einem solchen Forschungskreis nicht angehören, findet sich aus der täglichen Klinikpraxis und in klinischen Fragestellungen außerdem noch in reichlichem Maße Publikationsstoff; man soll ihn nur sehen.

Nun noch ein Wort zu der Vortragsorganisation unserer Kongresse. Von den großen Mammutreferaten, die vor dem Kongreß den Mitgliedern gedruckt übersandt wurden und das gestellte Thema auf literarischer und praktischer Grundlage erschöpfend behandelten, sind wir erfreulicherweise abgekommen; vermutlich wurden sie nur von wenigen gelesen. Diese Art der Darstellung gehört in ein Handbuch. Es hat sich durchgesetzt, daß ein besonders erfahrener Fachvertreter jeweils über ein von ihm beherrschtes Thema ein aus der Praxis heraus möglichst lebendig und individuell gestaltetes Referat hält. Daran soll sich dann eine vorbereitete oder extempore Diskussion anschließen. Der Facharzt der Praxis soll möglichst viel daraus mit nach Hause nehmen. In letzter Zeit hat es sich als anregend und fruchtbar erwiesen, wenn Spezialthemata von ihren Spezialarbeitern aus verschiedenen Kliniken in einem intimen Kreis gemeinsam kritisch durch Rede und Gegenrede besprochen werden. Diese neue Form des Zusammentreffens im Sinne eines Symposions wird sicher wohl eine Zukunft haben und die Spezialdiskussion aus den dafür nicht geeigneten großen Kongressen herausnehmen. Unsere Kongresse sollen möglichst frei von schwer verständlichen, mit komplizierten mathematischen Formeln gespickten und wörtlich vorgelesenen Vorträgen sein. Wir streben danach, unsere wissenschaftliche Vervollkommnung in gelockerter, gut verständlicher Form dargeboten zu bekommen.

Nunmehr möge unser 30. Kongreß seinen Anfang nehmen und uns hoffentlich in der gewünschten aufgelockerten Form viel Neues bringen.

aus: Arch. Gynäk. 186: 7–13 (1955).

Hans Runge (1892 - 1964)

31. Präsident der Deutschen Gesellschaft für Gynäkologie

Tagungsort: Heidelberg,
18. - 22. September 1956

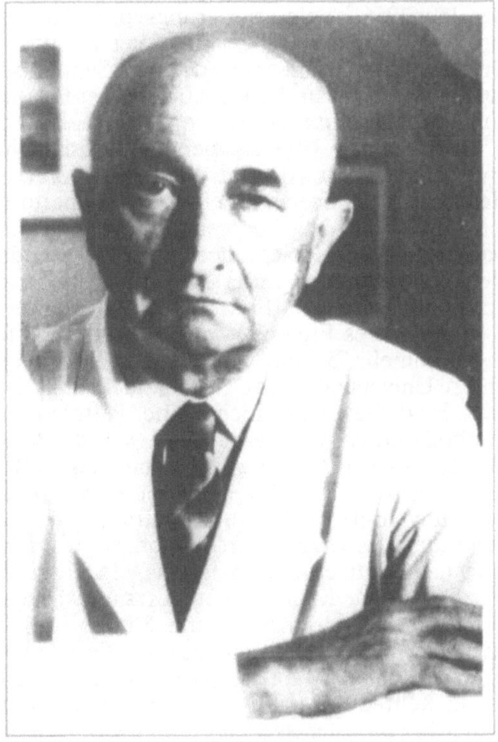

Persönliche Daten

geboren am 18. April 1892
in Neustrelitz/Mecklenburg
gestorben am 16. Oktober 1964
in München

Einleitung:

*Prof. Hans **Runge**[16] richtete nach Menge (1923) den zweiten Kongreß der Gesellschaft in Heidelberg aus und auch er nutzte seine Eröffnungsansprache zunächst für einen Rückblick, diesmal auf die Beziehungen Heidelbergs zur deutschen Gynäkologie. Für den Kongreß waren so viele Anmeldungen eingegangen, daß eine neue Struktur des Tagungsprogrammes und -ablaufes erprobt werden mußte: Der Inhalt nicht weniger freier Vorträge wurde auf die wissenschaftliche Ausstellung verlegt, das waren die Vorläufer der heutigen Postersitzungen; Rundtischgespräche und zwei Symposien („Früherkennung gynäkologischer Carcinome"; „Blutgerinnung") wurden eingeführt, letztere als separate Supplemente außerhalb der Verhandlungsberichte im Wortlaut publiziert. Wissenschaftliche Filme wurden vorgeführt und deren formale und inhaltliche Qualität offen kritisch gewürdigt (H. Kraatz)[17].*

Das Programm setzte Schwerpunkte zur „Erhaltung des kindlichen Lebens in Schwangerschaft und Geburt" (Bickenbach), unter Einschluß von Referaten zu Themen wie fetale Anoxie (Philipp), hyalinen Membranen (Weber) und perinataler Mortalität (Schubert). Retrospektiv gesehen trug Runges fortschrittliche Programmgestaltung dazu bei, daß eine „Perinatale Medizin" bald darauf entstehen konnte. Die Weichen hierfür wurden damals in Heidelberg gestellt. Daneben beleuchtete das Programm psychosomatische Aspekte, das Chorionepitheliom (Huber), die Schwangerschaftsfürsorge (Guttmacher, New York), Kinderlosigkeit (Siebke) und Krebsfrüherkennung (Wynder, New York). In einem ausführlichen Schlußwort ging A. Mayer als ältester Teilnehmer launig auf Themen, Redezeit und die vermehrte Beteiligung von Ausländern als Referenten ein[18].

H. Runge:

[...]
Das Jahr 1956 ist ein erinnerungsvolles Jahr für die Deutsche Gesellschaft für Gynäkologie. Vor 70 Jahren, 1886, fand die erste Sitzung der Gesellschaft in München statt. Ihre Gründung war 1 Jahr vorher, am 16. September 1885, in Straßburg vollzogen. Die Wahl des Tagungsortes in der Konkurrenz der Einladungen zwischen Halle und München war durch das Los entschieden worden. Die Zahl der Mitglieder war damals 67, heute 1200!

Vor 33 Jahren, 1923, tagte erst- und bisher einmalig die Gesellschaft hier in Heidelberg unter dem Vorsitz von Carl Menge. Ich habe versucht, in einem kleinen Artikel in der Heidelberger Universitätszeitschrift „Ruperto Carola", welche den Kongreßteilnehmern mit dem Programm übergeben wurde, die Erinnerung an diesen einzigartigen Mann wachzurufen. Zahlreiche der heute anwesenden Kongreßteilnehmer haben den ersten Heidelberg-Kongreß miterlebt. Mit besonderer Freude stellen wir fest, daß sich unter unseren Gästen auch Frau Geheimrat Menge mit ihren Töchtern befindet.

Ein anderes Ereignis, welches besondere Beziehungen zur Heidelberger Klinik hat, liegt nunmehr 75 Jahre zurück: Am 25. September 1881, kurz nach seiner Berufung an unsere Universität, führte Ferdinand Adolph Kehrer in einem Bauernhaus in Meckesheim nahe Heidelberg beim Lichte einer Petroleumlampe den Kaiserschnitt nach einer neuen Methode durch, welche geeignet war, die Mortalität dieser Operation, die bisher noch immer bis zu 80% betrug, auf einen kleinen Bruchteil der bisherigen Verluste zu senken. Kehrer hatte seine Methode theoretisch bereits in Gießen ausgearbeitet und seinen Studenten in der Vorlesung vorgetragen. Sie war im wesentlichen die heute noch geübte: Eröffnung des Uterus durch Querschnitt im Isthmus. Doppelte Muskel- und Bauchfellnaht nach Entleerung des Uterus, ein Vorgehen, das bis dahin für unmöglich gehalten war. Die Freude Kehrers über dieses umwälzende Ergebnis seiner Arbeit wurde jahrelang durch einen Prioritätsstreit mit Sänger beeinträchtigt, der aber historisch einwandfrei zugunsten Kehrers entschieden ist. Es gereicht uns allen zur besonderen Freude, daß der Sohn dieses Mannes, der emeritierte Professor der Geburtshilfe und Gynäkologie, Erwin Kehrer, unser Ehrenmitglied, heute unter uns weilt. Für die heutige Tagung ist vielleicht von Interesse, daß Erwin Kehrer 1907 als Heidelberger Dozent im Tierversuch mit Hilfe der noch heute seinen Namen tragenden Versuchsanordnung die uteruserregende Wirkung einer Aufschwemmung aus pulverisierter Hypophyse nachweisen konnte. Ein Jahr vorher, 1906, also vor 50 Jahren war diese Eigenschaft des Hypophysenhinterlappenextraktes durch Dale in England entdeckt. Die klinische Erprobung dieses nun als „Pituitrin" bezeichneten Stoffes erfolgte etwa gleichzeitig 1909 durch Blair-Bell in England sowie Foges und Hofstätter in Wien während der Placentarperiode und 1911 durch Hofbauer in Königsberg unter der Geburt. Bis zu diesem Zeitpunkt war die Behandlung der Wehenschwäche nur durch das Mutterkorn, das wegen seiner Gefährlichkeit den Namen Pulvis ad mortem trug oder durch operative Eingriffe möglich. Nur die älteren der noch lebenden Geburtshelfer werden sich an die revolutionäre Wendung erinnern, welche fast die gesamte Geburtshilfe unter der Einwirkung dieses Mittels durchmachte. 1949 konnte Vincent du Vigneau an der Cornell-Universität New York die bis dahin noch nicht quantitativ mögliche Trennung der beiden Hinterlappenhormone Oxytocin und Vasopressin durchführen. 1953 fand er die Strukturformel des Oxytocins – etwa gleichzeitig mit Tuppy in Wien. Und im gleichen Jahre gelang ihm die Synthese dieses Hormons. Du Vigneau[1)] erhielt für diese großartige Leistung, in welcher zum ersten Male ein Hormon mit Polypeptidstruktur synthetisch so dargestellt wurde, daß es sich in nichts von seinem Naturprodukt unterschied, den Nobelpreis für Chemie, eine Auszeichnung, welcher sowohl die Chemiker als auch besonders die Geburtshelfer von ganzem Herzen Beifall spenden können. Die klinische Verwendung der synthetischen Präparate, welche zuerst von Douglas an der Cornell-Universität durchgeführt wurde, hat sich bereits bewährt. Wir stehen nun hier 50 Jahre nach einer großen Entdeckung also am Ende einer Entwicklung und am Anfang der Möglichkeit, das synthetische Oxytocin ganz frei von Nebenwirkungen mit neuen Methoden, unter denen ich besonders der intravenösen Tropfinfusion eine Zukunft gebe, in feinster Dosierung zu verwenden.

Es ist üblich, daß der Präsident eines Kongresses in seiner Eröffnungsrede zu den Problemen seines Faches Stellung nimmt, welche ihm besonders wichtig erscheinen. Ich

[1)] Vincent du Vigneau (1901–1978), Strukturaufklärung von Oxytocin und Vasopressin. Nobelpreis 1955.

habe versucht, einiges hiervon in der Gestaltung des Programmes zum Ausdruck zu bringen, und ich möchte daher hierzu einige Worte sagen.

Zunächst zum Umfang des Programmes:

Von vielen Seiten gingen uns gute Ratschläge zu, doch das Vortragsprogramm zeitlich recht kurz zu halten, damit auch Raum für das Gesellschaftliche und Persönliche übrigbliebe. Aber nach der ersten Bekanntmachung der Kongreßthemen erfolgte im Gegensatz zu diesen Ratschlägen ein derartiger Zustrom von Anmeldungen für Vorträge und Diskussionen aus dem Inland und aus dem Auslande, daß wir vor der Alternative standen, entweder den größten Teil der angemeldeten Vorträge radikal abzulehnen oder aber wenigstens den Versuch zu machen, alles, was bis zu einem gewissen Termin gemeldet wurde, zu registrieren. Wir haben uns zu dem letzteren Vorgehen entschlossen. Wir mußten allerdings die Redezeit der Einzelvorträge erheblich verkürzen, und wir möchten schon hier der Hoffnung Ausdruck geben, daß die Herrn Vortragenden ihre Zusage, sich streng an die Redezeit zu halten, einhalten werden. So werden die Vorträge mehr als Diskussionsbemerkungen zu den Referaten eingestellt sein und sicherlich nicht an Lebendigkeit verlieren. Zahlreiche Vortragende haben von unserer Aufforderung Gebrauch gemacht, ihre Resultate in der wissenschaftlichen Ausstellung bekanntzugeben. Ich benutze die Gelegenheit, hierauf besonders hinzuweisen, weil hier eine Möglichkeit für die Interessierten ist, vom Vortragenden selbst über Einzelheiten seiner Resultate und seiner Methode unterrichtet zu werden. Diese Form der Publikation, welche von der Heidelberger Klinik gemeinsam mit wenigen anderen erstmalig vor 6 Jahren auf einem Gynäkologenkongreß verwendet wurde, hat sich inzwischen besonders seit dem Internationalen Gynäkologenkongreß auch im Gebiete der deutschen Gynäkologie sehr gut eingebürgert. Wir wollten endlich auch dem wissenschaftlichen Film genügend Raum geben. Seine Bedeutung kann nicht zu hoch eingeschätzt werden. In dem Fragebogen haben sich zahlreiche Kongreßbesucher nur für den Besuch der Filme eingetragen. Aber diese Darbietungen kosten besonders viel Zeit. So mußten wir sie in Parallelveranstaltungen zu den Vorträgen unterbringen.

Die Antworten, welche wir auf unsere Fragebogen über die Programmgestaltung erhalten haben, scheinen die Zweckmäßigkeit unserer Organisation zu bestätigen. Eigentlich alle Themen, welche auf dem Programm stehen, haben einen größeren Kreis von Interessenten. Auch für einen Teil der auf der Reserveliste stehenden Vorträge hat sich erfreulicherweise noch eine größere Anzahl von Kongreßteilnehmern ausgesprochen. So werden also zwar nicht alle Veranstaltungen des Kongresses vor einem vollen Hause stattfinden, aber hoffentlich vor einem um so interessierteren Hörerkreis. Und so findet der Umfang des Programmes seine Begründung in der Mannigfaltigkeit der von unseren Mitgliedern ausgesprochenen Wünsche.

In den Mittelpunkt der Verhandlungen wurden entsprechend unserer Tradition zunächst Referate gestellt. Der Verlauf des Kongresses wird erweisen, inwieweit die von vielen Stellen gehegten Bedenken gegen diese Form der Verhandlung berechtigt sind. Nämlich, daß es sich im wesentlichen um klinische Vorlesungen von hohem Niveau handelt, daß aber das eigentlich belebende Element, nämlich die freie Diskussion, nicht genügend zu ihrem Recht kommt. Wir haben in Zusammenhang hiermit überlegt, ob wir vielleicht die Referate vorher drucken lassen sollten, damit sogleich in die Diskussion eingetreten werden kann. Aber wir glaubten auf die lebendige Darstellung bestimmter Themen durch hervorragende Fachkenner nicht verzichten zu sollen, weil es sich ja hier nicht nur um einen wissenschaftlichen Gewinn für den Hörer handelt, sondern weil es auch interessant für ihn ist, die akademischen Vertreter unseres Faches, deren Namen ihm immer wieder in der Literatur begegnen, auf hohem Kothurn zu sehen und zu hören.

Wir haben endlich erstmalig auf einem deutschen Gynäkologenkongreß ein Rundtischgespräch und zwei Symposien in das Programm eingesetzt. Ermutigt werden wir hierzu zunächst dadurch, daß diese Methode der Diskussion auf vielen deutschen und ausländischen Kongressen bereits zu dem Üblichen gehört, und vor allem, weil wir bereits vor 4 Jahren mit einem in kleineren Rahmen stattfindenden Symposion über Cytologie in der Heidelberger Klinik die allerbesten Erfahrungen gemacht hatten. Unter den Themen der großen klinischen Geburtshilfe schienen uns die mit der Erhaltung des kindlichen Lebens zusammenhängenden Fragen wert, wieder einmal neu diskutiert zu werden. Die Erkenntnisse über Pathogenese und Therapie der perinatalen Mortalität haben besonders im Verlauf des letzten Jahrzehnts große Fortschritte gemacht. Darüber hinaus ist es interessant, zu beobachten, wie sich im Verhältnis des Geburtshelfers zum ungeborenen Kinde ein Stellungswechsel vollzogen hat.

Ich möchte hier wieder einen Heidelberger Kliniker, und zwar den leider so früh verstorbenen Alfons v. Rosthorn zitieren. In seiner Antrittsvorlesung, die er 1908 nach Berufung von Heidelberg nach Wien hielt, stellt er die ein Jahrhundert zurückliegende Geburtshilfe Osianders in Göttingen, welcher bekanntlich in 45 % aller Geburten die Kinder mit Hilfe der Zange zur Welt brachte, dem Vorgehen Boers entgegen, der in 1000 Fällen nur 5mal die Zange anwandte. Boer propagierte, so führt Rosthorn aus, in Anlehnung an die englische Schule den für das geburtshilflich-therapeutische Vorgehen so wichtigen Grundsatz, das Leben der Mutter höher einzuschätzen, als das des Kindes, ein Axiom, zu dem auch Rosthorn sich noch uneingeschränkt bekennt. Tatsächlich ändert sich seit dieser Zeit die klinische Geburtshilfe langsam aber sicher in diesem Standpunkt. Ein Markstein auf diesem Wege war der Alarmruf des Pathologen Schwartz, der auf der Naturforscherversammlung 1926[1] über das Geburtstrauma des Neugeborenen sprach. Vielen von uns wird noch die temperamentvolle Diskussionsbemerkung Sellheims in Erinnerung sein, der in diesem Zusammenhang auf die Bedeutung der Schnittentbindung für die Erhaltung des kindlichen Lebens aufmerksam machte. Diese prophetische Äußerung ist inzwischen in gewissen Bereichen realisiert worden. Das interessanteste Beispiel ist hier die Eklampsie, bei der große Kliniken und auch wir praktisch zwar niemals einen Kaiserschnitt wegen der mütterlichen Erkrankung machen, weil wir hier mit der modernen Pharmakotherapie bessere Resultate erhalten, wohl aber wir die Schnittentbindung bei chronisch verlaufenden Fällen zur Rettung des kindlichen Lebens anwenden. Das heißt also, die Frage nach der Bewertung des kindlichen Lebens im Vergleich zum mütterlichen Leben stellt sich nicht mehr mit der Schwere wie noch zu Zeiten Rosthorns. Die Entwicklung der klinischen Geburtshilfe gibt uns immer mehr die Möglichkeit, sowohl das Leben der Mutter als auch das Leben des Kindes in kritischen Situationen zu erhalten.

Das Gebiet der Sterilität ist so groß, daß vor kurzem ein Internationaler Kongreß sich 1 Woche lang hiermit befaßt hat. So ist es natürlich, daß an einem unserer Verhandlungstage nur Ausschnitte aus diesem Thema zum Vortrag kommen können. Neben der Sache an sich schien mir dieses Gebiet aber besonders geeignet, die Grenzen unseres ärztlichen Handelns, unserer Arbeit und unserer Forschung aufzuzeigen. Körperliche, psychische, soziale, familiäre Faktoren formen zusammen das Bild der ehelichen Unfruchtbarkeit. Funktionelle, und organische Veränderungen müssen gegeneinander abgewertet werden. Die Schlagworte: Ganzheitsmedizin, Abkehr vom Organspezialistentum, lassen sich bei diesem Thema unschwer anwenden. So schien es mir reizvoll, das Gesamtproblem zunächst durch einen unserer Fachgenossen darstellen zu lassen, dem man mehr als manchem anderen die Fähigkeit zusprechen kann, daß er die Dinge vom Standpunkt des wahren Arzttums übersieht. Im Anschluß daran werden wir zwei Referate hören, in welchen aus einem ganz kleinen Bereich dieses Themas hochspezialisierte, in Klinik und im Laboratorium gewonnene Untersuchungsergebnisse vorgetragen werden. Dabei wird sich zeigen, daß die Betrachtung des Gesamtproblems ohne diese und viele andere Ergebnisse naturwissenschaftlich-induktiven Forschens nicht möglich ist, und dies eben scheint mir noch immer ein gewisses Programm für unsere Arbeit überhaupt sein zu müssen. Die Beschäftigung mit der Gesamtpersönlichkeit des Menschen in ihrer besonderen psycho-somatischen Situation sollte sicherlich ein Ausgangspunkt für den verantwortungsvoll handelnden Arzt sein. Aber niemals darf diese Einstellung uns das Auge davor verschließen, daß die großen Fortschritte der Medizin neuen Erkenntnissen zu verdanken sind, welche die Vertreter unseres Faches gemeinsam mit den Wissenschaftlern aller klinischen und naturwissenschaftlichen Disziplinen mit hochspezialisierten Untersuchungstechniken erarbeitet haben.

Über das seit Beginn eines bewußten Lebens der Menschheit immer wieder neu variierte Thema „Mit Schmerzen sollst du Kinder gebären" kommt eine weitausholende Diskussion in der Fachliteratur nicht zur Ruhe, und ganz besonders gehört die Beschäftigung mit den Geheimnissen der Geburt und mit dem Geburtsschmerz auch zum Repertoire der illustrierten und Unterhaltungspresse. Das Interesse der Öffentlichkeit hat sich diesen Fragen in den letzten Jahren ganz besonders zugewendet durch die Veröffentlichung des Buches von Dick-Read[2]: „Childbirth without Fear". Hierbei ist der propagandistische Erfolg dieses Werkes im deutschsprachigen Raum sicher noch durch

[1] Philipp Schwartz: Die traumatischen Schädigungen des Zentralnervensystems durch die Geburt. Anatomische Untersuchungen. Erg. Inn. Med. Kinderheilk. 31: 165–180 (1927).

[2] Grantly Dick-Read: „Childbirth without fear; the principles and practice of natural childbirth." Harper & Brothers, New York, 1944.

eine falsche Übersetzung des Titels verstärkt worden, nämlich durch den Titel „Mutter werden ohne Schmerz", während es in Wirklichkeit heißen müßte „Mutter werden ohne Furcht". Das Rundtischgespräch, an dem einige der besten Geburtshelfer der Welt teilnehmen, soll Ihnen, wie ich hoffe, zeigen, daß die klinische Geburtshilfe an diesen Veröffentlichungen keineswegs ohne Interesse vorübergegangen ist. Vieles, was hier gefordert wird, ist oder war im Herzen des echten Geburtshelfers wohl immer lebendig. Manches wurde vielleicht zeitweise verdrängt durch die vordringliche Sorge um Leben und Gesundheit von Mutter und Kind und die im Zusammenhang hiermit notwendige Einhaltung einer strengen Observanz in den großen Kliniken. Aber je mehr die Lebensgefahr durch den Fortschritt der ärztlichen Kunst gebannt wird, je mehr es der Forschung gelingt, die „natürlichen", d. h. die komplizierten physiologischen Abläufe des normalen Geburtsmechanismus zu analysieren, um so besser können wir der werdenden Mutter durch psychische und somatische Hilfeleistung Furcht und Krampf lösen. Man verwechsle also den Ausdruck natürliche Geburt nicht mit dem, was bei den Naturvölkern vor sich geht und dort zu einem Vielfachen der bei den zivilisierten Nationen vorkommenden Verluste an Müttern und Kindern führt. Darüber hinaus bilden die von Read besprochenen Methoden nur einen kleinen Teil des großen Komplexes: Verhinderung des Geburtsschmerzes.

Wir haben zu dieser Veranstaltung auch Vertreterinnen der Hebammenverbände eingeladen, und ich benutze gern die Gelegenheit, diese Hebammen schon im voraus herzlich zu begrüßen. Schien es vorübergehend, daß durch die Zunahme der klinischen Entbindung dieser Berufsstand allmählich aussterben würde, so teilen wir diese Meinung nicht. Daß eine Geburtshilfe ganz ohne Hebammen mit unübertroffenen Resultaten für Leben und Gesundheit für Mutter und Kind möglich ist, zeigt uns zwar die amerikanische Geburtshilfe. Für unsere Verhältnisse halten jedoch wir die Hebamme für eine unersetzliche Hilfe für die gebärende Frau, und wir möchten für uns die Regel aufstellen, daß in vielen Fällen wohl eine Entbindung mit Hilfe der Hebamme ohne Arzt vor sich gehen kann, daß aber niemals ein Arzt bei einer Geburt auf die verständnisvolle Hilfe der Hebamme verzichten sollte.

In den Symposien werden unter Leitung erfahrener Moderatoren, nur solche Männer zu Worte kommen, welche über besondere Erfahrung und eigene Forschungsergebnisse auf den abzuhandelnden Gebieten verfügen. Hier sollen in lebendiger Rede und Gegenrede in einer echten Diskussion die Meinungen geklärt und die Materie weitergebracht werden. Hier soll vor allem die Jugend zu Wort kommen, die jungen Dozenten und Assistenten. Wir haben die Symposien aus dem Kongreßgebäude herausgenommen und in die Universität gelegt. Wir wollten damit in bestimmter Weise eine gewisse Intimität des ganzen Verhandelns betonen. Die hierbei abzuhandelnden Themen stehen, wie ich bekennen möchte, meinem Herzen besonders nahe.

Die Fragen der Blutgerinnung in ihren Beziehungen zur Thrombose und Embolie sind von uns an der Heidelberger Klinik schon seit Jahrzehnten mit besonderem Interesse verfolgt worden. Wir kamen im Zusammenhang hiermit zu neuen Problemen, welche sich mit den geburtshilflichen Blutungen, dem Hauptverhandlungspunkt unseres Symposions, beschäftigen. Zu unserer großen Freude hat unser zunächst nur für unseren Fachkongreß gedachtes Thema über die Gynäkologie hinaus die Aufmerksamkeit der Spezialisten dieses Gebietes gefunden. So haben wir die Ehre, als Mitwirkende hierbei nicht nur die wenigen Gynäkologen begrüßen zu dürfen, welche sich mit diesen Problemen in den letzten Jahren beschäftigt haben, sondern auch eine Anzahl der besten Gerinnungsphysiologen der ganzen Welt; aus Dänemark, Finnland, Italien, Österreich, der Schweiz und den USA.

Ein paar Sätze muß ich endlich noch sagen zum Problem des gynäkologischen Krebses, denn hieran nehmen nicht nur die Mitglieder der Gesellschaft für Gynäkologie, die Ärzte der ganzen Welt, sondern auch die Öffentlichkeit ein großes Interesse. Hier haben wir Gynäkologen, wie ich glaube, immer noch eine besondere Aufgabe. Es waren die Gynäkologen Wertheim, Freund, Schauta, welche in der operativen Behandlung des Gebärmutterkrebses allen Fächern voraneilten; in der Strahlentherapie werden die großen Namen Döderlein, Gauss, Krönig und Menge unvergessen bleiben. Die großen gynäkologischen Kliniken in Deutschland und anderen Kulturländern haben die Heilungsergebnisse des Gebärmutterkrebses in günstigen Fällen bereits bis auf fast 80% erhöht. Und selbst wenn man alle, auch die schlechtesten Fälle, mitrechnet, erhalten sie fast 50% aller Erkrankten über 5 Jahre am Leben. Noch immer aber sterben viele Frauen, weil der an sich mit einfachen Mitteln erkennbare Krebs nicht rechtzeitig in ärztliche Behandlung kommt oder auch nicht erkannt wird, wenn im Drange der täglichen Arbeit die Portio nicht eingestellt war. Wir werden über diese primitiven Dinge in unserem Symposion nicht sprechen, aber wir fühlen uns gerade in unserer Eigenschaft als akademische Lehrer immer wieder verpflichtet, auch hieran zu erinnern. Wir werden in unserem Symposion zeigen, daß die Bewertung der sog. Vorstadien des Krebses außerordentlich schwierig ist. Wir sind noch nicht einmal in der Lage, bei bestimmten Zellbildern, welche den Krebszellen gleichen, mit Sicherheit zu sagen, ob hieraus eine bösartige Erkrankung wird oder nicht. Wir sagen dies besonders auch der Öffentlichkeit. Dieser Aufwand an Arbeit, Mühe und Geld wäre unnötig, wenn es uns möglich wäre, irgendeine Reaktion zu haben, welche z. B. wie die Wassermannsche Reaktion bei der Syphilis, aus dem Blut die Stellung einer Diagnose oder Prognose ermöglicht. Es gibt bis heute keine solche Reaktion, welche entweder den Krebs oder gar eine sog. Krebsgefährdung objektiv nachweisen kann. Ich glaube, es ist wichtig, daß wir, als die Versammlung der in diesen Fragen Erfahrensten, dies mit aller Klarheit sagen - nicht zuletzt deshalb, um die Menschen, welche in Angst leben, vor Kurpfuscherei zu bewahren. Diese Diagnose kann bis heute mit Sicherheit nur durch die Betrachtung von Gewebsschnitten im Mikroskop gestellt werden. Und nur allein das Messer oder der Strahl sind bis heute imstande, den Krebs zu heilen. Auch dies immer wieder auszusprechen, halten wir für wichtig, damit die Menschen, welche in Sorge um ihre eigene Gesundheit oder in der Angst um das Leben ihrer geliebten Angehörigen bereit sind, alle Opfer zu bringen, vor Enttäuschung und auch vor Ausbeutung zu bewahren.

Die Früherkennung des Krebses und die damit verbundene Verbesserung der Behandlungsresultate ist ein allgemeinärztliches Problem. Für die Gynäkologie liegen die Möglichkeiten dieser Art besonders günstig, da vorsorgliche Untersuchungen relativ einfach und mit einem guten diagnostischen Erfolg durchführbar sind. Über den Weg, wie man hier am besten organisatorisch weiterkommt, besteht noch keine Klarheit. Wir sind der Meinung, daß Träger einer Vorsorge in erster Linie der praktische Arzt und der Facharzt sein sollten. Konsiliarstelle für diese sollte die große öffentliche Klinik sein, an welcher auch die Carcinom-Therapie durchgeführt wird. Denn im Gegensatz zur Fährtensuche, und zur Frühdiagnostik sollte die Carcinomtherapie immer mehr zentralisiert werden, d. h. nur an solchen Stellen ausgeführt werden, an denen alle personellen und sachlichen Voraussetzungen für die Heilung dieser andernfalls zum sicheren Tode führenden Erkrankung gegeben sind.

Mit diesen Bemerkungen möchte ich schließen, damit nach der Pause die wissenschaftlichen Diskussionen ihren Lauf nehmen können. Wir sind in Heidelberg. Ich hoffe, daß der Reiz der Landschaft und die alte Tradition der kleinen Universität ihre Wirkung auf Sie nicht verfehlen werden. Aber schließlich wird das nicht das Wichtigste sein. Mein dringender Wunsch geht dahin, daß die großen Anliegen, die Geburtshilfe und Gynäkologie für die Weiterarbeit in der Zukunft haben, hier in Referat, Diskussion, Symposion und Film diskutiert und nicht zuletzt im persönlichen Gespräch von Mund zu Mund gefördert werden, damit das Ziel, das schließlich jeder Kongreß hat, erreicht wird, daß wir nach Hause fahren mit Anregungen, mit Arbeitsvorhaben, daß wir klarer sehen, in welche Richtung der Weg unseres Faches in die Zukunft führen wird.

aus: „Verhandlungen der Deutschen Gesellschaft für Gynäkologie", Runge und Naujoks, Heidelberg 1956, S. 4–12.

Hans Christian Naujoks (1892 - 1959)

32. Präsident der Deutschen Gesellschaft für Gynäkologie

Tagungsort: Frankfurt am Main, 16. - 20. September 1958

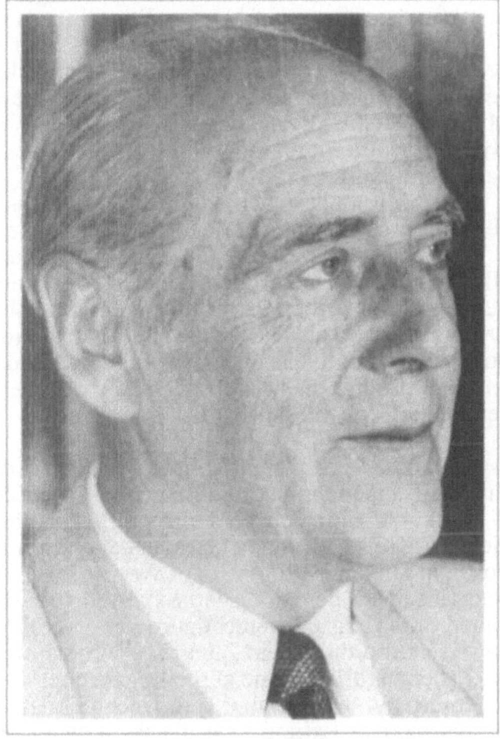

Persönliche Daten

geboren am 2. September 1892 in Jessen/Ostpreußen
gestorben am 29. September 1959 in Frankfurt am Main

Einleitung:

*Prof. Hans Christian **Naujoks**[19] gestaltete den ersten Teil der Eröffnungsrede zu einer Würdigung seiner Lehrer Georg Winter[20] und Erwin Kehrer[21], deren Verdienste um die deutsche Gynäkologie und Geburtshilfe er darstellte. Naujoks hatte die USA bereist und viele Anregungen von dort zurückgebracht, die auch das Programm des von ihm geleiteten Frankfurter Kongresses beeinflußten. Es schien ihm, „daß bei uns nicht unbedingt alles schlecht" sei, - eine damals noch verbreitete, durch die Nachkriegszeit geförderte Sicht -, und nicht alles sei vorbildlich und nachahmenswert, nur weil es von außen komme. Für den akademischen Unterricht sah er allzu detaillierte Studien am Phantom kritisch und sprach sich offen für Reformen aus. Hauptreferate waren dem Klimakterium gewidmet, Landrum B. Shettles demonstrierte seine aufsehenerregenden Untersuchungen über das menschliche Ei, Otto Käser die Tokodynamometrie, und ein wesentlicher Teil des Programmes breitete neue Erkenntnisse über den Mineral- und Wasserstoffwechsel im Zusammenhang mit Erkrankungen in der Schwangerschaft aus (u. a. V. Friedberg über hormonale Faktoren im Wasserhaushalt der Schwangerschaft). Schlußworte sprachen L. Seitz, der an das Referat Fraenkels auf seinem Frankfurter Kongreß über Empfängnisverhütung (1931) erinnerte (siehe S. 144): „Es war ein Wagnis"; E. Kehrer, der sich für die ihm gewidmete Hommage durch Naujoks bedankte und noch längst nicht zum letzten Mal A. Mayer, der die Fortschritte der „Psycho-Gynäkologie", die auf dem Kongreß gemacht wurden, besonders unterstrich und mit einer Erinnerung an den Wiener Kongreß 1925 endete: „Mehr Seele in der Gynäkologie"[22].*

H. Naujoks:

Zum zweiten Male ist die Deutsche Gesellschaft für Gynäkologie zu einer Tagung in Frankfurt zusammengekommen. Wir erinnern uns dabei gerne des ersten Kongresses vor 27 Jahren bei strahlendem Pfingstwetter, aber schon in unruhiger, gärender Zeit. Unter der weisen und souveränen Leitung des damaligen Präsidenten Geheimrat Seitz wurden besonders wichtige, allgemein interessierende Fragen, wie z. B. schonende Entbindung, Mutterschaftsfürsorge, aber auch spezielle wissenschaftliche Themen, vor allem die Hypophysen-Vorder- und -Hinterlappenforschung erörtert, referiert durch besonders dazu berufene Experten.

Die Auswahl der Themen eines Kongresses ist stets etwas schwierig und nicht immer befriedigend. Man möchte nicht zu vieles, aber doch jedem etwas bringen.

Die beiden ersten Referate unseres Kongresses, das Klimakterium der Frau und die Hilfs- und Zusatzmethoden bei der Krebsbehandlung sind für einen größeren Kreis bestimmt und dürften das Interesse der gesamten Ärzteschaft, ja darüber hinaus auch der Laienwelt erwecken. Die letzten 3 Referate betreffen mehr spezialärztliche Fragen, die ihre hohe wissenschaftliche und auch praktische Bedeutung haben. Dazu kommen viele Einzelvorträge, Filme, die wissenschaftliche Ausstellung und anderes. Ich hoffe, daß jeder Teilnehmer von dieser Tagung irgend etwas Brauchbares und Wichtiges nach Hause mitnehmen kann.

Die wissenschaftlichen Kongresse haben in den letzten Jahren an Zahl und Zielsetzung Ausmaße angenommen, die mancherlei kritische Betrachtung herausfordern.

Immer mehr in den Vordergrund rücken die sog. Symposien, die Zusammenkünfte in kleinem Kreise in denen Spezialisten besonders wichtige Einzelfragen in zwangloser Form, in kurzen Vorträgen oder Wechselgesprächen erörtern, in denen durch den Erfahrungsaustausch der wirklichen Experten gute Fortschritte erzielt werden. Die Symposien haben ihre Existenzberechtigung, ihre Notwendigkeit und Fruchtbarkeit unbedingt bewiesen und dürften in Zukunft sich noch wesentlich aussichtsreicher gestalten lassen. Sie haben natürlich keine große Reichweite, sie dringen nicht in die Breite oder gar in die Öffentlichkeit. Das ist aber kein Nachteil, das liegt in der Natur der Sache.

Das andere Extrem sind die Riesenveranstaltungen, die Mammutkongresse, deren Teilnehmerzahl in die vielen Tausende geht. Es handelt sich hier um eine Art umfassender ärztlicher Fortbildung, die zweifellos ihre großen Vorzüge hat und sich zur Zeit auch einer enormen Beliebtheit erfreut. Der Besuch dieser Kongresse ist überwältigend.

In der Mitte zwischen diesen beiden Extremen stehen nun die alten, erprobten, seit Jahrzehnten üblichen und bewährten Kongresse der wissenschaftlichen Fachgesellschaften, sowohl in örtlichem wie gesamtdeutschem Rahmen, in nationaler wie internationaler Form. Sie dienen der wissenschaftlichen Weiterentwicklung und der Vermittlung der gesicherten Ergebnisse der Forschung an den Praktiker.

Es ist gewiß sehr reizvoll und höchstinteressant, die Themen solcher Kongresse über Jahrzehnte zu verfolgen, wie es Schröder vor 4 Jahren getan hat. Es zeigt sich dabei, daß manche Fragen nur einmal auftauchen, schnell ihre endgültige Lösung finden oder nicht mehr akut sind. Andere werden immer wieder von neuem aufgeworfen, mit wechselnder Ausgangs- und Problemstellung. Ich denke besonders an den Krebs mit seinen zahllosen Einzelfragen, der fast auf jedem Kongreß in irgendeiner Form als Thema auftritt.

Neben dieser wissenschaftlichen, forschenden und lehrenden Aufgabe möchte ich aber eine andere Konsequenz dieser Kongresse und gerade unserer nur jedes zweite Jahr stattfindenden Gynäkologenkongresse hervorheben, das ist der persönliche Kontakt der Teilnehmer, die menschliche Seite, ich möchte fast sagen die familiäre Note, die nicht unterschätzt werden darf. Man benutzt hierfür in letzter Zeit vielfach ein Fremdwort: Die human relations. Schon Seitz hat vor 27 Jahren darauf hingewiesen. Er sagte: „Neben dem wissenschaftlichen Gewinn, den man aus einem Kongreß zieht und mit nach Hause bringt, der unseren Unterricht und die wissenschaftliche Arbeit befruchtet, ist es auch die persönliche Fühlungnahme mit den Fachgenossen, die eine große Anziehung für den Besuch der Veranstaltung bietet. Man schließt Freundschaften für das Leben; und Freundschaft ist ja eine der schönsten Gaben." Soweit Seitz.

Wie rührend ist es, zu sehen, wenn alte Bekannte nach jahrelanger Trennung, nach Überstehen verschiedenster Unbilden und Unsicherheiten sich in die Arme sinken mit den freundschaftlich-taktvollen Worten: Bist du aber alt geworden! Na, du bist auch nicht mehr so schlank wie früher!

Allerdings denke ich bei der Erwähnung der persönlichen Beziehungen, der human relations, weniger an solche Gefühlseruptionen, sondern mehr an die Begegnung von Menschen aus den verschiedensten Zonen, Ländern und Völkern, an das Zusammentreffen von Alt und Jung, von Lehrenden und Lernenden, von denen, die Bücher schreiben, und denen, die sie lesen. Die Jugend sieht und hört die Männer, deren Namen sie aus der Literatur kennt; und die Älteren lernen die jungen Kräfte persönlich kennen, hören von ihren Bestrebungen und Forschungen, bilden sich ein Urteil über den Nachwuchs, der die Zukunft unseres Faches bedeutet.

Diese Kongresse, die auf dem Wege des wissenschaftlichen Fortschrittes Meilensteine darstellen, bilden auf dem menschlichen Sektor Brücken zwischen den Generationen. Eine gewisse Tradition festigt sich. Und es ist in unserer heutigen, unruhigen Zeit, in der soviel Werte entwertet werden, nicht ganz unnötig, an die Begriffe von Tradition und Pietät zu erinnern.

Es ist eine besonders schöne Gewohnheit, bei solchen Gelegenheiten der Männer zu gedenken, die unser Fach gefördert, ihm einen gewissen Stempel aufgedrückt, die Fackel der Wissenschaft weitergetragen haben.

Haltet das Bild der Würdigen fest! Wie leuchtende Sterne teilte sie aus die Natur über den unendlichen Raum! So lautet ein Goethe-Wort.

Bei der Schau über die Meister unseres Gebietes sei es mir gestattet, gewissermaßen als pars pro toto, zweier Männer zu gedenken, die die Entwicklung unseres Faches und unserer Wissenschaft wesentlich beeinflußt, ja entscheidend bestimmt haben, meiner beiden großen Lehrer Georg Winter und Erwin Kehrer.

Es ist dieses in erster Linie ein persönliches Bedürfnis, ein Akt aufrichtigster Dankbarkeit. Es scheint mir aber auch die Abtragung einer Dankesschuld der Deutschen Gesellschaft für Gynäkologie gerechtfertigt, da diese großen Gelehrten, die so häufig das Wort in Kongressen in Form bedeutsamer Referate oder Vorträge ergriffen haben, beide niemals einen deutschen Kongreß geleitet haben.

Ich habe nicht die Absicht, eine ausführliche Biographie oder gar eine lückenlose Bibliographie zu bringen, noch viel weniger etwa einen Vergleich anzustellen, ein Werturteil zu fällen, sondern es kommt mir nur darauf an, die ragenden Säulen und leuchtenden Zinnen in dem Wissenschafts- und Lehrgebäude aufzuzeigen, das diese Männer errichtet haben, nur auf das Wertvolle und Bleibende ihres Wirkens hinzuweisen.

Beide haben ihre Studien in Heidelberg begonnen, haben ihre frohe Jugendzeit in derselben studentischen Verbindung verbracht, allerdings in einem Abstand von 20 Jahren. Dann sind ihre Wege weit auseinandergegangen.

Georg Winter, dessen 100. Geburtstag wir vor 2 Jahren gefeiert haben, ist 1946 in fast vollendetem 90. Lebensjahr gestorben. Ihm war es ein besonderes Anliegen, umfassende Arbeitsgebiete, große Probleme, die ihm aus dem Leben und der Praxis entgegenströmten, genauer Erforschung und einer möglichst klaren Lösung zuzuführen. Es seien z. B. aus seinen bevölkerungspolitischen Bestrebungen in einer Zeit, als dieser Ausdruck noch keinen bitteren Beigeschmack hatte, erwähnt: seine Untersuchungen über die Ursache und Bekämpfung der weiblichen Sterilität, die Vermeidung der Fehlgeburten, die Erörterung über die beste Behandlung des Abortes, die Bekämpfung der Abtreibung, die Aufstellung wissenschaftlicher Indikationen der Schwangerschaftsunterbrechung, der Schutz und die Erhaltung des kindlichen Lebens, die Bekämpfung des Wochenbettfiebers, der Kaiserschnitt mit seinen Indikationen, dem er eine besondere Monographie gewidmet hat.

Bei allen diesen Forschungen bediente sich Winter sehr wesentlich der Statistik, die damals noch nicht die Verfeinerung und Ausfeilung durch die moderne Mathematik erfahren hatte. Aber ein Prinzip war leitend für die Winterschen Untersuchungen und für seine ganze wissenschaftliche Arbeit, das ist der Drang nach unbedingter Wahrheit, die Unbestechlichkeit. Die Statistik ist wohl für unsere Arbeit unentbehrlich, aber sie genießt im allgemeinen keinen allzu guten Ruf.

Winter hat die Statistik aus einer feilen Dirne zu einer wertvollen Mitarbeiterin erhoben, wie es Menge einmal ausgedrückt hat. Ihm wurde der Ehrentitel „Das Gewissen der deutschen Gynäkologie" von seinen Fachgenossen beigelegt, über den er besonders glücklich war.

In der Geburtshilfe vertrat Winter einen streng-konservativen Standpunkt. Sein Lehrbuch der operativen Geburtshilfe atmet diesen Geist des Abwartens, der Geduld, des konservativen Verhaltens bei der Geburt.

Es wären noch viele Themen und Probleme zu nennen, die er bearbeitet und denen er zum Sieg verholfen hat, aber ich muß mich bescheiden. Ein Arbeitsgebiet darf allerdings nicht unerwähnt bleiben, das sind seine Bemühungen um die Früherfassung des Krebses, weil diese jetzt nach 60 Jahren noch immer und jetzt erst recht aktuellste Bedeutung haben.

Um die Jahrhundertwende bestand die Aufgabe des Arztes darin, die Krebsfälle, die in seine Hände kamen, so gut wie möglich zu behandeln. Winter hat einen prinzipiell neuen Weg beschritten, der damals revolutionär wirkte, später aber für die gesamte zivilisierte Welt vorbildlich geworden ist. Er hielt es für notwendig, daß man den Frühstadien des Krebses nachspürte durch Aufklärung der Laienwelt über die Carcinomsymptome, durch Aufrüttelung der Frauen, durch Vorsichtsuntersuchungen Gesunder und ähnliches. Den Erfolg seiner Bemühungen konnte er 1902 schon an seinem Versuchsfeld Ostpreußen unter Beweis stellen. Diese Forderungen Winters, die jetzt im Rahmen der präventiven Medizin selbstverständlich sind, bedeuteten damals etwas Umwälzendes, was nicht ohne Kampf sich Bahn brach. Winter wurde wegen seiner neuen Ideen scharf angegriffen, man warf ihm unzulässige Reklame für seine Klinik, Patientenfang, finanzielle Interessen und ähnliches vor – eine Auffassung, die uns heute ganz unverständlich ist.

Inzwischen ist viel Neues dazugekommen, ich brauche nur die Cytologie, die Kolposkopie, die Histochemie usw. zu erwähnen. Aber die alte Wintersche Aufklärung hat noch durchaus ihren großen Wert, wie ich mich besonders überzeugen konnte bei meiner Reise durch die amerikanischen Krebsforschungszentren vor 2 Jahren. Dort habe ich immer wieder gesehen, daß gerade die Laienaufklärung, die Belehrung der Bevölkerung über die Carcinomsymptome, die Notwendigkeit der Vorsorgeuntersuchungen im alten Winterschen Sinne eine ungeheuere Bedeutung und Ausdehnung besitzen. Winter ist der anerkannte Vater des worldwide fight against cancer, wie die amerikanische Cancer Society ihr Programm nennt.

Einen Höhepunkt in der Geschichte der Deutschen Gesellschaft für Gynäkologie, an den sich die Älteren unter Ihnen noch erinnern werden, stellte der Leipziger Kongreß 1929 dar, als Winter das große Referat über die Leistung der praktischen Geburtshilfe vorlegte, zum Dank dafür den Ehrenpreis der Deutschen Gesellschaft erhielt und ihm die gesamte Gynäkologenwelt in noch nie dagewesener Weise zujubelte.

Ich grüße seine verehrte Frau Gemahlin, die unter uns weilt!

Erwin Kehrer, der Sohn des berühmten Gynäkologen, des Geheimen Medizinalrates Prof. Dr. Ferdinand Adolf Kehrer, des Begründers des modernen Kaiserschnittes, wurde vor 84 Jahren in Gießen geboren. Er sitzt in seiner jugendlichen Frische und Rüstigkeit unter uns; und ich bin besonders glücklich darüber, daß er diese meine Worte hört und daß wir ihm hier persönlich huldigen können.

Kehrer gehört wohl zu den bekanntesten und in der Fachliteratur meistgenannten Namen. Schon sehr früh trat er mit wichtigen Veröffentlichungen hervor; und gerade in dieser Zeit, als unser Spezialfach sich über die eigenen Grenzen ausdehnte, als es eine wesentliche Ausweitung durch die Heranziehung und Nutzbarmachung der theoretischen Fächer, der Chemie, Physiologie, Pharmakologie, erfuhr, als die wissenschaftlichen Untersuchungen Neuland eroberten, wurde Erwin Kehrer uns bald und für Jahrzehnte ein anerkannter Wegweiser und Führer. Seit 1905 hat sich Erwin Kehrer mit größter Intensität und Exaktheit und mit bestem Erfolg der Erforschung der Funktion des schwangeren und nichtschwangeren Uterus hingegeben. Ich erwähne kurz die Experimente am überlebenden Uterus, das bekannte Magnus-Kehrer-Präparat, die interne Hysterographie, die Registrierung der Wirkung wehenerregender und narkotischer Mittel am Kymographion und zahlreiche andere. Im Frühjahr 1909 konnte er die Wirkung des Pituitrins auf den schwangeren Uterus klären und fixieren – eine wirkliche Großtat der experimentellen Forschung und der Klinik. Seine damaligen Feststellungen und Ergebnisse haben 100fältige Nachprüfung erfahren und jeder Kritik standgehalten.

Heute, nach 50 Jahren, steht die Physiologie und Pathologie der Wehentätigkeit als 3. Referat auf dem Programm unseres Kongresses. Unendlich viel neue chemische, histochemische, elektrophysiologische, pharmakologische Fragen sind dazugekommen. Sie alle fußen auf dem Kehrerschen Ergebnis von 1909.

Ein weiteres Arbeitsgebiet umfaßt die chemischen und physiologischen Untersuchungen über die Beziehungen zwischen dem weiblichen Genitale und dem Intestinaltrakt, die in zahlreichen Einzelpublikationen ihren Niederschlag gefunden haben und schließlich zu der monographischen Darstellung der „Physiologie der Schwangerschaft" führten, ein vorbildliches Werk in unübertrefflicher Vollständigkeit und Geschlossenheit.

Auf dem Gebiet der inneren Sekretion und der Hormonlehre hat Erwin Kehrer viel gearbeitet; die Krönung dieses Arbeitsabschnittes bedeutet das groß angelegte Werk „Endokrinologie für den Frauenarzt", dessen wahre Tiefe und reichen Inhalt man erst bei längerem Studium begreifen kann. Dieses Buch mit seiner Systematisierung und unübertroffenen kritischen Sichtung stellt ein wahres Kabinettstück echter Gelehrtenarbeit dar.

Bewundernswert ist es, wie Geheimrat Kehrer auch in die Gebiete, die ihm ferner lagen, eindrang, wie er sich hier durch intensive, zeitraubende Studien einen Überblick verschaffte und dann bald eigene Ideen und praktische Vorschläge mitteilte.

Ich denke an die Strahlenanwendung in unserem Fach. Ich nenne hier seine Verdienste um die Anwendung des Radiums bei der Behandlung bösartiger gynäkologischer Erkrankungen. Sein groß angelegtes, vorbildliches Referat auf dem Gynäkologenkongreß 1920 brachte nicht nur eine staunenswerte, kritische Darstellung der Physik und der Biologie des Radiums, sondern auch der Technik, der Dosierung, der Schädigungsmöglichkeiten der Strahlenanwendung, darüber hinaus große eigene, günstige Statistiken über die Radiumbestrahlung des Collumcarcinoms. Seine Ansichten und Vorschläge sind richtunggebend gewesen für die nächsten Jahrzehnte, und er gilt mit Recht als einer der Mitbegründer der Radiumtherapie. Auf wichtige Beiträge zu gynäkologisch-operativen Fragen, zum Geburtsmechanismus, zur operativen Geburtshilfe, zur Neugeborenenpathologie will ich hier nicht näher eingehen.

Aber ein Kapitel darf nicht vergessen und unterdrückt werden, das ist die Psycho-Gynäkologie, die unlöslich mit dem Namen Erwin Kehrer verbunden ist.

Als 1922 seine Schrift mit dem anspruchslosen Namen „Ursachen und Behandlung der Unfruchtbarkeit der Frau nach modernen Gesichtspunkten“ erschien, wirkte sie wie eine Brandfackel, die in das wohlbehütete Haus der Gynäkologie geschleudert wurde. Sie erregte Interesse, Aufmerksamkeit, Zustimmung, fand aber auch Widerspruch, Ablehnung, Mißdeutung. Fast 30 Jahre lang blieb die Anerkennung der Störungen der Vita sexualis, der Dyspareunie als Ursache der Unfruchtbarkeit und vieler somatischer und psychischer Beschwerden umstritten. Erst ganz allmählich brach sich seine Lehre Bahn, wurden seine Gedanken von anderer Seite, auf verschiedenen Wegen, mit andersartigen Forschungsmethoden bestätigt. Die Krankheit erhielt die verschiedensten Namen: Parametritis posterior, Parametropathia, Pelipathie, Beckenneuralgie, Pelvic congestion usw. Aber es blieb letzten Endes immer dasselbe, was Erwin Kehrer 1922 genau beschrieben und begründet hatte. Auf dem Pyrmonter Kongreß 1951 erlebte Kehrer den Triumph, daß seine Lehre mit all ihren Abänderungen, Ergänzungen, Erweiterungen anerkannt wurde. Ich erinnere an das damalige Referat unseres Ehrenmitgliedes Prof. Taylor - New York, das sich mit der Frage der Pelvic congestion besonders befaßte.

Wir können heute besonders dankbar und glücklich sein, daß auf Grund der Arbeiten von E. Kehrer, A. Mayer und vieler jüngerer Forscher die alte Organ-Gynäkologie durch die Anerkennung der Psycho-Gynäkologie ihre Ergänzung und Veredelung gefunden hat. - Wenn wir die zahllosen Anregungen und Neuschöpfungen dieser beiden Männer Georg Winter und Erwin Kehrer überblicken, so müssen wir zugeben und anerkennen: Das Fach der Gynäkologie sähe wesentlich anders aus, manches würde fehlen oder unklar sein, wenn diese beiden großen Gelehrten nicht gewesen wären.

Wir neigen uns in Ehrfurcht und Dankbarkeit vor diesen beiden Männern, aber auch vor den zahlreichen anderen großen Ärzten und Gelehrten, die an der Ausweitung und Gestaltung, an der Erringung der Weltgeltung unseres Faches so hervorragenden Anteil haben.

Bisher habe ich der älteren Generation, unserer Vorgänger und Vorbilder, gedacht. Es liegt mir aber noch ein anderes Problem am Herzen, das ich hier wenigstens kurz anschneiden möchte, das in die Zukunft geht, das ist die Ausbildung, die Weiterbildung, die Fachausbildung unserer jungen Kollegen.

Man spricht so gern von einer Krise in der Medizin, die meist gar nicht besteht. Und in einer etwas kritischen Phase befinden sich zur Zeit die Diskussionen über die medizinische und fachärztliche Ausbildung, an denen zahlreiche Stellen, sachverständige und weniger sachverständige, geeignete und ungeeignete Vertreter beteiligt sind.

Es besteht kein Zweifel, und es soll keinesfalls geleugnet werden, daß eine gründliche Revision und Korrektur unserer heutigen Methoden und Institutionen, insbesondere des medizinischen Studienplanes notwendig ist, daß die erweiterten Aufgaben des Arztes, die gewandelte ärztliche Tätigkeit, die Entwicklung der Geburtshilfe erhebliche Abänderung in unserem Unterrichtsschema erfordern. Sie scheinen auch besonders notwendig und berechtigt, wenn man Vergleiche mit anderen Ländern und deren Lehrplänen und Lehrmethoden anstellt.

Gerade in unserem Fach haben sich grundlegende Wandlungen vollzogen. Die Geburtshilfe nimmt einen ganz anderen Platz im Rahmen des Medizinstudiums ein als früher. Zwischen dem praktischen Arzt und dem eigentlichen Facharzt klafft eine recht große Lücke. Was sollen wir heute in unserem geburtshilflichen Unterricht den praktischen Arzt lehren? Die Geburtshilfe hat sich weitgehend aus dem Privathaus in die Klinik verlagert. Man mag diese Entwicklung gutheißen oder ablehnen, aufzuhalten wird sie nicht sein. Wo sind die Praktiker, die noch in größerem Umfange häusliche Geburtshilfe treiben? Die vaginalen Operationen, denen wir bis jetzt noch immer ein mehrstündiges Kolleg gewidmet haben, sind auf einige wenige, einfache Handgriffe zurückgedrängt. Der sog. Phantomkurs hat in seiner bisherigen Form kaum eine Berechtigung mehr. Wie sind früher die Studenten mit der Lehre von dem engen Becken und seiner Einteilung und Behandlung gequält worden! Diese Anomalie existiert kaum noch. Die vaginale Therapie der Placenta praevia, die so schön systematisch in den Büchern aufgeführt wurde, hat keine wesentliche praktische Bedeutung mehr. Dafür sind andere Aufgaben in den Vordergrund gerückt; ich nenne nur die Pathologie der Wehentätigkeit, die Schwangerschaftstoxikosen, die präventiven Maßnahmen im Rahmen der Schwangerschaftsberatung und -fürsorge und manches andere.

Alle diese kurz skizzierten Wandlungen auf dem Gebiet der Geburtshilfe erfordern natürlich auch eine Neuorientierung unseres Unterrichts, eine Umformung unserer Vorlesungen und Kurse.

Aber eines muß doch gesagt werden: Man sollte alle Abänderungen, die Neufassung des Studienplanes, die Umgestaltung des Unterrichts, die Revision der Prüfungsordnungen mit größter Behutsamkeit vornehmen. Es könnte zu leicht manches Brauchbare zerstört, manches Wertvolle über Bord geworfen werden, das dann nicht leicht wieder einzuordnen wäre. Es ist bei uns nicht unbedingt alles schlecht, wie es manchen Kritikern erscheint. Und es ist nicht alles vorbildlich und nachahmenswert was von außen kommt. Wir werden wegen mancher Einrichtungen bei uns von anderen Ländern beneidet. Ich denke z. B. an die große klinische Vorlesung, die das Zentrum des klinischen Unterrichts bedeutet, an der aber so oft und mit verschiedener Begründung Kritik geübt wird.

Also: Eine wesentliche Revision und Revolution muß stattfinden, aber vorsichtig, behutsam, nach reiflicher Überprüfung durch sachkundige Stellen.

Über die Studienpläne hinaus gelten unsere Bestrebungen der Weiterbildung, der Tätigkeit der Medizinalassistenten und Volontäre und schließlich der Fachausbildung, um die sich ernste Kräfte, vor allen Dingen auch alle wissenschaftlichen Fachgesellschaften bemühen. Hier herrscht noch manche Uneinigkeit und Ungleichheit. Die Grundlagen und Bedingungen der Facharztanerkennung stellen bei dem ungeheueren Andrang - im Gegensatz zu den Bedürfnissen - ein besonders ernstes Problem dar, das baldige Lösung erfordert. Eine gesonderte Prüfung auf theoretischem und praktisch-operativem Gebiet vor der Facharztanerkennung, wie sie von manchen Seiten vorgeschlagen wird, dürfte schwer durchzuführen sein. Unbedingt notwendig aber ist bei den entscheidenden Gremien der ärztlichen Standesorganisation die Einschaltung der jeweiligen Fachgesellschaft durch ein besonders erfahrenes Mitglied, das die örtlichen und personellen Verhältnisse gut übersieht. Bei gutem Willen zu ernster, sachlicher Mitarbeit dürfte diese Umorganisation und Umwälzung der nächsten Zeit ohne allzu viele Diskussionen durchführbar sein.

Ein Punkt erfüllt uns alle mit einer gewissen Sorge, die ich hier auch offen aussprechen möchte: Wenn wir uns so viel Mühe geben, einen hochqualifizierten Nachwuchs heranzubilden, dann ist natürlich die Auswahl für die späteren leitenden Posten, die Chefärzte, die Lehrer der jungen Generation ganz besonders verantwortungsvoll. Hier beobachtet man bisweilen, daß diese Wahl nicht immer nach rein sachlichen und fachlichen Gesichtspunkten durchgeführt wird, sondern daß dabei örtliche Interessen, freundschaftliche und verwandtschaftliche Beziehungen, politische und konfessionelle Bindungen und anderes eine gewisse Rolle spielen, wodurch hervorragende Kräfte auf viele Jahre unberücksichtigt bleiben. Hier Abhilfe zu schaffen, ist natürlich bei den verschieden gelagerten Verhältnissen in den Krankenhäusern und Fachabteilungen ungeheuer schwer, besonders weil der maßgebliche Einfluß und die Entscheidung oft bei nichtärztlichen Stellen liegen. Es muß unbedingt erreicht werden, und es ist mancherorts auch üblich, daß bei solchen Entscheidungen ein anerkannter, objektiver Fachvertreter wesentlich mitzureden hat. Die Verantwortung ist ungeheuer groß!

In meinen bisherigen Ausführungen habe ich einen kurzen Blick geworfen auf die verschiedenen Formen der Kongreßgestaltung, auf die Leistungen und Verdienste unserer Vorgänger, auf Probleme der heutigen Zeit und der Zukunft.

Die verflossene Generation hat ein reiches Erbe hinterlassen, das uns heiliges Vermächtnis ist. In ehrfurchtsvoller Pietät, voll Bewunderung und Dankbarkeit gedenken wir der Männer, die unser Vorbild sind und bleiben werden. - Aber wenn wir die jetzige Generation, wenn wir unseren Nachwuchs und unsere Jugend betrachten, wenn wir die Liste der Vorträge, der wertvollen Beiträge übersehen, die nur zum kleinen Teil im Programm berücksichtigt werden konnten, so braucht uns nicht bange zu sein, es erfüllt uns Hoffnung und Zuversicht. Die kommende Generation wird das ihr anvertraute Erbe bewahren und ausbauen, sie wird sich ihrer Vorgänger würdig erweisen, sie wird die Fackel der Wissenschaft weitertragen in eine hoffentlich für alle glückhafte Zukunft!

aus: „Verhandlungen der Deutschen Gesellschaft für Gynäkologie", Naujoks und Kirchhoff, Frankfurt a. M. 1958, S. 1–10.

Gustav Döderlein (1893 - 1980)

33. Präsident der Deutschen Gesellschaft für Gynäkologie

Tagungsort: München,
11. - 15. Oktober 1960

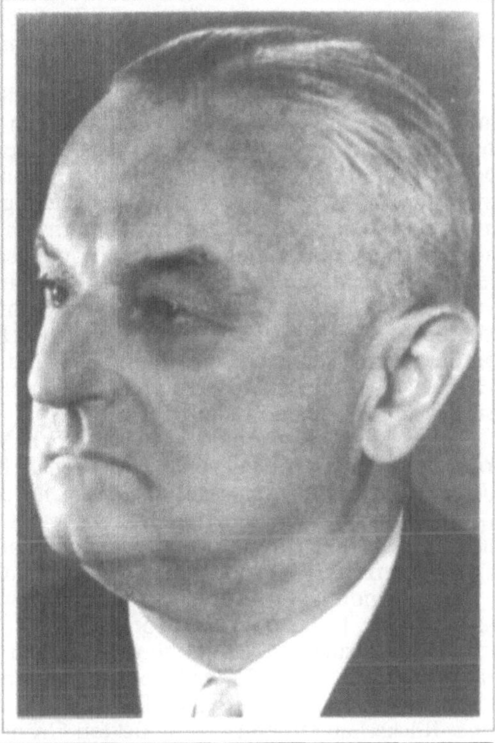

Persönliche Daten

geboren am 19. Mai 1893
in Leipzig
gestorben am 19. März 1980
in München

Einleitung:

Prof. Gustav ***Döderlein***[23)] *beruft sich in seiner Eröffnungsansprache auf Friedrich Schiller („Die Quelle aller Geschichte ist Tradition, und das Organ der Tradition ist die Sprache"). Anlaß für die Bekräftigung der Tradition war die 75. Wiederkehr der Gründung der Deutschen Gesellschaft für Gynäkologie (16. 9. 1886). Dem Beispiel früherer Jubiläumskongresse folgend schlug er vor, Ludwig Seitz zum Ehrenpräsidenten zu wählen, wie vor ihm Franz von Winckel (1911, 25. Jahrestag) und August Mayer (1935, 50. Jahrestag). Döderlein beschäftigte die Zukunft der Kongresse: Den jährlichen, an Stelle des zweijährigen Wechseln hielt er für unglücklich, da damit die Bedeutung der regionalen Tagungen geschwächt würde. Eine stärkere Ausrichtung auf praktische Bedürfnisse der Fortbildung sah er eher kritisch: „Die Teilnehmer am Deutschen Gynäkologen-Kongreß sollen und wollen mit neuesten wissenschaftlichen Ergebnissen wissenschaftlicher Forschung bekannt gemacht werden, auch wenn diese noch in der Problematik stecken und noch nicht anwendungsreif sind." Die „freien" Vorträge würde man jedoch einschränken müssen zugunsten von solchen, die sich an den Hauptthemen des Kongresses ausrichten. Döderlein empfahl, frei angemeldete Vorträge vorzugsweise in den regionalen Tagungen zu berücksichtigen*[24)]*, ähnlich wie Symposien zu bestimmten aktuellen Fragen, welche der „ruhigen Atmosphäre einer Klinik oder eines Institutes" bedürften. Sie sollten jedoch mit der vollen Diskussion veröffentlicht werden, damit man das Für und Wider in Ruhe studieren könne. Mit Blick auf die damalige politische Entwicklung in Ostdeutschland bekannte er sich wie schon mancher von seinen Vorgängern dazu, daß es nur eine Deutsche Gesellschaft für Gynäkologie gäbe und geben solle. Das Programm seines Kongresses war reichhaltig und der Erörterung von 6 Hauptthemen gewidmet: (1) Fluor und Scheidensekret; (2) Involution post partum; (3) Myome; (4) Geburtshilfliche Anästhesie; (5) Schwangerenvor- und -fürsorge; (6) Dringliche Chirurgie bei Schwangeren und Neugeborenen.*

G. Döderlein:

„Die Quelle aller Geschichte ist Tradition, und das Organ der Tradition ist die Sprache."
Friedrich Schiller, Akademische Antrittsrede Jena 1789[1]

Wenn der Präsident der „Deutschen Gesellschaft für Gynäkologie" den Kongreß mit einer besonderen Ansprache einleitet, so folgen wir damit einer alten und bewährten Tradition. Schon die Gründer der Gesellschaft haben in § 1 der Satzungen festgelegt, daß die „Deutsche Gesellschaft für Gynäkologie" neben dem bevorzugten Dienst an der Wissenschaft den Zweck verfolgt, „die Kräfte zu einigen, durch persönlichen Verkehr den Austausch der Ideen zu erleichtern und gemeinsame Arbeiten zu fördern". Diese hohen Ziele haben alle unsere Kongresse der Tradition entsprechend bis auf den heutigen Tag erfüllt. Sie werden auch künftighin unser Auftrag sein.

Tradition ist etwas Herrliches, wenn sie nicht zur traditionellen Erstarrung in allzu fest fixierten Geleisen führt. Schiller[2] sagt in seiner Rede: „Der Mensch wandelt sich und flieht von der Bühne; seine Meynungen fliehen und verwandeln sich mit ihm ...". So wandelt sich nach den Gesetzen der Natur auch jede menschliche Gesellschaft. Nur in dieser Fähigkeit liegt das Fortleben begründet.

Auf unserer 33. Versammlung dieses Jahr in München haben wir besonderen Anlaß, die stolze Tradition der „Deutschen Gesellschaft für Gynäkologie" zu würdigen. Jährt sich doch die Gründungsversammlung vom 16. September 1885 in Straßburg jetzt zum 75. Male. Unsere Gesellschaft feiert also betagt und gereift, aber nicht gealtert, traditionsreich, aber nicht verstaubt, in der Vergangenheit verwurzelt und in die Zukunft schauend, das Jubiläum ihres Bestehens im 3. Viertel eines Jahrhunderts.

Der Gründungsversammlung 1885 ging, wie bekannt, im September 1876 auf der Versammlung Deutscher Naturforscher und Ärzte in Hamburg ein fehlgeschlagener Gründungsversuch voraus. Albert Döderlein[3] und August Mayer[4] haben in ihren Präsidentenreden zur 25-Jahr-Feier unserer Gesellschaft 1911 und zur 50-Jahr-Feier 1935 dieses Ereignis gewürdigt und die Zusammenhänge geschildert. A. Mayer sprach in seiner Rückschau auf den verunglückten Gründungsversuch 1876 von einem „Kinde, das nicht lebensfähig, vielleicht eine Frühgeburt, vielleicht auch für die damalige Zeit eine Mißgeburt war". Den Vätern der „Deutschen Gesellschaft für Gynäkologie": Credé, v. Hecker, Hegar, dürfte aber eher noch die undankbare Aufgabe zugefallen sein, sich mit einer Fehlgeburt abfinden zu müssen. Als hervorragende Gynäkologen haben sie diese vorzüglich geleitet. Der Verlauf des Abortus war so frei von Komplikationen, daß am 16. September 1885 in Straßburg mühelos die neue Konzeption erfolgte. Nach einer Tragzeit von genau 274 Tagen kam dann das ausgetragene, lebenskräftige Kind in Form unseres ersten Kongresses in München zur Welt. Er tagte unter der Leitung von Franz Winckel vom 17. bis 19. Juni 1886 in der alten Münchener Frauenklinik an der Sonnenstraße. Das rote Backsteingebäude im Stile eines italienischen Palazzo der damaligen Zeit steht noch heute. Es beherbergt jetzt das Postscheckamt. Sic transit gloria mundi!

Höchst reizvoll ist das Studium der vergangenen 32 Kongresse unserer „Deutschen Gesellschaft für Gynäkologie". Die Kongreßberichte sind ein getreues Spiegelbild ihrer Zeit und feste Programme der jeweiligen Aktualitäten in unserer Wissenschaft. Einige große und viele kleine Steine fügen sich zu einem bunten Mosaik der Geburtshilfe und Gynäkologie, der gynäkologischen Strahlentherapie, Urologie, Histologie, Endokrinologie und Hämatologie, der Sorge um das neugeborene Kind, der Lehre von den Vitaminen, Enzymen und Fermenten, welche für die Steuerung der vegetativen Funktionen unentbehrlich sind. Die Zusammenschau findet in der Einheit von Leib und Seele der Frau, im Wechselspiel fruchtbarer und nichtfruchtbarer Funktionsgänge ihren Gipfel in der modernen Frauenkunde. Trotz mancher Wiederholungen hat wohl nie ein Besucher unserer Kongresse bleibende Enttäuschungen erlebt oder Langeweile empfunden. Treffsicher hat der unvergessene Ernst Bumm[5], Präsident der XVI. Tagung 1920 in Berlin, als Motto der

[1] Friedrich Schiller: „Was heißt und zu welchem Ende studiert man Universalgeschichte?" Eine akademische Antrittsrede. Jena, in der Akademischen Buchhandlung 1790. Neudruck in Jenaer Reden und Schriften, Heft 1. Herausgegeben von Friedrich Schneider, Jena 1953. S. 30.

[2] l. c. S. 39.

[3] Verhandlungen der „Deutschen Gesellschaft für Gynäkologie", XIV. Versammlung 1911, S. 5.

[4] Mayer, A.: Arch. Gynäk. 161, 2 (1936).

[5] Verhandlungen der „Deutschen Gesellschaft für Gynäkologie", XVI. Versammlung 1920, S. 9.

Kongreßarbeit formuliert: „Erlaubt ist, was neu, was anregend, was interessant ist; verboten ist, was langweilig ist."

Deshalb will ich Sie jetzt auch nicht mit einer aufzählenden Rückschau langweilen. Sie erübrigt sich schon deshalb, weil die Thematik aller bisherigen 32 Versammlungen der „Deutschen Gesellschaft für Gynäkologie" aus einer jedem Kongreßband vorangeschickten Zusammenstellung zu ersehen ist. Erlauben Sie mir nur einen kurzen Rückblick auf 4 Stationen in der nunmehr 75jährigen Geschichte der „Deutschen Gesellschaft für Gynäkologie": auf den Geburtskongreß 1886 in München unter der Leitung von Franz Winckel, auf die 25-Jahr-Feier in München 1911 unter der Leitung von Albert Döderlein, auf die 50-Jahr-Feier in München 1935 unter der Leitung von August Mayer und auf den XXV. Jubiläumskongreß in Berlin 1937 unter der Leitung von G. A. Wagner.

Der erste Kongreß unserer Gesellschaft 1886 fand die Stadt München im Trauerkleid um den wenige Tage zuvor erfolgten Tod des Bayernkönigs Ludwig II. im Starnberger See. „Sie sind durch ein tieftrauerndes Land in eine tieferschütterte Stadt gekommen, um an den Verhandlungen dieses Kongresses teilzunehmen." So begrüßte Franz Winckel die 73 Fachgenossen in seinem Hörsaal. Die Vielgestaltigkeit der zwanglos in 28 Themen gruppierten freien Vorträge ließ aber das Interesse an konzentrierter wissenschaftlicher Arbeit über die Landestrauer triumphieren. Franz Winckel gab in seinem Schlußwort der Überzeugung Ausdruck, daß ein deutscher Gynäkologen-Kongreß lebenskräftig und stark sei und daß alle Teilnehmer in dem Wunsch einig sind, er möge auch in Zukunft eine ebenso glückliche Entwicklung weiter zeigen.

Das rasche Wachsen der „Deutschen Gesellschaft für Gynäkologie" hat diesen Wunsch erfüllt. Nach 25 Jahren zählte unsere Gesellschaft 552 Mitglieder. Von diesen nahmen 314 am XIV. Kongreß 1911 in München unter dem Vorsitz von Albert Döderlein teil. Gesellig war es ein glänzendes Ereignis, das manchem der damaligen Teilnehmer noch heute in Erinnerung sein wird. Organisatorisch brachte dieser 2. Münchener Kongreß wichtige Entscheidungen. Wissenschaftlich wies er in Neuland. Eingehende Diskussion entspann sich über die Frage der Stabilisierung des Kongresses in Berlin oder in München oder über weiteres Wandern in jeweils einladende Städte. Eine kleine Stimmenmehrheit entschied für das Wandern. Bekanntlich wurde später der Wandertrieb begrenzt auf einen Wechsel Berlin-München-Wien. Die Ereignisse in Deutschland haben auch diesen Beschluß überholt. Heute müssen wir wieder wandern. Vielleicht ist das „müssen" eher ein „dürfen", wenn wir aus der Not eine Tugend machen. Wechselnde Städtebilder geben vielseitige, erfrischende Anregungen aller Art. Reiselust ist sehr modern.

Das wissenschaftliche Programm des Münchener Kongresses 1911 hatte seinen Schwerpunkt auf den Referaten über die Tuberkulose der Genitalien und des uropoetischen Systems beim Weibe, gehalten von Philipp Jung, Johannes Veit und Bernhard Krönig. Die Ergebnisse waren für viele Jahre maßgebend. Wie aber in allen Dingen dieser Welt das Bessere der Feind des Guten ist, so steht die Urogenitaltuberkulose der Frau heute wieder unter neuen Aspekten. Die Menstrualblut-Diagnostik und die Chemotherapie (XXX. Kongreß München 1954) haben uns im vergangenen Jahrzehnt gewaltige Fortschritte neu beschert.

Bemerkenswert erscheint mir, daß das Tor in die Zukunft auf diesem Münchener Kongreß 1911 nicht so sehr durch die umfassenden und erschöpfenden Referate, sondern durch Vorträge mit freier Thematik aufgestoßen wurde. Der Kongreß warf seine Schatten, besser gesagt, seine „Strahlen" voraus, denn er brachte 1911 die ersten Vorträge über strahlentherapeutische Themen von Reifferscheid, Gauss, Heynemann, Arendt, Menge, Krönig, Sellheim, Bumm, Veit und Halban. Die Saat ging 2 Jahre später auf dem XV. Kongreß der „Deutschen Gesellschaft für Gynäkologie" 1913 in Halle üppig auf. Dort wurde die gynäkologische Strahlentherapie geboren.

Als besonderes Novum unserer Kongresse wählte die Gesellschaft aus Anlaß ihres 25jährigen Bestehens 1911 in München Franz v. Winckel als ihren ersten Ehrenpräsidenten. Diesem Beispiel ist August Mayer 1935 auf dem XXIV. Kongreß als Präsident der 50-Jahr-Feier, wiederum in München, gefolgt. Die Wahl zum 2. Ehrenpräsidenten fiel auf Albert Döderlein. Heute, im 75. Jahre der „Deutschen Gesellschaft für Gynäkologie", können wir wohl dieses Jubiläum nicht besser und nicht würdiger begehen, als daß wir wiederum, nun zum 3. Male, die hervorragendste und am meisten verdiente Persönlichkeit aus unserem Kreise bitten, das Ehrenpräsidium dieses XXXIII. Kongresses zu übernehmen. Der Vorstand schlägt Ihnen Herrn Geheimrat L. Seitz vor. Ich bitte um Ihre Zustimmung (Beifall).

Die 50-Jahr-Feier unserer Gesellschaft auf dem XXIV. Kongreß 1935 in München unter A. Mayer und der XXV. Jubiläumskongreß 1937 in Berlin unter G. A. Wagner zeigten ein weiteres Wachsen der Gesellschaft auf 765 Mitglieder. A. Mayer gab seiner Freude über die Wahl von München als Kongreßort Ausdruck mit den Worten: „Heute, am 50. Geburtstag, sind wir nun wieder hier in München, so daß wir in mancher Richtung ein ‚Münchner Kindl' geworden sind. Vielleicht begehen wir bei dem seitherigen Cyklus von 25 Jahren auch den 75. Geburtstag wieder in München." Seine Sehergabe hat recht behalten. Es ist soweit. Nach zwei durch ihre Thematik besonders markanten Kongressen 1952 unter der Präsidentschaft von Heinrich Eymer und 1954 unter der Präsidentschaft von Robert Schröder in München sind wir auch zur Feier des 75. Geburtstages der „Deutschen Gesellschaft für Gynäkologie" tatsächlich wieder in München versammelt. Die benachbarte Statue der Bavaria, in Erz gegossen und deshalb „aere perennius", hebt symbolisch den Lorbeerkranz, den unsere Gesellschaft sich redlich um die Frauenwelt verdient hat.

A. Mayer zeichnete 1935 den wissenschaftlichen Weg der „Deutschen Gesellschaft für Gynäkologie" in den vergangenen 50 Jahren von der „Frauenheilkunde" zur „Frauenkunde" und die Entwicklung von der „Organbetrachtung" zur „Gesamtschau der Persönlichkeit". Sein Kongreßprogramm griff über unser eigentliches Fachgebiet hinaus weit in die Grenzbezirke zur Sterilitätsforschung bei beiden Geschlechtern, zur Inneren Medizin und zur Balneologie hinein. G. A. Wagner hat 1937 in Berlin auf dem XXV. Kongreß den von A. Mayer eingeschlagenen Weg fortgesetzt. Auch damals standen mit Herz und Kreislauf in der Gestation und in Beziehung zur operativen Gynäkologie und mit der Betreuung und Behandlung des gesunden und kranken Neugeborenen bedeutende Referenten aus der Inneren Medizin und aus der Pädiatrie aus Deutschland und aus Österreich am Vortragspult.

Bemerkenswert ist nicht nur der entscheidende Schritt in wichtiges Grenzland zu anderen großen Fachgebieten in der Medizin, wie er auch in den folgenden 8 Kongressen immer wieder getan wurde. Entscheidend ist neben dieser Erweiterung des Gesichtskreises auch die Erweiterung des Aufgabenkreises den die „Deutsche Gesellschaft für Gynäkologie" seit 1935 gewonnen hat. In Walter Stoeckel, unserem verehrten Senior, einstigem Präsidenten (1933) und Ehrenmitglied, erhielt die „Deutsche Gesellschaft für Gynäkologie" einen ebenso tatkräftigen wie geschickten Verbindungsmann zum damals bestehenden Reichsausschuß für Volksgesundheit. Der Vorstand unserer Gesellschaft war dadurch in der Lage, die damalige Reichsregierung in allen Fragen der Geburtshilfe und Gynäkologie sachkundig zu beraten. Wie wichtig diese organisatorische Mitarbeit gewesen ist, geht aus den Entscheidungen über Arzt-Geburtshilfe und Hebammen-Geburtshilfe, über Hausgeburt und Klinikgeburt hervor. Lebhaft erinnere ich mich erregter Diskussionen und harter Auseinandersetzungen, die in den Berliner Reichsministerien geführt werden mußten. Die Unbeugsamkeit und zugleich das Verhandlungsgeschick von Stoeckel haben der Geburtshilfe und den Geburtshelfern viele diktatorische Fehlentscheidungen „von oben her" erspart.

Reichsausschüsse und Reichsregierung gibt es nicht mehr. Die segensreiche Institution der Fachberatung maßgebender Regierungsstellen ist aber auch in den heutigen Organisationen der Gesundheitsführung unentbehrlich. Prominente Mitglieder der „Deutschen Gesellschaft für Gynäkologie" sind in Ost- und Westdeutschland in den Wissenschaftlichen Beiräten der Legislativbehörden tätig. Mit Befriedigung stellen wir fest, daß die Vertreter der „Deutschen Gesellschaft für Gynäkologie" aus Ost und West in Fragen der Studienreform und Studienpläne, der Facharztanerkennung, des Prüfungswesens und in vielen wissenschaftlichen und organisatorischen Einzelfragen in wesentlichen Punkten übereinstimmen. Unser Streben, Fühlen und Handeln wird nicht von Weltanschauungen beherrscht und nicht durch Ländergrenzen oder gar Zonengrenzen eingeengt; es dient vielmehr, wo immer es sei, allein dem Wohle von Mutter und Kind.

Die „Deutsche Gesellschaft für Gynäkologie" hat in den 75 Jahren ihres Bestehens eine gewaltige Arbeitsleistung vollbracht. Die 33 Kongresse sind ja nur ein Konzentrat davon. Die Vorarbeiten und der Nachklang machen ein Vielfaches von dem aus, was in den Kongreßtagen selbst über die Bühne geht. Unsere Kongresse sind wie ein Spielfilm. Viele Tausend Aufnahmemeter müssen gedreht werden, bis 100 m reif zur Vorführung sind.

Ich habe errechnet, daß auf 33 Kongressen, den jetzigen mitgerechnet, insgesamt 206 Referate und Korreferate gehalten wurden. G. A. Wagner nannte auf dem XXV. Jubiläumskongreß 1937 im Rückblick auf vorangegangene 24 Kongresse die Zahl von 1720 Vorträgen der ersten 25 Tagungen. Davon haben sich rund 1000 Vorträge mit für die Praxis wichtigen Problemen wissenschaftlich befaßt. Seit 1937 sind mit dem jetzigen noch 8 Kongresse hinzugekommen, so daß die Zahl der Vorträge 2000 erheblich übersteigt. Die Diskussionsredner und die Vorweisungen sind nicht zu zählen. Filmprogramme und Wissenschaftliche Ausstellung runden das vielgestaltige Bild unserer Kongresse. 1956 hat

H. Runge in Heidelberg auch noch Rundtischgespräche und Symposien über Spezialthemen hinzugefügt.

Vom 1. bis zum 33. Kongreß ist die Zahl der Referatthemen, der Referenten und der Korreferenten immer größer geworden. Von ursprünglich nur 2 bis höchstens 4 Referaten stieg deren Zahl 1954 unter Robert Schröder auf 10 Referate. 1952 unter H. Eymer hörten wir 22 Referenten und Korreferenten. Das hängt natürlich mit dem gewaltigen Anwachsen des Stoffes und mit der immer mehr zunehmenden Spezialisierung der Untergliederungen zusammen. Ein Einzelreferent beherrscht heute kaum mehr allein ein umfangreiches Kongreßthema so gründlich, daß er nicht zur Ergänzung des Stoffes selbständige Mitarbeiter bräuchte.

Deshalb müssen wir aus dieser über 75 Jahre sich erstreckenden Entwicklung Schlüsse ziehen und ernsthafte Betrachtungen darüber anstellen, wie die Kongreßarbeit künftighin fruchtbar gestaltet werden kann.

Vier Fragen drängen sich vor:

1. Frage: Sollen wir wie andere große wissenschaftliche Gesellschaften auch die Kongresse der „Deutschen Gesellschaft für Gynäkologie" jedes Jahr abhalten, oder sollten wir bei dem zweijährigen Turnus bleiben?

Aktuelle Verhandlungsthemen sind für jährliche Kongresse genug vorhanden. Auch das Angebot an Vorträgen ist übergroß, wie aus den leider unvermeidbaren Reservelisten zu ersehen ist. Trotzdem habe ich Bedenken gegen einen alljährlich abzuhaltenden Deutschen Gynäkologen-Kongreß. Die Flut der Tagungsveranstaltungen nationalen und internationalen Charakters droht uns zu überschwemmen. Weitere Neugründungen haben einfach keinen Platz mehr in den Kongreßkalendern. Ein jährlich stattfindender Deutscher Gynäkologen-Kongreß würde auch den zahlreichen wertvollen örtlichen wissenschaftlichen Vereinigungen Abbruch tun, von deren Bedeutung für die Kollegen aus der Praxis wie für den wissenschaftlichen Nachwuchs wir doch wohl alle überzeugt sind. Veranstaltungen wie die der „Nordwestdeutschen Gesellschaft für Gynäkologie", der „Vereinigten Bayrisch-Österreichisch-Schweizerischen Gesellschaften für Gynäkologie" und die „Akademischen Tagungen deutschsprechender Professoren und Dozenten" unseres Faches erstrecken sich immer über mehrere Tage. Sie kommen an Bedeutung dem Deutschen Gynäkologen-Kongreß nahe. Die kleineren regionalen wissenschaftlichen Gesellschaften sind besonders reizvoll und nützlich wegen des intimen Charakters, den sie tragen, wegen der Pflege enger persönlicher Verbindungen zwischen den wissenschaftlichen Instituten und der Praxis und wegen der freien Rede und Gegenrede, die im kleinen Kreise viel besser geflegt werden kann als vor einer tausendköpfigen Versammlung. Dehalb sollten wir bei dem bisher bewährten zweijährigen Turnus bleiben.

2. Frage: Soll der Deutsche Gynäkologen-Kongreß der Wissenschaft dienen oder auf die Bedürfnisse der Praxis abgestellt sein?

Die Antwort gibt schon die meinen Ausführungen zugrunde gelegte Jenaer Akademische Rede von Schiller[1]: „Der Arzt entzweyhet sich mit seinem Beruf, sobald ihm wichtige Fehlschläge die Unzuverlässigkeit seiner Systeme zeigen; der Theolog, verliert die Achtung für den Seinigen, sobald sein Glaube an die Unfehlbarkeit seines Lehrgebäudes wankt." Damit ist ausgedrückt, daß Erfolge in der Praxis auf den Fortschritten wissenschaftlicher Forschung beruhen. Verurteilt wird, wer „das unfruchtbare Einerley seiner Schulbegriffe hütet". Auf den letzten 32 Tagungen unserer Gesellschaft war das Programm immer in abwechslungsreicher Mischung von Wissenschaft und Praxis zusammengestellt. Auf keinen Fall darf unser Kongreß auf das Niveau eines einfachen Fortbildungskurses gebracht werden. Dazu sind die Akademien für Fortbildung und andere ärztliche Organisationen zuständig. Die Teilnehmer am Deutschen Gynäkologen-Kongreß sollen und wollen mit neuesten Ergebnissen wissenschaftlicher Forschung bekannt gemacht werden, auch wenn diese noch in der Problematik stecken und noch nicht anwendungsreif sind. Schiller sagt, „Neue Entdeckungen im Kreise seiner Tätigkeit ... entzücken den philosophischen Geist." Das gilt auch für unseren ärztlichen Beruf. Wir Ärzte sollen und wollen aber auch für die Praxis etwas mit nach Hause nehmen. Deshalb können unsere Programme unter Betonung wissenschaftlicher Fragestellung auf Übersichtsreferate und auf Empfehlungen aus der Praxis und für die Praxis nicht verzichten. Bei Schopenhauer lesen[2] wir: Auch im Praktischen ist Originalität unerläßlich, sonst paßt, was man tut, nicht zu dem, was man ist."

[1] Friedrich Schiller: l. c. S. 11 und 12.

[2] Schopenhauer, A.: Aphorismen.

Nach diesen Prinzipien ist das Programm der jetzigen XXXIII. Tagung der „Deutschen Gesellschaft für Gynäkologie“ zusammengestellt worden.

3. Frage: Sollen neben Referaten und Korreferaten Freie Vorträge einen Teil unserer Kongreßprogramme bestreiten?

Grundsätzlich muß man diese Frage mit Nachdruck bejahen. Im wesentlichen entscheidet aber darüber teils die verfügbare Zeit, teils die Aufnahmefähigkeit der Hörer. Ich fürchte, daß bei einer Weiterentwicklung der wissenschaftlichen Thematik im Tempo der vorangegangenen 10 Jahre die an Referate gebundenen Vorträge immer mehr überwiegen und Freie Vorträge immer mehr zurücktreten werden. Das ist sehr bedauerlich, denn gerade die Freien Vorträge bringen, wie wir am Beispiel des XIV. Kongresses München 1911 gesehen haben, fruchtbarere Ausblicke in Neuland als die abgeschlossenen Referate.

Deswegen sollte zur Förderung der Vorträge aus freier Gestaltung ein Weg gesucht werden, der die jeweiligen Kongresse der „Deutschen Gesellschaft für Gynäkologie“ durch Überladung nicht allzusehr belastet. Ich sehe ihn nur darin, daß die regionalen Gesellschaften unseres Faches auf ihren Tagungen weniger geschlossene Referate und mehr Freie Vorträge bringen. Auf dem Deutschen Gynäkologen-Kongreß können dann die Referenten auf die Tagungsberichte oder auf die als Originalarbeiten in unseren Zeitschriften veröffentlichten Vorträge zurückgreifen. Ich sehe ihn bedingt auch darin, daß die „Wissenschaftliche Ausstellung“ noch großzügiger gestaltet wird. Gute Schaubilder sind oft besser als ein gehetzt heruntergerasselter Vortrag eines „Maschinengewehr-Redners“.

4. Frage: Wie steht es mit den Symposien?

Sie sind modern und wertvoll, weil sie eng begrenzte Fragestellungen in einem begrenzten Kreise wirklich Sachverständiger behandeln. Die bisherige Erfahrung zeigt, daß wir auf Symposien dieser Art nicht werden verzichten können. Gehören sie aber unbedingt auf den Deutschen Gynäkologen-Kongreß? Diese Frage verneine ich deshalb, weil bei mehreren Parallelveranstaltungen neben dem eigentlichen Kongreß das Interesse zerteilt und die Hörerschaft zersplittert wird. Symposien brauchen die ruhige Atmosphäre einer Klinik oder eines Institutes. Sie können auf kongreßfreie Zeiten gelegt werden, oder sie fügen sich mit viel weniger Zwang in den Rahmen einer kleineren Tagung als in das stark gefüllte Programm unserer großen Kongresse. Die Gepflogenheit, Verhandlungsergebnisse von Symposien in Form von Monographien herauszugeben, ist sehr zu begrüßen. Die Schwierigkeit der Materie, die auf den Symposien diskutiert zu werden pflegt, muß man in Ruhe lesend studieren können. Nur dann erfüllen die Symposien wirklich ihren Zweck. Filmvorführungen gehören in den Kongreß-Saal und nicht in Nebenräume. Sie zersplittern sonst, ebenso wie die Symposien, das Interesse der Kongreßteilnehmer. Deshalb haben wir auch diesmal die Filmprogramme in den Kongreß-Saal verlegt und mit dem wissenschaftlichen Programm zu einem einheitlichen Ganzen gestaltet. Wir werden sehen, ob sich dies bewährt.

Die Rückschau in die Vergangenheit der „Deutschen Gesellschaft für Gynäkologie“ und die Umschau in der Gegenwart fordern nun eine Vorausschau in die Zukunft. So treffsicher, wie August Mayer vor 25 Jahren, werde ich das nicht können. Denn so dunkel, wie die Entwicklungen in der Welt, und damit auch im gespaltenen Deutschland, vor uns liegen, so ernst sind die Gedanken, die wir uns darüber machen, was aus unserer Gesellschaft künftig werden soll. Ich wiederholte den Ausruf von H. Naujoks[1]: „Es gibt nur eine „Deutsche Gesellschaft für Gynäkologie.“ Er klingt wie ein Schwur und verpflichtet uns zur Erfüllung einer uns Lebenden und den nach uns Kommenden übertragenen Aufgabe.

Zu Beginn sprach ich, angelehnt an Friedrich Schiller, von der Tradition unserer Gesellschaft, zum Schluß sei sie nochmals herausgestellt; nicht als bequeme Ruhebank, sondern als kräftiger Motor, dessen Kompression immer wieder neu geprüft werden und dessen Leistung im scharfen Rennen wissenschaftlichen Wettbewerbes sich immer wieder bewähren muß. An uns allein liegt es, daran festzuhalten: „Es gibt nur eine Deutsche Gesellschaft für Gynäkologie.“

Wir brauchen und wollen keine Neugründungen. Kurt Mothes, Präsident der Academia Leopoldine in Halle, sprach 1959 laut und für jedermann zu hören[2]: „Ich möchte unmißverständlich zum Ausdruck bringen, daß diese Rückfälle in wissenschaftliche Kleinstaaterei bei der Gründung lokaler Gesellschaften und Zeitschriften dem Staat

[1] Naujoks, H.: Arch. Gynäk. 193, XXV (1959).
[2] Mothes, K.: Nova Acta Leopold. 21, 15 (1959).

und unserem wissenschaftlichen Ansehen nur Nachteile bringen. Zudem sind die edlen humanitären Ziele, die sich die Wissenschaftler setzen könnten und sollten, nur durch eine geistige Überwindung der Spaltung Deutschlands, Europas, der Welt zu erreichen".

Das ist ein positives Bekenntnis zu einer besseren Zukunft, dem wir nur zustimmen können. In den kommenden 25 Jahren sehe ich unser Ziel für die Entwicklung der „Deutschen Gesellschaft für Gynäkologie" in einer allmählichen Ausweitung ihrer Grenzen zu einer „Gesellschaft der Gynäkologen deutscher Sprache". Ich zitiere nochmals Schiller: „Das Organ der Tradition ist die Sprache." Unsere französischen Kollegen haben uns für ihr Sprachgebiet ein gutes Beispiel gegeben. Wenn dies unter Wahrung bestehender nationaler Interessen erfolgt, wenn freiwillig und gern geleistete Zusammenarbeit Diktate überflüssig macht, dann gibt es keine wirklichen Gegenargumente gegen die Verbreiterung unserer Basis unter den Zeichen der gemeinsamen Sprache. Der Anfang ist durch tatkräftige Mitwirkung hervorragender Fachgenossen aus Österreich, aus der deutschsprachigen Schweiz und aus den skandinavischen Ländern in der „Deutschen Gesellschaft für Gynäkologie" bereits gemacht. Möge ein künftiger Präsident nach abermals 25 Jahren wieder sagen können: „Es ist soweit."

So lassen wir nochmals den Jenaer Professor Friedrich Schiller zu uns sprechen: „Zwischen denkenden Köpfen gilt eine innige Gemeinschaft aller Güter des Geistes; was Einer im Reiche der Wahrheit erwirbt, hat er Allen erworben!"

aus: „Verhandlungen der Deutschen Gesellschaft für Gynäkologie", Döderlein und Kirchhoff, München 1960, S. 1–10.

Ernst Philipp (1893 - 1961)

34. Präsident der Deutschen Gesellschaft für Gynäkologie

Tagungsort: Hamburg,
9. - 13. Oktober 1962

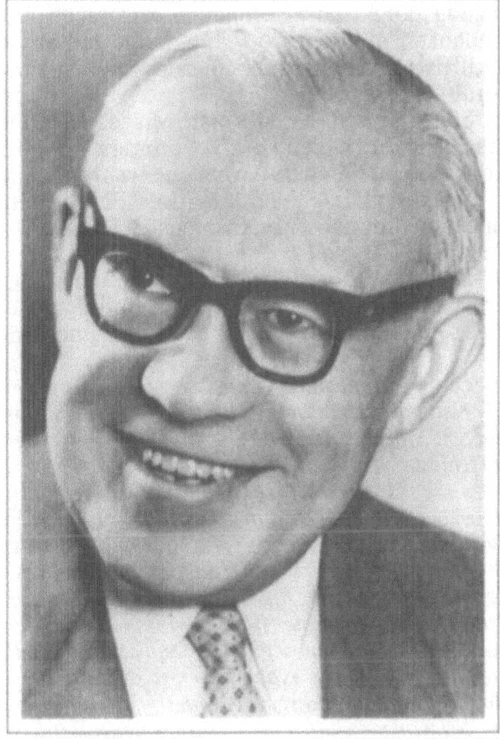

Persönliche Daten

geboren am 22. Oktober 1893
in Münsterberg (Schlesien)
gestorben am 24. Dezember 1961
in Kiel

Einleitung:

Der gewählte Präsident, Prof. Ernst ***Philipp***[25]*, war am 24. 12. 1961 seiner schweren Krankheit, die ihn bereits im Jahr zuvor zeichnete, erlegen. Er aber hatte die groben Züge des Kongreßprogrammes entworfen: „Das wissenschaftliche Programm ... ist originelles Gedankengut von Ernst Philipp und seine eigene Schöpfung", so der stellvertretende Präsident, Prof. G. Döderlein, in der Eröffnung dieses ganz in der Errinnerung an Philipp stehenden, vorwiegend von Perinatalphysiologie und gynäkologischer Endokrinologie bestimmten Kongresses (funktionelle Morphologie der Plazenta, V. Becker; die Plazenta als Lunge des Fetus, H. Bartels; Störungen der intrauterinen Atmung, H. Wulf; die Hormonbildung der Plazenta und ihre Bedeutung für die Frucht, J. Zander). „Nach den fundamentalen Erkenntnissen Halbans über die endokrine Funktion der Plazenta*[26] *kam Philipp 1924 erstmalig mit diesen Fragestellungen in Berührung. Es gelangen ihm dabei wichtige Entdeckungen, vor allen Dingen der Nachweis von Östrogenen*[27] *und der erste Nachweis der Bildung von Choriongonadotropin*[28] *in diesem Gewebe" (J. Zander). Auch auf diesem Hamburger Kongreß sprach Landrum B. Shettles (New York), diesmal über die „Befruchtung beim Menschen*[29]*. Erich Saling (Berlin-Neukölln) stellte erstmalig Blutgasanalysen und pH-Messungen am Feten vor*[30]*, Tage Malmström (Göteborg) den Vakuum-Extraktor*[31]*. Weitere Referate betrafen die fetale Indikation zur Schnittentbindung (P. Vara, Helsinki; W. Neuweiler, Bern), das adrenogenitale Syndrom J. R. Bierich (Hamburg), die Gonadendysgenesien G. A. Hauser (Luzern) und das Stein-Leventhal-Syndrom*[32] *W. P. Plate (Utrecht). Eine besondere Schlußnote setzte das Referat von W. Föllmer über die Besonderheiten der Geburtshilfe und Gynäkologie in den Entwicklungsländern*[33]*. Der Ministerpräsident des Landes Schleswig-Holstein, K.-U. von Hassel, hatte zuvor über Entwicklungshilfepolitik gesprochen*[34]*, auch das ein Novum auf Kongressen der Deutschen Gesellschaft für Gynäkologie.*

G. Döderlein in Vertretung von E. Philipp:

Seit dem Bestehen unserer Gesellschaft ist es Brauch und Sitte, daß der Präsident die Tagung durch eine besondere Ansprache eröffnet. Er begründet und erläutert seine Gedanken zu dem von ihm aufgestellten wissenschaftlichen Programm. Er nimmt auch nach freiem Ermessen zu aktuellen Fragen Stellung, welche unsere Gesellschaft berühren.

Seit 77 Jahren ist es das erste Mal, daß der „Deutschen Gesellschaft für Gynäkologie" ihr Präsident durch den Tod genommen wurde, bevor er das nobile officium einer den Kongreß einleitenden Ansprache wahrgenommen hat.

Wollte ich an Stelle von Ernst Philipp nun vor Ihnen, meine Damen und Herren, eine programmatische Ansprache halten, so würde ich dies als eine Anmaßung empfinden.

Das wissenschaftliche Programm der nächsten Tage ist originales Gedankengut von Ernst Philipp und seine eigene Schöpfung. Jedes der Referatthemen spiegelt seinen Geist und seine Leistung. Dazu bedarf es keiner Erklärung.

Die Persönlichkeit und die wissenschaftlichen Verdienste des 10 Monate vor dem 34. Kongreß verstorbenen Präsidenten E. Philipp würdigt Walter Stoeckel in seinen Erinnerungen. Stoeckel verfaßte den nachfolgenden Text, als er Philipp für den Nobelpreis (1957) vorschlug:

„... Er ist nach Ernst von Baer, dem Entdecker des menschlichen Eies, nach den beiden Österreichern Hitschmann und Adler, die die Endometrium-Veränderungen beim Cyclus entdeckt haben, und nach der Entdeckung der gesetzmäßigen Wechselbeziehungen zwischen Ovarium und Uterus während des mensuellen Cyclus durch Robert Meyer der fünfte Entdecker geworden, der die Placenta in das Zentrum des hormonalen Geschehens während der Schwangerschaft gestellt hat. Philipp konnte bereits im Jahre 1928 als erster experimentell nachweisen, daß die Zellen der menschlichen Placenta Hormone nicht speichern, sondern produzieren. Diesen Nachweis hat er weiterhin sowohl für die Östrogene als auch für die Gonadotropine geführt... Dadurch ist die Placenta als endokrinologisches Zentrum während der Schwangerschaft eine wirklich neue Entdeckung geworden, die für das biologische wie klinische Geschehen von Beginn der Gravidität an die höchste Bedeutung erlangt und der geburtshilflichen Forschung ganz neue Wege gewiesen hat[1]."

Das Forscherleben von Ernst Philipp ist uns soeben aus dem Munde seines vertrauten Schülers und Freundes, H. Huber, noch einmal vor Augen geführt worden. Als Ernst Philipp im Dezember vergangenen Jahres von uns ging, stand der Vorstand unserer Gesellschaft mitten in den Vorbereitungen für die Hamburger Tagung. Die Situation war klar. Der Kongreß mußte leben, auch wenn sein Präsident tot ist.

Unter den möglichen Lösungen für die Leitung des umfangreichen wissenschaftlichen Programms von Ernst Philipp hat der Vorstand schließlich sich dazu entschlossen, vier Tagespräsidenten für die einzelnen Tage zu erwählen. Daß zwei der ältesten Philipp-Schüler, H. Huber und G. Hörmann, die Programmfolge am ersten Tage eröffnen und am letzten Tage beschließen, lag nahe. Wer sollte die Ideenfülle und den Gedankenreichtum von Ernst Philipp besser überschauen und durchdringen können als seine jahrelangen engsten Mitarbeiter in Klinik und Laboratorium.

Daß wir für den zweiten und dritten Tag des Kongresses je einen hervorragenden Vertreter aus dem deutschsprachigen Ausland, Herrn E. Held, Zürich, in Vertretung des in letzter Minute verhinderten Herrn Th. Koller, und Herrn S. Tapfer, Innsbruck, gebeten haben, hat seinen besonderen Grund. Der Vorstand der „Deutschen Gesellschaft für Gynäkologie" will damit seiner unlösbaren engen Verbundenheit mit den Nachbarländern deutscher Sprache Ausdruck geben. Meine Eröffnungsansprache auf unserem letzten Kongreß 1960 in München schloß mit der Hoffnung, daß die „Deutsche Gesellschaft für Gynäkologie" ihre Grenzen allmählich ausweiten möge zu einer „Gesellschaft der Gynäkologen deutscher Sprache". Ich möchte das nicht etwa zur Ansicht gedeutet wissen, als ob eine neue Gesellschaft gegründet werden solle. Das ist nicht opportun und ist nicht nötig. Mit unseren Fachgenossen aus Österreich und aus der deutschsprachigen Schweiz haben wir uns von jeher so gut verstanden, daß die Verschmelzung wissenschaft-

[1] Aus G. Bettendorf: „Zur Geschichte der Endokrinologie und Reproduktionsmedizin" Springer, Heidelberg 1995, S. 436–437.

licher Interessen längst schon eine bestehende Tatsache ist. Mitglieder der „Deutschen Gesellschaft für Gynäkologie“ nehmen regelmäßig an den Tagungen der „Schweizer Gesellschaft für Geburtshilfe und Gynäkologie“ und der „Österreichischen Gesellschaft für Gynäkologie und Geburtshilfe“ teil. Der freundschaftlich kollegiale Gegenbesuch bei uns ist herzlich willkommen.

Die Herren E. Held und S. Tapfer haben sich der Mühe unterzogen, sich in die von ihnen zu leitenden Referat-Themen eigens einzuarbeiten. Eine sachkundige Leitung unserer Verhandlungen ist also bestens gewährleistet. [...]

aus: „Verhandlungen der Deutschen Gesellschaft für Gynäkologie“, Philipp und Döderlein, Hamburg 1962, S. 1–2.

Werner Bickenbach (1900 - 1974)

35. Präsident der Deutschen Gesellschaft für Gynäkologie

Tagungsort: München,
13. - 17. Oktober 1964

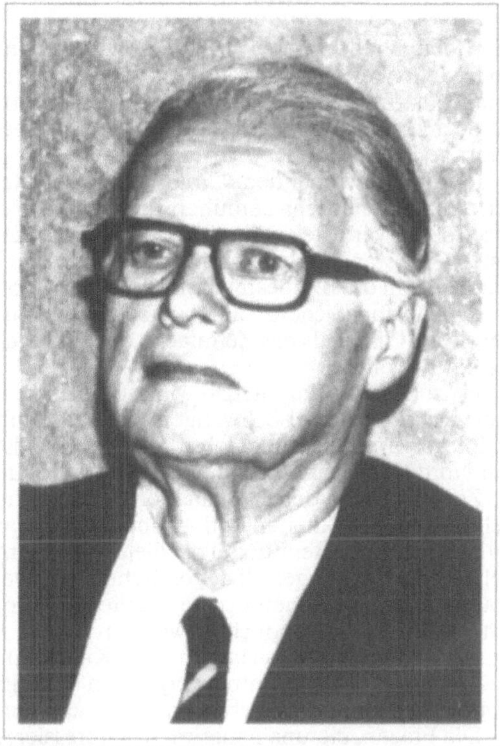

Persönliche Daten

geboren am 14. April 1900
in Solingen
gestorben am 15. Juli 1974
in München

Einleitung:

Prof. Werner ***Bickenbach***[35] *setzte fort, was seine Vorgänger im Präsidentenamt begonnen hatten: Er stellte einige Hauptthemen in den Mittelpunkt des Kongreßprogrammes und ließ in sie durch mehrteilige Referate einführen: Uterusmuskel, Toxoplasmose, Ovulation, Strahlentherapie. Ein Podiumsgespräch „über perinatale Hypoxie und Acidose" war ihm so wichtig, daß er dessen Leitung selbst übernahm*[36]*. Dieses Schwerpunktthema („Die Erhaltung kindlichen Lebens in Schwangerschaft und Geburt") hatte Bickenbach bereits auf dem Heidelberger Kongreß (1956) erörtert; er ließ es in dem Podiumsgespräch (u. a. mit Hickl, Kubli, Wulf, Saling) wieder aufgreifen, dessen Problematik zum Ausgangspunkt eines sich danach schnell entwickelnden Forschungszweiges wurde. In dieser Zeit lag die perinatale Mortalität in Deutschland noch bei 4 - 5% und Saling*[37] *schätzte, daß die Ursache von etwa einem Drittel der „Frühsterblichkeit" Folgen perinataler Hypoxie waren. Zweifellos war damit ein überzeugendes Motiv für „perinatologische" Forschung gegeben. Das zweite große Thema war die Ovulation, deren medikamentöse Auslösung durch Hypophysenvorderlappenhormone gerade eben in die Klinik eingeführt worden war (Bettendorf*[38]*). Auch die ersten Erfahrungen mit der Pille waren bekannt (Haller*[39]*, Kaiser*[40]*). J. Schneider und O. Preisler (Freiburg) machten ihre erste Mitteilung zur Verhinderung der Rh-Sensibilisierung unter der Geburt*[41]*. Die ausführliche Behandlung dieser aktuellen Themen nahm so viel Zeit in Anspruch, daß sich Bickenbach in seiner Eröffnungsansprache auf geschäftliche Mitteilungen beschränkte. Mit seinem Schwerpunktthema aus dieser Zeit wird die Erinnerung an Bickenbach geweckt.*

W. Bickenbach:

Die Erhaltung kindlichen Lebens in Schwangerschaft und Geburt

Der Geburtshelfer hat bei allen Überlegungen und Handlungen seit jeher an 2 Menschenleben zu denken, an die Mutter und das Kind. In der Vergangenheit ist daraus nicht selten eine Konkurrenz der Pflichten geworden, die oft zuungunsten des Kindes entschieden wurde und zum Verlust des Kindes führte. Die heutige Geburtshilfe ist nur noch selten vor derartige Entscheidungen gestellt.

Ich kann mich bei dem Umfang des Gebietes in einem einleitenden Vortrag nur um eine Generalübersicht bemühen und die Schwerpunkte herausarbeiten.

Die größten Verluste an kindlichem Leben gehen, wie seit langem bekannt, zu Lasten der ersten 6 Schwangerschaftsmonate. Die jährliche Zahl der Aborte und Abtreibungen kann man heute in der Bundesrepublik auf etwa 40 - 50% der Geburten schätzen, wenn es nicht noch mehr sind. Sichere Zahlen lassen sich nicht ermitteln. Größenordnungsmäßig betragen sie weit mehr als das Zehnfache der perinatalen Sterblichkeit, um die wir uns nachher bemühen wollen.

Es ist allseits bekannt, daß wir auf die Höhe der Verluste durch Aborte wenig Einfluß haben. Die ärztlichen Schwangerschaftsunterbrechungen sind statistisch bedeutungslos und liegen unter 1% aller Geburten. Ihre Zahl ist noch weiter zu senken, wie das Gefälle von Norddeutschland zu Bayern lehrt (v. Rohden[1)]).

Zur Verhütung der Spontanaborte kann sicher noch manches durch rechtzeitige Feststellung von Krankheiten und Anomalien vor der Schwangerschaft, noch mehr aber durch Verbesserung der Beratung über die Schwangerschaftshygiene schon bei der ersten Feststellung der Schwangerschaft geschehen. Die weitaus überwiegende Zahl der Aborte, die Abtreibungen, entziehen sich der ärztlichen Kompetenz. Die Höhe dieser Verluste an kindlichem, von den Eltern nicht gewolltem Leben, wird vielleicht kleiner durch eine stärkere sozialpolitische Berücksichtigung der Kinderzahl in den Familien. Erfolgreicher wird es aber sein, wenn die Kenntnis derjenigen Verhaltensweise größere Verbreitung findet, die ungewolltes kindliches Leben gar nicht erst entstehen läßt.

Die Fragen, die uns heute mehr interessieren, erstrecken sich auf das, was der Erhaltung kindlichen Lebens in den letzten Schwangerschaftsmonaten und um die Zeit der Geburt dient. Hier und da wird mehr oder weniger nachdrücklich geäußert, daß die Sterb-

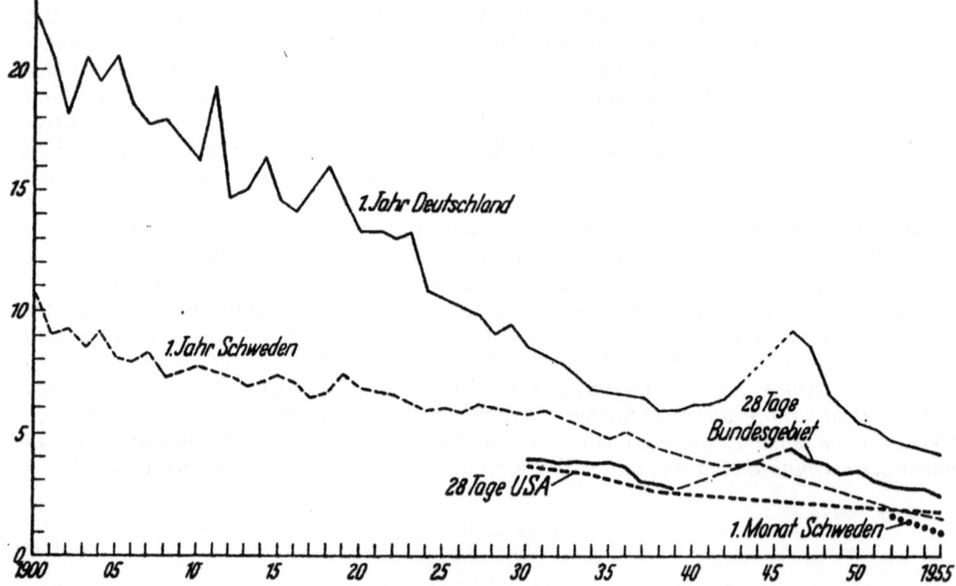

Abb. 1. Die Erstjahressterblichkeit im Deutschen Reich bzw. der Bundesrepublik und Schweden sowie die Sterblichkeit in den ersten 28. Lebenstagen im Deutschen Reich bzw. der Bundesrepublik und den USA und im 1. Lebensmonat in Schweden, berechnet auf 100 Lebendgeborene.

[1)] Rohden, v.: Schleswig-Holsteinisches Ärztebl. 1956, H. 9.

lichkeit in dieser Lebensphase trotz aller medizinischen Fortschritte in den letzten Jahrzehnten gar nicht oder kaum absänke. Es sei an der Zeit, daß die Geburtshilfe sich nunmehr um die Frühsterblichkeit[1)] bemühe.

In der Tat fiel die Erstjahressterblichkeit lange Zeit viel stärker als die 28-Tages-Sterblichkeit. In den letzten Jahren ergibt sich aber sowohl im Bundesgebiet wie in anderen Ländern - ich nenne Schweden als das Land mit der niedrigsten Säuglingssterblichkeit - eine Parallelität der Kurven (Abb. 1). Auch die Frühsterblichkeit[1)] zeigt deutlich eine fallende Tendenz, an der die Geburtshelfer sicher beteiligt sind. Daß ihnen aber nicht allein die Verantwortung für die Höhe der Erstjahressterblichkeit zufällt wie behauptet wurde, zeigt das Beispiel Schwedens. Hier deckt sich die Erstjahressterblichkeit fast mit der 28-Tages-Sterblichkeit. In Schweden ist die Säuglingssterblichkeit nach dem ersten Lebensmonat, also die Zahl der ausschließlich in den Bereich der Pädiatrie fallenden Todesfälle, erheblich mehr abgesunken als bei uns.

Diese Kurven enthalten noch nicht die Totgeborenen. Die perinatalen Verluste im engeren Sinne setzen sich aus Totgeborenen und den in den ersten 3 Lebenstagen Verstorbenen zusammen. Diese perinatale Sterblichkeit sank im Bundesgebiet von 5,12% aller Geborenen im Jahre 1952 auf 4,4% im Jahre 1954. Die letzten Jahre haben also eine merkliche Verbesserung gebracht. Während 1952 noch jede 20. Geburt eine Fehlleistung war, ist es 1954 erst jede 25.
Eine Tabelle aus dem Statistischen Bundesamt erlaubt eine Aufschlüsselung (Tabelle 1). Die sinkende Tendenz ist in allen Spalten sichtbar.

Bemerkenswert erscheint die wesentlich höhere Todesrate bei den unehelich Geborenen.

Jahr	Totgeborene (in % der Geburten)			Gestorbene 1.-3. Lebenstag (in % der Lebendgeborenen)		
	insgesamt	ehelich	unehelich	insgesamt	ehelich	unehelich
1949	2,8	2,1	3,4	6,7	4,3	9,1
1950	2,7	2,1	3,4	7,2	4,6	9,9
1951	2,6	2,1	3,2	7,9	4,5	9,5
1952	2,6	2,0	3,2	6,6	4,4	8,7
1953	2,4	2,0	2,9	6,2	4,2	8,3
1954	2,4	1,9	2,9	5,9	4,0	7,7

Tabelle 1. Totgeborene und Gestorbene bis zum 4. Lebenstag im Bundesgebiet 1949-1954.

Das Statistische Bundesamt knüpft hieran die Folgerung, daß die Mutterschutzgesetze den unehelichen Kindern noch keinen ausreichenden Schutz gewähren und regt eine Verlängerung der Schutzfristen an. Es muß aber auch in Betracht gezogen werden, daß die unehelichen Kinder meist ungewollt sind. Die Sorge um ihr Leben, der Einsatz aller Möglichkeiten ist um so größer, je erwünschter das Kind ist. Allzuleicht besteht bei ungewollten Kindern die Gefahr, daß Krankheiten, Zufälligkeiten und ungünstige Lebensumstände nicht als etwas Abwendbares, sondern als „gütiges" Schicksal hingenommen werden. Unter den frühgeborenen Totgeborenen verbergen sich auch die dem Strafrichter schwer zugänglichen Spätabtreibungen. Diese Erfahrung weist auf die Beziehung der Kontrazeption zu unserem Problem.

Die Bundesrepublik läßt eine Trennung der Totgeborenen in die vor und nach Wehenbeginn Gestorbenen und Angaben über die Todesursachen vermissen. Zur Aufschlüsselung in dieser Richtung war ich auf klinisches Material angewiesen (Tabelle 2). In der

vor Wehenbeginn gestorben	nach Wehenbeginn intrauterin gestorben
191 = 41,8% der Totgeburten	266 = 58,2% der Totgeburten

Tabelle 2. Aufgliederung der 457 Totgeburten (2,6% der Geborenen) der I. Universitäts-Frauenklinik München (1942-1951).

1) Frühsterblichkeit = Sterblichkeit in den ersten 28 Lebenstagen (Deutsches Reich, Bundesgebiet, USA) oder im 1. Lebensmonat (Schweden).

Münchener I. Universitäts-Frauenklinik wurden von 1942 - 1951 im ganzen 457 Kinder tot geboren, das waren 2,6% der Geborenen (Holfeld[1]). Diese Zahl liegt um ein geringes höher als dem Bundesdurchschnitt entspricht. Über 42% der Kinder sind vor Wehenbeginn gestorben, 58% der Totgeborenen starben während der Geburt. Bei den Versuchen, diese Zahlen zu verbessern, verdienen also sowohl die Schwangerschaft wie die Zeit der Geburt Beachtung.

Untersucht man die Todesursachen der ersten Gruppe (Tabelle 3), so ergibt sich für die Münchener Klinik folgendes: Die Zahl der unbekannten Todesursachen ist groß. Das zeigt, daß die Pathologie des Fetus, auch desjenigen der letzten Schwangerschaftsmonate, noch einer erheblichen Vertiefung bedarf! Die größte Ursachengruppe ist diejenige bei der die Kinder mütterlichen Erkrankungen zum Opfer gefallen sind. Die Aufgliederung dieser Gruppe zeigt, wenigstens während der Berichtszeit in München, daß neben den Gestosen die mütterlichen Infekte, besonders die Lues, viele Opfer gefordert hat. Diese Tatsache ist sicher nur für Großstädte zu verallgemeinern. Sie zeigt aber erneut, daß die serologische Untersuchung in der Frühschwangerschaft unabdingbar ist.

Ursache	%
1. Unbekannte Ursachen	25,1%
2. Fetale Mißbildungen	6,8%
3. Tod durch Komplikationen von seiten der Secundinae (Störungen der Placentation, Nabelschnurkomplikationen, vorzeitiger Blasensprung usw.)	16,7%
4. Tod durch mütterliche Krankheiten	51,4%

Tabelle 3. Todesursachen der vor Wehenbeginn gestorbenen Kinder.

Alle Bestrebungen, das kindliche Leben während der Schwangerschaft zu erhalten, führen zu einer Intensivierung der ärztlichen Schwangerenvorsorgeuntersuchung. Es erscheint angebracht, darauf hinzuweisen, daß die Art der Betreuung im Bundesgebiet nicht auf demselben Stande ist wie in England, Frankreich und auch nicht wie in der DDR. Selbstverständlich kann die Last dieser erweiterten Vorsorgeuntersuchungen nicht kostenlos den Ärzten aufgebürdet werden. Die finanzielle Seite kann bei gutem Willen aber kein unüberwindliches Problem darstellen. Es ist im Grunde nicht einzusehen, warum je Kopf der Bevölkerung im Bundesgebiet jährlich 131 DM für alkoholische Getränke, 87 DM für Rauchwaren und 13 DM für Kinobesuche ausgegeben werden können und nicht 20 - 40 DM in Form einer Kostenselbstbeteiligung für Schwangerschaftsuntersuchungen vom einzelnen abgezweigt werden können. Ich möchte anregen, auch bei uns den Anspruch auf Wochenhilfe von dem Nachweis regelmäßig erfolgter Schwangerschaftsvorsorgeuntersuchungen abhängig zu machen, wie es in anderen Ländern geschieht.

Mehr als die Hälfte der Totgeborenen geht bei dem Münchener Material zurück auf die Verluste von Kindern während der Geburt (Tabelle 4). Auch hier ist die Todesursachenstatistik aufschlußreich. An der Spitze der Todesursachen stehen Komplikationen von

Ursache	%
1. Komplikationen von seiten der Secundinae (Nabelschnur, Placenta)	32,3%
2. Lange Geburtsdauer	14,6%
3. Tod während vaginaler geburtshilflicher Operationen	9,4%
4. Geburtstraumen bei Spontangeburten, Asphyxie	7,5%
5. Enges Becken, verschleppte Querlage	8,4%
6. Gestosen und andere Krankheiten der Mutter	8,7%
7. Hämolytische Erkrankungen	1,5%
8. Mißbildungen	9,0%
9. Unbekannte Todesursachen	8,6%
	100%

Tabelle 4. Todesursachen der 266 während der Geburt verstorbenen Kinder (I. Universitäts-Frauenklinik München 1942–1951).

[1] Holfeld, Lieselotte: Inaug.-Diss. München 1956.

seiten der Secundinae, Nabelschnurkomplikationen, falscher Sitz der Placenta, vorzeitige Lösung derselben usw. Eine weitere größere Gruppe umfaßt die Folgen einer zu langen Geburtsdauer. Es folgt eine Gruppe mit Todesfällen während geburtshilflicher vaginaler Operationen. Die Höhe der Verluste durch Geburtstraumen bei Spontangeburten und durch Asphyxie ist ebenfalls nicht gering. Es kommen dann neben den Mißbildungen noch eine Reihe anderer Todesursachengruppen.

Betrachtet man diese Tabelle, so hat man den Eindruck, daß wir bei der Geburtsleistung und der Auswahl der Entbindungsverfahren die Erhaltung des kindlichen Lebens mehr in den Vordergrund stellen können als früher, ohne die Mutter mehr zu gefährden. Die Indikationslehre wird sich, wenn wir das kindliche Leben mehr berücksichtigen, verschieben. Die geburtshilflichen Operationen konzentrieren sich immer mehr auf die leichte Beckenausgangszange und die Sectio caesarea. Die Kaiserschnittsfrequenz braucht darum nicht ins unermeßliche anzusteigen. In meiner Klinik liegt sie jetzt zwischen 2 und 3% und entspricht der Zangenfrequenz.

Die Hälfte aller Kinderverluste geht zu Lasten der in den ersten Lebenstagen Verstorbenen. Es ist zweckmäßig, auch hier auf eine Todesursachenstatistik zurückzugreifen (Tabelle 5). Es handelt sich wieder um eine Statistik des gesamten Bundesgebietes. Die größte Ursachengruppe ist mit 68% diejenige durch Lebensschwäche und Frühgeburt. Im klinischen Material sind diese Zahlen nicht anders. Wenn man berücksichtigt, daß die Frühgeborenen auch unter den Totgeborenen mit ungefähr 2 Drittel beteiligt sind, so erscheint der vorzeitige Schwangerschaftsabbruch als das zentrale Problem der perinatalen Sterblichkeit.

1. Frühgeburt und Lebensschwäche	68,0%
2. Asphyxie und Atelektase	7,6%
3. Entbindungsfolgen	13,3%
4. Mißbildungen	7,7%
5. Hämolytische Erkrankungen	1,0%
6. Sonstiges	2,4%

Tabelle 5. Die wichtigsten Todesursachen der in den ersten 3 Lebenstagen Gestorbenen in % der Gestorbenen (Bundesgebiet 1951).

Es ist interessant, die Gruppen „Tod durch Entbindungsfolgen und Mißbildungen“ im Laufe der letzten Jahrzehnte zu verfolgen (Abb. 2). Auffallenderweise zeigen beide Gruppen einen Anstieg. Was unter den Entbindungsfolgen in der Bundesstatistik zu verstehen ist, ist in der Abbildung verzeichnet. Die schon besprochene Änderung in der Indikationsstellung zu geburtshilflichen Operationen müßte diese Zahlen auf die Dauer verbessern.

Bemerkenswert ist weiter, daß die Mißbildungsquote ansteigt. Über die exogenen Ursachen der Mißbildungen wurde auf dem letzten Kongreß gesprochen. Die Büchnersche Schule hält auf Grund ihrer Untersuchungen an menschlichen Früchten in den weitaus meisten Fällen eine exogene Entstehung für möglich.

Das kardinale Problem ist aber die Erhaltung des Lebens der Frühgeborenen. Die wirksamste Gegenmaßnahme wäre die Verhütung der vorzeitigen Beendigung der Schwangerschaft, zum mindesten aber das Hinauszögern der Frühgeburt. Unsere Möglichkeiten in dieser Richtung sind begrenzt. Beratung über zweckentsprechende Lebensführung, über Arbeit, Reisen, ehelichen Verkehr, Verhalten bei Krankheiten und eine Verlängerung der Schutzfrist für die arbeitende Frau vermag manche Frühgeburt zu verhindern. Ein Teil der Frühgeburten dürfte hinsichtlich seiner Ursachen aber konstitutionell bedingt sein und sich unserer Beeinflussung entziehen.

Während der Geburt vermag der Geburtshelfer an der Erhaltung kindlichen Lebens bei Frühgeborenen dadurch mitzuhelfen, daß er dem Kinde mehr als früher die Geburt erleichtert. Daß die Frühgeborenen durch das Trauma der Geburt mehr gefährdet sind als reife Kinder, ist sicher. Bei der Leitung der Geburt ist ihre Empfindlichkeit zu beachten und z. B. von Episiotomien großzügig Gebrauch zu machen. Bei voraussehbaren Gefahren ist der Kaiserschnitt aus kindlicher Indikation noch eher indiziert als bei reifen Kindern. Bei der ersten Versorgung des Frühgeborenen sind die Erfahrungen der Pädiatrie zu berücksichtigen. Ich verweise dieserhalb auf die einschlägigen Lehrbücher, z. B. auf mein Frühgeborenenkapitel in dem Martiusschen Lehrbuch der Geburtshilfe.

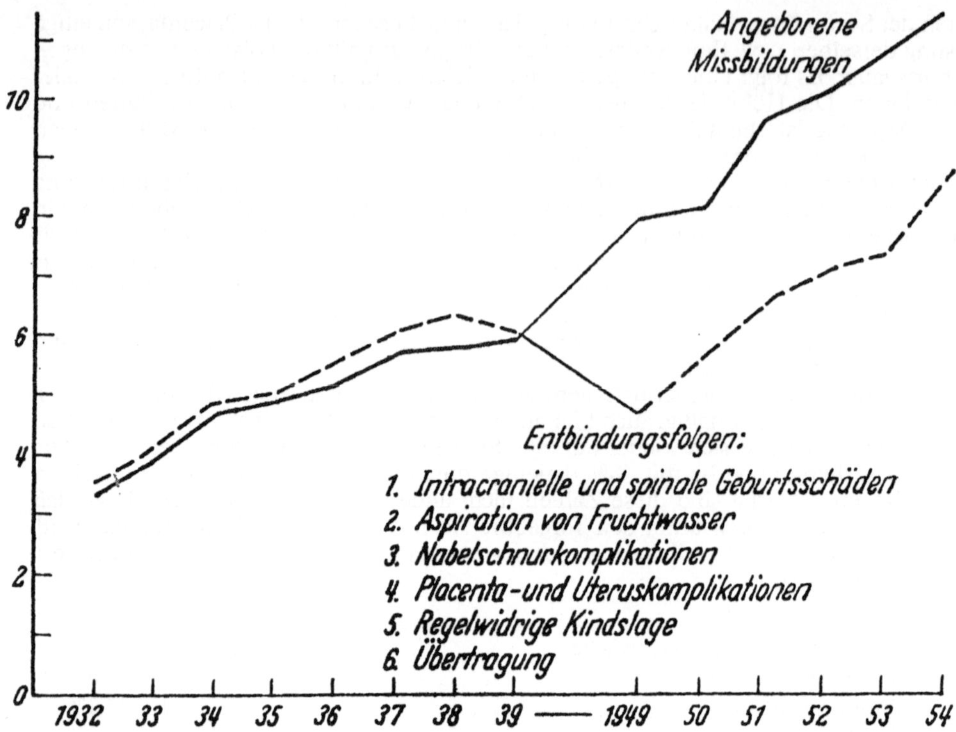

Abb. 2. Häufigkeit des Todes durch angeborene Mißbildung und Entbindungsfolgen berechnet auf 100 Lebendgeborene (DR bzw. Bundesgebiet).

Das Wichtigste ist aber, daß die Frühgeborenen möglichst bald nach der Geburt denen anvertraut werden, die mit den Besonderheiten ihrer Aufzucht vertraut sind. Es bedarf keiner Frage, daß die Möglichkeiten und auch die Kenntnisse nicht weniger Geburtshelfer mit den neuen pädiatrischen Entwicklungen nicht Schritt gehalten haben. Der Geburtshelfer selbst sollte sich mit der Frühgeburtenaufzucht nur dann befassen, wenn er mit den neuen Methoden vertraut ist und die nötigen apparativen Einrichtungen sowie ausgebildete Spezialpflegerinnen zur Verfügung hat. Anderenfalls werden die Kinder besser den Frühgeborenenabteilungen von Kinderkliniken anvertraut.

Das Land Bayern hat aus Sorge um das Leben der Frühgeborenen im April 1956 durch einen Ministerialerlaß die Hebammen verpflichtet, bei Kindern unter 2500 g sofort einen praktischen Arzt oder einen Kinderarzt zuzuziehen, der entscheiden muß, ob das Frühgeborene in eine der namentlich genannten und als geeignet befundenen Frühgeborenenabteilungen einzuweisen ist. Bei Kindern unter 1800 g wird diese Einweisung im allgemeinen als notwendig bezeichnet. Jedes Frühgeborene ist ferner durch die Hebamme sofort dem zuständigen Gesundheitsamt zu melden, das die weitere Versorgung und Betreuung zu überwachen hat. Ähnliche Verordnungen in anderen Bundesländern wären zu begrüßen.

Aber auch bei der Betreuung der reifen und annähernd reifen Neugeborenen ist wegen der zahlreichen Anpassungsstörungen in den ersten Lebenstagen die Berücksichtigung der Erfahrungen der heutigen Pädiatrie unerläßlich. Wir wollen nicht vergessen, daß die neuen Erkenntnisse auf diesem Gebiete von ihr ausgegangen sind. Wenn der Geburtshelfer die Neugeborenen-Betreuung verantwortlich übernehmen will, so muß verlangt werden, daß er eine entsprechende Ausbildung hat. Nicht alle Gynäkologen interessieren sich für dieses Gebiet, wie die täglichen Erfahrungen mit unseren Assistenten lehren. Für größere geburtshilfliche Abteilungen ist anzuraten, die ärztliche Betreuung der Neugeborenen entweder einem pädiatrisch ausgerichteten Geburtshelfer oder einem geburtshilflich orientierten Pädiater zu überlassen. Über die Organisation derartiger Abteilungen habe ich an anderer Stelle berichtet[1)].

1) Geburtsh. Frauenheilk. 1955; 15: 28–38.

Ein weiteres Absinken der perinatalen Sterblichkeit ist bei Ausnutzung aller Möglichkeiten mit Sicherheit zu erreichen. Das zeigen die Ergebnisse bei den Hausschwangeren in unseren Kliniken. Bei ihnen beträgt die perinatale Kindersterblichkeit nur 1,5% gegenüber 4–5% im sonstigen klinischen und Bundesdurchschnitt. Eine Senkung auf 2% auch im Bundesdurchschnitt liegt durchaus im Rahmen des Möglichen, wie das Beispiel anderer Staaten zeigt.

Die Wege hierzu sind:

1. Eine wesentliche Verbesserung unserer Schwangeren-Vorsorge-Untersuchungen und -Beratungen.
2. Eine schonende prospektive Geburtsleitung, die das Leben des Kindes genauso berücksichtigt wie das der Mutter und den Gefahren zuvorkommt.
3. Eine Betreuung der Neugeborenen, besonders aber der Frühgeborenen, nach pädiatrischen Grundsätzen.

aus: Arch. Gynäk. 1957; 189: 13–20.

Egon Fauvet (1901 - 1970)

36. Präsident der Deutschen Gesellschaft für Gynäkologie

Tagungsort: Hannover,
20. - 24. September 1966

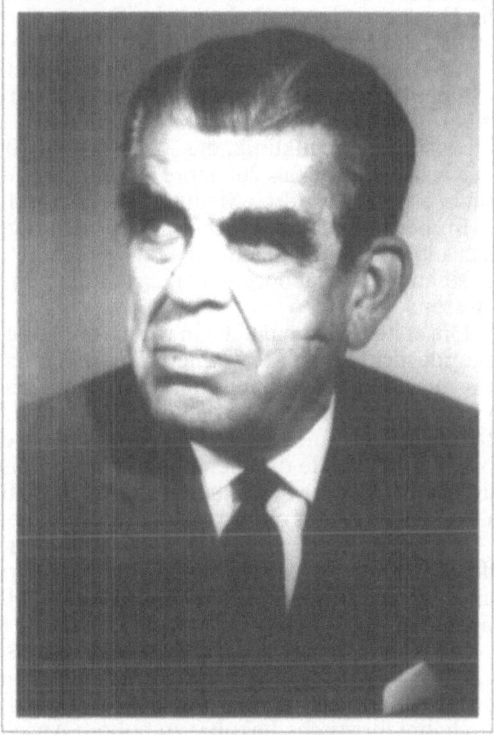

Persönliche Daten
geboren am 7. Januar 1901
in Nienburg/Weser
gestorben am 2. April 1970
in Hannover

Einleitung:

*Prof. Egon **Fauvet**[42] war seit 1944 in Hannover tätig, seit 1957 Leiter der Frauenklinik des Oststadtkrankenhauses, welches 1965 Kern einer Medizinischen Hochschule Hannover wurde. Die Akademie war jung, so bot sich für die Eröffnungsansprache ein Rückblick auf die vielfältigen Beziehungen Hannovers und ganz Niedersachsens zur Medizin an. Fauvet breitete dieses Panorama vor den Teilnehmern aus und spannte den Bogen von den Chirurgen Maibom und Lorenz Heister[43] zu dem Internisten Werlhof[44], der die Gründung der Göttinger Universitätskliniken durchzusetzen verstand („der Professor mag lehren, was er will, wenn er nichts zeigen kann, so gehen die Studenten hin, wo sie Krankheiten und Kuren selbst zu sehen bekommen"), und von dort über Sertürner, den Entdecker des Morphins, zu Uhlenhut, Robert Koch und Paul Ehrlich, zu den Morphologen Wilhelm Waldeyer[45] und Robert Meyer[46] und schließlich zu dem halb vergessenen Karl-August Schuchardt[47], dem eigentlichen Schöpfer der vaginalen Radikaloperation (1893) vor Friedrich Schauta (1901). Da Fauvet selbst ein engagierter vaginaler Operateur war, lag ihm besonders daran, die Priorität Schuchardts in Erinnerung zu rufen. Der Kongreß wurde denn auch von einem Referat von E. M. Bricker, St. Louis[48], zur Exenteration bei fortgeschrittenen Carcinomen eingeleitet. Weitere Schwerpunkte im Programm waren „bedrohte Schwangerschaft" (Hörmann, Rauscher, Zander), das reife Neugeborene (Schäfer), Laktation (Wenner) und ein vielbeachtetes Podiumsgespräch über die „Neuordnung der Geburtshilfe". Otto Käser leitete mit einem Goethe-Zitat ein: „Zuwachs an Kenntnissen bedeutet Zuwachs an Unruhe".*

E. Fauvet:

[...]
Die Deutsche Gesellschaft tagt in ihrer in diesem Jahre 80 Jahre alten Geschichte zum zweiten Male auf niedersächsischem Boden.

Als Heinrich Martius den Kongreß unserer Gesellschaft 1951 in Pyrmont eröffnete, gab er seinem Bedauern darüber Ausdruck, daß er den Kongreß nicht nach Göttingen hätte einberufen können, aber er gab einen Abriß über die stolze Geschichte der Göttinger Universitäts-Frauenklinik, die 1751, also vor 200 Jahren, gegründet worden war.

Noch etwas älter als 200 Jahre war damals die Universität Göttingen und heute tagen Sie nun in einer Stadt, deren Medizinische Hochschule erst im zarten Alter von 2 Jahren steht.

Immerhin ist diese Hochschule nicht nur gegründet worden, sondern sie erfreut sich auch einer „stetig steigenden Gewichtskurve", wie wir Geburtshelfer von unseren gut gedeihenden Neugeborenen zu sagen pflegen. Das ist in Niedersachsen nicht immer so gewesen.

Die erste Universität, die in unserem Lande gegründet wurde, ist über die Gründungsurkunde nicht hinausgekommen. Das Kaiserliche Dekret, das am 8. August 1471 zu Regensburg ausgefertigt worden ist und in dem unter anderem zu lesen steht, daß von jetzt an bis in ewige Zeiten in der Stadt Lüneburg eine Universität privilegiert sein sollte, wird im Stadtarchiv zu Lüneburg aufbewahrt. Der kaiserliche Stifter war Kaiser Friedrich III., der von 1415-1493 lebte und der in dem Habsburgischen Stammbaum als Friedrich V. geführt wird. Es trifft sich, wie ich meine, ganz nett, daß zur Zeit unsere österreichischen Freunde in Wiener-Neustadt eine Ausstellung über diesen Kaiser durchführen.

Warum aus dieser Universität nichts weiter geworden ist, kann ich Ihnen nicht sagen. Offenbar sind es aber ausnahmsweise einmal nicht Sparmaßnahmen gewesen, die dieser kaiserlichen Gründung das Lebenslicht ausgeblasen haben, wie es das Schicksal der beiden nächsten Universitäten im niedersächsischen Raum sein sollte.

1576 gründete der Herzog Julius von Braunschweig in Helmstedt eine Universität, und 1619 wurde von dem Fürsten Ernst von Schaumburg in Stadthagen eine Universität gegründet, die 1621 nach Rinteln verlegt wurde. Diese Universität in Rinteln brachte es durch ihre juristische Fakultät zu hohem Ansehen in der damaligen Zeit, während unsere Fakultät nur eine untergeordnete Rolle spielte. Es klingt schon fast modern, wenn damals schon bewegte Klage darüber geführt wurde, daß den Studenten nicht genügend Leichen für ihre Präparierübungen zur Verfügung gestellt werden konnten.

In Helmstedt hingegen brachte es die medizinische Fakultät zu hohem Ansehen. Ich brauche nur die Namen von Maibom und Lorenz Heister zu nennen. Der „große Heister", wie ihn seine Zeitgenossen nannten, gilt als der Begründer der wissenschaftlichen Chirurgie überhaupt. Er hat ein Lehrbuch über die Chirurgie geschrieben, in dem auch ein Abschnitt über die Geburtshilfe enthalten ist, in dem die Wendung auf die Füße beschrieben wird, und Heisters Verdienst ist es, die geburtshilfliche Zange, die er bei Palfyn in den Niederlanden kennengelernt hatte, in unserem Lande eingeführt zu haben. 10 Jahre war Heister in Altdorf tätig, um dann 38 Jahre bis zu seinem Tode im Jahre 1758 in Helmstedt zu lehren.

Heister stammt aus Frankfurt, und es mag angemerkt werden, daß er wahrscheinlich zu dem Beruf des Chirurgen angeregt worden ist durch den berühmten Dr. Eisenbarth, den ja die ganze Welt immer mit Niedersachsen in Zusammenhang bringt. Die neuere Forschung hat aufgedeckt, daß Eisenbarth sicher besser war als sein Ruf. In seinem unsteten Wanderleben hat er häufig auch in dem Gasthof von Heisters Vater in Frankfurt operiert und es wird berichtet, daß der aufgeweckte Junge Lorenz diesen Operationen des berühmten Dr. Eisenbarth mit besonderem Interesse gefolgt sei.

Die Universität Helmstedt krankte daran, daß sie keine klinischen Einrichtungen besaß. Das sollte zu ihrem Niedergang führen. Aus diesem Niedergang erwuchsen aber, wenn man die Geschichte nach meiner Meinung richtig interpretiert, Impulse, die sich bis auf unsere Tage ausgewirkt haben.

Aus Helmstedt nämlich stammte Werlhof, der dort 1699 geboren wurde. Seine Familie war aus Lübeck nach Helmstedt gekommen. Werlhof ließ sich zunächst in dem benachbarten Peine nieder, von dem wir später noch einmal hören werden, und kam im Jahre 1725 nach Hannover. Hier gab es auch schon eine Unterrichtsanstalt in Form eines Collegium anatomico chirurgicum, an dem auch seit 1710 schon die Geburtshilfe gelehrt wurde. Aber es gab keine Klinik mit Krankenbetten. Daß darin ein grundsätzlicher Wandel eintrat, ist das Verdienst von Werlhof, der hier in Hannover eine riesige Praxis entfaltete, die von Moskau bis Rom reichte, wie sein Nachfolger Zimmermann in seinem Nekrolog berichtet.

Werlhof hat nicht nur das Ihnen allen bekannte Blutungsübel beschrieben, er hat auch dafür gesorgt, daß in Hannover 1736 das erste Stadtkrankenhaus errichtet wurde.

Berufungen nach Helmstedt hat er immer wieder abgelehnt, nicht zuletzt deswegen, weil Helmstedt keine klinischen Einrichtungen zu schaffen gewillt war. Seine Gedanken über eine leistungsfähige Universität legte Werlhof 1732 in einer umfangreichen Denkschrift nieder, auf deren Basis der hannoversche Premierminister von Münchhausen den Aufbau einer Universität in Göttingen betrieb.

Als 1737 die Gründung erfolgte, erhielt sie zwar den Namen des Landesherrn Georg August. Aber der Kurfürst, der in England seinen königlichen Regierungsgeschäften nachging, war nur der Taufpate. Der geistige Vater dieser Universitätsgründung ist Werlhof gewesen.

Verdankt also Göttingen letztlich einem hannoverschen Internisten seine Existenz, so bedanken wir Hannoveraner uns heute bei dem Göttinger Internisten Magnifizenz Schoen dafür, daß er zunächst als Vorsitzer des Gründungsausschusses und dann als Gründungsrektor die so schnelle Entwicklung unserer Hochschule vorangetrieben hat.

Ich denke, wir Hannoveraner dürfen dabei die zuversichtliche Hoffnung haben, daß die Träger unserer Hochschule, Stadt und Land, bei ihren ebenfalls notwendig gewordenen Sparmaßnahmen nicht zu rigoros mit der aufblühenden Hochschule verfahren werden, für deren Folgen Niedersachsen sehr traurige Beispiele zu bieten hat.

Zunächst einmal wurde Göttingen selber davon betroffen. Werlhofs großes Anliegen, klinische Institute zu schaffen, war bis zu seinem Tode im Jahre 1767 nur für eine Frauenklinik gelungen. Unter dem stolzen Titel „Königliche Entbindungsanstalt“ war in einem alten baufälligen Gebäude, einem Anbau der ehemaligen Kreuzkirche am Geißmartor, eine Frauenklinik eingerichtet worden. Werlhofs Forderung aber, mit der Göttinger Universität ein großes Hospital zu verbinden, denn so heißt es wörtlich in der großen Denkschrift „der Professor mag lehren was er will, wenn er nichts zeigen kann, so gehen die Studenten hin, wo sie Krankheiten und Kuren selbst zu sehen bekommen“, wurde von der sparsamen Regierung nicht realisiert.

Was die Regierung nicht schaffte, schafften die Freimaurer. Den Freimaurerlogen ist es zu verdanken, daß 1780 endlich ein Hospital für chirurgische und interne Kranke eröffnet werden konnte.

Damit erhielt das aufblühende Göttingen weitere Impulse, und als nun mal wieder Sparmaßnahmen für angebracht gehalten wurden, waren Helmstedt und Rinteln die Opfer. 1809 wurden sie durch einen jener berühmt-berüchtigten Federstriche der Regierung des Königreichs Westfalen aufgehoben.

Wenn Jérôme auch diese beiden Universitäten aufgelöst hat, so soll nicht unerwähnt bleiben, daß er sich zwei großartige Verdienste erworben hat. Einmal hat er verhindert, daß im Sinne eines Morgenthau-Planes die herrlichen Gärten zu Herrenhausen umgepflügt wurden, wie es dem Willen der Regierung entsprach. Das zweite ist, daß er Sertürner die Niederlassung als Apotheker in Einbeck ermöglichte, der 1806 nach 57 Versuchsreihen aus dem Saft des Opiums das Morphin dargestellt hat.

Sonst hat Einbeck für die Medizin nicht viel bedeutet, aber die Bayern haben die Kunst des Bierbrauens aus Einbeck mitgenommen. Eine bayrische Prinzessin hatte auf der Rückfahrt in ihre Heimat einen Unfall in Einbeck, blieb ein paar Tage liegen und trank zum ersten Mal Bier. Sie nahm sich gleich einen Braumeister mit, und der hat dann das Bier in München eingeführt.

Sertürner wurde sehr schnell ein weltberühmter Mann. Goethe ließ ihn in Jena zum Doktor der Philosophie ehrenhalber promovieren. Aber dieser geniale, rastlose und einsame Außenseiter geriet immer wieder in Konflikte mit seinen Zeitgenossen. So hat auch nicht die wiedereingesetzte hannoversche Regierung im Sinne einer Wiedergutmachung, wie gern behauptet wird, Sertürner die Einbecker Apotheke entzogen. Das gelang den jahrelangen Bemühungen des Einbecker Amtsarztes, wie die neuere Forschung aufgedeckt hat. Die nunmehr Königliche Regierung, denn Hannover war ja erst 1814 auf dem Wiener Kongreß, worauf wir Niedersachsen besonderen Wert legen, Königreich geworden, hat sich im Gegenteil sehr für Sertürner eingesetzt und dem aus Einbeck Vertriebenen die Übernahme der Ratsapotheke in Hameln ermöglicht, wo Sertürner 1841 gestorben ist.

Wie sehr dieses Genie seiner Zeit voraus war zeigt, daß er bei dem großen Choleraseuchenzug 1831 schon mit der Behauptung sich mißliebig machte, daß diese Seuche durch ein giftiges, belebtes, also sich fortpflanzendes Wesen erzeugt würde.

Der Beweis für die Richtigkeit dieser Behauptung blieb einem anderen Niedersachsen vorbehalten, der 1843 in Clausthal geboren wurde – Robert Koch.

Ich meine, daß wieder Genie im Verein mit niedersächsischer Zähigkeit die Grundlagen für den weltweiten Ruhm abgegeben haben, den sich dieser Mann erarbeitet hat. So wurden die festen Nährböden ja erst dadurch möglich, daß der Landarzt der Nährgelatine den Agar zusetzte, Agar, ein Präparat, das aus einem polynesischen Rezept für Fruchtgelees stammt, und als zweites wäre zu erwähnen, daß die großartige Dokumentation durch die Mikrophotographie das schnelle Durchsetzen seiner Arbeiten ermöglichte. Es ist heute kaum vorstellbar, daß Koch seine grundlegenden Arbeiten über die pathogenen Organismen mit 84 auch heute noch als hervorragend zu bezeichnenden Mikrophotogrammen belegte. Als er dann 1883 den von Sertürner bereits vermuteten Choleraerreger tatsächlich entdeckt hatte, da gab nach Gruber auch Virchow seinen Widerstand gegen die Bakteriologie auf.

In einem gleich zähen Kampf hat sich ein anderer Niedersachse gegen den Pommern Virchow durchgesetzt: der große Anatom Wilhelm von Waldeyer-Haartz wurde in dem Dorfe Hehlen geboren, an dessen Weserufer jenes herrliche Schloß steht, aus dem einst der Graf von der Schulenburg ausritt, um als König von Korfu in die Geschichte einzugehen.

In einem unermüdlichen Kampf gegen Virchow hat Waldeyer die Erkenntnis durchgesetzt, daß das Carcinom nicht aus dem Bindegewebe entsteht, wie Virchow es jahrzehntelang behauptet hatte, sondern daß es eine epitheliale Geschwulst ist. Uns heute so geläufige Begriffe wie Chromosomen, Neuron und Plasmazellen gehen auf Waldeyer zurück. Darüberhinaus ist sein Wirken vielfach mit der Gynäkologie verzahnt, besonders mit dem, was drei weitere große Niedersachsen erarbeitet haben: Otto Spiegelberg, Robert Meyer und Karl-August Schuchardt.

In Breslau hat Waldeyer mit Otto Spiegelberg[1)] zusammen seine berühmte experimentelle Studie über die Stielversenkung bei der Ovariektomie erarbeitet. Spiegelberg wurde 1830 in Peine geboren. Er stammte aus einer Familie, die sich um die Jutespinnerei in Deutschland große Verdienste erworben hat. Er war praktischer Gynäkologe in Göttingen, niemals Privatdozent und Assistent an der Frauenklinik in Göttingen, wie immer behauptet wird. Er wurde als Ordinarius nach Freiburg berufen und kam dann über Königsberg nach Breslau. Mit Credé zusammen hat er das Archiv für Gynäkologie gegründet und er ist einer der, wie Eymer es einmal ausgedrückt hat, hervorragenden Geburtshelfer, die es nicht verhindern konnten, daß unsere Gesellschaft 8 Jahre übertragen wurde, bis Winkel vor 80 Jahren den 1. Kongreß in München eröffnen konnte.

Winkel, das sei hier angemerkt, stand einem bemerkenswerten Schicksal gegenüber, als er nach München berufen wurde. Die Frauenklinik in München, das heutige Postscheckamt, war städtischer Besitz, und die Stadt verweigerte den staatlich Bediensteten den Zutritt zu dieser Klinik.

Nun, unsere Stadtväter hier in Hannover sind weiser und großzügiger zugleich. Es muß betont werden, daß die Stadt zunächst einmal das Krankenhaus Oststadt in die junge Ehe der Medizinischen Hochschule eingebracht hat und daß die bisher berufenen Ordinarien und Abteilungsleiter alle an diesem Städtischen Krankenhaus tätig sind.

Auf Waldeyers grundlegender Arbeit „Eierstock und Ei“, die, wie hier nebenbei bemerkt sei, Waldeyer aus der pathologischen Anatomie als Ordinarius für normale Anatomie nach Straßburg brachte, konnte ein anderer großer Hannoveraner weiter aufbauen, nämlich Robert Meyer, der 1864 hier in Hannover auf der Hildesheimer Straße geboren wurde. Sein Vater Moritz Meyer und sein Onkel Ferdinand Meyer haben 1871, also vor 95 Jahren, die Continental-Gummifabrik gegründet. Robert Meyer schwärmt in seinen Lebenserinnerungen sehr von seinem Elternhaus, das der berühmte Architekt Oppler gebaut hat.

Ich wollte nun seinen noch unter uns weilenden zahlreichen Schülern eine besondere Freude machen und Ihnen eine Wallfahrt zu Robert Meyers Elternhaus ermöglichen. Das ist mir aber nicht gelungen. Das Haus ist zerstört. Aber in dem Personenstandsregister der jüdischen Gemeinde findet sich Robert Meyer als Albert Meyer eingetragen. Albert ist durchgestrichen, darüber steht „Robert“, und am Rand: „Auf Wunsch seiner Mutter soll der Junge Robert heißen“.

Nun, als Robert Meyer hat er es zu einem weltweiten Ruhm gebracht. Ich brauche in dem Kreis der Gynäkologen nichts weiter über Robert Meyer zu sagen, dessen Labora-

[1)] Otto Spiegelberg (1830–1881), Freiburg, Königsberg, Breslau.

torium in Berlin das Mekka für die Gynäkologen der ganzen Welt, wie man wohl sagen darf, geworden ist.

Vielleicht nur eine kleine Anekdote. Robert Meyer war praktischer Arzt in Dedeleben, gab diese Praxis auf und wurde praktischer Arzt in Berlin. Hier beschäftigte er sich zunächst mit embryologischen Fragen und kam damit mit den hohen Herren aus der pathologischen Anatomie zusammen. Er setzte sich für die „Stückchendiagnose", wie man damals sagte, ein und hatte seinen berühmten Konflikt mit Lubarsch auf dem Pathologenkongreß, der ihn fragte, was denn das nun eigentlich noch mit der Wissenschaft der pathologischen Anatomie zu tun hätte. Der lapidare Satz von Robert Meyer „Alles oder nichts, Herr Geheimrat" ist in die Literatur eingegangen, denn diese Frage, so sagte Robert Meyer, bedeutet für die Frauen und Mütter Tod oder Leben.

Dazu vielleicht noch die kleine Anekdote aus dem Jahre 1898, als Robert Meyer Sellheim, der damals Oberarzt in Freiburg war, besuchte und von dem Direktor der Klinik, Alfred Hegar, Seiner Exzellenz, mit der Bemerkung empfangen wurde: „Ach, Sie kommen aus Berlin, wo man den Krebs mit dem Mikroskop erkennen kann."

Auf dem Bücherschrank von Robert Meyer stand, so lange dieser Bücherschrank in Berlin stand, die Büste eines hannoverschen Arztes, die Büste von Louis Strohmeyer, der ihn als Junge an einer Knieverletzung behandelt hatte.

Louis Strohmeyer, der Sohn von Friedrich Strohmeyer, der die Pockenimpfung in Niedersachsen eingeführt hat, ist nach einer glanzvollen Karriere, die ihn über die Ordinariate Erlangen, München und Freiburg nach Kiel führte, nach Hannover zurückgekehrt. Sein Denkmal finden Sie auf der Georgstraße, der Hauptstraße unserer Stadt.

Nun nicht die Gynäkologen, aber die Geburtshelfer sollten Strohmeyer Reverenz erweisen, weil er der Mann ist, der den unglücklichen Kindern, die mit einem Klumpfuß geboren wurden, das Schicksal ersparte, dem sie bis dahin anheimfielen, daß ihnen nämlich die Beine einfach amputiert wurden. Sie kennen den Gedanken der subcutanen Tendotomie, der Strohmeier Weltruhm eingebracht hat.

Wir Gynäkologen müssen uns aber noch eines anderen Chirurgen aus Niedersachsen dankbar erinnern!

Karl-August Schuchardt[1)], 1856 in Göttingen geboren, ist in Nienburg an der Weser aufgewachsen. In einer ungeheuren Dynamik läuft das Leben dieses Mannes, das nur kurz bemessen sein sollte, ab. Als Chefarzt in Stettin beschäftigte er sich mit der operativen Behandlung der Carcinome fast aller Organe. Eine Sternstunde der operativen Gynäkologie ist der 21. November 1893, an dem Schuchardt zum ersten Male eine erweiterte vaginale Radikaloperation durchführte. Zur Präzisierung der Operationsanatomie wandte er sich an Waldeyer. Wieder ist es dann die sorgfältige Dokumentation, die dem Niedersachsen den Durchbruch ermöglichte. Kurz bevor sein Leben zu Ende sein sollte, wird seine Lebensarbeit wie eine Coda aufgebaut, als er 1901 zunächst auf dem Chirurgenkongreß und dann auf dem Gynäkologenkongreß in Gießen sein statistisches Material vorlegt. Er hatte nicht nur Operationsfrequenzen aufzuweisen, die bis dahin nicht möglich gewesen waren, sondern auch Heilungsziffern, die alles bisherige weit in den Schatten stellten. Das war der Moment, der nun auch den Wiener Schauta von seinem falschen sacralen Weg abbrachte und dazu veranlaßte, den vaginalen Weg zu übernehmen, wozu, das sei nur nebenbei bemerkt, sein kluger Oberarzt Ernst Wertheim schon 8 Jahre zuvor geraten hatte, der offenbar die Pawliksche Operation kannte, die dieser dreimal in Prag durchgeführt hatte. Im Jahre 1901, am 10. Juni, hat Schauta seine erste Operation nach Schuchardts genialer Idee gemacht und am 18. Oktober ist Schuchardt gestorben - erst 46 Jahre alt -, um dann künstlich und systematisch der Vergessenheit anheim gegeben zu werden.

Ein ähnliches Schicksal hat ein anderer Hannoveraner gehabt, Paul Uhlenhut, der am 7. Januar 1870 in Hannover geboren wurde und hier aufgewachsen ist.

Der Gedanke, die Luesspirochaeten mit organischen Arsenpräparaten zu vernichten, geht auf Paul Uhlenhut zurück. Mit dem Präparat Atoxyl hatte Uhlenhut damals am kaiserlichen Gesundheitsamt die Spirochaetenseuche der Hühner ausrotten können. Er trat dann an Erich Hoffmann heran, und in zahlreichen Arbeiten wurde nun zunächst am Kaninchen und dann beim Menschen die Syphiliserkrankung mit Atoxyl erfolgreich behandelt. Das war im Jahre 1907. In diesen Arbeitskreis schaltete sich Ehrlich ein, der 1908 den Nobelpreis für seine Immunitätsarbeiten zusammen mit Metschnikow bekam. Mit Hata zusammen hat dann Ehrlich seine berühmten 606 Versuchsreihen gemacht, 1909

[1)] Portrait am Schluß des Beitrages.

seine ersten klinischen Erprobungen durchgeführt und 1910 auf der Naturforschertagung in Königsberg erstmalig über das Salvarsan berichtet.

Diese Tat des bereits sehr berühmten Mannes löste einen weltweiten Begeisterungssturm aus. Hata schrieb dann ein Buch, vergaß Uhlenhut und bei diesem Vergessen ist es geblieben. Uhlenhut hat vielleicht das Pech gehabt, daß Ehrlich bereits Nobelpreisträger war, so daß die Arbeiten über die Chemotherapie der Lues, wofür ein Nobelpreis nie zuerkannt worden ist, nicht dem objektiven Urteil des Nobel-Komitees unterzogen worden sind. Von Uhlenhut war aber nicht nur die Idee der Behandlung, sondern Uhlenhut stellte Ehrlich auch die syphilitischen Kaninchen zur Verfügung, mit denen er nach Frankfurt fuhr.

Vergleicht man damit die Entdeckung des Penicillins, so ist ja bekannt, daß Fleming[1] bereits 1929 das Phänomen der Pilzwirkung auf den Nährböden des Niedersachsen Koch gefunden hat, aber die therapeutische Nutzanwendung nicht zu praktizieren wußte. Wieder mußte erst ein Chemiker kommen. Chain stieß Ende der 30er Jahre auf die Arbeit von Fleming, tat sich mit dem Pathologen Florey zusammen, und 1940, also 11 Jahre nach der Beobachtung Flemings, führten sie die ersten erfolgreichen Experimente mit dem Präparat durch, das sie jetzt erst Penicillin nannten. Diese Arbeit nun fand wieder Fleming, was er als die schönste Überraschung seines Lebens bezeichnet hat. Er reiste zu Chain, der nun aus allen Wolken fiel, weil er glaubte, daß Fleming längst gestorben sei!

Nun, meine Damen und Herren, wir kommen zum Ende. Ich darf erwähnen, daß Hannover aber dennoch einen Nobelpreisträger aufzuweisen hat, und zwar Meyerhof, der im Jahre 1884 hier in Hannover geboren wurde und 1922 mit dem Engländer Hill zusammen für seine grundlegenden Arbeiten über die Muskelchemie den Nobelpreis bekam. Damals war Meyerhof noch Assistent in Kiel, hat dann später das Kaiser-Wilhelm Institut für Physiologie in Heidelberg geleitet, von wo er emigrieren mußte und 1951 in den Vereinigten Staaten gestorben ist.

Vergessen ist wieder der Letzte, der hier zu erwähnen ist, nämlich Reinhold Rüdenberg, der Erfinder des Elektronenmikroskopes, der 1883 in Hannover geboren wurde. Sein Vater war schon ein Bahnbrecher, weil er der erste war, der erkannte, daß die aus China kommenden Bettfedern gewaschen werden müssen. Er hat eine Fabrik gebaut, und hier in Hannover spricht man von Bettfedernfabriken, obwohl die Bettfedern natürlich nur mit Leinewasser gewaschen werden, wie die Wolle auch.

Rüdenberg studierte an der Technischen Hochschule, machte mit Auszeichnung die Diplomprüfung und ging dann zu Siemens nach Berlin. 300 Patente sind ihm bei dieser Firma verliehen worden. Nebenbei habilitierte er sich an der Technischen Hochschule. Der Siemenskonzern hat den Juden Rüdenberg noch 1937 in den Vorstand berufen. Selbst Siemens konnte diesen Mann nicht mehr halten, der dann ebenfalls emigrieren mußte. Kein Mensch weiß, daß Rüdenberg, veranlaßt durch eine Viruserkrankung in seiner Familie, wie er gesagt hat, auf die Idee kam, die Leistung des Lichtmikroskops zu verbessern. Die Idee, durch Bündelung magnetischer und elektrischer Felder ein neues Gerät zu entwickeln, geht auf Rüdenberg zurück, der dafür am 27. Mai 1932 das Patent für das Elektronenmikroskop bekam – als Angehöriger des Hauses Siemens.

Ich darf darauf hinweisen, daß Ernst Werner Siemens vor 150 Jahren, am 13. Dezember 1816, unweit von Hannover auf dem Obergut Lenthe geboren wurde. Die Familie Siemens hat die Bindung an Niedersachsen bis auf den heutigen Tag bewahrt. Die Siemens stammen aus Goslar, und hier finden in dem Siemenshaus noch heute die Tagungen der Familie Siemens statt, am Fuße des Harzes, in dessen Bergen auch der Entdecker des Urans geboren und aufgewachsen ist.

Heinrich Klapproth wurde 1743 in Wernigerode geboren, lernte als Apotheker in Quedlinburg und ging 1771 nach Berlin, wo er es zu so hohem Ansehen brachte, daß ihm bei der Gründung der Universität der Lehrstuhl für Chemie übertragen wurde. Außer dem Uran hat Klapproth die bis dahin unbekannten Elemente Zirkon, Titan und Zer entdeckt.

Damit bin ich, meine Damen und Herren, am Ende.

Auf der Lüneburger Heide, diesem wunderschönen Land, ging ich auf und ging ich unter, allerlei am Weg ich fand – heißt es bei Hermann Löns.

[1] Sir Alexander Fleming (1881–1955), Bakteriologe, London. Nobelpreis f. Medizin für die Entdeckung des Penizillins (1945) gemeinsam mit Chain und Florey.

Am Rande der Lüneburger Heide bin ich geboren und aufgewachsen. Ich meine, daß nicht nur die Lüneburger Heide, sondern unser Niedersachsen überhaupt ein wunderschönes Land ist - und mancherlei am Weg ich fand.

Gegenwartsprobleme werden wir auf unserer Tagung erörtern. Wir wissen, um hier Nernst zu zitieren, daß aller Aberglaube alte Wissenschaft, Wissenschaft neuer Aberglaube sein kann, daß sich alle wissenschaftlichen Fortschritte auf der unendlichen Treppe der unendlichen Irrtümer entwickeln. Wir werden darüber hinaus zu manipulieren versuchen, was uns die Zukunft bringen wird. Mir war es darum zu tun, mit der heute nach Walter Jens etwas mißachteten nobelanachronistischen Rückwärtsschau das aufzuzeigen, was Männer unserer niedersächsischen Erde gefunden oder erarbeitet haben. Mir lag daran, Ihnen zu zeigen, wie sehr das alles noch lebendige Gegenwart ist. [...]

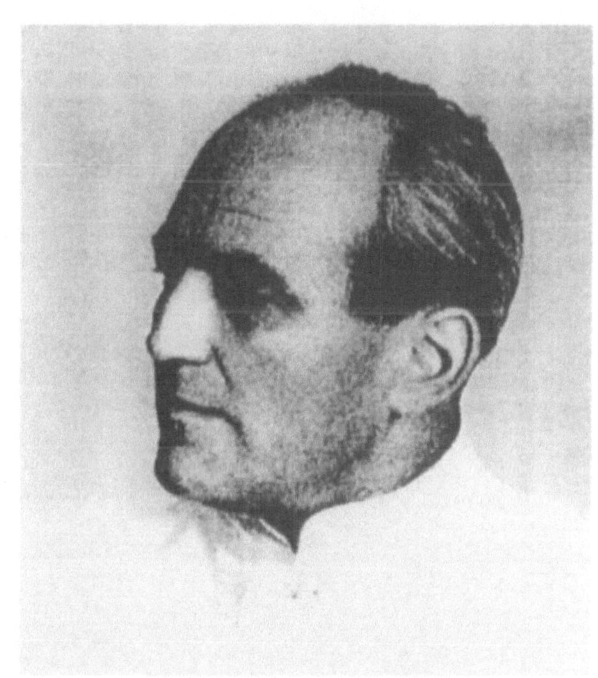

Karl August Schuchardt (1856-1901)
Chefarzt der Frauenklinik in Stettin

Erste erweiterte vaginale Radikaloperation (21. 11. 1893)
K. Schuchardt: Eine neue Methode der Gebärmutterextirpation.
Centralbl. Chirurgie 20: 1121-1126 (1893).

F. Schauta: Die Operation des Gebärmutterkrebses mittels des Schuchardtschen Paravaginalschnittes.
Monatsschr. Geburtshilfe Gynäkologie 15: 133-152 (1902).

Portrait: Aus Harold Speert: „Obstetric & Gynecologic Milestones"
Parthenon, New York, London (1996), S. 617.

aus: „Verhandlungen der Deutschen Gesellschaft für Gynäkologie", Fauvet und Kirchhoff, Hannover 1966, S. 23-32.

Heinz Kirchhoff

37. Präsident der Deutschen Gesellschaft für Gynäkologie

Tagungsort: Lübeck-Travemünde, 24. – 28. September 1968

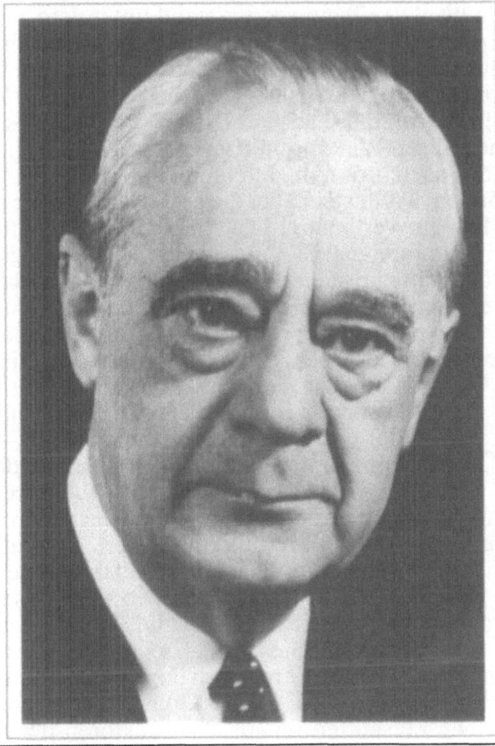

Persönliche Daten

geboren am 4. Juni 1905
in Wilhelmshaven
gestorben am 6. Januar 1997
in Göttingen

Einleitung:

*Prof. Heinz **Kirchhoff**[49] konnte, wie vor ihm schon H. Martius, aus denselben Gründen den Kongreß nicht an seinem Amtssitz in Göttingen ausrichten, sondern lud nach Lübeck-Travemünde ein. Er war der erste Präsident aus der Nachkriegszeit, welcher seine Eröffnungsansprache unter ein aktuelles Leitthema stellte. Heinz Kirchhoff wählte dafür Überlegungen zur „Manipulierbarkeit des Menschen" und gab in der Tat ein Beispiel für seine geradezu prophetische Weitsicht, denn er sah das Problem genetischer Eingriffe am Menschen voraus, drei Jahrzehnte bevor sich konkrete Möglichkeiten abzuzeichnen begannen: Züchtung eines „Übermenschen", Manipulation an menschlichen Chromosomen, vorgeburtliche Geschlechtswahl, selbst Begriffe wie Leihmutterschaft tauchten in seiner Rede auf. Zur heterologen Insemination nahm er vorsichtig positiv Stellung, was angesichts der damals kritisierten Praxis weniger Frauenärzte ein mutiges Bekenntnis aus dem Munde des Präsidenten der Gesellschaft war. Deutlich war seine Kritik an der Haltung der Katholischen Kirche zur Empfängnisverhütung[50]. Die Frage des Beginnes menschlichen Lebens sprach er im Zusammenhang mit der Problematik der intrauterinen Kontrazeption und der „Pille danach" an, grenzte beides als nidationshemmend deutlich vom Schwangerschaftsabbruch ab, die Vorstellungen von der „Leibesfrucht" wurden erörtert. Kirchhoff berief sich dabei auf führende Juristen. Im Kongreßprogramm kamen Sozialmedizin (M. Pflanz, H. Heiss, H. Roemer) zu Wort und „Psychosomatische Aspekte" wurden von A. Mitscherlich[51] souverän erörtert. Die Frühstadien des Cervixkarzinoms besprachen E. Burghardt (formalpathologisch) und K. G. Ober (klinisch); in einem Rundtischgespräch wurde das Thema weiter vertieft, wobei dieses – wie schon vier Jahre früher bei Werner Bickenbach – durch die Leitung, die der Präsident selbst übernahm, besonderes Gewicht erhielt. Neu eingeführt hatte Kirchhoff Arbeitskreise, welche ähnlich kleineren Symposien während des Kongresses unter engeren Spezialisten eingerichtet worden waren, und über die der jeweilige „Moderator" dem Plenum zu Beginn des nächsten Kongreßtages ausführlich berichten mußte. Die Einführung dieser Neuerung hob Prof. Antoine, Wien, in seinem Dank am Schluß des Kongresses hervor. Obschon die Mitgliederversammlung mit knapper Mehrheit einem Vorschlag des Vorstandes zugestimmt hatte, zukünftig in einjährigem Abstand zu tagen[52], wurde der Rhythmus schließlich doch nicht geändert. Als nächster Tagungsort wurde Hamburg (Prof. H. Dietel) bestimmt.*

H. Kirchhoff:[1)]

[...]
Die Wahl des Tagungsortes stand unter dem Zeichen eines weinenden und eines lachenden Auges! Weinend - denn wie gerne startet ein Präsident seinen Kongreß am Ort seines Tätigkeitsfeldes! Aber trotz der unbegrenzten geistigen Kapazität Göttingens ist die räumliche Kapazität dieser alten Musenstadt, meiner Wahlheimat seit nunmehr 14 Jahren, leider sehr beschränkt. Lachend - denn die Wahl des Weltbades Travemünde-Lübeck, meines ehemaligen Wirkungsbereiches von 1943-1954, fiel mir nicht schwer, auch wenn wir hier nicht allen unseren Teilnehmern Luxusappartements mit Marmorbädern offerieren können! Dafür steht aber die große Badewanne am bezaubernden Ostseestrand kostenlos jedem zur Verfügung! Die strahlende Sonne des Altweibersommers habe ich bestellt!

Ich hoffe, daß Sie, meine verehrten Kolleginnen und Kollegen, bei der Lektüre des Programms unserer Tagung bemerkt haben, daß meine Mitarbeiter und ich versuchten, mehreren Aufgaben eines solchen großen Kongresses gerecht zu werden.

Die sich durch besondere Aktualität auszeichnenden wissenschaftlichen Probleme werden in vier Übersichtsreferaten dokumentiert, nämlich

1. Sozialmedizin und Frauenheilkunde,
2. Psychosomatische Probleme in der Gynäkologie,
3. Von der Ovulation zur Implantation,
4. Die formale und klinische Problematik des beginnenden Cervixcarcinoms.

Daneben werden in 8 „Kleineren Arbeitskreisen" Spezialthemen von Experten vorgetragen und diskutiert und anschließend durch die Moderatoren der jeweiligen Arbeitskreise der Vollversammlung resümiert. So erhält jeder Teilnehmer auch eine Übersicht über die etwas ferner liegenden Spezialgebiete.

Eine dritte Gruppe von Vorträgen habe ich so gewählt, daß sie die Überschrift „Wunschprogramm - Aus der Klinik für die Praxis" beanspruchen darf.

Ich möchte mit diesen Kurzreferaten, die uns von besonderen Kennern der Materie vorgetragen werden, eine noch engere Beziehung zu den Kollegen der Praxis draußen und den wissenschaftlich tätigen Klinikern erreichen.

Die Zersplitterung auf allen Sektoren der menschlichen Gesellschaft, insbesondere aber der medizinischen Wissenschaft und Praxis, nimmt bedrohliche Formen an. Immer neue Spezialgesellschaften mit eigenen Kongressen und eigenen Publikationsorganen werden begründet. Ja, einigen Kollegen scheint sogar künftig eine Trennung von Geburtshilfe und Gynäkologie vorzuschweben. Meine Kollegen, hüten wir uns vor solchen gefährlichen Experimenten! Die Gynäkologie und Geburtshilfe sind innig verzahnt und untrennbar; es gibt nur eine, nämlich eine unteilbare Frauenheilkunde!

Auch die so glückliche und erfolgreiche Zusammenarbeit zwischen unserer Gesellschaft und dem Berufsverband der Frauenärzte beweist und unterstreicht diese Forderung nach unverbrüchlicher Zusammengehörigkeit der beiden Teilgebiete unseres Berufes. [...]

Ein durch das Vertrauen des Vorstandes und der Mitglieder bestimmter Präsident einer medizinischen Gesellschaft ist meiner Ansicht nach berechtigt, ja sogar verpflichtet, in seiner Eröffnungsansprache, der stets eine große Zahl von Fachkollegen, aber auch repräsentativen Vertretern der Regierung, der Universitäten, des öffentlichen Lebens und der Publizistik beiwohnen, zu akuten und dringlichen Problemen seines Fachgebietes Stellung zu nehmen.

Kein derzeitiges Problem stellt sich dem Frauenarzt akuter und dringlicher als die heiß umstrittene Frage nach der

„Manipulierbarkeit des Menschen".

Die Fachpresse und oft mehr noch die Tagespresse sind angefüllt mit aus ernster Besorgnis oder aber aus emphatischer Begeisterung diktierten Berichten über diese Dinge mit geradezu spektakulären Überschriften wie:

„Experiment Menschheit" - „Sabotage am Erbgut des Menschen" - „Erbmasse aus der Retorte" - „Sperma-Bank-Direktor" - „Kind aus dem Klarsichtkatalog" - „Manipulierter Tod" - „Einfrieren, Warten, Wiederbeleben" oder „Verwischte Grenzen zwischen Leben und Tod, d. h. Einbruch der medizinischen Forschung in die Rechtssphäre" - „Der Arzt als Richter"!!

Zweifellos interpretiert Thomas Ellwein[2)] auf der letzten Recklinghausener Tagung diese unvorstellbaren Zukunftsperspektiven richtig, wenn er sagt, daß der heutige Mensch

1) Fußnoten vom Herausgeber eingefügt.

2) Thomas Ellwein (geb. 1927), Politologe, Sozialwissenschaftler, Frankfurt, Konstanz.

in immer stärkerem Maße in die Lage versetzt wird zu können, was er will, und zu wollen, was er kann; und an einer anderen Stelle ausspricht, daß die Wissenschaft als Äußerungsform menschlichen Erkenntnisstrebens nicht aufzuhalten ist und die Gefahren der Planlosigkeit größer sind als die der Planung.

Resümierend drängt sich uns heutigen Ärzten beängstigend und beunruhigend oder traumhaft und faszinierend die Frage auf: Werden wir schon bald, d. h. in naher Zukunft, „Planspieler am Modell Mensch" (H. Schirbeck[1]) sein? Dürfen wir es wagen, hierauf konkret zu antworten? Dürfen wir Vorschläge und Verordnungen einerseits oder Verwarnungen und Verbote andererseits aussprechen? Jegliche Stellungnahme wäre einseitig und subjektiv. Starre, konservative Ablehnung würde Hemmung jeglicher Forschung bedeuten; fortschrittliche Bejahung könnte vorzeitige Realisierung noch unausgereifter Ideen auslösen.

Das, was uns heute noch als unvorstellbares Schreckgespenst erscheinen mag, kann in naher Zukunft als selbstverständliches Faktum in unser tägliches Leben einziehen. Niemals bleibt die Forschung stehen, sie kennt kein Maß und keine Sättigung; ihre Ergebnisse lassen nur selten sogleich die vielschichtigen Konsequenzen erkennen. Jaspers[2] formuliert diesen Tatbestand folgendermaßen: „Die Forscher sind Glieder in der Kette derer, die Möglichkeiten bringen, die die Menschheit zu Heil oder Unheil ergreifen kann." Man kann keine Entdeckung ungeschehen machen. Die Erfindung der Kernspaltung lieferte nicht nur die Schaffung ungeahnter Energiequellen, sondern auch die dann nicht mehr zu verhindernde Entwicklung der Atombombe.

Es gibt für den einzelnen nur den Weg seines Handelns, den ihm sein Verantwortungsgefühl und sein Gewissen zeigen und der ihn seine Grenzen erkennen läßt.

Gestatten Sie mir, in einem kurzen Streifzug auf die Vielfältigkeit und die zur Zeit noch bestehende Undurchsichtigkeit dieser zweifelsohne zukunftsträchtigen, aber auch gefahrvollen Problematik einzugehen, die besonders den Gynäkologen angeht, der nicht nur an der Lehre, sondern auch an der Wiege des Lebens steht. Mein Zeigefinger soll nicht schulmeisterlich und verwarnend erhoben werden. Vielmehr möchte ich in Form von Tatsachenvermittlung und in Form der rhetorischen Fragestellung auf die Möglichkeiten gewisser Gefahren aufmerksam machen, die sich auf die uns anvertrauten Menschen, aber auch mit ähnlicher Gewichtigkeit auf uns Ärzte selber auswirken können.

Sicherlich nicht unbegründet und damit auch nicht leichtfertig hat man jüngst die These aufgestellt, es sei nicht schwer zu erkennen, daß die biologische Revolution mit all ihren Folgen die Entdeckung der Atombombe in den Schatten stellen wird (Regensburger Gespräch). Diese erschreckende Behauptung, so möchte ich sagen, findet ihre Hauptargumentation in der heute der Menschheit in ihrer Tragweite und Einmaligkeit noch kaum bewußt gewordenen Tatsache, daß es dem Menschen aufgrund seines jetzigen Wissens gelungen ist, den Ablauf der eigenen Evolution aus scheinbarer oder auch wahrhaftiger Notwendigkeit heraus begründet zu beeinflussen und souverän zu lenken!

Die bewundernswerten Forschungsergebnisse der Molekularbiologie, die uns die Grundphänomene des Lebens zu erklären verholfen haben, beinhalten schon heute, wie es neulich Butenandt[3] ausführte, nicht nur möglichen Segen, sondern auch unermeßliche Gefahr. Der Gedanke oder gar die Absicht, gewisse Erbeigenschaften des Menschen durch Genmanipulation zu ändern, erscheint manchem Forscher gar nicht so absurd und utopisch, wenn ihm die jüngsten imponierenden Entdeckungen der Biochemie, mit der Möglichkeit der Entzifferung des genetischen Codes, der Geheimschrift des Lebens, vor Augen geführt werden.

Die zweifellos anzuerkennende Sorge um die zukünftige Entwicklung der Menschheit mit dem pessimistischen Ausblick einer angeblichen Qualitätsminderung durch die Massenzunahme der Weltbevölkerung und der düsteren Prognose eines evtl. Gentodes über das Zwischenstadium eines sogenannten „Prothese-Menschen" hat zu dem allseitig bekannten CIBA-Symposion im Jahre 1962 in London geführt[4].

Wenn auch sicherlich manche Kommentare über diese Tagung, die vornehmlich dem Informationsaustausch dienen sollten, überspitzt und spekulativ abgefaßt waren, so wirk-

[1] Heinrich Schirbeck (geb. 1925), Schriftsteller, Recklinghausen.

[2] Carl Jaspers (1883–1969), Philosoph, Existentialist, Heidelberg, Basel. „Von der Wahrheit", „Vom Ursprung und Ziel der Geschichte".

[3] Adolf Butenandt (1903–1994), Biochemiker, Tübingen, München. Nobelpreis für Chemie 1939: Strukturaufklärung der Östrogene.

[4] CIBA-Foundation Symposion, London 1963: J. & A. Churchill, London.

ten doch die meisten dort vorgetragenen Vorschläge schockierend und beängstigend. Hauptsächlich und vordergründig erblickten und erstrebten die Teilnehmer dieses Arbeitskreises, dem 27 hervorragende Wissenschaftler, darunter 5 Nobelpreisträger, angehörten, drei differente Wege für eine Qualitätsverbesserung des heutigen und zukünftigen Menschen, nämlich

1. Züchtung einer Art Übermenschen durch künstliche Befruchtung mit in Spezialspermenbanken deponiertem tiefgekühltem Samen körperlich und geistig hervorragender Menschen.

2. Direktes Manipulieren an den Chromosomen bzw. an den Genen, also direkte Veränderung der Erbmasse, wobei letztlich sogar eine Erhöhung der Erfolgschance durch Applikation fremder Nucleinsäuren in das Chromosomengefüge diskutiert wurde.

3. Da diese „Chromosomenchirurgie" in ihren Erfolgen als allzu unsicher und als zu langwierig angesehen werden könnte, empfahl Joshua Lederberg[1)], ein sehr phantasievoller Teilnehmer dieses Symposions, in Analogie zu der modernen Eugenik die „Euphänik". Hiermit meint L. die direkte Einwirkung auf den befruchteten Keim, also gezielte Eingriffe in die embryonale Entwicklung und hierdurch eine bewußte Anstrebung der Modifizierung des Phänotyps selbst. Eine solche Manipulation an der befruchteten Zygote müßte, da sie nicht vererbbar ist, bei jeder Generation wiederholt werden.

Wenn auch derzeit keine Notwendigkeit einer genetischen Zukunftsplanung gegeben zu sein scheint, wenn es auch heute noch keine ausreichenden Kriterien für eine positive selektive Beeinflussung der Fortpflanzung gibt, wenn auch unsere Kenntnisse über chromosomale Lokalisation der Gene noch außerordentlich lückenhaft sind, wenn auch im Augenblick das Manipulieren an den Genen als Utopie, vielleicht sogar als verantwortungsloses Experiment anzusehen ist, so glaube ich, ja so fürchte ich: Es ist später, als wir denken! Oder, um den Biologen Dobzhansky[2)] zu zitieren: „Der Forscher weiß schon zuviel, um es zu ignorieren, und zu wenig, um es lösen zu können."

Sofern die Veränderungen der Baupläne des Lebens durch den Menschen am Menschen selbst jemals gelängen, so würde wohl kaum damit ein Wunschwesen geschaffen werden, das im Sinne von Teilhardt de Chardin[3)] die geistige Höhe seiner Noosphäre – also homo sapientissimus – mit der Schönheit eines Adonis und den Kräften eines Boxmeisters verbindet!

Die nur kurz angedeuteten Vorschläge der modernen biologischen Futurologie liegen keineswegs mehr in nebelhafter Ferne, sie fanden schon an einigen Stellen planvolle Anwendung. Denken Sie an die Schauder auslösenden Berichte des Mailänder Arztes Petrucci[4)], dessen künstlicher Embryo 60 Tage in der Retorte, also außerhalb des Mutterleibes, gelebt hat. Neue Nachrichten treffen aus der Sowjetunion ein, dort soll ein künstlich befruchtetes Ei sogar bis zu 6 Monaten am Leben geblieben sein. Es wundert daher nicht, wenn die französische Soziologin Evelyne Sullerot[5)], die nach dem Zeitalter des Matriarchats und dem des Patriarchats jetzt für das der „Partnerschaft" plädiert, zur „Erleichterung" des Lebens der Partnerin ihr die Unbequemlichkeiten und Strapazen der Schwangerschaft und Geburt nehmen will. Für dieses liebenswürdige Werk schlägt sie vor, kurz nach der natürlichen Befruchtung den Embryo ca. im Alter von 4 Wochen dem Mutterleib zu entnehmen und in einer künstlichen biologischen Umgebung zur vollen Entwicklung zu bringen. Nach ca. 8 Monaten holt dann diese „erleichterte" Frau ihr Kind aus der Klinik bzw. der Brutanstalt ab. Sollte eine Retortenaufzucht nicht möglich sein, so schlägt man vor, die junge Frucht auf eine andere Frau, die man dafür wohl „mieten" müßte, zu übertragen. Diese sogenannte „Ammenfunktion", wie das Schlagwort dafür heißt, erinnert lebhaft an die Realisierung von A. Huxleys Werk „Schöne neue Welt" (Brave new world)[6)].

Der nächste Schritt, der von der genannten Französin ernstlich empfohlen wird, ist die Entnahme eines schon befruchteten Eies aus dem Uterus einer gesunden Frau als Spenderin und die Implantation in die Gebärmutter einer sterilen Frau. Da diese „biologische Adoption" in der Veterinärmedizin unter anderen Voraussetzungen schon erfolgreich

1) Joshua Lederberg (geb. 1925), Mikrobiologe und Genetiker, New York. Nobelpreis für Physik und Medizin 1958 (für die Einschleusung fremder Gene mittels Viren in Bakterien).

2) Theodosus Dobzhansky (1900–1975), Biologe, Leningrad, Columbia und Rockefeller Univ., New York. „Evolution, Genetics and Man" 1955.

3) Pierre Teilhard de Chardin (1881–1955), Sarcenat. Philosoph und katholischer Theologe. „Science and Christ" 1965.

4) Daniele Petrucci (Bologna): „Producing Transplantable Human Tissue in the Laboratory." Discovery 1961: 278–283.

5) Evelyne Sullerot (geb. 1924), französische Journalistin und Soziologin.

6) Aldous Huxley (1894–1963), London, philosophischer Schriftsteller „Brave new world" London 1932: Chatto & Windus, London.

erprobt wurde, scheint die Konfrontation mit dieser Problematik auf uns Gynäkologen zuzukommen.

Gerade anhand dieser Frage, wie auch bei der anschließend zu besprechenden Problematik der künstlichen Geschlechtsbestimmung, lassen sich besonders eindrucksvoll die Zwiespältigkeit bzw. die differenten Forschungsvorhaben mancher wissenschaftlicher Arbeiten ablesen. Während der Veterinärmediziner fast leidenschaftlich an der Lösung dieser und ähnlicher Probleme arbeitet, erschrickt der Humanmediziner geradezu vor der Möglichkeit der Realisierung solcher Planungen. Welche Verantwortung, sowohl für eine Ignorierung als auch für die Durchführung!

Ein weiteres, ebenfalls tiefgreifendes und folgenschweres Problem, das bereits in gleicher Weise seine praktikablen Schrittmacher in der Veterinärmedizin fand, scheint uns – und hier muß ich sagen drohend – sehr bald zu erreichen, nämlich die Wahl des Geschlechtes vor der Geburt. Vielfach, aber bisher vergeblich, nahm sich die biologische Forschung schon dieser Themen an. Erinnert sei hier nur an die Versuche, durch elektrischen Strom die männlichen von den weiblich determinierten Spermien zu selektieren und damit geschlechtsgezielte künstliche Befruchtungen einzuleiten.

Abgesehen von den relativ seltenen Ausnahmen, bei denen durch eine solche Vorausbestimmungsmöglichkeit geschlechtsgebundene vererbliche Krankheiten evtl. zum Verschwinden gebracht werden könnten, würde eine solche „Erfindung" unsere gesamte Gesellschaftsordnung, unser Staatswesen, auf das tiefste erschüttern, wenn nicht gar völlig zerstören. Wenn auch die Ergebnisse zweier englischer Forscher, nämlich Edwards[1)] und Gardner, denen durch mikrochirurgische Eingriffe an der Kaninchen-Blastocyste die Auswahl des Geschlechtes der Nachkommen gelang, bei der gedanklichen Transponierung, solcher Maßnahmen auf den Menschen vorerst noch als „Verteufelung" bezeichnet werden, so kann ich mir nicht vorstellen, daß bei dem überwiegenden Wunsch aller werdenden Väter, als Erstgeborenen einen Sohn, einen Erben zu haben, der Forschergeist hier haltmachen wird. Welche gefährlichen Auspizien, wenn es der menschlichen Willkür gelänge, den wohlausbalancierten Naturgesetzen ein schandbares Schnippchen zu schlagen!

Wenn es auch bisher nicht gelang, beim Menschen das genetische Geschlecht wunschgemäß zu ändern, so haben doch gerade in jüngster Zeit die bedeutsamen Ergebnisse des Endokrinologen F. Neumann[2)] u. Mitarb. im Forschungsteam der Schering AG gezeigt, daß ein sogenanntes Antiandrogen, das Cyproteron, das somatische Geschlecht umzuwandeln in der Lage ist. Da bekanntlich während der Embryonalentwicklung das Testosteron über das somatische Geschlecht entscheidet, kann ein Testosteron-Antagonist die Testosteronwirkung blockieren, so daß scheinbar nur weibliche Junge geboren werden, obgleich ein Teil von ihnen genetisch männlich angelegt ist. Neumann fragt daher, ob nicht möglicherweise die Eva zuerst auf dieser Welt war und Adam mit Hilfe des Testosteron aus der Eva geschaffen wurde!

Aber von der alttestamentarischen Betrachtung zurück in unsere moderne Welt. Die keineswegs spekulativen, sondern äußerst seriösen Untersuchungsergebnisse von Neumann u. Mitarb. lassen wieder einmal besonders deutlich die Gefahrenmöglichkeiten unsachgemäßer Verwendung von Hormonen in der Gravidität erkennen.

In der logischen Folge meiner Thematik muß ich jetzt ein Kapitel aufschlagen, das in den letzten 10 Jahren heftig und häufig diskutiert wurde und das jetzt nach einer gewissen Ruhepause erneut auflodert, und zwar so stark, daß jeder, der dieses heiße Eisen anfaßt, sich unweigerlich die Finger verbrennen wird. Ich selbst werde der erste sein, denn ich muß zu dem Thema Stellung nehmen. Allerdings fasse ich vorerst dieses heiße Eisen noch sehr, sehr zaghaft an, da ich vor mir selbst noch keine Entscheidung gefällt habe, und zwar nicht aus Gleichgültigkeit, nicht aus Ängstlichkeit, sondern weil ich schwanke, ob ich meine bisher äußerst konservativ in Wort und Schrift niedergelegte und vehement verteidigte Stellungnahme in gewissen Ausnahmen, ich wiederhole pointiert, nur in ganz, ganz seltenen Ausnahmefällen, zu revidieren gezwungen sein werde. Gezwungen nicht aus Gefälligkeit oder gar durch einen Stimmungsumschwung der allgemeinen Meinung, sondern ausschließlich nach reiflichem Durchdenken dieser an Aktualität gesteigerten Problematik, nämlich das der heterologen Insemination.

1) Robert Geoffrey Edwards (geb. 1925), Cambridge, führender Biologe. U. a. Steptoe P, Edwards RG: Birth after the re-implantation of a human embryo. Lancet II, 366–367 (1978). „Conception in the Human Female." Academic Press, London 1980.

2) Friedemund Neumann (geb. 1935), Professor der Veterinärmedizin Univ. Berlin, entwickelte Cyproteronazetat in den Schering Laboratorien, Berlin.

Bekanntlich hat der Vorsatz der ehemaligen Strafrechtskommission, die heterologe Insemination grundsätzlich unter Strafe zu stellen, § 203 des Entwurfes, fast einmütige Ablehnung erfahren und wird auch sicherlich für die bevorstehende Strafrechtsneufassung nicht mehr vorgeschlagen werden. Dagegen wurde bisher die anläßlich des 62. Deutschen Ärztetages in Lübeck 1959 gefaßte Resolution, in der die künstliche heterologe Insemination aus sittlichen Gründen abgelehnt wird, da sie der Ordnung der Ehe widerspricht, vom überwiegenden Teil der deutschen Ärzteschaft respektiert und befolgt. Es überrascht daher außerordentlich, wenn der Kieler Gerichtsmediziner Hallermann[1)] und sein Mitarbeiter Wille, anläßlich einer Ärztetagung auf Sylt aufgrund einer sorgfältig durchgeführten Fragebogenaktion (es wurden 3364 Fragebögen an Ärzte verschickt) zu dem Resultat kamen, daß in Schleswig-Holstein 37% der befragten Ärzte die Übertragung ehefremden Samens nicht ablehnen. 25% aller antwortenden Ärzte hielten bei keiner Form der Insemination eine straf- oder standesrechtliche Sanktion für notwendig, und nur 14% forderten eine strafrechtliche Verfolgung der heterologen Insemination.

Offenbar, so meinte die Tagespresse, befinden wir uns in einem Umbruch der Grundhaltung in diesen Fragen. Allerdings können einige Kollegen, vor allem Kollege Ochil in Frankfurt und Kollege Schaad in Bodenwerder, die entgegen der allgemein herrschenden Grundtendenz und entgegen der Resolution der deutschen Ärzteschaft ohne Zweifel recht mutvoll die heterologe Insemination mehrfach vornahmen, über eigene Erfahrungen berichten, wobei sie besonders als Motivierung für ihr Vorgehen die Berücksichtigung des Einzelschicksals hervorheben. Wenn auch sicherlich der überwiegende Teil der deutschen Ärzteschaft weiterhin die Übertragung des ehefremden Samens als Therapiemaßnahme der Sterilität ablehnt, zumindest nicht durchführen wird, so wird dies wohl kaum aus Mangel an Zivilcourage, wie es neulich ein Kollege bezeichnete, geschehen. Die Zurückhaltung, die man nicht, wie es ebenfalls geschah, als Blamage für Deutschland bezeichnen darf, beruht ausschließlich und allein auf der ungeheuren Verantwortung, die dieses Problem in einer kaum zu überbietenden Vielschichtigkeit psychologischer, ethisch-religiöser und rechtlicher Überlegungen mit sich bringt. Wir dürfen zugegebenermaßen heute hierbei nicht mehr von einer „Perversität des Denkens und Handelns" sprechen und auch nicht mehr von einer „Herabwürdigung des Sakramentes der Ehe auf die Stufe eines Laboratoriums" oder von „gynäkologischem Ehebruch", von „Unzucht aus der Tiefkühltruhe", „Vaterschaft durch Stellvertreter" etc. Wir müssen uns heute vielmehr der Problematik stellen und können ihr nicht mehr mit Ignoranz oder gar Pönalisierungsvorschlägen entgegenwirken. Möglicherweise werden Sie oder ich bei der zunehmenden Unterrichtung des Laien auch auf diesem Gebiet bei ganz bestimmt gelagerten Fällen vor diese sehr schwere Gewissensfrage gestellt werden. Wie wird man sich entscheiden? Niemand von uns wird jemals, davon bin ich überzeugt, seine Zustimmung geben, wenn der Eingriff ausschließlich zur „Verbesserung des Erbgutes" gewünscht wird. Möglicherweise würde aber der eine oder andere von uns sein Plazet nicht verweigern, wenn er berechtigterweise annehmen darf, hier einen wahrhaft ärztlichen Eingriff zu vollziehen. Noch stehen so unendlich viele und tiefgreifende Bedenken und Mahnungen im Raum, sei es für den Arzt, für den Spender, für den Empfänger, für den Ehemann und nicht zuletzt für den Zivilrichter, daß nach meiner Ansicht eine Revision der bisherigen Einstellung, auch von der Bundesärztekammer, erst dann diskutabel werden kann, wenn alle diese Hindernisse aus dem Wege geräumt sind und klare Verhältnisse vorliegen.

Ein weiter Raum im Rahmen unseres Themas über die „Manipulierbarkeit des Menschen" gebührt dem Kapitel der „Familienplanung" bzw. der „Empfängnisverhütung". Durch die modernen Kontrazeptiva ergeben sich zwangsläufig revolutionierende Aspekte. Aufgrund der Möglichkeiten, die Fortpflanzung willkürlich, sicher und fast komplikationslos, selbständig zu lenken, erhalten der Mensch, das Volk und die Erdbevölkerung eine bisher ungeahnte, unermeßliche Macht über Sein oder Nichtsein!

Gewichtige Einwände sind nicht zu überhören. Wird die Reduzierung der Geburtenzahl, die vom einzelnen Verständnis und gewisse Kenntnisse erfordert und daher vornehmlich, so fürchtet man, von denen praktiziert wird, auf deren Fortpflanzung Kultur und Zivilisation Wert legen müssen, nicht das erhoffte Ziel umkehren? Das heißt, besitzen die sich explosiv vermehrenden Völker überhaupt genügend Willen und Verstand, von dem Angebot der Geburtenbeschränkung Gebrauch zu machen? Wir müssen hoffen, daß auf beiden Seiten intensive Aufklärung die Zweischneidigkeit dieses Problems erkennen läßt. Von manchen Entwicklungsvölkern wird leider die humane Hilfe, um weiterem Elend vor-

[1)] Wilhelm Hallermann, Kiel, Professor für Gerichtsmedizin.

zubeugen, als bewußtes Manipulieren im Sinne einer neuen Kolonisierungspolitik durch den weißen Mann gedeutet.

Ein weiterer notwendig zu diskutierender Einwand lautet: Wird nicht durch die Simplifizierung der Verhütungsmaßnahmen die sexuelle Enthemmung begünstigt, wird „der Genuß ohne Reue" nicht ungewollt und unbewußt zur Perfektionierung und Bagatellisierung der letzten Phase einer erfüllten Liebe führen.

Und dennoch, die Bevölkerungsexplosion droht gewaltiger und katastrophaler als die Atombombe. Dieses Problem trifft uns alle, direkt oder indirekt. Die Beschäftigung mit dieser Form der Menschenplanung ist daher unser, d. h. des Gynäkologen ureigenstes Aufgabengebiet und verlangt für das Einzelschicksal wie für die Erdbevölkerung unsere uneingeschränkte Unterstützung, ganz gleichgültig, wo wir stehen und wirken. Es wäre unlogisch, wollte man die ärztliche Aufgabe ausschließlich in der Vorsorge und Behandlung von Krankheiten erblicken, auch das „Verhüten von Leben" bei der heutigen Gesamtsituation gehört in das Tätigkeitsfeld des Arztes.

Um so unvorstellbarer und um so erschreckender erscheint die in der Enzyklika „Humanae vitae"[1] vom 29.7.68 verkündete Stellungnahme des Papstes Paul VI., dessen zentrale Aussage heißt: „Jeder eheliche Akt muß offen bleiben für die Weitergabe des Lebens". Damit ist jedes künstliche Mittel zur Empfängnisverhütung für katholische Ehepaare verboten. In welche Gewissenskonflikte gerät jetzt ein katholisches Ehepaar und vor allem auch der Pfarrer!

Bei allem Respekt vor der Sorge des Papstes um das Abgleiten der Sittlichkeit der Völker bleibt aber die starre, traditionsbeladene Haltung der katholischen Kirche in diesem Punkt für einen modernen, aufgeschlossenen Menschen völlig unverständlich. Angesichts der drohenden Weltüberbevölkerung und der daraus sich entwickelnden grausamen Folgen wird die künstliche Geburtenkontrolle ex officio als Sünde erklärt! Hoffentlich revidiert der Vatikan sein Urteil, das glücklicherweise nicht unfehlbar sein soll, früher als das über Galilei!

Wenn auch in gewissem Sinne untergeordnet, so spielen aber dennoch neben den eben skizzierten allgemeinen Überlegungen einer gezielten Empfängnisverhütung und Familienplanung bei der Anwendung der modernen Kontrazeptiva, z. B. der berühmten und berüchtigten Pille und des Intrauterin-Pessars, auch noch andere Fakten in die Frage der gesteuerten Manipulation hinein:

Für die hormonalen Kontrazeptiva dürfen wir heute wohl die anfänglich gehegten Bedenken einer evtl. durch längere Einnahme der Pille induzierten Keimschädigung bei folgender Schwangerschaft nach Absetzen dieses Medikamentes ausklammern. Ebenso erlauben die jahrelangen und millionenfachen Erfahrungen, ernstliche Nebenerscheinungen nur als ungewöhnlich seltene Ausnahmen zu deklarieren.

Mit wesentlich größerer Skepsis beladen und dadurch mit vermehrtem Verantwortungsgefühl belastet, erscheint auch heute noch, trotz zahlreicher optimistischer Berichte, das Problem der Intrauterin-Pessare, also das Einführen von Kunststofffremdkörpern in die Gebärmutter. Abgesehen von den keineswegs zu leugnenden, heutigentags allerdings relativ leicht zu bekämpfenden Komplikationen wie die der auftretenden Entzündungen und Blutungsstörungen, stellt sich für den deutschen Arzt – ist er ängstlicher, vorsichtiger oder gesetzesfrommer als die Ärzte der übrigen Welt?? – die schwerwiegende Frage, ob es sich bei solchen Pessaren um eine echte Schwangerschaftsverhütungsmaßnahme oder möglicherweise um eine Abtreibung im Sinne des Gesetzes handelt. Trotz einiger anderer, wenig plausibler Erklärungsversuche, wie z. B. der überstürzten Eiausstoßung durch eine Tubenhyperperistaltik, besteht doch wohl für die Mehrzahl aller Ärzte und Biologen der

[1] Enzyklika „Humanae vitae" 1968, Papst Paul VI.
„Humanae vitae tradendae munus gravissimum, ex quo coniuges liberam et consciam Deo Creatori tribuunt operam, magis semper ipsos afficit gaudiis, quae tamen aliquando non paucae difficultates et angustiae sequuntur… Ecclesia, dum homines commonet de observandis praeceptis legis naturalis, quam constanti sua doctrina interpretatur, id docet necessarium esse, ut quilibet matrimonii usus at vitam humanam procreandam per se destinatus permaneat…
Quare primariis hisce principiis humanae et christianae doctrinae de matrimonio nixi, iterum debemus edicere, omnino respuendam esse, ut legitimum modum numeri liberorum temperandi, directam generationis iam coeptae interruptionem, ac praesertim abortum directum, quamvis curationis causa factum. Pariter, sicut Ecclesiae Magisterium pluries docuit, damnandum est seu viros seu mulieres directo sterilitate, vel perpetuo vel ad tempus, afficere.
Item quivis respuendus est actus, qui coniugale commercium vel praevidetur vel efficitur vel ad suos naturales exitus ducit, it tamquam finem obtinendum aut viam adhibendam inendat, ut procreatio impediatur…"
Editioni Pastorali Roma 1970 – Lino Ciccone (Edit.).

Wirkungsmechanismus dieser Spiralen und Schleifen in der Verhinderung der Nidation, d. h., daß das in der Tube befruchtete Ei nach der Wanderung in die Gebärmutter keine Möglichkeit des Einnistens erhält und damit zugrunde geht. Aus diesem Tatbestand heraus muß sich zwangsläufig, die Frage nach dem Beginn des Lebens ergeben.

Ich anerkenne, daß meine Publikationen zu diesem Fragenkomplex, die aus Gewissensnot und Verantwortungsgefühl diktiert waren, mit zu einer Aktivierung der Diskussion beitrugen. Nicht um „schlafende Hunde zu wecken", wie man mir vorwarf, sondern vornehmlich um durch fruchtbare Gespräche mit Biologen, Theologen und Ärzten zu versuchen, eine allgemein befriedigende Klärung zu erhalten, aber vor allem um die Juristen, die sich bisher mit diesem Problem noch niemals konfrontiert sahen, um eine objektive Klärung und damit Unterstützung zu bitten.

Eine einheitliche Beurteilung und Definition vom Beginn des Lebens wird trotz vieler Bemühungen seit Jahrhunderten niemals zu erhalten sein. Selbst in kirchlichen Kreisen bestehen seit jeher stark voneinander abweichende Deutungen. Hierfür seien zwei Beispiele angeführt. Während der als tolerant bekannte katholische Moraltheologe, Prof. Böckle[1)], die Verschmelzung der Gameten als Beginn der individuellen Lebensentwicklung und daher die Nidationsunterdrückung als Provozierung eines Abortes bezeichnet, spricht der Göttinger evangelische Theologe, Prof. Trillhaas[2)], erst dann von einem werdenden Menschen, wenn sich die Gestalt des Menschen im Embryo deutlich abzeichnet, also etwa vom 3. Monat ab, so daß er moraltheologisch keinen Unterschied zwischen Ovulationshemmern und Nidationshemmern zu machen braucht.

Angesichts dieser Zwiespältigkeit der Auffassungen und der Auslegung und der dadurch bedingten Unmöglichkeit einer unanfechtbaren Definition vom Beginn des Lebens, erscheint es im Zusammenhang mit unserer Problematik der Intrauterin-Pessare völlig sinnlos und müßig, sich weiterhin um diese Frage zu streiten. Obgleich ich persönlich nach wie vor die Entstehung eines neuen Lebens mit der Vereinigung von Ei- und Samenzelle ansehe, so folge ich uneingeschränkt dem bereits auf dem Hannoverschen Kongreß 1966 meinerseits von den Juristen erbetenen und erhofften und jetzt vom Strafrechtler, Prof. Schwalm[3)], Erlangen, begrüßenswerterweise erbrachten Vorschlag, die Intrauterin-Pessare aus der Strafbarkeit des § 218 auszuklammern. Die für Ärzte und Juristen gleichermaßen akzeptable Lösung kann nur darin bestehen, wie Schwalm mit Recht argumentiert, daß man den juristischen Begriff „Leibesfrucht" erst dann verwendet, wenn die Frucht durch die Implantation in die Gebärmutterschleimhaut die echte Verbindung mit der Mutter aufgenommen hat. Das gleiche hat sinngemäß für die berüchtigte „Pille danach" zu gelten, da hier ebenfalls, und zwar durch Applikation größerer Follikelhormondosen, die Nidation der befruchteten Zygote verhindert wird.

Ich bin mir darüber klar, daß diese Definition letztlich ebenfalls eine willkürlich gesetzte Zäsur bedeutet, insbesondere da die jüngsten, gerade in Deutschland durchgeführten Forschungen durch Verwendung radioaktiv markierter Stoffe schon eine echte Mutter-Fet-Beziehung vor der Implantation im Uterus nachweisen konnten. Nur durch die Aufnahme der vom mütterlichen Eileiter abgesonderten Sekrete durch die befruchtete Zygote während ihrer Wanderung in der Tube ist die Keimentwicklung garantiert. Trotzdem sollte man künftig den Begriff „Leibesfrucht" ausschließlich für die Phase nach der direkten Kontaktaufnahme der Frucht und der Mutter, nämlich der Implantation in die vorbereitete Gebärmutterschleimhaut, anwenden.

Als Abtreibung und daher als strafbar anzusehen, muß dagegen die Verwendung solcher Hormonstoffe gelten, die eine schon in utero eingenistete Frucht so schädigen daß sie abstirbt und ausgestoßen wird. Solche Pillen sollen angeblich im Ausland erprobt worden sein und auch schon Anwendung finden.

Das ebenfalls für die bevorstehende Strafrechtsreform erneut diskutierte Thema der Schwangerschaftsunterbrechung beinhaltet neben alten Streitpunkten, wie der sozialen und eugenischen Indikation, zwei neuere, nach meiner Ansicht sehr ernste und einschneidende Probleme, nämlich 1. die Interruptio zur Lösung der Überbevölkerung und 2. die Interruptio aus ethischer Indikation, also bei Schwangerschaften, die aus Notzuchtverbrechen entstanden sind.

Es erschiene mir fast überflüssig, in diesem Kreise zur ersten dieser beiden Indikationen Stellung zu nehmen, was im übrigen auch von den Juristen bisher nicht geplant ist,

1) Franz Böckle (1921–1991), Glarus, Bonn. Katholischer Theologe.
2) Wolfgang Trillhaas (geb. 1903), Göttingen. Ev. Theologe.
3) Georg Schwalm (geb. 1903), Erlangen. Jurist.

wenn nicht im allerjüngsten deutschen Schrifttum diese Möglichkeit einer Schwangerschaftsunterbrechung neben Empfängnisverhütung und Sterilisation als ein weiterer Weg der Geburtenkontrolle aufgezeigt und sogar empfohlen würde. Obwohl ich dem von mir so hochgeschätzten und weltbekannten Eugeniker, Prof. Nachtsheim[1], Berlin, dem Verfasser dieser Publikation, bisher in seinen Vorschlägen und Empfehlungen fast stets folgen konnte, so muß ich sagen, hier scheiden sich die Geister!

Trotz des Wissens um die fast unlösbaren und kaum zu bewältigenden Sorgen der Länder mit katastrophalen Bevölkerungsexpansionen kann das Beispiel Japans, durch Schwangerschaftsunterbrechung die jährliche Geburtsrate halbiert zu haben, nämlich von 35,3% auf 14,6%, keineswegs anerkannt, geschweige denn empfohlen werden. In dem Punkt allerdings stimme ich Herrn Kollegen Nachtsheim zu, wenn er rügt, daß man überbevölkerten Ländern Wege weist - er meint die Interruptio -, die im eigenen Lande als kriminell betrachtet werden. Hier besteht ohne Zweifel eine doppelte Moral.

Nach den grauenvollen Erfahrungen der Nachkriegszeit in unserem eigenen Lande, mit der hohen Zahl von Vergewaltigungen wehrloser Frauen, wäre es nicht mehr zeitgemäß, wie es leider geplant ist, die Interruptio aus ethischer Indikation, also nach Notzucht, wiederum als strafwürdig zu stempeln. Auch hier schließe ich mich den repräsentativen Ausführungen des Strafrechtlers Schwalm an. Man muß der Frau, bei der die Schwangerschaft aus einem durch ein Sittlichkeitsverbrechen aufgezwungenen Geschlechtsverkehr entstand, die freie Entscheidung überlassen. Der gesetzliche Zwang zum Austragen eines solchen Kindes verletzt die Menschenwürde der Frau. Ob man allerdings bei der Güterabwägung, die man bisher ausschließlich zwischen dem Leben der Mutter und dem der Frucht vornahm, die Menschenwürde, deren höchsten Respekt man niemandem aberkennen wird, dem ungeborenen Leben überordnen darf und soll, vermag ich für mich selbst vorerst noch nicht zu entscheiden.

Befürwortet man aber, nach Überwindung mancher Bedenken, die Notzuchtindikation ohne Strafverfolgung zu belassen, dann muß unbedingt die schwerwiegende Voraussetzung der einwandfreien Abklärung eines Sittlichkeitsverbrechens gegeben sein. Die Diskussion hierüber, vornehmlich von seiten der Kirchen, wird noch heftig entbrennen.

In diesem Kreise nochmals ausführlich zur Frage der Sterilisierung das Wort zu ergreifen, erscheint mir an sich unnötig. Nach wie vor beharre ich auf meinem ebenfalls während des letzten Gynäkologenkongresses in Hannover unterbreiteten Vorschlag, solange der Gesetzgeber keine endgültige Entscheidung gefällt hat und der Arzt daher jederzeit Opfer dieser Rechtsunsicherheit werden kann, ausschließlich zum Schutze und nicht zur Überwachung des Arztes einen kurzgefaßten Antrag oder auch nur eine einfache Meldung an die betreffende Ärztekammer abzugeben. Ich muß mich daher an dieser Stelle dagegen verwahren, wenn ein Hamburger Kollege in einer Publikation glaubt, uns zu Bedacht und Vorsicht ermahnen zu müssen und uns vorschlägt, nicht festzulegen - ich zitiere wörtlich - „was nach ihrer (d. h. der Deutschen Gesellschaft für Gynäkologie) Ansicht als den guten Sitten entsprechend gelten kann". Wir haben uns nie angemaßt, Sittenrichter zu spielen. Im übrigen erscheint es nicht unwichtig zu wissen, daß die Bundesärztekammer anläßlich des Deutschen Ärztetages 1968 in Wiesbaden ähnliche Vorschläge der Beantragung einer Sterilisation unterbreitete, die in die Berufsordnung einzufügen geplant sind.

Wollte ich die mir gestellte Thematik auch nur einigermaßen vollständig umreißen, was aber leider nicht möglich ist, dann wäre es erforderlich, die vielfältigen Konfliktsituationen zu schildern, in der sich der heutige Arzt durch die große Zahl neuer technischer Möglichkeiten gestellt sieht:

Ist der Arzt Richter über Leben und Tod geworden? Übernimmt er die Rolle des Lieben Gottes? Wo sind die Grenzen der ärztlichen Aufgabe, d. h. wo endet die echte Arztpflicht? Sit venia verbo - wann darf man mit der künstlichen Beatmung aufhören? Sollen wir den von Krebsmassen ummauerten Ureteren bei incurablem Collum-Carcinom einen neuen Abfluß verschaffen und damit das nicht mehr aufzuhaltende qualvolle Ende verlängern oder dieser leidenden Frau den erlösenden Tod durch die einschläfernde Urämie gönnen? Sollen und müssen wir einem Neugeborenen, dem durch Thaliodomidschaden alle vier Extremitäten fehlen, die gleichfalls bestehende Analatresie öffnen oder dürfen wir sie geschlossen lassen? Es wird durch die Errungenschaften der modernen Biologie und Technik nicht leichter, sondern schwerer, ein verantwortungsvoller, pflichtbewußter und mitleidender Arzt zu sein. Wobei nicht unbeachtet bleiben darf, daß auch der Zwiespalt

[1] Hans Nachtsheim (1890-1979), Berlin. Erbbiologe und -pathologe.

zwischen dem ärztlichen Ethos, also dem ärztlichen Gewissen, und der Haftungspflicht sich heutzutage immer größer auftut.

Meine Damen und Herren, ich bin am Schluß. Jede Manipulation am Menschen und an der Menschheit bedeutet ein außerordentliches Wagnis mit unabsehbaren Risiken. Alle ethischen, ärztlichen und juristischen Überlieferungen und ehemaligen Selbstverständlichkeiten sind ins Wanken geraten. Wir können uns nicht mehr dem Wettlauf der biologischen Forschungsergebnisse entziehen. Jeder Fortschritt bedeutet aber neben Licht- auch Schattenseiten.

Gestatten Sie mir zum Schluß nochmals Butenandt zu zitieren, der sagt: „Man hat wiederholt auf die Gefahren hingewiesen, die in einer immer mehr möglich erscheinenden Manipulation des Menschen erblickt werden. Da aber die gesicherten Erkenntnisse der modernen Biologie in hohem Maße geeignet sind, die Ehrfurcht vor dem Wunder dieser Welt zu stärken, können wir hoffen, daß sich der Mensch auch der Verantwortung bewußt wird, die er gegenüber allen Geschöpfen dieser Erde, gegenüber Pflanzen, Tieren und sich selbst zu tragen hat."

Und der große französische Denker, Naturforscher, Philosoph und Jesuit, Teilhard de Chardin, ruft uns zu, da er glaubt, daß wir der größten Transformationsphase, die jemals unsere Erde erlebt hat, nicht mehr ausweichen können:

„Ich heiße die Menschheit hoffen."

aus: „Verhandlungen der Deutschen Gesellschaft für Gynäkologie", Kirchhoff und Thomsen, Lübeck-Travemünde 1968, S. 24–39.

A. Mitscherlich:[1]

Psychosomatische Probleme in der Gynäkologie

Festvortrag auf dem 37. Kongreß der Deutschen Gesellschaft für Gynäkologie

Zunächst möchte ich für Ihre Einladung danken, auf Ihrem Kongreß referieren zu dürfen. Ich bitte Sie sehr herzlich, mir auf einem etwas beschwerlichen Weg zu folgen, der aber doch, wie mir scheint, begangen werden muß. Ich meine folgendes: Die Vergangenheit hat gezeigt, daß die Verständigung über psychosomatische Probleme in den verschiedenen Fachrichtungen der Medizin keineswegs einfach gelingt. Sehr häufig handelt es sich um Scheinverständnis und Scheinverständigung. Deshalb möchte ich versuchen, der Frage etwas ausführlicher nachzugehen, was es bisher so deutlich erschwerte, der psychosomatischen Betrachtungsweise zu einer fruchtbaren Entwicklung zu verhelfen, obgleich doch kaum bestritten wird, daß eine große Zahl von Patienten - und sicher auch Patientinnen des Gynäkologen - für eine erfolgreiche Therapie einer Betrachtungsweise bedürfen, die mehr berücksichtigt als nur den lokalen Befund.

Zunächst dürfte es nicht überflüssig sein, sich über die Bedeutung des Wortes psychosomatische Medizin zu verständigen. Man kann Rechtens nur dann von einer solchen Medizin sprechen, wenn in ihr eine differenzierte Psychologie Anwendung findet. Der Leitgedanke meiner Ausführungen ist es, daß psychosomatische Probleme bzw. eine psychosomatische Betrachtungsart körperlicher Störungen in einen größeren Theoriezusammenhang gehört, zu dem man nicht durch einfaches Weiterschreiten auf der Entwicklungsstraße der experimentellen Naturwissenschaften kommt. Damit ist nicht bestritten, daß psychosomatisch verstandene Prozesse auch Körpervorgänge bleiben. Wenn die psychoanalytische Theorie sagt, daß Erlebnisse und deren Nachwirkung z. B. den Menstruationscyclus zu verändern vermögen oder einen Leistungsausfall wie die Unfähigkeit, zum Orgasmus zu gelangen, herbeiführen, dann werden diese Störungen nicht als vom Organ oder vom Endokrinium her verursachte verstanden; sie werden durch dieses Endokrinium effektuiert, aber nicht angestoßen; letzteres geschieht aus den Erlebniszusammenhängen eines Individuums. Victor von Weizsäcker hat vor mehr als 20 Jahren dies die „Einführung des Subjektes in die Medizin" genannt. Man kann aber nicht sagen, daß diese Einführung bisher so recht gelungen wäre. Weshalb es doch wohl wichtig ist, sich darüber zu verständigen, ob a) das Konzept einer subjekt-zentrierten Medizin oder genauer einer Medizin des erlebenden Subjektes eine Fehlhypothese darstellt, einen nicht erfolgversprechenden Ansatz - dieser Gedanke muß gedacht und ausgesprochen werden - oder b) welche Faktoren unserer gegenwärtig praktizierten organ-zentrierten Medizin es verhindern, den Erlebnisbereich in den diagnostischen und therapeutischen Ansatz einzubeziehen.

Wenn der Menstruationscyclus in Unordnung gerät, wenn eine Frigidität vorliegt, so spielen sich hier - nach der Theorie einer subjekt-zentrierten Medizin - Steuerungsvorgänge ab, die in Erlebniszusammenhängen verstanden werden müssen. Sicher entsprechen diesen Regulationsmechanismen und ihren Fehlleistungen auch Vorgänge im Zentralnervensystem, doch wir bleiben nicht auf deren Kausalanalyse als biologische Phänomene angewiesen, sondern besitzen im Sinnverständnis (Symbolverständnis) einen ausgezeichneten Zugang zu ihrem Auftreten und unter Umständen auch zu ihrer Beeinflussung. Indem der Arzt jedoch über die objektivierenden Methoden, mit denen er Organgeschehen untersucht, hinausgeht und sich auf Fähigkeiten wie Einfühlung, Verständnis sowie auf die persönlichen Anschauungen seiner Kranken einläßt, wächst in ihm Unbehagen, und er stellt sich ernstlich die Frage, ob eine solche Kommunikation, die das ganz persönliche, das individuelle Erleben eines Mitmenschen, der zu ihm kommt, einschließt, in den ärztlichen Handlungsbereich hineingehört. Vielleicht ist es die Majorität aller Ärzte, die in diesem Augenblick, in dem die Beziehung zwischen ihnen und ihren Patienten jenen Grad von „Intimität" anzunehmen droht, das Gespräch abbricht und sich vor derartiger Indiskretion zurückzieht.

Dieses Verhalten ist sinnfällig begründet. Einerseits im gänzlichen Mangel an systematischer psychologischer Ausbildung. So lange wir Ärzte nicht mehr, zuweilen eher weniger Verständnis als unsere Patienten selbst für die Erlebniszusammenhänge besitzen, die zu einer Charakterbildung oder zu einer Symptomformierung geführt haben, tun wir

[1] Alexander Mitscherlich (1908-1982), Psychoanalytiker, Frankfurt.

in der Tat gut daran, in diesem Bereich nicht zu dilettieren, jedenfalls auf ihn nicht unser Gefühl der Kompetenz zu übertragen, das wir durchaus haben dürfen, wenn wir Organe untersuchen. Das Gefühl der Ablehnung eines psychologischen Dilettantismus, das viele Kollegen in sich verspüren, ist also so lange berechtigt - wie H. E. Richter formuliert hat - wie der „Anachronismus einer Ausbildung zum Arzt ohne Psychologie" fortdauert.

Andererseits fordert die Hilfsbedürftigkeit seiner Patienten den Arzt heraus, Einfühlung, also jenes Verständnis zu entwickeln, das die Freiheit des Unparteiischen verrät und nicht allzu leicht von eigenen Vorurteilen oder von gängigen Werthaltungen seiner Gesellschaft beeinträchtigt wird. Ebenso wie es für den Arzt selbstverständlich ist, in einer kriegerischen Auseinandersetzung Freund und Feind gleichermaßen und gleich gut ärztlich zu versorgen, wenn sie dieser seiner Hilfe bedürfen, so dürfte es für den ausreichend mit Kenntnissen ausgerüsteten Arzt zunächst auch keine parteiische Haltung irgendwelchen schwer zugänglichen seelischen Reaktionen oder Verhaltensweisen gegenüber geben. Üblicherweise mögen solche moralischen und zuweilen selbstgerechten Urteile für den Zeitgenossen ganz selbstverständlich sein. Die Frage, ob eine Patientin, die wegen Störungen genitaler Funktionen den Arzt aufsucht, lesbisch oder promiskuös ist, sollte besser keine wertenden Einstellungen in ihm provozieren, sondern den Wunsch zu verstehen, d. h. die psychodynamischen Prozesse zu durchschauen, die zu einem derartigen Verhalten und einer solchen Symptomatologie geführt haben. Das ist in der subjekt-zentrierten Medizin unerläßlich, weil solche Sachverhalte nicht willkürlich auf dem Weg der Diagnosefindung ausgespart bleiben dürfen.

Wenn wir diese Ratlosigkeit der Ärzte angesichts psychologischer Tatbestände ins Auge fassen, so haben wir einen sehr wichtigen Grund für die emotionelle Ablehnung der psychosomatischen Medizin bzw. eines Denkens in psychosomatischen Zusammenhängen erfaßt. Wir können nunmehr der ernsthaft gestellten Frage nicht ausweichen, ob es sich denn bei der psychosomatischen Medizin, die sich gar an psychoanalytischen Arbeitshypothesen und Modellen des psychischen Apparates orientiert, überhaupt um eine Wissenschaft im Sinne der strengen Naturwissenschaften handelt. Darüber ist es wiederum nicht leicht, zu einer Verständigung zu gelangen. Ich persönlich habe das Gefühl, daß bei den Versuchen, Psychoanalyse in eine strenge Naturwissenschaft zu verwandeln, sehr viel von deren spezifischem Gehalt verlorengeht (z. B. Greenfield u. Lewis[1]). Als einfaches Beispiel sei die therapeutische Erfolgsstatistik genannt: hier ist einfache Symptomorientierung ohne Berücksichtigung der Charakterstruktur, der Verhaltensveränderung (der Ich-Leistungen) für den Psychoanalytiker ziemlich bedeutungslos. Die Einführung objektiv kontrollierter Methoden in die Befunderhebung ist überaus wünschenswert, verändert aber leicht das Kommunikationsfeld zwischen Patient und Arzt. Die Schwierigkeit, bei dem psychoanalytischen Vorgehen aussagekräftige Kriterien zu finden (ohne dieses Vorgehen grob zu entstellen), ist wohl eines der Motive gewesen, die manche Autoren, wie z. B. John Klauber, dazu veranlaßt haben, Psychoanalyse zentral als eine Geschichtswissenschaft zu begreifen, da in ihr die Beschäftigung mit der historischen Entwicklung der Persönlichkeit eine so bedeutende Rolle spielt. Bei solcher Betrachtungsweise kommt dann umgekehrt leicht der eigentlich klinische Aspekt, die Beschäftigung mit der Krankheit als solcher zu kurz. Ebenfalls nicht zu Unrecht hat man versucht, die Psychoanalyse unter die Humanwissenschaften einzureihen (J. Habermas), unter denen sowohl Philosophie wie auch die vielfältigen Bemühungen um das Verständnis menschlichen Verhaltens in Soziologie, Sozialpsychologie, Ethnologie und Kulturanthropologie zu verstehen sind. Auch diese Einordnung ist korrekt, denn in der Tat stellen viele der psychoanalytisch in ihrer Pathogenese zugänglich gewordenen Symptome Formen eines pathologischen Verhaltens, eines deformierten Selbstverständnisses der Kranken dar.

In diesem Augenblick mag es genügen, wenn der Psychoanalytiker zunächst einmal gelassen darauf verzichtet, daß seine wissenschaftliche Bemühung um das Verständnis menschlicher Krankheit im gleichen Sinne „Wissenschaft" genannt wird wie Nuklearmedizin, Bio-Chemie, pathologische Anatomie. Er wird aber die Gegenfrage stellen, ob seine Beiträge zum Verständnis menschlicher Krankheit, seine Beschäftigung mit dem Kranken als einer in Sinnzusammenhängen lebenden und erlebenden Person trotzdem eine unerläßliche ärztliche Leistung darstellt oder nicht? Befürchten Sie nicht, daß ich diese Frage diskussionslos mit einem kategorischen: Ja beantwortet zu sehen wünsche. Natürlich habe ich oft erlebt, daß die Wiederherstellung eines (z. B. durch den Verdrän-

[1] N. S. Greenfield, W. C. Lewis: Psychoanalysis and current biological thought. Madison and Milwaukee (1965).

gungsmechanismus) abgerissenen Erlebniszusammenhanges zwischen Konflikt und funktioneller Störung oder organischer Veränderung eine Heilung herbeiführen konnte, die mit Methoden medikamentöser Beeinflussung nicht erreichbar gewesen war. Ich habe aber auch das Versagen unserer Methode erlebt. Auf Grund langer klinischer Erfahrungen scheint es mir berechtigt, zunächst von der Prämisse auszugehen, bei jeder Krankheit von Menschen könne es sich auch um menschliche Krankheit handeln – um Krankheit also in einem Organismus, der eine Entwicklung zu hoher psychischer Differenzierung erfahren hat und der den Verlust an Instinktregulationen durch Lernprozesse ausgleichen muß, vor allem durch das Erlernen von Symbolverständnis (sprachlicher und nichtsprachlicher Symbole).

Stellt man eine solche Frage, dann kommen jene ideologischen Gegensätze zutage, die sonst aus Höflichkeit unausgesprochen bleiben. Erlauben Sie mir, an einem Beispiel zu verdeutlichen, was ich hier mit ideologischen Gegensätzen meine. Zwei kanadische mit gynäkologischen Problemen befaßte Psychiater (R. Weil und A. Tupper) haben 17 Patientinnen mit spontanem habituellen Abort behandelt. 15 von den 17 Patientinnen konnten bei einer regelmäßigen psychotherapeutischen Behandlung von 1 oder ½ Std in der Woche nach normaler Schwangerschaft komplikationslos gebären. Auch C. T. Javert und B. B. Berle[1] von der Cornell-Universität berichten von einer Gruppe von 32 Frauen, bei denen es 27mal zur Konzeption kam. 24 Patientinnen gebaren ohne Störung 25 lebende Kinder nach einer ebenfalls recht bescheidenen psychotherapeutischen Hilfe. Das ist ein 92%iger Erfolg, bei Weil und Tupper[2] war es ein 88%iger; der Vergleich mit vorher angewandten Methoden (Bettruhe, hormonale Behandlung etc.) ermöglichte es, die Patientinnen als ihre eigene Kontrollgruppe zu betrachten. (Der Heilerfolg aller übrigen therapeutischen Methoden beträgt etwa 60%).

Hier hat also eine Therapie, die auf Verständnis der Persönlichkeit und der Lebenssituation mit ihren aktuellen oder langdauernden Belastungen seelischer Art beruht, etwas erreicht, wozu andere Therapieformen nicht ebensogut in der Lage waren, die von einer mehr mechanischen oder endokrinologischen Modellvorstellung des Geschehens habitueller Abort ausgingen. Das setzte nun freilich voraus, daß der Arzt den Zusammenhang zwischen Belastung (Stress) und Krankheitszeichen für möglich hielt, daß er Stress als Belastung im Hinblick auf den jeweiligen Patienten und dessen Vorstellungen, Hoffnungen verstand, und daß er weiterhin genügend Vorkenntnisse mitbrachte, um mit einer Haltung von Geduld dem Patienten zu ermöglichen, sich in seinen Nöten, aber auch in seinen Affekten und Phantasien, die er sonst in keinem zwischenmenschlichen Verhältnis verbalisieren kann, mitzuteilen.

Dieser Prozeß der Verbalisierung des affektiven Ausdrucks spielt eine Schlüsselrolle. Der verdrängte Affekt kehrt mit voller Stärke ins Bewußtsein zurück – aber er wird jetzt nicht mehr zurückgewiesen, sondern darf in der Beziehung zum Arzt gezeigt und benannt werden. Das kann nur gelingen, wenn der Arzt gleichsam Deckung zu geben vermag gegen jene inneren (und äußeren) verbietenden Instanzen, die bisher die Unterdrückung des Affekts erreichen konnten. Die unparteiische, aber anteilnehmende Haltung, seine grundsätzliche Verständnisbereitschaft verhindert, daß der Kranke in der Kommunikation mit dem Mitmenschen Arzt nicht von Schuld- und Schamgefühlen überfrachtet wird, wie es in seinen mitmenschlichen Beziehungen sonst der Fall ist. Diese Reorientierung in der neuen Beziehung des Patienten zum Arzt erfolgt freilich in sehr verschiedener Schnelligkeit.

Ist das, werden viele Ärzte fragen, ist das Medizin? Wo kommen wir da hin? In welche unübersehbaren menschlichen Dramen werden wir hier einbezogen? Ist es nicht sehr viel einfacher, medikamentös akute Spannungszustände zu dämpfen und im übrigen auf die heilende Funktion der Zeit zu vertrauen? Das läßt sich exakt beantworten. Erstens: Wenn der Arzt wirklich (in seiner Ausbildung) gelernt hat, unparteiisch zu werden, gelingt es dem Kranken nicht, ihn in sein Lebensschicksal zu verwickeln, sondern er klärt es gerade dadurch, daß die Haltung des Arztes ihn zur Selbstreflexion bringt. Zweitens: Die heilende Kraft der Zeit erweist sich bei neurotischen, also erlebnisbedingten Krankheiten als unzureichend. Im Gegenteil, die neurotischen und entsprechend psychosomatischen Krankheiten tendieren im Lebensverlauf, mit dem Fortschreiten der Zeit zu einer Verschlechterung, nicht so sehr des Symptoms als vielmehr im

[1] C. T. Javert, B. B. Berle: Stress and habitual abortion, their relationship and the effect of therapy. Obstet. Gynecol. 85: 38–42 (1963).

[2] R. Weil, A. Tupper: Spontaneous and habitual abortion. Canad. psychiat. Ass. J. (1959).

Sinne einer Dekompensation des Charaktergefüges, das sich unter den Abwehrforderungen deformiert und frühzeitig rigide erstarrt.

Es sei mir erlaubt anzufügen, daß diese geforderte aequanimitas: dieser Gleichmut nicht Gleichgültigkeit ist und sich auch nicht mit der maquanimitas: der Großmut, der Opferbereitschaft vollkommen deckt, die so viele Ärzte im Dienst an ihren Kranken beweisen. Es kommt mir sehr darauf an, hier nicht mißverstanden zu werden. Die unparteiische Grundhaltung, die ich hier verfechte, ist das Ergebnis einer spezifischen ärztlich-psychologischen Schulung; sie ist keinem noch so hilfsbereiten Menschen von selbst zugänglich.

Hier ergreife ich nun Partei und möchte das auch annoncieren: Das Unglück unserer einseitig auf materielle Organleistungen zentrierten Ausbildung hat uns im Verständnis unserer Kranken sehr behindert. Es ist ziemlich einfach, empirisch nachzuweisen, daß seelische Erfahrungen in Sinnzusammenhängen verarbeitet werden; also z. B. die Erfahrung der weiblichen Rolle als solcher. Eine Erfahrung, die natürlicherweise im Moment wahrgenommener Schwangerschaft unabweisbar wird, die aber nicht jede Frau als selbstverständlich hinnimmt. Ein biologisches Ereignis - Schwangerschaft - kann beim Menschen unter Umständen elementare Konflikte heraufbeschwören. Dieses Konflikterleben sucht sich die Kranke oft sehr bewußtseinsfern, jedenfalls ohne Mitwirkung bewußter Willensleistung zu erleichtern.

Bei der Erwähnung des therapeutischen Nutzens der Verbalisierung abgewehrter Gefühle haben wir schon darauf hingewiesen, daß es der Ausdruck zwiespältiger seelischer Erregung ist, der den Konflikt erleichtert: das ist der Weg, wie ein solcher Konflikt normalerweise bearbeitet und schließlich erledigt wird. Im unbewußten Erlebniszusammenhang, in welchem dieser Weg des sich Ausdrückens versperrt ist, werden nun ungewohnte körperliche Ausdrucksformen gesucht, wo Schuld, Scham, Angst, ein mit den gesellschaftlichen Forderungen im Widerspruch stehendes Selbstideal das offene Bekenntnis zu kontroversen Gefühlen und Wünschen untersagt. Obgleich diese Zusammenhänge im vergangenen halben Jahrhundert ziemlich ausführlich untersucht wurden, haben die Erkenntnisse darüber keine nur einigermaßen befriedigende Aufnahme in den medizinischen Unterricht gefunden und sich deshalb auch bei der großen Zahl sowohl medizinischer Lehrer wie praktizierender Ärzte nicht durchzusetzen vermocht. Mit einer Ausnahme wird nirgendwo systematisch psychosomatische Gynäkologie, Dermatologie, Ophthalmologie usw. gelehrt. In der inneren Medizin sind die Ansätze spärlich.

Infolgedessen ist die psychosomatische Medizin in den letzten 20 Jahren trotz der nachgewiesenen Tatsache, daß wenigstens 25%, viel wahrscheinlicher aber 50% aller Patienten, die den Arzt aufsuchen, auch einer psychotherapeutischen Behandlung, auch eines psychosomatischen Verständnisses bedürften, ein Nebenschauplatz der medizinischen Forschung und Praxis geblieben.

Das Versagen des Konzeptes einer subjekt- und konflikt-zentrierten Medizin kann nicht als bewiesen angesehen werden, weshalb ich von einer ideologischen Streitfrage sprach. Es hat keine rationalen Gründe, daß der ärztliche Unterricht sich hier nicht den Erkenntnissen angepaßt hat, was doch im Bereich der Organforschung ohne inneren Widerstand gelingt. Auf die psychosomatische Forschung hat dieser Sachverhalt natürlich sehr lähmend gewirkt. Ihre Entwicklung stagniert nahezu, die Möglichkeiten breiter klinischer Erprobung fehlen fast vollkommen.

In einer Ideologie gehen rationale und irrationale Elemente eine Verbindung ein. Eine Ideologie ist ein Konglomerat von Urteilen und Vorurteilen. Wegen ihrer unbewußt gesteuerten Motive ist es überaus schwierig, Vorurteile als solche zu erkennen und zu revidieren. Ich trage Ihnen diese Gedanken vor, weil ich der gut begründbaren Auffassung bin, wir müßten die Fragen der prinzipiellen Einstellung klären, ehe wir uns Problemen kasuistischer Darstellung oder therapeutischer Methoden zuwenden. Es besteht ohne Vorklärung der Grundeinstellung die Gefahr permanenter Mißverständnisse. Was der Psychosomatiker an klinischen Erfahrungen mitzuteilen hat, nimmt ohne theoretischen Bezugsrahmen den Charakter des Kuriosums an.

Erlauben Sie mir, an dieser Stelle noch einen Faktor der Zurückhaltung oder der Ablehnung psychosomatischer Medizin gegenüber zu erwähnen. Wir alle leben in einer durch Lernvorgänge aufgebauten Erfahrungswelt. Die Symbolsignalisierungen im sozialen Leben sind oft voller Zweideutigkeiten und geben zu Mißverständnissen Anlaß. Das erweckt - mehr oder weniger deutlich empfunden - ein Sicherheitsbedürfnis. Wir alle möchten uns, wie wir sagen, „verstehen". „Verstehe mich doch", sagt der Patient mit seinem Symptom. Die spezifisch ärztliche Notlage entsteht dadurch, daß solcherart Krankheiten in diese Ebene des Signalaustausches einbezogen sein können; sie erfüllen dann einen chiffrierten Mitteilungsauftrag. Im Bewußtsein des Patienten wie des Arztes können sie fehlinterpretiert werden. Beide, Patient und Arzt, können dann eine Allianz unbewußt gesteuerten Mißverstehens eingehen, z. B. darüber, daß kein seelischer Konflikt vorliegt. Dadurch entsteht eine Situation, die es irrtümlicherweise unnötig erscheinen läßt, weitere Suchbewegungen im Hinblick auf seelische Konflikte auszuführen. Jetzt folgt ein Rückzug auf die Ebene des Organgeschehens. Das Subjekt ist nicht mehr das Erkenntnisobjekt, sondern das Organ.

Die These der Psychosomatiker ist es nun, daß diese Allianz der Abwehr psychischer Probleme beim Patienten und beim Arzt die Fehleinschätzung relativ sehr vieler Krankheiten in unseren technisch hochzivilisierten Gesellschaften fördert; aber der Rückzug auf die potente Droge, die ziemlich risikofreie Operation und ähnliche Maßnahmen – statt der schwierigen Verständigung zwischen Arzt und Krankem – wird deshalb nicht zu einem befriedigenden Ersatz für eine ärztliche Hilfe, in welcher das erlebende Subjekt in die Beobachtung und in das diagnostische sowie therapeutische Kalkül einbezogen wird.

Wenn man noch hinzufügt, daß das Erlernen moderner naturwissenschaftlicher Methoden der organ-zentrierten Medizin bei der sprunghaften Ausweitung unseres empirischen Wissens eine außerordentlich gesteigerte Mühe beansprucht, mag uns klar werden, daß die Ablehnung einer Theorie, welche die naturwissenschaftlichen Erkenntnisse noch einmal relativiert auf einem Hintergrund von Erlebnis- und Sinnzusammenhängen, eine Art natürlichen Selbstschutz des, wie es so leicht eingänglich heißt, „vielbeschäftigten Arztes“ darstellt. Niemand ist gerne bereit, erworbene Sicherheit wieder aufzugeben. Schulung in dialektischem Denken wird aber gerade durch die einseitig naturwissenschaftliche Unterrichtung des Arztes vermieden. Die irgendwann einmal später von ihm geforderte Einführung des Subjektes des individuell erlebenden und leidenden Patienten in sein Tätigkeitsfeld bleibt deshalb für ihn die Beschäftigung mit einem völlig neuen Sachbereich; die Forderung muß ihm wie eine willkürliche Zumutung erscheinen. Dies um so mehr in einem Augenblick oder in einem historischen Abschnitt, in dem sich die therapeutischen Möglichkeiten auch ohne Zuhilfenahme der Psychotherapie auf das Glücklichste entwickelt haben.

Die praktischen Folgen dieser Entzweiung, dieses Nebeneinander zweier Medizinen sind aber doch bedeutungsvoll. Ich habe davon gesprochen, daß psychosomatische Medizin ein differenziertes psychologisches Verständnis voraussetzt. Damit ist gemeint, daß man sich die im Verlauf von etwa 75 Jahren erworbenen psychologischen Kenntnisse und den zu ihrer Ordnung unerläßlichen theoretischen Bezugsrahmen aneignen muß. Das hierbei verwendete dualistische Modell psycho-somatischer (und natürlich auch somato-psychischer) Beeinflussung ist eine Arbeitshypothese, die wir gerne verlassen werden, wenn sich praktisch brauchbarere, bessere Modellvorstellungen ergeben.

Lachen und Weinen – man erinnere sich an die schöne Untersuchung von Helmuth Plessner – sind ein eng gefügtes und jedem Mitglied unserer Art zugängliches psychosomatisches Ausdrucksgeschehen. Ich kann innerlich lachen, ohne dabei eine Miene zu verziehen, aber ich bemerke dann wenigstens eine Spannung im Zwerchfellbereich. Umgekehrt kann ich in einen Lachkrampf verfallen, in dem sich für eine Weile die körperlichen Koordinationen, die zu lauten Lachen gehören, verselbständigen. Das zeigt, wie unauflöslich eng im normalen Lachen körperlicher und seelischer Prozeß sich vereinigen – aber unter deutlicher Führung des Erlebnisvorgangs. Ein Patient, der in einer Situation, in der Lachen verboten ist, nämlich in der Beziehung zu einem höchst autoritären Vorgesetzten, einen Singultus bekommt, verknüpft nun individuell und nicht so leicht nachvollziehbar wie beim Weinen und Lachen eine Funktionskoordination mit einem Affekt; die periodischen Zwerchfellkrämpfe tragen den Ausdruck eines Gefühls, das nicht gezeigt, ja nicht einmal bewußt erlebt werden darf. Da der Singultus regelmäßig nach einiger Zeit wieder verschwindet und es sich zwar um ein subjektiv überaus störendes, ernsthaft aber nicht gefährliches Symptom handelt, wird man bereit sein, eine Analogie zwischen Lachen und Singultus im Sinne eines Ausdrucks aggressiver Absichten (eines Auslachens, Verlachens) hinzunehmen. Wie steht es aber, wenn eine Patientin mit einem übelriechenden Fluor in die Sprechstunde kommt und dieser Ausfluß auch intensiven medikamentösen Behandlungsversuchen trotzt? Gibt es eine unbewußte Gleichsetzung von Spucken (aggressivem Bespucken) und dem chronischen Fluor? Nicht daß damit die ganze Symptomatologie erklärt wäre, wohl wird aber ein in manchem Fall bedeutungsschweres, motivierendes und verursachendes Geschehen für die pathologische Sekretion beschrieben.

Wen reizt das nicht zum Lachen? Vor 10 oder mehr Jahren habe ich versucht, Ansätze zu einer psychosomatischen Theorie sich chronifizierender Krankheiten zu entwickeln. Ich habe damals das Beispiel eines chronischen Analekzemes benützt und bin dabei auf die sog. „anale Struktur" des Charakters des Patienten eingegangen. Unter analer Struktur versteht der Psychoanalytiker die Beiträge einer bestimmten Entwicklungsphase des Lebens - in welche die Sauberkeitsgewöhnung als ein besonders wichtiges Ereignis fällt - zum definitiven Charakter, zum definitiven Verhaltenshabitus eines Menschen. Den damals anwesenden Internisten Martini haben meine Darlegungen in der Diskussion zu dem geradezu flehentlich geäußerten Ausruf veranlaßt: „Muß man denn immer vor dem Anus hocken?" Ich will nun gewiß hier meinerseits nicht Herrn Martinis Verständnislosigkeit posthum lächerlich machen, sondern die Frage stellen, warum kommt es uns lächerlich vor, ein Analekzem als Ausdrucksäquivalent einer regressiven Hilflosigkeit, eines Eingeständnisses der Hoffnungslosigkeit und zu gleicher Zeit auch als Widerstandsakt zu sehen? Warum darf nicht ein Fluor als Ausdruckschiffre andere verbotene, tabuierte aggressive Ausdrucksformen ersetzen?

Zunächst fällt es uns schwer, dem zuzustimmen, weil wir auf solche Gleichsetzungen nicht vorbereitet sind, weil unser Auge nicht für sie geschult wurde, weil wir die Erlebniszusammenhänge unserer Patienten nur oberflächlich, wenn überhaupt, zur Kenntnis nehmen. Daraus ergibt sich aber eine Gruppenreaktion. Die Tatsache nämlich, daß das, was ich nicht verstehe und was meine Kollegen auch nicht verstehen, mich im Tieferen zu beunruhigen beginnt. Dieses vage, unangenehme Gefühl läßt sich kollektiv dadurch abwehren, daß ich den Sachverhalt ins Lächerliche ziehe, ihn zum Lachen finde, also gerade nicht als etwas auffasse, was mich beunruhigen müßte. In der Tat habe ich ungezählte Male das Argument gehört, die Psychotherapeuten müßten nun in ihren Gedankengängen wirklich weniger exzentrisch sein, wenn sie erwarten wollen, daß die übrigen Ärzte sich bereit finden, diesen zu folgen. Das heißt aber, die Symptomgenese müßte sich bequemen, sozusagen auf den ersten Blick verständlich zu sein, was in sich widersinnig ist. In der Konsequenz davon wagt man als Psychoanalytiker in einem Kreis von Kollegen, denen wissenschaftliche Psychologie nicht vertraut ist, sich kaum offen zu äußern. Aber auch das Wenige, was man z. B. kasuistisch zu erläutern versucht, muß unglaubhaft bleiben, weil eben die Prämisse des theoretischen Verständnisses fehlt.

Nun sind aber die Psychosomatiker gar nicht in einer so schlechten Position, wenn man es auf eine Polemik ankommen lassen wollte. Denn auch sie haben von den Fachkollegen der verschiedenen Richtungen ungezählte Male naiv gegebene Ratschläge gehört, die sie freilich weniger zum Lachen als zu Tränen der Trauer herausgefordert haben. Denn was soll man zu der immer wieder einem frigiden Mädchen gegebenen ärztlichen Handreichung sagen, es möge nur erst einmal heiraten, im Laufe der Ehe verlöre sich dann die Frigidität schon; oder zu dem Rat an die verheiratete Frau, die immer noch frigide ist, sie möge nun erst einmal Kinder bekommen, um von ihrer genitalen Empfindungslosigkeit befreit zu werden? Sie werden gewiß ärgerlich reagieren, wenn ich jetzt solches Beispiel anführe, bitte werden Sie nicht ärgerlich, sondern reflektieren Sie mit mir ein Stück weiter. Die Sachlage sieht doch jetzt so aus: Der organ-zentriert denkende Arzt findet für eine Reihe seiner ärztlichen Empfehlungen, z. B. für einen für den Patienten unter Umständen unerhört folgenschweren Ratschlag, keine Billigung vom Psychosomatiker, der etwa im Falle der frigiden Patientin von der Hypothese ausginge, bei diesem Leiden liege ein schwerer Konflikt mit der weiblichen Rolle vor, der einer solchen Patientin gerade die Fortentwicklung im Leben zu neuen Aufgaben, zu denen der Ehefrau wie denen der Mutter, ganz erheblich erschwert, wenn nicht im Tieferen unmöglich macht. Andererseits findet der Psychosomatiker oder Psychoanalytiker mit seinen Erklärungsmodellen für eine Symptomgenese, wie wir sahen, bei seinen Kollegen ungläubige Ablehnung. Es muß aber gesagt sein, daß Psychologie nicht die Angelegenheit des gesunden Menschenverstandes ist, sondern vielmehr die Wissenschaft, die diesen gesunden Menschenverstand auf den Grad seiner Gesundheit oder Pathologie befragt.

So befinden wir uns also in der Situation, daß wir uns - sobald wir die Schwelle urbaner Höflichkeit überschreiten - wechselseitig inkompetent finden. Die Tatsache, daß ich hier eine solche Analyse anstellen darf, zeigt, daß es vielleicht nicht dabei bleiben müßte. Viele und fast immer frustrane Versuche klinischer Verständigung während 25 Jahren haben mich aber belehrt, daß wir zunächst diese grundsätzlichen Unterschiede der Theorie, der Annäherung an das Phänomen Krankheit zur Sprache bringen müssen, ehe wir als Psychosomatiker den Versuch machen dürfen, die Überlegungen mitzuteilen, die wir bei Kranken mit psychosomatischen Leiden anstellen; oder noch ambitiöser ausgedrückt, die wir bei menschlichen Krankheiten anstellen.

Eine Chancenungleichheit zwischen den beiden Medizinen der Gegenwart (der riesigen, erfolgreichen organ-zentrierten und der vergleichsweise zwergenhaft kleinen, der subjekt- und konflikt-zentrierten) besteht darin, daß alle Psychosomatiker die Medizinschule besuchen müssen und dort auf das anthropologische Grundkonzept der Organmedizin vereidigt werden; umgekehrt erfahren diese Medizinstudenten in ihrer Lernzeit nichts systematisch über die subjekt-zentrierte Medizin. Es gibt, wie ich erwähnte, kaum eine Klinik der Neurosen und psychosomatischen Erkrankungen als Basis-Unterricht. Dadurch bekommt die Sprache der Psychoanalytiker und Psychotherapeuten, der Psychosomatiker den Charakter eines Geheimdialekts. Wie diese Kollegen zu ihrer Diagnose kommen, bleibt unklar. Manche Ärzte suchen später in ihrer Praxis, unbefriedigt über ihre therapeutische Möglichkeit manchen Patienten gegenüber, nach Mitteln, die sie zu einem besseren Verständnis dieser Kranken bringen könnten. Ihnen ist der Londoner Psychoanalytiker Michael Balint entgegengekommen, indem er Gruppen von Ärzten einrichtete, die mit einem Psychoanalytiker zusammen Fälle solch fraglicher Diagnose zu diskutieren begannen. Die Rolle dieses Analytikers war es dann nicht, die Theorie zu lehren, sondern die Kollegen auf gewisse Eigentümlichkeiten des Verhaltens des Patienten oder ihres eigenen aufmerksam zu machen, die ihnen selbst unbemerkt blieben oder unproblematisch zu sein schienen. Wir haben jetzt schon mehr als 5 Jahre am Sigmund-Freud-Institut in Frankfurt mit dieser Technik gearbeitet. Ich will ein ganz kurzes Beispiel zum Schluß erwähnen, weil man an ihm sehen kann, wie wir langsam neben der Organdiagnose die am Individuum orientierte aufgebaut haben, wie also hier eine Annäherung der beiden Medizinen stattgefunden hat.

Die Kranke, die uns ein Problem aufgab, war eine 38jährige verheiratete Frau mit 2 Kindern. Seit mehr als einem Jahrzehnt war sie an einem übelriechenden Fluor vaginalis erkrankt. Das Symptom hatte bisher allen medikamentösen Behandlungsversuchen getrotzt. Außer dem Fluor waren keine bemerkenswerten Krankheitszeichen festzustellen. Es fiel der behandelnden Ärztin auf, daß die sorgfältig gepflegt wirkende Patientin einen besonders schönen Teint hatte. Sie machte deshalb die Bemerkung, es sei doch merkwürdig, daß die Kranke oben so hübsch und klar aussehe und unten sich so unappetitlich fühle. Darauf teilte die Patientin der Ärztin mit, daß sie meist frigide sei, den Verkehr nicht brauche und daß das zweite, jetzt 3jährige Kind, ein Sohn, ein unerwünschtes war.

Die Patientin teilte dann überraschenderweise mit, daß sie vorher noch nie mit einem Arzt über ihre Frigidität oder ihre Eheprobleme gesprochen hätte. Immerhin war sie über ein Jahrzehnt in Universitätskliniken und bei Fachärzten behandelt worden. Die Entdeckung der Frigidität durch ein Mitglied unserer Gruppe erweckte in ihr zunächst ein Hochgefühl. Wir hatten einen für die Pathogenese des Fluor vielleicht wichtigen Tatbestand ermittelt, der den vorbehandelnden Ärzten verborgen geblieben war. Natürlich, hieß es, niemand hat in der Sprechstunde oder in der Klinik Zeit, sich intensiv genug mit dem Kranken zu beschäftigen; da passiert es dann, daß die Anamnesen dürftig ausfallen. An dieser Stelle griff der Psychoanalytiker ein. Er machte die Gruppe darauf aufmerksam, daß diese Feststellungen natürlich richtig seien, es trotzdem auffallen müsse, daß die Frigidität so lange ein verborgenes Leiden der Patientin geblieben ist. Zu diesem Tatbestand gehören ja nicht nur die diagnostizierenden Ärzte, sondern auch die leidende Kranke; warum war denn die Patientin nicht ihrerseits vertrauensvoll mit der Frage, wie ihre Frigidität zu heilen wäre und was ihre Frigidität möglicherweise mit ihrem Fluor zu tun haben könnte, an einen der Ärzte herangetreten? So kamen wir diskutierend zu der Auffassung, daß offenbar die Patientin an ihrem Symptom festhält, daß sie es, obgleich sie von ihm befreit werden will, offensichtlich in einem uns noch unbekannt bleibenden Zusammenhang brauche.

Wir bekamen zunächst durch das weitere Verhalten der Patientin eine Bestätigung dieser Theorie. Obgleich unsere Kollegin sich freundlich mit ihr besprochen hatte und ihr ein neues, soeben auf den Markt gekommenes Mittel gegen Fluor verschrieb, kam die Patientin erst 2 Monate nach dem vereinbarten nächsten Termin und bekannte dort noch, daß sie das verordnete Mittel erst vor etwa 3 Wochen genommen hatte. Nun machte die Kollegin die Patientin darauf aufmerksam, daß es offenbar sinnlos sei, mit den Lokalbehandlungen fortzufahren, daß man sich statt dessen darüber klar werden sollte, welches denn die Probleme seien, die möglicherweise diesen störenden Fluor unterhielten. Die Diskussion des zweiten Gespräches zwischen Ärztin und Patientin in unserer Gruppe bezog sich auf einige aktuelle Schwierigkeiten in der Familie, die zutage gekommen waren, und außerdem auf eine neue Beobachtung unserer Kollegin. Die Kranke hatte ihren 3jährigen Sohn mit in die Sprechstunde gebracht und sich sehr beziehungslos zu ihm gezeigt. Die Diskussion dieser wenigen Daten bestärkte uns in der Auffassung, daß es eigentlich ein Symptom der Patientin sei, daß man sie zuvor nicht gefragt hatte und daß es auch unserer Kollegin sehr schwer fiele, mit der Kranken in ein Gespräch zu kommen; offenbar ihrem eigenen Kind auch. Die Patientin habe eine glatte, feine Haut, sei ein noli me tangere, aber unbewußt und in einem verborgenen Bereich müsse etwas fortwährend gen Himmel stinken. Die Patientin hatte berichtet, daß ihr Fluor bei allen Bemühungen um Sauberkeit wegen seines widerwärtigen Geruchs die ganze Familie störe. Zwei Wochen nach dem ersten Gespräch war die Kranke ohne Fluor gewesen, jetzt sei er aber wieder ganz schlimm.

Auch zum nächsten vereinbarten Besuch kam die Patientin wieder erst 14 Tage später. Die Kollegin, die sich durch das Verhalten der Patientin gekränkt fühlte, war nun wohl etwas energischer und drängte darauf, daß man sich jetzt nicht erneut über Lokalbefunde unterhalte, sondern den Grund des lästigen Leidens bei den Lebensproblemen der Kranken suchen müsse. In dieser und in einer 6 Wochen später stattfindenden Besprechung ergab sich dann das Folgende: Die Patientin war im Krieg Arbeitsdienstführerin und fühlte sich unter gleichgeschlechtlichen Kameradinnen sehr wohl. Am Kriegsende wurde sie durch russische Soldaten vergewaltigt. Das hatte sie nicht verziehen, wenngleich sie weder mit ihrem Mann, noch vorher mit ihrer Mutter, die in ihrem Leben eine bedeutende und sehr zwiespältige Rolle spielte, darüber gesprochen hatte. Schließlich korrigierte die Patientin ihre frühere Angabe, daß der Fluor nach der Geburt des ersten Kindes eingesetzt habe, dahingehend, daß er mit ihrer Verheiratung aufgetreten sei. Auf den Mann, dem sie in ihrem vordergründigen Verhalten „diente", hatte sie einen Teil der feindseligen Gefühle gegen die Vergewaltiger übertragen. Ganz zum Schluß bemerkte die Patientin, sie habe vergessen zu sagen, daß sie bis zur Eheschließung Bettnässerin gewesen sei und man sich vorstellen könne, wie sehr dieses Leiden sie etwa während ihrer Arbeitsdienstjahre belastet habe. Mit der Eheschließung wechselte das Symptom von Bettnässen zu Fluor.

Damit waren aber die Überraschungen, die uns die Patientin bot, noch nicht zu Ende. Unsere Kollegin erfuhr, daß der 3jährige Sohn, das unerwünschte Kind, dem gegenüber sich die Patientin in der Sprechstunde der Kollegin so anteilnahmslos verhielt, sowohl ein Enuretiker wie ein Enkopretiker war und Tag und Nacht einnäßte bzw. einkotete. Also auch das Kind hatte ein übelriechendes Symptom, das uns die Heftigkeit der ambivalenten Gefühlsbeziehung zwischen Mutter und Kind verriet. So durchaus überraschend war das Symptom des Kindes gar nicht; denn es ist bekannt, daß Enuresis regelhaft auf gestörte Mutter-Kind-Beziehung verweist. Von Mutter zu Kind haben wir es mit einer direkten Symptomtradition zu tun.

Die Patientin, die nun zum ersten Mal wieder seit ihrer Zeit als Arbeitsdienstführerin eine positive Beziehung zu einer Frau, zu unserer Kollegin, anbahnte – mit aller Zurückhaltung –, machte eine schwere seelische Krise bei der Verbalisierung der geheimgehaltenen Ereignisse ihrer Vergangenheit durch. Diese signalisierten natürlich nur den Vordergrund eines tieferen Rollenkonfliktes, nämlich einer sehr starken homosexuellen Bindung, vornehmlich an ihre Mutter. Über diese in der infantilen Lebensgeschichte der Kranken verankerte Motivation ihres Leidens mußte jedoch die Ärztin gar nicht mit der Kranken sprechen. Der Gruppe war zunächst auch dieses Problem gar nicht aufgefallen. Bemerkenswert war jedoch, daß bereits die emotionelle Entlastung in der Beziehung zu der unparteiisch und unvoreingenommen zuhörenden Kollegin das Verschwinden des chronischen Symptoms bewirkte. Das Symptom ist auch in den kommenden Jahren nie wieder aufgetreten. Der Abbau der aggressiven Triebspannung ermöglichte ungestörtere libidinöse Befriedigungen. So erfuhr unsere Kollegin – fast en passant –, daß nach dem letzten dramatischen Gespräch auch die Enkopresis und Enuresis des Kindes verschwunden waren.

Natürlich ist dies ein überraschungsreicher und geglückter Fall, von dem ich Ihnen berichtet habe. Wir waren keineswegs immer gleichermaßen erfolgreich. Der Fall, als Beispiel genommen, zeigt aber doch, welche komplexe Rolle Symptome in einem Familiengefüge spielen. Er zeigt ferner, daß mit einiger Geduld und Verständnisbereitschaft für den Kranken – auch wenn er sich so ablehnend verhält wie diese Patientin – erstaunliche Beeinflussungen des Lokalbefundes erzielt werden können. Schließlich beweist diese Symptomheilung, zu der doch ein Stück charakterliche Veränderung gehörte, daß sie auch ohne übertriebenen zeitlichen Aufwand von seiten des Arztes möglich wird, wenn dieser nur die richtige Einstellung mitbringt. Unserer Kollegin war es gelungen, in vier Besprechungen, von denen nur die dritte, dramatisch lange, eine Stunde beanspruchte, die anderen weit weniger, ein Symptom von großer Hartnäckigkeit zu beseitigen.

Sie werden vielleicht bemerkt haben, wie wichtig die Kooperation der Ärztegruppe mit dem Analytiker bei diesem therapeutischen Geschehen gewesen ist. Die Kollegin hatte, ungeschult wie sie war, ursprünglich verständlicherweise große Bedenken, an ein, zwar mit Hilfe eines schweren Symptomes gewonnenes, aber doch relativ stabiles inneres Gleichgewicht bei ihrer Kranken zu rühren. Sie konnte ihre Haltung jedesmal nach einer Begegnung mit der Kranken in der Gruppe kontrollieren, was ich für eine entscheidende Voraussetzung für den glücklichen Ausgang der Behandlung ansehen muß.

Es darf nicht verschwiegen werden, daß man die Fähigkeit zu solcher therapeutischen Einstellung nicht leicht erwirbt. Erst als unsere Gruppe während 2 Jahren wöchentlich getagt hatte, wurde es uns möglich, einander einigermaßen zu verstehen. So weit sind eben die beiden Medizinen zunächst voneinander entfernt. Immer wieder wurde uns deutlich, daß zeitaufwendig nicht so sehr die Behandlung der Kranken ist, sondern die Fortbildung der Ärzte selbst. Es ist nicht jedermanns Sache, seinen freien Mittwochnachmittag als praktischer Arzt mit einer anderthalbstündigen Diskussion unter Kollegen, wie ich sie geschildert habe, zu belasten. Trotzdem erscheinen mir die Balintschen Ärztegruppen das noch am ehesten praktikable Mittel besserer Verständigung zu sein.

Dieses sehr verdichtet wiedergegebene Beispiel kann die Notwendigkeit der Zusammenarbeit beider Medizinen gut belegen. Gewiß wird nicht jeder Gynäkologe sich nun für psychosomatische Fragestellungen interessieren, wie sich nicht jeder für die chirurgischen Probleme dieses Faches engagieren kann. Beim Umfang beider Fachbereiche ist leicht einzusehen, welche Forderung hier gestellt ist. Eine sorgfältig kultivierte Teamarbeit kann uns in Praxis und Grundlagenforschung die Arbeit wesentlich erleichtern. Ebenso wie solche Teams etwa mit Endokrinologen und Biochemikern für den Frauenarzt fruchtbar sein können, so auch mit dem Psychosomatiker. Hier liegen viele unentdeckte Schätze für unsere Erkenntnis.

aus: „Verhandlungen der Deutschen Gesellschaft für Gynäkologie", Kirchhoff und Thomsen, Lübeck-Travemünde 1968, S. 61–75.

Hanns Dietel (1905 - 1987)

38. Präsident der Deutschen Gesellschaft für Gynäkologie

Tagungsort: Hamburg, 22. - 26. September 1970

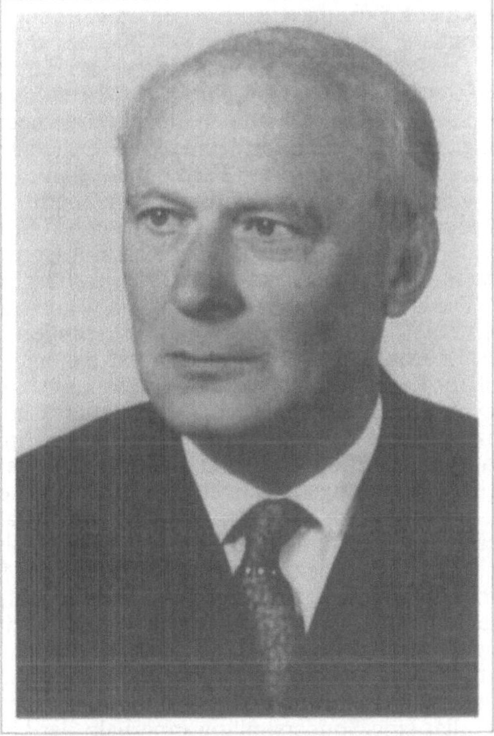

Persönliche Daten

geboren am 17. Dezember 1905
in Hof an der Saale
gestorben am 27. März 1987
in Hamburg

Einleitung:

*Prof. Hanns **Dietel**[53], Hamburg, Leiter einer der größten Kommunalen Frauenkliniken in Deutschland (Finkenau), reflektierte in seiner Eröffnungsansprache die seit 1968 im Umbruch stehende Situation an den deutschen Universitäten und sprach sich, angesichts der Aufgaben der Medizin für Forschung, Lehre und Krankenversorgung, dafür aus, die Medizinischen Fakultäten aus dem allzu straffen Verband der Universitäten zu lösen, um sie ähnlich den amerikanischen Medical Schools unter Mitnahme der Naturwissenschaften zu verselbständigen, sie dadurch unabhängiger von dem Einfluß von Gremien zu machen. Dietel erkannte den Unterschied der Anforderungen, denen sich ein akademischer Lehrer im Unterschied zu einem Forscher ausgesetzt sieht und bekannte sich zur integrativen Lehre ebenso wie zu der Spezialisierung in der Forschung. Die Lernzielkataloge sollten an die verminderten Bedürfnisse der künftigen Allgemeinärzte, Geburtshilfe und Gynäkologie zu praktizieren, besser angepaßt werden. Auf seinem Kongreß wurde erstmals dem Mammacarcinom als frauenärztlicher Aufgabe besondere Beachtung eingeräumt (H. Lax: Probleme der Diagnostik und Therapie des Mammacarcinoms). Der Anspruch der Gynäkologie auf Diagnose und Behandlung des Brustkrebses wurde damit deutlich erhoben - ein Novum. Neu tauchte auch die „Gynäkologische Endoskopie"[54] im Programm der Gesellschaft auf (Moderator K. Semm). Infektionen während der Schwangerschaft und Östrogene bildeten weitere Schwerpunkte. Die Tradition des „Podiumsgespräches" wurde fortgeführt mit Themen wie „Der operative Schnelleingriff zum Schutz des intrauterin erhöht gefährdeten Kindes" (Moderator E. Saling), „Geburtserleichterung" (Moderator L. Beck), „Geburtshilfe - Geburtsmedizin" (Moderator H. Dietel), der darin als Präsident einen traditionellen Standpunkt vertrat: „Es wurde länger über den Begriff Geburtsmedizin diskutiert und festgestellt, daß dieser Name keinen neuen Inhalt birgt, sondern einfach die heutige moderne Geburtshilfe, d. h. die Einverleibung der Erkenntnisse der Perinatologie in die Geburtshilfe darstellt"[55]. Viel Resonanz hat das Podiumgespräch zum Thema „Wann beginnt das menschliche Leben" (Moderation R. Kepp) erhalten. Die Gesellschaft verabschiedete zwei Resolutionen: (1) „Zur Tötung der Leibesfrucht"[56] und (2) „Resolution über den Beginn des menschlichen Lebens"[57].*

H. Dietel:[1]

Der Präsident unseres vorletzten Kongresses, der leider verstorbene Prof. Fauvet, hat 1966 in seiner Eröffnungsansprache einen Rückblick auf die Entwicklung unseres Faches mit besonderer Berücksichtigung von Niedersachsen gegeben.

Der Präsident des letzten Kongresses, Herr Prof. Kirchhoff, hat 1968 einen Ausblick in die Zukunft der Medizin, ihre Möglichkeiten und Gefahren gewagt.

Lassen Sie mich heute zu Gegenwartsfragen unseres Faches Stellung nehmen, denn ich glaube, daß in diesen Jahren die Weichen gestellt werden, die der deutschen Medizin und damit auch unserem Fach den Weg in die Zukunft ermöglichen oder blockieren.

Wenn man, wie ich, am Ende seiner beruflichen Laufbahn steht, so braucht man den Vorwurf nicht zu fürchten, aus egoistischen Gründen überholte Strukturen zu verteidigen, sondern man kann das Recht für sich in Anspruch nehmen, aus ernster Sorge zu sprechen als ein Mann, dem das Schicksal seines Berufes nicht gleichgültig ist.

Die Universität als Ausbildungsstätte auch der zukünftigen Ärzte befindet sich in einer ernsten Strukturkrise. Der Wille zur Veränderung überholter Formen ist überall bemerkbar. Er schwankt aber von dem Vorschlag maßvoller, aber deshalb auch nicht so spektakulärer Reformen bis zur Universität als Ansatz und Ausgangspunkt gesellschaftlicher Revolution. Es zeichnet sich doch deutlich ab, daß sich hier neue Herrschaftssysteme anzusiedeln suchen, die ihre Vorstellungen mit aller Intoleranz durchzusetzen gewillt sind und die die Gefahr mit sich bringen, die Freiheit der Forschung und Lehre zum Erliegen zu bringen. Es werden Jahre vergehen, bis die Unruhe und die Ratlosigkeit, die heute vielfach herrschen, gewichen sind. Dabei steht viel auf dem Spiel. Der Rang der deutschen Forschung und Lehre; für die Medizin steht aber noch mehr auf dem Spiel: Die Gesundheit der Menschen, die in hohem Maße abhängig ist von der Güte der ärztlichen Ausbildung, und hier ist meines Erachtens die Grenze der universitären Experimente gesetzt. Was für die Struktur eines soziologischen oder politologischen Instituts noch vertretbar sein mag, für eine Klinik kann das gleiche eine Gefährdung für den Patienten darstellen. So gut der Abbau falscher Autoritäten ist, in der Klinik lassen sich notwendige Verantwortungsstrukturen nicht einfach leugnen. So hat die Medizinische Fakultät eine Sonderstellung innerhalb der Universität, die beachtet werden muß. Die heutige Massenuniversität ist zu einem Mammutunternehmen geworden, in der die verschiedensten Wissenschaftszweige zusammengeschlossen sind, die selten miteinander, häufiger aber gegeneinander arbeiten und zu einem erschreckenden Immobilismus führen. Für die Medizin mit ihrer unabdingbaren Besonderheit ist die starre Fesselung an die Universität heute zur Zwangsjacke geworden, die einer sinnvollen Entwicklung im Wege steht. Die führende englische medizinische Wochenschrift, der „Lancet", schrieb am 10. Januar 1970[2]:

„Nach allem wird jede Entscheidung von der wichtigsten bis zur trivialsten von Kommissionen getroffen. Für das Gebiet der Medizin erscheint das schlicht ungeeignet und verrückt. Wenn diese Schemata durchgeführt werden, so werden sie einen scharfen Abfall der Leistungen in Forschung und Lehre bewirken, einen Abfall, den auszugleichen Jahre dauern würde."

Nach langjähriger Beobachtung der Entwicklung und Kenntnis auch nichtdeutscher Verhältnisse halte ich die Herauslösung der Medizin aus der starren Integrierung in die Universität als einer Institution, die sich heute durch inneren Zwist selbst aufzulösen droht, und die Herstellung einer gewissen Selbständigkeit für die Medizin nicht nur für wünschenswert, sondern für notwendig. Welche Bezeichnungen man dafür finden soll, ist völlig gleichgültig. Es gilt allein eine Form zu finden, in der die lebenswichtigen Elemente der Medizin, die Ausbildung der Studenten, die Forschung und vor allem aber auch die Rücksicht auf die Krankenversorgung, zu ihrem Recht kommen. Wir

[1] Fußnoten vom Herausgeber eingefügt.

[2] Dietel bezieht sich auf ein Editorial im Lancet vom 10.1.1970 (Round the World), welches die Zustände an manchen deutschen Universitäten beschreibt, wie sie nach Einführung der „Drittelparität" entstehen mögen. Es heißt dort u. a. wörtlich: „...The full professor, originally selected for his knowledge and skill, may find himself spending most of his time at endless committee meetings and eventually relegated to a minor role... After all, every decision, from the most important to the most trivial, will be taken by committees, on which inexpert persons - students, assistants and other employees - have the majority, and their status can hardly be rated higher than that of apprentices. In the medical field, this seems singularly inappropriate and foolish. If these schemes are carried out as planned, they will cause a sharp decline in the standards of research and learning - a decline that it may take years to reverse."

müssen deshalb fordern, daß die Regierungen bei den Hochschulgesetzen diesen Sonderstatus der Medizin berücksichtigen, wie es z. B. das hessische Hochschulgesetz schon getan hat.

Die oft beschworene Gefahr, damit die Medizin aus dem geistigen Leben der Universität zu isolieren, halte ich für gering. Wo ist denn heute noch die geistige Gemeinschaft der Fakultäten zu finden? So bestätigte mir Herr Plotz, der die amerikanischen Verhältnisse aus jahrelanger Tätigkeit an dortigen Medical-Schools kennt, daß die Kooperation zwischen den Medical-Schools und den anderen Fakultäten in den USA unvergleichlich enger ist als bei uns. Eine Zusammenarbeit ergibt sich eben aus einem gemeinsamen wissenschaftlichen Interesse, sie ist freiwillig und nicht durch irgendeine Struktur zu erzwingen.

Es kann kein Zweifel darüber bestehen, daß die zukünftige Stellung des Arztes davon abhängig sein wird, wie er den Aufgaben, die die Zukunft bringt, gewachsen sein wird. Wir erleben eine Wissensexplosion, und von dem was wir heute lernen ist in durchschnittlich 5-10 Jahren nur noch die Hälfte richtig. Das Studium darf heute nicht mehr darauf abgestellt sein, dem Studenten ein Wissen zu vermitteln, das er in jedem Lehrbuch gleich gut oder besser nachlesen kann und das vielleicht in einigen Jahren schon hoffnungslos überholt ist, sondern es muß ihm zeigen nicht nur was, sondern vor allem auch wie man studiert, um ihn in die Lage zu versetzen, auch in seinem späteren Leben Anschluß an die immer schneller werdenden Fortschritte der Medizin zu halten. Damit muß aber auch die Rolle des Dozenten als Lehrer in der heutigen medizinischen Ausbildung neu durchdacht und aufgewertet werden. Geben wir doch zu, daß die Mehrheit unserer Studenten auf der Universität eine optimale und möglichst kurze Ausbildung zu ihrem Berufsziel, in unserem Fache also zum Arzt, anstreben. Der Drang zur reinen Erkenntnis ist und war wohl immer schon nur bei einigen wenigen zu finden. Um so wichtiger ist es, qualifizierte Dozenten zu finden, denn von ihnen hängt die Qualität der Ausbildung und damit auch das Niveau der späteren Ärzte ab. Es wird allerdings dann nicht mehr zu vermeiden sein, daß diese Dozenten sich vorwiegend auf ihre Lehrtätigkeit verlegen, wenn sie imstande sein wollen, sich die technischen Mittel zunutze zu machen, die heute für einen rationelleren und intensiveren Unterricht zur Verfügung stehen.

Es ist eine Binsenwahrheit, daß heute ein Forscher auf einem Gebiet nur dann erfolgreich sein kann, wenn er es immer weiter einengt. Das bedingt naturgemäß, daß andere Gebiete seines Faches ihm fremder werden. Der studentische Lehrer aber sollte imstande sein, sein Fach in seiner Gesamtheit zu übersehen und die Problematik der Forschungsrichtungen in ihrer Bedeutung für die ärztliche Ausbildung zu beurteilen. Er sollte die Gesamtschau behalten, ohne eigenes Wissen verflachen zu lassen; das wird aber nicht gehen, ohne daß er eine Einschränkung der eigenen Forschung in Kauf nimmt. Ich bin auch nicht der Ansicht, daß dies unbedingt zu einem Abfall des Lehrniveaus führen muß, denn keineswegs sind die erfolgreichsten Forscher auch die besten Lehrer. Es wird ja sowieso schon immer schwieriger, diese beiden Funktionen in einer Person zu vereinigen. Meist behindert der Forscher den Lehrer und umgekehrt, so daß im Endeffekt beides zu kurz kommt. Die auf uns zukommende Studentenlawine macht diese Aufgabe des Lehrens so wichtig, die nicht darin bestehen kann, den Studenten mit mehr oder weniger totem Wissen vollzustopfen, sondern ihn mit der Fähigkeit auszustatten, sich die neuen Fortschritte und Erkenntnisse in seinem Fach anzueignen und sich mit ihnen kritisch auseinanderzusetzen. Schon Schleiermacher[1] hat 1807 gesagt, daß es die Aufgabe der Universität wäre, das Lernen zu lehren.

Die meines Erachtens notwendige Verselbständigung der medizinischen Fachbereiche könnte in Form von Medizin-Schulen verwirklicht werden, die sehr wohl unter dem Dach der Universität bleiben können. Eine solche Medizin-Schule könnte endlich auch eine sinnvolle Integrierung der naturwissenschaftlichen Fächer in die Medizinausbildung vornehmen und den Studenten von Anfang an an die Medizin heranführen und auf seine spätere praktische Berufstätigkeit vorbereiten. Dabei würde die Schaffung von Medizin-Schulen mit verhältnismäßig geringen Mitteln und in absehbarer Zeit durchführbar sein und man brauchte nicht mit Milliardenbeträgen und Jahrzehnten zu rechnen. Man könnte auch mehrere Medizin-Schulen schaffen, denn hier liegt eine große Ausbildungskapazität brach, die nur benutzt zu werden braucht, um sie sinnvoll in die Ausbildung der Studenten einzusetzen. So könnte ich mir denken, daß z. B. in Hamburg zwei oder drei Medizin-Schulen möglich sind. Damit wäre auch der Engpaß in der Ausbildung und der unglück-

[1] Ernst Daniel Friedrich Schleiermacher (1768-1834), Berlin. Theologe und Philosoph. Hat die geistige und religiöse Entwicklung im Deutschland des 19. Jahrhunderts in Zustimmung und Widerspruch weitgehend bestimmt.

liche Numerus clausus vermieden. An seine Stelle könnten sinnvollere Zulassungsprüfungen treten, auf die in absehbarer Zeit wohl nicht verzichtet werden kann. Man muß von diesen Prüfungen allerdings verlangen, daß sie die voraussichtliche Berufseignung einigermaßen zuverlässig erfassen. Daß dies möglich ist, haben entsprechende Erfahrungen der amerikanischen Medical-Schools gezeigt.

Die Frage, ob die Forschung an diesen Medizin-Schulen einen ausreichenden Spielraum finden würde, ist eine Frage der Organisation und kann, wie dies das amerikanische Beispiel zeigt, ohne weiteres gewährleistet sein.

In unserem Spezialfach müssen wir uns damit abfinden, daß es in der allgemeinen ärztlichen Praxis nur noch eine untergeordnete Rolle spielt. Das berechtigt uns aber auch, von den Studenten heute nur noch ein gewisses obligatorisches Basiswissen zu verlangen und das darüber hinausgehende in das Internatsjahr und die dann eventuell angestrebte Facharztausbildung zu verlegen. Es gilt, auch in unserem Fach Ballast abzuwerfen. Es gilt, den Lehrstoff auf die Aufgaben abzustellen, die auf den Facharzt für Gynäkologie in der Praxis und die wenigen, es sind ja nur noch z. Z. 8%, praktischen Ärzte, die Geburtshilfe und Gynäkologie betreiben, zukommen. Unser Fach macht eine deutliche Verlagerung des Schwerpunktes von der kurativen auf die präventive Seite durch, und hier gilt es, die entsprechenden Folgerungen zu ziehen, sonst laufen wir Gefahr, daß unsere Studenten etwas lernen, was sie später nicht gebrauchen können, und was sie brauchen, haben sie nicht gelernt.

Aber auch die Ausbildung der Assistenten zum Facharzt für Geburtshilfe und Gynäkologie muß intensiviert und moderner gestaltet werden. Bei einer 20jährigen Mitarbeit im Facharztanerkennungsausschuß der Hamburgischen Ärztekammer hat sich mir die Notwendigkeit immer stärker aufgedrängt, daß es meines Erachtens nicht mehr zu umgehen ist, die Facharztprüfung mündlich und schriftlich einzuführen. Heute genügt das Zeugnis des Chefs und ein mehr oder weniger magerer Operationskatalog. Es scheint mir aber sehr viel wichtiger, objektiv festzustellen, daß der betreffende Kollege seine Assistentenzeit nicht nur zum Erwerb spezieller manueller Geschicklichkeit, sondern auch zur Erweiterung und Vertiefung seiner Kenntnisse gebraucht hat. Das hätte unter anderem auch den Vorteil, daß der Leiter der Ausbildungsstätte veranlaßt würde, sich intensiv um die Ausbildung seiner Assistenten zu kümmern. In der Schweiz sind solche Bestrebungen bereits im Gang, und ich glaube, daß auch wir in der Bundesrepublik ein solches Ziel anstreben sollten.

Auf das dritte Problem, das uns wohl alle beschäftigt, die Weiterbildung des Facharztes, brauche ich nur kurz einzugehen.

Auf dem New Yorker Kongreß wurde von Peel, der darüber referierte, festgestellt, daß diese Frage noch nirgends auf der Welt befriedigend gelöst ist. Bei uns ist die Fortbildung des Facharztes eine Aufgabe der Ärztekammern, die in verschiedenen Bundesländern verschiedene Lösungen gesucht haben, die aber alle noch nicht überzeugen oder sich auch noch nicht als realisierbar erwiesen haben. Hier stellt sich den wissenschaftlichen Gesellschaften und den Berufsverbänden eine wichtige Aufgabe dar, indem sie den Ärztekammern Vorschläge unterbreiten und beratend zur Seite stehen sollten.

Eine Fülle von Fragen, die sich aufdrängen. Ihre Lösung wird sicherlich schwieriger sein, als sie bei einer solchen gedrängten Darstellung erscheinen mag. Aber ich glaube: Das Ziel, unseren Studenten und jungen Kollegen einen gangbaren Weg in ihre berufliche Zukunft zu ermöglichen, lohnt jede Anstrengung.

aus: „Verhandlungen der Deutschen Gesellschaft für Gynäkologie", Dietel und Thomsen, Hamburg 1970, S. 35–39.

Richard Kurt Kepp (1912-1984)

39. Präsident der Deutschen Gesellschaft für Gynäkologie

Tagungsort: Wiesbaden,
20.-23. September 1972

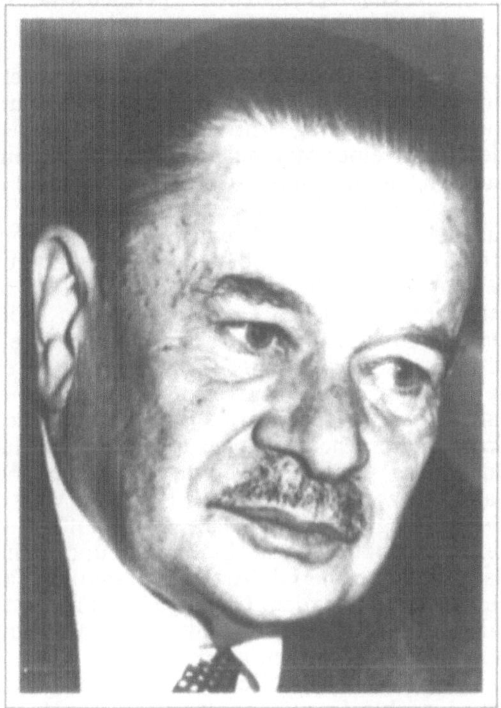

Persönliche Daten
geboren am 7. Februar 1912
in Hermannstadt/Siebenbürgen
gestorben am 5. Februar 1984
in Bremen

Einleitung:

Prof. Richard ***Kepp***[58] *widmete seine Eröffnungsansprache ganz dem Thema der gesetzlichen Regelungen zum Schwangerschaftsabbruch. Eine Gesetzesnovelle war in Vorbereitung, aber noch nicht verabschiedet. Die Debatte war bestimmt durch die Alternative: Fristen- oder Indikationslösung. Richard Kepp bekannte sich zu einer Indikationslösung und begründete seinen Standpunkt mit Nachdruck. Ihn hatte geärgert, daß das Thema damals auch polemisch angefaßt wurde und er zitierte dafür als Beispiel eine Soziologin: „Die häufigen Hinweise der Ärztefunktionäre auf Euthanasie und ‚Drittes Reich' stärken den Verdacht, als wolle eine alternde Ärzteschaft, die im ‚Tausendjährigen Reich' versagte, quasi ihre Vergangenheit mit dem Uterus junger Frauen bewältigen"*[59]*. Kepp hielt es eher mit H. Husslein*[60]*, der sich ebenfalls engagiert gegen die staatliche Sanktionierung des Schwangerschaftsabbruches im Sinne einer Fristenlösung auseinandergesetzt hatte. Kepps Ansprache ist auch heute noch aktuell, die Argumente pro und contra haben sich seither kaum verändert, der Streit um Fristenlösung versus Indikationslösung belebt sich offenbar immer wieder neu. Eine Umfrage, veranstaltet von einer Kommission der Deutschen Gesellschaft für Gynäkologie (Vorsitz H. Kirchhoff), hatte ergeben, daß eine eindeutige Mehrheit der Mitglieder für die Indikationslösung eintrat, wenngleich diese Mehrheiten für einzelne Indikationsformen unterschiedlich ausgefallen waren, so für die „Notlagenindikation" am schwächsten (65,48%), gefolgt von größerer Zustimmung für die „kindliche" Indikation (73,13%), für die Notzuchtsindikation (83,94%) und für die medizinische Indikation (85,46%). Es war die erste je schriftlich durchgeführte Abstimmung unter den Mitgliedern der Gesellschaft, auf die sich Kepp bezog*[61]*. Auf dem Kongreß wurden erneut psychosomatische Fragen behandelt (H. E. Richter), die Plazentainsuffizienz klarer definiert (H. Schmidt-Matthiesen, P. Kaufmann und J. Stark, G. Bastert), die Risikoschwangerschaften eingegrenzt (H. Wulf), Frühstadien des Cervixkarzinoms besprochen (G. Hillemanns) bzw. Fertilitätsfragen der Forschung und Klinik (H.-D. Taubert, J. Hammerstein) aufgegriffen.*

R. Kepp:

Es ist eine Gepflogenheit unserer Gesellschaft, daß anläßlich der Eröffnung eines Kongresses der Präsident eine Ansprache zu einem von ihm sebstgewählten Thema hält. Während vor 6 Jahren unser unvergessener Egon Fauvet noch unbelastet durch äußere Verhältnisse über die Geschichte der Medizin im niedersächsischen Raum sprechen konnte, wählten auf den nächsten Kongressen Herr Kirchhoff und Herr Dietel Themen, die sich unmittelbar auf die zukünftige Entwicklung oder auf die Problematik der Gegenwart bezogen, wie die Gefahr einer Manipulation des Menschen, bzw. die Schwierigkeiten der Strukturänderung an den Universitäten, insbesondere an den medizinischen Fakultäten.

Ich selbst glaube heute, zu keiner anderen Thematik Stellung nehmen zu können, als zu der Änderung des § 218 unseres Strafgesetzbuches. Ich hatte ursprünglich gehofft, mich mit einer inzwischen erfolgten Gesetzesänderung, auseinandersetzen zu können. Unterdessen ist die beabsichtigte Änderung auf der Strecke der parlamentarischen Diskussion geblieben. Die Hektik einer emotionalen Erörterung ist zwar zur Zeit verstummt, die Diskussion wird aber ganz bestimmt wiederkehren. Auf Einzelheiten der Emotionalität, wie auf persönlichem Engagement beruhende einseitige Darstellungen in den verschiedenen Medien, mag ich hier nicht weiter eingehen. Als bedauerlich ist aber zu vermerken, daß selbst auf einer Ebene, auf der eine sachliche Diskussion zu erhoffen gewesen wäre, sich ausgesprochene Entgleisungen ereignet haben. In dem von ihm herausgegebenen Buch „Das Abtreibungsverbot des Paragraphen 218“ plädiert der Jurist Prof. Jürgen Baumann zwar dafür, daß das Buch zur Versachlichung der Diskussion beitragen solle, die Soziologin Dr. Peter-Habermann äußert jedoch folgendes: „Die häufigen Hinweise der Ärztefunktionäre auf Euthanasie und ‚Drittes Reich‘ stärken vielmehr den Verdacht, als wollte eine alternde Ärzteschaft, die im ‚Tausendjährigen Reich‘ versagte, quasi ihre Vergangenheit mit dem Uterus junger Frauen bewältigen“, wörtlich zitiert von S. 350 des Buches. Ich glaube nicht, daß eine solche Äußerung als sachlicher Beitrag zur Diskussion angesehen werden kann.

Meine Damen und Herren, befürchten Sie bitte nicht, daß ich Polemik mit Polemik vergelten möchte. Ich möchte tatsächlich den Versuch einer sachlichen Erörterung, allerdings vom Standpunkt unseres Faches her machen. Ich halte mich hierfür legitimiert durch das Abstimmungsergebnis innerhalb der Deutschen Gesellschaft für Gynäkologie und des Berufsverbandes der Frauenärzte, mit welchem Ergebnis meine persönliche Ansicht übereinstimmt. Diejenigen Kolleginnen und Kollegen, die anderer Ansicht sind, bitte ich meine Äußerungen nicht als einen Versuch der Beeinflussung anzusehen.

Die Resolution der Deutschen Gesellschaft für Gynäkologie vom September 1970 über den Beginn des individuellen menschlichen Lebens hatte ursprünglich mit einer Veränderung des § 218 nichts zu tun. Sie sollte vielmehr dazu dienen, die Kolleginnen und Kollegen, die nidationshemmende Mittel anwenden, vor einer strafrechtlichen Verfolgung schützen. In dieser Frage werden sich die biologischen Fakten und Stellungnahmen vom Standpunkt der Ethik aus niemals in Einklang bringen lassen. Ich glaube überhaupt, daß die Diskussion über den Beginn des Lebens als Mensch vom sittlichen Gesichtspunkt aus niemals zu einem für alle befriedigenden Ergebnis kommen kann. Die erwähnte Stellungnahme der Deutschen Gesellschaft für Gynäkologie hat sich aber als praktikable Basis erwiesen und ist in der nachfolgenden Diskussion über den § 218 wenigstens von allen nicht durch die Ansicht der Kirchen geprägten Teilnehmern akzeptiert worden.

Eine Stellungnahme der Deutschen Gesellschaft für Gynäkologie zur Veränderung des § 218 wurde kurz vor der letzten Tagung in Hamburg vom Bundesjustizministerium erbeten. In Anbetracht des bestehenden Zeitdrucks war es nur möglich, eine kurze Resolution zu beschließen, die im wesentlichen beinhaltete, daß die Tötung einer Leibesfrucht ohne entsprechende Indikation von der Deutschen Gesellschaft für Gynäkologie abgelehnt wird. Gleichzeitig erklärte die Gesellschaft ihre Bereitschaft, bei der notwendigen Neufestsetzung der Indikationen mitzuarbeiten. Diese Stellungnahme wurde ermöglicht durch eine Urabstimmung innerhalb der Mitglieder der Deutschen Gesellschaft für Gynäkologie und der Mitglieder des Berufsverbandes der Frauenärzte. Es handelte sich dabei in der Deutschen Gesellschaft für Gynäkologie um die erste schriftliche Abstimmung aller Mitglieder überhaupt. Die zur Abstimmung gestellten Fragen wurden nicht von Herrn Kollegen Kirchhoff erarbeitet, wie in der nachfolgenden Zeit immer wieder irrtümlich behauptet wurde. Sie wurden vielmehr von einer Kommission abgefaßt, die unter dem Vorsitz von Herrn Kollegen Kirchhoff in mehreren Sitzungen tagte. Wir können Herrn Kirchhoff für die Leitung der Kommission sowie für die Vornahme und Auswertung der Abstimmung nur unseren allerherzlichsten Dank aussprechen. An den Fragestellungen wurden von seiten derer, denen das Ergebnis nicht in ihr Konzept paßt, alle mögliche Kritik geübt, was am Ergebnis der Abstimmung jedoch nichts ändert.

Ich glaube, meine Damen und Herren, wir alle sind uns darüber einig, daß die Abtreibung in erster Linie ein gesellschaftspolitisches und erst in zweiter Linie ein strafrechtliches Problem darstellt. Wir sind uns auch weitgehend darüber einig, daß eine Neufassung des § 218 dringend erforderlich ist. Meines Erachtens war es ein Versäumnis, daß die Neufassung dieses Paragraphen nicht schon vor 10 Jahren erfolgte und sich jetzt eine Sturmflut entwickelte, die unter Schlagworten wie Unterdrückung der Frau mit Sexualtabu und Schwangerschaftszwang, Nichtbeachtung der Persönlichkeitsrechte der Frau, Gebärzwang, nicht zu vergessen die Herrschaftsideologie der Gynäkologen, um nur einige der Argumente zu benutzen, losbrach. Dabei drängt sich die Frage auf, ob der Standpunkt der Humanität in unserem Zeitalter, das angeblich so sehr von Humanität geprägt ist, nur für die Mutter, nicht aber für das Kind, das sich in ihr entwickelt, gelten soll.

Auch das Schlagwort, die Frauen würden ohne weitgehende Freigabe des Schwangerschaftsabbruchs zum Kurpfuscher getrieben, zieht nicht. Nach den bisher vorliegenden Feststellungen (P. H. Gebhard für die USA, H. Pross und W. Siebel u. Mitarb. für die Bundesrepublik Deutschland) wird die Mehrzahl der Abtreibungen durch Ärzte vorgenommen. Ich verzichte hier, wie auch in meinen weiteren Ausführungen, auf entsprechende Zahlenangaben. Diese können leicht der vorliegenden Literatur entnommen werden.

Auf die Gefahren der Abruptio, also auf die Sterblichkeit, die Früh- und Spätkomplikationen und die Spätfolgen einzugehen, erübrigt sich in diesem Kreis. Sie werden leider von weiten Bevölkerungskreisen bagatellisiert, vor allem auch die Tatsache, daß wiederholte Abtreibungen zu ernsthaften Gefährdungen der generativen Funktion der Frau führen, wie Sterilität und gesteigerte Frühgeburtenrate mit allen ihren weiteren Folgen.

Für die Verharmlosung des Schwangerschaftsabbruchs wird immer wieder die geringe Komplikationsrate nach der Absaugung des Uterusinhaltes angeführt. Dabei wird übersehen, daß der Grund für die geringe Komplikationshäufigkeit darin besteht, daß diese Methode in den frühen Stadien der Schwangerschaft angewendet wird, jedoch nicht dem Verfahren als solchem zu verdanken ist.

Meine heutige Aufgabe sehe ich darin, mich mit der Indikationslösung und der sog. Fristenlösung auseinanderzusetzen, wobei ich von der Annahme ausgehe, daß eine ersatzlose Streichung des § 218 für die Bundesrepublik Deutschland auch in Zukunft nicht ernstlich diskutiert werden dürfte.

Als Angelpunkt für die Indikationslösung sehe ich die Stellungnahme der Deutschen Gesellschaft für Gynäkologie an, in der es wörtlich lautet: „Die Tötung eines Embryos ist die Vernichtung eines Rechtsgutes. Sie ist daher nur aus schwerwiegenden Gründen zu verantworten. Diese Feststellung wurde mit 94,28% der abgegebenen Stimmen angenommen. Ob es sich bei ihr um eine „frömmelnde Formel" handelt, wie Anfang August in einer überregionalen Tageszeitung zu lesen war, muß dem Verantwortungsbewußtsein jedes Einzelnen überlassen bleiben. Nach unserer Auffassung unseres Berufes muß eine Konfliktsituation ernster Art zwischen der schwangeren Frau und dem sich entwickelnden Kind vorliegen, die sich nur dadurch lösen läßt, daß die Schwangerschaft abgebrochen wird. Die Begründungen, nach denen die Entscheidung für den Schwangerschaftsabbruch fällt, sind natürlich innerhalb unserer Kollegenschaft nicht einheitlich.

Die medizinische Indikation, d. h., der Schwangerschaftsabbruch bei Gefahr für das Leben und die Gesundheit der Frau, wurde mit 85,46% der Stimmen bejaht. Jetzt und auch in der Zukunft wird innerhalb der medizinischen Indikation die sog. psychiatrische Indikation die schwierigste Problematik liefern. Es bedarf sicher auf diesem Gebiet noch einer sehr eingehenden klinischen Forschung.

Die Notzuchtsindikation, d. h., der Abbruch einer Schwangerschaft, die durch eine rechtswidrige Handlung aufgezwungen wurde, ist mit 83,94% der Stimmen bejaht worden. Als Gegenargument gegen diese Indikation wird immer wieder ihre Seltenheit und die Schwierigkeit der exakten Feststellung des Tatbestandes angeführt. Dabei wird jedoch übersehen, daß wir über die Häufigkeit solcher Schwangerschaften nichts Exaktes wissen und daß es sich bei der Feststellung des Tatbestandes nicht um eine strafrechtliche, sondern um eine kriminaltechnische Fragestellung handelt.

Die kindliche Indikation, die auch als Fruchtschadensindikation oder als fetale Indikation bezeichnet wird, ist mit 73,13% der Stimmen als notwendig erachtet worden. Diese

Indikation setzt voraus, daß das betreffende Kind mit hoher Wahrscheinlichkeit eine schwere geistige oder körperliche Schädigung aufweisen wird. Sicherlich haben für diese Indikation humanitäre Gesichtspunkte eine ausschlaggebende Bedeutung. Ich selbst habe mich schon 1960 für die Einführung dieser Indikation eingesetzt unter dem Gesichtspunkt, daß bei einem so schwerwiegenden seelischen Konflikt ein Gesetz das weitere Fortbestehen der Schwangerschaft nicht erzwingen darf. Die kindliche Indikation muß für die Situation gültig sein, in denen das Austragen der Schwangerschaft für die Mutter eine unlösbare Schwierigkeit mit sich bringt und die Aufzucht eines solchen Kindes für die Familie ebenfalls ein unüberwindbares Problem darstellt. Insoweit kann die kindliche Indikation auch als Sonderfall der sozialen Indikation bezeichnet werden. Eugenische Gesichtspunkte können für diese Indikationsstellung keine Rolle spielen. Sie bezieht sich jedoch auf bestimmte Störungen des Stoffwechsels oder der Chromosomen sowie auf die Embryopathien und nur noch selten vorkommende Schäden durch ionisierende Strahlen. Ich habe alles Verständnis für die Stellungnahme von seiten der Humangenetik, die eine mißbräuchliche Anwendung befürchtet. Über Einzelheiten der Indikationsstellung, die sicher im Einzelfall erhebliche Schwierigkeiten machen kann, wird man jedoch erst sprechen können, wenn die Indikation als solche anerkannt ist. Schon jetzt kann der Hoffnung Ausdruck gegeben werden, daß durch die Verhinderung der Entstehung von Embryopathien eine Abruptio aus kindlicher Indikation immer seltener wird.

Die größte Schwierigkeit macht sicher die Anerkennung einer sog. sozialen Indikation, die im vorliegenden Regierungsentwurf als Notstandsindikation bezeichnet wird. Für die Annahme einer sozialen Indikation haben sich 65,48% der befragten Gynäkologen ausgesprochen. Ich selbst habe mich Jahre hindurch gesträubt, einer solchen Indikationsstellung zustimmen zu können, habe mich jedoch davon überzeugen lassen, daß es soziale Konfliktsituationen gibt, die nur durch den Abbruch der Schwangerschaft zu lösen sind. Die Gefahr besteht natürlich in einer unzulässigen Ausweitung dieser Indikationsstellung, wie sie der Regierungsentwurf durchaus ermöglicht. Es ist somit eine sinnvolle, von dem Regierungsentwurf abweichende Formulierung für diese Indikation zu fordern, die ihren Mißbrauch ausschließt.

Gegenüber der Indikationslösung, wie ich sie insgesamt kurz zu charakterisieren versucht habe, wird immer wieder angeführt, daß eine solche Ausweitung der Fristenregelung praktisch gleichzusetzen sei. Ich halte eine solche Annahme für falsch. Durch die Indikationslösung wird eine Verbesserung der zukünftigen Situation angestrebt, die darin bestehen muß, daß durch zunehmende Intensivierung der Empfängnisverhütung der Wunsch nach Abtreibung immer seltener werden wird. Ich möchte bei dieser Gelegenheit den Bundesministern Jahn und Strobel meine Anerkennung dafür ausdrücken, daß sie trotz aller Anfeindungen ihrem Standpunkt treu geblieben sind, der auf einer fest fundierten sittlichen Einstellung beruht.

Der Fristenlösung liegt der sog. Alternativentwurf eines Strafgesetzbuches zugrunde, der von 16 Strafrechtlern vorgelegt wurde. Auch dieser Alternativentwurf ist nicht einheitlich. Nach dem sog. Mehrheitsentwurf soll der Schwangerschaftsabbruch straffrei bleiben, wenn er innerhalb von 4 Wochen nach der Empfängnis ausgeführt oder im 2. und 3. Schwangerschaftsmonat von einem Arzt vorgenommen wird, nachdem die schwangere Frau eine Beratungsstelle aufgesucht hatte. Auch der sog. Minderheitsentwurf sieht eine Straflosigkeit des Schwangerschaftsabbruchs in den ersten vier Monaten nach der Empfängnis vor. Im übrigen hält er eine Genehmigung durch eine ärztliche Gutachterstelle für erforderlich. Nachdem der Minderheitsentwurf bei den späteren Erörterungen keine Rolle mehr gespielt hat, möchte ich nicht weiter auf ihn eingehen.

Die Idee des Mehrheitsentwurfs ist keineswegs neu. Schon am 31.7.1920 brachten Gustav Radbruch und Frau Schuch gemeinsam mit 53 weiteren Mitgliedern der sozialdemokratischen Reichstagsfraktion im Reichstag einen Antrag ein, der die Fristenlösung zum Gegenstand hatte. Es kann dem Alternativentwurf somit durchaus bescheinigt werden, daß er sich einer alten Idee wieder angenommen hat. Dabei ist ihm keineswegs zu unterstellen, daß er nicht von einer lauteren Gesinnung ausgehe. Er ist jedoch im Ansatz falsch. Im Mehrheitsentwurf findet sich sogar die Formulierung „die Tötung eines Embryos ist – sieht man von Ausnahmesituationen ab – nicht nur ethisch verwerflich, sie ist vielmehr auch die Vernichtung eines Rechtsgutes". Gegenüber dieser Formulierung ist der Mehrheitsentwurf jedoch von rein kriminalpolitischen Gesichtspunkten bestimmt in der Hoffnung, die illegale Abtreibung dadurch zu bekämpfen, daß sie als legal erklärt wird. Biologische oder ethische Gesichtspunkte bezüglich des sich entwickelnden Lebens werden somit zwar angeführt, aber nicht weiter beachtet.

Infolgedessen weist die Fristenlösung folgende Unverständlichkeiten bzw. Fehlüberlegungen auf:

Vom biologischen Standpunkt aus ist es unverständlich, daß ein Embryo von einem Tag zum anderen plötzlich schutzwürdig werden soll. Die Begründung der Dreimonatsfrist mit der Zunahme der Beziehungen zwischen Mutter und Kind von diesem Zeitpunkt ab ist eine durch nichts bewiesene Hilfskonstruktion. Tatsächlich liegt der sog. Dreimonatsfrist offensichtlich nur die Tatsache zugrunde, daß während dieser Zeit der Schwangerschaftsabbruch technisch relativ einfach ist und auch die Gefährlichkeit des Eingriffs in dieser Zeit verhältnismäßig gering ist. Die Fristenlösung stellt nicht in Rechnung, daß sie nicht der freiheitlichen Entscheidung der schwangeren Frau dient, sondern die betreffende Frau verstärkt einem Druck des Mannes aussetzt, den Abbruch der Schwangerschaft ausführen zu lassen. Dieser Faktor wiegt schwerer als die Möglichkeit, daß die Entscheidung durch den Arzt erfahrungsgemäß eine Verminderung der psychischen Belastung für die Frau mit sich bringt. Die Freigabe der Abtreibung innerhalb von 4 Wochen nach der Empfängnis leistet der schwangeren Frau Vorschub, aus einer unmittelbaren Panikstimmung heraus die Schwangerschaft abbrechen zu lassen. Dabei ist allen bekannt, daß sehr viele Kinder, bei denen zunächst die Abtreibung beabsichtigt war, später von den Eltern angenommen und sogar besonders geliebt werden.

Nur am Rande sei erwähnt, daß bei der Fristenlösung der Arzt bezüglich der Bestimmung des Alters einer Schwangerschaft weitgehend auf die Angaben der schwangeren Frau angewiesen wäre, so daß tatsächlich von einer „Viermonatsfrist" gesprochen werden müßte.

Bei der Fristenlösung wird die Bedeutung der Beratungsstellen weit überschätzt. Die Erfahrungen in den osteuropäischen Staaten, soweit bei ihnen eine entsprechende Beratung vorgeschrieben ist, zeigen eindeutig, daß sich zahlreiche Frauen scheuen, ihr Intimproblem irgendeiner Stelle zu offenbaren und eher die illegale Abtreibung vorziehen. Dabei ist zu bedenken, daß durch das Ergebnis der Umfrage von Frau Prof. H. Pross keineswegs bewiesen ist, daß das Motiv für die Mehrzahl der Abtreibungen die Verzweiflung und nicht die Berechnung darstellt, was Frau Prof. Pross auch zugegeben wird. Es haben sich bei ihr weit überwiegend die Frauen gemeldet, die aus Verzweiflung handelten und dadurch mitteilungsbedürftig waren, jedoch nicht die Frauen, die mit kalter Berechnung vorgingen. Insgesamt kann festgestellt werden, daß die Liberalisierung des Schwangerschaftsabbruchs bei weitem nicht zu einem bedeutenden Rückgang der Abtreibungen führt, wie nicht nur die Erfahrungen in den Ostblockstaaten, sondern auch in den skandinavischen Ländern zeigen. Die Fristenlösung ist somit zu einer gewissen Unwirksamkeit gegenüber dem verdammt, was sie eigentlich bezweckt. Im Gegenteil führt jede Liberalisierung der Abtreibung zur Unterhöhlung des Gedankens der Kontrazeption, in der allein die Zukunft der Geburtenbeschränkung zu sehen ist. Die Erfahrungen in Großbritannien zeigen eindeutig, daß die kontrazeptionelle Praxis besonders bei jungen Mädchen zurückgeht, obwohl hier eine Indikationslösung besteht, die allerdings zum Teil nur lax gehandhabt wird. Durch die Liberalisierung des Schwangerschaftsabbruchs wird somit das Freihalten für eine zukünftige fortschrittliche Entwicklung verhindert.

Nun kann natürlich die Frage gestellt werden, ob es nicht doch besser sei, eine Liberalisierung der Abtreibung herbeizuführen, wenn ohnehin der größte Teil der Abtreibungen durch Ärzte erfolgt, wobei die Richtigkeit der vorher angeführten Angaben unterstellt werden muß. Die Antwort hierauf fällt nicht schwer. Ein Staat, der durch Gesetz erkennen läßt, daß er das ungeborene Leben nicht schützt, läßt in der Bevölkerung die Vorstellung über die Schutzbedürftigkeit des sich entwickelnden Menschen verkümmern und schließlich verloren gehen, wie es H. Husslein so hervorragend ausgedrückt hat. Die Folge ist schließlich der unüberlegte und wahllose Abbruch von Schwangerschaften. Eine solche Entwicklung kann keineswegs als progressiv, sie muß vielmehr als ausgesprochen regressiv bezeichnet werden.

Der Vorwurf, mit einer solchen Einstellung würde die Haltung unserer Kollegen in anderen Staaten desavouiert, läßt sich leicht entkräften. In Großbritannien beschäftigen sich etwa 30–40 Ärzte nur mit Abtreibungen (N. Morris). Das Abwandern von Krankenschwestern ist ein kennzeichnendes Kriterium für das Funktionieren von Anstalten, in denen diese Ärzte arbeiten. In den USA nehmen nur 8% der Gynäkologen indikationslose Abtreibungen vor (H. J. Prill). Es läßt sich also feststellen, daß sich die Grundhaltung unserer Kollegen in den betreffenden Ländern von der unseren nicht unterscheidet. Die Befürworter der Fristenlösung müssen sich auch darüber im Klaren sein, daß ihre Einführung ein gewaltiges Ansteigen von Abtreibungen zur Folge haben würde. Nach unserer Auffassung unseres Rechtsstaates kann kein Arzt, auch kein beamteter, zur Ausführung einer Abtreibung verpflichtet werden. Es würde sich somit die Notwendigkeit der Einrichtung von reinen Abtreibungskliniken mit allen ihren Folgen ergeben.

Auch eine Gesetzgebung, der die Indikationslösung zugrunde liegt, kann nur dann ihrem Zweck gerecht werden, wenn sie einen Mißbrauch soweit wie nur möglich ausschließt. Es kommt also nicht nur auf die gesetzliche Lösung als solche an, sondern auch sehr wohl darauf, wie sie praktiziert wird. Die zur Zeit bestehenden Gutachterstellen sind durch ihre bisherige Art der Funktion, die noch aus der Zeit des Nationalsozialismus stammt, derart diskreditiert, daß offensichtlich ganz allgemein eine Scheu besteht, Gutachterstellen überhaupt zu institutionalisieren. Dabei kann es sehr wohl Gutachterstellen geben, die viel einfacher arbeiten und die durchaus praktikabel sind. Meine persönliche Ansicht geht allerdings dahin, daß dem Regierungsentwurf entsprechend auch ein von der Ärztekammer zur Begutachtung generell ermächtigter Arzt oder ein aufgrund seiner ärztlichen Tätigkeit mit den Lebensverhältnissen der Schwangeren besonders vertrauter Arzt bzw. ein erfahrener Sozialarbeiter eine Begutachtung vornehmen kann. Bei der Einrichtung von Gutachterstellen sollte meines Erachtens der Arzt, der später die Abruptio vornehmen soll, an der Begutachtung beteiligt sein. Auf jeden Fall muß der operierende Arzt die Verantwortung für den Eingriff selbst tragen. Die Bundesärztekammer hat sich vorwiegend mit Rechtsfragen beschäftigt, die sich aus einer solchen Lösung ergeben. Ich bin der Meinung, daß Einzelheiten des Vorgehens erst geklärt werden können, wenn überhaupt eine bestimmte Richtung einer gesetzlichen Lösung feststeht. Selbstverständlich wird die kriminelle Abtreibung um so weniger abnehmen, je sachlicher eine Begutachtung erfolgen wird. Der Regierungsentwurf strebt also mit der von ihm vorgesehenen Lösung offensichtlich nicht eine sofortige erhebliche Veränderung des jetzigen Zustandes, vielmehr eine Verbesserung der zukünftigen Situation an.

Ich glaube in Übereinstimmung damit, daß auch unser Augenmerk nur auf eine fortschrittliche Entwicklung in der Zukunft gerichtet sein kann. Ein Ausmaß der Empfängnisverhütung, das geeignet wäre, die Abtreibung wirksam einzudämmen, wird sich nur realisieren lassen, wenn der Grundstein hierfür durch eine Reihe von Maßnahmen getroffen wird. Hierzu gehört außer einer Änderung der öffentlichen Einstellung zum Kind eine Sexualerziehung im Elternhaus und auch in der Schule, die eine rechtzeitige Beratung über Kontrazeptiva ermöglicht. Die werdende Mutter darf mit ihren Sorgen und Nöten nicht allein gelassen werden. Sie bedarf der größtmöglichen Obhut und Hilfe durch unsere gesamte Gesellschaft. Dieses gilt in besonderem Maße für die Frauen, die außerhalb einer Ehe ungewollt schwanger geworden sind. Wirklich gut funktionierende Beratungsstellen für werdende Mütter sind deshalb von allergrößter Bedeutung. Ihnen obliegt nicht nur die Vermittlung von Geborgenheit für die gravide Frau innerhalb der Gesellschaft, wozu auch die Erleichterung der Adoption, besonders der Frühadoption von Kindern gehört. Sie müssen vielmehr auch mit entsprechenden Möglichkeiten für materielle Hilfe ausgestattet sein. Daß die Diskreditierung der Mütter von unehelichen Kindern in unserer Gesellschaft endlich verschwinden sollte, versteht sich von selbst. Für eine wirksame Hilfe für alle Mütter sind Einrichtungen in genügender Zahl und mit genügender Ausstattung notwendig, wie Kindergärten, Tagesstätten, Kinderspielplätze, Ganztagsschulen und Müttererholungsheime, um nur die wichtigsten zu nennen. Ein Staat, der sich für die kinderreiche Familie einsetzen will, kann dieses nicht nur in Form von Lippenbekenntnissen tun. Er muß vielmehr für eine echte wirtschaftliche Förderung der kinderreichen Familie sorgen, wie es z. B. unser Nachbarland Frankreich mit Erfolg getan hat und weiter tut.

Wir Frauenärzte, die sich gleichermaßen mit den Nöten der Frauen zu befassen haben, bei denen die erwünschte Schwangerschaft nicht eintritt, und die mit immer mehr zunehmendem Erfolg bestrebt sind, die Geburt nicht nur lebender, sondern auch gesunder Kinder zu erreichen, müssen mit dem Optimismus, ohne den unsere Berufsausübung, nicht möglich wäre, hoffen, daß schließlich die Geburtenplanung den Sieg über die Abtreibung erringen wird.

Das weitere Schicksal der Reform des § 218 ist unklar. Es wird von der Zusammensetzung des zukünftigen Bundestages bzw. der zukünftigen Bundesregierung abhängen. Eine Scheu vor der Reform des § 218 wäre ebenso verhängnisvoll wie das Wiedereintreten in die Diskussion über die Fristenlösung. Es sind jetzt schon Stimmen vernehmbar in dem Sinn, daß ein zukünftiger Justizminister einer Regierung, deren Zusammensetzung etwa der heutigen entspräche, kräftiger zupacken würde, als es der jetzige Bundesjustizminister getan hat. Ich möchte demgegenüber die Notwendigkeit betonen, im Konzert der verschiedenen Meinungen aus der Bevölkerung die Stimme der Ärzte als die der am wesentlichsten Beteiligten nicht zu überhören. Wir hoffen auf eine echte Reform und wenden uns sowohl gegen starren Konservatismus als auch gegen eine Entwicklung, die nicht als evolutionär bezeichnet werden kann, sondern als revolutionär bezeichnet werden muß.

aus: „Verhandlungen der Deutschen Gesellschaft für Gynäkologie", Kepp und Schmidt-Matthiesen, Wiesbaden 1972, S. 35–44.

Volker Werner Walter Friedberg

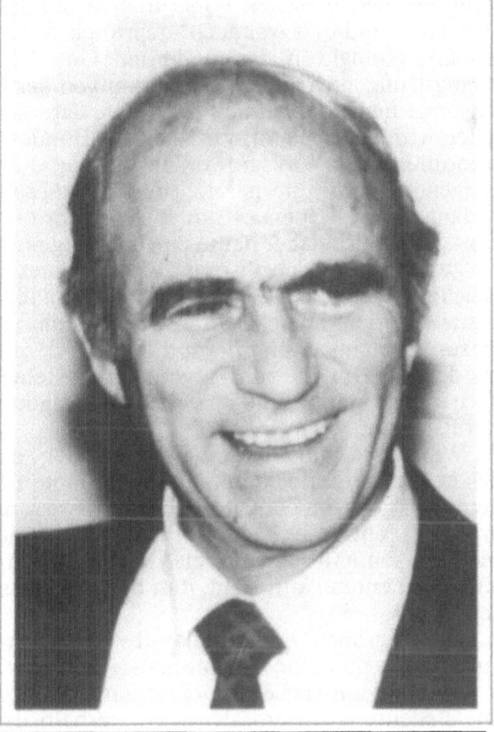

40. Präsident der Deutschen Gesellschaft für Gynäkologie und Geburtshilfe

Tagungsort: Wiesbaden,
24. - 28. September 1974

Persönliche Daten
geboren am 5. Juli 1921
in Stuttgart

Einleitung:
Rechtzeitig zum 40. Kongreß im Jahre 1974 war die Bezeichnung der Deutschen Gesellschaft für Gynäkologie um den Zusatz „und Geburtshilfe" erweitert worden. Man wollte damit zum Ausdruck bringen, daß die inzwischen als Subspezialität fortgeschrittene „Perinatologie" in das Gesamtfach gehöre und der Ansicht vorbeugen, daß „Gynäkologie" nur den nicht-geburtshilflichen Teil des Faches beschreibe. Historisch gesehen war dieser Akt eher überflüssig, denn der von C. G. Carus[62] erstmals verwendete Begriff „Gynäkologie" bedeutet „Frauenheilkunde", ein ärztliches Fach, welches die diagnostische und therapeutische Beschäftigung mit Schwangerschaft, Geburt und Wochenbett selbstverständlich stets einbezogen hatte. Es läßt sich aber nicht leugnen, daß die nun mehr als 20 Jahre alte Erweiterung des Begriffes dazu beigetragen hat, das Fach unmißverständlich als eine umfassende ärztliche Disziplin zu definieren.
Prof. Volker ***Friedberg***[63] *widmet seine Eröffnungsansprache dem Dilemma der Weiterbildung, indem er u. a. zwei Extreme schildert: Den wissenschaftlich orientierten Spezialisten, nicht breit genug, bzw. den Allround-Kliniker, wissenschaftlich nicht genug spezialisiert; und Friedberg postuliert Wege, die Weiterbildungsordnung den damals wie heute unbefriedigenden Gegebenheiten anzupassen. Er plädiert für ein „Drei-Stufen-Modell", nämlich die vorausgehende gemeinsame Basisausbildung, erst danach zwei Zweige, nämlich für den später praktizierenden Frauenarzt eine intensivere Weiterbildung in den präventiv-konservativen bzw. beratenden Schwerpunkten des Faches oder eine intensive operative Weiterbildung in der pelvinen Chirurgie bzw. in perinataler Medizin im Anschluß an das allen gemeinsame Basis-Training. – Erst zwanzig Jahre später wurde eine neue Weiterbildungsordnung verabschiedet, die Friedbergs Ansätze aufgreift, den Subspezialisierungen besser Rechnung zu tragen und dennoch den einheitlichen „Facharzt für Frauenheilkunde" bzw. „Frauenarzt" zu erhalten. Die jeweilige Schwerpunktbildung soll durch Zusatzbezeichnungen der Subspezialität angekündigt werden.*

V. Friedberg:[1]

Nach dem ausgezeichneten Festvortrag von Herrn Kollegen Schaefer[2] über die Bedeutung der medizinischen Forschung in der modernen Gesellschaft wäre es folgerichtig gewesen - und dies war auch ursprünglich meine Absicht - anschließend über die Rolle der Gynäkologie in der modernen Gesellschaft zu sprechen. Hierbei hätte ich aber zwangsläufig auch auf die Auswirkungen der Reform des § 218 eingehen müssen, wobei ich ursprünglich angenommen habe, daß die Entscheidung zum 1. Juni dieses Jahres fallen würde. Nachdem nun aber das Bundesverfassungsgericht durch eine einstweilige Anordnung das Wirksamwerden der sog. Fristenlösung aufgeschoben, und in der vergangenen Woche die gesetzliche Frist dieser Anordnung noch einmal um 3 Monate verlängert hat, schien es mir nicht opportun, zu diesem Thema Stellung zu nehmen. Lassen Sie mich daher heute zu einer Gegenwartsfrage unseres Faches Stellung nehmen, die zwar nicht fachspezifisch ist, da sie meines Erachtens fast alle Fachgebiete der Medizin gleichermaßen betrifft, von der ich aber glaube, daß hierfür in diesen Jahren die Weichen gestellt werden müssen, wenn wir verhindern wollen, daß der Staat reglementierend sich dieses Problems annimmt, und dann evtl. ohne unser Zutun Entscheidungen trifft. Es handelt sich um die im Augenblick anstehende Diskussion über eine Änderung der Facharztausbildung und um die Weiterbildung der Fachärzte in den darauffolgenden Berufsjahren.

Wir müssen uns heute damit abfinden, daß unser Spezialfach in der allgemeinärztlichen Praxis nur noch eine untergeordnete Rolle spielt, so daß wir auch den Studenten heute nur noch ein obligatorisches Basiswissen vermitteln. Nach der neuen Approbationsordnung steht unser Fach nicht mehr gleichrangig neben der Chirurgie und der Inneren Medizin, sondern es ist ein relativ kleines Fach geworden, wenn man das Ausbildungsziel eines Studenten darin sieht, ihm das Basiswissen eines Arztes für Allgemeinmedizin zu vermitteln.

Um so größere Bedeutung mit vielfältigen zusätzlichen Aufgaben hat dagegen unser Fach für das moderne Gesundheitswesen gewonnen. Nicht umsonst mißt man den sozialen und hygienischen Status eines Landes an der Neugeborenen- und Müttersterblichkeit. Die Bedeutung unseres Faches innerhalb der Vorsorgemedizin, der Prophylaktischen Medizin, der Sozialmedizin und der Arbeitsmedizin ist ebenso bekannt, wie seine Rolle bei den Fragen der Bevölkerungspolitik, selbst wenn wir im Augenblick auf einem Teilgebiet der Bevölkerungspolitik, ich denke dabei wieder an die Reform des § 218, die Nachteile dieser Bedeutung nachdrücklich zu spüren bekommen.

Durch diese zunehmende Aktualität unseres Faches im Gesundheitswesen und in der Gesellschaftspolitik unseres Landes, wird heute und in Zukunft von dem angehenden Facharzt für Geburtshilfe und Gynäkologie sicher sehr viel mehr an Wissen und Engagement verlangt, als dies bisher an vielen Ausbildungsstätten der Fall ist.

Der angehende Gynäkologe erfährt an den verschiedenen großen, mittleren und kleineren Frauenkliniken eine ganz unterschiedliche Ausbildung[3]. Betrachten wir 2 Extreme:

An den Universitätskliniken kann er sich oft ein sehr umfassendes Wissen auf bestimmten Teilgebieten unseres Faches aneignen, wie z. B. Endokrinologie, Radiologie, Zytologie, Perinatologie usw. und durch die Beteiligung am Lehrbetrieb wird er sich intensiv mit dem theoretischen Wissensstoff unseres Faches auseinandersetzen müssen; er wird zwar nicht gezwungen, aber noch dazu gedrängt, Fachzeitschriften zu lesen und zu referieren, Fortbildungsveranstaltungen und wissenschaftliche Tagungen zu besuchen, um darüber dann vor den „zu Haus Gebliebenen" zu berichten.

Demgegenüber hinkt aber nicht selten an manchen Universitäts-Frauenkliniken die praktische Ausbildung des angehenden Facharztes in den Grundpfeilern unseres Faches, nämlich in der operativen Gynäkologie und in der Geburtshilfe nach, da durch die relativ große Zahl der Assistenten an den Universitätskliniken, gegenüber den kommunalen Krankenhäusern, der einzelne oft nur seinen an sich schon sehr schmalen Operationskatalog erfüllen darf, um dann schon bald dem nächsten in der Ausbildung befindlichen Assistenten am Operationstisch Platz zu machen.

Das andere Extrem findet man nicht selten an kleineren und mittelgroßen Abteilungen, wo an der Spitze ein vielbeschäftigter Chefarzt steht, der aber kaum als Ausbilder im

[1] Fußnoten vom Herausgeber eingefügt.

[2] Prof. Hans Schäfer, Physiologe, Heidelberg. Siehe S. 305.

[3] gemeint ist „Weiterbildung".

eigentlichen Sinne des Wortes gelten kann. Der angehende Facharzt wird durch den Mangel an Assistenten bei relativ großem Patientengut allzu oft zwangsläufig zum Handwerker, der oft einen enormen Operationskatalog von sog. typischen Operationen unseres Faches vorweisen kann, der aber kaum Verständnis hat für patho-physiologische Zusammenhänge von gynäkologischen oder geburtshilflichen Komplikationen oder für Teil- und Randgebiete unseres Faches, wenn er nicht aus eigenem Antrieb und Interesse, sich über das Handwerkliche hinaus auch mit den zahlreichen Problemen unseres Faches zusätzlich beschäftigt. Kein Mensch verlangt von ihm eine Teilnahme an Fortbildungskursen oder an wissenschaftlichen Tagungen, ja er ist noch nicht einmal genötigt, eine wissenschaftliche Zeitschrift zu lesen, oder ein wissenschaftliches Buch aufzuschlagen.

Wenn man diese beiden Ausbildungsextreme betrachtet, weisen beide Kollegen demnach eine völlig unterschiedliche Ausbildung auf, erhalten jedoch gleichermaßen nach 5 Jahren den Facharzt für Geburtshilfe und Gynäkologie, ohne irgendeine abschließende Prüfung absolviert zu haben.

Selbstverständlich schließt dieses „Alte System“ nicht aus, daß es trotzdem ausgezeichnet ausgebildete Gynäkologen gibt, gleichgültig ob diese ihre Ausbildung an einer Universitätsklinik oder an einer kleineren gynäkologisch-geburtshilflichen Abteilung erhalten haben, aber wir müssen uns doch ehrlicherweise eingestehen, daß dieses an sich sehr freiheitliche Ausbildungssystem in vielen Fällen unzureichend ist.

Was uns fehlt ist ein einheitliches Ausbildungssystem, das für alle, die Fachärzte werden wollen, verbindlich sein muß. Was weiter fehlt ist der Nachweis über die erfolgte Ausbildung und damit der Nachweis über die erlangte Qualifikation. Wenn wir aber nicht wollen, daß eines Tages der Staat diese Frage der Facharztausbildung reglementierend in die Hand nimmt, dann sollten wir uns selbst bemühen, einen Ausbildungskatalog aufzustellen, in welchem aufgeführt wird, auf welchen Teilgebieten unseres Faches und unter welchen Bedingungen eine zusätzliche Ausbildung notwendig ist. Der Facharztprüfung, die sicher in Zukunft am Ende der Facharztausbildung stehen wird, sollten wir aber nicht unvorbereitet gegenüber stehen, auch wenn die Schwierigkeiten solcher Prüfungen gerade in einem operativen Fach nicht zu unterschätzen sind.

Ich bin aber weiterhin auch davon überzeugt, daß wir über kurz oder lang innerhalb der Facharztausbildung Modifizierungen vornehmen müssen, die von dem Berufsziel des Auszubildenden abhängen. Wenn man davon ausgeht, daß fast die Hälfte der Kollegen, die den Facharzt absolvieren, später in ihrer Praxis keine größeren operativen Eingriffe mehr ausführen, und über kurz oder lang im Zuge der durch die Ökonomie erzwungenen Zentralisierung der Geburtshilfe wahrscheinlich mehr als die Hälfte der Fachkollegen auch keine Geburtshilfe mehr betreiben werden, dann stellt sich die Frage, ob es sinnvoll ist, Gynäkologen in etwas auszubilden, was sie später nicht oder nur sehr beschränkt ausüben werden. Wir müssen uns daher überlegen, ob es nicht sinnvoll wäre, zu einer 3-Stufen-Ausbildung zu kommen, die ich vielleicht kurz skizzieren darf:

In der ersten Stufe erhält der angehende Gynäkologe eine Grundausbildung in Gynäkologie und Geburtshilfe, die fachlich gekennzeichnet ist durch einen stark reduzierten Operationskatalog und einen Geburtenkatalog, in welchem ihm z. B. nur zu bescheinigen wäre, daß er bei einer bestimmten Zahl von Geburten anwesend war, ohne diese Geburten unbedingt selbständig geleitet zu haben.

Sehr viel stärker muß dieser Kollege, der sich später einmal als Gynäkologe in die Praxis begibt, sich dagegen während seiner Facharztausbildung mit den Teilgebieten unseres Faches beschäftigen, die der operativ tätige Gynäkologe in seiner Sprechstundenpraxis aus Zeitmangel nicht oder nicht ausreichend erfüllen kann (Husslein). Man könnte dies unter dem Sammelbegriff „Vorsorge- und Beratungstätigkeit“ zusammenfassen. Dazu gehört eine gewissenhaft ausgeführte Vorsorgetätigkeit, die nicht nur die Karzinomvorsorge und die Schwangerenvorsorge umfaßt, sondern die Gesundheitsvorsorge der Frau allgemein, wozu auch die Fragen der Sterilität und der Antikonzeption gehören, ebenso die Beschäftigung mit der Gynäkologischen Endokrinologie, und vor allem gehört hierzu schließlich die Psychosomatische Medizin und nicht zuletzt die Sexualmedizin.

Hierbei handelt es sich häufig nicht um Krankheiten im engeren Sinne, sondern um Störfaktoren, die aber unsere Lebensqualität erheblich beeinflussen können, um dieses Schlagwort auch einmal gebrauchen zu dürfen. Ich bin sicher, daß der konservativ tätige Gynäkologe in der freien Praxis, der sich dieser Teilgebiete unseres Faches intensiv annimmt, ein weites Betätigungsfeld vorfindet, das von den meisten operativ tätigen Gynäkologen kaum ausreichend wahrgenommen wird. Übrigens gibt es diesen konservativ tätigen Gynäkologen in der freien Praxis in Frankreich schon lange, und man hat dort keineswegs die Absicht, diese Form der Facharztausbildung zu ändern[1].

Die zweite Stufe der Fachausbildung sehe ich in der Ausbildung von operativ tätigen Gynäkologen und Geburtshelfern. Bei diesen dürfte aber keinesfalls der heute zur Facharztanerkennung noch übliche Operations- und Geburtenkatalog ausreichend sein, sondern diese Kollegen müßten ein Mehrfaches der heute geforderten Operationen und Geburten selbständig ausgeführt und geleitet haben, um ihre spätere Tätigkeit als Chefarzt an einer kleineren oder mittleren Abteilung auch optimal ausfüllen zu können. Für mich ist der Gedanke einfach unerträglich, daß nicht wenige Gynäkologen mit einem gerade erfüllten Operationskatalog in ihrer soeben gewonnenen Chefarztposition selbständig zu operieren beginnen und selbständig pathologische Geburten leiten in der Hoffnung, während ihrer weiteren ärztlichen Tätigkeit die notwendigen Erfahrungen noch sammeln zu können. Wenn ich lese, daß in dem neuen Facharztkatalog nur noch die Leitung von 3 Beckenendlagengeburten gefordert wird, dann frage ich mich, was dieser arme Kollege wohl anfängt, wenn ausnahmsweise einmal eine Beckenendlagengeburt nicht spontan mit der Manualhilfe nach Bracht abläuft.

Neben einer intensiven Ausbildung in der operativen Gynäkologie und in der Geburtshilfe, müssen diese Kollegen der zweiten Ausbildungsstufe auch eine intensivere Ausbildung in der Physiologie und Patho-Physiologie der Reproduktionsorgane erhalten, als dies heute an vielen Krankenhäusern noch üblich ist. Auch später nach der Anerkennung als Facharzt für Gynäkologie und Geburtshilfe müßten diese Kollegen sich immer wieder einer ärztlichen Weiterbildung unterziehen. Wenn diese Kollegen der zweiten Ausbildungsstufe später dann einmal selbst Chefärzte sind, können sie nur dann beanspruchen, jüngere Ärzte zu Fachärzten der ersten und zweiten Stufe auszubilden, wenn sie ständig sich selbst und ihr Können in Frage stellen, und immer wieder Fortbildungsveranstaltungen besuchen, möglichst zusätzlich noch alle 2–3 Jahre einige Tage an einer größeren Klinik verbringen, um zu sehen und zu erfahren, welche Neuerungen in der Zwischenzeit in unserem Fach entwickelt wurden. Es geht einfach nicht an, daß die Fort- und Weiterbildung eines niedergelassenen Kollegen oder gar eines Chefarztes vorwiegend durch die Vertreter der Pharmaindustrie erfolgt, die bei all ihrem z.T. recht fundierten Wissen leider nur zu oft zur alleinigen Fortbildung vieler Kollegen beitragen. Zweifellos ist diese Weiterbildung der Ärzte ein schwieriges Problem, aber ich meine es ist lösbar und liegt auch sicher im Interesse jedes Kollegen, der wiederum selbst jüngere Kollegen ausbildet.

Ein chinesischer Weise[2] soll einmal gesagt haben – seltsamerweise kommen alle Weisen aus China: „Wer von einem lernt, der selbständig mit Lernen beschäftigt ist, trinkt von einem fließenden Bach. Wer aber von einem lernt, der angeblich ausgelernt hat, trinkt aus einem stagnierenden Wassertümpel."

Die Verwirklichung der dritten Stufe innerhalb unserer Fachausbildung sehe ich fast als die schwierigste an, nämlich die Ausbildung zum Spezialisten und Forscher.

Wir müssen davon ausgehen, daß wir eine leistungsfähige klinische Forschung dringend benötigen, vor allem für die Gewinnung von Methoden und Erfahrungen, auf die sich wieder die klinischen Leistungen gründen. Das beste Beispiel scheint mir in unserem Fach die Perinatologie zu sein. Die Perinatologie, die noch vor 5–10 Jahren das Forschungsgebiet von wenigen hervorragenden Spezialisten war, wird heute wieder in die allgemeine Geburtshilfe integriert. Nicht häufig hat man in der Medizin so eindrucksvoll wie gerade in der Perinatologie beobachten können, wie aus einem Forschungsbereich einzelner größerer Kliniken Untersuchungsmethoden hervorgegangen sind, die schon nach wenigen Jahren Allgemeingut ärztlichen Handelns auch an kleineren Abteilungen wurden. Dieses Beispiel zeigt wohl am besten die Leistungsfähigkeit einer klinischen Forschung.

Obwohl heute nur die Spezialisten mit einer fundierten Ausbildung in einem theoretischen Fach die klinische Forschung vorantreiben können, ergeben sich aber leider bei der sehr differenzierten und oft ziemlich langwierigen Ausbildung zum Spezialisten – gleichgültig ob es sich um den Perinatologen, den Morphologen, den Onkologen, den Zytologen usw. handelt – erhebliche Probleme. Die zunehmende thematische und methodische Differenzierung der klinischen Forschung macht eine Spezialausbildung des wissenschaftlichen Nachwuchses zur Voraussetzung für eine erfolgversprechende Forschungstätigkeit.

[1] In Frankreich gibt es den „Gynécologue-Obstétricien", daneben aber den konservativ-endokrinologisch ausgerichteten „Gynécologue médical" und den vor allem operativ tätigen „Gynécologue-Chirurgien".

[2] Lao-Tse (4. Jhd. vor Chr.). Bedeutender Philosoph des alten China.

Leider lehrt jedoch die Erfahrung, daß sich die so eingeleitete wissenschaftliche Entwicklung in der Klinik nicht immer folgerichtig fortsetzen läßt.

Drei Gründe seien hierfür besonders hervorgehoben:

1. Startschwierigkeiten infolge sofortiger Eingliederung des Rückkehrers in die Kliniksroutine durch den angespannten Stellenplan. Angesichts der kurzen Halbwertszeit wissenschaftlicher Erkenntnisse und Methoden besteht aber hierbei die Gefahr, daß der Ausbildungsinhalt ohne sofortige Umsetzung in die wissenschaftliche Produktion schnell veraltet.
2. Ein Fehlen des wissenschaftlichen Milieus, das für die erfolgreiche Fortsetzung der in der Spezialausbildung begonnenen Forschungsarbeit erforderlich ist. Als wichtigste Komponenten eines solchen Milieus seien genannt: ausreichende räumlich-apparative Voraussetzungen und eine ausreichende Anzahl auf dem gleichen Forschungsgebiet tätigen Wissenschaftler als Mitarbeiter und Gesprächspartner, sowie besonders die institutionalisierte enge Zusammenarbeit mit Vertretern anderer akademischer Disziplinen, wie z. B. Biochemikern, Physiologen, klinischen Pharmakologen, Immunologen, Epidemiologen usw. Die Schwierigkeiten bei der Verwirklichung dieser aufgrund der wissenschaftlichen Entwicklung immer wichtiger werdenden Forderungen liegen zum einen am Fehlen entsprechender Planstellen und Laufbahntypen für theoretische Mediziner an Kliniken, zum anderen daran, daß sich die Kluft zwischen Grundlagenforschung und klinischer Forschung ständig vergrößert.
3. Ein traditionelles Dilemma des arrivierten klinischen Forschers liegt aber vor allem in seinem ambivalenten Verhältnis zur Wissenschaft. Ambivalent deshalb, weil er sich während seiner gesamten akademischen Entwicklung Optionen für den Übergang in eine praktische Tätigkeit freihalten muß. Ursache hierfür ist, daß wir es bis heute an den Hochschulen nicht verstanden haben, neben dem Typ des in der klinischen Ausbildung und Erfahrung breit angelegten zukünftigen Chefarztes, der nicht unbedingt habilitieren muß, den Typ des klinischen Wissenschaftlers, Lehrers und hochspezialisierten Arztes zu schaffen, dem eine akademische Endposition die intensive und produktive Einseitigkeit als Forscher ermöglicht. Hierdurch geht oftmals ein in jahrelanger Arbeit aufgehäuftes wertvolles Spezialwissen und nicht selten eine erhebliche materielle Investition ungenutzt verloren (Wolff[1]). Oft zitiertes Symbol dieses wissenschaftlichen und ökonomischen Mißstandes ist die im Klinikkeller verstaubte Ultrazentrifuge oder das Elektronenmikroskop als Relikt einer durch Überwechseln in die Praxis abgebrochenen Forschungstätigkeit.

Ich muß dabei aber leider auch zugeben, daß zumindest im Augenblick an den meisten Hochschulen – Bayern mag die große Ausnahme darstellen – für den jüngeren aktiven und interessierten Forscher die Bedingungen nicht mehr so attraktiv sind, wie dies vielleicht früher der Fall war. Man hört daher nicht selten bei der jüngeren Forschergeneration das Fazit: „Die akademische Laufbahn ist nicht mehr attraktiv" oder sie ist gerade nur insoweit attraktiv, soweit die Habilitation und die Professur die Voraussetzung bieten, sich auch um die Chefarztposition an einem mittelgroßen oder großen Krankenhaus zu bewerben. Auch wenn diese, gerade von der jüngeren Generation getragene Einstellung noch nicht für alle Universitäten repräsentativ ist, muß man in ihr ein besonders schwerwiegendes Warnzeichen sehen.

Andererseits wird aber die akademische Laufbahn wirklich nicht mehr attraktiv, wenn es uns nicht gelingt, bestimmten Spezialisten unseres Faches mit hoher Qualifikation in Forschung und Lehre eine Existenzbasis zu schaffen, die es ihnen attraktiv erscheinen läßt, an der Hochschule zu verbleiben. Dazu gehören u. a. die beamtenrechtliche Sicherung sowie die Beteiligung an dem Gesamtbetten-Pool und entsprechende Nebeneinnahmen. Derartige neugeschaffene Professorenstellen auf Lebenszeit sollten aber nach Möglichkeit nicht nur Lebenszeitstellen für verdiente Mitarbeiter sein, sondern nur an solche Kandidaten gegeben werden, deren Qualifikation für den Hochschullehrer und Forscherberuf international üblichen Maßstäben genügt.

Ob und inwieweit es in Zukunft sachlichen Bemühungen gelingen wird, Qualität und Effizienz unserer klinischen Forschung in Fortsetzung der nach dem Kriege begonnenen Entwicklung weiter zu verbessern, wird maßgeblich von 2 bisher nicht genannten Voraussetzungen abhängen: Nämlich einmal davon, welcher Freiraum die staatliche Bildungspolitik der Forschung an den Kliniken belassen wird, und zweitens davon, ob es gelingt, die Konflikte innerhalb der Universität ohne weiteren Effizienzverlust zu lösen und in eine neue Phase akademischer Produktivität einzutreten (Wolff[1]).

[1] Prof. Hanns Peter Wolff, Internist, Mainz.

Meine Damen und Herren, wir leben in einer freiheitlichen Demokratie und diese Gesellschaftsordnung entläßt unseren Berufsstand nicht aus der Verantwortung. Nicht nur die kommende Ärztegeneration, sondern auch die Patienten von morgen haben einen Anspruch sowohl auf den Einsatz wie aber auch auf die ständige Bereitschaft zur Fortbildung und Weiterbildung der heute im Beruf stehenden Ärztegeneration. Wir sollten dem Staat möglichst wenig Gelegenheiten und Ansatzpunkte liefern, die hier angesprochenen Probleme durch einen staatlichen Gesundheitsdienst zumindest aber durch dirigistische Maßnahmen „zu lösen". Unsere Bemühungen müssen im Gegenteil dahin gehen, uns die Reste eines freien Arzttums zu bewahren.

aus: „Verhandlungen der Deutschen Gesellschaft für Gynäkologie und Geburtshilfe", Friedberg und Schmidt-Matthiesen, Wiesbaden 1975, S. 44–49.

H. Schäfer:[1]

Die medizinische Forschung in der heutigen Gesellschaft

Festvortrag zur Eröffnung des 40. Kongresses der Deutschen Gesellschaft für Gynäkologie und Geburtshilfe

Die einem Festvortrag zugeschriebene Funktion lautet in der Regel so, daß der Redner über alles reden darf, nur nicht über Spezialitäten. Dies ist denn auch meine Chance, denn mit Ihrem Fachgebiet verbindet mich bislang nur die Geburt dreier Kinder, die ich alle zur Welt kommen sah, und von vier Enkeln. Das langt nicht einmal zum Staatsexamen. Auch sonst sind meine Vorstellungen von den Details Ihres Tuns verschwommen, und deutlich steht vor meinen Augen nur, daß es der Geburtshelfer immer mit mindestens zwei Lebewesen zu tun hat, die er vom Tode retten soll, wodurch das „Benefit", d. h. die Nutzen-Analyse der Geburtshilfe, eine in der Sozialmedizin nun sehr gängige Vokabel, sich gleich um 100% erhöht. Doch auch als Gynäkologen haben Sie es mit demjenigen Menschen zu tun, dessen ehrfurchtgebietende Leistung es ist, diese unsere Menschheit unter den Schmerzen der Mutter zu erhalten. Der Arzt, der solches vollbringt, hat ein Prestige auf seiner Seite, das ihm keine Ideologie so bald bestreiten kann.

Dennoch, verehrte Kolleginnen und Kollegen, bedarf es einer Besinnung über das Nicht-Spezialistische unseres Tuns. Wir müssen es der Gesellschaft schon gestatten, unsere eigene berufliche Sphäre nach denselben Maßstäben zu messen, die auch sonstwo gelten, und wir sollten vor solcher Untersuchung keine Scheu haben. Diese Maßstäbe werden hier wie immer aus der Betrachtung des gesellschaftlichen Nutzens aller Detailprozesse fließen. Vielleicht ist uns ein solches Wort suspekt, da es im Jargon einer kritischen Weltbetrachtung formuliert ist. Dennoch ist es genau dasselbe, was jeder Arzt seit ältesten Zeiten tut: darüber nachzudenken, wie man mit einem Minimum an Aufwand und Schmerzempfindung ein Maximum an therapeutischem Effekt erzielt. Therapeutischer Effekt: wir können diesen Effekt wiederum im modernen Jargon unkenntlich machen und von der Steigerung der Lebensqualität sprechen. Diese Lebensqualität ist sicherlich nicht nur im Überleben-Lassen garantiert. Sie setzt seelische und auch soziale Bedingungen des Wohlbefindens voraus, ohne die niemand leben mag und oft auch nicht leben kann. Dies gestehen wir der utopischen WHO-Definition von Gesundheit zu. Was wir aber nicht mehr zugestehen sollten ist, daß unsere Lebensqualität nur im subjektiven Genießen begründbar ist. Sie ist im gleichen Maße (nicht mehr, nicht weniger) auch mit dem Problem der Leistungsfähigkeit identisch. Die Welt in Watte, die unsere politischen Instinkte total verstellt hat, läßt uns allzu leicht vergessen, daß der Kampf auch heute noch der Vater aller Dinge ist und daß, wer die Bewährungsprobe der persönlichen Existenzbehauptung nicht bestehen kann, nur im Ausnahmefall durch die Gesetze der sozialen Sicherung schützbar ist. Wenn einmal die Mehrzahl der Menschen nur noch vom sozialen Schutz lebt, wenn Goethes und Nietzsches drohendes Wort, daß eines Tages jeder jedes Anderen Krankenwärter sein könnte, Wirklichkeit wird, dann geht diese Gesellschaft schutzlos unter, ungeachtet der dann nur noch papierenen Gesetze der sozialen Sicherung. Es gibt nirgends einen „Topf", aus dem die Ansprüche einer leistungsunwilligen Gesellschaft auch nur für kurze Zeit gespeist werden könnten.

1. Der Begriff „wissenschaftliche Forschung"

Ich spreche Allen Bekanntes aus. Dies Bekannte aber ist die Kulisse, vor der das Drama der modernen Wissenschaft agiert wird. Wissenschaft ist der Partner der Gesellschaft in einem Entwicklungsprozeß, der uns schon seit Jahren nicht mehr aus den Fesseln der Armut erlösen muß (was er zu seinem Teil längst getan hat); die moderne Technik ist uns, nach dem Rezept von Goethes Zauberlehrling, über den Kopf gewachsen; wahrhaft so angewachsen, daß dies Wachstum einer Begrenzung bedarf, soll es uns nicht überwuchernd im Umweltschmutz ersticken. Wer aber sagt dem sich immerfort teilenden Besen Technik das Zauberwort, das ihn in die Ecke stellt? Wir scheinen dies Wort nicht zu kennen, und erst recht fehlt uns der alte Meister, der diese Geister bannt. Unbehagen breitet sich aus - mit Händen wird greifbar, daß Forschung nicht mehr nur Gewinn, sondern auch Gefahr bedeuten kann, daß immer riesigere Teile unseres Bruttosozial-

[1] Hans Schäfer (geb. 1906), Physiologe, Heidelberg.

produktes in dieser Naturwissenschaft verschwinden, die ein Faß ohne Boden zu sein scheint. Wenn noch vor Jahren gesagt werden konnte, daß Forschung der unerläßliche Garant der Zukunft von morgen sei - die Grundlage neuer Technik, und also die Grundlage unserer Konkurrenzfähigkeit auf den Märkten, so stellt sich nun das abgrundtiefe Dilemma heraus, daß diese alte Rede nach wie vor richtig ist, daß aber dennoch in der Ausweitung der Produktion auf der Grundlage neuer Forschung zugleich auch eine tödliche Gefahr liegt.

Ich hoffe, wir durchschauen die Brüchigkeit dieser allzu stark simplifizierenden Argumente. Die Warnung des Jacob Burckhardt vor den „terribles simplificateurs" war nie so notwendig wie heutzutage. Denn wenn auch Technik uns bedroht, Wissenschaft nutzlose Früchte trägt und also sinnlose Geldausgaben mit sich bringt - ist dann nicht die einzig vernünftige Reaktion, der Wissenschaft neue Ziele zu geben, ihr die Aufgabe zu stellen, uns aus diesem Dilemma herauszuführen, ihre Ausgaben in Grenzen zu halten, aber das uns morgen Erlösende dennoch heute gedanklich vorzubereiten? In der Tat - das fordert auch diese Wissenschaft von der Wissenschaft, diese Meta-Wissenschaft, die sich Wissenschaftskritik nennt. Wir müssen den Kritikern dankbar sein. Diese Wissenschaftskritiker stehen aber in einer Gefahr, die sich auf den gesamten Vollzug wissenschaftlicher Forschung auszudehnen im Begriff steht: daß ihr kritischer Ansatz ein einseitig revolutionärer ist, geboren aus einem zwar sehr intelligenten Verstande, dem es aber an den fachlichen Voraussetzungen mangelt, ohne welche die „Sache" der Wissenschaftskritik nicht förderlich betrieben werden kann. Das beginnt mit der Definition der Wissenschaft. Wenngleich auch die marxistische Wissenschaftsdefinition von der gesamten Naturwissenschaft aller Nationen akzeptiert werden kann, und wenn auch Forschung in Rußland und Amerika in den „harten" Wissenschaften, zu denen ich auch die Medizin rechne, praktisch in gleichen Formen betrieben wird: in unserem Vaterlande beginnt sich ein neuartiges Verständnis von Wissenschaft hie und da hervorzutun, das seine Herkunft keinesfalls mit der international betriebenen Soziologie legitimieren kann, das aber vorwiegend in jungen Köpfen wächst, die sich selber „Wissenssoziologen" nennen. Sie selber sagen gerne, daß wir Naturwissenschaftler so etwas wie das falsche Bewußtsein von einer richtigen Wissenschaft besitzen. Man kann diesen Satz - ohne daß wir uns selber zu nahe treten - auch wie jeden Spieß umdrehen und sagen, daß diese unsere Kritiker das richtige Bewußtsein von einer falschen Wissenschaft haben. Damit will ich andeuten, daß ein kritisches Bedenken dessen, was Wissenschaft soll, für jedermann und auch für uns unerläßlich ist; daß aber Wissenschaft eben nichts mit dem Entwerfen von Wunschbildern gesellschaftlicher Provenienz zu tun hat. Solche Entwürfe sind Gegenstand der Politik. Wissenschaft ist, um die marxistische Definition anzuführen, das „sich ständig entwickelnde System der Erkenntnisse über die wesentlichen Eigenschaften, kausalen Zusammenhänge und Gesetzmäßigkeiten der Natur". Diese Definition ist nicht vollständig zitiert. Es fehlt die Behauptung, diese Wissenschaft entwickle sich „aus der gesellschaftlichen Praxis", doch meine ich, daß z. B. Forschungsinstitute Instrumente der gesellschaftlichen Praxis sind, wenn immer man sich etwas Konkretes unter solcher Praxis vorstellen kann.

2. Die Psychologie der Weltanschauungen

Mit dieser Definition von Wissenschaft ist zwar gesagt, wann man „Wissenschaft" betreibt. Aber das Repertoire möglicher Forschung ist fast unbegrenzt, und jeder von uns hat sich in seinem Leben einem wissenschaftlichen Gegenstand gewidmet, den er aus einer großen Vielzahl verlockender Möglichkeiten auswählte. Unser Problem heute ist nicht die Wissenschaft an sich und die Kritik an ihr, sondern, soviel ich das erkennen kann, einzig und allein die Frage, was von allen Möglichkeiten wissenschaftlicher Forschung realisiert werden sollte. Unser Problem ist, sozusagen, die Selektion der Probleme und mehr noch die Frage danach, wer sie bestimmt und welcher Sachverstand dabei waltet.

Das ist nicht einfach so hingesagt. Man gewinnt diesen Eindruck zwingend, sobald man die recht angeschwollene Literatur zur Wissenschaftskritik und Wissenschaftssoziologie in ihren prominentesten Vertretern studiert. In dieser kritischen Bemerkung möchte ich nicht mißverstanden werden. Die Wissenschaft von der Wissenschaft hat derzeit zwei sehr heterogene Grundströmungen. Die eine - repräsentiert durch die Namen Popper oder S. Kuhn - hat eine höchst notwendige Besinnung innerhalb der Theorie des wissenschaftlichen Erkenntnisprozesses eingeleitet, der in früheren Jahrhunderten der Erkenntnistheorie zufiel, also ein Gegenstand der Philosophie war. Eine Naturwissenschaft, die in immer schwierigere methodische Bereiche vordrang, vergaß dabei - das muß ihren Kritikern wohl zugestanden werden - die Entstehung ihrer Modelle und die Grenzen ihrer Möglichkeiten zu durchdenken. Dies ist heute kein Problem der Philosophie klassischer Konvenienz mehr. Zu Kants Zeiten gab es eine Naturwissenschaft in solcher Isolation von der zeitgenössischen Philosophie nicht. Wie uns aber Sir Charles Snow paradigmatisch aufwies: in der deutschen Philosophie entwickelte sich - und infiltrierte bis in die amerikanische Wissenschaft - jene Schizophrenie des abendländischen Denkens, die Snow die „zwei Kulturen" genannt hat. Die Geisteswissenschaften haben es bis in unsere Tage hinein nicht vermocht, sich in die Grundlagen der Naturwissenschaften einzudenken und umgekehrt, wobei die geisteswissenschaftliche Ignoranz der Naturforscher vermutlich stärker an der Misere der zeitgenössischen Wissenschaftstheorie Schuld trägt, weil der Naturforscher eben die Probleme des Geisteswissenschaftlers nicht kennt, auch nicht gewahrt, daß es sich dabei keinesfalls um Quisquilien handelt, und sich keinerlei Mühe gab, seine Welt in einer dem Geisteswissenschaftler zugänglichen Sprache darzustellen. Noch bedeutsamer in der Entwicklungsgeschichte unserer Kritik-Misere scheint mir aber zu sein, daß gerade durch das Nicht-mehr-Verstehen-Können der Naturwissenschaft bei jenen Geisteswissenschaftlern eine emotionale Grundhaltung entstand, die aus Mißtrauen und Aggression gemischt ist und einen destruktiven Zug in die Wissenssoziologie der jungen Generation hereinträgt, der unübersehbare Folgen haben kann.

Nun haben wir den Hiatus. Unsere Hybris schlägt in verhängnisvolle Weise auf uns zurück, weil weite Kreise der Geisteswissenschaft, insbesondere der jungen Generation, die Schwierigkeiten sehr wohl gewahren, in die uns die Naturwissenschaft gebracht hat, aber die Mechanismen nicht beurteilen können, durch die teils unsere Not entstanden ist, teils aber auch behebbar bleibt. In einer solchen Situation muß sich die philosophische Seite der Wissenschaften aufgerufen fühlen, eine für die so eminent praktische Diskussion der Probleme des wissenschaftlichen Arbeitens notwendige Theorie zu entwerfen. Diese Theorie war zunächst erkenntnistheoretisch orientiert. Sie fragte nach den Gründen, welche uns zu der Selektion unserer Forschungsgegenstände veranlaßt haben. Sie entdeckte, daß diese Selektion, in den Fragen, die wir an die Natur stellen, zeit- und kulturbedingt ist, daß jede wissenschaftliche Epoche bestimmte Paradigmata ersinnt, in deren Schematismus sie ihre Einzelforschungen einordnet. Wir kennen die paradigmatischen Moden der Medizin ja genau: bald ist es die zellulare Pathologie, bald die Regulationspathologie, bald die Elektrophysiologie mit ihrer Entschleierung der Membranprozesse, bald die Immunitätslehre, die Viren oder die Psychosomatik, an deren Seite nun jetzt die Lehre des Stress, insbesondere in der Form des psychosozialen Stress tritt.

Eine Wissenschaft von der Wissenschaft, die solche Probleme bedenkt, handelt von den Voraussetzungen wissenschaftlichen Denkens, die der Naturwissenschaftler noch vor Jahrzehnten unbelehrbar geleugnet hat. Sie handelt ferner von den Möglichkeiten, die Resultate solch zufällig selektierter Forschung („zufällig" vom Standpunkt einer Logik der Wissenschaften) in ein wissenschaftliches Weltbild umzusetzen, dessen erkenntnistheoretische Kräfte und Grenzen bedacht werden. Popper hat das mit seiner Logik der Forschung geleistet. Diese Theorie der Wissenschaft ist nichts anderes als eine allgemeine Erkenntnistheorie in spezieller Anwendung auf moderne naturwissenschaftliche Forschung. Sie ist eine „kognitiv" orientierte Wissenschaft und daher gewiß selber „Wissenschaft" selbst im naturwissenschaftlichen Sprachgebrauch. Ihre kognitive Potenz richtet sich freilich auf ein neues, bis dato unbekanntes Konzept: die Genese des Forschungsprozesses zu beschreiben, die weit mehr als eine Fortsetzung auf unausweichlich vorgeschriebenen Bahnen eines Erkenntnisvorgangs ist. Es entsteht so etwas wie eine Psychologie der Forschungsentwicklung, von Jaspers bekanntlich durch seine Psychologie der Weltanschauungen in mancher Hinsicht vorbereitet. Dieser psychogenetischen Philosophie der Naturforschung tritt eine andere Betrachtung aber immer drängender zur Seite: die Kritik des Nutzeffektes dieser Forschung, wobei bekanntlich der Nutzen nur nach Sollvorstellungen definiert werden kann, die sich dem Arsenal wissenschaftlicher Einsichten nicht mehr entnehmen lassen.

Diese Psychologie der Weltanschauung hat noch eine weitere Konsequenz, die unser Thema auf das engste berührt. Wir sprachen eben bereits von der Verstimmung, welche das Bewußtsein der jungen Kritiker beherrscht. Diese Verstimmung hat offenbar ebenfalls tiefwurzelnde psychologische Ursachen, die wir deshalb so leicht übersehen, weil wir unserer Gewohnheit gemäß unsere Probleme kognitiv, also vom Standpunkt logischer Kritik aus zu entwickeln pflegen. Lassen Sie mich das, was ich meine, an einem Paradigma entwickeln, das von Sigmund Freud stammt. In seiner Arbeit „Über eine Schwierigkeit der Psychoanalyse" kommt er zu einer Analyse auch der Animositäten der Allgemeinheit gegenüber bestimmten wissenschaftlichen Einsichten. Er bezieht sich auf die Schwierigkeiten, welche teils Kopernikus (und Galilei), teils Darwin (und Haeckel) teils er selber mit der Durchsetzung ihrer Gedanken hatten und er gibt dem allgemeinen Narzißmus der Menschen die Schuld an solcher wissenschaftlichen Verbohrtheit.

Kopernikus versetzte den Menschen aus dem Zentrum der Welt an einen beliebigen, nicht mehr ausgezeichneten Platz, Darwin deklarierte ihn als Endpunkt einer Entwicklungsgeschichte, welche die Affen zu seinen Vettern machte, und Freud bewies ihm, daß er, der Herr der Schöpfung, wie er sich wähnte, nicht einmal Herr seiner eigenen Seele sei. Der Narzißmus im modernen Gewande scheint mir zu sein, daß der Mensch es nicht erträgt, weite Gebiete der von ihm geschaffenen Kultur, Wissenschaft nämlich, nicht mehr zu begreifen. Seine Antwort ist Abwehr und endlich Abwertung. Kommt nun hinzu, daß das Aggressionsniveau von immer zahlreicher werdenden Menschen durch eine unangepaßte Erziehung erhöht ist, was für Heidelberger Rebellen Grossarth in einer eindrucksvollen Studie nachwies, dann versteht man noch besser, daß die moderne Wissenskritik auch unter dem Signum einer Psychologie der Weltanschauungen begriffen werden kann. Ich selbst bin überzeugt, daß noch ein Problem der Psychosomatik des Denkens mit hinzutritt, d. h. daß Menschen auch durch leibliche Defekte in eine Stimmung versetzt werden, die eine Art logischer Aggressionshaltung bedingen. Die Divergenz philosophischer und soziologischer Theoreme zeigt uns doch, daß es keine „Wahrheit" evidenter Art auf diesen Gebieten gibt. Was liegt also näher, als daß man sich vom Physiologen daran erinnern läßt, daß die Prozesse unseres Großhirns primär zur Existenzerhaltung und nicht (mit Jaspers formuliert) zur Existenzerhellung dienen. Unser Denken muß mühsam an das Erhellen der Tatsachen adaptiert werden, und wo Alternativen logisch möglich sind, müssen sie auf alogische Weise entschieden werden.

3. Das Problem der Selektion

Damit, meine verehrten Anwesenden, haben wir einen Zipfel unseres Problems in die Hand bekommen. „Problemorientiert" zu denken ist heute allgemeine Forderung. „Problem" heißt, dem griechischen Wortsinn nach, das Herausragende, an dem wir Anstoß nehmen, und dessen Bewältigung also unsere Aufgabe sein muß. Die eine Aufgabe, vor der wir stehen, scheint gelöst: die Hintergründe der Wissenschaftskritik zu beleuchten. Unser Problem hat aber zwei weitere Vorsprünge (wenn ich so im etymologischen Bilde bleiben darf), die es zu glätten gilt: daß sich die Psychologie der Weltanschauungen natürlich auch auf uns selber anwenden läßt, und daß trotz aller psychologischen Deutung der Kritik an der Wissenschaft Tatsachen daliegen, die nicht wegzudiskutieren sind.

Bleiben wir beim ersten Teilproblem. Die Entwicklung der modernen Medizin, so betont Ch. v. Ferber, kanalisiert sich entlang den Interessen der Ärzte mehr als entlang den Interessen der Allgemeinheit. Das ist ein hartes Wort. Ich möchte die naturwissenschaftlich geschulten Ärzte herzlich bitten, seine mögliche Teilwahrheit vorurteilslos zu bedenken. Ohne Frage ist unsere Psychologie auf das Zählen und Messen eingestellt. Keiner von uns kann sich von jenem Spieltrieb frei wähnen, der den Knaben vom Mädchen unterscheidet, und das lack- und chromblitzende Gerät als einen Gegenstand persönlichen Begehrens erscheinen läßt. Ich kenne Wissenschaftler, die ihre Institute zu einer Sammlung solch blitzender, teurer Apparate machen, ohne daß der Ertrag der Summe dieser Blitze entspräche. Sicher sind wir in Gefahr, über dem Problem der technischen Manipulierbarkeit des Menschen seine seelische Situation zu übersehen. Sicher trägt die naturwissenschaftliche Medizin ein gerütteltes Maß an Schuld daran, daß der Gesichtspunkt einer psychischen Seite der Krankheit so langsam durchsetzbar war, obgleich der Physiologe die psychosomatischen Mechanismen seit langem kennt, selbst im Tierversuch die klassischen psychosomatischen Krankheitsbilder wie Ulkus, Thyreotoxikose, Fertilitätsstörungen, ja selbst Karzinome und Infekte nur durch Erhöhung eines sozialen Stress (d. h. durch die Verdichtung der Populationen oder durch Isolierung gesellig lebender Tiere) hervorrufen kann. So unglaubhaft solche Behauptungen auch einem eingefleischten Somatiker klingen mögen: wer sie leugnet, ist ein naturwissenschaftlicher Ignorant, nicht besser als die Ratsherren, die sich weigerten, durch Galileis Fernrohr zu sehen, weil es Jupitermonde nicht geben könne.

Selbst wenn es Anstoß erregen sollte, so muß ich doch mein Gewissen sprechen lassen und bekennen, daß auch die Schulmedizin ihre Versager hat, beruhend auf der einseitigen Schulung in naturwissenschaftlicher Methodik, und auf einer Verstellung unseres Verständnisses, welche uns die ganze Vielfalt der Phänomene nicht mehr gewahr werden läßt. Ich muß aber zu unserer Verteidigung hinzufügen, daß es sich weite Kreise der Psychosomatik etwas zu leicht gemacht haben, eine wenn auch eindrucksvolle Kasuistik als beweisfähige Argumentation ausgaben und im übrigen auch ihrerseits die Literatur nicht lasen, d. h. die schon weit vorgedrungene Aufklärung psychopathologischer Mechanismen der sog. psychosomatischen Krankheiten nicht kannten. Der experimentell geschulte Physiologe entdeckt solche Einseitigkeiten leicht und in großer Zahl. Das Fazit: wir müssen unsere Situation erkennen und schonungslos selber kritisieren. Wir alle sind, theologisch gesprochen, Häretiker, d. h. Menschen, welche Teilwahrheiten vertreten. Auch in unserer Seele wirken die ewig-menschlichen Kräfte, die jedes Erkennen auf vorgegebene Bahnen einengen. Unsere Aufgabe müßte es also sein, die medizinische Forschung in ein verständiges Gleichgewicht zwischen naturwissenschaftlicher, psychologischer und soziologischer Ausrichtung zu bringen. Um aber auch dieser Bemerkung eine allzu verständliche Abfuhr zu ersparen: ich verstehe unter Forschung, ganz im Sinne der schon zitierten marxistischen Definition von Wissenschaft, die Ermittlung von Erkenntnissen über die wesentlichen Eigenschaften, kausalen Zusammenhänge und Gesetzmäßigkeiten der Natur. Was sich neuere Autoren insbesondere auf dem Gebiet der sog. medizinischen Soziologie leisten, ist nicht ein Erwerb von Kenntnissen, sondern eine Propagierung von Vorurteilen unter Vorbringung falscher Fakten. Eine solche Soziologie können wir nicht meinen. Sie ist, wie es Andreski, selber ein Soziologe, sagt, eine Geheimwissenschaft, welche das allbekannte Tägliche in ein unverständliches Vokabular übersetzt. Die Kritik der Soziologie solcher Ausrichtung ist das Gebot der Stunde, beginnt sich freilich allüberall zu regen. Doch dauert es beim Naturwissenschaftler oft einige Zeit ehe er bemerkt, daß hinter glänzend formulierten soziologischen oder auch psychosomatischen Thesen gelegentlich nur unsere altbekannte Docta Ignorantia steckt.

Und dennoch, meine Damen und Herren, ist die Medizin nicht in Ordnung und bietet diesen ideologischen Kritikern reichliche Angriffsflächen. Diese Angriffsflächen liegen nicht etwa darin, daß zu viel geforscht werde. Die Ausgaben der Bundesrepublik für Forschung und Entwicklung insgesamt liegen zwar innerhalb der europäischen Gemeinschaft inzwischen an der Spitze, werden aber von den USA immer noch übertroffen. In Prozent des Bruttosozialproduktes ausgedrückt, gab unser Land 1972 z. B. 2,4% oder 17 Milliarden DM nur für Forschung und Entwicklung aus. Der auf die Medizin davon entfallende Bruchteil ist aber klein. Er ist nicht genau bekannt. Verglichen mit den Kosten, welche die Medizin mitsamt aller gesellschaftlichen Folgelasten von Krankheit hervorruft, ist dieser Betrag für Forschung sicher gering. Würden wir die Kostenteilung in die verschiedenen Fächer der Deutschen Forschungsgemeinschaft als allgemeingültig ansehen (was sicher sehr ungenau ist), so entfiele von den 17 Milliarden Ausgaben für Forschung und Entwicklung auf die Medizin nur 17,4% oder rund 3 Milliarden DM. Die Gesamtkosten der Medizin sind ebenfalls nur grob abschätzbar (Der Bundesgesundheitsrat stellt sie soeben fest). Sie dürften in der Nähe von 20% des jeweiligen Bruttosozialproduktes liegen, und also 140 Milliarden für 1972 ausmachen. Bedenkt man solche finanzielle Relationen, so erkennt man, daß die medizinische Forschung in Deutschland, objektiv gesehen, im Verhältnis zu der „Kostbarkeit" ihres Gegenstandes, nicht sonderlich kostspielig ist. Was man gegen diese Forschung einwenden kann, scheint mir nur dieses: daß sie der Trägheit der historischen Entwicklung in einem zwar verständlichen, aber nicht verantwortbaren Maße verfallen ist. Sicher ist dieser Forschung selber nicht anzulasten, daß die Lebenserwartung der Männer insgesamt absinkt, die Morbiditäten steigen und die Zahl der Rentner im Verhältnis zur arbeitenden Bevölkerung noch immer zunimmt. Das Berentungsalter aber steigt z. B. an, entgegen der immer wieder ideologisch getönten Behauptung, es sinke ab, und die Zahl der Unfälle sinkt ebenfalls, statt (wie die Ideologen behaupten) anzusteigen. Was man unserer Medizin zum Vorwurf machen kann ist nur dieses, daß sie die Phänomene der Medizin nicht in unverzerrter Weise sieht, sondern die sinkende Effizienz der immer teuerer werdenden „Medizin der Apparate" (wenn ich es so verkürzt ausdrücken darf) nicht zur Kenntnis nimmt.

Man wird der Medizin gewiß auch vorwerfen können, daß sie in ihrer wissenschaftlichen Ausrichtung deutlich, im praktischen Vollzug erheblich von der pharmazeutischen Industrie manipuliert wird. Auch dieser Vorwurf ist aber eine häretische Teilwahrheit, da auch der eingefleischteste Neomarxist im Ernstfall dankbar ist, wenn seine lebensbedrohende Infektion durch neue Pharmaka bekämpft werden kann. Hinter der vorgehaltenen Hand versichern uns dann freilich kritische Kliniker, daß die Arzneimittelschäden erschreckend zunehmen, und eine kritische Literatur analysiert sie seit Jahren offen. Es ist also auch hier nicht so, daß die Dinge ex principio falsch sind. Wir wissen um die Gefahren wie um den Nutzen. Was falsch ist, das ist die Enge des Horizontes, in dem noch allzu viele Mediziner denken. Wann aber wäre das unter Menschen je anders gewesen?

Die „Enge des Bewußtseins", die bekanntlich eine physiologische Tatsache ist, bringt natürlich in solcher Situation die Gefahr, daß bei unbegrenzt ausufernder wissenschaftlicher Problematik bei begrenzter werdenden (oder mindestens nicht pari passu steigenden) finanziellen Mitteln eine Selektion erfolgen muß. Wir müssen uns entschließen, was wir beforschen. Dieser Entschluß steht unter einer für unsere Zeit erstmals so prononciert zu formulierenden gesellschaftlichen Verantwortung. Es wäre anmaßend zu behaupten, diese Verantwortung würde von uns schon zulänglich praktiziert. Es wäre ebenso falsch zu sagen, wir sähen sie nicht als unsere Aufgabe. Vielleicht sehen wir sie noch mehr als andere Berufssparten, denn Verantwortung vor dem Ganzen ist in unserer durch und durch egoistisch (parteilich, parziell, häretisch) denkenden Gesellschaft wahrlich keine sonderlich verbreitete Eigenschaft. Es bleibt uns trotzdem die Aufgabe, Formen der Forschungsplanung unter solcher Verantwortung zu entwickeln, Formen, die in Ansätzen hie und da zu entstehen scheinen, bei deren Realisierung alles darauf ankommt festzulegen, wer die Entscheidung über Planung und nach welchen Gesichtspunkten trifft. Ich glaube z. B. nicht, daß Soziologen hierzu sonderlich sachverständig sind. Dies Thema überschreitet den mir heute gesteckten Rahmen, aber es leitet uns zu unserer Schlußbetrachtung: was wissenschaftliche Forschung kann, und insbesondere, was nur sie kann.

4. Was Wissenschaft, und nur Wissenschaft, vermag

Es sind drei Gruppen von Aussagen, welche mit einer leidlichen Verläßlichkeit ausschließlich von Erfahrungswissenschaften erbracht werden, um insbesondere auch politische, und natürlich auch jede andere Form von Entscheidungen treffen zu können:

a) die Erklärung einer Genese des bestehenden Zustandes, ärztlich gesprochen: die Aufklärung von Ätiologie und Pathogenese, und damit die Diagnose;
b) die Voraussage jener Zustände, welche eintreten werden, wenn wir die herrschenden Kräfte sich selbst überlassen. Ärztlich gesprochen wäre das eine Prognose bei fehlender Therapie;
c) die Ermittlung der Methoden, mit denen unerwünschte Prognosen in erwünschte verwandelt werden, d. h. der Methoden der gesellschaftlichen ebenso wie individuellen Therapie.

Es ist wohl sofort einsehbar, daß diese drei so überaus entscheidenden Leistungen der Wissenschaft sich auf alle Lebenszustände erstrecken, d. h. eine soziale und politische Ätiologie, Diagnose, Prognose und Therapie mit umfassen. Die Verläßlichkeit dieser drei Leistungen ist direkt korreliert mit dem Ausmaß an Erfahrung, das in sie eingeht. Und, um auch das klar zu betonen: als Erfahrungswissenschaft hat in dieser Hinsicht, wenn auch mit fachspezifisch gesteigerter Unsicherheit, die Psychologie zu gelten, auf deren Grundlage sich z. B., oft in Form einer echten Primitivpsychologie der Alltagserfahrung, so sehr viel soziologische Diagnostik und Prognostik aufbaut.

Die Schwierigkeiten, von denen wir soeben sprachen, die in der Planung unserer Lebensumstände allgemein und insbesondere der wissenschaftlichen Forschung liegen, lassen sich mit diesen drei Methoden natürlich auch nicht vollständig beheben. Am Ende bleibt die Willensentscheidung, welche Zukunft wir wollen, welche Alternative wir akzeptieren. Wie aber Zukunft, Alternativen, mögliche Entwicklungen aussehen und was man zur Erreichung von Zielvorstellungen tun muß, das sagt uns nur eine Erfahrungswissenschaft.

Wer dies nicht einsieht, dem sei folgende Frage gestellt:

Welchen Effekt auf die Machbarkeit der Dinge hat je eine klinische Philosophie oder Soziologie gehabt? Was hat z. B. eine medizinische Soziologie, die von der Soziologie ausgeht, an Konzepten für eine Therapie auch der gesellschaftlichen Verhältnisse erbracht? Wir wissen natürlich auch, daß die kritische Philosophie die Wunschbilder verändert, Zielvorstellungen kreiert. Die französische Revolution 1789 ist dafür ein erstklassiges Beispiel. „Bewußtseinsveränderung" nennt man das heute in der diesen Philosophen eigentümlichen Verwaschenheit der Begriffe. Welche politischen Effekte hat z. B. so etwas wie Friedensforschung gehabt, sofern sie nicht eine Forschung nach Art der Massenpsychologie ist?

Damit sind wir am Ziel unserer Reise. Auf die Probleme dieser hier versammelten Fachgelehrten angewandt: womit kann man das Leben von Mutter und Kind retten?

Hier handelt es sich um Eingriffe in physiologische oder pathologische Mechanismen, die natürlich auch falsch sein können, in dem Ausmaß, in welchem die Physiologie in der Grundlegung der Mechanismen irrt. Sicher ist auch dem Geburtshelfer bekannt, welch enorme Rolle etwa psychische Entspannung und ein Training des Verhaltens spielen. Das hat der große Geburtshelfer Read gezeigt. Sicher gibt es eine soziale Gynäkologie und Geburtshilfe, welche gesellschaftlichen Faktoren auf Mütter- und Kindersterblichkeit feststellt. Das haben Ärzte seit Jahrhunderten getan (vgl. Fraenkel 1928).

Aber der Retter der Mütter war Semmelweis, und an der Möglichkeit solcher Rettungstechniken hat sich im Prinzip nichts geändert. Das heißt nicht, daß es nicht auch in der Geburtshilfe, erst recht der Gynäkologie, strittige Probleme gibt, daß psychosoziale Einflüsse vermutlich über den Hypothalamus, die Releasing Factors, die Hypophyse und die gonadotropen Hormone und die Nebennierenrinde nicht weit wichtiger sind als wir das derzeit für wahrscheinlich halten. So scheint es mir z. B. erweislich und erklärbar zugleich, daß Faktoren des psychosozialen Stress eine gewichtige Rolle bei der Genese des Karzinoms spielen. Solche Meinungskämpfe werden aber im Raum der experimentellen Medizin und nicht der Ideologie entschieden.

Sicher ist die perinatale Medizin ein noch unterentwickeltes Gebiet, ebenso wie die Sozialpädiatrie. Woher unsere etwas hohe perinatale Sterblichkeit kommt, ist, soviel ich weiß, immer noch nicht völlig klar. Was immer an sozialer Problematik dahinter steckt, ist Sache der Erfahrungswissenschaft zu klären. Sicher entwickelt sich auch in der Gynäkologie vieles an kostspieliger Methodik, das die hohen Mittel, die man dafür aufwenden muß, nicht rechtfertigt. Was aber vertretbar ist, entscheidet der praktische Erfolg. Zugegeben, dieser Erfolg ist gelegentlich schwer meßbar, aber soweit er meßbar ist, ist er es mit Cost-Benefit-Analysen und gewiß nicht mit Ideologie.

Dies alles heißt auch nicht, daß jeder von uns nicht zwei Dinge stärker bei sich selber aktivieren muß als bisher: eine Gewissenserforschung, was richtig an unserem wissenschaftlichen Treiben ist und welche Kosten man verantworten kann, welche Optima erreichbar sind. Daß zweitens jeder Wissenschaftler die Öffentlichkeit weit intensiver in der Umgangssprache informiert als wir das tun. Wir haben Fehler gemacht. Wer hat das nicht?

Dies alles aber läßt unsere Grundsatzentscheidung unberührt, daß uns nur eine der Erfahrung zugewandte Forschung unsere Probleme abzutragen hilft.

Thomas von Aquin, ein etwas entfernt liegender, doch hier ziemlich neutraler Zeuge, hat unter den menschlichen Tugenden der Klugheit den höchsten Rang zuerkannt. Wir sollten ihm darin zustimmen.

Der Mensch erfüllt das spezifisch Menschliche, indem er denkt. Prudentia kommt von providere. Prognose ist Klugheit. Klugheit ist, in der Verfahrensweise von Wissenschaft zu denken. Tun wir das nicht mehr, so ist eines gewiß: es beginnt eine neue dogmatische Phase der Menschheitsgeschichte. Im Namen der Dogmen sind viel Blut und Tränen geflossen. Sobrietas animi suprema lex.

aus: „Verhandlungen der Deutschen Gesellschaft für Gynäkologie und Geburtshilfe", Friedberg und Schmidt-Matthiesen, Wiesbaden 1974, S. 34–49.

Bemerkungen und weitere Quellenangaben des Herausgebers.

1) Prof. Rudolf Theodor Edler von Jaschke, geboren in Pettau (Steiermark), war Assistent von v. Rosthorn in Heidelberg und begleitete diesen nach Wien (1908). Nach Tätigkeiten an den Univ.-Frauenkliniken in Greifswald (1910–1911) und Düsseldorf (1911–1912) ging er mit seinem Chef Opitz nach Gießen (1912) und wurde dessen Nachfolger als Direktor der Univ.-Frauenklinik Gießen (1918–1947). Abgelöst in der Nachkriegszeit (1947), wurde H. Roemer (Karlsruhe) später sein Nachfolger in Gießen. Von Jaschke verbrachte die letzten beiden aktiven Jahre noch als Chefarzt der Frauenklinik in Offenburg. Aus dieser Stellung leitete er als der Präsident der Deutschen Gesellschaft für Gynäkologie den ersten Nachkriegskongreß, den er nach Karlsruhe einberief.
In einem Schlußwort würdigt W. Stoeckel den Präsidenten von Jaschke u. a. mit folgenden Worten: „Wir alle wissen, was Sie persönlich und beruflich haben durchmachen müssen – wie stark Sie gesundheitlich bedroht waren – wie restlos Ihr äußeres Glück und Ihre Arbeitsstätte in Trümmer gegangen sind – und wie entmutigend die Zukunft vor Ihnen lag, als diese Schicksalsschläge nacheinander zerschmetternd auf Sie niedergingen.... Es hat sich gut gefügt, daß der Präsident der Deutschen Gesellschaft für Gynäkologie aus einem akademischen in ein kommunales Wirken gekommen ist – daß in ihm einer unserer Besten durch die Eigenartigkeit seines Erlebens dazu berufen wurde, die wissenschaftliche Zusammengehörigkeit der Klinik und des Krankenhauses für die Weiterentwicklung unserer fachlichen Arbeit in der denkbar eindrucksvollsten Weise zu demonstrieren."

2) „Operationskunst" Arch. Gynäk. 178: 9–58 (1950).

3) Felix Skutsch (1861–1951), Arch. Gynäk. 28: 131–143 (1886); Arch. Gynäk. 28: 446–448 (1886); Arch. Gynäk. 34: 130–144 (1889).

4) Prof. Heinrich Martius (1885–1961), Assistent und Oberarzt bei Otto v. Franqué, Bonn, seit 1926 Direktor der Univ.-Frauenklinik Göttingen (bis 1954). Heinrich Martius zählte, neben Carl Kaufmann, drei Jahrzehnte zu den führenden Persönlichkeiten der deutschsprachigen Gynäkologie, nicht zuletzt wegen seiner Lehrbücher, welche Generationen von Medizinstudenten als eine Art Bibel betrachteten.

5) In New York wurde 1950 die Gründung der FIGO angeregt, welche 1954 definitiv in Genf erfolgte (H. de Watteville).

6) H. C. Taylor jr.: Neurovegetativ bedingte Störungen im kleinen Becken der Frau. Arch. Gynäk. 180: 181–196 (1951).

7) J. Young: Korreferat zu H. C. Taylor jr., Arch. Gynäk. 180: 197–202 (1951).

8) C. M. Marshall: Kaiserschnitt: Neue Resultate und Operationstechnik in Großbritannien. Arch. Gynäk. 180: 153–161 (1951).

9) A. Mayer, Tübingen, aus dem Schlußwort: „Am stärksten beeindruckt bin ich von dem ungewöhnlich starken Kongreßbesuch aus dem Ausland: 15 Nationen mit über 100 Personen! ... Mir scheint daher, wir haben auch einen Schritt vorwärts getan auf dem Weg zu ‚Pan-Europa' und unser Kongreß ist ein bereits in dieser Richtung weisender aufgehender Stern. Arch. Gynäk. 180: 349 (1951).

10) Prof. Heinrich Eymer (1883–1965), war als junger Arzt bei v. Rosthorn in Heidelberg und danach Assistent, schließlich Oberarzt bei dessen Nachfolger Menge (bis 1924). Seine wissenschaftliche Ausbildung erhielt er außerdem bei Neisser und Chiari. Er wurde Nachfolger von Mathes in Innsbruck (1924–1930), danach der seines Lehrers Menge in Heidelberg (1930–1934), bevor er auf A. Döderlein (1934) an die I. Univ.-Frauenklinik München folgte. Diese Klinik leitete er bis 1954, nur unterbrochen durch eine von der US-Militärregierung verfügte Absetzung nach Kriegsende (bis April 1948). Um Eymer ist wegen der in München (wie anderswo) in der Zeit des Dritten Reiches vorgenommenen Zwangssterilisierungen jüngst eine Kontroverse ausgebrochen (siehe Geburtsh. Frauenheilk. 54: 479–488, 1994; 55: 291–298, 1995), auf die verwiesen wird. Die Kontroverse um „Prof. Eymer und der Nationalsozialismus" setzte sich fort, als F. Zimmer ihn gegen Anschuldigungen in Schutz zu nehmen versuchte, worauf eine ausführliche Erwiderung von G. Kindermann und M. Stauber erfolgte (Frauenarzt 39: 35–39 [1998]).

11) H. Eymer: Die Eingriffe zur Unfruchtbarmachung der Frau. In A. Gütt, E. Rüdin, F. Ruttge (Herausg.): „Gesetz zur Verhütung erbkranken Nachwuchses vom 14. Juli 1933", Lehmanns Verlag, München (1936).

12) E. Kuss: Inhumane Praktiken in der I. Univ.-Frauenklinik der Universität München. Geburtsh. Frauenheilk. 55: 291–298 (1995).

13) Erklärende Fußnoten in Eymers Redetext vom Herausgeber.

14) Prof. Robert Schröder (1884–1959), Assistent an der Frauenklinik seiner Vaterstadt Rostock bei Otto Sarwey, später Direktor der Univ.-Frauenkliniken Kiel als Nachfolger Stoeckels (1922–1936) und Leipzig als Nachfolger Sellheims (1936–1957). Schröder hat den Zyklus der Gebärmutterschleimhaut als erster beschrieben („Der normale mensuelle Zyklus der Endometriumschleimhaut", Hirschwald, Berlin, 1913) und muß als einer der brillantesten Köpfe der Gynäkologie seiner Zeit gelten (von seinen Freunden und Verehrern genannt „Bobby").

15) Arch. Gynäk. 186: 476–477 (1955).

16) Prof. Hans Runge (1892–1964), war Assistent von Sarwey in Rostock, Oberarzt von Schröder in Kiel, schließlich Direktor der Univ.-Frauenklinik Greifswald (1932–1934) und Heidelberg (1934–1964). Runge widmete sich vor allem der Krebsvorsorge und eröffnete in späteren Jahren die Blutgerinnungsforschung für die Gynäkologie. Runge wurde während des Besuches des 35. Kongresses in München auf der Straße angefahren und starb an seinen dabei erlittenen Verletzungen (1964).

17) H. Kraatz beschreibt die Entwicklung des wissenschaftlichen Films und setzt Qualitätsmaßstäbe für ihn (Arch. Gynäk. 189: 502–522, [1957]).

18) Arch. Gynäk. 189: 523–526 (1957).

19) Prof. Hans Christian Naujoks (1882–1959), war Schüler von Winter und Zangenmeister (Königsberg), danach Oberarzt bei E. Kehrer in Marburg. Er wurde Direktor der Univ.-Frauenklinik Köln (1934–1945), danach kurz in Marburg (1945–1946) und anschließend in Frankfurt (1946–1959). Den heutigen Gynäkologen vor allem bekannt durch sein Buch „Gerichtliche Geburtshilfe", Thieme, Stuttgart, 1957.

20) Prof. Georg Winter (1856–1943), Königsberg, weckte Verständnis für statistische Methoden in der Geburtshilfe, deshalb auch „das Gewissen der deutschen Gynäkologie" genannt, und propagierte als einer der ersten die gynäkologische Krebsvorsorge. Winter'sche Abortzange.

21) Prof. Erwin Kehrer (1874–1959), Dresden und Marburg, schuf Grundlagen der Radiumbehandlung des Uteruskarzinoms (Arch. Gynäk. 108: 504–627 [1918]), und beschäftigte sich mit der Funktion des nichtschwangeren und schwangeren Uterus (Magnus-Kehrer-Präparat), schließlich Wegbereiter einer „Endokrinologie für den Frauenarzt" (1922–1951). Zur „Angelegenheit Kehrer" siehe auch S. 105, 109.

22) Arch. Gynäk. 193: 517–519 (1960).

23) Prof. Gustav Döderlein (1893–1989), war Assistent in München (A. Döderlein) und Berlin (Univ.-Frauenklinik W. Stoeckel) und Charité (G. A. Wagner), bevor er dirigierender Arzt einer großen Berliner Frauenklinik (1936–1946) wurde. Berufen an die Universität Jena wirkte er dort als Direktor der Univ.-Frauenklinik bis 1959. Seine Altersjahre verbrachte er wieder in München. Bekannt wurde er vor allem durch die Neubearbeitung des „Leitfaden für den geburtshilflichen Operationskurs" (begründet von A. Döderlein) und die „Leitsätze zur Schwangerenuntersuchung" (1938–1959).

24) E. Saling: „Neue Untersuchungsergebnisse über den Kreislauf des Kindes unmittelbar nach der Geburt" vorgetragen vor der Gesellschaft für Geburtshilfe und Gynäkologie in Berlin am 25.3.1960: Arch. Gynäk. 194: 287–306 (1960).

25) Prof. Ernst Philipp (1893–1961), verbrachte die entscheidenden Jahre an der Univ.-Frauenklinik Berlin als Assistent von Stoeckel. Als Rockefeller-Fellow unternahm er eine 12monatige Studienreise in die USA, deren größten Teil er bei Whitridge Williams an der Frauenklinik der John-Hopkins-Universität in Baltimore verbrachte. Philipp konnte zeigen, daß in der Hypophyse schwangerer Frauen keine nachweisbare Gonadotropinaktivität vorhanden ist, sondern daß hCG aus der Plazenta stammt. Siehe auch bei G. Bettendorf (Herausg.) „Zur Geschichte der Endokrinologie und Reproduktionsmedizin" Springer, Heidelberg, 1995, S. 436–437. In den Jahren 1934–37 war Philipp Direktor der Univ.-Frauenklinik Greifswald, ab 1937 leitete er als Nachfolger von R. Schröder die Univ.-Frauenklinik Kiel bis zu seinem Tode am 24.12.1961.

26) Josef Halban (1870–1937), Wien. Halban, J: Die Entstehung der Geschlechtscharaktere. Arch. Gynäk. 70: 205–308 (1903); Keimdrüsen und Geschlechtsentwicklung. Arch. Gynäk. 114: 289–303 (1921). S. a. Simmer HH: Josef Halban, Pionier der Endokrinologie und Fortpflanzung. Wien. Med. Wschr. 121: 549–552 (1971).

27) E. Philipp: Sexualhormon, Placenta und Neugeborenes. Zentralbl. Gynäk. 53: 2386 (1929).

28) E. Philipp: Hypophysenvorderlappen und Plazenta. Zentralbl. Gynäk. 54: 450–453 (1930). Philipp E: Die Bildungsstätte des „Hypophysenvorderlappenhormons" in der Plazenta. Zentralbl. Gynäk. 54: 1858–1866 (1930).

29) L. B. Shettles: Die Befruchtung beim Menschen. Arch. Gynäk. 198: 240–248 (1963).

30) E. Saling: Erstmalige Blutgasanalysen und pH-Messungen am Feten unter der Geburt und die klinische Bedeutung dieses neuen Verfahrens. Arch. Gynäk. 198: 82–86 (1963).

31) T. Malmström: Der Vakuum-Extraktor. Arch. Gynäk. 198: 512–523 (1963).

32) I. F. Stein, M. L. Leventhal: Amenorrhoea associated with bilateral polycystic ovaries. Am. J. Obstet. Gynec. 29: 181–191 (1935).

33) Arch. Gynäk. 198: 594–609 (1963).

34) K.-U. von Hassel: Arch. Gynäk. 198: 587–593 (1963).

35) Prof. Werner Bickenbach (1900–1974), war Assistent Otto von Franqués in Bonn (bis 1933), ging mit H. Martius nach Göttingen (1933–1944), wurde dessen ältester Schüler und schließlich auf den Lehrstuhl seines Faches in Münster berufen (1944–1960). Die zerstörte Frauenklinik in Münster wurde unter seiner Planung wiederaufgebaut, während Bickenbach mit dem Klinikbetrieb nach Bad Salzuflen ausgewichen war. Als Nachfolger von A. Mayer zunächst in Tübingen (1950–1954), folgte er doch schon bald einem Ruf an die I. Univ.-Frauenklinik nach München, die er als Nachfolger H. Eymers bis zu seiner Emeritierung 1969 leitete. Bickenbach fühlte sich in München, wo er bis zu seinem Tode (1974) wohnen blieb, sehr wohl. Noch in seinen Bonner Jahren arbeitete er über den Stoffwechsel der Plazenta; vor allem aber erkannte er die Möglichkeit der Hemmung der Follikelreifung durch Progesteron (zusammen mit E. Paulikovics; veröffentlicht in Zentralbl. Gynäk. 68: 153–157), eine Erkenntnis, die u. a. Grundlage für die späteren hormonalen Empfängnisverhütungen wurde. Bickenbach blieb ein Generalist im besten Sinne, mit besonderem Interesse für die Geburtshilfe. Die Begriffe „Risikoschwangerschaft und Risikogeburt" gehen auf ihn zurück. Er leitete als Präsident des 35. Kongresses selbst ein Podiumsgespräch über „perinatale" Hypoxie und Azidose (Arch. Gynäk. 203: 370–401, 1966), erkannte Salings Begabung und förderte ihn nach Kräften. Die Strahlenbehandlung des Collum- und Endometriumkarzinoms begleitete er u. a. durch Neukonzeption und Bau einer großzügig ausgestatteten Strahlenabteilung an der I. Univ.-Frauenklinik (s. a. Bickenbach W, Ries J, Breitner J.: Behandlungsergebnisse beim Carcinoma colli uteri aus den Jahren 1949–1953, Geburtshilfe u. Frauenheilk. 20: 918–924 [1960]).

36) Arch. Gynäk. 202: 369–401 (1965).

37) E. Saling, Arch. Gynäk. 202: 369 (1965).

[38] G. Bettendorf: „Die Ovulation, Physiologie und medikamentöse Auslösung", Arch. Gynäk. 202: 132-159 (1965). Das Kongreßreferat zitiert 236 Literaturstellen und ist eine Fundgrube für den damaligen Stand des Wissens zur Ovulation.

[39] J. Haller: „Die medikamentöse Hemmung der Ovulation." Fortschr. Geburtsh. Gynäk. 21 (1965).

[40] R. Kaiser: „Vorverlegung, Verzögerung und Hemmung der Ovulation." Arch. Gynäk. 202: 160-174 (1965).

[41] Arch. Gynäk. 202: 402-403 (1965).

[42] Prof. Egon Fauvet (1901-1970), war Assistent in Leipzig bei Sellheim und Schröder, schließlich Oberarzt an der Charité in Berlin bei G. A. Wagner, bis er 1944 Direktor des Wöchnerinnenheimes Hannover wurde, später Oststadtkrankenhaus und Frauenklinik der Medizinischen Akademie (MHH). Fauvet hat sich vorwiegend mit operativen Themen befaßt und war ein ausgezeichneter vaginaler Operateur.

[43] Lorenz Heister (1683-1758), Heister'sche Mundsperre.

[44] Paul Gottlieb Werlhof (1699-1767), idiopathische Thrombozytopenie.

[45] Heinrich Wilhelm Gottfried v. Waldeyer (1836-1921), Pathologe in Breslau und Berlin.

[46] Robert Meyer (1864-1947), geboren in Hannover, wurde Begründer der Gynäkologischen Pathologie - aus der Zusammenarbeit mit Carl Ruge (geb. 1846); Meyer übernahm 1908 das morphologische Laboratorium an der Frauenklinik der Charité unter Ernst Bumm, 1912 wurde er Prosektor des Pathologischen Institutes der Univ.-Frauenklinik Artilleriestraße 18, Berlin, als Nachfolger von Carl Ruge, zunächst unter Ernst Bumm, dann unter Walter Stoeckel. Meyer emigrierte 1939 nach den USA. Eine wegweisende Arbeit Meyers war die Beschreibung der Corpus luteum Bildung und der Menstruation in ihrer zeitlichen Zusammengehörigkeit (Arch. Gynäk. 100: 1-19 [1913]). „Ohne Ovulation keine Menstruation". Siehe auch in G. Bettendorf: „Zur Geschichte der Endokrinologie und Reproduktionsmedizin" Springer, Heidelberg, 1995, S. 393-394.

[47] Karl August Schuchardt (1856-1901), erweiterte vaginale Uterusextirpation mit Levator-Schnitt (1893). Siehe auch S. 265.

[48] Eugene M. Bricker: Die radikale Eviszeration des Beckens für fortgeschrittene und rezidivierende Carcinome. Arch. Gynäk. 204: 1-19 (1967).

[49] Prof. Heinz Kirchhoff (1905-1997), empfing seine Ausbildung an den Univ.-Frauenkliniken Kiel (1932-1937) und Leipzig (1937) unter Robert Schröder. Zunächst Chefarzt der Städt. Frauenklinik Lübeck, wurde er 1954 als Nachfolger von Heinrich Martius nach Göttingen berufen und leitete die Göttinger Univ.-Frauenklinik bis 1973. Seine Schwerpunkte waren die Strahlenbehandlung des Genitalkarzinoms (1938), Ätiologie und Diagnostik des hohen Gradstandes („Das lange Becken", 1949) und die hormonale Empfängnisverhütung (gemeinsam mit J. Haller 1965).

[50] Enzyklika „Humanae vitae" vom 29.7.1968 Papst Paul VI.

[51] A. Mitscherlich: „Psychosomatische Probleme in der Gynäkologie." Arch. Gynäk. 207: 61-75 (1969).

[52] siehe Verhandlungsbericht zur 37. Versammlung, S. 51.

[53] Prof. Hans Dietel (1905-1987), war Assistent bei Fuchs (Danzig) und danach bei Heynemann in Hamburg-Eppendorf (1933-1948). Er leitete zunächst die Frauenklinik Hamburg-Altona (1948-1952), bevor er Direktor der Frauenklinik Finkenau in Hamburg wurde (1952-1972).

[54] Gynäkologische Endoskopie (K. Semm, Kiel) Arch. Gynäk. 211: 396-400 (1971).

[55] Arch. Gynäk. 211: 382-383 (1971).

[56] Arch. Gynäk. 211: 41 (Geschäftsteil) 1971.

[57] Arch. Gynäk. 211: 47 (Geschäftsteil) 1971.

[58] Prof. Richard Kepp (1912-1984), geboren in Siebenbürgen, war Assistent bei Martius bzw. Kirchhoff in Göttingen (1937-1956), bevor er als Nachfolger von H. Roemer auf den Gießener Lehrstuhl berufen wurde. Die Gießener Univ.-Frauenklinik hat er bis 1980 geleitet. Der Schwerpunkt von Prof. Kepp lag eindeutig im Ausbau der gynäkologischen Strahlentherapie.

[59] in Jürgen Baumann: „Das Abtreibungsverbot des § 218". I. Peter-Habermann, S. 350 (1971).

[60] Prof. Hugo Husslein (1908-1985), Gynäkologe, Wien, Vorstand der II. Univ.-Frauenklinik (1964-1979), gründete die Österreichische Gesellschaft für Familienplanung. Vehementer Gegner der Fristenlösung zum Schwangerschaftsabbruch. „Fristenlösung, oder die Inflation des Lebens", Vortrag (1972); H. Husslein: „Gedanken zum Abortusproblem". Deutsches Ärzteblatt 68: 2247-2255 (1971).

[61] Arch. Gynäk. 214: 38-39 (Geschäftsteil) 1973.

[62] Carl Gustav Carus, Dresden, verfaßte das erste „Lehrbuch der Gynäkologie" in deutscher Sprache (1820) und begründet die von ihm gewählte Bezeichnung „Gynäkologie" wie folgt: „Wenn die Lehre von der Behandlung gesunder und krankhafter Zustände des weiblichen Körpers überhaupt, und besonders während des höchstwichtigen Zeitpunktes der Geburt in neuer Zeit, verglichen mit dem Zustande in welchem sie sich noch vor ungefähr hundert Jahren befunden, so große Fortschritte gemacht hat, so verdanken wir dieses unfehlbar außer dem Einflusse des Fortschreitens gesamter ärztlicher Wissenschaft, doch insbesondere der auch in diesem Zweige nach und nach immer mehr verlöschenden, widernatürlichen Trennung zwischen Chirurgie und Medizin." Siehe auch H. Ludwig: „Zum Begriff ‚Gynäkologie' Der Gynäkologe 1998; 31: 1-4.

[63] Prof. Volker Friedberg (geb. 1921), Assistent von Kreuter und Schwalm in Mainz, Chefarzt der Frauenklinik Saarbrücken (1960–1966), Direktor der Univ.-Frauenklinik Mainz (1966–1988), abgelehnte Berufungen u. a. nach Freiburg (1972) und Zürich (1973). Wissenschaftliche Schwerpunkte waren Pathophysiologie der Schwangerschaft und radikale pelvine Operationen. Mitherausgeber des führenden kompakten Handbuchs „Gynäkologie und Geburtshilfe", Thieme, Stuttgart, 1967 (gemeinsam mit O. Käser, Basel, K. G. Ober, Erlangen, K. Thomsen, Hamburg und J. Zander, München). Prof. Friedberg ist Mitbegründer der Zeitschrift „Der Gynäkologe" (gemeinsam mit Otto Käser, Basel und E. J. Plotz, Bonn).

V. Kapitel:

Die Zeit von 1976 bis zur Gegenwart:

Deutsche Gesellschaft für Gynäkologie *und Geburtshilfe*

Klaus Thomsen (1915 - 1992)

41. Präsident der Deutschen Gesellschaft für Gynäkologie und Geburtshilfe

Tagungsort: Hamburg,
29. Sept. - 2. Okt. 1976

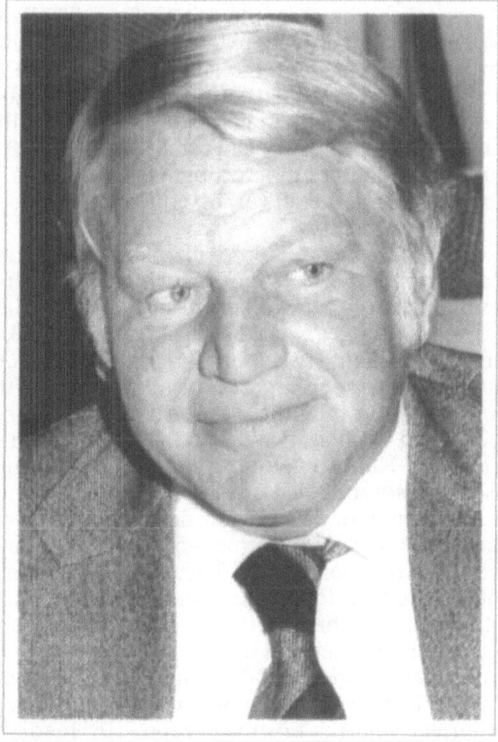

Persönliche Daten
geboren am 22. Juli 1915
in Hamburg-Altona
gestorben am 16. Dezember 1992

Einleitung:

*Prof. Klaus **Thomsen**[1] holte mit seiner Eröffnungsansprache zu einer Standortbestimmung der Medizin aus, die er mit Kritik an der Hochschulpolitik verband. Er berührte die Berichterstattung der Medien über Medizin, die Kritik an der Ärzteschaft, vielfach hervorgerufen durch gesteigerte Ansprüche an die oft genug überschätzte Leistungsfähigkeit der Medizin. Er untersuchte den Begriff des klassenlosen Krankenhauses, äußerte sich zur künftigen Finanzierbarkeit von Gesundheitsleistungen und schnitt, erstmals bei einer solchen Gelegenheit, die Frage der ärztlichen Selbstkontrolle an („Wer kontrolliert den Arzt?"); Thomsen warb für Modelle einer vorurteilsfreien Überprüfung ärztlicher Leistungen in Klinik und Praxis. Mit Sorge widmete er sich den Fehlentwicklungen, die mit der überhastet eingeführten Mitbestimmung an Universitätsinstituten ausgelöst wurden und die schließlich zur Inflation der Gremienarbeit, Provinzialisierung des Berufungswesens und einer Stellenblockade geführt habe, welche dem hochbegabten wissenschaftlichen Nachwuchs das längere Verbleiben in der Forschung zunehmend erschwere. Prof. Thomsen war es auch, der die Notwendigkeit der Professionalisierung in der Organisation der Gynäkologen-Kongresse erkannte. Er beauftragte Karin und Günther Sachs, die Inhaber der Firma Congress Project Management GmbH, mit der organisatorischen Betreuung seines Kongresses. Seit 1978 sind sie ununterbrochen mit ihrem Unternehmen als Organisationsbüro der alle zwei Jahre stattfindenden Kongresse der Deutschen Gesellschaft für Gynäkologie und Geburtshilfe tätig.*

K. Thomsen:

Meine Damen und Herren,

Ich möchte mich heute mit einigen, für die öffentliche Auseinandersetzung über die Ärzte bedeutsamen Aspekten unserer Tätigkeit befassen, sowie mit Entwicklungen an unseren Universitäten, die langjährig negative Folgen haben.

In letzter Zeit hat sich die Kulturkritik in zunehmendem Maße auf die Gesundheitspolitik und die Medizin gerichtet, wobei vor allem die Ärzte öffentlich kritisiert werden. Dabei soll nicht in Abrede gestellt werden, daß nicht jede öffentliche Kritik an unserem Tun und Verhalten unberechtigt ist und daß es im Bereich der ärztlichen Tätigkeit vieles gibt, was geändert oder verbessert werden muß. Dies aber müssen in erster Linie wir selbst in die Hand nehmen.

In dem Maße, wie der Medizin Aufgaben zuwachsen, die über die ärztliche Betreuung des Einzelnen hinausreichen, wie die psychische und somatische Gesunderhaltung, Familienplanung, Bevölkerungsplanung, soziale Probleme, Welternährungsprobleme, Umweltschutz u. a., hat die Gesundheitspolitik eine immer fundamentalere Bedeutung für unser Leben gewonnen. Es ist daher verständlich, daß alle mit der Gesundheit zusammenhängenden Fragen nicht nur bei Systemüberwindern und Utopisten großes Gewicht in der öffentlichen Auseinandersetzung gewonnen haben, sondern auch in der politischen Realität in West und Ost. Ich darf hier daran erinnern, daß für die Auslösung der ersten Kulturrevolution in China[1)] die fehlende oder völlig unzureichende medizinische Versorgung der Landarbeitermassen eine entscheidende Rolle gespielt hat. So ist es zu verstehen, daß Fragen der Gesundheit und der Gesundheitspolitik auch in den Massenmedien einen immer größeren Raum einnehmen. Dies hat zweifellos auch positive Auswirkungen, indem dies zur Gesunderhaltung beiträgt, die Teilnahme an Vorsorgeuntersuchungen fördert und die Bevölkerung in weit stärkerem Maße als früher mit den aktuellen Fortschritten in der Medizin vertraut macht. Sensationelle und unkritische Darstellungen neuer Forschungsergebnisse wecken aber auch häufig unberechtigte Hoffnungen und vergrößern die Kluft zwischen Erwartungen und medizinischer Wirklichkeit. Mit Erstaunen müssen wir registrieren, mit wie wenig Sachkenntnis manche Reporter einfache Lösungsrezepte für medizinische Probleme anbieten, die äußerst komplex oder zur Zeit noch gar nicht lösbar sind.

In zunehmendem Maße sind die Ärzte Zielscheibe öffentlicher Kritik geworden, zuerst Ordinarien, dann Chefärzte, zuletzt auch Ärzte in freier Praxis. Mehr oder weniger versteckt wird ihnen oft unterstellt, sie würden ihre Vertrauensstellung, ihr Wissen und Können in erster Linie dazu benutzen, möglichst viel Geld zu verdienen. Mit Genugtuung können wir feststellen, daß wir trotz dieser Polemik das Vertrauen unserer Patienten besitzen, aber niemand wird sagen können, ob dies immer so bleiben muß. Die Massenmedien pflegen sehr schnell und empfindlich zu reagieren, wenn Eingriffe des Staates in die Pressefreiheit befürchtet werden. Wer aber schützt den Einzelnen oder einzelne Berufsgruppen vor entstellenden und diffamierenden Darstellungen in Massenmedien? Diese Frage scheint mir viel aktueller zu sein als die Gefahr staatlicher Eingriffe in die Pressefreiheit.

Mit großer Regelmäßigkeit taucht ein publikumswirksames Lieblingskind auf: das klassenlose Krankenhaus. Ein klassenloses Krankenhaus kann es nur in einer klassenlosen Gesellschaft geben und diese gibt es weder in Ost noch West, selbst in China nicht, wie die Notwendigkeit zeigt, mittels Kulturrevolutionen die in der Zwischenzeit entstandenen Privilegien wieder zu beseitigen. Während sich in westlichen Demokratien jeder unter Konsumverzicht Annehmlichkeiten während seines Krankseins verschaffen kann, finden wir in den Staatskrankenhäusern der sozialistischen Länder handfeste Privilegien für politische Funktionäre und Apparatschiks, ohne daß diese mit Konsumverzicht dafür bezahlen. Dabei wird die Dankesschuld gegenüber dem behandelnden Arzt nicht selten auf höchst unwürdige oder sogar illegale Weise erstattet. Aber auch bei uns kennen wir sehr wohl Privilegien, die Vertreter von Politik, Verwaltungsaristokratie oder Verbänden im Krankenhaus erwarten und in Anspruch nehmen, ohne daß die öffentliche Diskussion dieses Thema jemals aufgegriffen hätte.

Etwa 8% der Bevölkerung sind heute noch Privatpatienten. Sie sind mit ihren Ärzten zur negativen Symbolfigur geworden. Dabei spielt ein systematisch geschürter Einkommensneid eine wesentliche Rolle und dies in einer freien Marktwirtschaft, die es nicht

1) Erste Kulturrevolution in China 1966–1970.

verargt, wenn andere ohne qualifizierte Berufsausbildung und ohne verantwortliche Tätigkeit weit höhere Einkommen erzielen. Offenbar dürfen sich alle in unserer Gesellschaft marktgerecht verhalten, nur die Ärzte nicht. Dabei wird gern auf den Eid des Hippokrates Bezug genommen, jedoch nur auf diejenigen Teile, die gerade in die Argumentation passen.

Die Kosten für die medizinische Versorgung sind explosionsartig angestiegen. Jede 10. Mark des Bruttosozialproduktes wird in der Bundesrepublik im Gesundheitswesen ausgegeben. Dies zwingt alle Beteiligten zu einem tragbaren Kompromiß. Mit dem gegenseitigen Zuschieben des Schwarzen Peters ist ebensowenig gewonnen wie mit dem erneuten Ruf nach Sozialisierung der Medizin. Durch sie wird die Medizin nicht effektiver und billiger, sondern ineffektiver und teurer, durch Verbürokratisierung des Persönlichen beraubt bei gleichzeitigem Schwinden der Eigenverantwortlichkeit.

Die Kostensteigerung ist durch eine große Anzahl von kostensteigernden Ursachen bedingt. Eine davon ist der medizinische Fortschritt. Wenn es gemeinsamen Anstrengungen nicht gelingen sollte, die Soziallast für die medizinische Versorgung in tragbaren Grenzen zu halten, wird man entweder andere zur Lebensqualität gehörende Bereiche kürzen oder hinnehmen müssen, daß der auf Forschung beruhende Fortschritt in der Medizin dem Bürger nicht mehr zugute kommt. Dann stellt sich die Frage, welchen Wert dieser Fortschritt noch hat. Diese Frage hat nichts mit der weitverbreiteten Unsicherheit darüber zu tun, ob der wissenschaftlich-technische Fortschritt in Zukunft überhaupt noch mit einer Wertsteigerung für unser Leben verbunden sein wird, ein Zweifel, der mit dem Schlagwort „Krise des Fortschritts" zur Zeit ein dankbares Thema für Publizisten ist.

Wenn wir uns mit dem verbreiteten Unbehagen gegenüber Ärzten auseinandersetzen und nach den Ursachen suchen, so finden wir auch solche, die wir selbst zu vertreten haben und deren Beseitigung wir als vordringliche Aufgabe ansehen müssen. Dazu gehören überhöhte Erwartungen an Medizin und Ärzte, die mit den realen Möglichkeiten nicht in Einklang stehen, unzureichende Aufklärung des Patienten, fehlende Kontrolle des ärztlichen Handelns und seiner beruflichen Qualifikation.

Manches Mißverständnis zwischen Patient und Arzt und manches Mißtrauen dem Arzt gegenüber beruht auf unzureichender oder unaufrichtiger Aufklärung. Der informierte Mensch unserer Zeit erwartet mit Recht wesentlich mehr Information über die Natur seiner Krankheit, die Behandlungsmöglichkeiten und sein persönliches Risiko. Für den Arzt sind damit erhöhte Verantwortung und mehr Zeitaufwand verbunden. Ich zitiere hier Zander[1] aus seinem in diesem Jahr in München gehaltenen Vortrag über das Thema Arzt und Patient: „Es gehört zum Wesen der Aufklärung, daß die Vermittlung der Information durch den Aufklärenden an den Aufzuklärenden in einer Weise erfolgt, die dieser versteht und die ihn darüber hinaus in den Stand setzt, die Glaubwürdigkeit der Mitteilung zu prüfen. Aus dem zuerst einseitig gerichteten Vorgang vom Arzt zum Patienten entwickelt sich im Verlauf der Aufklärung ein Dialog, der die Voraussetzung dafür schafft, daß der Patient aus der passiven Rolle des Aufzuklärenden in die aktive Rolle als Aufgeklärter findet. Dies trifft in besonderer Weise für die unmittelbar auf die Existenz des Patienten gerichtete Aufklärung zu. Erst in so verstandener Aufklärung gewinnt der Patient schließlich die Freiheit, eigene Entscheidungen im Bewußtsein der damit verbundenen Risiken zu treffen. Er wird damit zum selbständigen Partner des Arztes."

In Anbetracht der schnell fortschreitenden Entwicklung in der Medizin wird die Frage immer aktueller: Wie kann der Arzt seinen Informationsstand und seine Qualifikation mit den Fortschritten in Übereinstimmung halten, und wie kann dies überprüft werden? Auch dies ist eine Aufgabe, für die die Ärzte selbst, und zwar bald eine Lösung finden müssen. Das bei uns bisher praktizierte Verfahren freiwilliger Teilnahme an den vielfältigen Fortbildungsmöglichkeiten ist sicher kein ausreichender Schutz des Patienten vor Ärzten mit unzureichender Qualifikation. In den vergangenen Jahren wurden in der Bundesrepublik zahlreiche Anläufe unternommen, die in vielen Ländern selbstverständliche obligatorische Facharztprüfung einzuführen. Sie scheiterten an grundsätzlichen Bedenken und organisatorischen Schwierigkeiten. Die organisatorischen Probleme lassen sich lösen. Die grundsätzlichen Bedenken wiegen nicht so schwer, als daß man das Ziel, einen hohen und weitgehend gleichen Standard der Facharztausbildung zu erreichen, aufgeben sollte. In den USA wird jetzt die Re-Certifikation eingeführt. Die periodischen Überprüfungen sollen für Chirurgen alle zehn Jahre obligatorisch erfolgen, für Gynäkologen 6–8jährlich,

[1] Josef Zander: „Arzt und Patient. Erwartungen und Wirklichkeit." Patmos, Düsseldorf, 1976. Referiert in Geburtsh. Frauenheilk. 37: 181 (1977).

zunächst freiwillig. Wir müssen überlegen, ob ein solches Verfahren auch bei uns praktikabel ist.

Die Frage „Wer kontrolliert den Arzt?" ist häufig gestellt worden, hat aber nichts von ihrer Brisanz verloren. Von ärztlicher Seite wurde sie von Müller-Osten auf dem Chirurgen-Kongreß 1973 und von Zander in diesem Jahr in München diskutiert. Von flinken Schreibern und Kommentatoren wird dieses Problem besonders dann aufgegriffen, wenn ein Kunstfehler oder Skandal zur Diskussion steht. Wir müssen aber klar erkennen, daß das Empfinden, Ärzte seien nicht kontrollierbar und praktizierten auch selbst keine wirksame Kontrolle, ein wesentliches Element von Mißtrauen und Aggression ist. Man versteht nicht, warum eine Tätigkeit, die mit so hoher Verantwortung verbunden ist und eine so große Bedeutung für unser persönliches Schicksal haben kann, nicht kontrollierbar sein sollte.

Für eine vorurteilsfreie Überprüfung ärztlichen Verhaltens und ärztlichen Tuns sind intime Sachkenntnisse erforderlich, die nur der Arzt selbst haben kann. Daher können Chirurgen auch nur von Chirurgen kontrolliert und die Tätigkeit von Gynäkologen auch nur von Gynäkologen überprüft werden. Die Lösung dieses komplexen und schwierigen Problems kann nur durch die Schaffung von Gremien erfolgen, in denen integre Ärzte mit hohem Sachverstand, großer persönlicher Erfahrung und Loyalität in einer Weise tätig werden, daß sich der überprüfte Arzt oder die überprüfte Krankenhausabteilung nicht von vornherein als Angeklagte empfinden und so handeln. Wie schwierig eine derartige Aufgabe ist, wird klar, wenn man sich einmal überlegt, wie etwa die Qualität der Arbeit eines Gynäkologen in freier Praxis beurteilt werden kann. Leistungen oder Fehlleistungen von Krankenhausabteilungen wird man leichter erfassen und überprüfen können. Trotz der zu erwartenden Schwierigkeiten und Widerstände sowie des großen damit verbundenen Zeitaufwandes sollten wir nicht zögern, dieses Problem anzupacken. Schon der ernsthafte Versuch zu einer Lösung wird positive Wirkungen haben.

Die in den letzten Jahren in den Bundesländern erlassenen Universitätsgesetze sind unterschiedlich und haben dementsprechend auch zu unterschiedlichen positiven und negativen Wirkungen geführt. Auf der positiven Seite sind zweifellos die Mitwirkung aller Gruppen an Entscheidungen, vor allem aber der Abbau des gegenseitigen Mißtrauens und der daraus resultierenden lähmenden Aggression zu werten. Es gibt aber auch negative Entwicklungen, die man erkennen und deutlich machen muß, wenn man sie beseitigen will.

Es ist noch nicht lange her, daß Studenten, meist in aggressiver Form, Leistungs- und Eignungsprüfungen als unerträglichen Zwang ablehnten, Lehrinhalte selbst bestimmen wollten, viele Lehrstunden mit Diskussionen über die Motivation zum Medizinstudium vergeudeten, Leistung verhöhnten, Lehrende und Lernende gleichstellen wollten. Derjenige Hochschullehrer wurde als bester deklariert, dem es rasch gelingt, überflüssig zu werden. Inzwischen ist die Einsicht gewachsen, daß zwischen Lehrenden und Lernenden ein – allerdings gravierender – Unterschied besteht, als nämlich der Lehrende das, was der Lernende noch lernen soll, schon gelernt hat.

Mit dem erklärten Ziel, Transparenz durch Kooperation aller Gruppen an der Universität zu schaffen, ist es an einigen Universitäten zu einem grotesken Wildwuchs von Kommissionen und Ausschüssen gekommen, die nicht nur eine unverantwortliche Zeitvergeudung zur Folge haben, sondern durch Überschneidung von Kompetenzen Transparenz und demokratische Kontrolle unmöglich machen. Im Sommer-Semester 1975 bestanden an der Bremer Universität bei ca. 3000 Studenten 135 Ausschüsse, in Münster bei 30000 Studenten 78 und in München bei etwa gleicher Studentenzahl 32. Wenn die Universität weiterhin Stätte für Forschung und Lehre sein und ihre Hauptaufgabe nicht in ihrer Selbstverwaltung liegen soll, muß den Repräsentanten mehr Verantwortung und Entscheidungsfreiheit eingeräumt und die Zahl der Gremien auf das wirklich notwendige Maß beschnitten werden. Im Rahmen der Demokratisierung ist Mitbestimmung auch dort eingeführt worden, wo die Voraussetzung hierfür nicht gegeben sind. Mitbestimmung setzt Mitverantwortung und damit auch das Risiko der Mitverantwortung voraus. Wo es diese nicht gibt, sollte es auch keine Mitbestimmung geben. Bei zahlreichen Gesprächen habe ich in westlichen aber auch in sozialistischen Ländern kein Verständnis dafür gewinnen können, daß an der Leitung von hochspezialisierten Universitätskliniken Studenten mit vollem Stimmrecht beteiligt sind, die erst die Grundlagen der Medizin erlernen und dies mit einem Examen nachweisen müssen. Für die Leitung einer Klinik sollten nicht Demokratie und Mehrheitsbeschlüsse maßgebend sein, sondern das Kollegialprinzip, bei dem Sachkompetenz und Erfahrung der dort Tätigen zählen.

Auf eine andere folgenschwere Entwicklung an einigen Universitäten möchte ich hier eingehen: Die großzügige Überleitung von Assistenten und Vertretern des Mittelbaues auf Lebenszeitprofessoren-Stellung, häufig genug mit Senkung der Qualitätsanforderungen. Dabei kann beobachtet werden, daß die Neuprivilegierten ihre Reihen nach unten schließen, so daß für den wissenschaftlichen Nachwuchs für viele Jahre keine Chance auf eine Lebensstellung an der Universität besteht. Ich zitiere hier aus dem öffentlichen Brief des sicher nicht als reaktionärer Alt-Ordinarius verdächtigen Frankfurter Historikers Peter Herde[1] vom August 1976 an Kultusminister Krollmann: „Diese ‚Hessen-Professoren' sind vor allem bei dem gegenwärtigen Überangebot guter Gelehrter, für die meisten auswärtigen Universitäten nicht berufbar; sie sind damit Träger der Kontinuität an der Universität Frankfurt geworden und werden 20 oder mehr Jahre in ihrer Mittelmäßigkeit die Stelle blockieren, so daß selbst für den höchstqualifizierten wissenschaftlichen Nachwuchs kaum noch Chancen auf Lebensstellungen in den Universitäten bestehen. Kein anderes Bundesland (außer Berlin und Bremen) hat hierin so viel gesündigt wie Hessen. Zahlenmäßig hat diese Gruppe der Übergeleiteten und Hausberufenen die Gruppe der Berufenen in den Fachbereichen längst majorisiert, zumal sie ihre geringe wissenschaftliche Leistung durch besondere Aktivität in den Gremien kompensiert."

Im Verlaufe der zweijährigen Übergangszeit nach Inkrafttreten des neuen Universitätsgesetzes wurden an den Berliner Universitätskliniken alle habilitierten Assistenten und Oberärzte, aber auch nicht habilitierte Oberärzte, sowie alle, die sich in diesen 2 Jahren habilitierten, zu Professoren und Beamten auf Lebenszeit ernannt. Sie wurden als „August-Professoren" bezeichnet.

Hierbei handelt es sich um eine für den wissenschaftlichen Nachwuchs höchst bedrohliche Entwicklung, die ohne mangelnde Zivilcourage der Mehrheit der Studenten und Professoren nicht hätte zustande kommen können.

Die Vervierfachung des wissenschaftlichen Personals der Hochschulen von 1960 bis 1974 mit der großzügigen Überleitung vieler in Lebenszeitstellungen hat erhebliche Folgen für die Altersstruktur. Das mittlere Alter der Hochschullehrer auf Lebenszeit liegt heute unter 45 Jahren. Erschwerend kommt der Stop für neue Stellen, an einigen Universitäten sogar die Reduktion vorhandener Stellen hinzu. Diese für den wissenschaftlichen Nachwuchs bedrohliche Stellenblockade bedeutet nicht nur die Gefahr personeller Erstarrung, sondern auch Verzicht auf Vitalität und Kreativität junger Nachwuchswissenschaftler, auf die wir auch in finanziell schwierigen Zeiten nicht verzichten können.

Die Notwendigkeit schneller Hilfe hat die Präsidenten der fünf großen Wissenschaftsorganisationen der Bundesrepublik kürzlich zu dem Aufsehen erregenden Vorschlag veranlaßt, jährlich 200 begabte Nachwuchswissenschaftler durch ein zeitlich begrenztes Förderungsprogramm sozusagen auf Halde zu nehmen, bis die für die Blutauffrischung an den Universitäten unentbehrlichen jungen Wissenschaftler eine Planstelle erhalten können.

Die Überleitung in Lebenszeitpositionen war auch eine der wesentlichen Triebfedern für die Verkleinerung von Fachabteilungen in Krankenhäusern und die Aufteilung von Universitäts-Kliniken in Abteilungen. Man nennt dies „Durchstrukturierung" einer Klinik. Es ist aber eine Illusion, anzunehmen, daß die Umwandlung einer Universitäts-Klinik in Abteilungen und die Schaffung von Mini-Kliniken unter einem Dach die Effektivität der Krankenversorgung, der wissenschaftlichen Arbeit und der Ausbildung ärztlichen Nachwuchses erhöht. Es steigt der zeitliche Aufwand für Integration, Cooperation, Verwaltungsarbeit, Rotationsprogramme für die Ausbildung der Assistenten, Ausschuß-Sitzungen u. a. Gleichzeitig sinken die Aufstiegschancen für den begabten Nachwuchs auf Null, sobald alle Lebenszeitstellen einmal besetzt und für lange Jahre blockiert sind. Die Aufgaben einer Universitäts-Klinik für die Lehre, klinische Forschung, Krankenversorgung auf höchst möglichem Niveau und in der Ausbildung qualifizierten ärztlichen Nachwuchses sind in unserem Fach ebensowenig aus einer Mini-Abteilung von 60 oder 80 Betten zu erfüllen, wie etwa in der Chirurgie oder inneren Medizin. Die Gliederung einer Klinik in Arbeitsbereiche oder Abteilungen darf sich nur an funktionalen, auch in Zukunft noch tragfähigen Gesichtspunkten orientieren und nicht an Ideologien oder Versorgungswünschen einzelner Mitarbeiter.

In diesem Zusammenhang muß ich auf ein schwerwiegendes weiteres Problem eingehen: Den Machtmißbrauch von Interessensgruppen bei Berufungen. Es häufen sich Beobachtungen, daß auch bei der Neubesetzung medizinischer Lehrstühle nicht der

[1] Peter Herde (geb. 1933), Historiker; Harvard, Frankfurt, Würzburg.

am besten qualifizierte gewählt wird, sondern derjenige, der den Interessen einzelner Gruppen genehm ist und deren inzwischen angeeignete Privilegien nicht gefährdet. Die Praktiken sind dabei folgende: Zunächst wird durch Hausberufung ein Teil der Klinik besetzt, oder man teilt die Klinik so auf, daß für den Neuzuberufenden nur ein kleiner Teilbereich verbleibt. Entsprechend eng wird der Tätigkeitsbereich im Ausschreibungstext definiert. Findet man aus dem kleinen Kreis der dann Infragekommenden keinen genehmen Kandidaten, ändert man einfach den geforderten wissenschaftlichen und klinischen Schwerpunkt. Unsere Oberärzte mit breiter, langjähriger Ausbildung und umfangreicher persönlicher Erfahrung bleiben ausgeschlossen. Oder aber: Es wurde zwar für das gesamte Fach ausgeschrieben, worauf sich eine größere Zahl qualifizierter Oberärzte bewarb, man entscheidet sich aber dennoch, je nach lokaler Interessenslage, für einen Spezialisten. Natürlich laufen solche programmierte Berufungen über mehrere Gremien und dauern häufig Jahre. Von Transparenz kann natürlich keine Rede sein.

Meine Damen und Herren, wenn wir weiter davon überzeugt sind, daß die Freiheit und Unabhängigkeit der ärztlichen Berufsausübung zum Wohle unserer Patienten erhalten bleiben muß und wenn wir von der Universität auch in Zukunft erwarten, daß sie dem wissenschaftlichen Nachwuchs faire Zukunftschancen gewährt, unseren Studenten kritisches Denken und solides Grundwissen vermittelt, dann müssen wir alle helfen Entwicklungen, die dieses Ziel gefährden, zu verhindern oder rückgängig zu machen. Dazu muß man sie kennen. Einige habe ich genannt.

aus: „Verhandlungen der Deutschen Gesellschaft für Gynäkologie und Geburtshilfe", Thomsen und Schmidt-Matthiesen, Hamburg 1976, S. 42–47.

Josef Zander

42. Präsident der Deutschen Gesellschaft für Gynäkologie und Geburtshilfe

Tagungsort: München,
12.-16. September 1978

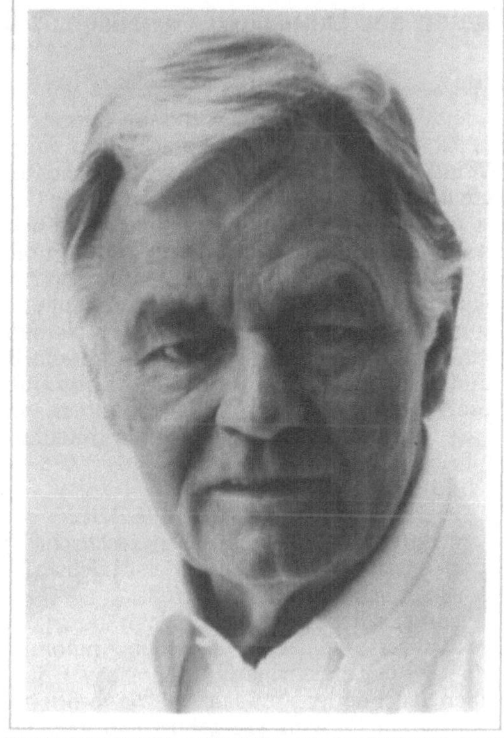

Persönliche Daten

geboren am 19. Juni 1918
in Jülich/Rheinland

Einleitung:

*Prof. Josef **Zander**[2] war seit 1970 in Nachfolge Bickenbachs Direktor der I. Univ.-Frauenklinik München und hatte demzufolge den Kongreß erneut nach München einberufen. In seiner Eröffnungsansprache appellierte Zander an die wissenschaftliche Offenheit und Unvoreingenommenheit vor den Fragen, wie sie die Zeit stellt. Da 1978 das erste Kind nach in vitro Fertilisation geboren worden war (1981 folgte auch in Deutschland der erste erfolgreiche Versuch[3]) befand sich die Sterilitätsbehandlung im Mittelpunkt des fachlichen, vor allem aber auch des öffentlichen Interesses. Inzwischen lagen ausreichend konkrete Ergebnisse vor, um ein klareres Urteil zu ermöglichen. Zander ging darauf ein, wenn er auch schon damals glaubte, vor den Gefahren der Manipuliermöglichkeit der neuen Methode warnen zu müssen. Auch die drohende Medikalisierung der Geburtshilfe sah er und sprach sie an. Das Schwergewicht aber legte er auf die Qualitätskontrolle. Mit der Münchener Perinatalstudie (1975-1977)[4] wurde die erste sorgfältig vorbereitete Qualitätskontrolle innerhalb des Faches in Deutschland begonnen, Zander räumte dem Gedanken der ärztlichen Selbstkontrolle große Priorität ein und behielt recht damit, daß er diesen Schwerpunkt gesetzt hatte. Die folgenden Kongresse haben die „Qualität ärztlicher Leistung" stets erneut im wissenschaftlichen Programm untergebracht. Zander folgte auch einer von seinem Münchener Vorgänger Bickenbach (1964) begonnenen Tradition, das Rundgespräch zu dem Thema, welches ihm am wichtigsten war, selbst zu leiten[5]. Das Kongreßprogramm bot sehr weitgehend die vom Präsidenten schon in der Eröffnungsansprache gesetzten Schwerpunkte.*

Auf besonderen Wunsch von Professor Zander werden auch wesentliche Teile aus dem Text der Begrüßungsansprache hier nachgedruckt, die unter anderem die Laudatio Zanders zur Verleihung der Ehrenmitgliedschaften an die Herren Professoren Fels, Buenos Aires, und Kraatz, Berlin, enthält (Arch. Gynäk. 228: 29-34, 1979).

J. Zander:

Begrüßungsansprache des Präsidenten anläßlich der Eröffnung der Tagung der Deutschen Gesellschaft für Gynäkologie und Geburtshilfe

[...]
In der Vorgeschichte der Gründung unserer Gesellschaft spielt eine Versammlung von Gynäkologen des deutschen Sprachraums, welche vor einem Zentenium am 15. September 1877 in München stattfand, eine wesentliche Rolle. In der Zeit vom 17. bis zum 19. Juni 1886 tagte dann der erste Kongreß der Deutschen Gesellschaft für Gynäkologie unter dem Vorsitz von Franz von Winckel ebenfalls in München. Mit dem heute beginnenden Kongreß hat unsere Gesellschaft München zum achtenmal als Tagungsort gewählt. [...]

Zu unserer größten Freude nehmen nach vielen Jahren zum erstenmal wieder Fachkollegen aus der DDR mit einer ganzen Reihe von wissenschaftlichen Beiträgen an unserer Tagung teil. Ich glaube, ich spreche im Namen aller Anwesenden, wenn ich Sie auf das herzlichste willkommen heiße. Es ist mir ein Bedürfnis dem Bundesminister für Jugend, Familie und Gesundheit und dem Ministerium für Gesundheitswesen in der DDR, die diese Wiederbegegnung ermöglicht haben, meinen Dank auszusprechen.

Es ist mir eine hohe Ehre, Ihnen mitzuteilen, daß die Herren Professoren
Erico Fels aus Buenos Aires
und
Dr. Dr. h. c. Helmut Kraatz aus Berlin
zu Ehrenmitgliedern unserer Gesellschaft gewählt wurden. Ich freue mich herzlich, daß ich Ihnen die Urkunden für diese höchste Ehrung, die unsere Gesellschaft zu vergeben hat, persönlich überreichen darf. [...]

Verehrter, lieber Herr Fels, in Würzburg geboren, kamen Sie am 1. Februar 1927 auf Rat Ihres Lehrers in der Pathologischen Anatomie M. B. Schmidt zu Ludwig Fraenkel, dem Entdecker der endokrinen Funktion des Corpus luteums nach Breslau. Etwa vor einem halben Jahrhundert, im Jahre 1929, veröffentlichten Sie dann gemeinsam mit Ludwig Fraenkel ein Forschungsergebnis von ganz grundlegender Bedeutung. Sie stellten fest, daß der Gelbkörper neben dem Follikelhormon eine weitere Hormonkomponente bilden muß, die u. a. für den Schutz der Schwangerschaft zuständig ist. Der Erforschung dieses zweiten Hormons, uns allen heute als Progesteron bekannt, haben Sie dann mit einem wahren Feuereifer, einen Teil ihrer Lebensarbeit gewidmet. Gemeinsam mit dem Chemiker Karl Slotta und dessen Doktoranden, Heinrich Ruschig, setzten Sie sich zu Beginn des Jahres 1930 das Ziel, dieses Hormon zu isolieren und seine Struktur zu ermitteln - und Sie erreichten es - allerdings unter Bedingungen, die es notwendig machen, an die schlimmste Zeit unserer Vergangenheit zu erinnern. Schon 1931 berichteten Sie auf der 22. Tagung unserer Gesellschaft in Frankfurt über Ihre ersten Ergebnisse. Bei der Machtübernahme 1933 durch die Nationalsozialisten standen Sie kurz vor dem Ziel. Jedoch Ihr Lehrer, Ludwig Fraenkel, wurde Anfang 1934 seines Amtes enthoben. Ihnen wurde die Entlassung für Ende 1934 mitgeteilt. Ebenso konnte Karl Slotta nicht mit einer Verlängerung seiner Tätigkeit in Breslau rechnen. Unter einem, für die meisten von uns kaum vorstellbaren psychischem Druck, unter entwürdigenden Umständen und unter ständiger Bedrohung, haben Sie trotzdem im hoffnungslosen Wettlauf mit der Zeit 1934 in den berühmten Mitteilungen mit Slotta und Ruschig die endgültige Isolierung und Identifizierung des Gelbkörperhormons berichten können, fast gleichzeitig mit Allen und Wintersteiner in USA, Hartmann und Wettstein in der Schweiz und Butenandt und Westphal in Deutschland. Sie haben dazu kürzlich im Rückblick geschrieben: „Freuen wir uns, daß mehrere Gruppen in verschiedenen Ländern unabhängig voneinander das Ziel erreicht haben und so jeder Forscherkreis die beste Bestätigung seiner Ergebnisse durch identische Ergebnisse des anderen erhielt. Damit ist das höchste Ziel der Forschung erreicht: die Wahrheit zu finden."

1934 stellten Sie weiterhin fest, daß die Ovulation beim Kaninchen durch das Corpus-luteum-Hormon unterdrückt werden kann. Schon damals erkannten Sie mit größter Weitsicht, daß dieses Hormon einmal eine bedeutsame Rolle für die Empfängnisverhütung spielen wird.

Im Oktober 1934 mußten Sie unser Land verlassen, um in Buenos Aires neu zu beginnen. Es folgten Karl Slotta nach Sao Paulo und Ludwig Fraenkel nach Montevideo. Eine Arbeitsgruppe von historischem Rang, nicht nur für unser Fachgebiet, sondern für die

Naturwissenschaften überhaupt, war damit endgültig zerschlagen. Nachdem, was Ihnen in diesem Land angetan wurde, verehrter Herr Fels, haben wir Ihnen zu danken, daß Sie die Ehrenmitgliedschaft unserer Gesellschaft annehmen. Daß Sie selbst unter den denkbar schwersten Lebensbedingungen Ihr frühes wissenschaftliches Werk vollenden konnten, macht Sie für uns alle zum Vorbild einer Forscherpersönlichkeit von höchstem Rang.

Verehrter, lieber Herr Kraatz, in der Luther-Stadt Wittenberg geboren, übernahmen Sie als langjähriger Schüler Walter Stoeckels in Berlin 1949 den Lehrstuhl an der Universitäts-Frauenklinik der Martin-Luther-Universität in Halle-Wittenberg. 1951 folgten Sie dem Ruf an die im Kriege teilweise zerstörte Klinik Ihres verehrten Lehrers an der Humboldt-Universität in Berlin, ursprünglich Artilleriestraße 18, jetzt Tucholskystraße 2. Diese Klinik haben Sie mit großer Treue über fast 20 Jahre bis 1970, geleitet. Zahlreiche höchste Ehrungen wurden Ihnen in aller Welt zuteil. Ihr gesamtes Lebenswerk galt letztlich immer dem Patienten. Sie haben einmal gesagt: „Meine wissenschaftliche Laufbahn läßt sich nicht von der klinischen trennen, war in sie integriert“. Dies trifft in der Tat für alle Arbeitsgebiete, auf die Sie sich besonders konzentriert haben, zu, sei es im Bereich der gynäkologischen Urologie, der geburtshilflichen Operationen oder der Sterilitätsbekämpfung. Nicht nur mit Ihrer wissenschaftlichen Tätigkeit, sondern auch aus Ihrer geprägten ärztlichen Persönlichkeit, haben Sie wesentlich zu der Entwicklung unseres Fachgebietes in den vergangenen Jahrzehnten beigetragen. Besonders erwähnen möchte ich auch Ihre Tätigkeit für das Zentralblatt für Gynäkologie, das Sie von 1959 bis 1971 gemeinsam mit unserem Ehrenmitglied Gustav Döderlein herausgaben und dessen Chefredaktion Sie seitdem bis heute inne haben. Wir ehren in Ihnen den bedeutenden Arzt und Wissenschaftler. Wir bitten Sie aber, die Ernennung zum Ehrenmitglied der Deutschen Gesellschaft für Gynäkologie und Geburtshilfe auch als eine Geste der Verbundenheit mit Ihnen und darüber hinaus mit unseren Fachkollegen in der DDR zu betrachten. Für das, was uns letztlich als Ärzte miteinander verbindet, gibt es keine Grenzen.

Ich habe weiter die Ehre, Ihnen mitzuteilen, daß Herr Professor Dr. Franco Crainz aus Rom, der derzeitige Präsident der Italienischen Gesellschaft für Geburtshilfe und Gynäkologie zum Korrespondierenden Mitglied unserer Gesellschaft gewählt wurde.

Wir möchten damit unsere Hochachtung, verehrter Herr Crainz, für Ihre persönlichen wissenschaftlichen und ärztlichen Leistungen und Ihre Verdienste für unser Fachgebiet zum Ausdruck bringen, verbunden mit dem Wunsch, in der Zukunft engere wissenschaftliche und klinische Kontakte mit unseren italienischen Kollegen herzustellen. Bei den beachtlichen Leistungen Ihres Landes in unserem Fachgebiet, sind wir davon überzeugt, daß wir vieles von Ihnen lernen können. Sie, verehrter Herr Crainz, haben diese Kontakte mit den deutschen Kollegen seit Jahrzehnten in einer ganz besonderen Weise gepflegt und uns stets Ihre freundschaftliche Gesinnung und Verbundenheit zum Ausdruck gebracht. Dafür möchten wir Ihnen aufrichtig danken. [...]

Erlauben Sie mir nun noch einige Worte zur Gestaltung und zum Ablauf dieses Kongresses.

Die Erfahrung in aller Welt hat gezeigt, daß es immer schwieriger wird, im Rahmen der großen nationalen Kongresse sowohl die Bedürfnisse für die unmittelbare ärztliche Tätigkeit in Klinik und Praxis als auch für die Mitteilung und Diskussion wissenschaftlicher Detailergebnisse ausreichend zu befriedigen. Es wird deshalb vielerorts nach neuen Wegen gesucht.

Bei der Gestaltung dieser Tagung haben wir versucht, die Hauptreferate und Podiumsgespräche den Bedürfnissen der Praxis möglichst anzupassen. Es wurden aktuelle Themen gewählt, die z.T. für die klinisch Tätigen und zum Teil für die praktizierenden Frauenärztinnen und Frauenärzte von ganz allgemeiner Bedeutung sind. Die Zahl der Themen wurde bewußt beschränkt, um Überschneidungen zu vermeiden.

Die Mitteilung und Diskussion wissenschaftlicher Einzelergebnisse zu den verschiedenen Themen des Fachgebietes erfolgt an den Nachmittagen in jeweils acht gleichzeitig tagenden Arbeitsgruppen. Etwa 500 Einzelmitteilungen wurden angemeldet. Um allen Kollegen die Präsentation ihrer Ergebnisse zu ermöglichen, haben wir auf diesem Kongreß erstmalig das sogenannte Poster-System, welches sich inzwischen international bewährt hat, für die Darstellung von Einzelergebnissen eingeführt. Es wurde versucht, in den einzelnen wissenschaftlichen Arbeitsgruppen Poster und Kurzvorträge zu speziellen Themen zu kombinieren, um anschließend eine gemeinsame Diskussion zu ermöglichen. Eine gleichwertige Würdigung beider Präsentationsformen wird angestrebt. Die Entscheidung für das eine oder andere System der Darstellung erfolgte deshalb im wesentlichen durch das Los. Ich verweise besonders darauf, daß die Poster in jeder Arbeitsgruppe ab Beginn der

Mittagspause des jeweiligen Tages in den im Tagungsprogramm bezeichneten Räumen besichtigt werden können. Sie werden im Verlauf dieser Tagung selbst entscheiden müssen, ob unser Versuch gelingt oder nicht.

Um engere persönliche Kontakte im Bereich spezieller Fragestellungen zu ermöglichen, haben wir weiterhin die Gespräche beim Mittagessen eingeführt. Sie erfreuen sich international immer größerer Beliebtheit. Auch hier wird sich zeigen müssen, ob der erste Versuch gelingt.

Für spezielle Themen unseres Fachgebietes gewinnt das Vorprogramm der Tagung zunehmend an Bedeutung. Neben der Sitzung der Sektion Gynäko-Pathologie der Deutschen Gesellschaft für Pathologie fanden in diesem Jahr erstmalig Sitzungen der Arbeitsgemeinschaft für Biochemie und klinische Chemie in Frauenkliniken, der Arbeitsgruppe für Gynäkologie des Kindes- und Adoleszentenalters sowie der Deutschen Sektion der Internationalen Gesellschaft zum Studium des Hochdrucks in der Schwangerschaft mit eigenem wissenschaftlichem Programm am Vortag statt. Außerdem erfolgten die Tagungen des Berufsverbandes der Frauenärzte und der Hebammenlehrer sowie praktische Fortbildungskurse an medizinisch-technischen Geräten. Hinzu kam in diesem Jahr erstmals die Tagung der Hebammen. Wir möchten damit unsere enge Verbundenheit mit den Hebammen deutlich machen. Wahrscheinlich werden in den kommenden Kongressen weitere Sitzungen von speziellen Sektionen unserer Gesellschaft hinzukommen. So hat der Vorstand soeben dem Antrag von Herrn Professor Semm zur Gründung einer Sektion für die gynäkologisch-geburtshilfliche Endoskopie im Rahmen unserer Gesellschaft zugestimmt. Erwähnen möchte ich in diesem Zusammenhang auch die schon langjährige Aktivität der Arbeitsgemeinschaft „Cervix uteri" unserer Gesellschaft.

Für das Filmprogramm steht an allen Nachmittagen der Kongreßsaal des Deutschen Museums zur Verfügung. Es wurden insgesamt 30 Filme aus der Gynäkologie und Geburtshilfe angemeldet.

Es ist mir ein besonderes Bedürfnis schon im Rahmen der Eröffnung dieser Tagung der pharmazeutischen und medizinisch-technischen Industrie nicht nur für die Teilnahme an der Ausstellung, sondern darüber hinaus für die auch unter den erschwerten Bedingungen außerordentlich großzügige Unterstützung der Gestaltung dieses Kongresses meinen Dank auszusprechen.

Den Vertretern der Presse danke ich für das Interesse, welches sie unserer Tagung entgegenbringen. Der Medizinjournalist, Herr Wilhelm Girstenbrey, hat freundlicherweise die Herstellung der Kontakte zu den Damen und Herren der Presse übernommen. Ich bitte die Referenten und Vortragenden, ihn in seiner Tätigkeit zu unterstützen. Eine sachgerechte Information durch die Presse kann nur erfolgen, wenn sie von uns in ausreichender Form den Berichterstattern zur Verfügung gestellt wird.

Erlauben Sie mir noch einen Hinweis auf die räumlichen Gegebenheiten. Wir sind nicht in der Lage, Ihnen ein so hervorragendes und technisch perfektes Kongreßzentrum wie bei der letzten Tagung in Hamburg zu bieten. Allerdings hat die Leitung dieses Hauses speziell für diesen Kongreß noch einige sehr kostspielige Veränderungen vorgenommen, wofür ich besonders danken möchte. Mit den gegebenen Räumlichkeiten mußten wir bei der großen Zahl der Teilnehmer in vielfacher Hinsicht improvisieren. In den parallel verlaufenden Arbeitssitzungen der Nachmittage könnte es sich durchaus ergeben, daß der eine oder andere Raum in seiner Größe unseren Erwartungen für die Teilnehmerzahl nicht entspricht. Sollte dies geschehen, so bitten wir Sie jetzt schon um Vergebung. Dies betrifft auch alle organisatorischen Mängel, die sich im Verlauf der Tagung herausstellen sollten. Aber wir glauben auf der anderen Seite, daß eine gewisse Enge und manches mehr Improvisierte auch positive Aspekte für die unmittelbare menschliche Begegnung bietet.

Ich möchte schließlich noch darauf hinweisen, daß diejenigen von Ihnen, die neben den Kongreßveranstaltungen andere Eindrücke gewinnen möchten, gegen Vorzeigen des Namensschildchens jederzeit freien Zutritt zum Deutschen Museum haben. Sie finden dort u. a. das erste Auto dieser Welt, mit dem Karl Benz im gleichen Jahr 1886 zum erstenmal durch Mannheim fuhr, in dem der erste Kongreß unserer Gesellschaft in München tagte.

Meine Damen und Herren, wir haben uns bestens bemüht, Ihnen im Verlauf dieser Tage in München neben der Teilnahme an den Kongreßveranstaltungen möglichst viel Gelegenheit zur persönlichen Begegnung zu bieten. Ich wünsche Ihnen allen sehr herzlich, daß Sie neue Anregungen und Gedanken für Ihre weitere berufliche Tätigkeit mit nach Hause nehmen können, daß Sie alte Freundschaften festigen und neue Freundschaften schließen können.

J. Zander:[1]

Eröffnungsansprache

Meine Damen und Herren,

der Tradition unserer Gesellschaft entsprechend, möchte ich anläßlich der Eröffnung dieser Tagung zu einigen aktuellen Problemen unseres Fachgebietes Stellung nehmen. Die Öffentlichkeit beobachtet das, was heute in der Gynäkologie und Geburtshilfe geschieht mit besonderem und kritischem Interesse. Ich nenne Themen, wie den Schwangerschaftsabbruch, die Auswirkungen von Medikamenten in der Schwangerschaft, die natürliche Geburt und die Intensivgeburtshilfe, die perinatale Mortalität und Morbidität, die Säuglingssterblichkeit, die Beziehungen zwischen Mutter und Kind, die Frage der Leistungsfähigkeit geburtshilflicher Abteilungen verschiedener Größenordnung, die Empfängnisverhütung, das Krebsproblem und das Klimakterium. Ich nenne weiterhin die mit der Sicherung der Qualität unserer ärztlichen Arbeit verbundenen Probleme und nicht zuletzt die umfangreiche Thematik des Geburtenrückgangs mit allen ihren Folgen. Zu dem letzten Thema hat vor wenigen Tagen der Präsident der Deutschen Gesellschaft für Kinderheilkunde, also unseres unmittelbaren Nachbarfachgebietes, Herr Professor Dr. Wilhelm Künzer[2], anläßlich der 75. Tagung dieser Gesellschaft in Freiburg eindrucksvoll Stellung genommen.

Wenn Sie die Hauptthemen und die Podiumsgespräche dieses Kongresses betrachten, so werden Sie feststellen, daß wir uns für die kommenden Tage die Aufgabe gestellt haben, uns mit einem wesentlichen Teil dieser Themen gründlich auseinanderzusetzen.

Wir können unsere ärztlichen Aufgaben in der Gegenwart nur einigermaßen lösen, wenn wir alles versuchen gegenüber der Zeit, in der wir leben, offen zu bleiben. Dies bedeutet u. a., daß wir ständig prüfen müssen, ob Gedankengänge und auch Kritik, welche von außen an uns herangetragen werden, zu Recht oder zu Unrecht bestehen. Wir haben die Pflicht, Erkenntnisse zu verteidigen, welche durch einwandfreie und zuverlässige Daten zu belegen sind, wenn wir Unheil und Rückschritt vermeiden wollen. Gleichzeitig müssen wir ständig und kritisch prüfen, ob die Schlußfolgerungen, welche wir aus den vorhandenen Daten und Erkenntnissen ziehen, richtig sind. Die Geschichte der Medizin zeigt, daß wir durchaus auf Irrwege geraten können, wenn dies unterlassen wird. Wir müssen realisieren, daß vieles in der Medizin nicht durch Daten zu belegen ist und daß wir allenfalls auf Hypothesen, die richtig oder falsch sein können, angewiesen sind. Dies erfordert von uns nicht selten kritische Zurückhaltung und gelegentlich auch die Freiheit, uns von traditionellen Denkweisen zu lösen.

Aus den in dieser Tagung angesprochenen Themen möchte ich nunmehr einige herausgreifen.

1. Die Sterilität und den Schwangerschaftsabbruch.
2. Die Intensivgeburtshilfe und die familienorientierte Geburtshilfe.
3. Das Problem der Qualitätssicherung unserer Arbeit und der ärztlichen Selbstkontrolle.

Es ist nicht meine Absicht, mögliche Schlußfolgerungen aus dem Inhalt der Referate oder Diskussion in den kommenden Tagen vorauszunehmen. Ich möchte lediglich aufzeigen, welche Probleme und Fragestellungen sich für unser unmittelbar ärztliches Handeln im Bereich dieser Themen ergeben. Damit will ich gleichzeitig noch einmal begründen, warum wir uns gerade mit diesen Themen in den kommenden Tagen beschäftigen.

Sterilität und Schwangerschaftsabbruch

Das spektakuläre Ergebnis des britischen Gynäkologen P. C. Steptoe und des Physiologen R. E. Edwards hat kürzlich die Öffentlichkeit in höchstem Maße bewegt. Nach den inzwischen vorliegenden kurzen Veröffentlichungen im Lancet[3] (1978, S. 365 und 473) wurde bei einer 30jährigen Frau mit tubarbedingter Sterilität die Eizelle operativ aus dem Ovarium entnommen und nach extrakorporaler Befruchtung und zweitägigem Verbleib unter in vitro-Bedingungen erfolgreich in den Uterus reimplantiert. In der 38. SSW erfolgte die Geburt eines gesunden Mädchens durch Kaiserschnitt.

[1] Fußnoten vom Herausgeber eingefügt.

[2] Wilhelm Künzer (geb. 1919), Pädiater, Freiburg.

[3] Steptoe PC, Edwards RG: Birth after reimplantation of a human embryo. Lancet 1978; 2: 366. Hilson D, Bruce RL, Sims, DG: Successful pregnancy following in vitro fertilization. Lancet 1978; 2: 473.

Aus naturwissenschaftlicher Sicht, ebenso aus der Sicht der Patientin, ist dies zweifellos ein außerordentlicher Erfolg, von Aldous Huxley in seinem berühmten Buch „Brave New World" seit Jahrzehnten vorausgesagt. Ob nun dieses erste erfolgreiche Experiment einmal eine größere praktische Bedeutung gewinnen wird, kann im Augenblick niemand mit ausreichender Sicherheit voraussagen. Naturgemäß ergeben sich aber schier unbegrenzte Denkmöglichkeiten über mögliche Manipulationen des Eies und der Befruchtung. Sie wurden in der Zwischenzeit in der Öffentlichkeit vielfach diskutiert und ich brauche darauf im einzelnen nicht einzugehen. Festzustellen ist, daß nach dem einmaligen Erfolg noch keine Voraussage über mögliche Risiken bei vielfacher Wiederholung des Experimentes gemacht werden können.

Im Augenblick erscheint mir viel wesentlicher, daß der Erfolg von Steptoe und Edwards die breite Öffentlichkeit auf die mit der Sterilität verbundenen Probleme überhaupt erst aufmerksam gemacht hat.

Bisher standen vielmehr die Fragen im Vordergrund, welche sich aus der Verhütung der Schwangerschaft oder aus der Verhinderung der Geburt eines lebenden Kindes durch vorzeitige Beendigung der Schwangerschaft ergeben. Es wird nur allzu leicht vergessen, daß bei immerhin etwa 10% aller Partnerschaften, die sich dringend ein Kind wünschen, eine Sterilität besteht. Vielfach kommt bei diesen Partnerschaften eine Schwangerschaft erst nach langjähriger Behandlung unter Inkaufnahme persönlicher Opfer und auch gesundheitlicher Risiken zustande. Nicht selten bleibt die Möglichkeit, ein eigenes Kind zu bekommen, auch gänzlich ausgeschlossen.

Ein zweites wesentliches Ergebnis sehe ich darin, daß dieses bisher einmalige Ereignis die breite Öffentlichkeit ebenso wie uns Ärzte entschieden dazu angeregt hat, erneut darüber nachzudenken, ob alles Machbare gemacht werden soll oder ob es Machbares gibt, was nicht gemacht werden darf.

Die Sterilität und unsere Versuche, die Sterilität zu beheben auf der einen Seite und der Schwangerschaftsabbruch, also die Verhinderung einer Lebendgeburt auf der anderen Seite, sind grundsätzlich verschiedene Probleme. Trotzdem erscheint es mit notwendig, sie auch in unmittelbarem Zusammenhang zu betrachten. Frauenärztinnen und Frauenärzte sind in der eigentümlichen Lage, daß sie auf der einen Seite mit allen Mitteln das fördern, was sie auf der anderen Seite möglichst effektiv zerstören.

Die Zahl der gemeldeten Schwangerschaftsabbrüche lag nach den Angaben des Statistischen Bundesamtes im ersten Vierteljahr 1977 bei 11587. Bis zum ersten Vierteljahr 1978 stieg sie kontinuierlich bis auf 18498 Schwangerschaftsabbrüche an. Bezogen auf 100000 Lebend- und Totgeburten wurden im ersten Vierteljahr 1978 12764,4 Schwangerschaftsabbrüche vorgenommen. Ich nenne diese Zahlen, in denen sicher nicht alle Schwangerschaftsabbrüche erfaßt sind, damit wir über ihre Größenordnung nachdenken.

Es ist nicht meine Absicht mit diesem Hinweis erneut in die Grundsatzdiskussion zur gesetzlichen Regelung des Schwangerschaftsabbruchs einzutreten. Es muß auch anerkannt werden, daß es aus ärztlicher Sicht sowohl für die Behandlung der Sterilität als auch für den Abbruch der Schwangerschaft etwas gemeinsames gibt, nämlich das Helfen. Jedoch muß nach wie vor ebenso wie bei dem einen Fall einer Sterilitätsbehandlung in England auch beim Schwangerschaftsabbruch immer wieder die Frage gestellt werden, ob das Machbare in jedem Fall gemacht werden darf. Durch die Unklarheiten in der Gesetzgebung, die heute ebenfalls diskutiert werden, ist jeder einzelne Arzt hier in eine besonders große Verantwortung gestellt.

Intensivgeburtshilfe und familienorientierte Geburtshilfe

An der Praxis unserer Geburtshilfe wird in den letzten Jahren zunehmend Kritik geübt. Gegenstand dieser Kritik ist vor allem die Feststellung, daß der Ablauf der Geburt durch die technischen und biochemischen Überwachungsmöglichkeiten zwar immer perfektionierter werden, daß gleichzeitig aber das eigentlich Humane unter der Geburt und im Wochenbett nicht ausreichend zu seinem Recht komme. Diese Kritik erfolgt nicht nur von seiten mancher Mütter, sondern ebenso von seiten vieler Ärzte. Ich nenne besonders den französischen Geburtshelfer Frederick Leboyer[1)], der mit seinen Gedanken eine Bewegung in Gang gesetzt hat, mit der wir uns ernsthaft und selbstkritisch auseinandersetzen müssen.

Auch Leboyer leugnet nicht, daß Geburtshilfe in jedem Fall eine Form der Intensivversorgung darstellt. Im Gegenteil, er fordert, daß die Zu- und Hinwendung der helfenden

[1)] Frederick Leboyer (geb. 1918), „Art du suffle" (1983) „Loving Hands" (1979).

Personen zur Gebärenden und zum Kind sehr viel intensiver sein müsse, als dies bei der Geburt in der modernen, sogenannten Intensivgeburtshilfe vielfach der Fall ist. Die gleiche Forderung stellt er für das Verständnis dessen, was eigentlich bei der Geburt eines neuen Menschen vorgeht.

Wenn hie und da aus seinen Gedankengängen mehr oder weniger sektierische Bewegungen entstehen, so kann dies Leboyer nicht zugeschrieben werden. Im Grundsatz halte ich sein Anliegen für berechtigt. Ich sehe auch keinen Widerspruch zwischen diesem Anliegen und einer gleichzeitig naturwissenschaftlich orientierten Geburtsmedizin. Das Wort Intensivgeburtshilfe erhält durch die Gedankengänge Leboyers eine wesentlich erweitere Bedeutung.

In der BRD ist in den letzten Jahren ein deutliches und kontinuierliches Absinken der perinatalen Mortalität und der Säuglingssterblichkeit zu beobachten. Von 1972 bis 1976 fand ein Abfall der perinatalen Mortalität von 23,9‰ auf 17,1‰ statt. Wir liegen damit noch immer höher als andere Länder; die Distanz vermindert sich jedoch deutlich. Betrachtet man die wesentlich niedrigeren Zahlen einzelner Kliniken mit hohem geburtshilflichen Risikokrankengut, so zeigt sich, daß die Ergebnisse in der BRD durch rein ärztliche Maßnahmen noch wesentlich zu verbessern sind. Der gelegentlich zu hörende Vorwurf, daß die Geburtshilfe die Senkung der Sterblichkeit u. U. mit einer Erhöhung der Morbidität erkaufe, wird im Verlauf dieser Tagung ausführlich diskutiert werden. Daß wir allerdings auch hier im Einzelfall in einem Grenzbereich der Medizin geraten können, in dem sich wieder die Frage stellt, ob das Machbare auch gemacht werden darf, ist nicht zu bestreiten.

Wir werden auf die wesentlichen Fortschritte in der Geburtsmedizin und auf die damit verbundene Verminderung der Risiken für Mutter und Kind nicht verzichten können. Sie sind entschieden zu verteidigen. Auch die Geburtshilfe im häuslichen Milieu, welche heute gelegentlich wieder propagiert wird, hat m. E. für die Zukunft in unserem Land keine ernsthafte Chance. Sie ist in jedem Fall für Mutter und Kind mit höheren Risiken verbunden als die klinische Geburtshilfe.

Es wird in diesem Zusammenhang immer wieder auf das Beispiel Holland verwiesen. Allein aus der ganz anderen Bevölkerungsdichte und entsprechend auch der Dichte der Krankenanstalten, ergeben sich andere Voraussetzungen als in der BRD. Außerdem besteht für die Hausgeburtshilfe jetzt auch in Holland eine abnehmende Tendenz. Die perinatale Mortalität zeigte in Holland 1976 bei schon erreichten sehr niedrigen Werten einen gewissen Anstieg bis auf 14,4‰.

Wir müssen sehr sorgfältig darüber nachdenken, wo die Grenzen unserer Intensivgeburtshilfe liegen und wo wir vielleicht des Machbaren zu viel tun. Wir sollten bereit sein, die Gedanken Leboyers und anderer in aller Offenheit aufzunehmen und unseren Beitrag zu leisten, die klinische Geburtshilfe und das Wochenbett in der Klinik wieder in einem humanen Familienereignis zu gestalten. Erhöhte Risiken für Mutter und Kind dürfen dafür allerdings nicht in Kauf genommen werden. Letztlich wünsche jede Mutter und jeder Vater vor allem ein gesundes Kind. Ebenso müssen überspannte Vorstellungen, die u. U. die Mutter-Kind-Beziehung auf lange Sicht keineswegs fördern, abgewehrt werden. Herr Künzer hat darauf in seinem oben erwähnten Referat anläßlich der Eröffnung der Tagung der Deutschen Gesellschaft für Kinderheilkunde in Freiburg besonders hingewiesen. Im einzelnen werden die hier angeschnittenen Fragen im Verlauf unseres Kongresses diskutiert.

Qualitätssicherung und ärztliche Selbstkontrolle

Ich möchte diesem Thema den größten Teil meiner Ausführungen widmen, führt es doch zu einer Reihe von Grundfragen unseres Berufes.

Wir sollten davon ausgehen, daß die höchst intensive Beobachtung der ärztlichen Tätigkeit durch die Öffentlichkeit - soweit sie in seriöser Form erfolgt - letztlich dem natürlichen Interesse aller potentiellen Patienten dient, zu denen übrigens auch wir Ärzte gehören. Wir müssen ebenso erkennen, daß unsere berufliche Tätigkeit in mancher Hinsicht sehr viel weniger kontrollierbar ist als die vieler anderer Berufe und daß daraus Unbehagen und Unsicherheit entstehen können.

Es gehört zu unseren selbstverständlichen Pflichten für eine möglichst hohe Qualität unserer ärztlichen Arbeit Sorge zu tragen. Das Vertrauen der Öffentlichkeit in unserem Beruf dürfte sich mehren, wenn solche Bemühungen auch nach außen deutlicher erkennbar wären.

Ich spreche bewußt von Bemühungen. Die Worte Qualitätskontrolle und Qualitätssicherung können in bezug auf ärztliche Leistungen leicht zu Schlagworten werden; als ob etwa ärztliche Leistungen so zu kontrollieren und zu sichern seien, wie die Leistungen eines klinisch-chemischen Laboratoriums. Hüten wir uns vor solcher Simplifizierung, die nur das Bild des Arztes fördert, der alles könne, er müsse es nur richtig machen.

In Wirklichkeit handelt es sich bei der Qualität ärztlicher Leistungen um ein höchst differenziertes Problem. Die Qualität hängt primär einmal von der Gesamtpersönlichkeit eines Arztes ab, seiner Zuverlässigkeit, Intelligenz und selbstkritischen Einschätzung, seiner Begabung zur Beobachtung und zum intuitiven Denken, seinen handwerklichen Fähigkeiten und nicht zuletzt von seinem spontanen Interesse am anderen Menschen und der Fähigkeit, sich in diesen Menschen einzufühlen. Viele andere Merkmale wären zu nennen. Des weiteren ergibt sich die Qualität der ärztlichen Leistungen aus dem Wissen, dem Können und der Erfahrung des einzelnen Arztes.

Geht man davon aus, daß vor allem Kriterien dieser Art für die Qualität ärztlicher Leistungen von entscheidender Bedeutung sind, so wird klar, welche Aufgaben sich primär einmal stellen, wenn möglichst hochwertige Leistungen erzielt werden sollen.

Es geht

1. um die Auswahl zu diesem Beruf,
2. um die Ausbildung zum Arzt,
3. um die Weiterbildung des Arztes zum Facharzt,
4. um die Fortbildung des Arztes.

Das erste Problem dürfte das schwierigste sein. Meiner persönlichen Auffassung nach gibt es keine befriedigende Lösung. Ärzte sollten vielleicht am besten die Durchschnittsbegabung einer gesamten Population repräsentieren. Umso wichtiger sind die Ausbildung, die Weiterbildung und die Fortbildung.

Leider erscheint es im Augenblick höchst fragwürdig, ob das Ziel einer Verbesserung der Ausbildung durch die neue Approbationsordnung - auch bei Berücksichtigung der Novellierung - erreicht wird. Wahrscheinlicher ist das Gegenteil der Fall, auch wenn anerkannt werden muß, daß die neue Approbationsordnung eine Reihe von wertvollen Elementen enthält.

Der heftigen Kritik des Wissenschaftsjournalisten Rainer Flöhl[1)] an dieser Approbationsordnung in der FAZ vom 30. August 1978 unter dem Titel „Barfußärzte in Deutschland" ist voll zuzustimmen. Hier nur einige Stichworte. Die vorhandenen Ausbildungsstellen sind bei der großen Zahl der Studenten in Hinsicht auf die praktische Ausbildung überfordert. Überfordert sind vor allem die Patienten. Es besteht die Gefahr, daß ihnen durch den ständigen Kontakt mit zahlreichen und immer wieder neuen Studierenden die Intimität des Krankseins genommen wird und daß sie damit mehr und mehr zum Ausbildungsobjekt werden. Ein wahrer Anachronismus in einer Zeit, in der das psychische Wohlbefinden des Patienten im Krankenhaus mit Recht so entschieden in den Vordergrund gestellt wird.

Gerade auch unser Fachgebiet, die Geburtshilfe und Gynäkologie, wird durch die große Zahl der praktisch auszubildenden Studenten vielfach absolut überfordert. Der sogenannte praktische Kursus für Gynäkologie und Geburtshilfe, in der Approbationsordnung ideal gedacht, wird infolgedessen vielfach nur noch zu einer Farce. Nicht wenige Ärzte, welche heute mit ihrer praktischen Tätigkeit beginnen und denen unter anderem die Aufgabe gestellt ist, die Schwangerenvorsorge auszuführen, hatten im Verlauf ihres Studiums keine Gelegenheit, die Geburt eines Menschen wenigstens einmal mitzuerleben. Ich bin heute mit vielen Kollegen fest davon überzeugt, daß die frühere praktische Ausbildung in der Medizinalassistentenzeit der Ausbildung im derzeitigen praktischen Jahr überlegen war. Ich bin nicht davon überzeugt, daß Ärzte, welche heute unmittelbar nach Beendigung ihres dritten Examens die Approbation und das Recht zur Niederlassung erhalten, aufgrund ihrer Ausbildung zu einer besseren Qualität ärztlicher Leistungen befähigt sind, als dies früher der Fall war. Herr Professor Jürgen Plotz[2)] aus Bonn hat schon vor vielen Jahren anläßlich seiner Antrittsvorlesung in aller Öffentlichkeit darauf aufmerksam gemacht, daß zwischen der neuen Approbationsordnung und den Studentenzahlen ein absolutes Mißverhältnis besteht. Auch das Prüfungssystem ist keineswegs effektiver, sondern bei

1) Rainer Flöhl (geb. 1938), Chemiker und Journalist, seit 1967 wissenschaftliches Feuilleton der „Frankfurter Allgemeinen Zeitung", Leiter des Ressorts „Natur und Wissenschaft", ausgezeichnet mit der „Goldenen Feder" von der Deutschen Gesellschaft für Gynäkologie und Geburtshilfe, 1996.

2) Jürgen Plotz (1916-1990), Gynäkologe, Hamburg, Albany, Direktor der Univ.-Frauenklinik Bonn (1967-1982); Arbeiten zur gynäkologischen Endokrinologie, insbesondere zur Funktion der maternen und fetalen Nebenniere. Mitbegründer der Zeitschrift „Der Gynäkologe".

wesentlich höheren Kosten durch die hierfür neu gegründeten Institute sehr viel fragwürdiger geworden. Die weitgehende Ausrichtung des Prüfungssystems auf das Multiple choice Fragesystem führt zu einer ganz einseitigen Lernausrichtung der Studenten.

Mißstände dieser Art dürften inzwischen allseitig erkannt worden sein. Es muß die Frage gestellt werden, warum nicht beschleunigt eine grundlegende Novellierung der neuen Approbationsordnung erfolgt.

Von entscheidender Bedeutung für die Qualität des Arztes und damit auch für die Qualitätssicherung unserer Leistungen ist die Weiterbildung nach dem Erhalt der ärztlichen Approbation und die ständige Fortbildung. In USA spricht man von der continuing medical education. Es muß bewundert werden, mit welcher Intensität sich unsere amerikanischen Kollegen im Rahmen ihrer unabhängigen ärztlichen Selbstverwaltung im Sinne einer echten Selbstkontrolle für dieses Ziel einsetzen. Das Curriculum für die Weiterbildung zum Facharzt ist mit größter Sorgfalt geregelt. Die im Verlauf dieser Zeit gewonnenen ärztlichen Erfahrungen und Kenntnisse müssen eindeutig unter Beweis gestellt werden. Auch anschließend wird im Rahmen der Selbstkontrolle die ständige Fortbildung und Anpassung des Wissens an neue Erkenntnisse im Sinne der continuing medical education gefordert. Zumindest für verantwortlichere ärztliche Funktionen ist der Nachweis einer solchen continuing medical education in USA heute kaum noch zu umgehen.

Wir müssen uns m. E. im Rahmen unserer ärztlichen Selbstverwaltung darauf besinnen, daß die Sicherung der Qualität des Arztes und damit auch der Qualität ärztlicher Leistungen unser vornehmstes Aufgabengebiet ist. Das Angebot für die Fortbildung ist zweifellos groß und wird auch von vielen in Anspruch genommen. Die Öffentlichkeit hat aber m. E. durchaus ein Anrecht, von uns zu fordern, daß dieses Angebot auch nachweisbar in Anspruch genommen wird. Ich sehe nicht, daß dadurch die Freiheit des Arztes eingeschränkt würde. Diese Gefahr droht vielmehr, wenn die Kontrolle über unsere Pflicht zur Fortbildung nicht im Rahmen der Selbstkontrolle erfolgt, sondern von anderen Seiten übernommen wird.

Ich betone nochmals: Die Qualität des Arztes ergibt sich in der ersten Linie aus der Ausbildung, der Weiterbildung und der Fortbildung. Hierauf muß deshalb unser größtes Interesse gerichtet sein. Die Qualität der Leistungen ist letztlich von der Qualität der Ärzte abhängig. Sie muß soweit wie möglich gesichert werden, bevor schließlich eine Leistung erbracht wird, die sich dann als Fehlleistung erweist.

Von nicht unerheblicher Bedeutung sind daneben eine Reihe von Versuchen zur Sicherung der Qualität ärztlicher Leistungen im Bereich konkreter Modelle. Ich nenne die seit 1975 laufende „Münchener Perinatalstudie“[1], in der bisher mehr als 60000 Geburten erfaßt wurden und die inzwischen internationales Interesse erlangt hat. Nachdem die Säuglingssterblichkeit in München jahrelang über dem Landesdurchschnitt lag, ist sie bis 1977 im Verlauf dieser Studie auf 14,5‰ gesunken. Sie liegt damit nunmehr unter dem Durchschnitt von Bayern (15,5‰). Ob hier ein ursächlicher Zusammenhang besteht, mag dahin gestellt bleiben. Ich nenne weiterhin die Studien der Deutschen Gesellschaft für Chirurgie zur Qualitätssicherung im Bereich der operativen Chirurgie. Sie werden mehr darüber in den Referaten von Herrn Holzmann und Herrn Riegel sowie im Verlauf des Podiumsgespräches hören.

Die genannten Studien zeigen, daß Versuche zur Qualitätssicherung an konkreten und geeigneten Modellen durchaus möglich sind und daß von seiten der Ärzteschaft weitgehende Bereitschaft zur freiwilligen Beteiligung an dieser Form einer Selbstkontrolle gegeben ist, auch bei erheblichen zusätzlichem Arbeitsaufwand. Wir werden selbstverständlich nach weiteren Modellen für solche Studien suchen müssen. Man wird dabei zu prüfen haben, für welche Leistungen verhältnismäßig objektive Zuverlässigkeitskriterien erstellt werden können. Dies ist keineswegs für alle, zum Teil sogar für sehr wichtige ärztliche Leistungen nicht der Fall. Das Gespräch mit dem Patienten, ein fundamentaler Bestandteil unserer ärztlichen Leistung, kann allenfalls in bezug auf die hierfür aufgewandte Zeit gemessen werden.

Insgesamt wird man die verschiedenen Möglichkeiten einer Qualitätskontrolle und Qualitätssicherung ärztlicher Handlungen im Bereich konkreter Modelle m. E. zwar berechtigte aber vorerst doch nur begrenzte Erwartungen setzen können.

[1] Münchener Perinatalstudie: Erfaßte 1975–1977 55000 Geburten und wurde damit zur ersten umfassenden ärztlichen Qualitätskontrolle in der Geburtshilfe. Selbmann et al., Münchener Perinatalstudie 1975–77. Daten, Ergebnisse, Perspektiven. Deutscher Ärzte-Verlag, Köln, 1980.

Meine Damen und Herren, ich komme abschließend noch einmal zurück auf das, was ich eingangs gesagt habe. Wir sollten gegenüber allen Problemen, die sich aus unserer Zeit ergeben und die auch aus der Öffentlichkeit an uns herangetragen werden, Offenheit bewahren und wir sollten verteidigen, was nach kritischer Prüfung zu verteidigen ist. Ich möchte meine Ausführungen schließen mit den Worten, die der große Archäologe Ludwig Curtius[1] wenige Stunden vor seinem Tode durch Herzschlag einem jungen Kollegen nachrief, nachdem ihn dieser um eine Wegweisung in die römischen Altertümer gebeten hatte: „Und vergessen Sie nie: Man sieht nur, was man weiß!".

[1] Ludwig Curtius (1874–1954), Archäologe. Erster Direktor des deutschen Archäologischen Institutes in Rom.

aus: „Verhandlungen der Deutschen Gesellschaft für Gynäkologie und Geburtshilfe", Zander und Schmidt-Matthiesen, München 1978, S. 42–48.

Heinrich Schmidt-Matthiesen

43. Präsident der Deutschen Gesellschaft für Gynäkologie und Geburtshilfe

Tagungsort: Hamburg,
30. Sept. - 3. Okt. 1980

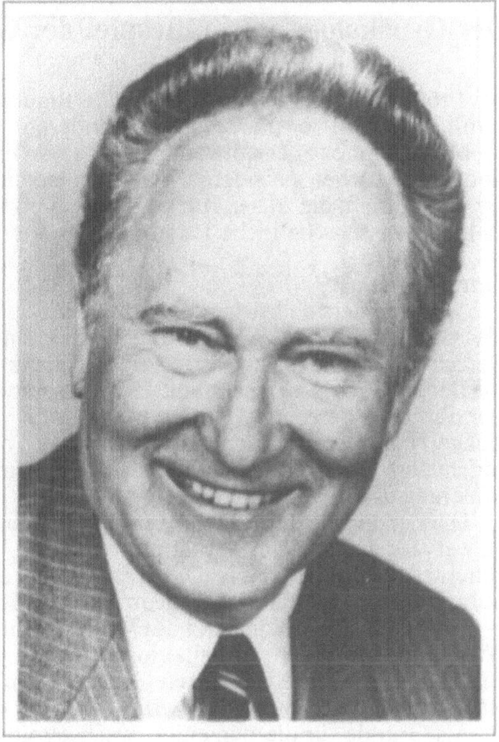

Persönliche Daten
geboren am 28. März 1923
in Witten an der Ruhr

Einleitung:
Prof. H. ***Schmidt-Matthiesen***[6]*, Frankfurt, hatte die Gesellschaft nach Hamburg eingeladen, weil dort die räumlichen Voraussetzungen für den inzwischen groß gewordenen Kongreß günstiger waren als in Frankfurt. Das Kongreßprogramm wurde auf die Schwerpunkte Krebsvorstadien, gynäkologische Endoskopie, Schwangerschaftsbetreuung, Schwangerschaftshochdruck, Biochemie und Psychosomatik konzentriert. Die Eröffnungsansprache des Präsidenten enthielt ein breit angelegtes Bekenntnis zu Humanität, Fairness und Altruismus in der Medizin („Denn im Gutsein liegt Glück"); es waren Prinzipien, die der Präsident in seiner ganzen bisherigen Laufbahn verkörpert, herausgestellt oder auch, wo es geboten war, vehement verteidigt hat. An solchen hohen Zielen maß Schmidt-Matthiesen die Gefahren, welche zu Beginn der achtziger Jahre schon deutlich sichtbar geworden waren: Das schwindende Vertrauen in die Ärzte, das Problem kritischer Kollegialität oder die Gefährdung der Humanität im Krankenhaus durch Kosten-Nutzen-Denken und ökonomische Rationalität, aber auch zu wiederholtem Male das gesetzlich damals noch immer nur unbefriedigend gelöste Problem des Schwangerschaftsabbruchs aus Notlage, zur Alibiindikation verkommen infolge verschwommener legislativer Grundlagen; er beklagte schließlich den reformerischen Übereifer an den meisten Hochschulen und insbesondere in der Hochschulpolitik bestimmter Bundesländer wie Hessen, welcher das Mittelmaß begünstige und den schöpferischen Individualismus in der Forschung spürbar behindere.*

H. Schmidt-Matthiesen:

Arzt im Konflikt
Der Gynäkologe im Kräftespiel der Gegenwart

Bei Eröffnungsansprachen ist es häufig Brauch, von den Fortschritten zu sprechen und damit unser Tun vor uns selbst und anderen zu rechtfertigen.

Mir scheint es aber notwendiger zu sein, hinter diesem Vordergründigen das geistige Konzept zu suchen, nachdem wir heute handeln, von ihm zu sprechen und von den Nöten und Konflikten, die unser Tun begleiten. Letztere bedrohen unseren beruflichen Alltag mehr, als wissenschaftliche Leistungen es auszugleichen vermöchten.

Vertrauensverlust

Als besonders bedrückend empfinde ich den zunehmenden Verlust des Vertrauens in die Gültigkeit und Wahrhaftigkeit zwischenmenschlicher Beziehungen, in Fairneß, Gerechtigkeit und Vernunft. Dieser Vertrauensverlust ist ein Phänomen unserer Zeit, das alle Bereiche des Daseins umfaßt. Er kann sehr wohl die Folge schlechter Erfahrungen sein. Dann wäre er berechtigt. Oft ist er aber individuell unbegründbar und lediglich die beiläufige Folge der endlosen, polarisierenden Polemik unserer Tage, die mit ihrer zweckgerichteten Überwertigkeit die naturgegebene Vertrauenswilligkeit des Menschen an Andere pauschal vernichtet.

Die Zerstörung der Unbefangenheit im menschlichen Miteinander ist kaum irgendwo schwerwiegender als im Verhältnis zwischen Arzt und Patient. Aus dem Vertrauen des Patienten in den Arzt, das in der Vergangenheit selbstverständlich war, erwuchsen ärztliche Autorität, Partnerschaft, Bindungen und damit heilende Wirksamkeit des Arztes.

Umgekehrt bedarf der Arzt des Vertrauens in den Patienten, wenn er sich, nach bestem Wissen und Gewissen, vorbehaltlos einsetzen will. Muß er doch darauf rechnen können, daß die ihm biologisch gesetzten Grenzen vom Patienten akzeptiert werden und ihm das Nichterfüllen überzogener Erwartungen nicht als Schuld angelastet wird.

Als Gründe für die derzeitige, wechselseitige Vertrauenskrise sind u. a. zu nennen:

1. die Angriffe auf die Ärzteschaft,
2. die Anspruchshaltung der Gesellschaft, die Wiedersprüchlichkeit ihrer Erwartungen und die partielle Unerfüllbarkeit durch uns,
3. manche Strukturveränderungen in der Medizin.

Die genannten Tatbestände beeinflussen nicht nur die Meinungsbildung unserer Umwelt, sondern sind zugleich identisch mit unseren eigenen Nöten und Konflikten und damit Gegenstand meines Vortrages.

Die Angriffe auf die Ärzteschaft

Die Angriffe auf die Ärzte sind zu einer schweren Belastung geworden, auch wenn man berücksichtigt, daß die Angreifer erwiesenermaßen nicht als repräsentativ für die Mehrzahl der Bevölkerung[1] gelten können. Die Auswirkung folgt aber leider eigenen Gesetzen: Die Patienten werden schließlich doch in ihrer Vertrauenshaltung verunsichert[2].

Wird man von Kritik getroffen, vor allem von einer als unangemessen empfundenen Kritik, so fühlt man sich in seiner Integrität verletzt und reagiert zunächst mit Auflehnung. Ihr folgt Entmutigung.

Aber ist diese passive Einstellung zulässig?

Sollte nicht in einer zweiten Reaktionsphase Nachdenklichkeit in uns erwachen und nach Gründen, nach Motiven, nach Abhilfe suchen?

Ein kleiner Teil der kollektiven Verunglimpfung ist gezielt und sollte als unabänderlich und bedeutungslos übergangen werden. Hier dominieren sachlich falsche, irreführende Passagen.

Ein weiterer Teil der Umweltkonflikte entsteht aus dem Mißverstehen, wie es unvermeidbar wird, wenn der Kritiker nur Vordergründiges sieht, Negatives als exemplarisch betrachtet und die Realität ärztlicher Belastung verkennt.

Dabei frage ich mich: Kann der Kritiker überhaupt mehr sehen, als äußere Aspekte?

1) 90% halten Information und Behandlung für befriedigend bis sehr gut (Infratest Repräsentativbefragung Nov. 1979).

2) 29% der Befragten sehen eine Verschlechterung des Images des Arztes. 13% werden hypothetisch als „Arztskeptiker“ eingestuft, 28% als „arztgläubig“, 59% als „leistungsorientiert“.

Kann er die permanente und in Krisenfällen kumulierende Entscheidungslast mit all ihren Auswirkungen überhaupt verstehen?

Und weiter: Können wir eigentlich überhaupt deklamatorischen Beifall in einer Zeit erwarten, die immer mehr das Negative am Anderen zu sehen sucht, die mit ihren Ansprüchen an eben diesen anderen der Realität entwächst und die Maßstäbe für das Menschlich-Mögliche verliert?

Die uns überfordert?

Dabei verstimmt es ganz besonders, daß diese Ansprüche von einer Gesellschaft erhoben werden, die ihrerseits immer weniger bereit ist, Leistungen zu erbringen; die Leistungsdruck bei sich selbst als krankmachend ablehnt, und die neben der Betonung ihrer Anspruchsrechte keinen Raum für eigene Pflichten, für Eigenverantwortung läßt.

Eigentlich wäre es nicht verwunderlich, wenn der Arzt als menschliches Glied eben dieser Gesellschaft identisch reagieren und seine permanente Einsatzwilligkeit in Frage stellen würde. Daß er dies nicht tut, – noch nicht tut –, sollte man ihm gutschreiben. Das Verhältnis zwischen der Umwelt und uns bedarf jedenfalls einer Verbesserung. Wir können zumindest das Bemühen um Objektivität, um Fairneß und Gerechtigkeit verlangen. Und wir selbst sollten keine Mühe scheuen, ansprechbar und zur Selbstbesinnung bereit zu sein.

Unter solchen wechselseitigen Voraussetzungen könnte zwischen den Ärzten, den Politikern und den Medien auf breiter Basis eine echte Partnerschaft erwachsen, die sich der Gemeinsamkeit vieler Anliegen bewußt werden würde. Daß dies grundsätzlich möglich ist, beweisen viele ermunternde Beispiele vorbildlicher, vertrauensvoller Kooperation, wie z. B. die gemeinsame Vorsorgeplanung mit der Aktion Sorgenkind.

Demgegenüber kann ich es nicht als Partnerschaft begreifen, wenn wir 5 Minuten vor 12 zu einer an sich längst entschiedenen Frage gehört werden, nur damit der Tatbestand einer solchen, rein formalen und sinnlosen „Konsultation“ nach außen hin demonstriert werden kann.

Absicht, Mißverstehen, Zeitgeist – als Ursache von Kritik; sicherlich richtig, aber erwachsen alle Angriffe nur aus diesen Gründen? Es gibt sicher Vorwürfe, die im Gehalt wenigstens partiell richtig sind. Z. B. fehlt häufig die offene Ansprechbarkeit, die Bereitschaft zur Diskussion, die Miteinbeziehung des Patienten in Entscheidungsprozesse. Es gibt, wie überall, viele Ansätze zur Kritik. Es ist aber nicht tolerabel, wenn die Kritik am Verhalten einiger Ärzte emotionalisiert, verallgemeinert und Schuldhaftes uns allen angelastet wird.

Im Ärger über eine unberechtigte Kollektivschelte reagieren wir aber manchmal mit einer ebenso unangemessenen Solidarisierung.

Solidarität ist nur dann ehrenvoll und achtbar, wenn sie den Schwachen, den unschuldig Getroffenen brüderlich umgibt. Sie ist aber unangebracht, wenn sie in einer Art kollektiver Trotzreaktion auch Menschen und Dinge mit einbezieht, mit denen man sich als redlicher Mensch nicht identifizieren kann.

So kann es keine Gemeinsamkeit mit jenen wenigen Kollegen geben, die ihre Pflichten unzureichend erfüllen, die ihr Tun nach kommerziellen Gesichtspunkten ausrichten, oder ihre Fortbildungspflicht mißachten, fehlerhaft arbeiten und noch erwarten, standespolitischer Maskierung und gutachterlicher Entschuldigung sicher zu sein.

Kollegialität darf nicht blind machen, sondern muß der Wahrhaftigkeit und Redlichkeit verpflichtet bleiben, wenn wir als Stand Anspruch auf Gerechtigkeit erheben wollen.

Wenn wir uns nun von manchen Angriffen als „Kollektiv nicht betroffen“ distanzieren können, bleibt dann ein glanzvolles Bild? Sind wir noch das, was wir sein wollen? Können wir in einer Zeit, die Gesundheit nicht mehr als Glück, und Krankheit nicht mehr als Schicksalhaftes begreift, den gestellten Ansprüchen überhaupt noch entsprechen?

Die Ansprüche an uns

Die sog. Gesellschaft, in deren Namen vielfältigste Forderungen vorgebracht werden, ist, als Einheit verstanden, überhaupt nicht existent. Sie ist vielmehr heterogen, gruppendifferent und in sich häufig kontrovers. Die uns präsentierten Ansprüche entbehren deshalb auch oft der Allgemeingültigkeit.

Manche der resultierenden Konflikte sind also unausweichlich, andere aber wenigstens partiell überbrückbar, wenn man sich um einen Ausgleich bemüht.

Dazu einige Beispiele: Unsere Umwelt verlangt einerseits eine sachliche, transparente Medizin; verlangt den am naturwissenschaftlich definierbaren Befund orientierten Mediziner, fast ist man versucht zu sagen, den Medizintechniker. Den irrtumsfreien, menschlichen Computer.

Andererseits wird aber die mangelnde Beachtung des psychischen und psychosozialen Hintergrundes und die Mißachtung individueller Nöte beanstandet.

Jede Forderung ist für sich akzeptabel, ihre Synthese aber problematisch.

Dies wird besonders deutlich am Beispiel der apparativen Geburtshilfe. Das, was gestern als Fortschritt gelobt wurde, wird heute von anderen als Ausdruck einer zu bekämpfenden Inhumanität angeprangert. Zugleich, und das macht solche kontroversen Auffassungen so zur Realität, drohen bereits Prozesse gegen Ärzte, die der Patientin gerade diese angebliche Inhumanität, diese „Strippengeburt", wie man sie nennt, ersparen wollen und bei einem unglücklich ausgehenden Geburtsverlauf schuldig scheinen, da sie sich nicht der apparativen Überwachung bedienten.

Hier scheint zunächst ein unlösbarer Widerspruch zu bestehen. Tatsächlich ist es aber nicht so!

Es liegt in unserer Hand ausgleichend zu wirken. So wird die apparative Überwachung nur dann zum Störfaktor, wenn sie den äußeren Rahmen bestimmt. Vor allem dann, wenn die Patientin nicht die notwendige persönliche Zuwendung erhält, sondern, in die Rolle eines beiläufigen Zuschauers gedrängt, zunehmend dem Gefühl menschlicher Verlassenheit verfällt, während die Ärzte am Kardiotokographen diskutieren.

Die Zuwendung im menschlichen Bereich, in dem die Not des Kranken Wirklichkeit wird, muß unter den Bedingungen der modernen Überwachung noch intensiver als früher sein, um die Rangfolge deutlich zu machen: Hier der Verantwortliche, der zuständige Arzt, der einen Menschen betreut - dort der Apparat, der diesem Arzt Informationen liefert. Nicht mehr und nicht weniger.

Ein anderes Beispiel: Mit dem Begriff der „sanften Geburt" wird Urmenschliches und Intuitives, zwar Einfühlbares, aber kaum Beweisbares als Realität verstanden und mit Forderungen nach genereller Anerkennung und Praktizierung verbunden. Man kann dann mitunter erleben, daß eine Mutter, die eben noch diese Geburtsart als Pflicht dem Kinde gegenüber darstellt, eben dieses Kind einige Wochen später in andere Hände gibt, um eigenen Berufswünschen nachzugehen. So inkonsequent können Ansprüche sein.

Aber sprechen solche Beobachtungen, die man nicht verallgemeinern darf, gegen das Konzept an sich, wenn man es weniger eng faßt? Gegen Behutsamkeit, mehr Anpassung und Einfühlung im Kreißsaalmilieu?

Sprechen die Vorstellungen, das Neugeborene bedürfe gewisser Haut- und Temperaturreize, gegen den Wunsch der Frauen nach frühzeitigem zärtlichen Kontakt mit dem Kind? Ist keine Synthese denkbar, kein Entgegenkommen im Rahmen des ärztlich im Einzelfall Verantwortbaren? Warum bedarf es dazu erst der Identifizierung des Arztes mit dem Konzept? Warum genügt nicht der Wunsch der Frau?

Ich meine, daß es oftmals nur der Überwindung eigener Vorurteile bedarf, um manchen Konflikten den Boden zu entziehen.

Schwieriger ist dies allerdings bei der Forderung nach mehr Humanität im Krankenhaus. Man kann ihr durch bessere Organisation, durch Abstellen mancher unbedachter, äußerer Störfaktoren zu entsprechen suchen. Man kann sich ferner um ein gesteigertes menschliches Engagement bemühen. Dies wäre sicher das Entscheidende und unsere Sache: Mehr persönlich-individuelle Zuwendung, Geduld, Verständnis, Güte, Schaffung tragfähiger Bindungen und Vermittlung von Geborgenheit, für die technische Perfektion und Komfort kein Ersatz sind.

Alles das setzt neben entsprechender Veranlagung der Tätigen, neben Beispielen und Motivationen aber auch entsprechende äußere Konstellationen voraus, und diese fehlen zumeist. Ihr Fehlen ist geradezu strukturell fixiert.

So wirken sich Verringerung und Durchgängigkeit der Arbeitszeit bei Ärzten und Schwestern ungünstig für die Kranken aus. Speziell der Schichtdienst ist durch das de facto-Fehlen einer konstanten Bezugsperson für die Patientinnen äußerst nachteilig. Es kommt hinzu, daß die verkürzte Arbeitszeit auf manchem Gebiet Hektik, Reizbarkeit und Beschränkung auf sächliche Pflichten begünstig, ja z.T. erzwingt. Rationalisierungs-Fanatismus, Sparmaßnahmen und arbeitsrechtliche Kraftakte tuen ein übriges zur Minderung der humanitären Bereitschaft.

Es ist grotesk, daß angesichts der berechtigten Forderungen nach mehr Humanität immer mehr Stellen gestrichen werden und selbst einsichtsvolle Empfehlungen der Deutschen Krankenhausgesellschaft kaum Berücksichtigung finden, - vielleicht, weil nicht alles als notwendig anerkannte und erwünschte auch finanzierbar ist.

Ein Konflikt zwischen Anspruch und Erwartung einerseits, und ärztlicher Verantwortung sowie juristischer Verantwortbarkeit andererseits liegt auch im Schwangerschaftsabbruch.

Hier ist schon vom Ansatz her ein Konflikt vorgegeben. Dem vom Staat zu vertretenden und ausdrücklich anerkannten Interesse des werdenden Lebens steht ein unterschiedlich motiviertes Interesse von Schwangeren gegenüber, die die Schwangerschaft nicht tolerieren wollen.

Mit der Tatsache, daß der Gesetzgeber eine Interessenabwägung akzeptiert, ja akzeptieren muß, ist ein äußerstes Zugeständnis gegeben, das seine Rechtfertigung, – auch für den Gesetzgeber –, in der verantwortungsbewußten Handhabung eben dieser Interessenabwägung finden muß.

Die medizinische und die genetische Indikation zum Abbruch sind relativ klar definiert.

Demgegenüber ist die Definition einer Notlage, die eine Zurückstellung des kindlichen Rechtes auf Leben im Interesse der Mutter rechtfertigt, nicht biologisch oder soziologisch vorgegeben, sondern unterliegt einer gewissen Willkür, die sich ihrerseits u. a. an zeitbedingten, keineswegs immer allgemeingültigen Wertungsdogmen orientiert.

Was ist Not? Was zumutbar?

Nicht nur das Gestern und das Heute, auch jeder einzelne wird hier eigene Vorstellung haben. Auch der Gesetzgeber hat die Notlage nur sehr verwaschen umschrieben. Der Definitions-Konflikt ist auf uns, als die definitiv entscheidende Instanz verlagert worden und hat bei Ja- und Nein-Sagern permanente Konflikte ausgelöst.

Versuchen wir aber zunächst zu differenzieren:

1. In den Fällen offensichtlicher Notlage, bei schwerer existentieller Bedrängung, die dem Tatbestand einer körperlich-seelischen Gesundheitsgefährdung gleichwertig ist, bestehen keine Meinungsdifferenzen. In solchen Fällen zu helfen, können nicht nur die Vertreter der extrem liberalen Auffassung für sich in Anspruch nehmen.

2. Ebenso klar, – im umgekehrten, negativen Sinne, – müssen wir jene Fälle sehen, bei denen dem Operateur unqualifizierte, inhaltlich nichtssagende sog. Indikationen vorgelegt werden, deren Formen schon Zweifel auslösen, ob sich der ausstellende Arzt mit der Aussage identifiziert. Der Operateur, der hier aus Gutgläubigkeit oder Gefälligkeit abbricht, setzt sich als letztlich Verantwortlicher strafrechtlicher Verfolgung aus.

3. Die eigentlichen Problemfälle sind jene, bei denen die Anerkennung der „Notlage" und die Beurteilung des „Zumutbaren" nicht konkret faßbar, sondern erst durch einen eigenen, zwangsläufig subjektiven Entscheidungsprozeß möglich wird.

Der in traditionellen, unwiderlegbaren Normen verwurzelte Arzt wird anders urteilen, urteilen müssen als jener, der den als modern hingestellten Wertmaßstäben einer ausschließlich persönlich zu sehenden Freiheit über den Körper Priorität einräumt und den Notfall-Paragraphen schon dann, und nur zu willig anwendet, wenn lediglich das allgemeine Wohlbefinden – entsprechend des Gesundheitsbegriffes der WHO – gefährdet scheint.

Es werden dabei von den Antragstellerinnen und manchen Ärzten Argumente vorgebracht bzw. zur Entscheidung herangezogen, die, – jenseits einer Verurteilung – doch sehr nachdenklich stimmen müssen. Man gewinnt mitunter den Eindruck, daß über bestimmte Lebensformen und ihre Berechtigung so gesprochen wird, als seien sie primär unabänderlich und von absolutem Wert. Dabei geht es im Zusammenhang ja gar nicht um die Frage ihrer Akzeptanz, sondern ausschließlich darum, ob ihr Bewahren die Vernichtung des werdenden Lebens rechtfertigt, also um eine Relativierung, um eine Güterabwägung.

Aus der Diskussion werden schließlich oft bestürzende Wertvorstellungen deutlich, die man aber nicht den jeweiligen Frauen, sondern der Gegenwart anlasten muß:

Einer Gegenwart der Flucht in die Sachwerte, die das Äußerliche, Vorzeigbare, die das Sozialprestige als Sinnfindung mißversteht und die tatsächliche Sinnentleerung der Zeit, ihren Verlust an Bindungen nicht mehr spürt. Einer Gegenwart, die Zufriedenheit zur Begehrlichkeit manipuliert. Einer Gegenwart, die Lebensqualität sagt, und Wohlbehagen meint.

Die den Begriff Selbstverwirklichung, der eigentlich Vertiefung und Sinnerfüllung des Daseins beinhalten sollte, mißbräuchlich benutzt, nämlich auch dann, wenn dahinter nur der Wunsch nach negativer Freiheit, also nach Befreiung von Verpflichtungen und sozialen Bindungen steht. Das Haben-wollen droht das Bewußtsein zu überwuchern und die tragenden, beständigen Kräfte inneren Seins zu ersetzen.

Sind das Werte, deren Bewahrung den Schwangerschaftsabbruch rechtfertigt? Kann man bei ihrer schwangerschaftsbedingten Aufgabe von einer „Wert-Aufopferung" sprechen, die nach Auffassung des Berichtes der Bundesregierung den Abbruch rechtfertigen würde?

Ich bejahe den Notlagenparagraphen, nicht aber seine vorbehaltlose Anwendung auf Bestellung. Dazu nein zu sagen, verstehe ich nicht als Anmaßung eines Richteramtes pharisäischer Herzen (Poettgen), sondern als Ausdruck einer noch intakten Wertperspektive, die sich, das sei betont, bisher gesetzeskonform wußte. Andernfalls hätte man seinerzeit die Fristenlösung akzeptiert.

Man muß aber auch einmal umgekehrt fragen, ob nicht manche, extrem konservative Kollegen mitunter Gefahr laufen, vor dem Hintergrund ihrer eigenen, intakten privaten Welt das Augenmaß für jene Notlagen zu verlieren, die man nur bei vorbehaltloser Berücksichtigung der individuellen Gegebenheiten innerhalb der profanen Alltagsrealität begreifen kann.

Manchmal kann eine starre Wertdominanz für das Ungeborene auch einmal lebensfeindliche Auswirkungen haben.

Generell: Man sollte sich weder das Ja- noch das Nein-Sagen zu leicht machen.

Wie dem auch sei: Mit seiner Gewissensentscheidung zur Sache wird der Arzt allein gelassen. Er steht zudem unter zahlreichen, im Einzelfall unterschiedlichen Pressionen, die seine Entscheidung in die eine oder andere Richtung zu verlagern suchen und einen weiteren Konflikt induzieren.

Wenn man uns, auf der Basis einer unklaren Gesetzesdefinition, schon die alleinige Gewissensentscheidung mit allen Rechtsfolgen anlastet, dann muß diese Entscheidung, wenn sie gesetzeskonform ist, auch respektiert werden.

Man sollte im Falle des Abbruches weder von Mord, noch im Falle der Verneinung von Pharisäertum sprechen.

Es ist auch untragbar, wenn wir als Person oder Institution von außen zur Willigkeit hinsichtlich eines Abbruches ermuntert werden, oder wenn, umgekehrt, ca. 16% der Krankenhausträger ihren Ärzten pauschal die Beteiligung verbieten und damit ebenfalls in deren Gewissensentscheidung eingreifen.

Es scheint mir auch bedenklich, wenn nun einige Gerichte eigene Auffassungen über die Notlage definieren und sie, über das eigentliche, leider nicht kommentierte Gesetz hinaus, zur regionären Rechtsnorrn erheben und im Nachhinein Schuldhaftes deklarieren.

Halten wir vier Fakten fest:

1. Jeder Schwangerschaftsabbruch kann gesundheitliche Schäden zur Folge haben. Diese Gefahr wird besonders groß, wenn man den m. E. um 2–4 Wochen zu hoch angesetzten Zeitraum für die Notlagenindikations-Interruptio voll ausschöpft, statt den Eingriff so früh wie möglich, jedenfalls vor der 9.–10. Woche vorzunehmen (s. Referat Bräutigam).

2. In Grenzfällen der Notlagenindikation ist die Konformität mit dem Gesetz verwaschen und die Auslegung durch Gerichte unvorhersehbar. Die Rechtsauffassung einiger bisheriger Urteile deckt sich keineswegs mit der überaus großzügigen Interpretation mancher Ärzte und Bevölkerungsgruppen.

3. Die finanzielle Belastung des Kostenträgers ist gewaltig. Sie wird für 1980 auf 200 Millionen geschätzt.

4. Die sog. flankierenden Maßnahmen sind kaum mehr als ein Feigenblatt. Bei über 90% der antragstellenden Frauen haben sie keine Änderung des Begehrens gebracht.

Bei solchen Fakten drängt sich die Feststellung auf, daß vor der für jede Seite problematischen Beseitigung der ungewollten Schwangerschaft ihre Vermeidung hätte stehen müssen. Darüber sollte man einmal ebenso lautstark diskutieren, wie über den Abbruch.

Wir haben damals bei der Novellierungsdiskussion, immer wieder sagen hören, daß die Entscheidung einer Frau zum Schwangerschaftsabbruch Ausdruck ihres Verantwortungsgefühls sei. Dies mag z. T. richtig sein. Es scheint mir aber besser und auch zumutbar, wenn sich dieses angesprochene Verantwortungsbewußtsein schon bei der Antikonzeption zeigen würde und es nicht dann erwacht, wenn es um die Beseitigung einer von vornherein ungewollten Schwangerschaft geht.

Man mißverstehe mich nicht!

Die ungewollte Schwangerschaft muß nicht Schuld sein. Es bleibt aber ernsthaft zu bezweifeln, daß eine Freisprechung vom Vorwurf mangelnder Eigenverantwortung für alle Frauen gilt, die einen Abbruch fordern.

Wir wären glücklich, wenn Staat, Kostenträger und Medien alles täten, um der Bagatellisierung des Abbruches Einhalt zu gebieten und die Eigenverantwortung der Frau bzw. des Partners hinsichtlich Antikonzeption deutlich zu machen.

Strukturveränderungen in der Medizin

Meine Damen und Herren!

Wir möchten gern gut arbeiten, wirksam helfen, Humanität verbreiten. Wir möchten darüber hinaus schöpferisch wirken, Erkenntnisse und Wissen mehren, speziell im universitären Bereich. Dazu bedarf es innerer Bereitschaft, aber auch äußerer Voraussetzungen. Letztere werden mehr und mehr durch Strukturveränderungen in Frage gestellt, vor allem die Freiheit, das als richtig Erkannte auch in eigener, in persönlicher Verantwortung tun bzw. veranlassen zu können.

So empfinden sich viele von uns als Opfer eines reformerischen Übereifers, der zu glauben schien, die Änderung eines nicht pauschal idealen Zustandes führe automatisch zur Besserung.

Oft wurde dabei organisch Gewachsenes nur willkürlich und gewaltsam umverteilt.

Dabei gewann man oft den Eindruck, daß es ein besonderes Anliegen war, unter dem Stichwort einer mißverstandenen Demokratisierung der Hochschule vor allem den dominierenden Einfluß von Einzelpersönlichkeiten abzubauen und damit ein von manchen als Trauma empfundenes Faktum aus der Welt zu schaffen.

Der Weg dazu war die Schaffung genormter Entscheidungskollektive sowie die Gleichschaltung aller Hochschullehrer in Planstellen.

Persönliche Verantwortung aufzuheben und auf ein Kollektiv zu verteilen, ist zwar zeitgemäß, doch nicht unbedingt mit neutralem Sachgewinn verbunden.

Das gilt besonders für den medizinisch-klinischen Bereich, in dem der Arzt nur als Individuum verantwortlich und, je nach Zusammensetzung dieses Kollektivs, Bezugsperson sein kann.

Durch Kollektive, mögen sie noch so gutwillig sein, ist er nicht ersetzbar. Ich neige zudem dazu, die Entscheidung des Einzelnen bei gegebener Qualifikation für gültiger zu halten, da sie durch die Last ungeteilter Verantwortung besonderes Gewicht erhält.

Dies hat nichts mit autoritärem Handeln zu tun. Wirkliche Autorität wird die ernsthaften Meinungen anderer in den eigenen Entscheidungsprozeß einbeziehen, wird die Freiheit der Mitarbeiter achten und sich nicht zur Willkür befreit, sondern zu lebendigem Vorbild verpflichtet fühlen.

Ähnlich unglücklich ist es, daß man mancherorts unter Verzicht auf eine Habilitation, praktisch auf dem Verordnungswege, sog. Hochschullehrer in Dauerstellungen einsetzt und sie korporationsrechtlich ausdrücklich jenen gleichstellt, die nach langer wissenschaftlicher Tätigkeit, erwiesenem Engagement und Habilitation in alter Weise ernannt oder berufen worden waren.

Diese kurzsichtigen Kraftakte der Nivellierung werden nicht nur für letztere zum Ärgernis, sondern auf lange Sicht auch zur Last für die scheinbar begünstigten, unschuldigen Aufsteiger: Diese werden nie von dem inneren Zwang freiwerden, ihre Position zu rechtfertigen. Denn die Gleichmacherei Ungleicher widerspricht nun einmal der Gerechtigkeit und dem Auftrag der Universitäten, die Leistungsfähigkeit der Hochschulen zu optimieren, also ungeachtet opportunistischer Zeitströmungen am Leistungsprinzip festzuhalten und zu differenzieren.

Wer dies verkennt, wer mit den Taranteln aus Nietzsches Zarathustra der Auffassung ist, daß „der Wille zur Gleichheit fürderlich der Name für Tugend werden soll", der wird die Leistungsfähigkeit der Hochschule und die Achtung vor ihr weiter reduzieren. Und es ist bedrückend, daß dies nicht als Folge mangelnder Potenz unvermeidbar, sondern der Hochschulpolitik anzulasten wäre: Denn gleichzeitig steht der begabte, wissenschaftlich produktive Nachwuchs in manchen Ländern gewissermaßen „draußen vor der Tür" und sieht trotz Habilitation keine Möglichkeit, als Hochschullehrer institutionalisiert zu werden, wie es der Qualifikation angemessen wäre.

Zu einem weiteren Problem beginnt die zunehmende Spezialisierung, d. h. die Aufgliederung klinischer Bereiche zu werden, der man sich bei der Überfülle des anfallenden neuen Wissens kaum entziehen kann.

Es ist aber die Frage, wie man diese Spezialisierung betreiben und institutionalisieren kann und soll. Frei wachsend unter Erhaltung des Zusammengehörigen – dies wäre zu akzeptieren –, oder aufgezwungen und dogmatisch genormt.

Unsere älteren Kollegen haben die Schaffung von speziellen Abteilungen in unserer Disziplin generell mit Mißtrauen betrachtet und den Zerfall unseres Faches vorhergesagt.

Sie glauben vermutlich, daß ein falsch verstandenes Spezialistentum zu einer weitergehenden Flucht aus der globalen ärztlichen Verantwortung führen würde. Eine solche ist in manchen Hochschulgesetzen tatsächlich bereits vorgegeben.

Dennoch sollte man hier genauer sehen:

Nicht die Tatsache einer ausschließlichen Beschäftigung mit einem immer komplizierter werdenden Spezialgebiet hat eine automatische Krise zur Folge, sondern die Art, wie die Menschen, d. h. wir, die Aufgabe der Arbeitsteilung im zwischenmenschlichen Bereich verarbeiten.

In jeder Struktur entscheidet nicht diese Konstruktion selbst über Sinn oder Unsinn; entscheiden werden die in ihr tätigen Menschen. Für sie sollte das Gemeinsame zählen, und dieses muß der Nutzen für den Kranken sein. Und die Mitarbeiter müssen durch abgewogene Rotation Fach und Klinik als funktionelle Einheit begreifen. Nur wenn ein eitles Prestigedenken dominiert, eine Abteilungs-Lobby entsteht, wenn die integrierende Kraft einer dem Ganzen verantwortlichen, leitenden Persönlichkeit fehlt oder strukturell unmöglich gemacht wird, ist die Abteilungsklinik ein Rückschritt.

Also: die Persönlichkeit als Garant der Funktion. Dies sah auch Kurt Mothes, der letzte Präsident der LEOPOLDINA, anläßlich einer Festrede vor internationalem Auditorium als das entscheidende Kriterium des Department Systems an, indem er meinte:

„Es darf kein Zweifel bestehen, daß dieses System nur von Vorteil ist, wenn die Lehrstuhlinhaber unter dem Gesichtspunkt wissenschaftlicher und pädagogischer Qualifikation ausgesucht sind. Es gibt genügend Beispiele, wie das Departmentsystem dort, wo ein strenger Zug zu hoher Leistung nicht wirksam wurde, der Grund für eine kollektiv verteidigte Mittelmäßigkeit wurde, die, einmal zur Herrschaft gelangt, sich auch im Interesse der Selbsterhaltung stabilisiert und keine großen Begabungen hereinläßt.

Es ist deshalb ganz unerläßlich, daß die staatliche Regulative bei der Besetzung der Lehrstühle Grenzen haben muß. Denn auch die vorzüglichste Organisation wird unwirksam, wenn das Prinzip der Qualität und Leistung durch andere Prinzipien überspielt wird!"

Ein weiterer bedrückender Tatbestand ist die Behinderung von Lehre und Forschung durch zunehmende Bürokratisierung, Reglementierung und Bevormundung.

Hochschulen führen bereits Prozesse, um sich gegen die durch Kapazitätsverordnungen aufgezwungene Überfüllung zu wehren, die – und damit wird der Widerstand der Hochschulen legitim –, eine qualifizierte und vor allem auch praktische Ausbildung unmöglich macht. Massenveranstaltungen, Regelprogramme, Einheits-Lehrdeputate u. a. machen die Individualität der Lehre und die Entwicklung großer Lehrerpersönlichkeiten zur Ausnahme.

Ähnlich sieht es im Bereich der Forschung aus:

Einstellung, Einsatz und längere Verpflichtung von wissenschaftlichen Mitarbeitern bedürfen vielerorts der Zustimmung von Gremien, die schwerfällig und höchstens formal, nicht aber sachlich kompetent sind.

In Stellenbedarfsberechnungen figuriert wissenschaftliche Arbeit als etwas Berechenbares, mit stundenweiser Auflistung und Vorgabe verschiedener Produktivitätspflichten, als ob sich schöpferisches Tun und Produktivität betriebswirtschaftlich programmieren und verordnen ließen. Höchstleistungen von Individualisten, die dazu auch gelegentlicher schöpferischer Muße bedürfen, werden mehr und mehr zur Ausnahme werden.

Und Muße sowie innere Ruhe werden solange illusorisch bleiben, wie immer neue Strukturdiskussionen und Amtsverunsicherungen staatlich begünstigt, ja z.T. geradezu vorprogrammiert oder veranlaßt werden. Manche Ministerien und Verwaltungen beginnen ein Eigenleben zu führen, aus dem der eigentliche Auftrag, nämlich Dienstbarkeit und Einsicht im Interesse der Sache, längst entwichen ist. Eine solche Dienstbarkeit der Behörden würde sich im Dialog ausweisen müssen sowie in der Achtung der Wissenschaftler und Kliniker, die man einst selbst berufen hat. Kurzum: Es wäre partnerschaftliches Verhalten und wechselseitiges Vertrauen nötig. Stattdessen begegnet man zunehmender Polarisierung, ja einer Prioritätsumkehr. Man ist in einem Labyrinth von Verordnungs- und Rechtfertigungszwängen gefangen, in dessen Enge Motivation durch Resignation ersetzt wird, und jede Forschung, die an Motivation und Freiheit gebunden ist, erstarrt.

Es mag auch sein, daß der Motivierung schon primär der ideelle Hintergrund fehlt, speziell für die Jüngeren. Die Vergötzung der 35-Stunden-Woche und die populäre Verminderung des Arbeitsanspruches bleiben auf Dauer nicht ohne Auswirkung und fördern ein Denken in Kategorien von Arbeitszeit und Freizeit, das dem schöpferischen Menschen eigentlich fremd bleiben sollte.

Es liegt nahe, daß unter solchen Bedingungen eine Art Pseudowissenschaft gedeiht, die sich darin erschöpft, bedeutungslosen Fragestellungen mit unzureichenden Konzepten und Mitteln nachzugehen oder aus zahlenmäßig nicht signifikanten Ergebnissen Publikationen zu starten, in denen sich Annahme und Beweis vermischen. Es wird viel zu viel gedruckt, was dem Anspruch des Berechtigten, des Gültigen, des Wissenschaftlichen ermangelt. Hier wäre eine Orientierung an strengeren Maßstäben angezeigt.

Es gäbe noch vieles anzusprechen, was uns als Gynäkologen mit Sorge erfüllt:

- z. B. das gelegentliche Zuviel an Emanzipationspropaganda, die einige spezifisch weibliche Werte geradezu korrumpiert;
- z. B. den Geburtenrückgang;
- z. B. die Folgen einer jahrelangen systematischen Abwertung des Mutterbildes, die biologisch Gegebenes als Zwang und Unfreiheit darstellt und das reine Mutterdasein geradezu als schuldhaft erscheinen läßt, als Ausdruck mangelnden Freiheitsbewußtseins, als Verpassen der Selbstverwirklichung.

Gerade hier sind richtige Zielvorstellungen und Einsichten mit utopischen, ideologischen Verirrungen vermengt. Befreiung und Lösung von unangemessenen Klischees ist nur dann etwas Gutes, wenn letztere wirklich als Zwang erlebt werden. Nicht aber dann, wenn lediglich neue Klischees als allgemeingültig aufgedrängt und mit gleicher Unduldsamkeit wie frühere Rollenzwänge zur Richtschnur gesellschaftspolitischer Zielsetzung gemacht werden, verbunden mit Verheißungen, die einzulösen niemand imstande sein dürfte.

Das Einzelwesen hat seine eigenen Gesetze. Es leidet und reagiert individuell: Man sollte ihm den Weg seiner Bedürfnisse erleichtern, ihn verstehen, aber nicht zu manipulieren suchen. Weder durch ein altes, noch durch ein neues Klischee.

Ärztliche Reaktionen

Ziehen wir Bilanz: Unser Handeln erwächst zunächst vornehmlich aus fachlichem Wissen. Es wird ferner beeinflußt durch Forderungen von außen, durch institutionalisierte Verpflichtungen und Verordnungen. Damit sind wir eingebunden in die Gesellschaft, von ihr abhängig und, hinsichtlich realer Leistungsvollzüge, ihr verpflichtet. Ein ausschließlich so orientiertes Tun wird korrekt sein und in Grenzen effektiv. Ihm fehlt aber das Wesentlichste:

Der humane Geist, die bewußte Identifizierung des Arztes mit der Not des Kranken, das Engagement über das Sachliche hinaus, Verständnis, Güte, Mitleid, schlechthin die Gemeinsamkeit.

Alle diese menschlichen Bezüge lassen sich nicht erzwingen, sie lassen sich nicht anordnen, sondern erwachsen aus der inneren Kraft des Herzens. Erst die Einheit von Wissen und gelebter Menschlichkeit wird unser Tun segnen! Und unsere Umwelt möge endlich bedenken, daß diese innere Kraft unseres Tuns auch gewisser Voraussetzungen bedarf und, vor allem, daß sie durch Verunglimpfung, Reglementierung und Einengung gelähmt und schließlich verbraucht werden wird.

Das Umweltverhalten uns gegenüber ist dabei, zur Determinierenden unseres Tuns zu werden.

Die Folge wäre eine reine Pflichtmedizin, unerträglich für den Kranken, der in seiner inneren Not allein bleiben würde. Schlimm auch für uns, denn wir leben nur wirklich, wenn unser Dasein dadurch sinnvoll wird, daß es nicht mehr wegzudenken ist aus dem Dasein anderer, weil es Teil von ihm geworden ist.

Das Faktum der aufgezwungenen Konflikte darf nicht dazu führen, daß wir unsere eigenen Wertvorstellungen aufgeben und zum Spiegelbild einer hektisch und in Zick-Zack-Kursen sich ändernden Umwelt werden. Wir würden nur einen scheinbaren äußeren Frieden mit dem Verlust innerer Harmonie erkaufen.

Wir sollten vielmehr festhalten am Vertrauen in unser Tun, an der Bereitschaft zur ungeteilten Verantwortung für unsere Kranken und an dem Freiheitsanspruch, unserer in Verantwortung gewachsenen Überzeugung folgen zu dürfen, nicht duldend, daß Halbwahrheiten und politisches Kalkül in unsere Arbeit eindringen. Wir dürfen uns die Selbstachtung nicht von außen zerstören lassen und unser Gewissen sollte die oberste Instanz bleiben! Unser Einsatz sollte nicht von arbeitsrechtlichen Normen bestimmt sein, sondern durch eben dieses Gewissen.

Für die Jüngeren, Nachfolgenden sollten wir Vorbilder zu sein suchen, denn an uns wird sich ihr Berufsbild formen. Vertrauenswürdigkeit, Freundlichkeit, Verständniswilligkeit und Einsatzbereitschaft, das dürfen keine leeren Worte sein, die vor kommerziellen Perspektiven oder innerer Trägheit zum Flüstern werden. Wie kann man den Jüngeren sonst helfen, Ärzte mit innerem Auftrag und nicht nur Mediziner zu werden?

Wir sollten auch stets offen sein für Gespräche, für Kooperation. Eine darüber hinausgehende Gemeinschaft mit Menschen und Institutionen sollten wir aber nur dort suchen, wo wir Wahrhaftigkeit, Anstand und aufrichtige Hingabe an eine Aufgabe spüren. Eine Gemeinschaft sollte nicht etwas Zufälliges sein, nicht die Einheit der blind-egoistisch Fordernden, sondern die der Gebenden.

In solcher Gemeinschaft werden unsere besten Kräfte gefördert und wirksam werden. Nicht aber in einer Gemeinschaft, welche das Unbehagen an der Zeit und der Umwelt als Rechtfertigung eigener Unzulänglichkeiten heranzuziehen sucht.

Meine Damen und Herren!

Warten wir nicht auf eine Wandlung unserer Umwelt, die aus den Fugen ist. Wir würden in Bitterkeit altern.

Wenn wir ein urmenschliches Ziel, das Glück, im Auge haben, und wenn wir darunter nicht das Äußerliche, das durch andere Bewirkte verstehen, sondern das seltene Glück in uns durch uns, - Sie können es auch Frieden nennen -, dann gibt es nur eine Lösung, die unserem Auftrag Tiefe, unseren Patientinnen Segen und uns selbst Erfüllung bringen kann: Allem Äußeren zum Trotz an dem stetigen Bemühen um Redlichkeit, um tätige Menschlichkeit und Gutsein festzuhalten - und es selbst vorzuleben: Denn im Gutsein liegt Glück.

aus: „Verhandlungen der Deutschen Gesellschaft für Gynäkologie und Geburtshilfe", Schmidt-Matthiesen und Krebs, Hamburg 1980, S. 40–52.

Karl Heinrich Wulf

44. Präsident der Deutschen Gesellschaft für Gynäkologie und Geburtshilfe

Tagungsort: München, 13. - 17. September 1982

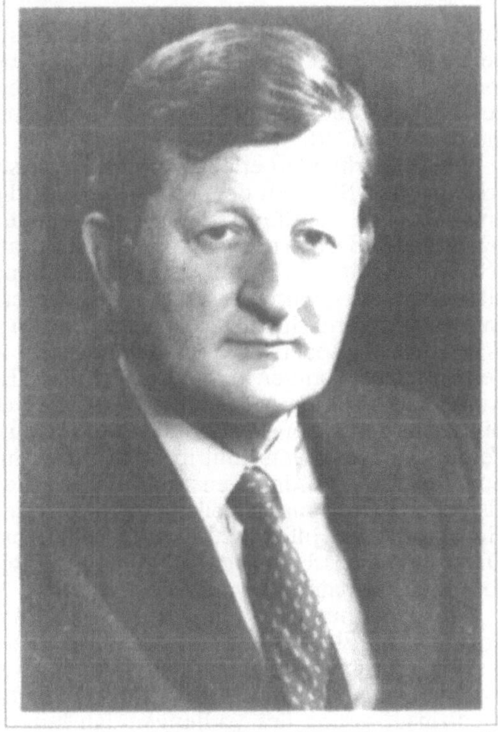

Persönliche Daten

geboren am 23. Januar 1928 in Kiel

Einleitung:

*Der Auftakt zum Kongreß wurde in die Münchener Neue Pinakothek gelegt - ein grandioser Rahmen. Die Eröffnungsansprache widmete sich ausführlich der Geburtshilfe, setzte sich kritisch mit modischen Zeitströmungen auseinander und warb schon mit der thematischen Überschrift „für eine Geburtshilfe ohne Ideologie". Der Begriff „Geburtsmedizin" war aufgekommen; diejenigen Kollegen, die ihn geradezu provokativ gebrauchten, wollten damit die wissenschaftliche Entwicklungsphase des Faches nach außen deutlicher akzentuieren. Prof. Karl Heinrich **Wulf**[7)] distanzierte sich vorsichtig: „Trotzdem ist Geburtshilfe, - welch' schönes beziehungsreiches Wort übrigens, um das uns andere Sprachen beneiden - mehr als nur Geburtsmedizin; es ist die Einordnung unserer naturwissenschaftlichen Erkenntnisse und die Ergänzung derselben zu dem kulturellen Gerüst unserer Heilkunde, wobei Einordnung durchaus auch heißen kann - weise Beschränkung. Der mündige, in seiner Entscheidung freie Patient unserer Zeit wünscht mit Recht nicht die maximale Medizinierung, sondern optimale ärztliche Betreuung, er sucht die Hilfe des Arztes, Geburtshilfe eben."*
Die Ansprache des Präsidenten geriet zu einer sachlichen Kritik der um sich greifenden Permissivität nach dem Muster: „Wie hätten Sie es denn gern: spontan, natürlich, sanft, unterstützt, eingeleitet, programmiert? Bevorzugen Sie den Kaiserschnitt oder die Geburt per vias naturales? Hier werden wir doch als Ärzte vollends unglaubwürdig. Jede der genannten Maßnahmen hat einen bestimmten, meist relativ engen Indikationsbereich, den man nicht ohne Not verlassen sollte." Das Kongreßprogramm enthielt u. a. Hauptthemen wie intrauterine Mangelentwicklung, Geburtsleitung bei Frühgeburt, Rhesus-Prophylaxe, Früherkennung des Endometriumkarzinoms, Mikrochirurgie und subkutane Mastektomie.

K. H. Wulf:[1]

Geburtshilfliche Perspektiven – Für eine Geburtshilfe ohne Ideologie

Bewegungen verlaufen auch in der Geburtshilfe wellenförmig, wie im Meer. Entscheidende Strömungen ziehen heran, wie die lange Dünung, unaufhaltsam, alles mit sich reißend. Die Massenbewegung kann durch regionale Wogen moduliert werden, beruhigend, glättend oder aufschäumend bis zur Brandung, die Generalrichtung des Stromes bleibt unverändert.

Im 19. Jahrhundert erlebten wir als beherrschende Strömung in der Geburtshilfe Aufschwung und Blütezeit der naturwissenschaftlichen Medizin. Diese für die Entwicklung entscheidende Epoche führte zu einer ganz euphorischen Fortschrittsgläubigkeit: alles schien in den Bereich des Machbaren gerückt, alles mehr oder weniger simpel naturwissenschaftlich erklärbar. Mechanistische Anschauungen verdrängten auch in unserem Fach die vitalistische Vorstellungswelt, die physikalischen Gesetzmäßigkeiten der Geburtsvorgänge wurden vornehmlich studiert, die Lehren von den Beckenebenen entwickelt, handwerkliche Kunst war oberstes Gebot. Der weitere Weg war schon damals vorgezeichnet, die Verheißungen konnten sich nicht erfüllen, Enttäuschungen mußten kommen, Kritik wurde laut, vor allem aus den Reihen der Psychosomatiker und auch von den Patienten selbst. Die Verfechter einer absolutistisch-naturwissenschaftlichen Medizin hatten in ihrer Verblendung auch versäumt ihre Heilslehre in die bestehenden kulturellen Bindungen und Gesellschaftsordnungen zu integrieren. Gesundheit und Wohlbefinden ist eben mehr als störungsfreies maschinelles Funktionieren und Geborenwerden heißt nicht nur den Geburtsweg mit Hilfe physikalischer Kräfte, sprich Wehen, komplikationslos zu passieren. Die naturwissenschaftliche Medizin war mit Recht in ihre Schranken gewiesen, wenn Sie so wollen, humanisiert worden.

Unser Jahrhundert wird in die Medizingeschichte eingehen als das Zeitalter der Technologien, der Elektronik, der Computermedizin. In Diagnostik und Therapie haben sich bislang ungeahnte Möglichkeiten ergeben, die Erfolge gerade auch in der Geburtshilfe sind beispielhaft. Computermedizin unserer Tage ist das Analogon der mechanistischen Medizinauffassung des vorherigen Jahrhunderts, sozusagen die Neuinszenierung des Schauspiels naturwissenschaftlicher Medizin mit den Instrumentarien des 20. Jahrhunderts.

Gerade jetzt, auf dem Höhepunkt dieser Entwicklung, erleben wir die Umkehr des Pendelschlages, die Karte technischer Perfektion scheint überreizt, Gegenströmungen konnten nicht ausbleiben, wiederum hatten wir auch versäumt, rechtzeitig den Konsens zu suchen zwischen technischen Möglichkeiten und eigentlichen Bedürfnissen unserer Patienten.

Ärztliche Heilkunde und naturwissenschaftliche Medizin sind keineswegs identisch. Medizin, verstanden als wissenschaftliche Lehre von der Biologie der Krankheitsvorgänge und ihrer systematischen Beeinflussung, ist kulturübergreifend, bei Lösung aus geschichtlichen Zusammenhängen auch allgemein gültig. Das ist ihre Stärke, aber zugleich auch ihr Handikap, denn naturwissenschaftliche Medizin kann ihrem Wesen nach primär nicht auf den einzelnen Kranken orientiert sein. Naturwissenschaftliche Medizin ist auch nur ein Teil moderner Heilkunde, ein wichtiger gewiß, daneben aber bestehen Aufgaben, die deutlich kulturell geprägt sind, ich meine, Bereiche wie das Arzt-Patientenverhältnis, die soziale Stellung des Kranken, seine lebensgeschichtlichen Bedingungen und wesentliche Teile der Psychohygiene. Erinnert sei auch an die Bindung unserer europäischen Medizin zum Christentum.

Die imponierende Entwicklung der Naturwissenschaften in unserer Heilkunde hat in den letzten Jahren vielfach den Blick auf die kulturbezogenen Aspekte auch in der Frauenheilkunde verstellt. Zumindest waren die Schwerpunkte einseitig verschoben. Das mag erforderlich sein, denn wahrscheinlich ist ein erheblicher Erkenntniszuwachs auf der Basis der Naturwissenschaften nur da möglich, wo zumindest vorübergehend die auf den einzelnen Patienten orientierten Interessen in den Hintergrund treten oder anders formuliert, in einer ausschließlich auf die Belange des Einzelindividuums abgestellten Heilkunde ist naturwissenschaftlicher Fortschritt kaum denkbar. Man kann also die Ethik in der Heilkunde auch pervertieren, wir erleben das heute gelegentlich in der klinischen Forschung.

Wir Frauenärzte selbst sind an der Polarisierung unserer Heilkunde nicht schuldlos. Schon unsere Sprache, die Nomenklatur, ist suspekt, für eine einseitige Betrachtungsweise

[1] Fußnoten vom Herausgeber eingefügt.

z.T. geradezu herausfordernd. Da ist die Rede von programmierter und getimeter Geburt, vom computerisierten Kreißsaal oder von der Geburtsmedizin. Persönlich habe ich sehr wohl verstanden, was mit dem Begriff - Geburtsmedizin - gesagt werden sollte, es war das stolze selbstbewußte Attribut einer beispiellosen naturwissenschaftlichen Entwicklungsphase unseres Faches. Trotzdem ist Geburtshilfe, welch schönes beziehungsreiches Wort übrigens, um das uns andere Sprachen beneiden, trotzdem ist Geburtshilfe mehr als nur Geburtsmedizin, es ist die Einordnung unserer naturwissenschaftlichen Erkenntnisse und die Ergänzung derselben zu dem kulturellen Gerüst unserer Heilkunde, wobei Einordnung durchaus auch heißen kann - weise Beschränkung. Der mündige, in seiner Entscheidung freie Patient unserer Zeit wünscht mit Recht nicht die maximale Medizinierung, sondern optimale ärztliche Betreuung, er sucht die Hilfe des Arztes, Geburtshilfe eben.

Äußere Zeichen des Wandels der Geburtshilfe in unserem Jahrhundert ist der Übergang von der Hausgeburt zur Klinikgeburt und vielerorts verbunden damit der Wechsel von der Hebammengeburtshilfe zur Geburtshilfe des Arztes. Die Verlagerung des Geburtsortes in die Klinik hat vielerlei Gründe, medizinische und andere. Sie steht primär auch nicht zwangsläufig im zeitlichen Zusammenhang mit der technischen Revolution in unserem Fach. In Schweden z.B. war die Hausentbindung bereits 1950 auf ein Minimum reduziert, zu einem Zeitpunkt also, zu dem die moderne Geburtsmedizin und Perinatologie noch in den Kinderschuhen steckte. Bei uns allerdings gingen beide Entwicklungen parallel. In den Niederlanden, dem europäischen Land mit dem größten Anteil an Hausgeburten, kam der entscheidende Anstoß zum Wechsel erst in den letzten Jahren durch die modernen Überwachungstechniken.

Die medizinischen Gründe für den Trend zur Klinikentbindung sind in den Fortschritten der Perinatalmedizin, vor allem auch der operativen Geburtshilfe, insbesondere der Kaiserschnittsprognose, zu suchen. Die drastische Senkung der Sectioletalität für die Mutter schaffte erst die Voraussetzung zur Erweiterung des Indikationsbereiches im Interesse des Kindes. Hinzu kamen die Erfolge in der Intensivbetreuung von Neugeborenen. Es vollzog sich ein Wandel von der klassischen, exspektativen, vor allem auf die Kräfte der Natur vertrauenden Geburtshilfe zu einer prospektiven, mehr aktiven Geburtsleitung, in der die möglichst exakte Information über den Zustand von Mutter und Feten und der gezielte Eingriff in die Dynamik des Geburtsablaufes Vorrang haben. Die Zeit weniger starrer geburtshilflicher Regeln ist vorüber, die ärztliche Entscheidung muß heute unter Berücksichtigung einer Vielfalt von Einzelfaktoren getroffen werden. Klinische Geburtshilfe ist nicht einfacher geworden, jedoch sicherer.

Die nichtmedizinischen Ursachen für die Bevorzugung der Klinikentbindung ergeben sich aus den veränderten sozialen Bedingungen. Es fehlt vielfach der Rahmen, die Geborgenheit der in Gemeinschaft lebenden Großfamilie für die häusliche Betreuung.

In der Bundesrepublik hält der Trend zur Anstaltsgeburt, so der amtliche Ausdruck, auch in den letzten Jahren unverändert an. Der Anteil der Klinikentbindungen stieg im letzten Jahrzehnt von 93,5 auf 99,2%. In allen Bundesländern liegt heute die Quote der Hausgeburten unter 1%.

Unter dem Aspekt der größtmöglichen Sicherheit für Mutter und Kind kann der verantwortungsbewußte Geburtshelfer seinen Schwangeren die Hausentbindung nicht empfehlen. Das gilt auch für die Geburt nach risikofreiem Schwangerschaftsverlauf. Die geburtshilfliche Situation in Holland ist hierfür kein Gegenbeweis, auch dort besteht in den einzelnen Regionen ein deutlicher Zusammenhang zwischen perinataler Mortalität und Morbidität einerseits und dem Anteil von Klinikgeburten andererseits (s. auch Referat Eskes[1)]).

Das entscheidende Argument gegen die Hausgeburt ist die bekannt hohe Zahl unvorhersehbarer Risiken, selbst nach komplikationsloser Schwangerschaft. Ohne Zweifel, der Selektionsprozess wahrscheinlich risikofreier Geburtsverläufe im Hinblick auf eine mögliche Hausentbindung ist nicht befriedigend gelöst. Mit gutem Gewissen kann weder die Hebamme noch der Arzt eine Entbindung unter den Bedingungen der Hausgeburt ohne Überwachungsmöglichkeiten, ohne Operationsbereitschaft übernehmen. In der Diskussion um die Hausgeburtshilfe ist vielfach die Rede von der freien Entscheidung des mündigen Patienten. Das ist prinzipiell sicher zu begrüßen. Nur zur eigenverantwortlichen Selbstbestimmung gehört ausreichende Information, gerade auch über die möglichen Komplikationen. An der Risikoaufklärung aber lassen es die Befürworter der Hausgeburten meistens fehlen. Entscheidet sich eine Schwangere trotz Aufklärung für eine Entbin-

[1)] T. K. A. B. Eskes: Das Risiko der Hausgeburt. Arch. Gynec. 235: 624-631 (1983).

dung im Privathaus, so trägt sie selbst die volle Verantwortung. Zum Recht auf freie Willensentscheidung gehört eben auch der Weg zur Unvernunft. Häufig steht in der Diskussion um die Hausgeburt das eigene Interesse der Familie im Vordergrund und nicht das des Kindes. Die Eltern sollten verstärkt auf ihre Fürsorgepflicht für den Nasziturus hingewiesen werden, das ist zwar kein juristisches strafrechtliches Gebot, aber ein moralisches.

Persönlich glaube ich nicht, daß die Hausgeburt insgesamt wieder eine echte Alternative zur Klinikgeburt werden kann. Das um so weniger, als es uns gelingen sollte wesentliche Elemente der Geburt im Kreise der Familie in die Entbindungsabteilungen zu übernehmen. Die Begeisterung für die Hausentbindung wird spätestens dann verflogen sein, wenn die ersten Zwischenfälle publik werden, sie sind vorprogrammiert.

Zwischen Haus- und Klinikgeburt gibt es neuerdings Varianten, die Sprechstunden- oder Praxisgeburt, die sog. ambulante Geburt in der Klinik. Das Beste an der Praxisgeburt sei die Vermeidung der Hausgeburt, so urteilte ein erfahrener Geburtshelfer, das trifft sicher den Kern der Sache. In der Praxis besteht zwar die Möglichkeit zur intensiven Geburtsüberwachung, nicht aber die erforderliche Operationsbereitschaft. Trotzdem habe ich Verständnis für junge Kollegen, begeisterte Geburtshelfer, die aus der Klinik kommen, anders als in der Praxis keine Gelegenheit für eine geburtshilfliche Tätigkeit sehen, da sie mit Recht nicht die Risiken der Betreuung von Hausgeburten übernehmen wollen. Sie sollten sich verstärkt mit den Möglichkeiten für ein kooperatives Belegsystem befassen. Keinerlei Verständnis habe ich allerdings für die Betreuung ausgesprochener Risikogeburten in der Praxis, wie z. B. Status nach Sectio caesarea oder Frühgeburten, ein solches Vorgehen ist in meinen Augen nicht nur verantwortungslos, sondern schlicht fahrlässig.

Über die sog. ambulante Entbindung in der Klinik müssen wir noch Erfahrungen sammeln. Das Referat von Herrn Dudenhausen[1)] wird uns behilflich sein. Grundsätzlich wird man schon über die Länge des Wochenbettsaufenthaltes nach Spontangeburt in der Klinik diskutieren müssen, schon im Zusammenhang mit der Kostenfrage und auch der Psychophrophylaxe.

Zurück zum Kreißsaal. Moderne Geburtshilfe vollzieht sich zunehmend im Spannungsfeld zwischen biomedizinischer Technik und Sozio- bzw. Psychohygiene. Die Konfliktsituation hat sich in den letzten Jahren dadurch verschärft, daß die organisatorische und technische Perfektion der Kreißsäle uns immer mehr dazu verführte, den Geburtsvorgang als einen autonomen, rein naturwissenschaftlichen mechanistischen Prozeß zu verstehen, während für die Schwangere selbst die Geburt ein außerordentlich emotionell betontes Erlebnis geblieben ist. Es gehört zu unseren vernehmlichen Aufgaben als Geburtshelfer in diesem dualistischen Streit zu vermitteln. Unser Dilemma besteht darin, daß wir gleichzeitig und in einer Person dem medizinischen Fortschritt verpflichtet sind und ein psychomedizinisches Mandat, auch ein mitmenschliches, gegenüber unseren Schwangeren zu vertreten haben. Persönlich sehe ich in diesem Dualismus kein unauflösliches Dilemma sondern eher Ansporn, ja Herausforderung. Klarheit gewinnen muß man sich nur über die wirksamen Instrumentarien und über Prioritäten in der Geburtshilfe. Man kann nicht alles gleichberechtigt nebeneinander haben, die maximale Sicherheit einer perfektionierten Medizintechnik, vermittelt durch den Spezialisten und die Idylle der häuslichen Gebärstube.

Geburtsmedizin und Perinatologie können für sich in Anspruch nehmen, daß durch ihre wissenschaftlichen Erkenntnisse und deren konsequenten Einsatz erst die Erfolge möglich waren, die wir in den letzten Jahrzehnten erlebten. Nie zuvor waren Schwangerschaft und Geburt für Mutter und Kind bei uns so sicher wie heute. Diese Aussage gilt sowohl für die Mortalität als auch für die Morbidität. Das ist die Diskussionsgrundlage, an dieser Aussage werden sich alle zukünftigen Modifikationen oder Alternativen messen müssen.

Gewiß, auch der geburtshilfliche Fortschritt ist ambivalent. Wir haben einen vergleichsweise hohen Preis zahlen müssen, was ich nicht nur wörtlich meine. Generationen war geläufig, daß Schwangerschaft und Geburt einen weitgehend schicksalhaften Verlauf nehmen, zum Guten oder auch zum Bösen. In diesem natürlichen Prozess haben wir mit unseren wissenschaftlichen Erkenntnissen eingegriffen und ihm das Schicksalhafte weitgehend genommen, mit beachtlichem Erfolg, wie man weiß. Erkauft wurde dieser Fortschritt mit einer lückenlosen Medikalisierung von Schwangerschaft und Geburt. Die Frauen haben wir, und das nicht nur versicherungsrechtlich, zu Patienten werden lassen. Unsere Kreißsäle wurden mit enormem, personellem, apparativem, ergo finanziellem

[1)] J. W. Dudenhausen: Erfahrungen mit der sogenannten ambulanten Geburt in der Klinik. Arch. Gynec. 235: 617–623 (1983).

Aufwand zu Intensivüberwachungseinheiten verwandelt. Moderne Geburtshilfe ist zu einem Hochleistungssystem geworden, kompliziert, kostenintensiv, enorm sensibel, anfällig. Die Erfolge haben ihrerseits noch das Anspruchsdenken erhöht, trotzdem gibt es derzeit keine vernünftige Alternative. Persönlich bekenne ich mich frei und rückhaltlos zu einer modernen Geburtshilfe und Perinatologie, die alle biomedizinischen Techniken nutzt, zum Wohle von Mutter und Kind.

Doch medizinische Sicherheit kann nicht alles sein. Mutter und Kind können die Klinik physisch gesund verlassen nach komplikationsloser kurzer und auch weitgehend schmerzfreier Geburt, das Kind versehen mit sämtlichen Prädikaten unserer Zustandsdiagnostik und trotzdem kann die Geburt für die Mutter eine schmerzliche Erfahrung gewesen sein, mit nachhaltigen seelischen Defekten. Solche Frauen entwickeln ein tiefes Mißtrauen gegenüber der modernen Geburtshilfe, sie sind frustriert, abgedrängt in eine passive Rolle, sie fühlen sich betrogen um ein aktives Erlebnis. Daraus kann sich nicht zuletzt bei Komplikationen ein übertriebenes Kausalitätsbedürfnis entwickeln.

Wir Geburtshelfer, stärker vielleicht als andere Disziplinen gewohnt in Dringlichkeitsstufen zu denken und nach diesem Gebot auch zu handeln, werden der Sicherheit stets höchste Priorität einräumen müssen, der Zweck heiligt hier weitgehend die Mittel. Doch auch wir dürfen unser Sicherheitsbestreben nicht zum Selbstzweck werden lassen, wir müssen Meister unserer biomedizinischen Technik bleiben und nicht zu ihren Sklaven verkümmern. Uns hilft keine Sicherheitsideologie, wir Geburtshelfer sollten auch hier nicht zu Missionaren werden, Ärzte keinen Ausschließlichkeitsanspruch erheben, das widerspricht nach meinem Verständnis auch dem Wesen einer wissenschaftlich orientierten Medizin.

Was ist nun z. Zt. das geburtsmedizinisch Notwendige? Hohen Stellenwert haben die Überwachungsverfahren: Ultraschallechographie, Kardiotokographie, Mikroblutanalyse, dann auch die Maßnahmen der Geburtseinleitung, soweit sie medizinisch indiziert sind: die Wehenmittelgabe, die Blasensprengung, schließlich auch Indikationen und Auswahl des Verfahrens bei operativer Geburtsbeendigung und die Maßnahmen zur Primärversorgung der Neugeborenen. Diese geburtshilflichen „essentials“ dürfen wir nicht dem Wunsche des Patienten unterordnen, hier müssen wir im Zweifelsfalle mittels unseres Vertrauens und der Überzeugungskraft unserer Argumente unsere Patienten zur richtigen Entscheidung leiten. Höchst bedenklich, ja unerträglich empfinde ich es, wenn geburtshilfliche Leistungen, wie gelegentlich geschehen, im Wahlprogramm angepriesen werden, wie eine Speisefolge à la carte nach dem Muster, wie hätten Sie es denn gern: spontan, natürlich, sanft, unterstützt, eingeleitet, programmiert? Bevorzugen Sie den Kaiserschnitt oder die Geburt per vias naturales? Hier werden wir doch als Ärzte vollends unglaubwürdig. Jede der genannten Maßnahmen hat einen bestimmten, meist relativen engen Indikationsbereich, den man ohne Not nicht verlassen sollte. Natürlich gibt es Grauzonen der Entscheidung. Im Rahmen des Ermessensspielraumes wird der Arzt selbstverständlich auch seine Patientin am Entscheidungsprozess beteiligen und ihr nach Möglichkeit die Suggestion der freien und richtigen Wahl vermitteln.

Appellieren möchte ich auch an die Solidarität unter uns Geburtshelfern und sie bitten, diese Basis unserer beruflichen Legitimation nicht aufzugeben, besonders nicht aus Wettbewerbs- oder Konkurrenzgründen. Wir beobachten mit Sorge eine verstärkte, von der Sache her nicht mehr zu vertretende Nachgiebigkeit, ja Willfährigkeit gegenüber den Wünschen unserer Schwangeren, man nennt das heute wohl auch Permissivität. Ein solches Verhalten ist absolut unärztlich, widerspricht auch jeder Standesethik. Dabei will ich nicht verkennen, daß wir gerade auf geburtshilflichem Sektor heute zahlreichen Zwängen unterliegen, vor allem auch finanziellen, der Wettbewerbsdruck ist groß. Es wird auch immer schwieriger gerade geburtshilfliche Abteilungen annähernd kostendeckend zu betreiben. Trotzdem zahlt sich à la longue eine Politik der Permissivität nicht aus.

Die an uns herangetragenen Wünsche und Vorschläge sind vielfältig. Sie gipfeln in der Forderung nach einer alternativen Geburtshilfe. Gelegentlich kommen die Anstöße auch aus einer bestimmten sozialen und politischen Szenerie, vor allem in Frankreich. Sie tragen dann deutlich revolutionären Charakter, das Vokabular und die Dialektik sind einschlägig bekannt. Die Grundwurzeln dieser immer mit Enthusiasmus, gelegentlich auch mit missionarischem Eifer vorgetragenen neuen Medizin liegen in dem Unbehagen gegenüber dem technisch-zivilisatorischem Fortschritt, das ist noch verständlich. Der Zeitpunkt für diesen Protest mag uns überraschen, verwundern sollte er uns nicht. Schwangerschaft und Geburt sind heute nur noch im Grenzfall identisch mit dem, was sie früher im Regelfall waren: ein zumindest potentiell lebensbedrohliches Ereignis. Folglich hat sich der Gesundheitsanspruch und die Selbstverständlichkeit, mit der er vorgetragen wird, beträchtlich erhöht. Damit wächst auch die Wahrscheinlichkeit von Enttäuschungen, Frustrationen bis hin zu Aggressionen, bei Nichterfüllung der Verheißungen. Gelegentlich hat man Zweifel, ob die Kritiker moderner Geburtshilfe überhaupt wünschen, daß die Grenzen des „Machbaren von heute" morgen erfolgreich überschritten werden, um medizinisches Neuland zu betreten. Man spricht von einem zunehmenden Leiden an der Medizin durch Medizin und fragt: „Kann der Mensch ertragen, was Medizin heute alles kann". Teil dieses Protestes vor allem von der jüngeren Generation vorgetragen, ist die Furcht manipuliert zu werden, in die falschen Hände zu geraten und nicht in die helfenden Hände des Arztes.

Von hieraus ist es nur ein kleiner Schritt zu einem wachsenden Interesse an der Heilkunde unserer Vorfahren oder noch lebender Naturvölker. Die Beschäftigung mit dieser sog. Ethnomedizin ist modern, sie trägt vielfach auch antizivilisatorischen Charakter. Persönlich halte ich die Parole „Zurück zur Natur" heute und in diesem Zusammenhang für genauso töricht, wie sie es schon zu Rousseaus Zeiten war. Man ist versucht zu sagen, natürlich ist die Geburt ein natürlicher Vorgang, aber auch die Natur macht es uns nicht immer leicht.

Die Ethnomedizin[1)] als erkenntnistheoretische Wissenschaft, die primitive Heilkunde zum Gegenstand ihrer Forschung macht, ist sicherlich erstrebenswert, z.T. faszinierend. Zu warnen ist nur vor einer allzu leichtfertigen Übertragung auf die heutige Praxis. Dabei wird niemand leugnen wollen, daß einiges, wenn auch nicht allzu vieles an schlichten Kenntnissen und Praktiken der sog. primitiven Medizin gelegentlich auch von der modernen Medizin mit Gewinn übernommen werden kann. Bedenklich ist nur, daß auch der neue Rousseauismus von seinen Jüngern mit ausgeprägtem Sendungsbewußtsein und z.T. mit atavistischen ideologischen Vorstellungen vorgetragen wird. Die wachsende Kritik an allem Zivilisatorischen hat auch dazu geführt, mit dem Wort „Natur" nicht mehr die herabwürdigende Bedeutung - kulturlos, unkultiviert - zu verbinden, sondern den beneidenswerten Vorteil noch im Einklang mit einem von Wissenschaft und Zivilisation unverfälschtem Weltbild zu stehen, der heilen Welt unserer Väter. Fürwahr, eine Illusion, ein frommer Betrug. Es bedarf kaum der Erwähnung, daß eine Europäerin heute wenig Chance hätte Schwangerschaft und Geburt unter den Bedingungen primitiver Heilkunde gesund zu überstehen.

Auch in bezug auf diese Tendenzwende zur Natur bin ich optimistisch und das um so mehr, je exklusiver und radikaler diese Rückwendung erfolgen soll: Denn Schwangerschaft und Geburt verstanden und behandelt als reines Naturgeschehen und als nichts anderes als das, ist für den zivilisierten Einzelmenschen, in dem sich besagter Naturvorgang abspielt, auf die Dauer rein menschlich kaum zu ertragen.

Die alternativen Wunschvorstellungen an die moderne Geburtshilfe sind mannigfach, sie reichen von der kategorischen Forderung zu mehr Sexualisierung des Geburtsvorganges, zur Geburt unter Wasser bis hin zur Gruppengeburt. Man könnte nun alle Varianten, solange sie nur das geburtshilfliche Ambiente betreffen tolerieren mit dem Hinweis „Erlaubt ist, was gefällt". Doch für die Praxis gibt es sicher auch hier Toleranzgrenzen. Richtschnur sollte die Zumutbarkeit bleiben, die Zumutbarkeit für alle Beteiligten, dazu gehören auch Ärzte und Hebammen. Auch ihre Würde steht auf dem Spiel. Ich muß gestehen und das mit Betroffenheit, daß einige Mitteilungen in Bild und Schrift über alternative geburtshilfliche Praktiken für mein Empfinden die genannte Schallmauer deutlich überschreiten. Unter diesen Bedingungen möchte ich persönlich kaum mehr Geburtshelfer sein.

Gewiß, zum Wesen der Heilkunde gehört eine emotionelle Komponente, eine die Wissenschaft übergreifende, mitmenschliche Gemeinschaft für den Kranken. Doch bei allem Mitgefühl und aller Nächstenliebe benötigt der Arzt für seine sachkundigen Entscheidungen einen klaren Kopf, Objektivierung, also Distanz. Hans Carossa[2)] formuliert es einmal so: „Es gilt nur den Abstand zu finden, dann kann einer viel für den anderen tun". Diesen Abstand aber, diese geistige Unabhängigkeit in der sektierischen Atmosphäre einer Gruppengeburt zu bewahren, scheint außerordentlich schwierig.

Neubelebt ist auch die Diskussion über den Geburtsschmerz. Primär fühlt man sich auf diesem Felde als Homo masculinus natürlich auf verlorenem Posten - man kann nicht aus eigenem Erleben berichten. Man ist angewiesen auf Schilderungen von Patienten, auch der eigenen Ehefrau, die man von Geburten oder anderen eindeutig mit Schmerzen einhergehenden Situationen kennt. Generell wird man schon davon ausgehen können, daß die Geburt schmerzhaft ist, das tut schon „weh". Das Ausmaß der Schmerzempfindungen

[1)] Schoene W (1981) Schwerpunkt Ethnomedizin in Medizin, Mensch, Gesellschaft. Enke, Stuttgart

[2)] Carossa, Hans (1878-1976), Schriftsteller und Arzt.

jedoch ist sehr unterschiedlich und nicht nur abhängig z. B. von der objektivierbaren Wehenintensität.

Das menschliche Urphänomen Schmerz hat auch in der Geburtshilfe viele Gesichter. Ich will darüber nicht philosophieren, die Genesis nur erwähnen: Mit Schmerzen sollst Du Kinder gebären. Schmerzen können Persönlichkeit und Charakter festigen, die Menschwerdung fördern, vielleicht auch eine besonders innige Bindung zu dem in Schmerzen geborenen Kinde bringen. Persönlich glaube ich allerdings, daß es in dem aufopferungsvollen Leben einer Mutter geeignetere Prüfungen gibt, sich in Liebe und Hingabe für ihr Kind zu bewähren. Als Arzt würde ich mir auch nicht die Rolle des Seelsorgers anmaßen wollen, auch dann nicht, wenn ich glaube, die Leiden um die Geburt solle die Kreißende zum Sinne ihres Lebens führen. Für mich als Geburtshelfer hat der Geburtsschmerz eine doppelte Dimension, eine humanitäre - mitmenschliche und eine medizinische. Meine Rolle würde ich so verstehen, wie sie Carl Jaspers einmal formulierte: „Das Verhältnis von Arzt und Patient ist in der Idee der Umgang zweier vernünftiger Menschen, in dem der wissenschaftlich Sachkundige dem anderen hilft". Als Mitmensch fühle ich mich immer dann verpflichtet einzugreifen, wenn die menschliche Würde auf dem Spiele steht, wenn das Ertragen der Schmerzen in Verhärtung, in Verbitterung übergeht, von Durchhalteparolen beherrscht wird, ja, zum Wehen- oder Geburtsstupor führt. Dann bleibt kein Raum mehr für Lebensgestaltung, Charakterreifung oder Rollenfindung, dann herrscht nur noch stoische Verbissenheit. Einer solchen Entwicklung sollte man in jedem Fall durch rechtzeitige Analgesie entgegenwirken.

Schmerzbekämpfung kann auch streng medizinisch indiziert sein, wenn durch den Circulus viciosus Angst, Spannung, Schmerzen, Verkrampfungen auftreten, die den Geburtsfortschritt deutlich hemmen. Bei diesen funktionellen Dystokien kann Schmerzlinderung Therapie sein. Zwischen den genannten Polen liegt das fakultative Anwendungsgebiet schmerzlindernder Maßnahmen unter der Geburt. Hier sollten wir uns unter Wahrung der Sicherheitsinteressen des Kindes weitgehend leiten lassen von den Bedürfnissen und Wünschen der Gebärenden. Zum Schmerzphänomen gehört gottlob auch das Vergessen. Häufig werden auch unsere Mütter sagen können, wie es Goethe in einem Brief an Behrisch formuliert: „Die Erinnerung überstandener Schmerzen ist Vergnügen".

Über die elektive Geburtseinleitung im Sinne einer gezielten Beendigung der Schwangerschaft bzw. einer Programmierung des Geburtstermines habe ich vor diesem Forum an gleicher Stelle schon vor vier Jahren gesprochen[1)]. Ich kann mich kurz fassen, zumal sich grundsätzlich nichts an meiner Einstellung geändert hat. Ich wiederhole: Auch heute besteht zumindest aus geburtsmedizinischen Gründen keine Notwendigkeit zu einer systematischen Programmierung des Geburtsbeginns. Unbestrittene Vorteile der programmierten Geburt dagegen sehe ich unverändert im organisatorischen Bereich mit entsprechenden psychoprophylaktischen Konsequenzen. Stichwort Programmierung der aktuellen Bereitschaft aller Beteiligter: Schwangere, Ehemann, Familie, Kreißsaaldienst, Konsiliardienst, Labordienst. Wir mußten schon vor Jahren erkennen, daß der Organisation eines in jeder Weise zeitlich und örtlich gesehen optimalen geburtshilflichen Dienstes klar ersichtlich Grenzen gesetzt sind - neben finanziellen auch personelle und soziale. Diese Zwänge haben sich zwischenzeitlich eher verschärft, es wird heute immer schwieriger allenorts einen adäquaten geburtshilflichen Dienst anzubieten rund um die Uhr, auch an Sonn- und Feiertagen. Die Kluft zwischen den 40 Wochenarbeitsstunden und der erforderlichen Bereitschaftszeit, nämlich 168 Stunden pro Woche, wird immer größer. Schon jetzt sind bei den bestehenden Arbeitszeitregelungen, den Freizeit- und Urlaubsansprüchen und den Ausfallquoten fast sechs Planstellen vorzuhalten, wo nur eine Person ständig dienstbereit sein muß. Selbst wenn in Zukunft ausreichend qualifiziertes Personal zur Verfügung stehen sollte, was ich bezweifle, werden wir diesen Mehraufwand kaum finanzieren können, vielleicht auch nicht finanzieren wollen.

Die erhöhten, vielfach sicher überzogenen sozialen Ansprüche haben auch in der Geburtshilfe zu einer schleichenden Entpersonifizierung geführt, die das individuelle Arzt-Patientenverhältnis belastet. Die Gebärende hat heute immer weniger Chance von der Hebamme oder dem Arzt ihrer Wahl entbunden zu werden. Die Arbeitsschutzbestimmungen zwingen überall zum Schichtdienst mit häufigem Wechsel der Bezugspersonen. Bei Nichtbeachtung der Verordnungen wird von den gewerkschaftlichen Vertretern und auch von den Verwaltungen im Streitfalle mit Regressansprüchen gegen die leitenden Ärzte gedroht.

K. H. Wulf: Die programmierte Geburt. Arch. Gynäk. 288: 57-66 (1979)

Auch in den Heilberufen breitet sich zunehmend ein Anspruchsdenken, eine „Stechuhrmentalität" aus, die dem Wesen dieses Berufes fremd ist. In unserer modernen Dienstleistungsgesellschaft scheint immer weniger Platz zu sein für wahres Dienen, das gilt leider auch für das Krankenhaus. Dienen wird immer mehr verstanden als objektiv bewertbare, entlohnbare Tätigkeit und nicht als ein Angebot, das jeder freiwillig in die Gemeinschaft einbringt aus Einsicht in die Notwendigkeit. Auch das ist ein Tribut, den wir dem sozialen Wohlfahrtsstaat haben zahlen müssen.

Die anonyme Solidargemeinschaft Staat ist heute viel zu groß, zu unüberschaubar geworden, als daß sie den einzelnen moralisch in die Pflicht nehmen könnte. Zumindest im Krankenhaus sollte das Gefühl für das Gemeinwohl wieder gestärkt werden. Das aber erfordert Einsicht auf beiden Seiten, bei Kranken und Heilberufen, bei Dienstleistenden und bei Dienstleistungsempfängern. Die Zeit scheint auch hier reif für einen Wandel. Persönlich bin ich hinsichtlich der potentiellen Dienstbereitschaft eher zuversichtlich. Die Verantwortlichen sollten die Karten aufdecken, den Mut finden zu sagen, was not tut. Vielleicht könnte ein neues Solidaritätsgefühl auch der vielfach suchenden, oft orientierungslosen Jugend wieder ein sinnvolles und befriedigenderes Betätigungsfeld öffnen.

In der kontroversen Diskussion um eine zeitgerechte Geburtsleitung steht der Begriff der sog. „sanften Geburt" im Mittelpunkt. Folgt man den Formulierungen von Frederick Leboyer, auf den sich die Anhänger eines sanften Weges ins Leben berufen, so müßte es genauer heißen: eine Geburt ohne Gewalt. Worin liegt nun eigentlich der Dissenz, was ist das Neue? Waren Geburtshelfer nicht immer schon bemüht Gewaltanwendungen zu vermeiden? Was muß beim Übergang vom intrauterinen zum extrauterinen Leben beachtet werden und schließlich, gibt es nicht einen vertretbaren Kompromiß zwischen medizinisch Notwendigem und psychoprophylaktisch Wünschbarem?

Die Perinatalzeit ist mit einem außerordentlich hohem, zumindest potentiellem Risiko belastet. Nie zuvor und zu keinem späteren Termin erfolgen im physiologischen Bereich derart tiefgreifende Umstellungen in so kurzer Zeit. Der außerordentlich hohen Geschwindigkeit der Funktionsabläufe entsprechend ist die Anfälligkeit des Organismus in dieser Lebensphase besonders groß. Die Zeit um die Geburt ist nach wie vor mit der relativ höchsten Sterblichkeit für den einzelnen Menschen belastet. Das ist unser stärkstes geburtsmedizinisches Motiv, das allein rechtfertigt unsere ganze Aufmerksamkeit und Fürsorge. Ich möchte beispielhaft einen Komplex herausgreifen, vermutlich den wesentlichen, nämlich den Wechsel von der Plazentaratmung des Feten zur Lungenatmung des Neugeborenen. Als junger Assistent in Kiel habe ich mich mit der Frage nach den entscheidenden Impulsen für die ersten Atemzüge des Neugeborenen befaßt. Wir waren vor allem interessiert zu erfahren, wie groß der über die Chemorezeptoren verlaufende Impulsanteil ist. Dazu verfolgten wir die Veränderungen der aktuellen Blutgase sowie der pH-Werte im Nabelschnurblut von der Entwicklung des Kindes bis zum Atembeginn. Wir fanden in jedem Fall eine insgesamt signifikante Abnahme des Sauerstoffdruckes um durchschnittlich 12 mm Hg, die anderen Parameter veränderten sich nicht. Ein solcher Sauerstoffdruckabfall aber kann bei Mensch und Versuchstier als ein kräftiger Atemreiz gelten. Wir vermuteten daher wohl mit Recht, daß hypoxische Impulse an der Auslösung des ersten Atemzuges nach der Geburt maßgeblich beteiligt sind. Im Einzelfall kann jedoch der letzte notwendige Anstoß zum Atembeginn auch aus einem anderen Rezeptorensystem erfolgen, mechanisch, thermisch. Die effektive Ventilationsbewegung ist immer das Ergebnis des Zusammenspiels aller interozeptiver und exterozeptiver Reize, wobei sich die Teilimpulse zur Reizsumme addieren.

Unsere Ergebnisse zeigten aber auch, daß es hinsichtlich der Veränderungen der adäquaten chemischen Atemreize einen Gewöhnungseffekt, ein Einschleichphänomen gibt, auch sonst in der Physiologie bekannt in dem Sinne, daß die Wirkung ausbleibt, wenn die erforderliche Reizintensität nicht schnell genug aufgebaut wird. Man kann also den Eintritt in dieses irdische Leben bei Konservierung des intrauterinen Milieus auch verschlafen und das ganz sanft. Klinische Beobachtungen bestätigen diese experimentelle Vermutung nachhaltig.

Es sollte eine vernünftige tragbare Synthese gefunden werden können zwischen den berechtigten Bedürfnissen von Mutter und Kind und den erforderlichen ärztlichen Maßnahmen in der unmittelbaren postnatalen Phase. Manches, an wohlverstandener geburtshilflicher Pragmasie, im Einzelfall sicherlich notwendig, für die Gesamtheit jedoch entbehrlich, war vielfach wohl aus übertriebenem Sicherheitsbedürfnis zu einem Routinezeremoniell erstarrt, ich meine, das Hochhalten an den Beinen, das Klopfen, das Reiben, das Schwingen, das Absaugen. Auch hier bewahrheitet sich eine alte geburtshilfliche

Regel: Man muß viel wissen, um wenig zu tun. Der Erfahrene kann einer individuellen Behandlung mehr Raum geben.

Soweit der Appell für eine sanfte Geburt behilflich sein kann die genannten Riten aufzulockern, sollten wir ihn vorurteilslos aufgreifen. Bedenklich wird es jedoch dort, wo über eine vermeintlich traumatisierende Geburtsleitung ideologischer Ballast aus den offenbar unerschöpflichen Repertoiren der Tiefenpsychologie in die Kreißsäle getragen wird. Wir erleben gerade in den letzten Jahren eine wahre Renaissance der sog. Traumalehre nach Freudschem Muster, erweitert zu einer frühen Milieutheorie, der Vorstellung also, daß frühkindliche psychische Traumata im Unterbewußtsein verankert zwangsläufig zu Langzeitfolgen führen und ursächlich verantwortlich sind für viele spätere psychische oder soziale Verhaltensstörungen, Charakterdefekte oder gar Neurosen. Bezeichnenderweise rücken zumindest die progressiven Vertreter der Milieutheorie den Zeitpunkt der entscheidenden Prägung immer weiter nach vorn, nach dem Motto: Je früher, desto fester. Für Sigmund Freud stand noch unter dem Primat der Sexualität als Triebfeder das ödipale Alter, also etwa das 4.–6. Lebensjahr, im Mittelpunkt seiner psychoanalytischen Betrachtungen. Erst nach ihm wurde das Säuglingsalter und jetzt zunehmend auch das vorgeburtliche Alter einbezogen. Vorreiter dieser Entwicklung diskutieren bereits die Umstände der Zeugung als mögliche Quelle späterer Neurosen. Zu dem Schwangerschafts- und Geburtstrauma gesellt sich nunmehr das Zeugungstrauma, womit endgültig metaphysisches Terrain betreten wird. Eine wahre Prägungsinflation ist ausgebrochen, Angstneurosen Erwachsener, Migräne- und Asthmaanfälle werden selbstverständlich als Folge schwerer Geburten gesehen, Übergewichtigkeit und übertriebene Eßlust durch intrauterine Mangelernährung erklärt und auch entschuldigt. Gänzlich unärztlich, ja unmenschlich wird es, wenn der Mutter eines Kindes, das Selbstmord begangen hat, wissenschaftlich bedeutet wird, dieses läge vor allem daran, daß sie selbst die Schwangerschaft abgelehnt und das Kind nicht gewollt habe. Auch die Beteuerung, daß es nicht so gewesen sei, wird wenig helfen, man wird ihr erklären, die Ablehnung müsse unbewußt geschehen sein. Die betroffene Mutter muß zu dem Ergebnis kommen: ich hätte eben nie ein Kind haben sollen. Und wenn man ehrlich ist, so urteilt ein Kritiker der Tiefenpsychologie: Hat die Mutter, die in der Traumatheorie liegenden Aussagen damit auch durchaus richtig verstanden.

Das Ausweichen dieser nebulösen Seelenphysik in immer unkontrollierbarere Bereiche ist wissenschaftlich hochgradig suspekt. Sucht man nach einer Rechtfertigung für diese Hypothesen, so findet man so gut wie nichts, was auch nur Ähnlichkeit haben könnte mit wissenschaftlicher Erkenntnis. Die frühe Traumatheorie lebt offenbar von Bedürfnissen, die außerhalb dieses Bereiches liegen. Sie stützt sich auf Vorstellungen, die vornehmlich dadurch sakrosankt geworden sind, daß der große Sigmund Freud selbst sie gehegt haben soll. Vermutlich wird sein Name, sein wissenschaftliches Image, vielfach mißbraucht. Die frühe Milieutheorie wird auch getragen durch die enorme Suggestivkraft ihrer pseudowissenschaftlichen Aussage: Es ist alles so einfach, so bequem, so handlich durch die publikumswirksame Universalität ihrer Anwendbarkeit. Die Traumatheorie paßt auch in das Konzept solcher gesellschaftlicher Gruppierungen, denen die Kleinfamilie ohnehin schon suspekt ist, wenn diese jetzt noch als Keimzelle mannigfacher psychosozialer Probleme entlarvt wird als Brutstätte von Unselbständigkeit und Untertanengeist, so gehört sie wohl am besten ganz abgeschafft.

Die empirische Psychologie liefert für die Traumalehre im Sinne einer frühen Milieutheorie keinerlei Beweise. Im Gegenteil, nach ihren Befunden liegt das Optimum prägender Einflüsse, wenn überhaupt nachweisbar, in späteren Lebensabschnitten, d. h. während der Kindheit, der Pubertät und des Adoleszentenalters. Auch spricht vieles dafür, daß frühe Engramme entscheidend durch nachfolgende Erfahrungen verändert werden können. Es gibt keine Zwangsautonomie zwischen frühkindlichen Erlebnissen und späterer Prägung, auch nicht im positiven Sinne. Hemminger[1)], selbst Biologe und Psychotherapeut schreibt: „Bei der Theorie von der zuverlässig erfreulichen Wirkung einer günstig verlaufenden Kindheit handelt es sich um einen Mythos. Die Vorstellung, daß eine harmonische, sozialanpassungsfähige und gleichzeitig selbstsichere Persönlichkeit durch gute Kindheitserfahrung irgendwie erzeugbar wäre, hält einer Nachprüfung nicht stand" und weiter „Die wirkliche Reifung zu einer gelungenen Persönlichkeit geschieht stets in der Ablösung von der eigenen Kindheit".

Die Vorstellung, wir Geburtshelfer seien durch Unbehutsamkeit, durch Mangel an Einfühlungsvermögen verantwortlich für entscheidende spätere Fehlentwicklungen beson-

[1)] Hemminger H (1982) Kindheit als Schicksal? Rowohlt, Reinbek

ders im psychosozialen Bereich, wäre gerade heute in einer Gesellschaft voller Konfliktsituationen eine schwere, kaum zu tragende Belastung für unseren Berufsstand. Dennoch geht es mir primär nicht um eine Rehabilitation, nicht um die Verdrängung vermeintlicher Schuld, sondern um die Befreiung von Ideologie und Dogma. Nur die Entkrampfung des geburtshilflichen Umfeldes kann das Verständnis für die wahren Bedürfnisse wecken und den Weg für eine wirksame Psychoprophylaxe bahnen.

Niemand von uns wird die Möglichkeit eines psychischen Traumas in der Perinatalzeit generell leugnen wollen. Derartige seelische Verletzungen mögen auch im Einzelfall wegbereitend sein für späteres Fehlverhalten, sie sind jedoch keine zwangsläufig einzulösende Belastung, ebensowenig wie eine behütete Neugeborenen- und Säuglingszeit Garantie sein kann für eine gelungene Persönlichkeitsentwicklung. Frühe psychosoziale Traumata sind potientelle Risikofaktoren, nicht mehr und nicht weniger. Man wird sie schon deshalb im Interesse einer präventiven Geburtshilfe womöglich zu vermeiden suchen.

Entsprechendes gilt auch für die Mutter-Kind-Beziehungen. Verhaltensstudien, im wesentlichen auf Marshall Klaus[1] und seine Arbeitsgruppe zurückgehend, haben gezeigt, daß Mütter unmittelbar nach der Geburt und im Wochenbett eine besondere Sensibilität ihren Neugeborenen gegenüber entwickeln, möglicherweise ein hormoneller Effekt. Diese außerordentliche Empfänglichkeit begünstigt die Bindung und hilft der Mutter, ihr Kind in erstaunlich kurzer Zeit auch individuell genauer zu verstehen. Mit vollem Recht wird daher nicht nur von den Verhaltenspsychologen eine stärkere Berücksichtigung dieser Erkenntnisse gefordert. Ganz zu Unrecht wird aber immer wieder auch behauptet, in der Mißachtung dieser Förderungsmöglichkeit läge eine nicht wieder gutzumachende Verfehlung, die zwangsläufig zu einem Verhaltensschaden führen müsse. Für diese Verkettung gibt es wie gesagt keinerlei wirklich schlüssigen Belege, sie ist ein Glaubensbekenntnis. Mangelnde oder fehlende Mutter-Kind-Beziehungen in der unmittelbaren postnatalen Phase sind keine Zwangshypothek für die spätere Entwicklung, sondern allenfalls ein potentielles Risiko, eine verpaßte Chance. Ich betone das auch im Interesse derjenigen jungen Mütter, die aus welchen Gründen auch immer, z. B. nach geburtshilflichen Operationen zu einem frühen intensiven Kontakt mit ihren Neugeborenen nicht in der Lage waren. Das scheint mit auch didaktisch wichtig, denn „nichts wirkt zerstörerischer auf die Eltern-Kind-Beziehung als der Gedanke, die Kinder müßten eigentlich ausgeglichen, beliebt, intelligent und gesund sein, wenn ihre Eltern nicht irgendwo versagt hätten".

Versuchen wir abschließend eine Standortbeschreibung der modernen Geburtshilfe, wagen wir einen kurzen Ausblick. Werdende Mütter und Neugeborene bedürfen unseres besonderen umfassenden Beistandes: Medizinische, psychoprophylaktische und auch soziale Hilfen sind geboten. In der aktuellen Situation der geburtshilflichen Praxis wird der Arzt den medizinischen Erfordernissen Vorrang einräumen müssen. Fehler, Versäumnisse auf diesem Sektor sind vital gefährdend, kaum korrigierbar, selten nachholbar. Unter Beachtung dieser Priorität wird man den entwicklungsfördernden, sozialen und psychischen Bedürfnissen von Mutter und Kind, auch individuelle Wünsche erfüllend, weitgehend entsprechen. Moderne Geburtshilfe so verstanden eröffnet neue, weitere, uns alle verpflichtende Perspektiven: Geburtshilflicher Beistand auf dem Wege zur leiblichen, seelischen und sozialen Menschwerdung. Eine Menschwerdung, die sich nicht nur im Schoße der Mutter vollzieht, sondern gleich auch im Schoße der Mitmenschen, der Gemeinschaft. Der Baseler Theologe Jan Milic Lochmann[2] sprach zu uns Geburtshelfern als Rektor anläßlich der Hochschullehrertagung von dem menschlichen Leben als einem lebenslangen Prozeß der Handreichung: Von der Hand des Arztes, der Hebamme, in die Hände der Mutter, des Vaters, der Familie, der Erzieher. Menschliche Geburtshilfe in diesem übertragenen Sinne betrifft nicht nur die Stunden nach der Entbindung, sondern wird zum Symbol für den ganzen Lebensweg. Den Beginn dieses Weges markieren die Hände des Geburtshelfers. Von uns wird primär die Schicksalsfrage dieser Welt beantwortet: „In was für Hände fällt der Mensch?", „In die helfenden Hände soll er geraten!"

Im Sinne dieses Auftrages möchte ich schließen mit einem Plädoyer:
Für eine Geburtshilfe ohne Ideologie.

[1] Marshall H. Klaus (geb. 1927), Cleveland - Univ. of California. Neonatologe. Mutter-Kind-Bindung.
[2] Jan Milic Lochmann (geb. 1922), ev. Theologe in Basel.

aus: „Verhandlungen der Deutschen Gesellschaft für Gynäkologie und Geburtshilfe", Wulf und Krebs, München 1982, S. 35–47.

Günter Oehlert

45. Präsident der Deutschen Gesellschaft für Gynäkologie und Geburtshilfe

Tagungsort: Frankfurt am Main, 18.-22. September 1984

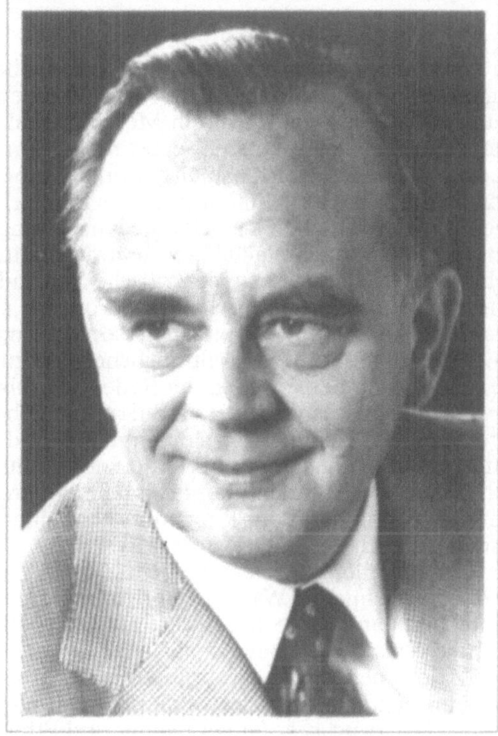

Persönliche Daten
geboren am 4. April 1923
in Königsberg/Ostpreußen

Einleitung:

Prof. Günter ***Oehlert***[8] *berief den 45. Kongreß nach Frankfurt ein. Die extrakorporale Befruchtung beim Menschen war das beherrschende neue Thema; es wurde von den in Deutschland als erste erfolgreich gewesenen Erlanger und Lübecker Frauenkliniken abgehandelt*[9]*. Weitere Hauptthemen waren „unzeitiger" Blasensprung, plastische Operationen, Hormontherapie bzw. genitale Entzündungen. Erstmals waren sogenannte „wissenschaftliche Arbeitskreise" eingerichtet worden, welche es denen in der spezialisierten Forschung tätigen Kollegen ermöglichten, sich über Details ihrer Ergebnisse untereinander auszusprechen*[10]*. So kam erneut ein reichhaltiges Programm zustande, welches versuchte, eine ausgewogene Bilanz zwischen Fortbildung und Wissenschaft herzustellen. Die Eröffnungsansprache des Präsidenten war programmatisch, wie bei seinen Vorgängern seit Friedberg (1974), und diesmal dem Thema „Der Arzt und seine Umwelt" gewidmet. Oehlert umfaßte dieses Thema nicht ökologisch, sondern soziologisch, der Bogen spannte sich vom humanen Defizit der modernen Hochleistungsmedizin und dem Schweitzer'schen Begriff der Ehrfurcht vor dem Leben bis hin zum „mündigen Patienten" und dessen Ansprüchen an den Arzt. In der zunehmenden, keineswegs unproblematischen Auseinandersetzung mit den Medien sollte sich die redlich ausgeübte Medizin stets durchsetzen können. „Trotz aller Kritik, trotz aller derzeitigen Belastungen, sind und bleiben die Patienten die besten und treuesten Verbündeten." Oehlert erinnerte an das zeitlose Prinzip des Arzt-Patienten-Verhältnisses: „Manchmal heilen, oftmals lindern, aber immer Trost spenden."*

G. Oehlert:[1]

Der Arzt und seine Umwelt

[...]
In einer Zeit, in der schon fast ein Überangebot an Kongressen, an Fortbildungsveranstaltungen und Seminaren aller Art vorhanden ist und in der der Eindruck entstehen muß, daß in dieser Hinsicht ein Mehr an Qualität als an Quantität notwendig sei, ist es nicht leicht, für den Kongreß einer nationalen wissenschaftlichen Gesellschaft ein ausgewogenes und zugleich aktuelles Kongreßprogramm zu erstellen, das den Bedürfnissen von Forschung, von Klinik und Praxis in gleicher Weise Rechnung trägt. Ich hoffe, daß dies mit den Themen der Hauptveranstaltungen, der Podiumsgespräche, der Spezialreferate und Seminare gelungen ist, um gemeinsam mit den zahlreichen Arbeitsgemeinschaften des Kongresses eine kritische Bestandsaufnahme zu vermitteln. Mehr als 400 angemeldete freie wissenschaftliche Vorträge stellten ein Problem besonderer Art dar. Da diese Anmeldungen vorzugsweise von jungen Wissenschaftlern stammen, habe ich mich entschlossen, eine größtmögliche Zahl zu berücksichtigen. Das setzt Disziplin bei der Einhaltung der vereinbarten Rede- und Diskussionszeiten voraus. [...]

Es entspricht einer guten Tradition und gehört zu den Aufgaben des Präsidenten zur Eröffnung des Kongresses, in einem Rück- und Ausblick zu aktuellen Fragen des Faches und zunehmend auch des Berufsstandes Stellung zu beziehen, um auch der interessierten Öffentlichkeit gegenüber zu dokumentieren, daß wissenschaftliche Kongresse von der Gestaltung und dem Programm her keineswegs „patientenfeindlich" orientiert sind, wie es kürzlich vermutet wurde.

Es kann allerdings auch keinem Zweifel unterliegen, daß Form und Inhalt der Kongresse zeitbedingtem Wandel unterworfen sind, wie es ein Blick in die Programme früherer Jahre und Jahrzehnte unschwer erkennen läßt und wie dies auch die Ausführungen früherer Präsidenten beweisen.

Die eigenen Gedanken sollen weniger Überlegungen zur Struktur und Entwicklung der Universitäten und der wissenschaftlichen Forschung, der Ausbildung des studentischen Nachwuchses, der Humanität und Ethik in der Medizin und am Krankenbett zur Diskussion stellen, sondern Gesichtspunkte, die den ärztlichen Alltag und die Umwelt des Arztes mit allen ihren Einflüssen zunehmend betreffen.

In diesem Zusammenhang können nur einige Teilaspekte angesprochen und beantwortet werden. Bereiche, die zudem einer sehr persönlichen Auswahl und Beurteilung unterliegen und daher auch keinen Anspruch auf Zustimmung von allen hier Versammelten erheben.

Der Hamburger Theologe Thielecke[2] hat vom humanen Defizit der Hochleistungsmedizin und von der Hypertrophie der Apparate, die die menschliche Seite der Medizin zu kurz kommen lassen, gesprochen. Die „therapeutischen Reparaturwerkstätten" für alles und jedes in der Medizin, die ärztliche Tätigkeit durch die enorm gesteigerten Möglichkeiten quasi zur „Bio-Artistik" verdammen, seien als eigentliche Quelle für die Krise der Medizin, dem Unbehagen über die zunehmende Technisierung in praktisch allen Lebensbereichen an die Seite zu stellen. Diese Kritik, die in ähnlicher Weise auch von anderen geäußert wird, zeigt einen Teilaspekt des Konfliktes auf, in welchem die Medizin sich derzeit befindet.

Im eigenen Fach ist dies trotz aller Erfolge besonders nachdrücklich im Zusammenhang mit den Bemühungen um eine Senkung der perinatalen Mortalität und Morbidität von Müttern und Neugeborenen vor Augen geführt worden. Die Kritik der Öffentlichkeit, besonders die der Medien, entzündet sich an einer zunehmend apparativ ausgerichteten Überwachung von Schwangerschaft und Geburt.

Die vorgeblich entpersönlichte und inhumane, nüchterne und versachlichte Atmosphäre eines Kreißsaales modernen Zuschnitts wird besonders von denjenigen verdammt und bedauert, die seinerzeit unter Zurückstellung von ärztlichen Warnungen auf eine rasche und umfassende Realisierung der sich als Neuland anbietenden Möglichkeiten drängten. Vielen wird der Vorwurf noch im Ohre klingen, die Geburtshelfer dieses Landes seien weder willens noch in der Lage, den Gedankengängen der Schöpfer dieser Methoden und Entwicklungen, die ihren Ursprung dem Forschergeist, dem klinischen

[1] Fußnoten vom Herausgeber eingefügt.

[2] Helmut Thielicke (1908–1986), ev. Theologe, Hamburg. Bekannter Rektor d. Univ. Hamburg.

Weitblick und dem Wagemut von Kollegen aus den eigenen Reihen verdanken, zu folgen.

Der Konflikt zwischen Wollen, Können und Akzeptanz ist unverkennbar und bedarf einer Lösung. Diese kann aber nicht darin bestehen, medizinisch anerkannte und bewährte Methoden zu verlassen. Sie darf auch nicht aus überbewerteten psychologischen Gründen eine Rückkehr zu einer Geburtshilfe fordern, die vom Erkenntnis- und Leistungsstand her nicht zu vertreten ist. Es ist doppelzüngig, die Tatsache zu bedauern, daß perinatale Mortalität, Morbidität und mütterliche Todesfälle im eigenen Lande aus Gründen, die nicht alleine von Ärzten zu verantworten sind, noch zur Kritik Veranlassung geben, um auf der anderen Seite die Inhumanität der modernen Geburtshilfe als Folge einer übersteigerten apparativen Medizin zu kritisieren.

Zweifellos, ein Mehr an menschlicher Zuwendung, ein Mehr an Wärme und Geborgenheit in Klinik und Praxis sollte allerdings ebenso existieren, wie die auf dem Kongreß zu besprechenden modernen Erkenntnisse erster Mutter-Kind-Beziehungen ihren Einzug in ärztliches Denken und Handeln halten sollten. Die inzwischen wohl kaum zu bezweifelnden Vorzüge des Rooming-In sind eine Bestätigung dafür, daß auch eine Abkehr von Tradition und Überlieferungen mit Vernunft und Augenmaß sinnvoll sein kann. Eine Rückkehr zur Hausgeburt, das muß mit aller Deutlichkeit ausgesprochen werden, war, ist und wird allerdings auch künftig keine echte Alternative darstellen.

In diesem Zusammenhang drängt sich fast zwangsläufig die in den letzten Jahren vielfach gestellte Frage auf, ob ein Arzt tatsächlich alles dürfe, was er heute bereits kann. Die ungestüme und atemberaubende Entwicklung dieses Jahrhunderts hat vor den Toren der Medizin nicht halt gemacht und gestattet es, Handlungen vorzunehmen, die noch vor Jahren als Utopie betrachtet worden wären.

Ich bin nicht sicher, ob nicht Albert Schweitzer[1)], von dem der Ausspruch „Ehrfurcht vor dem Leben" stammt, eine Entwicklung, in der der Apparat den Vorrang gegenüber dem Menschen zu gewinnen droht, als Mißachtung ethischer und moralischer Grundsätze betrachtet hätte. Darf also ein Arzt tatsächlich alles was ihm möglich ist? Die Antwort auf diese Frage, die heute fast zum Repertoire eines jeden Festvortrags gehört, lautet zumeist, „auch der Arzt, wie jeder andere Mensch, dürfe nicht alles, was er bereits kann".

Ich halte diese Antwort nur für teilweise zutreffend und berechtigt, da sie lediglich einen Teilaspekt des Gesamtgeschehens berücksichtigt. Selbstverständlich sind ärztlichem Handeln aus medizinischen, moralischen, ethischen und zunehmend auch aus juristischen Gründen Grenzen gesetzt. Bemühungen, ein nicht mehr lebenswertes Leben eines Schwerstkranken, für den jeder weitere Tag Qual und Elend bedeutet, um jeden Preis zu verlängern, können wie die Diskussionen über die Zweckmäßigkeit von Patiententestamenten ein Hinweis auf eine Entwicklung sein, die zunehmend auch Kranke verunsichert und beunruhigt.

Trotz dieser berechtigten Bedenken, Einwände und Zweifel ist die Feststellung erlaubt, daß Fortschritte in allen Bereichen, damit auch in der Medizin, nur dann zu erzielen sind, wenn neue Wege beschritten und Grenzen des bisher Erreichten gesprengt werden. Das bedarf aber der ständigen Bereitschaft, als richtig Erkanntes auch gegen Widerstände durchzusetzen. Die Geschichte der Medizin bis in die Neuzeit hin liefert hierfür eine Vielzahl von Beweisen.

Die Frage nach dem „Dürfen" kann daher nicht mit einem schlichten „Nein", sondern muß mit einem Hinweis auf das „Wann und Wie" beantwortet werden. Heute und künftig sicher noch mehr, wird ein Arzt aufgrund seines Wissens im Bewußtsein seiner Verantwortung entscheiden müssen, wann und wie das technisch bereits Mögliche sinnvoll einzusetzen ist und wann es sich aus Achtung vor der Würde eines Menschen verbietet.

Die Feststellung, daß Fortschritte in der medizinischen Technik als solche nicht inhuman sind, sondern deren falsche, oftmals auch kritiklose und fortschrittsgläubige Anwendung die eigentliche Gefahr darstellt, ist sicher ebenso berechtigt, wie die Notwendigkeit der Ausgewogenheit von Technik und menschlicher Zuwendung als Richtschnur ärztlichen Handelns.

Bereitschaft zur Übernahme von Verantwortung muß daher unverändert eines der herausragenden Kennzeichen ärztlicher Tätigkeit darstellen.

Wir leben in einer Zeit und in einer Atmosphäre, in der Eigenverantwortung u. a. aufgrund einer über Jahre von Medien und Politikern geförderten Überzeugung, das Beste und Teuerste im Gesundheitswesen sei gerade gut genug und sei vom Staate

1) Albert Schweitzer (1875–1965), aus Kayersberg, Elsaß; ev. Theologe und Philosoph, Lambarene.

zu tragen, kaum noch gefragt ist. Dem Eindruck, daß mehr und mehr ein Recht auf Gesundheit gefordert und ein Anspruch erhoben wird, jedes nur denkbare Gesundheitsrisiko einzugehen, ohne evtl. Folgen selber zu tragen oder verantworten zu müssen, kann sich auch der Gutwilligste nicht mehr entziehen.

Die Bereitschaft, Selbstverantwortung zu tragen, ist aber ein Gut, das es stets gegeben hat und weiter geben muß. Andernfalls droht eine anonyme Form des Lebens, in welcher alles und jedes von einem Netz staatlicher Sicherungen und Regularien getragen wird, das Einzelverantwortung und Einzelinitiativen zu ersticken droht und letztlich auch nicht bezahlbar ist.

Verantwortungsbereitschaft setzt aber Autorität sowie den Willen und die Fähigkeit voraus, diese im eigentlichen Sinne des Wortes anzuerkennen. Autorität entsteht bekanntlich als Ausdruck von Persönlichkeit, von menschlicher Würde und Reife sowie dem Vermögen, im Zwiespalt von „Können und Dürfen" sensibel für das „Wann und Wie" treffsicher zu entscheiden. Diese Feststellung gilt ohne Rücksicht auf Alter, auf Stellung oder erworbene Verdienste.

Ärztliche Wagnisbereitschaft und die Bereitschaft, Verantwortung in medizinischen und menschlichen Bereichen zu tragen, dürfen aber nicht durch eine Denkweise beeinträchtigt werden, die sich nur noch daran orientiert, ob aus möglichem Handeln in Diagnostik und Therapie juristische Konsequenzen entstehen könnten.

Der Satz vom „Arzt im Fallstrick der Paragraphen" ist keineswegs herbeigeredet. Es handelt sich vielmehr um eine Tatsache, die den Weg in eine Defensivmedizin, die niemals am Wohle des Patienten orientiert sein kann, zu eröffnen droht. Dies wollen Ärzte weder, noch haben sie es zu verantworten.

Ärztliches Tun und Handeln hat sich fraglos an geltendem Recht zu orientieren und nach Gesetzen, die dem Schutz des Patienten in allen medizinischen Bereichen dienen, auszurichten. Es ist sicher auch zutreffend, daß das Recht auf Verbindlichkeiten, auf gewisse Normen und feste Aussagen nicht verzichten kann. Die Verantwortung dafür aber, was einem Patienten letztlich dient, können dem Arzt weder Recht noch Normen abnehmen. Es muß daher auch erlaubt sein festzustellen, daß die Verunsicherung von Ärzten, die weder wissen, wie eine richtige Aufklärung der Patienten hinsichtlich Art und Umfang zu handhaben ist, die aus den widersprüchlichen und für einen Mediziner teilweise unverständlichen Ausführungen sonst erfahrener und sachkundiger Juristen keinen praktischen Nutzen für den täglichen Alltag zu ziehen in der Lage sind, zur Rechtsunsicherheit geführt hat. Diese Entwicklung ist nicht nur zu bedauern, sondern muß auch beim Namen genannt werden, wenn es gelingen soll, berechtigte Patientenanliegen zu wahren. Wer ist denn schließlich der so gerne und so oft zitierte „verständige oder mündige Patient", dessen verwertbare Definition auch anerkannte Juristen nur unzureichend zu geben vermögen, auf dessen Verständnis und Einsicht aber ärztliche Aufklärung und ärztliches Handeln im Zweifelsfalle abzustellen sind. Welchen Nutzen haben Aufklärungsbögen und Bücher, beglaubigte Unterschriften von Patienten oder vieles andere mehr, wenn oftmals Jahre später Beweisanforderungen gestellt werden, die vernünftigerweise nicht nachzuvollziehen sind. Sind Erinnerungsvermögen, Dokumentationspflicht und vorausschauende Einsicht eines Arztes nicht überfordert, wenn nicht nur in Notfällen, sondern auch im täglichen praktischen Handeln oftmals kurzfristig Entscheidungen zu treffen sind, zu deren Rechtfertigung oder Verurteilung kompetente Juristen sich nicht selten gleichfalls außerstande fühlen. Welcher Rechtsanwalt, welcher Staatsanwalt oder Richter hat zudem vor einer Klageerhebung oder Urteilsfindung jemals einer Notoperation oder vor einem schwierigen operativen Eingriff mit allen unvorhersehbaren Komplikationen einem dringenden ärztlichen Konsil oder einer anderen ärztlichen Maßnahme beigewohnt. Wird hier nicht auch der Jurist überfordert oder verleiht ihm seine Ausbildung tatsächlich die Fähigkeit, in allem und für alle Situationen ärztlichen Handelns das richtige Maß zu finden. Ich gestehe offen, daß mich in dieser Hinsicht nicht zuletzt auch aufgrund vieler persönlicher Gespräche Zweifel befallen. Ich habe auch Sorgen, ob die Unabhängigkeit der Urteilsfindung tatsächlich in jedem Falle gewahrt ist, wenn, wie in Arztprozessen der letzten Zeit nicht selten der Fall, die Massenmedien „ihr Urteil" bereits gesprochen haben, bevor das Recht zu Worte gekommen ist. Der Weg in die Defensivmedizin mit einer das Notwendige häufig überschreitenden und kostenträchtigen Sucht nach Perfektion und Absicherung von Diagnose, von Indikationen und Therapie vor dem Hintergrund juristisch geprägter Sachzwänge ist dann vorgezeichnet und nicht mehr weit. Ich kann mich des Eindrucks nicht erwehren, daß diese Überlegungen auch von denen, die es sicher wissen müßten, schamhaft verschwiegen werden, wenn von der Kostenexplosion in der Medizin gesprochen und diese, wie es sehr bequem ist, in erster Linie Ärzten angelastet wird.

Juristen und Ärzte müssen lernen, in einer für beide Seiten verständlichen und glaubhaften Sprache zu sprechen und aufgebaute Vorurteile abzubauen. Nur dann wird es gelingen, geltendes Recht und medizinisch Machbares in Einklang zu bringen und zu verhindern, daß letztlich der Patient als Opfer auf der Strecke bleibt. Erfreuliche Anzeichen für gemeinsame Bemühungen in dieser Hinsicht liegen in der letzten Zeit vor. Sie sollten behutsam und mit Vernunft fortgesetzt und gepflegt werden.

Das bedeutet aber keinesfalls, daß ärztliches Fehlverhalten oder Fehlhandlungen, die jedem Kollegen in Klinik und Praxis unterlaufen können und die auch im Falle einer Verurteilung, von Ausnahmen abgesehen, keine moralische Wertung darstellen, gedeckt oder verschwiegen werden sollten. Jeder Patient hat im Falle eines nicht schicksalsmäßig verursachten Schadens einen berechtigten Anspruch auf Entschädigung und Wiedergutmachung. Dafür sind Haftpflichtversicherungen abgeschlossen und für diesen Fall haben sie auch einzutreten. Das darf aber nicht dazu führen, daß Juristen allzuleicht bereit sind, auch Fälle zu vertreten, in denen auch der Nichtmediziner unschwer erkennen kann, daß nicht Wiedergutmachung entstandenen oder vermeidbaren Schadens, sondern pekuniäre Überlegungen die Triebfeder von Anschuldigungen gegenüber Ärzten darstellen. Es wäre bedauerlich, wenn es in dieser Hinsicht erst dann zu einer Beruhigung käme, wenn die Verantwortlichen in derartigen Fällen wegen der Schädigung ärztlichen Ansehens und Rufes, ähnlich wie in den Vereinigten Staaten, mit ihrem eigenen Vermögen einstehen müssen.

Unübersehbar ist aber auch, daß manche unverständlich erscheinenden Urteile durch die Tätigkeit von medizinischen Sachverständigen veranlaßt werden. Deren Wirken, das lange Zeit nach dem Motto „eine Krähe hackt der andern kein Auge aus" beargwöhnt wurde, läßt neuerdings gelegentlich auch das Bild eines Gutachters erkennen, der von den Möglichkeiten des „Vor Ort tätigen Arztes" eine ebenso irrige Vorstellung hat, wie mancher Jurist offensichtlich vom kranken Menschen und den medizinischen Möglichkeiten. Mangelnde Sorgfalt, Unbedachtheit, oder gar eine gewisse Neigung zur eigenen Profilierung, vermögen in dem diffizilen Spannungsfeld von Medizin, von Recht und Medienmeinung unermeßlichen Schaden anzurichten und zerstören letztlich die Grundlage allen ärztlichen Handelns, das Vertrauen.

Aufgabe eines Sachverständigen ist es, Entscheidungshilfen unter Berücksichtigung moderner, für die Situation und die jeweilige Zeit zutreffender medizinischer Erkenntnisse zu liefern. Das kann und darf aber nicht dazu führen, unrealistische, kaum nachvollziehbare oder nur in Ausnahmefällen an weit überdurchschnittlich ausgestatteten Kliniken erfüllbare Anforderungen zu stellen. Nicht die Meinung der eigenen Schule oder die einsamen Erkenntnisse eines hochqualifizierten Wissenschaftlers können als alleiniger Maßstab gelten. Das praktisch wirklich Mach- und Realisierbare sollte vielmehr Kriterium für die Beurteilung ärztlichen Handelns darstellen. Diese Feststellung hat nichts mit falsch verstandener Kollegialität oder damit zu tun, Fehlhandlungen oder ärztliches Fehlverhalten zu entschuldigen.

Das erfordert aber auch, daß ein Arzt sich jederzeit der Grenzen seines Könnens und seiner Fähigkeiten bewußt sein muß und daß in besonderen Situationen, etwa bei schwierigen Operationen oder in Fällen eines erkennbaren geburtshilflichen Risikos, der Patient rechtzeitig in diejenigen Hände gehört, in denen Können und Erfahrung, apparative und personelle Gegebenheiten bestmögliche Voraussetzungen für eine erfolgreiche Behandlung bieten. Der Kollege, der danach handelt, wird weder Ansehen noch Vertrauen verlieren. Die besonders gearteten, nirgendwo vergleichbar anzutreffenden Eingriffsmöglichkeiten in die menschliche Unversehrtheit verpflichten den Arzt allerdings auch zur Rücksichtnahme auf eines der wichtigsten Rechte des Patienten, auf dessen Selbstbestimmungs- und Mitspracherecht.

Die Neigung von Medien aller Art, nicht nur über ärztliches Tun und Handeln zu berichten, sondern dieses einer Kritik zu unterwerfen, die keineswegs immer gerechtfertigt und vorurteilsfrei ist, stellt einen weiteren kritischen Punkt dar, der für den Arzt und für den kranken Menschen in gleicher Weise zu Sorgen und zur Verunsicherung Veranlassung gibt. Dabei gab und wird es zu jeder Zeit Berichte geben, in denen blauäugig unter dem Vorwande, dem Schutz von Patienten vor ärztlicher Hybris und ärztlichen Fehlhandlungen zu dienen, Kritik ausschließlich um der Kritik willen und aus oftmals leicht durchschaubaren Gründen geübt wird. Beispiele hierfür aus den letzten Jahren sind jedem der hier Anwesenden bekannt. Damit müssen wir leben, aber wir können uns gegen Versuche unseriöser Beeinflussung der öffentlichen Meinung wehren, wenn wir jenen Journalisten, die in ihrem Beruf als verantwortungsvolle Anwälte der öffentlichen Meinung handeln, Rede und Antwort stehen und sie mit sachlichen Informationen versorgen. Jeder Bericht kann schließlich nur so gut oder so schlecht sein, wie die Information, die ihm zugrunde liegt.

Hüten wir uns davor, medizinische Spekulationen, noch nicht ausgereifte diagnostische oder therapeutische Verfahren den Medien, aus welchen Gründen auch immer, bereits zu einem Zeitpunkt zugängig zu machen, an welchem sie nicht selten unter sensationellen Überschriften zu verfehlten Hoffnungen oder zu unnötiger Verunsicherung beitragen. Halbwissen um medizinische Fakten wird die Beziehungen zwischen Arzt und Patient eher belasten denn verbessern. Fördern wir daher die Bemühungen seriöser und verantwortungsbewußter Journalisten, für die es, wie der Fernsehredakteur Dr. Hans Mohl ausdrückte, keine Grenzen für das „Was" der Berichterstattung, sondern für das „Wie" geben sollte.

Sicher nicht ohne Grund existiert ein Ehrenkodex für Journalisten und nicht ohne Grund hat der bekannte amerikanische Publizist Charles Seib von der Washington Post seine Aufgabe als Ombuds-Mann der Zeitung mit dem Satz „Ich bin das Gewissen der Redaktion" gekennzeichnet und nicht ohne Grund hat schließlich der letzte Bundespräsident[1] geäußert, „man könne Probleme auch herbeireden oder herbeischreiben". Dem ist aus ärztlicher Sicht nichts hinzuzufügen.

Ärztliche Umwelt betrifft aber auch das Verhältnis von Arzt zu Arzt, das, was mit dem Begriff „Kollegialität" bezeichnet wird. Ich bin nicht sicher, ob dieses Wort, das so gerne benutzt und so oft gebraucht wird, tatsächlich jederzeit und allerorts in seiner eigentlichen Bedeutung erkannt und respektiert wird. Gibt es nicht, und wer ist tatsächlich völlig frei davon, Situationen, in welchen gegen die Grundregeln gemeinsamen ärztlichen Verhaltens verstoßen wird, in denen Überschätzung eigenen Könnens und Wissens, oder Angst vor dem Verlust eines Patienten, Überlegungen und Handlungen veranlassen, die besser unterblieben wären? Bedeutet Kollegialität nicht auch das Verhältnis der älteren Ärztegeneration zu den nachrückenden jungen Kollegen, deren Auffassung von ärztlichem Tun und Handeln oftmals eine andere als die eigene ist? Ist es nicht erforderlich, mit einem Mehr an Verständnis und Einfühlungsvermögen, mit einem Blick auf die Zukunft des Berufes in dem Zeitalter der so oft apostrophierten Hochleistungsmedizin, aber auch mit einem Mehr an Bereitschaft zu gemeinsamer Verantwortung, einen Generationenkonflikt zu vermeiden und sich Gedanken über die Probleme des ärztlichen Nachwuchses zu machen. Die derzeitige Weiterbildungsordnung bedarf einer ständigen Fortschreibung. Das ist unzweifelhaft und bereits in Angriff genommen. Herr Friedberg[2] hat bereits vor zehn Jahren in seiner Eröffnungsansprache in Wiesbaden zu erkennen gegeben, daß Gedanken darüber, wie es in dieser Hinsicht weitergehen sollte, dringend notwendig sind.

Die Facharztprüfung, die sinnvoll und für denjenigen, der bei eigenem Bemühen eine qualifizierte Ausbildung erhalten hat, kaum mehr als die Bestätigung eigenen Wissens darstellt, ist sicher nur ein Teilschritt auf diesem Wege. Diejenigen, die die Ausbildung des ärztlichen Nachwuchses unseres Faches zu verantworten haben, sollten aber nicht vergessen, daß diese Prüfungen nicht nur ein Spiegelbild der Leistung des zu prüfenden Kollegen, sondern auch der Qualität des vermittelten Wissens darstellen.

Lassen Sie mich ein Mißbehagen ansprechen, auf das ich in der letzten Zeit aufmerksam geworden bin. Es ist sicher nicht gut, wenn ärztlicherseits zu Fragen, die zunehmend die Beziehungen zum Staat und seinen Organen angehen, von vielen Zungen und mit unterschiedlichem Zungenschlag Stellung genommen wird. Ich halte nichts davon, wenn mehr oder weniger kompetent Probleme angesprochen werden, zu denen aufgrund oftmals langjähriger Praxisferne die Beziehungen und Beurteilungsmöglichkeiten verlorengegangen sind. Es wäre sicher besser und würde den eigenen Aussagen auch mehr Gewicht verleihen, wenn wirklich sachkundig, nötigenfalls nach Einholen von qualifiziertem Rat, das Wort ergriffen wird und wenn ein Mehr an Gemeinsamkeit und ein Weniger an Gruppendenken und vordergründigen Einzelinteressen erkennbar wäre.

Ein Beispiel für gute kollegiale Zusammenarbeit von Fach zu Fach sind die Empfehlungen zu Fragen der Mammachirurgie, die von der Deutschen Gesellschaft für Chirurgie, der eigenen wissenschaftlichen Gesellschaft und den Berufsverbänden beider Fächer vor wenigen Tagen verabschiedet wurden. Sie sind ausschließlich am Wohle und Nutzen

[1] Carl Carstens (1914–1992), Bundespräsident 1979–1984.

[2] Volker Friedberg 1974 (siehe S. 300–304).

der Patienten orientiert. Den für das Zustandekommen dieser Verlautbarung verantwortlichen Kollegen gebührt mein Dank.

Mehr als eine scharfe Zunge und eine spitze Feder verleihen bessere und beweiskräftigere Argumente der Glaubwürdigkeit ärztlicher Anliegen und Aussagen Nachdruck. In einer Zeit, in der die Grenzen des finanziell Realisier- und Zumutbaren klar zu erkennen sind, ist kein Platz für Wunschträume vorhanden. Das bedeutet allerdings nicht, daß Ärzte nicht mit Interesse die Forderungen anderer Berufsgruppen und deren Versuche zur Durchsetzung derselben verfolgen. Der Mut, unpopuläre Wahrheiten auch auf die Gefahr hin auszusprechen, daß diese ignoriert oder nicht verstanden werden, darf ebensowenig verlorengehen wie die Bereitschaft, mehr selber zu agieren als zu reagieren, wenn die sogenannte öffentliche Meinung dies erfordert.

Die Umwelt des Arztes wird aber vor allem anderen durch sein Verhältnis zu den ihm anvertrauten und vertrauenden Patienten geprägt. Mehr oder weniger berechtigte Kritik an der Entwicklung der naturwissenschaftlichen Medizin, zu deren Verbreitung die Massenmedien beigetragen haben, hat zu einer Verunsicherung von Patienten und zu einem Spannungsverhältnis zum Arzt geführt, das unabhängig von den Einflüssen von Zeit und Umwelt vor einer Generation kaum vorstellbar gewesen wäre.

Patientenerwartungen und die Forderungen nach fehlerfreiem ärztlichen Handeln aufgrund eines scheinbaren medizinischen Perfektionismus sind eine der Ursachen dafür, daß der offenkundige Konflikt zwischen dem, was erwartet wird und dem, was tatsächlich machbar ist, zugenommen hat.

Ich glaube, um ein Zitat von Walter Matthias Biggelmann[1] abgewandelt wiederzugeben, „wenn ein Arzt in der Lage ist zuzugeben, daß er nicht alles weiß, daß er auch niemals alles wissen kann, daß aber alle Ärzte ständig im Gespräch sind und sich um die richtige Diagnose und die richtigen Behandlungsmethoden bemühen", wenn er dies seinem Patienten auch auf die Gefahr hin sagt, ihn zu verlieren, dann hat er sich selber und seinem Patienten geholfen. Trotz aller Kritik, trotz aller derzeitigen Belastungen, die nur andeutungsweise erwähnt werden können, waren, sind und bleiben unsere Patienten unsere besten und treuesten Verbündeten. Dies beweist die tägliche Praxis mehr als dies gleichfalls bestätigende Umfragen. Seien wir daher stets bemüht, das Patienten-Arzt-Verhältnis nach der Devise: „Manchmal heilen, oftmals lindern, aber immer Trost zu spenden", zu verbessern und zu verdeutlichen, daß unabhängig von niemals ganz vermeidbaren ärztlichen Fehlhandlungen stündlich und täglich, oftmals unter hohem persönlichen Einsatz, zahllosen kranken Menschen Hilfe und Heilung zuteil wird. Es kommt sicher nicht von ungefähr, daß auch die heftigsten Kritiker in der Stunde der eigenen Not ihr Vertrauen zum Arzt wieder entdecken. Führen wir aber auch mit aller Deutlichkeit all denjenigen, die es angeht, vor Augen, daß bei allem Verständnis für formale Erfordernisse der heutigen Zeit ein Patient nicht nur informiert, aufgeklärt und verwaltet werden will. Hinter jedem Kranken steht vielmehr ein Mensch mit seinen Sorgen, mit seinen Ängsten und seinen Zweifeln und seinem berechtigten Wunsche nach Hilfe, nach Genesung und nach menschlicher Zuwendung. Das zu begreifen und danach zu handeln, ist unverändert Aufgabe ärztlicher Tätigkeit und es erfüllt mich mit zunehmender Sorge, wenn ich fürchten müßte, daß über Formulare und Vorschriften, die kaum noch zu überblicken und zu bewältigen sind, der Mensch in Vergessenheit geraten könnte.

Vergessen wir aber schließlich auch nicht, ein waches Auge gegenüber allen Versuchen zu haben, ärztliche Tätigkeit einem Bilde anzupassen, dessen Rahmen von Ideologen, von Utopisten oder Systemveränderern geformt und bestimmt wird. Sicher ist es richtig, daß verantwortungsvolle ärztliche Tätigkeiten nur unter der Voraussetzung geistiger, persönlicher und gesellschaftlicher Freiheit entstehen und wachsen kann. Nur dann sind die Forderungen nach hervorragendem Wissen und nach der Einsicht in die Grenzen eigenen Könnens gerechtfertigt und zu realisieren. Die Erwartung nach einem Mehr an Humanität und menschlichem Arztsein ist allerdings nur dann glaubwürdig, wenn auch Staat und Gesellschaft bereit sind, einen Beitrag zur Lösung von Problemen zu leisten, die der Arzt von der Sache und vom Prinzip her, nicht allein bewältigen kann.

Ärzte sind Kinder ihrer Zeit und Mitglieder ihrer Gesellschaft wie jeder andere Bürger dieses Staates. Sie haben sich Kritik und Verantwortung sicher in besonderem Maße zu stellen und müssen auch erkennen, daß zwischen dem Wollen und Können ihres

[1] Walter Matthias Biggelmann (1927–1979), Schweizer Schriftsteller.

Handelns nicht selten ein fast unlösbar erscheinender Konflikt besteht. Sie haben aber auch einen Anspruch darauf, daß ihre Anliegen, die zumeist zugleich die ihrer Patienten sind, respektiert und ernst genommen werden. Zeit- und umweltbedingte Einflüsse, die vor den Mauern der Hochschulen, der Kliniken und Praxen nicht Halt machen, haben auch die Umwelt des Arztes verändert und sie Einwirkungen ausgesetzt, deren Auswirkungen in vieler Hinsicht noch nicht abzusehen sind.

Mögen meine Ausführungen und möge der beginnende Kongreß dazu beitragen, Verständnis für ärztliche Anliegen zu wecken und auch das etwas ketzerisch klingende Wort des bekannten Medizinhistorikers Schipperges[1)] „Ärzte verstehen alles von Krankheit, aber nichts von Gesundheit" Lügen strafen.

[1)] Heinrich Schipperges (geb. 1918), Medizinhistoriker, Heidelberg.

aus: Archives of Gynecology 238: 31–41 (1985).

Lutwin Beck

46. Präsident der Deutschen Gesellschaft für Gynäkologie und Geburtshilfe

Tagungsort: Düsseldorf,
22.–26. September 1986

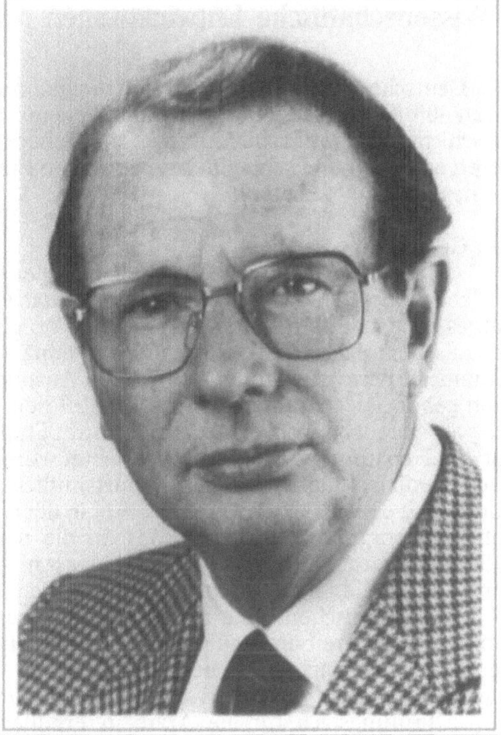

Persönliche Daten
geboren am 13. Januar 1927
in Saarbrücken

Einleitung:

*Prof. Lutwin **Beck**[11] hatte den 46. Kongreß in die geräumigen Düsseldorfer Messehallen eingeladen, ein Ort, der die Möglichkeiten zu einer ausgedehnten Industrieausstellung besaß. Die 100. Wiederkehr der Gründung der Gesellschaft (1885) gab Anlaß für einen Jubiläumskongreß, zu dem ein Sammelband veröffentlicht wurde, der ausführlich auf verschiedene historische Aspekte einging[12]. Beck wurde damit zum Begründer einer inzwischen fortgeführten Gewohnheit, den Zweijahres-Kongreß gelegentlich mit einer besonderen Buchpublikation zu begleiten[13]. Der hier vorliegende Band ist so bereits die dritte Buchveröffentlichung, mit der die Deutsche Gesellschaft für Gynäkologie und Geburtshilfe eine solche neue Tradition zu pflegen versucht: Der Zusammenhalt ihrer Mitglieder soll damit gefördert, deren Erinnerung an bewahrenswerte Traditionen geweckt werden. Die Publikationen dienen schließlich auch dem internationalen Ansehen der Gesellschaft. Die Vereinigung des jüngeren Berufsverbandes der Frauenärzte mit der mehr als 100 Jahre alten wissenschaftlichen Gesellschaft im Sinne der Vorgänger bleibt dabei das erstrebenswerte Ziel für später, nicht zuletzt im Sinne einer kontinuierlichen Fortbildung der praktisch tätigen Frauenärzte. Ein solches Ziel läßt sich mit Hilfe derartiger Buchveröffentlichungen möglicherweise schneller erreichen.*

Der Kongreß fand seine Schwerpunkte in der operativen Gynäkologie und gynäkologischen Urologie, Sterilität und Infertilität, Onkologie, Postmenopause und, erstmals, in der Besprechung gynäkologischer Probleme bei AIDS. Entsprechend dem 100jährigen Jubiläum der Gesellschaft widmete Prof. Beck den ersten Teil seiner Eröffnungsansprache dem geschichtlichen Rückblick[14], schließlich der perinatalen und Müttersterblichkeit, sowie den Erfahrungen mit dem gesetzlichen Schwangerschaftsabbruch in Deutschland.

L. Beck:[1)]

Hundert Jahre Deutsche Gesellschaft für Gynäkologie und Geburtshilfe - Wissenschaftliche Entwicklungen und aktuelle Fragen

Die Deutsche Gesellschaft für Gynäkologie und Geburtshilfe feiert mit diesem Kongreß ihren 100. Geburtstag. So ist es naheliegend, in der traditionellen Ansprache von der Geschichte unseres Faches auszugehen. Danach werde ich auf die Geburtshilfe im besonderen eingehen und schließlich zu aktuellen Fragen der gegenwärtigen Situation unseres Faches Stellung beziehen.

Zur Geschichte

Die Anfänge unseres Faches liegen in der Geburtshilfe; sie war in Europa bis zum 17. Jahrhundert ausschließlich Angelegenheit von Frauen. Eine Hebammenausbildung gab es aber schon im späten Mittelalter. Von einer Gebärlehranstalt in Nürnberg haben wir aus dem Jahre 1339 Kenntnis. In Mainz wird von einer kurfürstlichen Accouchirlehranstalt berichtet. Studenten war die Ausbildung verwehrt. Zu den seltenen Ausnahmen gehörte der Straßburger Arzt Jakob Fried, der am Hotel Dieu in Paris drei Monate lang als Accoucheur arbeitete. Als dann am Straßburger Bürgerhospital eine Gebäranstalt für den Hebammenunterricht eingerichtet wurde, erhielt er 1728 deren Leitung. Fried hat auch Medizinstudenten in den geburtshilflichen Unterricht miteinbezogen und wurde damit zum ersten akademischen Lehrer in der Geburtshilfe. Sein Schüler, der Straßburger Johann Georg Röderer, wurde 1751 an die neuerrichtete Gebäranstalt der Universität Göttingen berufen. So gilt die Göttinger Anstalt als älteste deutsche Universitätsklinik für Geburtshilfe. In den nachfolgenden Jahren (Tab. 1) sind dann weitere Gebäranstalten in den akademischen Unterricht miteinbezogen worden, wie Jena, München, Marburg, Tübingen und Freiburg im 18. Jahrhundert, weitere zu Beginn des 19. Jahrhunderts. Nach dem Ende der napoleonischen Kriege haben alle Universitäten im deutschsprachigen Raum den klinischen Unterricht in der Geburtshilfe aufgenommen. Die Geburtshilfe wurde Prüfungsfach für die Ärzte in Preußen, bei der Gesellschaft deutscher Naturforscher und Ärzte wurde eine wissenschaftliche Sektion Geburtshilfe gegründet.

1751 Göttingen	1805 Würzburg	1817 Berlin I
1779 Jena	1805 Kiel	1819 Bonn
1782 München I	1805 Heidelberg	1826 Greifswald
1791 Marburg	1810 Leipzig	1827 Breslau
1793 Tübingen	1811 Halle	1828 Erlangen
1799 Freiburg	1814 Gießen	

Tab. 1: Gründungsdaten von Entbindungskliniken an deutschen Universitäten im 18. und 19. Jahrhundert

Eine wesentliche Erweiterung unseres Faches erfolgte in der zweiten Hälfte des 19. Jahrhunderts durch die allmähliche Einbeziehung der Gynäkologie in das Arbeitsprogramm des zunächst überwiegend in der Geburtshilfe tätigen Arztes. In dem Maße, wie die allgemeine Bauchchirurgie sich im 19. Jahrhundert entwickelte und sich die Ärzte mit der Narkosetechnik vertraut machten, wurden auch Operationen im Bereich des weiblichen Genitale, vor allem bei gynäkologischen Tumoren, durchgeführt. Dies führte dazu, daß in der zweiten Hälfte des 19. Jahrhunderts zahlreiche neue Frauenkliniken an den Universitäten errichtet wurden (Tab. 2).

München (Sonnenstr.)	1856	Heidelberg	1884
Kiel	1860	Gießen	1890
Freiburg	1868	Tübingen	1890
Bonn	1872	Göttingen	1896
Berlin	1882	Düsseldorf	1905

Tab. 2: Neubauten von Frauenkliniken ab der 2. Hälfte des 19. Jahrhunderts

[1)] Fußnoten vom Herausgeber eingefügt.

Es entsprach der Entwicklung unseres Faches, daß 1885 in Straßburg die Deutsche Gesellschaft für Gynäkologie gegründet wurde, die dann ein Jahr später in München ihren ersten Kongreß abhielt. [...] Von den 32 damals angemeldeten Vorträgen waren über die Hälfte geburtshilflichen Themen gewidmet, andere Vorträge behandelten die operative Gynäkologie und Urologie, die gynäkologische Morphologie, die Verhütung von Infektionen, alles Themen, die in der weiteren Entwicklung auch heute noch Inhalt unserer Kongresse sind.

In der zweiten Hälfte des 19. Jahrhunderts gewinnt dann auch der Begriff „Frauenheilkunde" für unser Fach eine übergeordnete Bedeutung. Aus dem Accoucheur ist in etwa vier Generationen der Fauenarzt geworden.

Die Umbenennung geburtshilflicher Kliniken in „Universitäts-Frauenkliniken" erfolgte allerorts. So hat diese Bezeichnung zumindestens an den Universitäten eine seit über 100 Jahre alte Tradition, und wir sollten Wert darauf legen, daß bei der Übernahme neuer Hochschulgesetze die alte Bezeichnung „Frauenklinik" erhalten bleibt.

Um die Jahrhundertwende ist das wissenschaftliche Niveau in der Gynäkologie in Deutschland bestimmt durch die Übernahme von Denkweisen und Methoden naturwissenschaftlicher Forschung, wobei auch die Grundlagenforschung, z. B. in der Morphologie, Biochemie und Biophysik, in die klinische Forschung miteinbezogen wurden. Es entwickelten sich neue Schwerpunkte wie die gynäkologische Endokrinologie, Radiologie und Morphologie. Sie erlangten im internationalen Vergleich eine Spitzenstellung. Doch ist es für die Frauenheilkunde bemerkenswert, daß sehr frühzeitig auch psychosomatische und sozialmedizinische Fragen aufgegriffen wurden. Dies zeigte der Kongreß in Frankfurt 1931, wo über schonende Entbindung, Mutterschaftsfürsorge, Sterilisation und Schwangerschaftsverhütung in Hauptreferaten vorgetragen wurde[1].

Eine Zäsur trat 1933 ein, als zahlreiche klinische Forscher von der NS-Regierung aus Deutschland vertrieben wurden. Das biographische Handbuch verzeichnet rund 500 Professoren der Medizin, die Deutschland verlassen mußten, darunter aus unserem Fach Namen von hohem wissenschaftlichem Rang, wie Selmar Aschheim, Bernhard Zondek, Ernst Gräfenberg, Robert Meyer, Ludwig Fraenkel, Erich Fels u. a.

In den Jahren nach Kriegsende bedeutete es eine wesentliche Leistung der Generation unserer Lehrer, die Funktionsfähigkeit der Kliniken wiederherzustellen und die außerhalb Deutschland entwickelten Methoden und Erkenntnisse in kurzer Zeit zur Grundlage der eigenen Tätigkeit in Lehre, Forschung und Krankenversorgung zu machen. Große Fortschritte wurden in den letzten Jahren auf dem Gebiet der Geburtshilfe, der menschlichen Fortpflanzung, der Endokrinologie, der Onkologie, der Psychosomatik und anderen Gebieten erzielt. Die wissenschaftlichen Arbeitskreise, die sich unter dem Dach der Deutschen Gesellschaft in den letzten Jahren etabliert haben, sind Ausdruck dieser Spezialisierung, die das Fach der Frauenheilkunde und Geburtshilfe auch in absehbarer Zukunft bewegen und in mancher Hinsicht wohl auch verändert haben.

Ich möchte im Folgenden ein wichtiges Gebiet aus unserem Fach herausgreifen, nämlich die Geburtshilfe und deren Entwicklung und Probleme darstellen. Ich tue dies mit besonderem Engagement, zumal meine Lehrer Anselmino[2] und Friedberg[3] mir die Kenntnisse und Erfahrungen einer modernen Geburtshilfe vermittelt haben und unsere Düsseldorfer Universitäts-Frauenklinik in der Geburtshilfe einen traditionellen wissenschaftlichen und klinischen Schwerpunkt besitzt.

Geburtshilfe

Meine Damen und Herren, noch zu Beginn der Neuzeit war die mütterliche Mortalität erschreckend hoch.

In der Schrift von Peter Süßmilch steht 1765, daß in Berlin ein Todesfall bei 98 Gebärenden, in Leipzig ein Todesfall bei 61, in Gotha ein bei 68 Gebärenden usw. registriert wurden, also eine mütterliche Mortalität über 1%. So war es selbstverständlich, daß die Senkung der mütterlichen Mortalität ganz im Blickfeld der Geburtshilfe des 18. - 19. Jahrhunderts stand. Die besondere Kunst der Geburtshilfe bestand darin, zur Abwendung mütterlicher Gefahren schwierige Geburten operativ zu beenden, durch: Wendung und Extraktion des Kindes, hohe Zange, vaginaler Kaiserschnitt, beckenerweiternde Operationen, alles Verfahren

1) 22. Kongreß, Frankfurt, 27.-30. 5. 1931, Präsident L. Seitz. Siehe u. a. Referat Prof. L. Fraenkel, Direktor der Univ.-Frauenklinik Breslau, „Sterilisierung und Konzeptionsverhütung". Arch. Gynäk. 144: 86-132 (1931).

2) Karl-Julius Anselmino (1900-1978), Direktor der Rheinischen Landesfrauenklinik Wuppertal.

3) Volker Friedberg (geb. 1921), Direktor der Univ.-Frauenklinik Mainz (1966-1988).

mit hohen kindlichen Gefahren. Der Kaiserschnitt spielte im 19. Jahrhundert noch keine Rolle. Die Todesrate betrug fast 50%. Um die Jahrhundertwende lag sie noch bei 10% und in den 20er–30er Jahren nach einer Sammelstatistik von Naujoks noch bei 5,3%.

Erst nach dem Zweiten Weltkrieg, vor 40 Jahren, begann eine langsame Änderung, bedingt durch folgende Faktoren:

1. Die allgemeinen Fortschritte in der operativen Therapie verminderten die Gefährdung des Kaiserschnitts auf eine mütterliche Mortalität unter 1%. Damit wurden die für das Kind gefährlichen geburtshilflichen Operationen langsam verdrängt.

2. Parallel hierzu erfolgte ein Wandel im geburtshilflichen Denken. Der Wunsch, nicht nur eine gesunde Mutter, sondern auch ein gesundes Kind zu haben, tritt immer mehr in den Vordergrund. Die operative Entbindung erfolgte nicht erst bei akuter Gefahr, sondern bereits präventiv zur Abwendung voraussehbarer oder drohender kindlicher Gefährdung.

3. Intensivierung der Schwangerschaftsvorsorge, d. h. Erkennung und Behandlung mütterlicher Erkrankungen, Pränataldiagnostik kindlicher Erkrankungen und deren Behandlung, Behandlung der drohenden Frühgeburt und Konsultation bei Risikofällen mit anderen Disziplinen.

4. Bessere Kontrolle des Kindes unter der Geburt. Dies wurde möglich durch die 1962 von Saling inaugurierte Untersuchung des Blutes aus der fetalen Kopfschwarte, sowie die kontinuierliche Herztonaufschreibung des Kindes zusammen mit der Wehentätigkeit, um die sich in Deutschland besonders Hammacher, der damals zur Düsseldorfer Klinik gehörte, Verdienste erworben hat.

5. Zusammenarbeit zwischen Geburtshilfe und Kinderklinik; sie begann in den 60er Jahren mit den Lindauer Tagungen von Friedberg und Ewerbeck, gefolgt von der Gründung der Deutschen Gesellschaft für Perinatalmedizin und den Tagungen in Berlin. Die Zusammenarbeit ist heute für die Hochrisikogeburtshilfe und die Behandlung fetaler Erkrankungen unerläßlich.

6. Einfluß und Bedeutung der Qualitätskontrollen, der sogenannten Perinatalerhebungen, die in den letzten 10 Jahren flächendeckend in allen Bundesländern, mit Ausnahme von Berlin, durchgeführt wurden. Danach ist, z. B., in Bayern eine wesentliche Senkung der perinatalen- und Säuglingssterblichkeit eingetreten.

Dies alles hat dazu beigetragen, daß die perinatale Sterblichkeit (Tab. 3), d. h. die Sterblichkeit der Kinder unter der Geburt und in den ersten sieben Lebenstagen in der Bundes-

Jahr	Perinat. Sterblichkeit je 1000 Leb. Geb. + Totgeb.	Müttersterblichkeit je 100000 Leb. Geb.
1950	49,7	
1960	35,8	106,3
1970	26,4	51,8
1980	11,6	20,6
1984	8,6	10,8
1985	7,9	
Daten des Statistischen Bundesamtes in Wiesbaden		

Tab. 3: Perinatale- und Müttersterblichkeit in der Bundesrepublik Deutschland

	1982	1983	1984	1985
Schweden	7,8	7,3		
Finnland	7,4	7,4		
Dänemark	8,7	9,0		
Schweiz	9,0	9,1		
BRD	9,6 **(5)**	9,3 **(5)**	8,6	7,9 **(4)**
Norwegen	10,0	9,9		
Holland	10,0	10,1		
England	11,4	10,5		
DDR	11,5	10,9		
Österreich	11,3	11,2		

Tab. 4: Perinatale Mortalität (Gewicht > 1000 g bis 7. Lebenstag) im europäischen Vergleich

republik 1950 von annähernd 50 auf 1000 Geburten in 30 Jahren, 1980 auf 11,6 pro 1000 Geburten und 1985 auf 7,9 zurückgegangen ist. Die Müttersterblichkeit sank ebenfalls auf fast 1/10. Im Vergleich zu anderen europäischen Ländern (Tab. 4) hat sich die perinatale Mortalität in der Bundesrepublik also wesentlich gebessert. Noch vor 10 Jahren lag die Bundesrepublik mit 19,3 auf 1000 Geburten an 14. Stelle. Wir sind 1985 nach Auskunft des Statistischen Bundesamtes mit 7,9 auf 1000 Geburten in der europäischen Rangliste an die 4. Stelle noch vor der Schweiz aufgerückt.

Die Säuglingssterblichkeit im ersten Lebensjahr ist 1985 bundesweit auf 9 bei 1000 Lebendgeburten zurückgegangen (Tab. 5), wobei allerdings die Zahlen in den einzelnen Bundesländern seit Jahren sehr unterschiedlich sind. In Nordrhein-Westfalen liegen wir 1985 bei 10,2 auf 1000 Lebendgeburten und in der Rangfolge der einzelnen Bundesländer an vorletzter Stelle.

Bundesland	1980	1981	1982	1983	1984
Hamburg	3	2	9	9	2
Hessen	2	3	3	4	5
Bremen	9	9	1	6	7
Baden-Württemberg	1	1	2	1	1
Niedersachsen	5	4	6	2	6
Schleswig-Holstein	4	6	5	5	4
Bayern	6	5	4	3	3
Nordrhein-Westfalen	8	11	10	10	10
Berlin (West)	10	10	11	11	11
Rheinland-Pfalz	7	7	8	7	8
Saarland	11	8	7	8	9

Tab. 5: Rangfolge der Säuglingssterbeziffern der Bundesländer in aufsteigender Ordnung seit 1980

Die Kausalfaktoren der Säuglingssterblichkeit sind unterschiedlich. Wir werden mehr Aufschluß gewinnen, wenn wir in NRW 1987 die Kindersterblichkeit in den ersten vier Wochen, getrennt von der Spätsterblichkeit vom zweiten bis zwölften Monat zur Verfügung haben.

Die in Bayern begonnene Langzeituntersuchung bis zum vierten Lebensjahr würde uns später auch Aufschluß geben über die frühkindliche Morbidität, d. h. über Störungen der kindlichen Entwicklung, wie z. B. neuromotorische Störungen, Verhaltensstörungen und Sprachstörungen, u. a., die möglicherweise während der Schwangerschaft, unter der Geburt oder in der postnatalen Phase erworben wurden.

Der gelegentlich erhobene Vorwurf, warum wir in der Bundesrepublik nicht auch eine so geringe Säuglingssterblichkeit von 5 auf 1000 haben wie in Schweden, wird unseren Pädiatern nicht gerecht. Wir wissen aus der Einzelfallanalyse der Säuglingssterblichkeit in Nordrhein-Westfalen, daß neben der ärztlichen Behandlung vor allem das soziale Umfeld und die rechtzeitige Behandlung von Risikokindern die häufigsten Ursachen darstellen.

Ich komme damit zu einem wichtigen Punkt unserer derzeitigen und zukünftigen Entwicklung in der Geburtshilfe zu sprechen, nämlich auf die Bedeutung von geburtshilflichen Zentren, wo die Geburtshilfe mit der Kinderklinik in enger räumlicher Nähe zusammenarbeitet, ohne daß ein Autotransport von der geburtshilflichen Abteilung in die Kinderklinik notwendig ist. Frühgeburten unter der 32. SSW oder mit einem Geburtsgewicht unter 1500 g machen etwa 1% unserer Geburten aus. Sie sind aber verantwortlich für fast die Hälfte der perinatalen Mortalität und sind an der Säuglingssterblichkeit und an der Entstehung bleibender Störungen, vor allem erworbener Hirnschädigungen, wesentlich beteiligt. Bis heute fehlen an vielen Orten die Voraussetzungen für eine sinnvolle Regionalisierung dieser Hochrisikogeburtshilfe. Es gibt ausreichende Arbeiten und Daten darüber, daß die Primärversorgung in den ersten Lebensminuten und Lebensstunden und die Vermeidung eines längeren Transportes hochempfindlicher kleiner Neugeborener entscheidend für das intakte Überleben sind. Wenn es gelingt, die werdende Mutter mit einer drohenden Frühgeburt in geeignete Zentren zu verlegen, könnte die perinatale- und Säuglingssterblichkeit weiter gesenkt und das intakte Überleben entsprechend verbessert werden. An dem Beispiel der Universitäts-Frauen- und Kinderklinik Tübingen kann gezeigt werden, daß es möglich ist, die meisten Frühgeburten mit einem Geburtsgewicht unter 2000 g zur Geburt in ein geburtshilfliches Zentrum mit nahege-

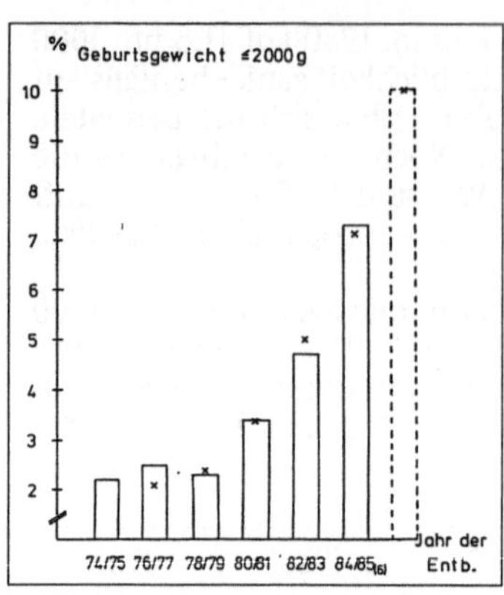

Abb. 1

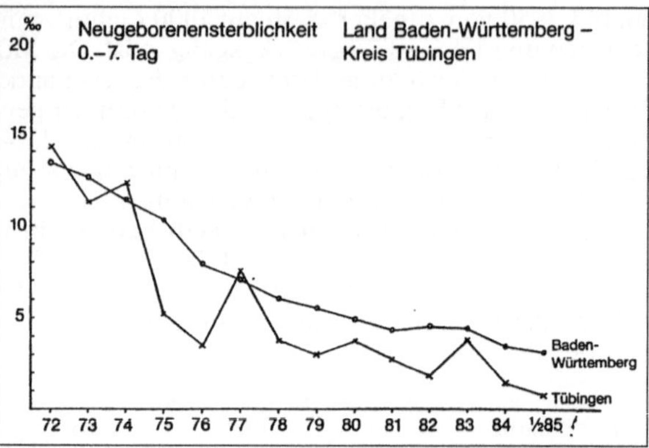

Abb. 2

legener neonatologischer Intensiveinheit zu verlegen. 1972/73 waren es noch 70% dieser Kinder, die außerhalb geboren wurden, 1985 hat sich diese Zahl auf 10% vermindert (Abb. 1). Diese perinatale Sterblichkeit konnte erheblich gesenkt werden; sie liegt in Tübingen noch unter den günstigen Zahlen von Baden-Württemberg insgesamt (Abb. 2). Ähnliches zeigt die Hessische Perinatalstudie 1983–85. Die perinatale Sterblichkeit der Kinder unter 1500 g beträgt im Zentrum Geburtshilfe/Neonatologie der Universität Frankfurt 14,6%, im übrigen Hessen 30,9%.

Erfahrungen an mehreren Zentren belegen, daß hierdurch nicht nur die Sterblichkeit, sondern auch die Zahl bleibender Schäden und Komplikationen bei sehr unreifen Kindern deutlich abgenommen hat.

Die Regionalisierung dieser Risikoschwangerschaften macht etwa 3% aller Schwangerschaften aus. Sie wird sicher weder bei den Schwangeren noch bei denen in der Geburtshilfe tätigen Kollegen ohne neonatale Intensivstation auf wesentliche Widerstände stoßen, wenn sie 3% der Geburten an entsprechende Zentren abgeben. Für die Verringerung von Komplikationen ist es aber unerläßlich, daß die Frühgeborenen in entsprechend ausgestatteten geburtshilflichen Abteilungen zur Welt kommen und nicht erst nach der Geburt dorthin transportiert werden. Die in den letzten Jahren in manchen Regionen aufgebauten Transportsysteme, die in geburtshilfliche Abteilungen ohne kinderärztliche Versorgung fahren, um das Risikokind in Empfang zu nehmen, haben zweifellos Erfolge gebracht, stellen aber einen Kompromiß dar. Zwangsläufig besteht die Gefahr, daß der Abholdienst zu spät zur geburtshilflichen Abteilung kommt oder durch eine lange Anfahrt eine erhebliche Verzögerung der neonatalen Intensivversorgung die Folge ist. Außerdem ist es viel ökonomischer, die Hochrisikoschwangere mit ihrem Kind in das geburtshilflich-neonatologische Zentrum zur Geburt zu überweisen. Durch die Regionalisierung der Hochrisikoschwangerschaften erscheint es mir möglich, die bisher guten Ergebnisse der Geburtshilfe in der Bundesrepublik weiter zu verbessern.

In diesem Zusammenhang ist es naheliegend zu fragen: „Wie steht es mit der Struktur der geburtshilflichen Versorgung in der Bundesrepublik? Wird sie den heutigen Anforderungen gerecht?"

Die Geburtshilfe ist gekennzeichnet durch die Schwangerschaftsvorsorge beim niedergelassenen Frauenarzt; die Entbindung erfolgt im Krankenhaus, wobei die durchschnittliche Größe einer geburtshilflichen Abteilung in der Bundesrepublik einer jährlichen Geburtenzahl von etwa 350 entspricht.

Kubli[1)] hat auf dem Berliner Kongreß für perinatale Medizin 1985 bereits darauf hingewiesen, daß beim Vergleich mit den geburtshilflichen Kliniken in anderen Ländern wie Großbritannien dort die überwiegende Zahl der Geburten in Abteilungen mit einer höheren Geburtszahl pro Jahr vonstatten gehen. In der Bundesrepublik gibt es nur wenige Abteilungen über 1000 Geburten.

Vor diesem Hintergrund erscheint es mir unrealistisch, im Rahmen der normalen Krankenversorgung selbständige geburtshilfliche Abteilungen mit selbständigen Abteilungsleitern anzustreben und die Tätigkeit des Frauenarztes nach Gynäkologie und Geburtshilfe zu trennen. Auch ist die Geburtshilfe mit der Gynäkologie so eng verzahnt,

1) Prof. Fred Kubli (1930–1987), Direktor der Univ.-Frauenklinik Heidelberg (1971–1987).

daß in der Bundesrepublik kein überwiegend geburtshilflich tätiger Arzt auf die gynäkologische Praxis verzichtet, wie auch die meisten Ärzte, z. B. mit dem Schwerpunkt der Endokrinologie, ihre Patientinnen mit einer Schwangerschaft dann auch bis über die Geburt hinaus weiter betreuen.

Doch müssen wir uns immer wieder fragen, mit welchen Organisationsformen es uns am besten gelingt, in der Forschung und in der Krankenversorgung der Frauenkliniken an Universitäten und großen Krankenhäusern Spitzenleistungen zu erbringen. Es muß meines Erachtens Schwerpunkte geben, wie z. B. die Geburtshilfe und Neonatologie, die menschliche Fortpflanzung einschließlich Endokrinologie und Andrologie, Onkologie, Psychosomatik, gynäkologische Morphologie, Radiologie u. a. Die Abtrennung wichtiger Spezialgebiete aus der Einheit einer Frauenklinik würde m. E. der weiteren Entwicklung unseres Faches Schaden bringen.

Der Wissenschaftsrat hat in einer kürzlich erschienenen Schrift „Empfehlungen zur klinischen Forschung in den Hochschulen" ausführlich über die Notwendigkeit aber auch über die Folgen der Spezialisierung entsprechend den früher gegebenen Empfehlungen 1968/1976 Stellung genommen. Wichtig erscheint ihm, und dies möchte ich aus meiner Sicht unterstreichen, daß Schwerpunktbildung, interdisziplinäre Zusammenarbeit und Flexibilität in Forschung und Krankenversorgung praktiziert werden müssen. Die Flexibilität einer Klinik ermöglicht erst die rasche Entwicklung neuer Spezialgebiete.

Nicht jede Universitäts-Frauenklinik oder Frauenklinik eines großen Krankenhauses kann alle Schwerpunkte in gleicher Weise ausbauen. Im Hinblick auf die Aus- und Weiterbildung und die Krankenversorgung aber erscheint es mir ratsam, daß auch in Zukunft die Gynäkologie und Geburtshilfe als einheitliches Fach gelehrt und praktiziert wird, und daß die Grundlagen und die klinische Forschung in Form von Schwerpunkten erfolgt, die selbstverständlich auch eine entsprechende personelle Verankerung notwendig machen. Unser Fach war immer besonders patientenbezogen. Neben der Einheit des Faches steht gleichrangig die patientenbezogene Spezialisierung.

§ 218

Meine Damen und Herren, lassen Sie mich zum Schluß noch auf ein anderes Thema zu sprechen kommen, nämlich „10 Jahre Änderung des § 218 des Strafgesetzbuches". Der Schwangerschaftsabbruch ist für viele von uns ein Problem, und daher spreche ich es an.

Wie Sie wissen, wurde neugefaßt die eugenische oder kindliche Indikation und die Indikation aus sozialer Notlage. Maßstab ist jeweils die Mutter, von der die Fortsetzung

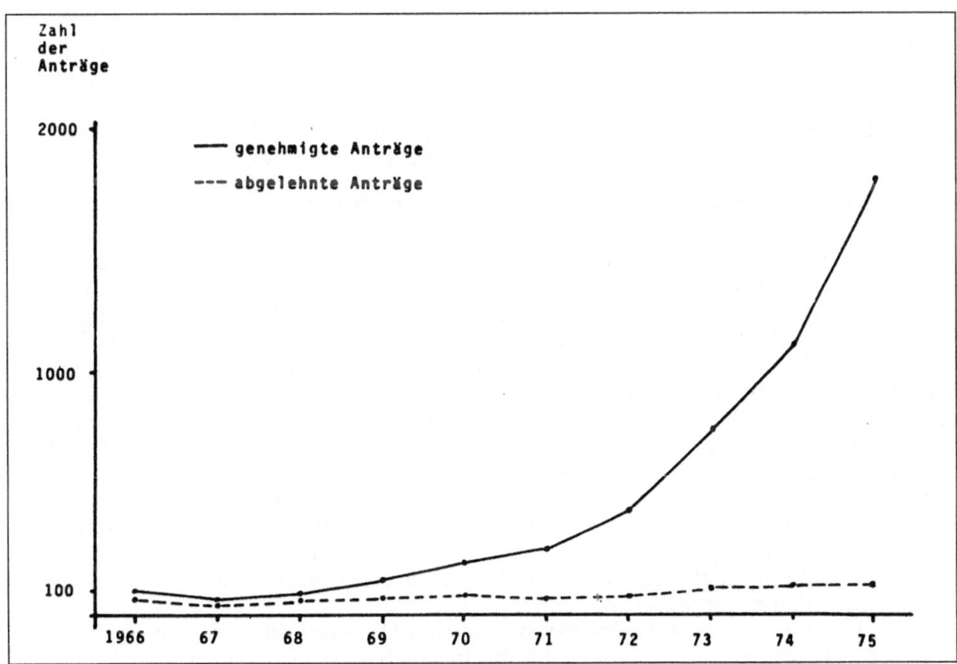

Abb. 3: Genehmigte und abgelehnte Anträge auf Schwangerschaftsabbruch in Bayern zwischen 1966 und 1975

der Schwangerschaft nicht verlangt werden kann. Die Frage der Zumutbarkeit ist von ausschlaggebender Bedeutung: „Ist der Mutter das Austragen der Schwangerschaft zuzumuten?“, wobei nach dem Gesetz die Notlage so schwer sein muß, daß ihr durch keine andere Maßnahme begegnet werden kann.

Zunächst einige Fakten ohne Bewertung:

Eine Zunahme der Abtreibungen haben wir schon vor 15 Jahren nach altem Recht zu verzeichnen (Abb. 3). Dies zeigt die zahlenmäßige Entwicklung des legalen Schwangerschaftsabbruches in Bayern zwischen 1966 und 1975, ein nahezu exponentieller Anstieg. Schätzungen über die Zahl der Abtreibungen für die Bundesrepublik der letzten Jahre liegen bei 150000 bis 200000 pro Jahr, d. h. ein Viertel bis ein Drittel der Schwangerschaften kommen durch Abtreibungen nicht zum Austragen. Ihre Zahl ist nach dem Zweiten Weltkrieg in allen Industrieländern allgemein stark angestiegen. Die Bundesrepublik liegt aufgrund einer Vielzahl unsicherer Schätzungen etwa im Mittelfeld. Das für den Schwangerschaftsabbruch geltende Recht ist in Europa zwar nirgends gänzlich aufgehoben, aber doch soweit zurückgenommen worden, daß eine modifizierte Fristenlösung oder eine weitgefaßte Indikationslösung praktiziert wird. Daten aus dem Statistischen Bundesamt in Wiesbaden zeigen, daß in den letzten Jahren der Schwangerschaftsabbruch in über 80% der Fälle mit einer sozialen Notlage begründet wird, daß er aber bei einer bestimmten Gruppe von Frauen besonders angestiegen ist, nämlich den Ledigen von 29 auf 43% und den Verheirateten mit einem Abbruch der ersten Schwangerschaft von 34 auf 44% (Tab. 6). Diese Beobachtung der häufigen Interruptio der ersten Schwangerschaft entspricht auch den Beobachtungen in den USA.

	1977	1979	1981	1984
med. Indikation	15756 29,0%	17261 10,8%	15382 17,6%	10356 12,0%
eugenische Indikation	2348 4,3%	3162 3,8%	2797 3,2%	1600 1,9%
soziale Notlage	31352 57,7%	58412 70,6%	65466 74,8%	71904 83,3%
Familienstand				
ledig	15818 29,1%	30293 36,6%	34850 39,8%	37104 43,0%
verheiratet	32873 60,5%	45638 55,1%	45841 52,4%	42559 49,3%
Vorausgegang. Geb. keine	18772 34,0%	35476 42,8%	40374 46,1%	38667 44,8%

Tab. 6: Schwangerschaftsabbrüche in der Bundesrepublik Deutschland. Statistisches Bundesamt Wiesbaden

Teile unserer Gesellschaft billigen die derzeitige Praxis, sehen in ihr einen sozialen Fortschritt im Sinne der Selbstbestimmung der Frau, wobei beim Abwägen der Rechtsgüter, den persönlichen Interessen der Schwangeren gegenüber dem Lebensrecht des Ungeborenen eindeutig der Vorzug gegeben wird. Der Ärzteschaft wird vorgeworfen, daß die Indikation unqualifiziert und zu großzügig, von anderer Seite, daß sie nicht großzügig genug gehandhabt wird. Die soziale Beratung, vorgenommen von kirchlichen Beratungsstellen, Gesundheitsämtern, der PRO FAMILIA, der Arbeiterwohlfahrt und Beratungsstellen an einzelnen Krankenhäusern, wie z. B. auch an unserer Universitäts-Frauenklinik, ist ebenfalls ein Spiegelbild unserer pluralistischen Gesellschaft.

Bei einer Vielzahl von Frauen mit Begehren nach Schwangerschaftsabbruch liegen schwere Konfliktsituationen zugrunde. Die Feststellung einer solchen Notlage ist für den Arzt schwierig, da Konflikte, mit denen der eine Mensch fertig wird, der andere für seine Person aber nicht für tragbar hält und der Meinung ist, daß ein Austragen der Schwangerschaft nicht verlangt werden kann.

Die schwierige Beurteilung des psycho-sozialen Hintergrundes einer in Bedrängnis geratenen Frau bringt den Gynäkologen selbst in eine Notlage. Doch kann ihm die Verantwortung für den Eingriff nicht abgenommen werden.

Wie haben wir Gynäkologen uns in den letzten Jahren mit dem Schwangerschaftsabbruch auseinandergesetzt? Es wurden seitens unserer Gesellschaft die Konfliktsituation analysiert, die Komplikationen vor allem in Hinblick auf spätere Fehl- und Frühgeburten genauer untersucht, die psychosomatischen Folgen des Abortes im Einzelfall dargestellt und die Schwangerschaftsverhütung zur Vermeidung eines Abortes immer wieder betont.

Entscheidend ist meines Erachtens aber die Frage nach dem Wertbewußtsein für das pränatale Leben, nämlich, daß nicht nur die Mutter ein Recht auf Selbstbestimmung hat, sondern auch der Embryo Lebensrecht besitzt. Zweifellos ist in unserer Gesellschaft ein Wandel im Rollenverhältnis der Frau eingetreten; die Berufstätigkeit nimmt einen hohen Stellenwert ein. Nur so sind die hohen Zahlen der Schwangerschaftsabbrüche der ersten Schwangerschaft zu erklären. Es geht aber nicht nur um Selbstbestimmung und Selbstverwirklichung; der Grund für einen Schwangerschaftsabbruch liegt allzu oft im sozialen Umfeld, das die Schwangere zum Abort nötigt. Wir haben oft die egoistische Einstellung des Partners, der Familienangehörigen oder eine kinderfeindliche Umgebung zu beklagen, aus der die Frau in einer ihr ausweglosen Situation zu stehen glaubt und ihr der Abbruch der Schwangerschaft als der einzige Ausweg erscheint.

Welche Ansatzpunkte können wir anführen, der derzeitigen Situation aus gynäkologischer Sicht begegnen zu können?

1. Notwendig ist wieder ein wachsendes Bewußtsein für das pränatale menschliche Leben, z. B. durch Betonung der frühen Mutter-Kind-Beziehung, daß das Leben für alle Menschen gleichberechtigt ein sehr hohes Gut darstellt, daß diese Gleichberechtigung das pränatale Leben einschließt, und daß eine Abtreibung Tötung menschlichen Lebens bedeutet.

2. Die Berufstätigkeit der Frau. Der Gynäkologe muß den sozial-medizinischen Problemen im Einzelfall nachgehen und muß helfen die Konflikte, die bei der Frau durch Kinderkriegen und Kindererziehung entstehen, besser zu bewältigen.

3. Verhütung einer nicht erwünschten Schwangerschaft vor allem da, wo eine vorhersehbare schwere Konfliktsituation eintritt.

4. Bessere soziale Beratung über Hilfen für Mutter und Kind einschließlich der Empfehlungen, die der Deutsche Ärztetag in Hannover 1986 hierzu abgegeben hat, und

5. – damit komme ich zum Schluß – der Arzt muß sich bei dem Gespräch über die Indikation zum Schwangerschaftsabbruch Zeit nehmen. Doch sind auch Ärzte bei ihrer Beratung von den Vorgaben und dem zeitbedingten Selbstverständnis einer Gesellschaft, in der sie leben, beeinflußt. Vom Arzt erwarten aber die meisten Bürger, daß er ein besonders sensibles Wertbewußtsein für die Erhaltung menschlichen Lebens besitzt, sei es zu Beginn oder am Ende des Lebens.

In unserer Wissenschaft und in unserem ärztlichen Handeln sind uns Grenzen gesetzt. Dies gilt auch für den Umgang mit dem beginnenden menschlichen Leben, z. B. bei der in vitro Fertilisation. Die Tötung menschlichen Lebens beim Schwangerschaftsabbruch kann bei der Diskussion um das pränatale menschliche Leben nicht ausgenommen werden.

aus: Der Frauenarzt 3/1986. Sonderdruck Gynäkologie und Geburtshilfe.

H. Ludwig:

Orientierungen und Wege des Faches seit Gründung einer Deutschen Gesellschaft für Gynäkologie

Festvortrag aus Anlaß des 100jährigen Jubiläums der Deutschen Gesellschaft für Gynäkologie und Geburtshilfe

Der Herr Präsident hat mich beauftragt, Ihnen über die Entstehungsgeschichte der Deutschen Gesellschaft für Gynäkologie und Geburtshilfe zu berichten.

Die Orientierungen, nach welchen sich die Disziplin als Wissenschaft und als ärztliches Fach seither richtete, bezog sie nicht nur aus der Umsetzung epochaler Entdeckungen in den Naturwissenschaften, sondern auch aus dem kulturellen Umfeld der jeweiligen Zeit. Sie ist bis auf den heutigen Tag Teil unserer geistigen Kultur geblieben und wegen ihres Bezugs auf den Menschen, dessen Gesundheit sie dient, mehr als eine Grundlagenwissenschaft auch gesellschaftlichen Einflüssen ausgesetzt, die sie auf ihrem Wege gefördert oder gehemmt haben. Wie wir wissen vollzog sich die Entwicklung keineswegs linear, sondern in Sprüngen. Dieses hatte Rudolf Chrobak[1] in seiner Eröffnungsrede zum 6. Kongreß 1895 in Wien aus den Erfahrungen seines Lebens vorausgesehen.

Für die Annahme des Auftrages des Herrn Präsidenten, vor Ihnen zu sprechen, legitimiert mich weder eine besondere historische, noch philosophische oder philologische Qualifikation, eher eine Sympathie für die Zusammenhänge unseres ebenso praktisch wie wissenschaftlich geprägten Faches mit der geistigen Kultur der jeweiligen Zeit. Aus der Ferne gewinnen die Gegenstände, denen unsere Betrachtung gilt, an Kontur und Schärfe, insbesondere dann, wenn man aus unserem Fin de siècle in das des 19. Jahrhunderts zurückschaut.

Die Gründung erfolgte zwar am 16. September 1885 und im darauffolgenden Juni lud man nach München zum ersten Kongreß ein, wie Sie es auf der Titelseite des Programmes lesen können, – aber die Überlegungen der Fachleute, die schließlich die Gründung unabweisbar machten, waren bereits in den 70er Jahren des 19. Jahrhunderts aufgekommen.

Das Biedermeier war verklungen, der Märzaufstand 1848 und die Nationalversammlung in der Paulskirche Geschichte, der Deutsch-Französische Krieg beendet, die Reichsgründung vollzogen, es gab einen Deutschen Kaiser und Bismarck regierte. Man befand sich mitten in den Gründerjahren. Nicht nur industrielle Werke, sondern auch die Kranken-, Unfall- und Invaliditätsversicherung entstand. Manche haben diese sozialen Werke zunächst als Almosenpolitik bekämpft.

Drei wissenschaftliche Ereignisse haben das naturwissenschaftliche Denken prinzipiell beeinflußt und intensiv in unser Fach hineingewirkt:

Rudolf Virchows[2] „Cellularpathologie", veröffentlicht 1858, Charles Darwins[3] „Descent of Man" 1871 und Jacobus Hendrikus van't Hoffs[4] „Stereochemie", ausführlich begründet im Jahre 1874. Bercelius[5] hatte vorher gefunden, daß Körper von gleicher chemischer Zusammensetzung recht verschiedene Eigenschaften annehmen können, und dieses Phänomen damit zu erklären versucht, daß die Atome verschieden gelagert seien. Er nannte das Metamerie. Es war aber van't Hoffs Leistung für viele schon bekannte Verbindungen eine Formel zu entwerfen, die ein Bild von der Struktur oder ihrer chemischen Konstitution lieferte. Die Atome wurden von nun an nicht mehr als nur punktuelle Elemente, sondern als dreidimensionale körperliche Gebilde verstanden, eine bestimmte Form wurde in ihnen erkannt, wie z. B. das Tetraeder der Kohlenstoffatome. Die Stereochemie verlegte also ihre Formeln aus der Horizontalen in den Raum. Aus solchen Anregungen, deren Konsequenzen noch keiner der Zeitgenossen vorausgeahnt hat, wurden die methodischen Grundlagen geschaffen, die 50 Jahre später, nämlich 1929, zur Reindarstellung der Östrogene führen sollten.

Eine Deutsche Naturforscherversammlung war schon 1822 in Leipzig gegründet worden, von Lorenz Oken[6], der für die naturphilosophische Richtung in der Medizin des

[1] Rudolf Chrobak (1843–1910), 6. Präsident der Deutschen Gesellschaft für Gynäkologie.
[2] Rudolf Virchow (1821–1902), Berlin, führender Pathologe seiner Zeit.
[3] Charles Robert Darwin (1809–1882), The Descent of Man.
[4] Jacobus Henrikus van't Hoff (1852–1911), Physikochemiker aus den Niederlanden.
[5] Jöns Jakob Freiherr von Bercelius (1779–1848), schwedischer Chemiker.
[6] Lorenz Oken (1779–1851), Offenburg, Zürich, Naturforscher und Philosoph.

frühen 19. Jahrhunderts stand. Die zweite Hälfte des 19. Jahrhunderts war aber bestimmt durch die konsequente Ablösung einer solchen naturphilosophischen Betrachtungsweise, durch eine naturbeobachtende, sozusagen impressionistische Methode, an ungelöste Fragen heranzugehen. Das geschah nach dem Prinzip: Ich beobachte gründlich und lasse mich von einem Ergebnis überraschen, dessen Interpretation neue Reize der Neugier setzt und wieder andere, gleichfalls überraschende Fragen stellen wird. Das Wort des Königsberger Internisten Naunyn[1], „die Medizin wird Naturwissenschaft sein oder sie wird nicht sein", charakterisiert die in den 80er Jahren des letzten Jahrhunderts so radikal vollzogene Abkehr von der vorausgegangenen naturphilosophischen Richtung in der Medizin.

Wie war das Umfeld, in dem sich solches abspielte? Ohne Übertreibung kann man auch heute noch sagen, daß sich das damalige zweite Deutsche Reich während des zweiten Jahrzehnts seines Bestehens politisch an der Spitze Europas befand. Was allerdings die geistige Verfassung der Mehrzahl seiner Bewohner anging, so hat Nietzsche schon 1873 von einer „Exstirpation des deutschen Geistes zugunsten des Deutschen Reiches" gesprochen.

Aber während Friedrich Nietzsche[2] zu seiner aktiven Zeit kaum jemandem bekannt war, überstrahlte Richard Wagner[3], dieses theatrarchische Genie, wie ihn Egon Friedell[4] genannt hat, mit seinen Musikdramen das künstlerische Leben der Epoche. Damals gab es viele Wagnerianer und sie behielten im geistigen Leben Deutschlands Einfluß bis ins 20. Jahrhundert hinein.

Wieder ist es Nietzsche, der zum „Fall Wagner" schreibt: „es ist voll tiefer Bedeutung, daß die Heraufkunft Wagners zeitlich mit der Heraufkunft des Reichs zusammenfällt... Nie ist besser gehorcht, nie besser befohlen worden (1888)."

Die Wende aus den 80er Jahren des letzten Jahrhunderts in die 90er, markiert eine ziemlich scharfe Zäsur: 1888 ist das Drei-Kaiser-Jahr: am 9. März stirbt, fast 91jährig, Wilhelm I., am 15. Juni nach nur 99tägiger Regierung, Friedrich III. und mit Wilhelm II., Enkel Queen Victorias, beginnt die sogenannte Wilhelminische Ära; 50 Jahre später als die Victorianische in England, mit der die Gründung des British Empire zusammenfiel. Die politischen Grundzüge der Regierungszeit Wilhelms II. kamen schon in den allerersten Jahren deutlich zum Vorschein: Am 20. März 1890 tritt Bismarck zurück und Caprivi wird sein Nachfolger. Im Schatten des Positiven der Gründerjahre lag auch Philiströses, Unangenehmes, Überhebliches, so unter anderem in einem neuen Idiom, in dem die höheren Stände miteinander verkehrten, „etwas Höhnisches, Kaltes, Gleichgültiges, Nachlässiges in der Stimme, das gilt jetzt den Deutschen als vornehm – ... dieses Offiziersdeutsch, denn der Offizier und zwar der preußische, ist der Erfinder dieser Klänge." (Friedrich Nietzsche). Es ist auch die Zeit des Untertans, es ist die Zeit des überladenen Interieurs der Jahrhundertwende und Hans Makart inspirierte den Geschmack allenthalben.

An der Schwelle zur Gründung der wissenschaftlichen Fachgesellschaft standen, wie erwähnt, Virchow, Darwin und van't Hoff, jeder von ihnen ein großer Beweger. Um die Jahrhundertwende sind es abermals Entdeckungen von historischer Tragweite, die in der Gynäkologie mehr oder weniger schnell aufgenommen und in praktisch-klinisches Handeln umgesetzt worden sind.

1. Die Entdeckung der nach Wilhelm Conrad Röntgen[5] benannten Strahlen 1886. Sie werden als elektrische Phänomene wie die Lichtstrahlen begriffen, man erkannte, daß sie sich von diesen dadurch unterscheiden, daß sie weder reflektiert noch gebrochen, wohl aber durch elektro-magnetische Kräfte abgelenkt werden können und vor allem die geheimnisvolle Gabe besaßen, daß sie, obgleich selbst unsichtbar, undurchsichtige Stoffe zu durchleuchten vermochten.

2. Schon zwei Jahre später fanden Pierre und Marie Curie[6] in der Pechblende zwei neue Elemente – Polonium und Radium. Das Zeitalter der Radioaktivität hatte begonnen.

3. Mit der lückenlosen Aufklärung der Ätiologie des Milzbrandes, einer Infektionskrankheit, die durch Sporen außerhalb des Organismus noch kontagiös bleiben kann, wenn die Milzbranderreger am Ort der Infektion längst schon zugrundegegangen sind,

[1] Bernhard Naunyn (1839–1925), Berlin, Internist.

[2] Friedrich Wilhelm Nietzsche (1844–1900), Altphilologe, Philosoph.

[3] Richard Wagner (1813–1883), Komponist.

[4] Egon Friedell (1878–1938), Wien, Publizist und Schriftsteller, „Kulturgeschichte der Neuzeit", C. H. Beck, München, 1928.

[5] Wilhelm Conrad Röntgen (1845–1923), Physiker, Würzburg.

[6] Curie, Marie, geb. Skodlovska (1867–1934), Physikerin. Nobelpreis für Physik.
Curie, Pierre (1859–1906), Physiker, Nobelpreis für Physik.

gelang Robert Koch[1] 1876 ein Durchbruch in der Bakteriologie. 1879 fand Albert Neisser[2] den Gonokokkus, 1882 wieder Koch den Tuberkelbazillus. Damit wurde jedermann verständlich, daß Miasma und Kontagium keine geheimnisvollen Stoffe, sondern Mikroorganismen oder ihre Sporen sind. Sowohl die epidemiologischen Voraussagen eines Ignaz Semmelweis[3], als auch die Lister'schen[4] Vorschläge zur Antisepsis fanden ihre konkrete Erklärung.

4. Die Konzeption von der inneren Sekretion als Steuerungs- und Regulationsmechanismus neben dem des Nervensystems geht auf Charles Eduard Brown-Séquard[5] zurück (1891). Noch herrschte in der Gynäkologie die Pflüger'sche Lehre von einer nervalen Verursachung der Menstruation und sie hielt sich zäh, bis 1899 Josef Halban[6] aus den Ergebnissen von Eierstockstransplantationen nach Kastration in Tierversuchen die innere Sekretion der Ovarien, und Ludwig Fraenkel[7] 1901 die sekretorische Leistung des ovariellen Gelbkörpers nachweisen konnte. Hitschmann[8] und Adler[8] hatten zu derselben Zeit die zyklischen Entwicklungsstufen des Endometriums beschrieben und so die ältere Endometritis-Lehre widerlegt. Die Basis unserer heutigen Vorstellungen von der phasenhaften Synchronisation der Eierstöcke mit der Gebärmutterschleimhaut war gelegt.

Gab es um die Jahrhundertwende bereits den Frauenarzt heutigen Typs? – Die Antwort ist nein. Es gab wohl die akademischen Lehrer, die nach heutigen Begriffen fast alle Generalisten waren in Klinik und Lehre, wenngleich die meisten von ihnen spezialisiert in der Forschung. Sie hatten ihre besonderen Vorlieben und Schwerpunkte und viele von ihnen hinterließen etwas, was für immer mit ihrem Namen verbunden bleiben wird, so Hegar, Zweifel, Martin und Winckel, Fehling, Kaltenbach, Chrobak, Breisky, Bumm, Veit, Fritsch, Schauta, Pfannenstiel oder Döderlein, später Wertheim. Mit jedem dieser Namen verbindet der gebildete Frauenarzt einen Begriff oder Griff, ein Prinzip oder Instrument, eine Schnittführung oder Operationsmethode. Muß es uns zu denken geben, daß wir heute nur noch selten Anlaß haben, wissenschaftliche oder klinische Ereignisse in unserem Fach mit Eigennamen zu verbinden? Ist es eine Verarmung an Originalität? Kommen uns die farbigen Persönlichkeiten abhanden, oder ist es nur der Mangel an Abstand zu den Leistungen aus jüngerer Zeit? Fragen, auf die ich Ihnen keine Antwort anbieten kann.

Während also die klinischen Professoren aus den Gründerjahren und deren unmittelbare Nachfolger ganz zuerst einmal eindrucksvolle klinische Lehrer waren, die sich nicht nur den Studenten, sondern auch ihren Fachkollegen auf die geschickteste Weise vermitteln konnten, war die Ausübung der Frauenheilkunde vielfach den allgemeinen Ärzten vorbehalten, welche besonderen frauenärztlichen Neigungen in der Praxis nachgingen. Der eigentliche „Spezialarzt" ist viel später entstanden, aus dem Zwang der Fülle des gynäkologischen Stoffes, aber es blieb auch dann ein auf die Gynäkologie und Geburtshilfe spezialisierter Arzt, der in seiner Ordination junge Mädchen, Schwangere und alternde Frauen sah, Krebsvorsorge und Sterilitätsbehandlung betrieb, zuletzt auch in der Empfängnisberatung tätig wurde.

Einen großen Sprung machte die Geburtshilfe dadurch, daß die abdominale Schnittentbindung an Schrecken verlor. Ein Jahrhundert früher hatte schon einmal eine bloß technische Entwicklung die Geburtshelfer begeistert und beschäftigt, zu vielen instrumentellen Variationen herausgefordert und ganz sicher auch eine erste Phase von geburtshilflichem Aktionismus begünstigt, nämlich die großzügiger gestellte Indikation zu einer Entbindung mit der Zange. Die Alternative zu einer schwierigen Zangenentbindung konnte damals nur die gleichfalls für die Mutter nicht ungefährliche Zerstückelung des Kindes, oder auch der Tod der Mutter sein, wenn man untätig abwartete. Die sich nun allmählich vervollkommnende Technik der Kaiserschnittentbindung, möglich geworden

1) Robert Koch (1843–1910), Berlin. Schöpfer der modernen Bakteriologie. Nobelpreis.

2) Albert Neisser (1855–1916), Dermatologe in Breslau.

3) Ignaz Philip Semmelweis (1818–1865), Wien, Budapest; siehe Gy. Gortvay und I. Zoltan: „Semmelweis, his Life and Work." Akademiai Kiado, Budapest (1968).

4) Joseph Lister (1827–1912), Edinburgh, London. Schöpfer der Antisepsis.

5) Charles Eduard Brown-Séquard (1817–1894), französischer Neurologe und Physiologe.

6) Josef Halban (1870–1937), Gynäkologe, Wien. Mitherausgeber des „Handbuch der Biologie und Pathologie des Weibes" gem. mit L. Seitz, Urban & Schwarzenberg, München, Wien (1926).

7) Ludwig Fraenkel (1870–1951), Gynäkologe, Breslau.

8) Fritz Hitschmann (1870–1926), Gynäkologe, Morphologe, Wien;
Ludwig Adler (1876–1958), Gynäkologe, Morphologe, Wien, New York.
F. Hitschmann und L. Adler: „Der Bau der Uterusschleimhaut des geschlechtsreifen Weibes mit besonderer Berücksichtigung der Menstruation". Monatsschr. Geburtsh. Gynäkol. 27: 1–82 (1908).

durch allgemeine Betäubung und Asepsis, führte dazu, daß die zerstückelnden Operationen verschwanden und die dafür vorgehaltenen Instrumente in das Gruselkabinett obstetrischer Sammlungen verbannt wurden. Aus einer Notfallmaßnahme war eine Prävention zugunsten des ungeborenen Kindes oder der Mutter geworden. Das präventive Motiv wurde erstmals erkennbar.

Am Anfang einer Verbesserung der Schwangerenvorsorge stand die Beschäftigung mit den Symptomen von besonderen Erkrankungen schwangerer Frauen, wie der Eklampsie. Die Beckenmessung, bereits Bestandteil der Baudeloque'schen[1] geburtsmechanischen Lehren vor 200 Jahren in Frankreich, erhielt eine prognostische Aussagekraft, weil die Möglichkeit gegeben war, mit der Schnittentbindung den Geburtsweg durch ein eventuell verengtes Becken zu umgehen.

Erst viel später wurde an gesetzliche Regelungen einer Mutterschaftsfürsorge gedacht. Einer der Wegbereiter solcher „geburtshilflichen Auslese", wie man es nannte, war Max Hirsch[2] aus Berlin. Von dort führt ein gerader Weg in die materno-fetale Physiologie und Pathophysiologie, in die pränatale und perinatale Diagnostik, für die mit Erich Saling abermals ein Berliner so Entscheidendes getan hat.

Die Müttersterblichkeit ist innerhalb der letzten 100 Jahre um etwa das Hundert-, die Säuglingssterblichkeit um das Zehnfache abgefallen.

Die Fortschritte auf dem Gebiet der Krebsbehandlung und erst später der Krebsvorsorge wurde in engstem Kontakt mit der gynäkologischen Morphologie errungen, eine in den Frauenkliniken Deutschlands besonders fruchtbare Subdisziplin, für deren Entwicklung die Namen Carl Ruge[3] und Robert Meyer[4], Berlin, stehen. Die Fortschritte der Krebsbehandlung in der Gynäkologie wären undenkbar gewesen ohne die Entwicklung einer Exfoliativzytologie, also der Untersuchung von abgenommenen Zellausstrichen vom Gebärmutterhals, eine Methode, die zum festen Bestandteil der Gynäkologie geworden war, bevor die Pathologie ihren Wert anerkannte.

Den Gynäkologen der Jahrhundertwende beschäftigte das Problem des Schwangerschaftsabbruchs, insbesondere seine septischen Folgen. In den Wiener Hospitälern z. B. wurden 1892 400, im Jahre 1912 aber schon 4000 Patientinnen mit Fehlgeburten behandelt, in den deutschen Großstädten verlief die Entwicklung ähnlich. Viele litten an septischen Komplikationen. Die offiziellen Zahlen geben aber nur ungefähre Hinweise. Autopsieberichte, so aus Halle oder Breslau, zeigten in den späten 20er Jahren, daß die Aborttodesrate etwa um das Acht- bis Zehnfache höher vermutet werden mußte. In der Diskussion zu dem denkwürdigen Referat von Ludwig Fraenkel 1931 in Frankfurt über „Sterilisierung und Konzeptionsverhütung"[5], wurde sogar die Zahl von einer Million Abtreibungen in Deutschland genannt, wenngleich es dafür - damals wie heute - wirklich verläßliche Zahlen nicht gab.

Das Problem der Behandlung der ungewollten Schwangerschaft ist aber einer der bizarren Sprünge, welche die Entwicklung unseres Faches gemacht hat: Lange als unärztlich beiseite gedrängt und dadurch Engelmacherinnen oder Kurpfuschern überlassen, überschlug man sich später geradezu im Ersinnen und Anwenden immer einfacherer und harmloserer Methoden für den Schwangerschaftsabbruch.

Die gynäkologische Endokrinologie war, wie wir heute abschätzen können, bereits mit der „hormonalen Sterilisierung" Haberlandts[6] dem Prinzip der temporären Empfängnisverhütungen nahe (1921-1931). Es fehlten die oral wirksamen Sexual-Steroide, die erst 1959 mit der Pincus-Pille[7] verfügbar wurden. Es fehlte aber ebenso die Bereitschaft im Fach, die Konzeptionsverhütung als eine ärztliche Aufgabe anzuerkennen. Statt dessen nahm man, in den Universitäts-Kliniken wie in den kommunalen Krankenhäusern, viele Fälle mit komplizierten Fehlgeburten zur Behandlung auf. Nichts zeigt die Gespaltenheit der Meinungen zu diesem Thema innerhalb unserer Fachgesellschaft deutlicher, als die Reaktion auf Fraenkels Referat. Ludwig Fraenkel schloß es mit einer Empfehlung - er sagte: „es muß veranlaßt werden, daß die Kassen mit Erlaubnis der Aufsichtsbehörde für Beschaffung von Schutzmitteln und deren Einsetzung auf einfache Notwendigkeits-

[1] Jean-Louis Baudeloque (1746-1810), Paris. Königlicher Geburtshelfer.

[2] Max Hirsch (1877-1948), Sozialhygieniker, Gynäkologe, Berlin.

[3] Carl Ruge (1846-1926), Gynäkologischer Morphologe, Univ.-Frauenklinik Berlin.

[4] Robert Meyer (1864-1947), Gynäkologischer Morphologe, Berlin, Minneapolis.

[5] Arch. Gynäk. 144: 86-132 (1931).

[6] Ludwig Haberlandt (1885-1932), Physiologe, Entdecker des Prinzips der hormonalen Empfängnisverhütung. „Über hormonale Sterilisierung des weiblichen Tierkörpers". Münchner med. Wschr. 49: 1577-1578 (1921).

[7] Gregory Pincus (1903-1967), USA, Physiologe.

bescheinigung des Arztes Geldmittel flüssig machen. Die Kenntnis der Schutzmaßnahmen soll für Fürsorgerinnen und Sozialbeamten theoretisch, den Studierenden und Ärzten theoretisch und praktisch gelehrt werden."

Weiter führte L. Fraenkel aus: „... an die Leiter von Kliniken, gynäkologischen Abteilungen und Entbindungsanstalten das Mahnwort - Sie mögen in dieser Frage nicht beiseite stehen und Einzelärzten, mit oft nicht sehr hoch stehenden Nebenabsichten, die Initiative ganz alleine überlassen, sondern Dank Ihrer großen Erfahrung und der vielen von Ihnen betreuten geeigneten Fälle, aktive Schutztherapie treiben und Ihre Schüler lehren. Man kann heute nicht mehr an diesen Dingen vorbeisehen und sie möglichst zu ignorieren versuchen. Es genügt aber auch nicht, der Frau zu sagen, sie solle zusehen, daß sie sobald nicht wieder schwanger werde, sondern man muß daraufhin untersuchen und überlegen, welches Schutzmittel gerade für diesen Fall das geeignetste ist.

Auch auf diesem Gebiet kann der gewissenhafte Arzt Unheil verhüten und Segen stiften. Überall in der Medizin und insbesondere in der Gynäkologie besitzen die konservativen Methoden, gegenüber den operativen, bei gleichen Leistungen den Vorrang. Dies gilt auch von den antikonzeptionellen Schutzmaßnahmen gegenüber der sterilisierenden Operation."

In der Diskussion wurde unter anderem gesagt: „was macht uns denn an der Existenz des Referates überhaupt so mißvergnügt? Es ist die Tatsache, daß durch das Referat und seine heutige Besprechung der Eindruck in der Öffentlichkeit erweckt wird, als ob es hohe Zeit sei, daß wir Frauenärzte die Methode des Volksselbstmordes herausbringen."

In der Öffentlichkeit sollten diese Fragen nach der Meinung vieler nicht erörtert werden, man sprach von „Methoden des Volksselbstmordes", die natürlich nicht gefördert werden dürften. Schon die Wortwahl der kritischen Diskussion zu Fraenkels Hauptreferat verriet das bedrohliche Heraufziehen einer völkisch-nationalistischen Wolke. Fraenkel nahm sich Zeit auf viele kritische Einreden ausführlich zu antworten. Er tat es, indem er sich zum Anwalt der Frauen machte, die sich in der Frage der Empfängnisverhütung allein gelassen wußten.

Es ist evident, daß die Politik des Nationalsozialismus eine weitere Entwicklung empfängnisverhütender Methoden verhindert hat. Geburtenregelung war kein approbiertes Thema. Schon die öffentliche Erörterung sah sich sofort der Verdächtigung ausgesetzt und dies noch bevor die Nationalsozialisten zur Macht kamen. Dabei hat auch eine Rolle gespielt, daß die damals führenden Vertreter der Endokrinologie und die Befürworter einer Empfängnisverhütung auf Wunsch, überwiegend jüdisch waren.

Ernst Gräfenberg[1)], der Pionier der intrauterinen Kontrazeption und sein herbes Schicksal, ist ebenfalls ein Zeichen für die zunehmende Isolierung, der die Vertreter einer ärztlich empfehlbaren Empfängnisverhütung, und das Thema selbst ausgesetzt waren. Es dauerte 25 Jahre, bevor mit der Pincus-Pille die orale Kontrazeption möglich wurde, und damit eine sichere, in die Wahl der Frau gestellte Methode, die sich so vor einer ungewollten Schwangerschaft bewahren konnte. Es wäre lohnend nachzuzeichnen, wie sich diese gynäkologische Methode auf das Selbstverständnis der Frau ausgewirkt hat. Neben der Pille spielen andere, ältere, temporäre Methoden der Empfängnisverhütung nur eine bescheidenere Rolle, obgleich viele interessante Ansätze mit der weiteren Suche nach alternativen Methoden verbunden sind.

Deutschland und damit die Deutsche Gesellschaft für Gynäkologie stand an der Schwelle der längsten Stagnationsperiode in ihrer Geschichte. Mit dem Absturz Deutschlands in die nationalsozialistische Ideologie und die Katastrophe des Zweiten Weltkrieges, brach die Entwicklung für länger als nur zwölf Jahre ab. Ungleich schwerer als nach dem Ersten Weltkrieg, war die Fortsetzung des Weges nach dem Ende des Zweiten Weltkrieges. Die geistige Isolation war so total, wie niemand sich das in den 30er Jahren hätte vorstellen können. Aber auch diese bittere Periode der Stagnation mußte überwunden werden, damit die wissenschaftliche Gesellschaft und das ärztliche Fach erneut Anschluß finden konnte und seine Leistungen auch von einer internationalen Öffentlichkeit wieder wahrgenommen wurden.

Wir haben heute zwar ebenso enge internationale Verbindungen wie früher - 1985 waren die Gynäkologen der Welt bei uns in Berlin zu Gast -, aber noch Generationen nach uns werden die geistigen Verluste spüren, die nach 1933 verschuldet wurden. Nicht nur weil

[1)] Ernst Gräfenberg (1881-1957), Gynäkologe Kiel, Berlin, New York; „An intrauterine contraceptive method." In M. Sanger, H. M. Stone (Edit.) „The practice of contraception." Proceedings of the 7th international Birth Control Conference, Zürich, 1930. Williams & Wilkins, Baltimore 1931, S. 336.

viele der einfallsreichsten Persönlichkeiten keine direkten Schüler mehr haben durften und konnten, sondern auch weil ein so exzessiver Grad an Unmenschlichkeit, in einem ehemals humanistisch gesinnten Lande wie Deutschland, möglich war.

80 Jahre nach der Entdeckung der Röntgenstrahlen, waren Verfahren der Bildgebung mit Hilfe des Ultraschalls soweit entwickelt, daß Bilder vom Feten in allen Phasen der Schwangerschaft auf unschädliche Weise angefertigt werden konnten. Es wurden intrauterine Eingriffe zur Diagnostik und – im bisher bescheidenen Umfang –, auch zur Therapie angeborener Defekte möglich. In der allerjüngsten Zeit hat sich eine nichtinvasive diagnostische Methode zur Beurteilung der Blutströmung in Uteruswand und Plazenta angeboten. Bereits mit der Aufzeichnung der fetalen Herztöne, die heute störungsfrei gelingt, und von der in unserem Lande mit seiner eher überschwenglichen Neigung zur technischen Perfektion nahezu auch jede normale Geburt begleitet wird, war eine ebenso kontinuierliche wie präzise Zustandsdiagnostik des Kindes unter der Geburt möglich geworden. Entscheidende Schritte hierzu sind in Deutschland von Mitgliedern dieser Gesellschaft getan worden.

Die internationale Gynäkologie hat die Gegenwart mit zwei säkularen Ereignissen beschenkt – mit der Pille, davon war schon die Rede, und mit der extrakorporalen Befruchtung.

Das ebenso falsche wie populäre Wort „Retorten-Baby" verwenden wir lieber nicht. Die Trennung von reproduktiver und rekreationaler Sexualität ist endgültig möglich: Sex ohne Zeugung – und mit den Verfahren der extrakorporalen Befruchtung beim Menschen – auch die Zeugung ohne Sex. Mit diesem gegenwärtig erreichbaren Grad der Steuerungsfähigkeit menschlicher Fortpflanzungsvorgänge, ist auch das werdende Leben auf das Engste in eine Verfügbarkeit mit hineingezogen. Wir erleben daher auch eine aus der Geschichte der letzten hundert Jahre beispiellose Beteiligung der Öffentlichkeit, der Rechtswissenschaft, der Ethik und der Soziologie, nicht zu reden von den Kirchen, an Fragen, die ursprünglich nur im Kreise der Ärzte, oder sogar nur der Spezialisten erörtert wurden. Die Bedeutung reproduktionsbiologischer Forschungsergebnisse für das gegenwärtige menschliche Dasein ist so groß geworden, daß man eine Antwort auf viele offene Fragen allein von den unmittelbar Beteiligten, nämlich dem kinderlosen Paar und dem Arzt, nicht mehr erwarten kann.

Das Bevölkerungswachstum in den Entwicklungsländern hat andererseits Probleme geschaffen, welche nur durch ein Zusammenwirken von Wissenschaft und Politik lösbar erscheinen, auf breitest möglicher internationaler Basis. Ich sehe utopische Lösungsvorschläge, aber zweifle an einer Lösungsmöglichkeit aus der Wissenschaft allein.

An der Schwelle des Zentenniums war Darwin. An seinem Ende steht wieder Evolutionsbiologie – diesmal die denkbaren Eingriffe in die früheste individuelle menschliche Entwicklung. Unsere 100 Jahre alte wissenschaftliche Vereinigung kann dazu beitragen, auch solche Perspektiven zu überschauen, auch diesen Erdrutsch einzuzäunen. Sie wird dafür des Vertrauens der Öffentlichkeit bedürfen und wird, in einem viel stärkeren Maße als je zuvor, mit den Geisteswissenschaften zusammenarbeiten müssen. Es scheint, als ob uns gar nichts anderes übrig bliebe, als nach dem pragmatischen Positivismus der vergangenen 100 Jahre eine neue konkrete Besinnung auf die humanistische Kulturphilosophie herbeizuwünschen und dafür alles zu tun.

Schlußbemerkungen

Daß die hundertste Wiederkehr der Gründung einer traditionsreichen wissenschaftlichen Gesellschaft zu Rückblicken und Besinnungen Anlaß geben würde, wird niemanden überrascht haben. Nun hat unser Herr Präsident aber auch ein historisches Buch herausgebracht, in dem Aufsätze und Datensammlungen von kundigen Autoren zu so gut wie allen Detailaspekten aus der Gynäkologie und Geburtshilfe zusammengefaßt worden sind. Sie decken weit über unser Land hinaus die historischen Fakten des Faches in Europa ab. Das Zustandebringen dieses Buches zeugt davon, daß man sich auch die zupackende Energie von Professor Lutwin Beck und auf seine vielfach bewährten Qualitäten als Anreger, Akzentsetzer und Herausgeber abermals hat verlassen dürfen.

Wozu nützt die historische Nachlese unserem Fach, das sich eher darum Sorgen machen muß, wie es mit ihm weiter geht? Ich habe mir diese Frage wiederholt gestellt und will, meine sehr verehrten Damen und Herren, zum Schluß versuchen, eine Antwort anzudeuten.

Es wird nach denselben Gesetzen weitergehen, wie sie aus dem Rückblick auf die vergangenen 100 Jahre abgeleitet werden konnten. Sobald wir dem Zustandekommen von wissenschaftlicher Erkenntnis nachspüren, entdecken wir Gesetzmäßigkeiten, die nichts mehr mit dem Gegenstand der Forschung zu tun haben, sondern allgemein gültig sind: So unbestritten wissenschaftliche Leistung an einzelne Personen gebunden ist, deren Exzellenz gelegentlich einseitig bleiben kann, so evident ist aber auch, daß der epochale Fortschritt aus der Realisation eines schon vorhandenen Trends hervorgeht. Das ist in den Naturwissenschaften nicht anders, als in den Geisteswissenschaften und in den schönen Künsten. Man denke nur an den Impressionismus. Solche tendenziellen geistigen Strömungen, die auf eine bestimmte, offenbar mögliche, aber noch unbekannte Lösung eines klar erkannten Problems hinzielen, bleiben lange leise und nur für die Aufmerksamsten und Sensiblen vernehmbar. Dann kommt jemand, der hat die Kraft zum erlösenden Durchbruch. Was immer schon potentiell möglich war, weil die Lösung in der Natur seit jeher verborgen ist, einmal wird sie schaubare Wirklichkeit, wie ein ganz neues Gebäude aus vielen alten Steinen errichtet werden kann.

Goethe sagt, er verdanke seine Werke keineswegs der eigenen Weisheit allein, sondern Tausenden von Dingen und Personen außer ihm, die ihm dazu das Material boten. Und er schrieb[1)]: „es kamen Narren und Weise, helle Köpfe und bornierte, Kindheit und Jugend, wie das reife Alter: Alle sagten mir, wie es ihnen zu Sinn sei, was sie dachten, wie sie wirkten und welche Erfahrungen sie sich gesammelt, und ich hatte weiter nichts zu tun als zuzugreifen und das zu ernten, was andere für mich gesäet hatten."

[1)] Aus den Gesprächen mit Eckermann. Zit. nach Egon Friedell: „Kulturgeschichte der Neuzeit", C. H. Beck, München, 1928, S. 53.

aus: Mitteilungen der Deutschen Gesellschaft für Gynäkologie und Geburtshilfe, Demeter, Gräfelfing, 1987, Heft 3.

Hans Josef Wilhelm Maria Ludwig

47. Präsident der Deutschen Gesellschaft für Gynäkologie und Geburtshilfe

Tagungsort: München,
6.-10. September 1988

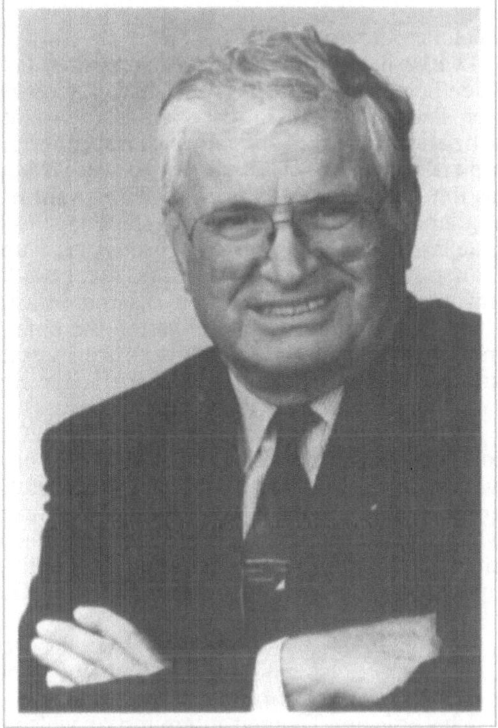

Persönliche Daten
geboren am 17. Oktober 1929
in Warnsdorf (Tschechische Republik)

Einleitung:

Obschon in der Generalversammlung in Frankfurt (1984) mit der Wahl von H. Ludwig, Basel, zum Präsidenten für die Amtsperiode 1986/88 gleichzeitig Basel als der Tagungsort für 1988 bestimmt worden war, konnte diese ungewöhnliche und reizvolle Gelegenheit, nämlich die den Schweizer Gynäkologen seit jeher freundschaftlich verbundene Gesellschaft erstmals in der Schweiz zu versammeln, nicht wahrgenommen werden. Einige Gynäkologen aus der Schweiz hatten nämlich gegen eine Tagung der deutschen Gesellschaft in Basel Stimmung[15)] gemacht und so wurde der Kongreß kurzentschlossen für München vorbereitet. Das Datum mußte mit Rücksicht auf den XII. Weltkongreß für Gynäkologie und Geburtshilfe in Rio de Janeiro, der für die Zeit vom 17.-22.10.1988 angesetzt war, zu einem so früh wie möglichen Herbsttermin erfolgen. Prof. ***Ludwig****[16)] berief die Gesellschaft an den Ort seiner früheren Tätigkeit, nach München, ein. In der Eröffnungsansprache, die wie die seiner unmittelbaren Vorgänger unter einer charakterisierenden Überschrift[17)] stand, zeichnete Ludwig die aktuelle Strukturdebatte des Faches nach und warnte vor einer Aufsplitterung, die damals kurz bevorzustehen schien. Ähnlich wie mit den gesetzlichen Regelungen des Schwangerschaftsabbruchs, waren auch mit der extrakorporalen Befruchtung neue ethische Fragen auf das Fach zugekommen: Wie geht man mit überzähligen menschlichen Embryonen um, welche mit der extrakorporalen Befruchtung gewonnen, aber nicht sofort eingepflanzt werden können? Wie ist der moralische Status des menschlichen Embryos und Feten, ungeachtet seines Alters? In der öffentlichen Debatte war der Enthusiasmus über die sich fortsetzenden Erfolge der Behandlung bisher hoffnungslos kinderlos bleibender Paare einer immer schärfer geäußerten Kritik gewichen. Man befürchtete Eingriffe in das keimende menschliche Leben und bezweifelte die ethische Kompetenz der behandelnden Ärzte, mit den sich stellenden ethischen Fragen unabhängig genug umgehen zu können. Die „Reproduktionsmedizin" bildete denn auch, neben dem Mammakarzinom, Blutung und Schock, und der „materno-fetalen Medizin", Schwerpunkte des Kongreßprogrammes[18)].*

H. Ludwig:

Gynäkologie in der Defensive: bedrohte Einheit - bezweifelte Moral

Einleitung

Die Vorbereitung des wissenschaftlichen Programmes und die Arbeit des Vorstandes in den beiden zurückliegenden Jahren haben gezeigt, wo Probleme ungelöst und Fragen offen sind. Meine Absicht ist es nicht, die wichtigsten wissenschaftlichen Entwicklungen nachzuzeichnen. Darüber kann sich informieren, wer das Kongreßprogramm aufmerksam studiert, wer die Abstracts liest und wer an Vorträgen aus dem Programm heraussucht, was ihn vor allem interessiert. Die Auswahl muß jeder für sich treffen. Denen, die das Programm mit ihren Beiträgen gestalten, ist es zu danken, wenn auch diesmal kaum ein aktuelles Thema ausgelassen wurde, wenn unser diagnostisches oder therapeutisches Können Auffrischungen erfährt und klar gefaßte Übersichten den Stand des Wissens auf einigen ausgewählten Gebieten zusammenfassend wiedergeben.

Für den Kongreßauftakt erwarten Sie eine Art von gedanklicher Bestandsaufnahme, ein Ansprechen der Herausforderungen an uns Gynäkologen, wobei eine Reflexion darüber, ob das Instrument der beruflichen Struktur solchen Herausforderungen noch gewachsen sein könnte, nicht fehlen darf.

Es gehört zu den Pflichten des Präsidenten, bei Beginn des Kongresses unserer Gesellschaft Themen aufzugreifen, die er als aktuell empfindet: Die Gynäkologie ist in der Defensive. Von innen wird ihre Einheit in Frage gestellt, weil das vermehrte Wissen und die weitverzweigten technischen Möglichkeiten zur Spezialisierung auf immer kleinere Gebiete zu zwingen scheinen, von außen muß sie sich fragen lassen, ob sie nicht bereits einer bedenklichen Fortschrittseuphorie verfallen sei, der fundamentale ethische Bestandteile unserer Humanität geopfert werden. Daher also die Thematisierung

„Gynäkologie in der Defensive:
bedrohte Einheit - bezweifelte Moral".

Ich werde drei Themen aufgreifen, an welchen ich den Gedanken des Titels zu illustrieren versuche: I. Fachinterne Strukturdebatte; II. Probleme der Behandlung des unerfüllten Kinderwunsches; III. Die Last der Wahl zwischen drei möglichen ethischen Positionen zum Status des ungeborenen Kindes.

Die Entscheidung für gerade diese drei Themen folgte selbstverständlich persönlichen Präferenzen. Die Meinung einer wissenschaftlichen Gesellschaft kann damit nicht festgelegt werden. Die Debatte hierüber soll angeregt werden, innerhalb und außerhalb der Deutschen Gesellschaft für Gynäkologie und Geburtshilfe.

I. Strukturdebatte

Strukturdebatten wurden in unserer Gesellschaft von zwei Seiten eröffnet, nämlich von einigen Vertretern der Perinatologie einerseits, von der gynäkologischen Endokrinologie und Reproduktionsmedizin andererseits. Fortschritt des Wissens erzwingt immer eine Veränderung der Gewichte, jedoch müssen wir uns fragen, wie weit die Gewichtsverschiebung gehen soll, ob sich Strukturänderungen daraus ergeben müßten, und wie weit die Anpassungen in die praktische ärztliche Arbeit gegebenenfalls hineinwirken müssen, damit wir unsere Pflichten, den uns Anvertrauten am besten zu dienen, adaequat erfüllen können.

Denn es kann kein Zweifel sein: Aus Strukturveränderungen und geänderten Definitionen des Inhaltskatalogs eines Faches würden sich Konsequenzen bald auch für die breitere gynäkologische Praxis ergeben, sie würden den Standort des Faches „Gynäkologie und Geburtshilfe" zu anderen medizinischen Disziplinen variieren. Vorschläge zielen in erster Linie auf die Organisation der klinischen Geburtshilfe.

1. Ausgangspunkte

Welches waren die Motive, die eine Strukturdebatte ausgelöst haben? Nicht wenige Kollegen, die der perinatalen Medizin oder der gynäkologischen Endokrinologie klinisch und wissenschaftlich besonders verpflichtet sind, plagt das Mißvergnügen über die Prädominanz der operativen Gynäkologie, die erst um die Wende unseres Jahrhunderts aus dem Schatten der historisch älteren Geburtshilfe herausgetreten war. In führende Positionen gelangen eher solche Kollegen - Beati possidentes -, welche Sicherheit in der operativen Gynäkologie erwerben konnten. Man verweist gerne auf eindrucksvolle Operationslisten.

Eine Frauenklinik wurde - und in vielen Fällen ist es wohl auch noch heute so - gewissermaßen vom Operationssaal aus geführt. Diese eingeschliffene Gewohnheit, welche vielerorts als zweckmäßig empfunden wird, stieß nicht bei allen Kollegen auf Verständnis. Diese Kritiker konnten überzeugend darauf hinweisen, daß die Entwicklung operativer Techniken, auch z. B. des Kaiserschnittes, im großen und ganzen abgeschlossen sei und das Fach in seiner heutigen Breite keineswegs deutlich daran erinnere, daß es einmal aus der Chirurgie hervorgegangen ist.

Denn inzwischen kommen die Innovationen vor allem aus nicht-operativen Schwerpunkten, etwa aus der pränatalen Diagnostik, aus Umsetzungen der Erkenntnisse der Fetalphysiologie in eine praktische pränatale Medizin, aus der gynäkologischen Endokrinologie, Reproduktionsbiologie und -pathophysiologie, ja selbst für die Behandlung gynäkologischer Tumoren längst aus der allgemeinen Onkopathologie, aus Pharmakologie und Rezeptorforschung, aus Biochemie und Immunologie. Der Operationssaal einer Universitäts-Frauenklinik ist nur noch selten ein Ort der Forschung, vielmehr ist er ein Arbeitsbereich, in dem manuelles Geschick - wo nicht Brillanz, handwerkliche Präzision und die Erleichterungen der medizinischen Technik gefragt sind. Kurz, weil dennoch die Überbewertung des Operativ-Technischen evident blieb, sollte dem entgegengewirkt werden durch die innerfachliche Aufwertung der materno-fetalen Medizin auf der einen, der gynäkologischen Endokrinologie und Reproduktionsmedizin auf der anderen Seite.

Obschon die Besonnenen unter den Befürwortern neuer Strukturen kaum je einen Zweifel daran gelassen haben, daß sie die Einheit des Faches Gynäkologie und Geburtshilfe zu erhalten wünschten, waren doch auch schrille Töne zu vernehmen. Man konnte kaum etwas anderes heraushören als den Ruf nach einer strengeren Subspezialisierung des Faches, mit dem Argument, die Einheit der Gynäkologie und Geburtshilfe sei ein traditionelles Relikt, welches die Entwicklung der Wissenschaft eher behindere als fördere.

Es waren nicht nur Perinatologen, die sich so erklärten. Kritik kam auch auf an der Kompetenz des Gynäkologen für die Behandlung des kinderlosen Paares. Verlautbarungen aus dieser Ecke gerieten ein wenig pompös zum Manifest und hörten sich an, als solle nun eine „Reproduktionsmedizin" außerhalb der klassischen Gynäkologie und Geburtshilfe etabliert werden.

Die einen wollten den Neonatologen ungeachtet dessen Zugehörigkeit zur Pädiatrie, die anderen den Andrologen - woher dieser auch kommen möge - für ihr neues Teilgebiet vereinnahmen.

2. Für und wider ein verselbständigtes Teilgebiet „Geburtshilfe"

Es hieß, die pränatale Medizin habe sich so weit fortentwickelt, daß es nur noch wenige Fachleute gäbe, die „hier mithalten können" (E. Saling[1)], 1988). „Geburtshilfliche Trittbrettfahrer" (E. Saling[2)], 1987) wurden Kollegen gescholten, die sich zutrauten, neben der operativen Gynäkologie auch noch Geburtshilfe zu pflegen. Argumente ähnlicher Art - und, wahrscheinlich dort ebenso gewürzt mit polemischem Beiwerk - haben auch die Zersplitterung der Inneren Medizin begleitet mit der Folge, daß es zeitweise schwierig war, einen Allgemein-Internisten zu finden. Generalist zu sein war wenig schmeichelhaft gemeint, sondern geriet in den Verdacht des Flachseins, etikettiert mit dem Verdikt, daß solche allgemein orientierte Gynäkologen von nichts mehr etwas Rechtes verstünden. Was dabei völlig übersehen wird, ist, daß unser Fach an den Rändern und zwischen seinen Schwerpunkten wächst, daß Anregungen oft genug aus den überraschendsten Seitenperspektiven auftauchen und man diese um so leichter aufnimmt, je weniger man sein berufliches Gesichtsfeld eingeengt hat.

Fetalphysiologie, pränatale Ultraschalldiagnostik und die Erstversorgung des Neugeborenen seien Gebiete, hieß es weiter, für welche die Kompetenz eines herkömmlich ausgebildeten Facharztes für Gynäkologie und Geburtshilfe nicht mehr ausreiche. Struktureiferer wollen die Etablierung der Subspezialität mit aller Energie durchsetzen, was für das Selbstverständnis unseres großen Faches erhebliche Konsequenzen haben müßte. Ich kann mich des Eindrucks nicht erwehren, daß in diesem Engagement oft

1) E. Saling: Weiterbildung zum Frauenarzt: noch zeitgemäß? Gynäkologische Praxis 12 (1988) 206-209.

2) E. Saling: Eröffnungsansprache Deutscher Kongreß für Perinatale Medizin, Berlin, 1987. Deutsche Ges. f. Perinatale Medizin, Mitteilungsblatt 2 (1988).

Versorgungswünsche einzelner verdienter Wissenschaftler eine größere Rolle spielen als sachliche Zwänge. Wie könnte es sonst sein, daß einige Superspezialisten, sobald sie über ihre Abteilung verfügen, für ihr persönliches Klientel die Kompetenz im Gesamtfach schnell wieder beanspruchen?

Eine künftig auf materno-fetale Medizin ebenso eingeschränkte wie vertiefte Weiterbildung solle schlußendlich zu Teil-Fachärzten einer neuen Ordnung führen, welche man „Frauenärzte, spezialisiert in Geburts- und Pränatalmedizin" nennen wolle. Interessant ist, daß in älteren Vorschlägen zunächst nur von „Geburtsmedizin" die Rede war. Herr Wulf[1] hat an derselben Stelle vor sechs Jahren diesen Begriff kritisch untersucht und verworfen. Ich teile seine Ansicht. Unter dem Eindruck der schnellen Entwicklung der pränatalen Ultraschalldiagnostik, die aber vor allem die erste Hälfte der Schwangerschaft und nicht die Geburtsphase betrifft, ist eine Ergänzung nachgeschoben worden und jetzt solle die Subspezialität „Geburts- und Pränatalmedizin" sein.

Solche Vorschläge, von hoch angesehenen Persönlichkeiten unseres Faches wiederholt ins Gespräch gebracht, mögen zwar nicht auf die breite Praxis zielen, dort müßten sie sich aber zwangsläufig auswirken. Es stünde dann bevor, daß Frauen während ihrer Schwangerschaft die eine, aber für die Behandlung gynäkologischer Beschwerden, wegen Empfängnisverhütung, zur Krebsvorsorge und schließich bei Wechseljahresbeschwerden die andere Praxis aufsuchen müßten. Die eine Praxis würde unter der Ausgrenzung von Schwangerschaftsproblemen, die andere darunter leiden, daß sich ältere, aber auch kinderlose Frauen kaum von einer Geburts- und Pränatalmedizin anziehen ließen. Das Konzept des Frauenarztes als eines Arztes für die Frau wäre zerstört.

Die Vorzüge einer auf die prä- und perinatale Medizin konzentrierten klinischen Einheit oder sogar selbständigen Klinik werden nicht verkannt: Sie liegen in der Attraktivität für Risikoschwangerschaften, fördern eine spitzenmedizinische Selektion von kritischen Fällen. Ich bin davon überzeugt, daß es richtig ist, wenn man davon ausgeht, daß nur etwa 2 bis 3% aller Schwangerschaften einer Intensivbetreuung unter spitzenmedizinischen Kriterien bedürfen. Risikoschwangerschaften müßten der maximalversorgenden Klinik erst einmal zugewiesen werden. Das setzt voraus, daß niedergelassene Frauenärzte praktizieren, welche die Situation richtig einschätzen. Die Kompetenz des erstversorgenden Arztes, sei es in der Praxis, sei es in der Klinikambulanz, muß also genügend groß sein. Möglichst viele Frauenärzte müssen diese Kompetenz besitzen.

Andere Qualitäten wieder erfordert die pränatale Ultraschalldiagnostik. Sie wird heute an den überregionalen Zentren durch invasive Methoden wie Cordozentese ergänzt. Es stellt sich die Frage nach der Auslastung solcher Zentren mit diagnostischen Problemfällen aus dem ersten oder zweiten Trimenon der Schwangerschaft.

3. Zentrale diagnostische und geburtshilfliche Einrichtungen

Was ist ein Zentrum? Doch wohl eine Klinik, die nach Ausstattung und Personal zentrale bzw. maximale Versorgungsleistungen erbringen kann. Ungeachtet ihrer aktuellen Auslastung muß sie rund um die Uhr für jede Maximalversorgung dienstbereit sein. Die Befürworter einer Verselbständigung der materno-fetalen Medizin haben gehofft, die oft nur mangelhafte Auslastung geburtshilflicher Einrichtungen an Frauenkliniken der Maximalversorgungsstufe zu verbessern, sobald solche Spezialabteilungen einmal geschaffen wären. Die Bezeichnung „Zentrum", vor allem gefördert von der politischen Instanz des jeweiligen Dienstherren, offenbart einen Mangel an sprachlicher Feinfühligkeit. Patienten identifizieren ein „Zentrum" nicht selbstverständlich mit einem Krankenhaus. Vielmehr birgt der eher aufgeblähte Allerweltsbegriff Unverbindlichkeit, Anonymität und Kälte; erst recht wird er dort fragwürdig, wo sich das „Zentrum für Frauenheilkunde" mit bescheidenen Geburten- und sonstigen Belegziffern begnügen muß, während benachbarte Kliniken der Grund- und Regelversorgung gut ausgelastet sind.

Die Sogwirkung überregionaler, spezialisierter Kliniken für Risikofälle wird von den Befürwortern einer regionalen Zentrumsbildung gern überschätzt. In der Nachbarschaft von landesweit renommierten Kliniken blüht manche geburtshilflich-gynäkologische Krankenhausabteilung mittlerer und kleinerer Größe, der man nicht absprechen kann, daß sie auch Risikoschwangerschaften zuverlässig betreut. Diese Abteilungen werden gut beraten sein, wenn sie Fälle abgeben, wo sehr kleine Frühgeborene erwartet werden.

[1] H. Wulf: Geburtshilfliche Perspektiven – Für eine Geburtshilfe ohne Ideologie. Präsidialansprache. Arch. Gynec. 235 (1983) XXXV–XLVII.

Inzwischen beginnt sich die Einsicht durchzusetzen, daß die Verlegung einer Schwangeren besser ist als ein noch so gut organisierter Notfall-Transport sehr kleiner Frühgeborener. Aber an dem aufnehmenden „Zentrum" sollte dann auch die Neonatologie in engster Anbindung vorhanden sein.

Für die Maximalversorgung zumindest sollte die Neonatologie der Kinderklinik und die Geburtshilfe der Frauenklinik in engstmöglichen räumlichen Kontakt gebracht werden, damit sich ein interdisziplinäres Perinatal-Zentrum entwickeln kann, das als zentrale Einrichtung etwa analog einem Tumorzentrum diesen Namen verdient. Einem solchen interdisziplinären Klinikverband sollte z. B. die Betreuung sehr kleiner Frühgeborener und anderer stark gefährdeter Risikoschwangerschaften überlassen werden, nicht zuletzt auch um die klinische Forschung zu ermöglichen, welche auf bestimmte Minimalzahlen angewiesen ist. Nach meiner Kenntnis ist die Einsatzbereitschaft für den geburtshilflichen Dienst rund um die Uhr in vielen kleineren Fachabteilungen, wenn schon nicht in allen, kaum schlechter als in großen Kliniken. Er ist in dem kleinen Haus allerdings schlechter zu organisieren, weil weniger Stellen für ausgebildete Ärzte vorhanden sind. Das Engagement einzelner in der kleinen Klinik ist oft um so größer, je weniger Ablösungen möglich sind. Den Kliniker, der in einer kleinen Abteilung Verantwortung trägt, hält zwar gelegentlich das Operationsprogramm davon ab, eine Entbindung selbst zu übernehmen; aber auch der leitende Kliniker des geburtshilflich spezialisierten „Zentrums" ist nicht unbeschränkt verfügbar, obwohl er kein gynäkologisches Operationsprogramm haben sollte, das ihn vom Gebärsaal fernhalten könnte.

4. Gewährleistung des Kurrikulums

An jeder Frauenklinik sollten sich Organisationsformen verwirklichen lassen, welche eine sachkompetente Bewältigung pränatal-diagnostischer und geburtshilflicher Problemfälle garantieren. Wie im Jourdienst sollte auch in der Ambulanz eine Junior-Senior-Kombination die Regel sein.

Die Krankenhausträger machen sich an Zwischenfällen erheblich mitschuldig, wenn sie die Einhaltung dieser bewährten Dienstregel durch Sparmaßnahmen verunmöglichen.

Die Ressourcen einer kompletten Fachklinik sind für den Dienst besser auszuschöpfen, wenn keine organisatorischen Schranken zwischen den Schwerpunkten gezogen sind und eine integrative Führung Vollmachten hat, dafür zu sorgen, daß eventuellen Abteilungsegoismen Grenzen gesetzt bleiben. Die Rotation von Assistenten muß funktionieren. Die dadurch entstehenden kurrikularen Zwänge der Ausbildung zum Facharzt bringen es mit sich, daß auch auf einer geburtshilflichen Station immer wieder Anfänger an das Gebärbett gestellt werden müssen, die hin und wieder eine Situation falsch einschätzen oder nicht schnell genug Rat holen, ebenso wie es auf der operativ-gynäkologischen Station kaum zu verhindern sein wird, daß Neulinge zuweilen ungeschickt zugreifen.

Der Frauenarzt sollte vor seiner Niederlassung gelernt haben, Risikosituationen zu erkennen und richtig einzuschätzen. Dann kann er die Überweisung in eine Klinik der Maximalversorgung - wenn Sie wollen in ein „Zentrum" - mit guter Begründung dem Kostenträger gegenüber in die Wege leiten.

5. Die Zusammenarbeit mit niedergelassenen Frauenärzten

Auch in der pränatalen Medizin herrscht, wie überall, eine Aufeinanderfolge von Konsilium, von Zu- und Rücküberweisungen, insbesondere, wenn eine Klinik der Maximalversorgung in Anspruch genommen werden muß. Als solche de facto „zentrale" Klinik funktioniert sie, wenn sie für die Zuweisenden hinreichend attraktiv ist, weil sie Besseres bietet als der zuweisende Arzt bieten kann und wenn sie insbesondere die Rücküberweisung ernst nimmt. Die niedergelassenen Frauenärzte besorgen in der Regel die erste, manche von ihnen auch die zweite Stufe der diagnostischen Selektion, die als Dreistufenkonzept beschrieben worden ist (Hansmann[1)] 1985).

Ich habe den Eindruck, daß mit den jüngeren Fachärzten, welche unsere größeren Kliniken verlassen, immer öfter gut ausgebildete Ultraschallexperten in die Praxis gehen. Deren weiter bestehendes Interesse an dieser Technik, die sie zu beherrschen gelernt haben und deren apparative Investitionen auch amortisiert werden wollen, macht bei pränatalen Aufgabenstellungen nicht halt, sondern bezieht selbstverständlich Uterus-, Tuben- und Ovarpathologie sowie die Zyklus-Diagnostik mit ein. Ist dieser Umstand

[1)] M. Hansmann, B.-J. Hackelöer, A. Staudach: Ultraschalldiagnostik in der Geburtshilfe und Gynäkologie. Lehrbuch und Atlas, Springer, Berlin, Heidelberg 1985.

nicht gerade ein Zeichen dafür, daß auch der jüngere Gynäkologe, der Spezialisierungstendenzen an den Kliniken soeben noch selbst miterlebt hat, die Beschäftigung im ganzen Fach einer noch so reizvollen Beschränkung auf die materno-fetale Medizin vorzieht? Viele von diesen hart ausgebildeten Kollegen sind gute Pränatalmediziner, ohne sich so zu nennen, aber eben auch gute allgemeine Gynäkologen geworden. Sie suchen nach einigen Belegbetten, die sie für Patientinnen brauchen, welche sie operieren wollen, aber ebenso für Schwangere, die von ihnen entbunden werden möchten. Nur etwa 25% der niedergelassenen Gynäkologen können als Belegärzte auch auf stationäre Behandlungsmöglichkeiten zurückgreifen. (H. Wulf[1], 1988).

6. Die Abwägung ergibt, daß die Vorzüge einer einheitlichen Frauenklink überwiegen

Nach Abwägung von Vorzügen und Nachteilen, die eine weitgehende oder sogar vollständige organisatorische und personelle Trennung der Geburtshilfe von den übrigen Schwerpunkten der Frauenheilkunde mit sich brächten, befürworte ich das Erhaltenbleiben der Frauenklinik als organisatorische Einheit. Ich räume ein, daß bei Geburtenzahlen von 2500 bis 3000 pro Jahr, wie sie an manchen Kliniken im Ausland, aber nur selten hierzulande noch erreicht werden, eine verselbständigte Geburtshilfe für sich lebensfähig sein mag, ebenso eine zentrale Einrichtung für pränatale Diagnostik bei 7000 bis 10000 Untersuchungen aus Zuweisungen pro Jahr. Die Bedürfnisse der Ausbildung von Gynäkologen können aber auch bei uns erfüllt werden, wenn möglichst alle Kollegen, die als Fachärzte ihre Ausbildungsstätten verlassen, in der Geburtshilfe und pränatalen Medizin gründlich ausgebildet sind. Vom Inhalt her genügt die vorhandene Weiterbildungsordnung gerade noch, sie müßte nur wirklich ernst genommen werden. Wo die Belegung dafür schon jetzt nicht mehr ausreicht, sollte eine Ausdehnung der Weiterbildungszeit durch Verlängerung von Assistentenverträgen möglich gemacht werden.

Der begründete Antrag des für die Ausbildung verantwortlichen Chefarztes sollte an rigiden Verwaltungsvorschriften nicht von vornherein scheitern dürfen.

Die Bevölkerung braucht umfassend ausgebildete Frauenärzte über das ganze Land in möglichst gleichmäßiger Verteilung und nicht nur wenige Superspezialisten in überregionalen oder regionalen Kliniken der Maximalversorgung. Diesen obliegt in erster Linie die Forschung. Das Ausbildungsziel jedoch muß in vielen dezentralen Ausbildungsstätten erreicht werden können.

Forderungen nach Etablierung einer weitgehend verselbständigten materno-fetalen Medizin werden in der Realität der Bundesrepublik nicht zu verwirklichen sein, weil der Widerstand im Fach selbst gut begründet ist, weil Befürchtungen einer Medikalisierung der Geburtshilfe um sich greift und weil unser dezentrales Gesundheitssystem allen Regionalisierungsbemühungen recht enge Grenzen setzt.

Vergessen wir nicht: Frauenheilkunde bedeutet per se schon eine Spezialisierung. Für 9 bis 10 Frauen, die den Frauenarzt aufsuchen, reicht dieses Maß an Spezialisierung aus.

II. Behandlung des kinderlosen Paares

Am 25. Juli 1978 wurde in Großbritannien das erste Kind nach extrakorporaler Befruchtung geboren. Die Mutter hatte beide Eileiter durch vorausgegangene Eileiterschwangerschaften verloren. Der Erfolg war nach vielen vergeblichen Versuchen eingetreten. Versuche wie diese würden es heute schwer haben, vor Ethik-Kommissionen zu bestehen. Dabei war das entscheidende Tierexperiment schon 20 Jahre früher gelungen (M. C. Chang[2], 1959).

In der Bundesrepublik Deutschland begannen klinische Programme zur extrakorporalen Befruchtung im Januar 1981 in Erlangen, Lübeck und Kiel. Die erste Geburt nach In-vitro-Fertilisation und Embryotransfer (IVF/ET) wurde aus Erlangen am 16.4.1982 gemeldet. Bald folgten andere Kliniken. Die Erfolgsziffern werden in einem Welt-Report zusammengefaßt. Bereits 1984 meldeten 200 Arbeitsgruppen weltweit 600 geborene Kinder. Die heutigen Schätzungen müssen davon ausgehen, daß sich diese Zahl in den vier Jahren seit 1984 mehr als verzehnfacht hat. Die Kurve scheint einstweilen noch exponentiell zu verlaufen.

Der Übergang von der experimentellen Phase zur Anwendung in der klinischen, bald auch in der ambulanten Praxis von Gynäkologen war kurz. Die Meinung darüber, ob der

[1] H. Wulf: Die geburtshilfliche Situation in der Bundesrepublik Deutschland. Frauenarzt 29 (1988) 566–578.

[2] M. C. Chang: Fertilization of rabbit ova in vitro. Nature 184 (1959) 406. J. Feinberg: Abortion. In T. Regan (ed.) Matters of life and death. 2nd Ed., Random House, New York, 1986, 288–291.

Übergang vom Experiment zur Therapie schon ganz vollzogen sei, ist innerhalb und außerhalb des Faches kontrovers.

Schnell bildeten sich kleine, außergewöhnlich aktive Arbeitsgruppen um geschickte Laparoskopiker, Ultraschallexperten, Endokrinologen und Biologen, Gruppen auch außerhalb von Univ.-Frauenkliniken. Diese Gruppen kennen sich untereinander sehr gut und pflegen intensiven Erfahrungsaustausch, konkurrenzieren sich zuweilen auch. Die schon länger angewendeten Stimulationsschemata mit Gonadotropinen wurden verbessert, mit serieller Oestradiolbestimmung und Follikulometrie überwacht, gelten als erprobt. Das Verfahren wird weltweit ohne nennenswerte Komplikationsrate und wegen der geringen Erfolgsquote pro Zyklus (um 15%) in der Regel wiederholt angewendet. Die kumulativen Erfolgsziffern lassen sich sehen (bis 35%). Die ultraschallgeführte abdominale oder vaginale Punktion ersetzt sichtlich in steigendem Maße die Laparoskopie, damit verzichtet das Verfahren immer öfter auf die Allgemeinanaesthesie.

Auf keinem anderen Teilgebiet der Gynäkologie hat sich eine therapeutische Methode so schnell und so allgemein, nämlich weltweit, durchgesetzt, nie wurde schneller und nicht nur in der Fachliteratur publiziert, kaum je war der Erfolgsdruck so spürbar wie hier. Aber liegt die experimentelle Phase wirklich schon hinter uns? Die Frage, ob die extrakorporale Befruchtung eine etablierte oder doch noch eine experimentelle Therapie sei, beschäftigt kritische Beobachter von außen (A. L. Caplan[1], 1988), die darauf verweisen, daß diese Behandlung doch immer noch, vor allem für Ärmere schlecht zugänglich und die Erfolgsrate pro Zyklus bescheiden sei, daß an der Verbesserung von physikalischen Bedingungen der extrakorporalen Phase noch gearbeitet werde, daß die Zustandsbeurteilung der befruchteten Eizelle vor dem Transfer noch Unsicherheiten berge ebenso wie die medikamentöse Steuerung der Superovulation. Kostenträger machen sich solche Argumente zueigen, wenn sie die Ablehnung, Behandlungskosten zu tragen, begründen; andererseits wurde der Indikationskatalog inzwischen auf Eileiterfunktionsstörungen, andrologische Sterilität und auf solche Fälle von Kinderlosigkeit erweitert, für die man einstweilen eine somatische Ursache nicht finden kann. Die Ausweitung der Indikation auf die sogenannte „unexplained infertility" wird auch innerhalb des Faches kritisiert: Diagnose unklar, Therapie experimentell.

Kein anderes biologisches Thema als dieses hat die Sensibilität der Gesellschaft für Erlaubtes und Unerlaubtes in der Medizin so nachhaltig herausgefordert wie die extrakorporale Befruchtung. Umfangreiche Dokumentationen zu ethischen und rechtlichen Fragen der Gentechnologie und Reproduktionsmedizin sind erschienen (siehe auch bei H. Hepp[2], 1987). Parlamentsausschüsse haben versucht, sich sachkundig zu machen. Einzelne Länder denken an prohibitive Verordnungen. Soeben formuliert ein Referentenentwurf aus dem Bundesjustizministerium weitgehende Einschränkungen für die Forschung in der humanen Reproduktionsbiologie. Gynäkologen wehren sich dagegen, daß die öffentliche Diskussion zwischen gentechnologischen Maßnahmen und der „prothetischen" Therapie (H.-B. Wuermeling[3], 1987) der Kinderlosigkeit nicht genau genug unterscheidet, obwohl eine Gentherapie im Stadium des Präimplantationsembryos noch in weiter Ferne zu sein scheint.

Das eigentliche, ethische relevante Problem ist die mit der Methode verbundene extrakorporale Phase der frühembryonalen menschlichen Entwicklung, wie kurz diese Phase auch immer sei. Es wird befürchtet, daß während dieser Phase etwas von außen mit dem Keim menschlichen Lebens geschehen, daß er Zielen geopfert werden könne, die nichts mit seiner individuellen prospektiven Potenz als künftiger Mensch zu tun haben. Die am meisten wiederholten Fragen an die Ärzte, welche die extrakorporale Befruchtung erfolgreich anwenden und diese Technik als klar indizierte Therapie qualifizieren, sind:

1. Was kann mit Präembryonen während der extrakorporalen Phase ihrer Entwicklung geschehen?
2. Was geschieht mit Präembryonen, die nicht transferiert werden können, mit den sogenannten „überzähligen"?
3. Wie sicher erkennt man Schädigungen an Präembryonen?

[1] A. L. Caplan: The New Technologies in Reproduction: New Ethical Problems. In D. Callahan und G. R. Dunstan (eds.) Biomedical Ethics, an Anglo-American Dialogue. Ann. N. Y. Acad. Sci. 530 (1988) 73–82.

[2] H. Hepp: Reproduktionsmedizin im Spannungsfeld von Ethik und Recht. Gynäkologie 21 (1988) 1–12.

[3] H.-B. Wuermeling: Richtlinien der Bundesärztekammer über extrakorporale Befruchtung und Embryotransfer und über den Umgang mit menschlichen Embryonen. In V. Braun, D. Mieth, K. Steigleder (Hsg.) Ethische und rechtliche Fragen in der Gentechnologie und der Reproduktionsmedizin, J. Schweitzer Verlag. München, 1987, 48–58.

4. Wie entgeht man dem Dilemma, überzählige Präembryonen entweder mit der Gefahr einer Viellings-Schwangerschaft zu transferieren oder sie zugrunde gehen zu lassen? Ist der selektive Fetozid, bewußt bei Viellingen in Kauf genommen, ein Ausweg?

Diese Fragen können nur durch die Forschung beantwortet werden. Auf Forschung darf man nicht verzichten. „Aber die Freiheit der Forschung ist nicht bedingungs- und grenzenlos; sie schließt nicht das Recht mit ein, Menschen als bloßes Mittel zu gebrauchen" (A. Pieper[1], 1988).

Das führt uns zum letzten Thema dieser Eröffnungsrede, den

III. Überlegungen zum moralischen Status des ungeborenen Kindes

In der wissenschaftlichen Diskussion über ethische Fragen am Beginn des Lebens, die nicht nur in der Reproduktionsmedizin, sondern vor allem auch für die Konsequenzen der pränatalen Diagnostik gestellt und beantwortet werden sollen, lassen sich drei Positionen voneinander unterscheiden, nämlich

1. die extrem konservative,
2. die extrem liberale,
3. eine gemäßigte Position.

Die extrem konservative Position konzentriert die Argumentation auf das menschliche Leben als solches und unterstreicht das Prinzip der Gleichrangigkeit des pränatalen und des postnatalen Lebens. Das menschliche Leben, ohne qualifizierende Einschränkung, beginne mit der Empfängnis und sei von diesem Zeitpunkt an qualitativ menschlich, demzufolge auch durch Bestimmungen, welche die Tötung menschlichen Lebens verbieten, zu schützen.

Die extrem liberale Position geht davon aus, daß erst ein Zukunftsbewußtsein charakteristisch menschliche Eigenschaften schaffe, etwa im Gegensatz zum Tier, und Schutz vor Tötung dem Menschen deshalb zukomme, weil er, nur indem er am Leben bleibt, Hoffnungen, die er hegt und Pläne, die er schmiedet, erfüllen könne.

Aus dieser Vorlage, übrigens entspricht sie der klassisch hellenistischen Lehre, folgt, daß die moralische Qualität des Menschseins erst mit dem Erwachen des Selbst- und Zukunftsbewußtseins entsteht, d. h. frühestens unmittelbar nach der Geburt.

Eine dritte, gemäßigte Position richtet sich argumentativ in der Mitte zwischen den beiden soeben genannten ein. Der Fetus erreicht eigene moralische Qualität etwa um den Zeitpunkt seiner extrauterinen Lebensfähigkeit (viability). Das Kriterium ist eine über das frühe Embryonalstadium, insbesondere das Präimplantationsstadium, hinaus gediehene Entwicklung embryofetaler Organe, welche sensible und (später) kognitive Funktionen garantieren.

Der Haupteinwand gegen die extrem konservative Position ist der, daß sie anthropologisch-historischen Erfahrungen ebenso widerspricht wie den Empfindungen vieler heute lebender Menschen in hochentwickelten Gesellschaften. Es trifft eben nicht die Realität, wollte man erwarten, daß die Gesellschaft einer Zygote bzw. einem Präimplantationsembryo dieselbe Schutzaufmerksamkeit angedeihen läßt wie einem Menschen, dessen Leben in Gefahr ist. Die Natur läßt, so der weitere Einwand, am Anfang des menschlichen Lebens einen verschwenderischen Selektionsprozeß zu, denn nur etwa eine von vier befruchteten Eizellen erreicht die extrauterine Lebensfähigkeit. Wäre man in der Lage, motiviert durch den ethischen Imperativ dieser extrem konservativen Position, den erwähnten natürlichen Selektionsprozeß ungeschehen zu machen und jedes einmal auch angelegte menschliche Leben zu erhalten, so stiege, rechnen Benjamin[2] und Weil (1987), die Zahl schwerer und lebensunfähiger kongenitaler Defekte von etwa 2% auf 20%.

Gegen die extrem liberale Position ist einzuwenden, daß sie nicht nur den frühen, sondern auch den späten Abort generell erlaube, wenn Gründe, die in der Lebensprognose des Feten liegen, dafür sprächen, fetales Leben preisgeben zu dürfen. Sie erlaube sogar den Infantizid. Sie ebne schließlich sogar den Weg zur Tötung geistig Schwerbehinderten oder Vergreisten mit der Rechtfertigung, auch diese Menschen könnten keine Hoffnungen hegen und zu einem Zukunftsbewußtsein fehle ihnen das Instrumentarium gleich wie dem Feten. Mit der extrem liberalen Position beginnt eine Erosion der Wertschätzung für menschliches Leben. Joel Feinberg (1986) bemerkt dazu:

[1] A. Pieper: Entwicklungen in der Frauenheilkunde – Gefahren für die Menschenwürde? Podiumsgespräch 47. Kongreß Dt. Ges. Gyn-Gebh. München (unveröffentlicht).

[2] M. Benjamin und W. B. Weil: Ethical Issues at the Onset of Life. Blackwell Scientific Publications. Boston. Oxford (1988) 17–19.

„Once we allow the taking of an innocent human life,
regardless of level of development,
respect for the value of all human life
will be eroded an no one will be safe."

(Wenn wir erlauben, unschuldiges menschliches Leben zu opfern, gleich welches Stadium der Entwicklung es auch erreicht haben mag, wird die Achtung vor dem Wert menschlichen Lebens schlechthin Schaden nehmen und niemand wird mehr sicher sein.)

Die extrem konservative Position schützt embryofetes Leben zu früh, die extrem liberale Position zu spät. Aber auch die gemäßigte Position hat Schwächen: Sie kann keinen Zeitpunkt, kein begrifflich überzeugendes Merkmal angeben, von dem an embryofetales menschliches Leben mit Tötungsverbot zu schützen sei. Gerade dieses Unvermögen der praktisch am häufigsten eingenommenen gemäßigten Position, eine plausible Zäsur fixieren zu können, von der ab dem embryofetalen Leben im Hinblick auf seine prospektive Personalität Schutzwürdigkeiten gebühre, läßt es in der Praxis zu, daß ein Fet nach 32 Wochen Tragzeit noch geopfert wird (etwa wegen schwerer Mißbildungen), während ein anderer als sehr frühe Frühgeburt nach nur 26 Wochen Tragzeit mit allen Anstrengungen der Intensiv-Neonatologie am Leben gehalten wird. Kein Begriff jedoch, der eine Zäsur in der embryofetalen Entwicklung umschreiben könnte, taugt als hartes, ethisch relevantes Kriterium, sei es die vollendete Implantation, die achsiale Ausrichtung des Embryonalschildes, die ZNS-Aktivität des Feten, die Wahrnehmung von Kindsbewegungen durch Mutter und Außenwelt (quickening), das Erwachen der fetalen Wahrnehmungsfähgkeit für Reize von außerhalb seines Körpers, seine extrauterine Lebensfähigkeit (viability), welche die Neonatologie heute mehr und mehr vorverlegt, oder das schließlich mit funktionierender Lungenatmung Geboren-Werden.

Keines dieser Kriterien ist überzeugend genug, zu sagen: Vorher nicht, von jetzt an ja. Dieses ist die Schwäche einer gemäßigten ethischen Position, mit welcher - dessen ungeachtet - die klinische Arbeit des Gynäkologen vor seinem Gewissen abgesichert wird.

Respekt vor der prospektiven personalen Potenz des menschlichen embryofetalen Lebens ist auch für die Befürworter einer gemäßigten ethischen Position unbestritten, aber dieser Respekt nimmt graduell zu in dem Maße, in dem der Embryo sich zum Feten und dieser sich zu einem Noch-nicht-geborenen-Kind entwickelt. Dem biologischen Prozeß ist eine Zunahme des moralischen Gewichtes, mit dem pränatales menschliches Werden gewogen wird, zugeordnet.

Die Realität ist - das Dilemma des Schwangerschaftsabbruchs lehrt es -, daß eine Abwägung von rechtlichen und moralischen Gründen bei der Zuerkennung der Schutzwürdigkeit für das frühe menschliche Leben erfolgen muß, gerade auch im Hinblick auf Mutter und Elternpaar, die beide nicht aus dem Blickfeld der ärztlichen Ethik verschwinden dürfen. Der Respekt für das frühe menschliche Leben, dessen prospektive Personalität auch von einer abwägenden ethischen Position nicht bestritten wird, hilft die Lebenswirklichkeit ertragen, die es mit sich bringt, daß die Rechte des menschlichen Lebens in der frühesten Phase seiner Existenz noch ebenso unvollkommen sind wie seine Organe, die es später zu sensiblen und kognitiven Leistungen befähigen.

IV. Schlußbemerkung

Der moralische Status des menschlichen Fetus bleibt problematisch. Die Debatte wird anhalten, weil Aussichten, sich auf eine der genannten philosophisch begründbaren Lösungen zu einigen, zur Zeit gering sind. Für uns, die wir mit den praktischen Konsequenzen z.B. der pränatalen Diagnostik oder der extrakorporalen Befruchtung nach bestem Vermögen und zum Wohl von Mutter und Fet umzugehen haben - in welchen organisatorischen Strukturen auch immer -, muß es einstweilen genügen, unsere Sensibilität den Fragen des menschlichen Lebens gegenüber zu schärfen und über unsere Position immer wieder nachzudenken, damit unser Gewissen in der Routine nicht einschläft.

Das Fach wird die Einheit, in welche es langsam gewachsen ist, verteidigen. Die Ansprüche, welche das fortschreitende Wissen und technische Vervollkommnung stellen, werden zwar eine zunehmende Spezialisierung im spitzenmedizinischen Bereich wie überall erzwingen, anders als Nachbardisziplinen wird es jedoch für die Breite seiner Anwendung in der ärztlichen Versorgung der Frau mit guten Gründen ein einziges, ungeteiltes ärztliches Fach bleiben müssen. Die Verflechtungen seiner Schwerpunkte untereinander sind eng. Sie dürfen nicht auseinandergerissen werden. Die wissenschaftliche und technische Entwicklung, welche die Gynäkologie in dem letzten Jahrzehnt erfahren hat, vermochte die dem Fach damit neu zugewachsene Intellektualität offenzulegen, eines Faches, das lange Zeit vom handwerklich Professionellen und von der Lösbarkeit alltäglicher klinischer Fragestellungen nach dem Muster von Entscheidungsdiagrammen fasziniert schien.

Hier stößt es nun für jedermann erkennbar an die Grenzen, von denen aus leichte Lösungen nicht mehr oder doch nur verschwommen sichtbar sind.

aus: Mitteilungen der Deutschen Gesellschaft für Gynäkologie und Geburtshilfe, Demeter, Gräfelfing, 3/1988, 28–40.

Ernst-Joachim Hickl

48. Präsident der Deutschen Gesellschaft für Gynäkologie und Geburtshilfe

Tagungsort: Hamburg, 11.-15. September 1990

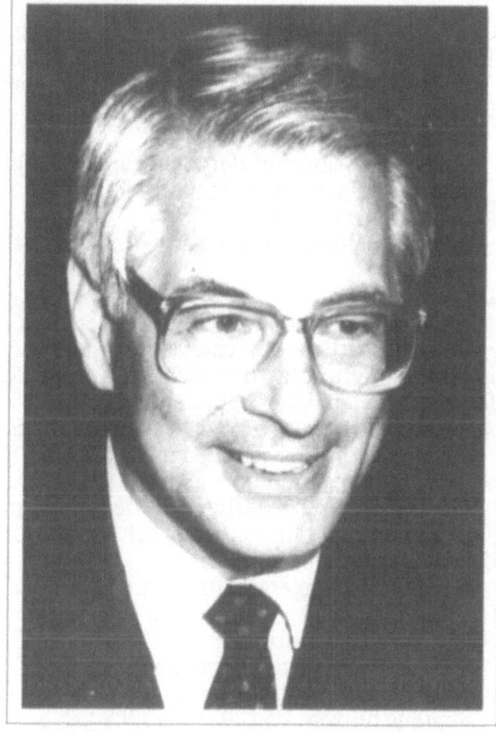

Persönliche Daten

geboren am 18. Januar 1931 in Nürnberg

Einleitung:

Nach 1962 (Philipp-G. Döderlein), 1970 (Dietel), 1976 (Thomsen) und 1980 (Schmidt-Matthiesen), war Hamburg zum fünften Male Kongreß-Ort, Präsident war Prof. E.-J. ***Hickl***[19]*, der damalige Direktor der Frauenklinik und Hebammenlehranstalt Finkenau, Nachfolger Dietels. Es war der erste Kongreß nach der Wiedervereinigung Deutschlands. Entsprechend zahlreich war die Teilnahme von Kollegen aus der ehemaligen DDR. Die Gynäkologie sah sich konfrontiert mit einer unterschiedlichen Gesetzeslage für den Schwangerschaftsabbruch im östlichen und westlichen Teil Deutschlands. Der Präsident griff dieses Problem in der Eröffnungsansprache auf („Die Indikationslösung in der Bundesrepublik hat dem Schutz des Lebens bisher genauso wenig gedient wie die Fristenlösung der DDR"), bevor er sich einem beklemmenden Paradox widmete, nämlich der Diskrepanz zwischen der hohen Leistungsfähigkeit der Geburtshilfe in Deutschland, gemessen an den niedrigen perinatalen Mortalitätsziffern (1989: 6,4‰) einerseits und der beträchtlichen Zunahme der Schadenersatzbegehren wegen tatsächlichem oder vermeintlichem Verschuldens von deutschen Geburtshelfern. „Kostenexplosion - Ärzteschwemme - Pflegenotstand - Apparatemedizin - Morbiditätsmedizin" waren weitere Stichworte, zu welchem das besonders umfassende Kongreßprogramm neben den wissenschaftlichen Themen ein lebhaftes Diskussionsforum bot. Einen vielbeachteten Beitrag lieferte der Soziologe W. Krämer mit seiner Vorlesung: „Hippokrates und Sisyphus - die moderne Medizin als Opfer ihres eigenen Erfolges"*[20]*, welcher die Lage der Medizin an der Schwelle zum 21. Jahrhundert aus der Sicht eines kritischen Beobachters von außen darstellte.*

E.-J. Hickl:

Herausgeforderte Gynäkologie - Einsichten und Neuorientierung

Es ist eine gute Tradition unserer Gesellschaft, daß zur Eröffnung ihrer Kongresse aktuelle Fragen unseres Faches zur Sprache gebracht werden.

Ich möchte deshalb heute drei Probleme ansprechen, von denen ich meine, daß sie uns besonders bewegen.

Es sind dies

- die Diskussion um den Schwangerschaftsabbruch,
- die Diskrepanz zwischen dem Fortschritt in der Geburtshilfe und dem forensischen Risiko, und schließlich
- das Verhältnis unseres Faches zur Öffentlichkeit.

§ 218

Ein Problem, dem wir Gynäkologen uns stellen müssen, ist die unterschiedliche Regelung des Schwangerschaftsabbruchs in einem wiedervereinigten Deutschland. Dadurch hat ein grundsätzlich nicht lösbares Dilemma eine neue bedrückende Aktualität erfahren. Meinen Überlegungen möchte ich mit allem Nachdruck voranstellen, daß oberste Aufgabe für den Arzt der Schutz menschlichen Lebens ist und bleiben muß.

Die Indikationslösung in der Bundesrepublik steht einer Fristenlösung in der ehemaligen DDR gegenüber.

Vor einer Tatsache dürfen wir die Augen nicht verschließen: Die Indikationslösung in der Bundesrepublik hat dem Schutz des Lebens bisher genauso wenig gedient wie die Fristenlösung in der DDR.

200 000 Schwangerschaftsabbrüche pro Jahr beweisen das. Unser Lebensstandard ist in den letzten 10 Jahren weiter angestiegen, leider auch die Notlagenindikation von 70% auf 90% aller Abbrüche. Man hätte das Gegenteil erwarten müssen.

Nach dem Grundgesetz hat der Staat die Pflicht, auch das ungeborene Leben zu schützen. Glaubte er, daß Strafe das ungeborene Leben schützt, so müßte er alle Möglichkeiten des Strafens nutzen. Von 1983 bis 1988 gab es aber nur 223 Verurteilungen wegen Abtreibung. Das sind etwa 2 auf 10 000 Schwangerschaftsabbrüche. Hier steht die Legitimation des Strafens in Frage. Ein großer Teil unserer Gesellschaft ist nicht mehr bereit, Frauen, die abtreiben, als Kriminelle zu betrachten. Hinter diesem Gesetz steht also nicht einmal mehr die Überzeugung der Justiz, wie die zurückhaltende Verfolgungspraxis zeigt.

Eine sogenannte Indikationsregelung, die nichts anderes ist als eine de-facto-Fristenlösung, ist unehrlich! Daraus müssen wir endlich die Konsequenzen ziehen, wenn wir wollen, daß weniger ungeborenes Leben geopfert wird.

Ein gangbarer Weg wäre eine Verbindung der Indikationslösung mit einer verantwortungsbewußten Fristenlösung. Bei unveränderter medizinischer und eugenischer Indikation bleibt bei der Notlagenindikation die Beratung Pflicht. Entscheidet sich die Frau trotzdem zu einem Abbruch, so soll das bis zur 12. Woche straffrei bleiben.

Eine solche Lösung steht auch nicht in grundsätzlichem Widerspruch zu dem Urteil des Bundesverfassungsgerichtes von 1975, mit dem die Indikationslösung eingeführt wurde. Hier steht ausdrücklich: „Der Gesetzgeber kann die Mißbilligung des Schwangerschaftsabbruches auch auf andere Weise zum Ausdruck bringen als unter Strafandrohung. Entscheidend ist, ob die Gesamtheit der dem Schutz des ungeborenen Lebens dienenden Maßnahmen einen der Bedeutung des zu sichernden Rechtsgutes entsprechenden Schutz gewährt."

Das aber ist die entscheidende Aussage!

Der Staat hat zwar vom Grundgesetz her die Pflicht, das ungeborene Leben zu schützen, doch außer Strafandrohung ist er bisher weitgehend untätig geblieben. Er hat die Verantwortung für das ungeborene Leben und die Last des geborenen Kindes auf die Frauen abgewälzt, statt tätige Hilfe zu bieten.

Hier ist der Staat - und damit wir - gefordert, und hier kann und muß noch viel geschehen. Die Beratungen müssen wirklich echte Beratungen sein. Die bisherige Praxis verdient oft nicht einmal diesen Namen. Was können die Berater auch für Lösungen anbieten? Beratung kann nur eine Entscheidungshilfe sein zwischen echten Alternativen. Solange dem Abbruch als vermeintlich einzigem Ausweg aus einer materiellen oder seelischen Notsituation keine Hilfen mit Rechtsanspruch für die wirtschaftlichen und sozialen Benachteiligungen derjenigen Mütter entgegengesetzt werden, die sich für ein Austragen der Schwangerschaft entscheiden wollen, wird sich nichts ändern. Weder der Staat noch Organisationen wie Gewerkschaften und Arbeitgeberverbände haben ihre Aufgabe in unserer Gesellschaft erkannt, die Frauen zu unterstützen, die sich für ein Kind entschieden haben. So haben Frauen, deren „Arbeit" im Kinderbekommen und Kinderaufziehen besteht, noch immer keinen eigenen gleichwertigen Anspruch an die staatliche Alterssicherung wie eine erwerbstätige kinderlose Frau. Finanzielle Aufwendungen aus der Sozialhilfe mindern nur weiter die gesellschaftliche Anerkennung dieser alleinstehenden oder alleinerziehenden Mütter.

Wie steht es mit der Verpflichtung des Staates und seiner Verantwortlichkeit im Hinblick auf die Bevölkerungspolitik? In der Bundesrepublik fehlen heute eine halbe Million Kindergärten! Wo sind Ganztagsschulen? Wer kümmert sich darum, unser Bewußtsein dafür zu wecken, daß eine Frau, die zwei oder mehr Kinder geboren und aufgezogen hat, eine eher größere Leistung für die Gesellschaft erbracht hat als eine kinderlose, berufstätige Frau? Sie hat zwar keine Steuerleistung für den Staat erbracht, aber sie trägt nicht nur die Kosten für die Kinder unter gleichzeitigem Verzicht auf höheres Einkommen und Lebensstandard. Diese Kinder werden auch einmal das Alterseinkommen der kinderlosen Paare erarbeiten.

Nach neuen Vorschlägen soll ein Teil dieser Forderungen verwirklicht werden, z. B. Erhöhung des Kindergeldes, bessere Kinderbetreuung, flexiblere Arbeitszeiten, bessere Ausstattung der Beratungsstellen etc. Wünschenswert ist auch, daß eine Regelung gefunden wird, die Arbeitgeber und Arbeitskollegen nicht dadurch benachteiligt, daß für den Arbeitsausfall von Schwangeren kein ausreichender Ersatz geboten wird.

Entscheidend für die Straffreiheit muß allerdings sein, daß die Beratung absolut obligatorisch zu sein hat. Diese Beratung – und nur sie – schafft den Rechtsanspruch auf alle sozialen Hilfen bzw. die Übernahme der Kosten des Abbruches.

Die unerträgliche Situation – auch für uns Ärzte – zweier Rechtssysteme in einem Land, zwingt den Gesetzgeber, so schnell wie möglich für eine einheitliche Regelung zu sorgen.

Wie eine Befragung gezeigt hat, ist eine einheitliche Stellungnahme der deutschen Gynäkologen nicht zu erwarten. Ich möchte deshalb ausdrücklich betonen, daß meine Ausführungen über den Schwangerschaftsabbruch meine persönliche Einstellung darstellen, mit der ich allerdings nicht allein stehe. Jeder Vorschlag muß einen Kompromiß zwischen Unvereinbarkeiten darstellen. Ich fühle mich aber in der Verantwortung, hier Stellung zu beziehen.

Wer gegen das Strafen plädiert, ist deshalb keineswegs ein Befürworter der Abtreibung. Im Gegenteil: wenn man sich mit dieser Frage ernsthaft beschäftigt, erkennt man, daß nur eine gewissenhafte Beratung auf der Grundlage großzügiger staatlicher Hilfe einen Rückgang der Abtreibungen bewirken kann. Nur darauf kommt es an. Die sittenbildende Kraft des Strafrechts hat hier versagt.

Das mindeste, was wir Ärzte fordern müssen, ist die Garantie und die Unantastbarkeit des Weigerungsrechtes. Unabdingbare Voraussetzung für eine Neuregelung des Schwangerschaftsabbruches ist es, daß kein Arzt und keine Schwester (z. B. wie bisher in der DDR) dazu gezwungen oder verpflichtet werden darf, auch nicht durch indirekte Einflußnahme, z. B. bei der Ausschreibung oder Besetzung von Stellen.

Auf jeden Fall muß der Arzt aber von einer Belastung befreit werden, die ihn zwangsläufig überfordert, nämlich der Indikationsstellung. Wie soll ein Arzt eine allgemeine Notlagensituation einwandfrei stellen? In den meisten Fällen kennt er die Frau gar nicht genug, außerdem hat er oft weder die Zeit noch die Möglichkeit, die Angaben zu überprüfen. Noch weniger hat der den Abbruch ausführende Arzt diese Möglichkeit. Trotzdem ist er derjenige, der strafrechtlich zur Verantwortung gezogen werden kann, wenn die Indikation nicht den strengen Anforderungen des Gesetzgebers entspricht.

Am allerwichtigsten ist, daß unerwünschte Schwangerschaften gar nicht erst entstehen.

Wir Gynäkologen, und hier sind vor allem die niedergelassenen Kollegen angesprochen, sollten in den Schulen Aufklärungsunterricht incl. Verhütungsberatung auf freiwilliger Basis erteilen. Ernsthaft sollte erwogen werden, ob ärztlich verordnete Kontrazeptiva kostenfrei abgegeben werden sollten. Es ist eine schwer erträgliche Situation, daß der Schwangerschaftsabbruch kostenlos ist, jetzt sogar für die beratungslose Fristenlösung bei bundesdeutschen Frauen in der ehemaligen DDR, während die Kontrazeption die Frauen finanziell belastet.

Abzulehnen ist die vorgeschlagene Verkürzung der Frist für den eugenischen Schwangerschaftsabbruch auf 12 Wochen. Sie ist unlogisch, weil dieser weder strafbar ist, noch von der Gesellschaft in Frage gestellt oder gar abgelehnt wird. Sie ist unnötig und sogar bedenklich, weil es noch nicht möglich ist, alle Fehlentwicklungen zu einem so frühen Zeitpunkt zweifelsfrei festzustellen. Hier sollte es bei der 22. Woche bleiben.

Das forensische Risiko der Geburtshilfe heute

Zunächst eine erfreuliche Mitteilung: die deutsche Geburtshilfe ist nach ihren Leistungsdaten heute eine der besten, wenn nicht die beste in der Welt. Im Jahre 1989 betrug die perinatale Mortalität in der Bundesrepublik 6,4 Promille! Das ist Weltspitze. Schon im vergangenen Jahr haben wir die bisher unerreichbar scheinenden skandinavischen Zahlen zum Teil hinter uns gelassen (Abb. 1). Gleichzeitig ist aber eine andere bedrückende Entwicklung zu verzeichnen, nämlich bei den Haftpflichtansprüchen.

Während die Häufigkeit von Schadensfällen etwa gleich geblieben ist, ist die durchschnittliche Schadenshöhe durch die Geburtshilfe dramatisch angestiegen und zwar im Vergleich vor zu 10 Jahren etwa um das Vierfache (Abb. 2). In den übrigen medizinischen Fächern waren keine überdurchschnittlichen Steigerungsraten nachzuweisen. Der Grund sind Haftpflichtansprüche wegen frühkindlicher Hirnschäden.

Nach Auskunft einer großen deutschen Ärzteversicherung bedeutet das eine Schadensbedarfserhöhung (worunter die Höhe der Prämie zur Abdeckung des Schadensaufwandes zu verstehen ist) von über 300%. Für die Versicherungen stellt sich bereits die Frage, wie lange die bestehenden Haftpflichtprämien noch gehalten werden können. Ohne die Solidarität der übrigen Beitragszahler wäre es denkbar, daß die Prämien der Gynäkologen Größenordnungen annehmen, wie wir sie bisher nur in den USA kennen und die dort viele Ärzte zur Aufgabe der Geburtshilfe veranlaßt haben. Dies ist allerdings noch eine nur theoretische Erwägung, da die Verhältnisse in den USA mit den unsrigen aus vielen Gründen nicht vergleichbar sind. Schon jetzt mehren sich aber die Berichte über die Kündigung von Verträgen seitens der Versicherungsgesellschaften.

Wir stehen also vor der paradoxen Situation, daß die deutsche Geburtshilfe mit die beste in der Welt und das Risiko für Mutter und Kind so niedrig ist wie nie zuvor, daß aber das Risiko für den Geburtshelfer, in einem Schadensersatzprozeß mit hohen Beträgen verwickelt zu werden, noch nie so hoch war wie heute.

Was sind die Ursachen?

Es gibt schicksalhafte Risiken, die trotz aller Sorgfalt nicht vermieden werden können, und es gibt beherrschbare Risiken. Der Fortschritt in der Medizin macht aus schicksalhaften Risiken beherrschbare. Dies aber um den Preis immer strengerer Anforderungen an die Leistungsstandards, an denen wir gemessen werden.

Das allgemeine Erwartungsniveau gegenüber der Geburtshilfe steigt weiter. Die Gesellschaft ist andererseits immer weniger bereit, den ungünstigen Ausgang einer Geburt als schicksalhaft zu sehen. Sie wird dabei bestärkt von einer immer größer werdenden Zahl von Rechtsanwälten oder anderen Organisationen, die ein Versagen des Geburtshelfers voraussetzen und zu Schadenersatzforderungen raten. Kommt es zur Verurteilung, dann fast ausnahmslos aufgrund von Gutachten, die die Justiz von medizinischen Sachverständigen eingeholt hat.

Hier muß unsere Kritik ansetzen: häufig fehlt es an Gutachten mit entsprechender Qualifikation. Berechtigte Klagen häufen sich über unsachliche, unkritische und zum Teil polemische Gutachten. Aber auch nach bestem Wissen und Gewissen erstellte Gutachten können oft der Kausalität nicht gerecht werden. Neue Ergebnisse aus dem Bereich der Kinderneurologie geben Grund zur Annahme, daß manche neonatalen Hirnschäden zwar nach komplizierten Entbindungen auftreten, ihre Ursache aber in Faktoren haben, die durch den Entbindungsmodus nicht beeinflußt worden wären.

Ähnliches gilt für die fetale Herztonkontrolle. Frequenzmuster, die nach gutachtlicher Stellungnahme zu einem Kaiserschnitt hätten veranlassen sollen, können in

Perinatale Mortalität (in ‰) im Vergleich							
	1977	1981	1985	1986	1987	1988	1989
Schweden	10,2	7,7	7,3	7,5	7,1	6,8	
Finnland	11,0	7,9	7,3	6,4			
Dänemark	10,6	9,0	8,1	8,4	8,8	8,7	
Schweiz	11,2	9,0	8,2	6,6	7,9		
Norwegen	13,7	11,6	9,3	8,0	7,9	7,4	
Niederl.	12,9	10,7	9,8	9,7	9,4		
Bundesr.	14,9	10,5	7,9	7,5	7,3	6,5	6,4
DDR	15,1	13,6	9,9	9,1	9,3		
Österreich	17,5	12,0	10,1	9,2	7,6		
England	17,3	11,6	9,9	9,6	9,0		
Italien	24,1	18,8	15,2	13,2	12,5		

Abb. 1

Schadendurchschnitt (DM)
(Durchschnittlicher Aufwand pro gemeldeten Schaden)

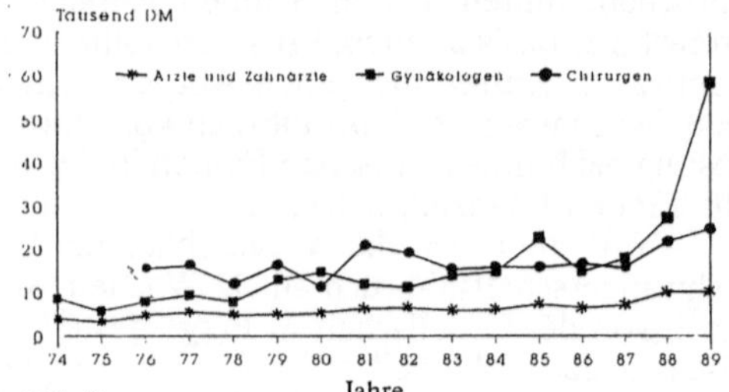

Abb. 2

ähnlicher Form auch bei Geburten mit völlig unauffälligem Neugeborenen auftreten. Die Beziehung zwischen dem geburtshilflichen Management auf der Basis der Überwachungsergebnisse einerseits und dem Zustand der Neugeborenen andererseits im Lichte neuer Ergebnisse zu interpretieren und die Konsequenzen für die gutachtliche Tätigkeit aufzuzeigen wird eines der Hauptthemen unseres Kongresses sein.

Eine neuere Analyse aller frühkindlichen Hirnschäden hat ergeben, daß weniger als 5% aller neonatalen Hirnschäden auf Ereignisse unter der Geburt zurückzuführen sind. Die meisten Ursachen liegen weiter zurück oder auch in den ersten Stunden nach der Geburt, z.B. Entwicklungsstörungen, Frühgeburtlichkeit, ungenügende Erstversorgung, Transportprobleme etc.

Lassen Sie mich an einem Beispiel erläutern: Hirnschädigende Ereignisse für das Kind, z.B. schwerer Blutdruckabfall der Mutter, können lange genug vor der Geburt stattfinden, so daß sich das Kind kreislaufmäßig wieder erholen kann und selbst in den ersten Minuten des Lebens noch unauffällig sein kann, bis dann doch der Hirnschaden manifest wird. Selbst bei atypischen Herzschlagmustern unter der Geburt hätte der Entbindungsmodus, also Kaiserschnitt oder nicht, keinen Einfluß auf die weitere Entwicklung des vorgeschädigten Kindes gehabt. Dennoch wäre der Geburtshelfer möglicherweise verantwortlich gemacht worden.

Daß offensichtliches Fehlverhalten oder Versäumnisse des Geburtshelfers auch so beurteilt und geahndet werden müssen, steht selbstverständlich außer Frage. Nach unserem heutigen Wissensstand können wir aber annehmen, daß ein nennenswerter Prozentsatz von Geburtshelfern bei Verfahren wegen frühkindlicher Hirnschäden zu Unrecht beschuldigt worden ist.

Auf dem Gutachter ruht also eine große Verantwortung, der er nur gerecht werden kann, wenn er auch neurologisch - neonatologisch auf dem Stand der Literatur ist und nicht die Kausalitäten nach altem Schema beurteilt. Aber auch der beste Gutachter kann nur das bewerten, was dokumentiert ist. Oft stehen ihm außer der Herztonschreibung und den Neugeborenen-Untersuchungswerten unmittelbar nach der Geburt keine weiteren objektiven Daten zur Verfügung, speziell keine über die ersten Lebensstunden.

Hier muß der Hebel angesetzt werden.

1. Voraussetzung für eine objektive Begutachtung ist in allererster Linie eine sorgfältige Dokumentation. Diese darf nicht nur die Geburt, sondern muß auch die ersten Lebensstunden des Neugeborenen mit einbeziehen. Nur so können Schädigungen, die erst nach der Geburt entstehen, nicht fälschlicherweise dem Geburtshelfer angelastet werden.

2. Es ist zu fordern, daß ausreichend qualifizierte Gutachter den Gerichten zur Verfügung stehen. Wir müssen die aktive Zusammenarbeit mit der Justiz fordern, indem wir von unserer Seite kompetente Gutachter für die jeweiligen Spezialgebiete benennen. Ich habe es für eine meiner wichtigsten Aufgaben gehalten, eine solche Gutachterstelle der Deutschen Gesellschaft für Gynäkologie und Geburtshilfe und des Berufsverbandes anzuregen und zu etablieren.

Mein Appell gilt aber allen Kollegen, besonders denjenigen, die an der Schwelle zur Pensionierung stehen oder diese soeben überschritten haben. Sie sollen sich als Gutachter zur Verfügung stellen. Gerade sie mit ihrer immensen Erfahrung und ihrer Unabhängigkeit sind für eine solche Aufgabe ganz besonders geeignet.

3. Der Ort der Entbindung muß dem Schweregrad der Gefährdung des Neugeborenen und der Mutter angepaßt sein. Eine vernünftige Regionalisierung kann zur Vermeidung von Hirnschäden beitragen und damit auch den Geburtshelfer entlasten. In erster Linie gilt das für das frühe Frühgeborene.

Beschuldigungen des Arztes betreffen immer mehr auch die sogenannte Organisationsverantwortung, wobei gerade hier vieles außerhalb seiner Einflußmöglichkeiten steht.

Dazu gehören z.B. die Verselbständigung des Pflegebereiches und die Zwitterstellung des „Arztes im Praktikum". Pflegekräfte werden oft in raschem Wechsel zugeteilt, ohne daß der Arzt in der Lage ist, ihren Kenntnisstand und ihre Zuverlässigkeit zu überprüfen. Zum anderen hat der Patient nach der Rechtsprechung den Anspruch, in einer Klinik nach dem Leistungsstandard eines erfahrenen Facharztes behandelt zu werden. Die Anhaltszahlen der Deutschen Krankenhausgesellschaft sind aber vom Fortschritt der Medizin und den Anforderungen der Justiz längst überholt. Jede Berechnung, die den Berufsanfänger beim Personalbedarf voll mitzählt - und das ist fast immer der Fall - bedeutet ein Versorgungsdefizit und damit ein höheres Risiko. Völlig sachfremde Rechenkunststücke von Prüfgesellschaften verstärken die Personalnot noch zusätzlich.

Der Krankenhausträger muß immer wieder schriftlich auf personelle Engpässe hingewiesen werden. Das ändert allerdings nichts am Risiko des Arztes, im Schadensfall verurteilt zu werden.

So trägt er leider die Verantwortung für Leistungsdefizite, die durch unzureichende Ausstattung seitens des Krankenhausträgers bedingt sind, der seinerseits von den chronisch finanzschwachen Kassen abhängig ist.

Diese Zusammenhänge sollten der Öffentlichkeit besser zugänglich gemacht werden, damit mehr Verständnis für die Position des Arztes erweckt wird.

Damit sind wir beim letzten Problem, das heute angesprochen werden soll, nämlich dem Verhältnis unseres Faches zur Öffentlichkeit.

Gynäkologie und Öffentlichkeit

Wir beklagen immer wieder Darstellungen in den Medien, die zur Verunsicherung der Öffentlichkeit und zum Vertrauensverlust beitragen.

Dieser schon vor 10 Jahren von Schmidt-Matthiesen an dieser Stelle beklagte Vertrauensverlust ist nicht besser geworden. Im Gegenteil: Gerade unsere Geburtshilfe, auf deren Leistungen wir wirklich stolz sein können, steht mehr denn je im Kreuzfeuer der Kritik. Für welche medizinische Disziplin gibt es z. B. eine vergleichbare Einrichtung wie die Arbeitsgemeinschaft „Kunstfehler in der Geburtshilfe"?

In letzter Zeit haben fast unverantwortliche Veröffentlichungen in Presse und Fernsehen über die Geburtshilfe viele Ängste ausgelöst.

Wenn wir aber Ängste und Vorbehalte abbauen und Vertrauen fördern wollen, müssen unsere Kontakte mit Medien und Politikern wesentlich intensiver werden. Wir müssen unsere Zurückhaltung aufgeben und durch verstärkte Öffentlichkeitsarbeit für mehr Transparenz unseres Faches sorgen.

Nicht der einzelne Arzt oder die einzelne Klinik, sondern unsere berufspolitischen und wissenschaftlichen Gremien müssen Wege finden, Probleme und Mängel, aber auch Fortschritte in der Forschung und medizinische Erfolge unseres Faches sachlich und allgemeinverständlich in den Medien darzustellen.

Bessere Kontakte, besonders mit den Medizinjournalisten, können dazu beitragen, Abstinenz und Abstand zu verringern. Wir werden für diese Zielsetzung Zeit und Engagement aufbringen müssen. Unser Berufsverband hat diesen Weg mit seiner Pressestelle bereits beschritten.

Die Deutsche Gesellschaft für Gynäkologie und Geburtshilfe hat daher einen Preis ausgesetzt, der alle zwei Jahre an einen Journalisten oder Publizisten für die beste allgemeinverständliche Veröffentlichung auf dem Gebiet der Geburtshilfe oder der Gynäkologie vergeben werden soll. Er ist mit DM 10 000,– dotiert und soll jeweils auf unserem Kongreß verliehen werden.

Außerdem wird von jetzt an in Bonn jährlich ein Informationsaustausch von Vertretern unseres Vorstandes mit Politikern stattfinden, die mit Problemen des Gesundheitswesens befaßt sind.

Zusammenfassung

Wir stehen am Beginn der Neunziger Jahre, ein Anlaß, zurück und nach vorne zu blicken. Die im Prinzip unlösbare Problematik des Schwangerschaftsabbruches zwingt uns nach der bisherigen Bilanz, nach neuen Wegen zu suchen. Hier müssen wir Stellung beziehen. Oberster Grundsatz für uns Ärzte muß es sein, Leben zu erhalten. Meine Einstellung habe ich Ihnen dargelegt. Die großen Erfolge in der Geburtshilfe und der Gynäkologie werden überschattet von der zunehmenden Belastung der Ärzte durch nicht immer berechtigte Vorwürfe. Die Beurteilung des ärztlichen Verhaltens muß an neuen Forschungsergebnissen gemessen werden und veränderten Arbeitsbedingungen Rechnung tragen.

Die Diskrepanz zwischen den Leistungen unseres Faches auf der einen Seite und dem Vertrauensverlust in der Öffentlichkeit auf der anderen Seite muß uns zu einer besseren Informationspolitik veranlassen, um damit mehr Verständnis zu erreichen und vorhandenes Mißtrauen abzubauen.

Wir müssen der Herausforderung unseres Faches begegnen und unsere Einsichten für eine Neuorientierung nutzen.

aus: Mitteilungen der Deutschen Gesellschaft für Gynäkologie und Geburtshilfe, Demeter, Gräfelfing, 1990: 8–12.

W. Krämer:[1)]

Lehrstuhl Wirtschafts- und Sozialstatistik, Universität Dortmund

Hippokrates oder Sisyphus - Die moderne Medizin als Opfer ihres eigenen Erfolges

Lassen Sie mich beginnen mit einer empirischen Beobachtung. Ich habe vor kurzem einmal einige Jahrgänge des „Spiegel" nach medizinischen Themen durchgesehen und will Ihnen die Schlagzeilen nicht vorenthalten, die mir dabei aufgefallen sind:

- Begrabene Illusionen
- Der große Krankenhaus-Skandal
- Deprimierende Bilanz der Deutschen Krebsforschung
- Warnung vor Beruhigungspillen
- Wie gefährlich sind unsere Ärzte?
- Psychiatrie: Schande ohne Ende
- Hirnschäden durch ärztliche Kunstfehler
- Mißbildungen durch Akne-Mittel
- Augenärzte warnen vor Laser
- Kostendämpfung auf Kosten der Patienten
- Umstrittene Operation gegen Kurzsichtigkeit
- Neue Risiko-Studie über Anti-Baby-Pille
- Krieg den Kranken
- Krank durch Krankenhaus

und so weiter.

Ich gebe zu: Es ist nicht schwer, im „Spiegel" dergleichen Schlagzeilen zu finden. Das Publikum liebt Sensationen, vorzugsweise negative, und irgendwie muß man das Blatt ja verkaufen. Aber auch ohne ein notorisches Nörgler- und Miesmachermagazin wie den „Spiegel" zum Maßstab aller Dinge zu nehmen, signalisieren diese Meldungen doch einen unübersehbaren Wandel im sogannten „Image" der modernen Medizin. Auch in anderen Medien, nicht nur im „Spiegel", wo man früher ganz anders über Medizin berichtet hat, finden Sie diese immer öfter zusammen mit Schlagworten wie „Skandal", „Betrug" und „Staatsanwalt". Ich frage mich: Wo ist die Euphorie, die Aufbruchstimmung noch der 60er Jahre geblieben?

Weder in der Öffentlichkeit noch im Medizinbetrieb selbst ist davon heute viel zu sehen. Stattdessen allenthalben Ernüchterung, Unsicherheit, Resignation. Woran liegt das?

Dazu habe ich vier Thesen formuliert, die ich zunächst recht plakativ in den Raum stellen und dann im einzelnen näher ausführen will.

(1) Generalthese: Die moderne Medizin kann nicht zuwenig, sondern zuviel. Die aktuelle Krise der Medizin - sofern man die gegenwärtigen Spannungen und Unsicherheiten so bezeichnen will - ist nicht in erster Linie, wie viele glauben, Symptom eines Defizits. Die aktuelle Krise der Medizin ist im Gegenteil eine nahezu notwendige Konsequenz eines gewaltigen technischen Erfolgs. Wäre die Medizin auf der Entwicklungsstufe des letzten Jahrhunderts, bei Semmelweis, Sauerbruch oder Röntgen stehengeblieben, hätte sie heute eine Menge Probleme weniger.

(2) Der Bedarf an Gesundheitsgütern, definiert als das medizinisch sinnvoll machbare, hat aufgrund dieses technischen Erfolges der Medizin heute jeden denkbaren Finanzierungsrahmen gesprengt. Zwischen Verheißung und Erfüllung in der Medizin, in einer Formulierung von Rainer Flöhl, dehnt sich heute ganz im Gegensatz zu früher eine weite Kluft, die mit fast jedem Fortschritt nur noch weiter wird. Eine optimale medizinische Versorgung für jeden Patienten ist heute eine absolute Illusion.

(3) Der medizinisch-technische Fortschritt macht die Menschen im Durchschnitt nicht gesünder, sondern kränker. Auch ohne iatrogene Morbidität wird der durchschnittliche Gesundheitszustand der Wohnbevölkerung mit wachsendem Erfolg der Medizin nicht besser sondern schlechter.

(4) „Prävention statt Therapie" ist leider auch kein Zauberwort. So verdienstvoll dieser Vorschlag auch ist - auch ich halte eine Fehlallokation von Mitteln hier durchaus für möglich - eines wird damit nicht erreicht: Die Kostenlawine im Gesundheitswesen zu stoppen. Das Gegenteil ist der Fall. Mit wachsendem Aufwand für Prävention wird der Bedarf an

[1)] Walter Krämer, Soziologe, Dortmund. Besonderer Kongreßvortrag auf Aufforderung des Präsidenten.

Gesundheitsgütern ceteris paribus eher zu- als abnehmen, genauso wie die Kosten des Medizinbetriebs.

Die Thesen im einzelnen

ad (1): Warum ist die Medizin heute so unbeliebt?

Meine These dazu ist: Die moderne Medizin kann nicht zu wenig, sondern in gewissem Sinn zuviel. Sie krankt nicht an ihren Fehlern, sondern an ihren Erfolgen. Erst durch den ungeheuren Erfolg der medizinischen Wissenschaft sind die aktuelle Qual der Wahl, der Überhang des Machbaren über das Finanzierbare, der Zwang zur Rationalisierung und all die damit einhergehenden Spannungen und Verunsicherungen doch überhaupt erst entstanden.

Was meine ich aber mit Erfolg? Hier ist es wichtig, ja sogar von zentraler Bedeutung, den – wie ich es nennen möchte – „zweidimensionalen Charakter" des Medizinbetriebs im Auge zu behalten. Dazu gibt es im Englischen ein schönes Wortspiel. Der Medizin ist es sowohl um „caring" als auch um „curing" zu tun. Oder auf Deutsch: Wir wollen von der Medizin geheilt, aber auch getröstet werden. Und mit Erfolg meine ich Erfolg vor allem in der ersten Dimension, in der Funktion als medizinisch-technischer Reparaturbetrieb. In diesem Sinne haben wir heute eine früher nie gekannte Effizienz erreicht. Selbst Ivan Illich würde sich heute weigern, auf einem Dentistenstuhl des Jahres 1880 Platz zu nehmen, oder im Bedarfsfall mit einem Herzschrittmacher des Jahrgangs 1960 statt dem neuesten Modell zufrieden sein, oder gar ganz auf dieses Wunderding verzichten wollen. Ich will mir ersparen, all die Segnungen der modernen Medizintechnik aufzuzählen, von denen unsere Großeltern nur träumen konnten. Der Punkt ist: Niemand bedauert, daß es diese Dinge heute gibt.

Dieser Erfolg in der technischen Dimension ist aber vollkommen unabhängig von jedem Fortschritt in der zweiten, der menschlichen Dimension der Medizin.

Man kann heute als Arzt, etwa als Labormediziner, alt werden, ohne jemals im Berufsleben einen Patienten gesehen zu haben. Der Nobelpreis für Medizin wird mittlerweile auch an Diplomingenieure und Physiker verliehen, und vor kurzem war im Fernsehen ein Roboter beim Entfernen eines Gehirntumors zu sehen.

Um die Medizin in dieser Richtung voranzutreiben, braucht man jedoch nicht notwendig ein warmes Herz. Damit will ich nicht sagen, alle Labormediziner etwa wären inhuman. Wichtig ist nur: Ob sie für den Patienten Anteilnahme und Mitgefühl empfinden oder nicht, ist für den medizinischen Erfolg absolut irrelevant. Möglicherweise lenkt es sogar nur von der Arbeit ab. Genau das hat wohl den bekannten Wiener Psychiater Erwin Ringel anläßlich eines kürzlichen Humanismusgespräches zu der Feststellung bewogen, übrigens unter anhaltendem Applaus des Publikums, die gegenwärtige Selektion und Ausbildung der Mediziner in westlichen Industrienationen brächte eine systematische Negativauslese der Bevölkerung hervor.

Ich sehe das etwas differenzierter. Sonst wäre ich wahrscheinlich heute auch nicht hier. Solange ich die Medizin als Reparaturbetrieb in Anspruch nehme, ist menschliche Anteilnahme für mich sekundär. Ich verlange auch kein Mitgefühl von meinem Automechaniker, warum dann von meinem Zahnarzt. Nach meinen bisherigen Erfahrungen wäre ich im Gegenteil sogar gern bereit, mich hier von einem Roboter oder trainierten Affen behandeln zu lassen.

Vollkommen anders ist die Situation dagegen, wenn man Hilfe sucht bei der zweiten, der menschlichen Dimension der Medizin. Groß ist die Enttäuschung, wenn man Trost erwartet und wird mit Technik abgespeist. Leider lassen sich aber Fortschritte in dieser Dimension nicht so einfach messen und bleiben daher meistens unbelohnt. Aber warum nicht einmal einen Medizin-Nobelpreis für eine Krankenschwester?

Der Aspekt des „caring" im Gegensatz zum „curing" ist in der modernen Medizin nämlich nicht nur unterentwickelt, er wird mit jedem Fortschritt auf dem Gebiet des „curing" sogar noch systematisch weiter ins Abseits gedrängt. Effizienz heißt Arbeitsteilung, in der Wirtschaft wie in der Medizin. Arbeitsteilung ist das A und O jedes Produktivitätsfortschritts. „Früher hatte der Arzt den ganzen Menschen im Blick", hab ich einmal einen Mediziner klagen hören, „heute haben wir für jeden Knochen einen eigenen Professor".

Damit wir uns nicht mißverstehen: Ich halte diese Klagen für verfehlt. Wenn ich selbst etwa für eine Operation ins Krankenhaus gehe, will ich dort einen absoluten Spezialisten und keinen mitfühlenden Allgemeinmediziner sehen, auch wenn dieses Spezialistentum auf Kosten menschlicher Anteilnahme zustandekommt.

Zusammenfassend: Das so moderne diffuse Lamentieren über die Dehumanisierung der Medizin beruht vor allem auf der fehlenden Erkenntnis des zweidimensionalen

Charakters dieser Wissenschaft. Es ist das Nörgeln von Leuten, die sich waschen wollen, ohne naß zu werden. Von einer künstlichen Niere oder einem Computertomographen kann man nun einmal keine Gefühle erwarten, auch wenn sie einem zehnmal das Leben retten. Diese Anklage der Inhumanität aber hat die moderne Medizin durch ihre technischen Erfolge selbst erst erzeugt.

ad (2): Die Explosion des Bedarfs. Das nächste Dilemma, von dem heute ohne medizinischen Fortschritt keine Rede wäre, heißt „Kostenexplosion". Der große Kostentreiber des modernen Gesundheitswesens sind nämlich nicht die Gesundheitsberufe oder die Pharmaindustrie, der große Kostentreiber ist der medizinische Fortschritt selbst. Unser Gesundheitswesen war früher preiswerter, nicht weil die Menschen gesünder, die Ärzte bescheidener oder die Preise niedriger waren, sondern weil es all die teuren Wunderdinge, die heute die Kassenbudgets belasten, damals noch nicht gab.

Diese Explosion des Machbaren hat eine Explosion des Bedarfs erzeugt, und diese wiederum die berühmte Kostenexplosion. Als Operationen am offenen Herzen noch nicht möglich waren, gab es auch keinen konkreten Bedarf danach. Erst die Erfindung der Herz-Lungen-Maschine rückte dergleichen Eingriffe aus dem Reich der Utopie ins Reich der Wirklichkeit, und genauso treibt der medizinische Fortschritt auch anderswo parallel mit der Front des Machbaren auch die Front der Kosten immer weiter vor.

Nur in seltenen Ausnahmefällen wird durch medizinischen Fortschritt das Therapieren billiger. So habe ich mir z. B. sagen lassen, daß heute die Therapie von Magengeschwüren weitaus billiger mit Medikamenten statt wie früher durch chirurgischen Eingriff erfolgt, aber das ist leider nicht der Regelfall. Selbst der zunächst als großes Sparwunder angepriesene Nierenlithotriptor hat sich inzwischen als Kostentreiber herausgestellt. In der Regel macht medizinischer Fortschritt die Gesundheit nicht billiger sondern teurer, und zwar dadurch, daß etwas früher Unpraktikables heute machbar wird. Die vieldiskutierte Kostenexplosion ist damit in Wahrheit keine Kosten-, sondern aller unbestreitbaren Mißwirtschaft zum Trotz vor allem eine Effizienz- und Leistungsexplosion. Ausgaben sind immer das Produkt von Preis und Menge, und wenn Sie die Ausgabenexplosion der 70er und 80er Jahre einmal auf diese beiden Komponenten aufteilen, stellen Sie fest, daß nicht die Preise, sondern ganz klar die Mengen der Hauptmotor gewesen sind.

Das Prinzip ist nur allzu einfach: Was nicht existiert, kostet auch nichts. Das fängt bei Kontaktlinsen an und hört bei Kernspintomographen auf. Vor 100 Jahren hatte keine Krankenkasse für die Kosten eines Herzschrittmachers aufzukommen.

Nierenlithotriptoren, Dialyseautomaten, Computertomographen waren noch vor wenigen Jahrzehnten unbekannt. Unsere Großeltern kannten weder Organverpflanzungen noch Kunstherzen, weder Retortenbabys noch Ultraschall, weder Rettungshubschrauber noch Intensivstationen und haben u. a. auch deswegen wesentlich kürzer gelebt. Dafür war ihre Krankenkasse aber auch erheblich billiger.

Laut Deutschem Ärzteblatt stiegen z. B. die Kosten für Dialysebehandlung in Westdeutschland von jährlich 46 Millionen Mark Mitte der 60er Jahre auf heute über eine Milliarde Mark im Jahr, nicht weil immer mehr Menschen an Nierenversagen erkranken oder die Dialyseautomaten so viel teurer werden, sondern weil es immer mehr von diesen Geräten gibt. Die gleiche Mengenexplosion auch bei Organverpflanzungen: 1975 zählte man ganze 165 Nierenverpflanzungen in Westdeutschland, letztes Jahr dagegen fast 2000, mehr als zehnmal soviel. Parallel nahmen die Herzverpflanzungen von 1 auf 250, die Leberverpflanzungen von 10 auf 163, und die Verpflanzungen der Bauchspeicheldrüse von 0 auf 49 zu.

Bei medizintechnischen Großgeräten sind die Zahlen ähnlich. Seit 1972 nahmen Nierenlithotripter von 0 auf 21, Kernspintomographen von 0 auf 57 und Computertomographen von 0 auf 560 zu.

Damit ist die moderne Medizin auch hier ein Opfer ihres eigenen Erfolges: Je mehr sie kann, desto mehr wird sie als Kostentreiber angeklagt.

ad (3): Das Paradox des medizinisch-technischen Fortschritts. Die moderne Medizin ist aber noch in einem dritten Sinn zum Opfer ihres eigenen Erfolges geworden. Erstens macht sie ihren Klienten nicht zufrieden sondern rebellisch, zweitens macht sie das Gesundheitswesen nicht billiger, sondern teurer, und drittens, und hier entpuppt sich der moderne Hippokrates endgültig als Sisyphus, drittens macht sie den Menschen im Durchschnitt nicht gesünder, sondern kränker.

Ich habe auf einer Konferenz einmal einen alten Kliniker sagen hören: Früher hatten wir es einfach. Da war der Patient nach einer Woche entweder wieder gesund oder tot.

Das ist heute anders. Heute besitzt die Medizin ein großes Arsenal früher unbekannter Abwehrwaffen, aber dies sind zu einem großen Teil, wie die Amerikaner sagen, nur „halfway-technologies“: Sie halten uns zwar am Leben, aber machen uns nicht gesund. Das ist zwar kein hundertprozentiger, aber trotzdem ein Erfolg. Fragen Sie doch einmal einen Nierenkranken oder Diabetiker, ob er es vorzieht, tot zu sein.

Das ist das nächste Paradox. Ohne die moderne Medizin wären zwar viele von uns wahrscheinlich lange tot, aber die Überlebenden dafür im Durchschnitt - ich betone: im Durchschnitt - eher gesünder als sie es heute sind.
Noch nie gab es so viele kranke Menschen in der Bundesrepublik. 1969 etwa lagen rund 7 Millionen Bundesbürger als Patient im Krankenhaus, verglichen mit 13 Millionen letztes Jahr. Jeder elfte Bundesbürger ist heute schwerbehindert, wenn man dem Statistischen Jahrbuch glauben darf. Rund 400000 leiden an Muskel-, mehr als zwei Millionen an Knochenschwund. Hier sehen Fachleute sogar eine „neue Volkskrankheit“ am Horizont. Rund 10 Prozent aller Schulkinder unter 14 Jahren haben Asthma. Eine halbe Million Bundesbürger sind von multipler Sklerose, mehr als vier Millionen von Psoriasis und Neurodermitis bedroht. Jeweils fünf bis zehn Millionen Bundesbürger sind psychisch gestört, schwerhörig oder venenkrank. Insgesamt weisen, wie ich kürzlich in einer Pharma-Zeitschrift gelesen habe, fast drei Viertel der erwachsenen Bevölkerung krankhafte Veränderungen an den Venen auf. Mehr als drei Millionen Bundesbürger leben krankheitshalber auf Diät, 10 Millionen haben Rheuma, weitere 10 Millionen sind zu dick, und rund 25 Millionen Bundesbürger leiden nach Auskunft des Deutschen Allergiker- und Asthamtikerbundes an einer Allergie.

So kommen Sie auf rund 100 Millionen Kranke in der Bundesrepublik, etwa das Doppelte der Wohnbevölkerung. Hätten nicht viele Betroffene mehrere Krankheiten auf einmal, so gäbe es tatsächlich bald keinen Gesunden mehr.

Ehe Sie mich jetzt der Scharlatanerie beschuldigen: Ich weiß, daß dieses Bild leicht übertrieben ist. Aber es enthält einen wahren Kern. Sehen Sie sich doch einmal unter ihren eigenen Freunden und Bekannten um. Ein vollkommen gesunder 60jähriger ohne alle Beschwerden kann doch heute beinahe im Zirkus auftreten.

Auch wenn einige von Ihnen mich jetzt böse ansehen: Dafür kann ich nichts, ich stelle das nur fest. Zugleich ist das eine ganz zentrale Stelle meines Referates, und deshalb ist mir sehr daran gelegen, daß Sie mich jetzt nicht mißverstehen. Ich behaupte nämlich nicht, und ich betone das hier noch einmal, daß die Medizin den einzelnen Patienten kränker macht. Ich kenne sehr wohl die beängstigenden Statistiken über iatrogene Morbidität im Krankenhaus und anderswo, aber das ist nicht das Hauptproblem. Der Nettoeffekt des modernen Gesundheitswesens ist allen medizininduzierten Beschwerden zum Trotz eindeutig positiv, und nur um diesen Nettoeffekt geht es mir hier.

Wer durch den medizinischen Fortschritt kränker wird, ist also ganz entschieden nicht der individuelle Patient, sondern der Durchschnitt der Überlebenden. Das ist ein ganz zentraler Punkt und ein großer Unterschied. Betrachten wir nicht den einzelnen Patienten, sondern den Durchschnitt aller Überlebenden, löst sich das Paradox ganz einfach auf.

Nehmen Sie Nierenversagen. Wir haben in der Bundesrepublik mit die höchsten Raten an Nierenkranken in der ganzen Welt, aber nicht, weil die Medizin so schlecht ist, sondern weil sie so gut ist. Hätten wir nicht die ausgezeichneten und weltweit als vorbildlich angesehenen Möglichkeiten der künstlichen Blutwäsche für alle, die sie brauchen, gäbe es heute sehr viele Nierenkranke weniger. In England, wo ich gerade ein Forschungsfreisemester verbracht habe, gibt es nur rund 80 Nierenkranke pro eine Million Einwohner, verglichen mit mehr als 200 in der Bundesrepublik, aber nicht, weil in England diese Krankheit seltener auftritt (die Inzidenz von Nierenversagen ist im Gegenteil fast die gleiche wie bei uns), sondern weil in Großbritannien kaum ein Nierenkranker seinen 65ten Geburtstag überlebt.

Oder nehmen Sie den Diabetes. Heute gibt es rund 2 Millionen Zuckerkranke in Westdeutschland, mehr als 10mal soviel wie zu Zeiten Röntgens oder Kochs. Das liegt aber nicht an der Unfähigkeit der Medizin, sondern daran, daß vor 60 Jahren das Insulin erfunden wurde. Auch hier das gleiche Resultat - und ich bitte Sie inständig, dies genauso zu interpretieren wie es gemeint ist: Ohne medizinischen Fortschritt wäre der Durchschnitt der Überlebenden heute gesünder. Oder nehmen Sie die mehreren hunderttausend Herzschrittmacher-Träger in Westdeutschland. Ohne diese Geräte gäbe es heute sehr viele Herzkranke weniger. Oder nehmen Sie die zahlreichen Frühgeborenen, die heute mit immer weniger Wochen und Pfunden überleben, wenn auch häufig am Gängelband der Medizin vom Anfang bis zum Ende ihrer Existenz.

Beispiele gibt es genug, und ich will auch gar nicht weiter in die Einzelheiten gehen. Der Punkt ist einfach der, und dabei zitiere ich fast wörtlich den Präsidenten Ihrer Bundesärztekammer (Karsten Vilmar), daß es, je besser die Medizin ist, um so mehr Kranke geben wird. Es ist eine absolute Illusion zu glauben, daß ein besseres im Sinne von medizinisch effizienteres Gesundheitswesen uns als Kollektiv gesünder macht. Den einzelnen Patienten ja, aber den Durchschnitt der Überlebenden nein. Die große Gleichung „mehr Geld = mehr Gesundheit" ist ganz eindeutig falsch. Genausogut können Sie versuchen, einen Brand zu löschen, indem Sie Benzin hineinschütten. Die Kluft zwischen Verheißung und Erfüllung in der Medizin wird allen Anstrengungen zum Trotz nicht kleiner sondern reißt mit jedem Fortschritt nur noch weiter auf. Die moderne Medizin sitzt, wenn Sie so wollen, in einer Fortschrittsfalle fest.

ad (4) Die Illusion der Prävention: Ich komme nun zu meiner letzten These und damit zu einem besonders heiklen Punkt. Obwohl am ehesten zur Provokation geeignet und dazu, Agressionen freizusetzen, ist diese These gleichzeitig am fundiertesten durch empirische Untersuchungen gedeckt. Sie heißt: Prävention ist kein Kostendämpfungsinstrument. Durch Verlagerung von Ressourcen auf die Verhinderung statt die Behandlung von Krankheiten ist die Inflation der Gesundheitsausgaben nicht zu bremsen. Sie wird im Gegenteil nur noch mehr angefacht.

Derzeit geben wir in Westdeutschland rund 150 Milliarden Mark im Jahr für die Behandlung, aber kaum 15 Milliarden Mark, d. h. weniger als ein Zehntel davon, für die Verhinderung von Krankheit aus. Vielen erscheint das ein groteskes Mißverhältnis. Oft folgt dann die Forderung, durch Umleitung von Mitteln in Richtung Prävention sowohl die Kosten zu senken als auch die Gesundheit der Menschen zu verbessern.

Diesen Optimismus teile ich nicht ganz, zumindest was das Kostenargument betrifft. Der Grund ist ebenso trivial wie unangenehm. Kürzlich habe ich in einem englischen Andenkenladen dazu einen Aufkleber mit folgendem Spruch gesehen: „If you give up drinking, smoking and sex, you don't live longer. It just seems like it." Das ist natürlich falsch, denn Nichtraucher leben nicht nur subjektiv, sondern auch objektiv länger als andere, enthält aber trotzdem einen wahren Kern. Auch Nichtraucher müssen sterben, genau wie Anti-Alkoholiker, und eine per Prävention verhinderte Krankheit macht uns nicht unsterblich, wie viele Präventionsfreunde zu glauben scheinen, sondern nur Platz für eine andere.

Angenommen, die Menschheitsgeißel Krebs ist tatsächlich besiegt. Das wäre ein großer Triumpf für die Medizin und eine Erleichterung für uns alle. Aber wären die Menschen damit unsterblich geworden? Natürlich nicht. Die letztendliche Sterblichkeitsrate bleibt aller Medizin zum Trotz immer 100 Prozent. Sterben wir nicht an Krebs A, dann an Krebs B, und sterben wir nicht an Krebs, dann an Alzheimer oder Herzinfarkt. Amerikanische Demographen haben z. B. ausgerechnet, daß die vollständige Elimination von Krebs die mittlere Lebenserwartung nur um rund zwei Jahre erhöht, daneben aber eine drastische Zunahme der Mortalität bei Herz- und Kreislauferkrankungen bewirkt.

Damit bin ich zugleich beim Kostenaspekt. Ob die erfolgreiche Prävention einer Krankheit das Gesundheitsbudget entlastet oder nicht, hängt offenbar davon ab, ob die „Ersatzkrankheit" billiger oder teurer zu therapieren ist. Das ist eine empirische Frage und kann nicht am grünen Tisch entschieden werden. Eine grobe Überschlagsrechnung mag das Dilemma jedoch verdeutlichen: Nach Berechnungen meines ehemaligen Kollegen Henke in Hannover kostete die Behandlung von Krebs in der Bundesrepublik im Jahr 1980 rund 20000 Mark pro Todesfall. Dem stehen direkte Kosten von rund 35000 DM bei Herz-Kreislauferkrankungen gegenüber, d. h. nur ein Illusionist kann von einer Verlagerung der Mortalität von Krebs auf Herz-Kreislaufkrankheiten eine Entlastung des Gesundheitsbudgets erwarten.

Zusammenfassung

Die moderne Medizin, als Wissenschaft wie als Wirtschaftszweig, ist heute eher unbeliebt. Diese Vertrauenskrise ist aber kein Zeichen eines Versagens, sondern notwendige Konsequenz eben dieses Erfolges, und das zumindest auf zweifache Art:

(1) Ohne Erfolg der Medizin in ihrer technischen Dimension wäre das aktuelle Gerede über die Enthumanisierung der Medizin offenbar gegenstandslos. Wenn dem Arzt nichts übrig bleibt, als Händehaltend am Bett des Sterbenden auf dessen Tod zu warten, entfällt jeder Protest über die Kälte und Inhumanität einer Intensivstation.

(2) Ohne den technischen Erfolg der Medizin hätte es auch die sogenannte „Kostenexplosion" und alle damit einhergehenden Diskussionen und Verunsicherungen nie

gegeben. Denn diese Kostenexplosion ist keine Kosten- sondern vor allem eine Leistungsexplosion, und daher auch kein Anlaß für eine Entschuldigung. Mein Rat daher an die Standes-Vertreter hier im Saal: Statt im Büßerhemd herumzulaufen, seien Sie doch lieber auf Ihr Können stolz! Wenn die Kosten dieses Unternehmens, nach Abzug aller Verschwendung und Mißwirtschaft, wovon zusätzlich auch noch mehr als genug vorhanden ist, aber das soll heute nicht mein Thema sein, wenn dann die Kosten dieses Unternehmens immer noch größer sind als was die Gemeinschaft als ganzes zu zahlen bereit ist, dann ist das nicht Ihre Schuld. Sie werden sich allerdings immer häufiger damit konfrontiert sehen, bei Anträgen auf weitere Mittel für medizinisch durchaus sinnvolle, Leiden lindernde oder Leben rettende Heil- und Diagnosemaßnahmen die bisher eher ungewohnte Antwort „Nein" zu hören. Das Zeitalter der Blankoscheck-Medizin ist vorbei, und als Außenstehender bin ich schon sehr gespannt darauf, und das soll auch mein letztes Wort für heute sein, wie sie mit diesem Dilemma fertig werden.

aus: Archives of Gynecology and Obstetrics 25, 1168–1174 (1991).

Dieter Krebs

49. Präsident der Deutschen Gesellschaft für Gynäkologie und Geburtshilfe

Tagungsort: Berlin,
8.-12. September 1992

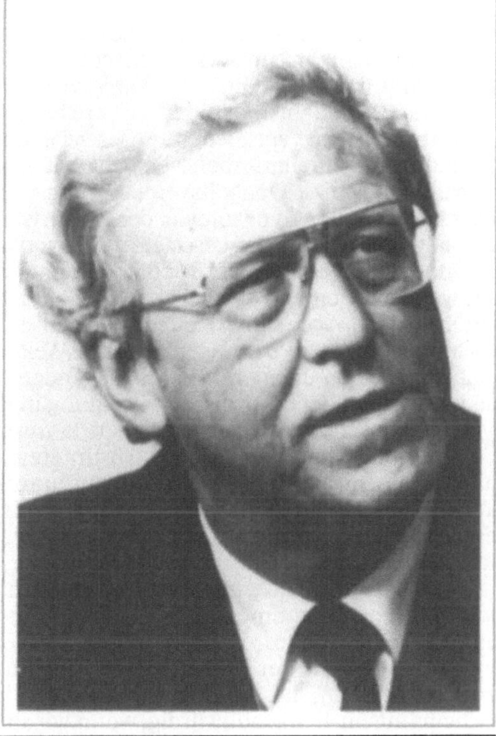

Persönliche Daten
geboren am 7. Mai 1933
in Lüchow-Dannenberg

Einleitung:

Mit der Wiedervereinigung Deutschlands (3.10.1989) ergab sich die Herausforderung, den Kongreß nach 55 Jahren[21] wieder nach Berlin einberufen zu können, wo mit dem Internationalen Congress Center (ICC) ein vorzüglich ausgestattetes Kongreßhaus zur Verfügung stand. Dieses hatte bereits den XI. Weltkongreß der FIGO[22] beherbergt (15.-20.9.1985, Präsident Prof. K. Thomsen). Prof. D. ***Krebs***[23]*, Bonn, hatte das Programm bewußt umfassend ausgerichtet. Die Verhandlungsberichte[24] konnten deshalb als „Stand der Gynäkologie und Geburtshilfe in Deutschland im Jahre 1992"[25] herausgegeben werden. Die Eröffnungsansprache des Präsidenten war mit Absicht kurz und mahnte unter dem Motto „Der Preis der Freiheit ist die Verantwortung" einige als am meisten dringlich empfundene Problembereiche an: Berufsordnung, Fehlverhalten einzelner Ärzte, Verantwortung für die Forschung, Kinderlosigkeit, ärztliche Ethik. Der Verhandlungsbericht von diesem Berliner Kongreß ist mit mehr als 1600 Seiten der umfangreichste geworden, den die Gesellschaft je veröffentlicht hat und das, obschon der Geschäftsteil mit der Eröffnungssitzung und den Protokollen der beiden Mitgliederversammlungen wie schon seit dem Jahre 1986, nicht mehr in den Berichtsband aufgenommen worden war.*

D. Krebs:

Der Preis der Freiheit ist die Verantwortung

Es ist das Vorrecht des Präsidenten auf der Tagung zu drängenden Fragen unseres Faches Stellung zu nehmen, und wie wahrscheinlich bei jedem Präsidenten vor mir und nach mir, beginnt damit die Qual der Wahl. Allzu viele Themen bieten sich an.

So wäre es möglich, darüber zu berichten, wie eine Kommission, zusammengesetzt aus Vertretern der verschiedenen Bereiche unseres Faches und Vertretern des Berufsverbandes in 2jähriger Arbeit versucht hat, ein vernünftiges Weiterbildungskonzept zu erarbeiten, das eine Qualitätsverbesserung der Weiterbildung in den drei Hauptsäulen unseres Faches der Gynäkologie, der Geburtshilfe und der Reproduktionsmedizin bewirken sollte. Leider wurde dieses Konzept verwässert, da die Weiterbildungskommission der Bundesärztekammer der Meinung war, daß in allen Fächern die gleichen Maßstäbe anzuwenden seien und speziellen Gegebenheiten einzelner Fächer nicht Raum gegeben werden könnte. Auch sahen Kollegen aus unserem Fachgebiet ihre eigenen Möglichkeiten beschnitten, ohne zu überlegen, daß die Weiterbildung in der neuen Form erst zu einer Qualitätsverbesserung der uns nachrückenden Gynäkologengeneration führen sollte und daß im Rahmen der europäischen Einigung in jedem Falle eine Anpassung erfolgen muß.

Man könnte über den Paragraphen 15 unserer Berufsordnung sprechen, der besagt: „Ärztinnen und Ärzte haben sich untereinander kollegial und rücksichtsvoll zu verhalten. Unsachliche Kritik an der Behandlungsweise oder dem beruflichen Wissen eines Arztes sowie herabsetzende Äußerungen über seine Person sind berufsunwürdig". Leider beschäftigen uns solche Verhaltensweisen von Kollegen besonders in Gutachtenfragen nicht selten.

Aktuell wäre es auch, über den Paragraphen 218 zu sprechen und zu fragen, ob wir uns nicht zu sehr der Argumentation der Politiker angeschlossen haben, wenn wir den Inhalt des bestehenden Gesetzes verneinen, da das Gesetz nicht durchsetzungsfähig sei. Bei aller Unterschiedlichkeit der Meinungen, auch in unseren eigenen Reihen, kann doch nicht vergessen werden, daß zu einem ärztlichen Eingriff eine Indikationsstellung gehört. Es erscheint mir auch unglaubwürdig, wenn wir als Ärzte unseren Standpunkt aufgeben, daß wir als Ärzte dem Leben und dem Wohlbefinden der Mutter in gleicher Weise verpflichtet sind wie dem Ungeborenen.

Man könnte auch über Mißstände in der Medizin sprechen. Mißstände in der Berufsausübung wie auch in Abrechnungsfragen und daß die Fehler einiger Kollegen unseren ganzen Stand in der Meinung der Öffentlichkeit herabsetzen. Während das Verhältnis zwischen dem Arzt und dem einzelnen Patienten nach wie vor in der großen Mehrzahl ein vertrauensvolles ist, ist das Meinungsbild der Öffentlichkeit und der Medizin bezüglich der Integrität unseres Berufstandes eher in zunehmendem Maße negativer geworden. Allerdings müßte man dann auch erwähnen, daß ärztliche Leistung wie in jedem anderen Berufsstand honoriert werden muß, und man könnte auf den Wahlslogan einer großen Partei hinweisen, der da lautet: „Leistung muß sich wieder lohnen".

Sie sehen, daß kein Mangel ist an aktuellen Themen. Bewußt habe ich daher für diese Eröffnungssitzung das Motto gewählt:

„Der Preis der Freiheit ist die Verantwortung".

Wir haben es selbst in der Hand, unsere freiheitliche Berufsausübung zu erhalten, indem wir uns der Verantwortung stellen, jeder an seinem Platz, um dem Bild ärztlicher Tätigkeit wieder den Stellenwert zu geben, der ihm gebührt. Wir selbst müssen für Ordnung in unseren eigenen Reihen sorgen. Verweigern wir uns der Verantwortung, wird auch die Freiheit der Berufsausübung für uns, aber auch für nach uns kommende Ärztegenerationen verloren sein.

Erlauben Sie mir das Motto dieser Eröffnungssitzung auch für den Bereich der Forschung und speziell der klinischen Forschung anzuwenden. Mit großer Freude kann man feststellen, daß über 750 freie Vorträge von unseren Mitarbeitern für diesen Kongreß angemeldet worden sind. In einer Zeit, in der intensive Beschäftigung mit der Wissenschaft nicht unbedingt auch eine große Karriere verspricht, finde ich es beeindruckend, und es macht mich hoffnungsfroh, wenn ich sehe, daß die Freude etwas zu entdecken, die Hoffnung damit Kranken zu helfen ungebrochen ist.

Wir haben die Verantwortung, unseren Mitarbeitern die Möglichkeit der Forschung zu erhalten. Aber wir alle wissen, wie schwer dies geworden ist. Der Rektor der Medizinischen Hochschule Hannover hat in seiner Rede mit dem Titel: Probleme klinischer Forschung –

Notwendigkeit und Realität ausgeführt: „Universitätskliniken sind Stätten der Lehre und Forschung, der Auftrag der Krankenversorgung ist ein subsidiärer, daraus abgeleiteter Auftrag. Wer dies verdrängt und leugnet macht sich zum Totengräber der ärztlichen Versorgung und Medizin von morgen, weil es ohne Forschung keine gute Ausbildung und ohne Grundlagenforschung keinen medizinischen Fortschritt mehr gibt". Leider ist diese Aussage wenig real. Wir alle sind angehalten, unsere Effektivität in der Krankenversorgung nachzuweisen. Wir kämpfen um Belegungszahlen und versuchen in Pflegesatzverhandlungen Personal einzuwerben, um einen hohen Standard klinischer Versorgung zu gewährleisten. Demgegenüber sind die Möglichkeiten unserer Mitarbeiter in der klinischen Forschung tätig zu sein eher bescheiden. Dies gilt nicht so sehr in finanzieller Hinsicht. Zahlreiche Wissenschaftsorganisationen aber auch die Ministerien des Bundes und der Länder stellen bei fundierten Projekten Mittel in ausreichendem Maße zur Verfügung. Unsere Begrenzung liegt vielmehr in der Zeit, die wir unseren Mitarbeitern zur Verfügung stellen können. Obwohl unsere Assistenten verpflichtet sind Forschung zu betreiben, läßt es sich bei den Stellenplänen eine Aufstockung von Personal nur über die Krankenversorgung erreichen. Die Neueinrichtung von Stellen, die allein der klinischen Forschung zugute kommen, sind praktisch nicht zu erwirken.

Hier gilt es mehr denn je im Hochschulbereich letzte Bastionen zu verteidigen und den Gesetzgeber auf seine Verpflichtungen aufmerksam zu machen.

Wie steht es denn nun aber mit unserer Verantwortung um die Freiheit der Forschung. Können wir noch absehen, welche Schäden wir mit unserer Forschung anrichten. Können wir uns heute noch eine freie Forschung erlauben?

Lassen Sie mich ein Beispiel aus der Reproduktionsmedizin bringen. Die Forschung hat uns heute durch die Entwicklung antikonzeptiver Methoden die Möglichkeit gegeben selbst zu bestimmen, ob eine Schwangerschaft entstehen soll oder nicht. Die Methoden der Zerstörung des ungeborenen Lebens haben wir perfektioniert, so daß nur selten noch ein organischer Schaden für die Mutter bei einem Schwangerschaftsabbruch resultiert. Die Befruchtung im Reagenzglas erlaubt es uns, unmittelbar in den Zeugungsvorgang einzugreifen. Die schnelle Entwicklung der Genetik versetzt uns in die Lage, Leben auf Generationen hin zu verändern. Ist dies, konsequent zu Ende gedacht, nicht eine Schreckensvision?

Läßt es uns nicht an die Physiker in Dürrenmatts[1] Komödie denken, in der Möbius, der eine der Physiker, die sich in ein Irrenhaus freiwillig zurückgezogen haben, sagt:

„Wir sind mit unserer Wissenschaft an die Grenzen des Erkennbaren gestoßen. Wir wissen einige genau erfaßbare Gesetze, einige Grundbeziehungen zwischen unbegreiflichen Erscheinungen, das ist alles, der gewaltige Rest bleibt Geheimnis, dem Verstande unzugänglich. Wir haben das Ende unseres Weges erreicht. Wir haben uns vorgekämpft, nun folgt uns niemand nach. Unsere Wissenschaft ist schrecklich geworden, unsere Forschung gefährlich, unsere Erkenntnis tödlich".

Man könnte so denken, aber wenn ich auf unser Beispiel zurückkomme, so zeigt sich hier sehr klar, daß wir unsere Verantwortung erkannt haben. Sehr früh und 6 Jahre vor der Tätigkeit des Gesetzgebers hat die Ärzteschaft reagiert und gezeigt, daß sie bereit war, die Verantwortung zu übernehmen und in Richtlinien einen Mißbrauch zu verhindern und trotzdem den Fortschritt in der Versorgung unserer Patienten nicht zu gefährden. Ich könnte noch eine Reihe gleicher Beispiele nennen, die belegen, daß freiwillige Selbstkontrolle mehr erreicht als starre Gesetzgebung, die jeden Fortschritt unterbindet. Auch hier gilt, wenn wir uns unserer Verantwortung stellen, ist es mir vor der Freiheit der Forschung nicht bange.

[1] Friedrich Dürrenmatt (1921–1990), Dramatiker, Schweiz.

aus: Deutsche Gesellschaft für Gynäkologie und Geburtshilfe, Demeter, Gräfelfing, Mitteilungen Nr. 4/1992, S. 275–276.

Hermann Rudolf Hepp

50. Präsident der Deutschen Gesellschaft für Gynäkologie und Geburtshilfe

Tagungsort: München,
23.–27. August 1994

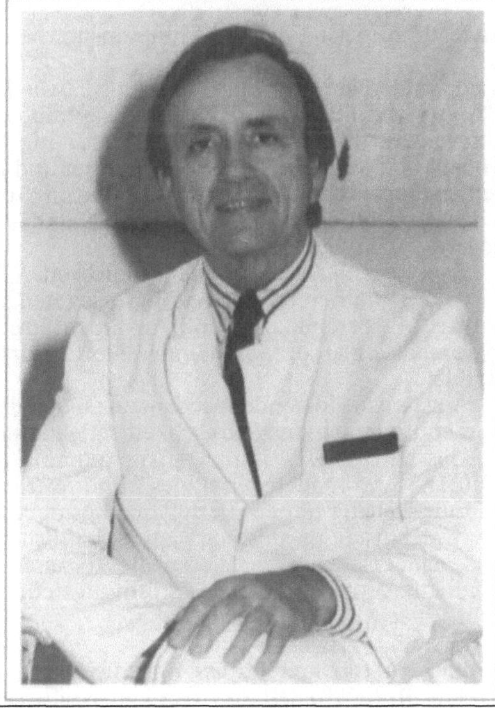

Persönliche Daten

geboren am 27. Januar 1934
in Singen

Einleitung:

Der 50. Jubiläumskongreß fand wie der erste (1886) in München statt (zum elften Male). Das Hauptgebäude der Ludwig-Maximilians-Universität, nicht mehr der Kongreß-Saal des Deutschen Museums, war der Versammlungsort. Prof. H. ***Hepp***[26] *hatte sechs Hauptthemen gewählt, um die sich vier Podiumsgespräche, fünf Spezialreferate, drei Pro- und Contrasitzungen und 28 Kurzvortrags- und Postersitzungen gruppierten. Schwerpunkte bildeten die Ansprache des Präsidenten zum Thema „Zwei Leben – Anspruch und Wirklichkeit", in welcher Hepp zeigte, daß „das medizinisch Machbare heute vielfach über das berufsethisch und rechtliche Dürfen und Sollen hinausreicht." Aus Anlaß des Jubiläums schloß der Kongreß mit einer Rückschau auf die deutsche Gynäkologie des Dritten Reiches*[27]*, ein Thema, welches auch im nachhinein noch engagiert diskutiert wurde*[28]*. Der 1995 veröffentlichte Kongreßband fand wieder zu überschaubaren Umfängen zurück, indem er auf den bei Kongreßbeginn 1994 vorliegenden zitierfähigen Abstract-Band verwies, welcher die freien Vorträge und Postermitteilungen enthielt.*

H. Hepp:

Zwei Leben - Anspruch und Wirklichkeit

Erweiterte Fassung der Eröffnungsansprache des Kongresses vom 23. August 1994

Das wunderbare, symbolhafte Werk „Zwei Leben" des jungen Österreichers Gunter Damisch vermittelt mir in malerischer Symbolsprache das Leben in seiner Beziehung zur Umwelt und deren wechselseitige Bedrohung. Nur die Erkenntnis und Beachtung des Verwoben- und Verwiesenseins von Mensch und Umwelt - im fließenden Ineinander eines gelben Flusses dargestellt - verheißt Rettung vor der Auflösung des Lebens. In philosophischer Betrachtung haben mich die beiden das Bild prägenden Symbole zum Leitthema unseres 50. Kongresses geführt:

Zwei Leben - Anspruch und Wirklichkeit.

Alle Hauptthemen dieses Kongresses stehen in dieser Dualität: Frauenheilkunde und Umwelt, Pränatalmedizin und Anspruch, Frühgeburt und Grenzen, operative Gynäkologie und Geriatrie, minimal-invasive Chirurgie und Qualität, Onkologie und Lebensqualität.

Auch meine folgenden Gedanken zu den drei meine Amtszeit prägenden Ereignissen werden Anspruch und Wirklichkeit reflektieren:

Das am 01.01.1993 in Kraft getretene Gesundheitsstrukturgesetz (GSG), das am 28.05.1993 verkündete Urteil des Bundesverfassungsgerichtes (BVerfG) zum § 218 StGB und die Debatte um ein Fortpflanzungsmedizingesetz.

In der Tradition unserer wissenschaftlichen Gesellschaft will ich Sie in die geistige Auseinandersetzung mit diesen die kommenden Jahre besonders bestimmenden drei Konfliktfeldern führen. Die Eröffnungsrede dieses 50. Kongresses wird daher auch politisch sein.

Gesundheitsstrukturgesetz und Anspruch

Am 01.01.1993 trat das GSG in Kraft. Der Gesetzgeber reagierte auf gewandelte Ansprüche in der Hoffnung, die Wirklichkeit einzuholen. Die Medizin befindet sich in einem epochalen Umbruch.

Es besteht Konsens, daß unser Sozialversicherungssystem an der Grenze seiner Leistungsfähigkeit angelangt, diese sogar überschritten ist und daher dringender Handlungsbedarf besteht. Gestritten wird über die Steuerungssysteme.

Fünf zum Teil vielschichtige und sich bedingende Ursachen sind zu nennen:

1. Der Fortschritt der Medizin

Medizintechnischer Fortschritt, der seinerseits interdependente Ursache und Folge des sozioökonomischen Fortschritts ist, hat einen Strukturwandel der Medizin und darin des Arztes, des Patienten und deren Beziehung zueinander bewirkt. Jeder medizinische Fortschritt weckt Bedürfnisse, hegt Erwartungen, stimuliert Ansprüche. Es ist also müßig zu fragen, ob es der medizinische Fortschritt ist, der die Bedürfnisse weckt, oder ob es neue Ansprüche sind, welche ihrerseits Fortschritte induzieren. Fest steht - jede neue medizintechnische Entwicklung führt bei entsprechender sozialpsychologischer Aufbereitung zur gesellschaftlichen Nachfrage[1]; sie sucht und findet ihren Markt. Wir haben also keine Kosten-, sondern zunächst eine Leistungsexplosion, welche die Anspruchsspirale antreibt. Von einer Fortschritts-[2] und Gesundheitsfalle[3] ist die Rede. Fuchs spricht wertfreier von der Fortschritts-Ausgaben-Spirale in der Medizin[4]. Diese dreht sich unter immer stärkerem Zeitdruck und bewirkt eine immer größere Spannung zwischen dem Anspruch des Patienten und der Wirklichkeit der Finanzierbarkeit.

2. Die demographische Entwicklung

Diese ist unter anderem eine Folge des medizinischen Fortschritts.

Moderne Medizin, insbesondere teure Intensivmedizin, ermöglicht immer mehr Kranken ein Überleben, welches, isoliert betrachtet, zu den bedeutendsten und meßbarsten

[1] Scheidel P (1981) Habilitationskolloquium vor der Medizinischen Fakultät der Universität des Saarlandes.
[2] Krämer W (1992) Zit. bei D. Korbjubeit. In: Die Zeit 42: 37. Siehe auch hier S. 377–382.
[3] Biermann H (1992) Die Gesundheitsfalle: Der medizinisch-industrielle Komplex. Hoffmann & Campe.
[4] Fuchs Ch (1992) Ethische Trends infolge medizinischen Fortschritts? Dt Ärztebl 89: B-2782.

Erfolgen der modernen Medizin zählt. Wir werden älter – oft um den Preis der Multimorbidität –, was wiederum kostentreibend die Leistungsfähigkeit der Sozialversicherungssysteme belastet. Im 2. Hauptthema „Operative Gynäkologie und Geriatrie" werden wir in diese Problematik eindringen.

3. Die Verrechtlichung der Medizin

Der juristisch geforderte Sicherheitsstandard in der Medizin übertrifft alles, was in anderen Lebensbereichen üblich ist. Immer öfter sind wir mit Urteilen konfrontiert, die millionenschwere Folgekosten verursachen[1]; sie bewirken zunehmend eine Defensivmedizin. An die Stelle fachkompetenter Entscheidungen in Diagnose und Therapie treten eine nicht nur unter ökonomischen Gesichtspunkten unvertretbare Überdiagnostik und Übertherapie oder gar unterlassene Hilfe[2]. Defensivmedizin schadet den Patienten und ist kostentreibend. Andererseits birgt der von uns bewirkte medizinische Fortschritt, oft begleitet von voreiligen populärwissenschaftlichen Veröffentlichungen, die Gefahr, dem selbsternannten Mythos zu verfallen und so Mitverursacher für den immer höheren Patientenanspruch zu werden.

4. Anspruch der Patienten

Ein Versagen der geforderten Therapie wird gar nicht mehr in Erwägung gezogen und ein Recht auf Gesundheit postuliert. Nachlassende Risikobereitschaft und der suggerierte Glaube an das risikofrei Machbare, Mitverursacher für den immer höheren Anspruch, führen schnell zu Haftungsklagen und ziehen uns alle in einen Circulus vitiosus. Ihm ist nur zu entkommen, wenn wir uns offensiv gegen die sich abzeichnende Kriminalisierung[3] unseres Berufstandes wehren. Für diese bedeutende Aufgabe müssen wir vor allem die Medien überzeugen und gewinnen.

Erwartungen, und Hoffnungen werden zu Ansprüchen pervertiert. Diese Entwicklung wird gestützt durch die Definition von Gesundheit der WHO als vollkommenes körperliches, seelisches und soziales Wohlbefinden. Diese Formel suggeriert die Summe aller Glückserwartungen des Menschen, wonach in der Medizin alles machbar und somit prinzipiell auch kaufbar sei. In der Sprache von Schipperges (1978) „sind (wir) konfrontiert mit Erwartungen und Hoffnungen einer Gesellschaft, die von der Medizin eine neue Heilkultur erhofft und mit ihr schließlich das Modell einer Weltbewältigung erwartet"[4]. Die Wirklichkeit der Medizin entspricht der des Menschen – sie läßt in ihrer Begrenztheit nur Hoffnung zu. Gesundheit als Geschenk empfunden bewirkt Hoffnung. Gesundheit als Ware, als eine Selbstverständlichkeit in der Utopie der Unendlichkeit des Menschen führt zur Utopie der Erwartung[5] bzw. eines Anspruchs auf Gesundheit, dazu, daß das Arzt-Patienten-Verhältnis belastend ist, daß der Wille des Patienten heute in überzogener Weise zum alleinigen Handlungsprinzip erhoben wird; in Wahrheit ist er Teil der Würde des Menschen und darin seines Heils: Voluntas aegroti – solange und soweit dieser Wille dem Heil des Patienten dient!

5. Anspruch des Arztes

Das Handeln des Arztes bedarf einer Basis des Vertrauens. An diesem Vertrauen haben wir zunächst selbst zu arbeiten. Nur ein höchsten Ansprüchen verpflichteter Stand kann dem Mediendruck, zunehmend die Exekutive in unserem Lande, standhalten und Vertrauen erhalten. Unterwerfen wir uns dem Erwartungsdruck der Patienten, indem wir eine Hierarchie der Gefälligkeit setzen anstelle von Kompetenz bzw. Qualität ärztlichen Handelns, werden wir mitverantwortlich für die Kostenspirale. Ein Patient ist so fordernd wie wir dies zulassen. Der Respekt des Arztes gegenüber der Autonomie der Persönlichkeit – ohne blinde Unterwerfung – begründet die Glaubwürdigkeit des Arztes und ist die Basis für das dem Arzt entgegengebrachte Vertrauen[6]. Das Heil des Kranken, die

1) Gallmeir WN (1992) Kostentreiber Krankenhaus? MMW 134: 14.

2) Laufs A (1986) Arzt und Recht im Wandel der Zeit. MedR pp 164.

3) Ulsenheimer K (1991) Defensives Denken in der Medizin. Irrweg oder Notwendigkeit? H. Neuffer Stiftung, Schriftenreihe Bd. 11. Hammerstein J, Schlungbaum W (Hrsg) 11. Symp. f. Juristen u. Ärzte. Dt Ärzteverlag Köln.

4) Schipperges H (1978) Möglichkeiten, Grenzen und Rechtfertigung ärztlichen Handelns. Festvortrag vor der 42. Versammlung der Deutschen Gesellschaft für Gynäkologie und Geburtshilfe. München, 1978. Arch Gynäk 228: 949.

5) Zander J (1976) Arzt und Patient. Erwartungen und Wirklichkeit. In: Zander J (Hrsg) Arzt und Patient. Erwartungen und Wirklichkeit, Patmos, Düsseldorf.

6) Zander J (1993) Entwurf einer Medizinethik aus der Sicht eines deutschen Arztes. Seminar des Frauenarztes, 3. Jg, 1: 11.

Salus aegroti, in der die Autonomie der Patientenpersönlichkeit, die Voluntas aegroti teil hat, muß für den Arzt im Sinne einer humanen Medizin Priorität haben. Voluntas und Salus stehen so nicht in Konkurrenz.

Daß die überhöhten Arztzahlen mit 12400 Neuapprobationen (alte Bundesländer) – bis zum Jahr 2000 wird mit 60000 arbeitslosen Ärzten gerechnet – und die durch das GSG bewirkte Massenflucht in die Praxis durch den Anbieterdruck der Industrie, den Amortisationsdruck und den Erwartungsdruck der Patienten für den einzelnen zur Versuchung der Korrumpierung werden und durch überzogene apparative und labortechnische Diagnostik, Indikationsausweitungen, Gefälligkeitsatteste, unberechtigte Krankschreibungen und Rezepte weitere Kostensteigerungsraten bewirken, ist zu befürchten. Diese Entwicklung war gegen den Rat aller im Gesundheitswesen Verantwortlichen politisch durchgesetzt worden, jetzt wird versucht, durch staatlichen Dirigismus zu korrigieren[1]. Nicht nur auf diesem Felde geht es für viele Bürger um die Glaubwürdigkeit der Politik.

Meine Damen und Herren, die Diagnose „drohender Kollaps des Gesundheitswesens" ist gestellt. Die fünf mir am wichtigsten scheinenden Ursachen sind genannt.

Der Weg aus der Krise fuhrt über 4 Ansätze: Forschung, Rationalisierung, Erziehung und Rationierung.

1. Forschung

Eine materielle und daraus folgernd eine geistige Budgetierung sowie der undifferenzierte und kritiklos unterstützte Feldzug zum Entzug der industriellen Drittmittel für die den medizinischen Fortschritt bewirkende Forschung führt in eine Sackgasse. Hinzu kommt, daß die zunehmende Wissenschaftsfeindlichkeit unserer Gesellschaft, die u. a. in einer militanten Tierschutzideologie eine ihrer zahlreichen Ausdrucksformen gefunden hat, zur Bedrohung wird. Wissenschaftler und Medien müssen sich gemeinsam ihrer Verantwortung bewußt sein, indem sie die Öffentlichkeit über den hohen Stellenwert von Forschung und Technologie sachgerecht informieren und an der für unser Land so notwendigen forschungspolitischen Innovationsoffensive mitwirken. Der Bedarf an hochqualifizierten Wissenschaftsjournalisten als Mittler zwischen Wissenschaft und Öffentlichkeit war noch nie so groß.

Die Gesellschaft konsumiert die Ergebnisse der biomedizinischen Forschung und verdammt mit emotionaler Heftigkeit und bar sachlicher Argumente jede mit einem Gefährdungspotential versehene Forschung: Gentechnologie, Genomanalyse, Transplantation von fetalem Gewebe, Tierversuche etc. Die daraus sich entwickelnde restriktive Gestaltung der rechtlichen Rahmenbedingungen und deren Verwaltungsvollzug bedrohen den Forschungsstandort Deutschland. Die Novellierung des Gentechnikgesetzes (01. 01. 1994) gibt berechtigte Hoffnung auf Besserung. Es gibt nicht nur eine Verantwortung für die Forschung, sondern auch zur Forschung; sie ist für unser Überleben notwendig, denn unser Nichtwissen ist gigantisch[2]. Nichtforschen wird zur verweigerten Hilfeleistung[3].

Hiermit rede ich keiner unkontrollierten und unbegrenzten Wissenschaftsgläubigkeit das Wort. Die Problematik der Forschung liegt in ihrer zeitlichen Dynamik. Sie muß sich an Entwicklungen anpassen, die anderen Gesetzmäßigkeiten als denen der Ethik folgen[4]. Das von Jonas[5] aufgestellte Postulat einer Zukunftsethik, welche alle Forschung unter das Prinzip der Verantwortung stellt, ist ein Aufruf zu einer präventiven Begründungsethik – soweit dies in allen Fällen überhaupt möglich ist (?) – anstelle einer nachträglichen Bedürfnis- oder Anpassungsethik[6]. Ich spreche von dem allseits erkannten Problem der Technikfolgenabschätzung ganz allgemein, wobei es keine risikofreie Forschung gibt. Das individuelle und kollektive Risiko ist Gefahr und Chance zugleich.

Verheerende Folgen für die biomedizinische Forschung und Lehre würde auch der Ansatz haben – sollte ein Arbeitspapier der Deutschen Kultusministerkonferenz Realität werden –, wonach die Krankenversorgung, isoliert von Forschung und Lehre, ausschließlich nach wirtschaftlichen Gesichtspunkten organisiert und die Forschung in interdisziplinären Zentren konzentriert werden soll. Die enge Verzahnung von Wissenschaft und klinischer Erfahrung ist die Grundlage unseres ärztlichen Handelns. Nur diese wechselseitige

1) Schildberg FW (1993) Aktuelle Aspekte der Chirurgie. Chirurg BDC, 32 Jg, Nr. 1.

2) Frühwald W Die hilflose Vernunft – Zur Diskussion um Verantwortung und Risiko in der modernen Wissenschaft. Referat 04. 05. 1994, München.

3) Pinkau K (1993) Vorbehalte gegenüber der Technik? Zur Debatte 14, Nov./Dez.

4) Wehowski S (1991) Die Ethik kommt immer zu spät. SZ 28./29. 03. 1991.

5) Jonas H (1984) Das Prinzip der Verantwortung – Versuch einer Ethik für die technische Zivilisation. Insel, Frankfurt.

6) Fuchs Ch (1992) Ethische Trends infolge medizinischen Fortschritts? Dt Ärztebl 89: B-2782.

Innovation fördert den medizinischen Fortschritt. Darüber hinaus würde dem Berufsbild des klinischen Hochschullehrers jede Attraktivität genommen. Einen Nachwuchs qualifizierter klinischer Wissenschaftler würde es nicht mehr geben. Der demoralisierenden Wirkung der Niederlassungssperre würde ein weiteres Demotivierungselement hinzugefügt.

Eine fortgesetzte monokausale Therapie, wie sie derzeit mit dem tiefen Griff in die Taschen der Leistungsträger - Ärzte, Pharma- und Medizingeräteindustrie, Apotheker, Pflegeberufe, Krankenhausverwaltungen -, bei immer gigantischer aufgeblähtem Verwaltungs- und Kontrollapparat, politisch durchgesetzt wird, greift zu kurz und muß Stückwerk bleiben. Sie bedroht auch den Rest an Solidarität dieser Leistungsträger[1].

2. Rationalisierung des Gesundheitswesens

Die neuen dirigistischen Regelungsinstrumente sind: Niederlassungssperre für überversorgte Gebiete, Reduzierung der Punktwerte, Fallpauschalen und Sonderentgelte statt Selbstkostenerstattung ab Januar 1995 und Budgetdeckelung.

Die Rationalisierung hat schon vor Inkrafttreten des GSG eingesetzt! Tarifpolitisch festgesetzte Dienstzeiten, 35-Stunden-Woche, Überstundenregelung, Freizeitausgleich, gleitende Dienstpläne, Pflegenotstand sind Entwicklungen, die den Patienten immer mehr aus dem Blick verloren haben. Auf seiten der Ärzte bewirkten diese Fakten u. a. vor allem eine nachlassende Erfahrung.

Um nicht mißverstanden zu werden: Es ist ein Fortschritt, daß heute auch an den Universitäten angeordnete Überstunden (noch!) bezahlt werden. Sie müßten aber vollständig vergütet werden anstelle von „Ausgleich" durch Freizeit. Die Budgetierung der angeordneten Nacht- und Wochenenddienste, verbunden mit der Forderung nach Freizeitausgleich ohne Stellenerhöhung (was viele Ärzte von der Straße holen würde), ist nicht hinzunehmen. Die Kontinuität der Krankenversorgung ist gefährdet. Es fehlen schlichtweg ausreichend qualifizierte Ärzte – Folge des Fortschritts dieser Art von Rationalisierung. Schon in den 60er Jahren sagte einer meiner Lehrer, der Freiburger Chirurg Hermann Krauss (zit. bei Kern): „Wenn das alles so kommt, so werdet ihr sehen, daß es alle im Krankenhaus gut haben, nur nicht mehr der Patient." Und eine junge Krankenschwester sagte mir kürzlich: „Es ist mir nicht zumutbar" (die Zauberformel der Gegenwart), „daß ich erschöpft in die Freizeit gehe." Den vorläufigen Höhepunkt an Realitätsferne mußten wir in der Begründung zum Entwurf des neuen Arbeitszeitgesetzes erleben. Dort wurde die Auffassung vertreten, Rufbereitschaft und Bereitschaftsdienst seien grundsätzlich arbeitszeitrechtlich als Ruhezeit zu sehen.

Die Deckelung der Kosten mit Anbindung an die Grundlohnsumme darf nur ein erster Schritt zum Durchatmen und zur Besinnung sein. Eine Bewältigung der Krise ist nur zu erwarten, wenn die Ansprüche der Solidargemeinschaft nicht größer werden als diese bereit ist zu bezahlen. Das aber ist eine politische Frage: Wer hat gefragt, ob diese Bereitschaft bei 11%, 12% oder 13% des Bruttosozialprodukts erschöpft ist? Wo liegt die Leistungsgrenze für das Gesundheitswesen? 60 Mrd. DM/Jahr für das Krankenhaus stehen 40 Mrd. DM/Jahr für den Tourismus gegenüber. 12 Mrd. DM/Jahr werden für Alternativmedizin ausgegeben. Man fordert ein Maximum an Leistungen einschließlich politisch deklarierter Sozialleistungen, die nicht oder nur mittelbar im Zusammenhang mit Gesundheitsleistungen stehen (Leistungsexplosion), beklagt dann die Ausgaben dafür als Kostenexplosion und fordert eine Begrenzung derselben mit Gesetzes- und sonstigen Reglementierungen[2]. Ein Auswuchs von Reglementierungsmanie ist jedoch die Tendenz, in Chefarztverträge eine persönliche Defizithaftung bei Überschreitung des Abteilungsbudgets aufzunehmen.

Eine neue Einsicht in die Wirklichkeit der Medizin ist geboten. Ohne Ökonomie ist alles nichts, aber die Ökonomie ist nicht alles[3]. Es ist unsere Aufgabe, überzogenen Erwartungen an die Medizin zu widerstehen. Ärzte und Patienten haben Abschied zu nehmen von der Vollkaskomentalität. Nicht nur „wer" bezahlt, sondern vor allem, „wer was" und „wieviel wovon" sind die entscheidenden Fragen. Wir stimmen zu, daß wir mehr als bisher eine Mitverantwortung für die Kosten-Nutzen-Relation entwickeln müssen. Hierzu benötigen wir aber zunächst ein effektives Verwaltungsmanagement, welches uns unverzüglich Fakten über die anfallenden Kosten vermittelt. Die Analyse des Nutzens führt

[1] Schildberg FW (1993) Aktuelle Aspekte der Chirurgie. Chirurg BDC, 32 Jg, Nr. 1.

[2] Funk F (1993) Das Gesundheitswesen und besonders das Krankenhaus im Spannungsfeld „sozialer" Politik. Der Frauenarzt 34: 37.

[3] Schröder D (1993) Kein Überleben ohne Risiko. SZ 286, 11./12.12.1993.

zur Indikation, dem Kernbereich ärztlicher Qualität. Auf der Habenseite steht der gepflegte und/oder geheilte Patient. So verstanden haben Fragen der Qualitätssicherung in der Medizin heute zu Recht höchste Priorität. Da sie gesetzlich gefordert ist, muß sie auch in den Budgets berücksichtigt werden.

3. Erziehung

Deckelung der Ansprüche, das Aufhalten der Anspruchsspirale ist die Forderung der Stunde! Diese geistige Vollbremsung würde auch die Prozeß- und Haftungsspirale stoppen, den Druck der Haftung für uns Ärzte mindern und letztlich auch enorme Kosten einsparen. Das heißt: Rückbesinnung des Patienten auf Selbstverantwortung, (vor allem auch im präventiven Sinne), risikoärmeres Verhalten, Förderung des Pflichtbewußtseins gegenüber der Solidargemeinschaft, Hinführen zur Grunderfahrung der Endlichkeit des Menschen als seine reale Wirklichkeit sind die zentralen Aufgaben einer zukünftigen großen Erziehungsarbeit. Parallel gehen muß eine Überprüfung der Leistungskataloge der gesetzlichen Krankenkassen mit Streichung einer Vielzahl versicherungsfremder Leistungen sowie sog. Bagatelleleistungen bzw. deren Rückverlagerung in die eigene Vorsorge[1)].

4. Rationierung

Wir mögen über Rationalisierung und gewandeltes Anspruchsverhalten noch einige Wirtschaftlichkeitsreserven mobilisieren – mit beitragsstabilen, vorgegebenen, Budgets ist der Weg in die Rationierung notgedrungen vorgezeichnet und in einigen medizinischen Bereichen bereits alltägliche Wirklichkeit. Rationierung heißt, daß begründete medizinische Leistungen vorenthalten werden. Wir müssen konstatieren, daß das, was notwendigerweise zu tun wäre, aufgrund der aufgezeigten Leistungs-, Beitrags- und Ausgaben-Dynamik (Ressourcenverbrauch) nicht mehr gemacht werden kann. In Kenntnis dieser Realität ist es sinnlos „... als ‚ethisch' apodiktisch diejenige Position zu bezeichnen, die allen Behandlungswünschen (zwecks Verlängerung der Lebensphase und Verbesserung der Lebensqualität) zu entsprechen gebietet, die jegliche geplante Rationierung für unmoralisch hält"[2)]. Der Umgang mit dieser neuen Wirklichkeit unserer Gesellschaft wird die ethische Herausforderung der nächsten Jahre sein. Die Frage ist nicht, ob, sondern wie, d. h. nach welchen Kriterien eine gerechte Zuteilung erfolgen soll. „Welche Regel soll (aber) gelten", fragt Laufs ... „wenn auf der Ebene der Mikroallokation, im klinischen Betrieb also, bei dem es um konkrete Einzelschicksale geht, die Ressourcen und Einrichtungen nicht mehr für alle akut hilfsbedürftigen Patienten zugleich ausreichen? In diesem äußersten Notleiden wird der Arzt die Zukunft und Chancengleichheit für jeden Patienten und damit dessen Autonomie und Würde am ehesten wahren, wenn er dem Zufall des Prioritätsprinzips folgt. Keinesfalls darf er Leidende nach ihrem sozialem Rang oder nach bestimmten Eigenschaften wie Alter, Rasse oder Geschlecht auswählen"[3)]. Hinter diesem Ansatz steht die berechtigte Sorge einer über die Ökonomie bzw. Verknappung der medizinischen Versorgung gewählten sozialen Triage. Lügen wir uns aber, so ist zu fragen, beim Setzen der Priorität (Zufall) letztlich doch in die eigene Tasche? Andererseits – lassen sich wirklich Rationierungskriterien aufstellen, wenn ja, durch wen? Mit Mut zur Evaluation von Leistungen und mit Setzen von Prioritäten ist es nicht getan. Es ist Aufgabe der Politik und nicht allein der Ärzteschaft, dies den ahnungslosen Bürgern unseres Landes zu vermitteln. Zu fordern ist, daß wir uns in diesen ethischen Diskurs einbringen, um einer weiteren politischen Fremdbestimmung zu entgehen. Wir haben rechtzeitig zu erkennen, daß der Kostendruck einen negativen Qualitätsdruck bewirken kann und müssen (rechtzeitig?) das Undenkbare denken. Wir werden zur Aufrechterhaltung einer medizinischen Versorgung aller auf hohem Niveau die tägliche Herausforderung von Entscheidungen zum Therapieverzicht oder -abbruch annehmen müssen. Hierzu benötigen wir einen vernünftigen rechtlichen Rahmen – nicht rechtliche Ermahnungen durch z. T. groteske Urteile – und ein an der Wirklichkeit des Lebens orientiertes ganzheitliches Menschenbild. Nicht, ob Medizin tun darf, was sie kann, schon gar nicht, ob sie tun muß, was sie kann, ist die zentrale Frage, sondern, ob wir in der Lage sind,

[1)] Vilmar K (1993) Entbürokratisierung und Qualitätssicherung vorrangig. Zit. bei H. Clade. In: Dt Ärztebl 90: C-654.

[2)] Schoene-Seifert B (1989) Ethik der Mittelverteilung im Gesundheitswesen. Sonderbeilage Ärztebl. Baden-Württemberg 10/89, aus Med. Ethik 33, Denkmer-Verlag Stuttgart.

[3)] Laufs A (1992) Die Christen im Dienst am Leben. Herausforderungen der modernen Medizin. Kirche und Gesellschaft, Nr. 191, I P Bachem-Verlag, Köln.

dem Sog der Technologie hin zu einer Technokratie ein Menschenbild entgegenzusetzen, das uns die segensreichen Errungenschaften moderner Medizintechnologie dankbar gebrauchen läßt, das aber alles ärztliche Handeln an die Frage nach der Verantwortbarkeit der Mittel und Verfahren bindet[1]. Wir bedürfen in diesem Sinne vor allem einer geistigen Gesundheitsreform.

Unantastbar bleiben muß die Unverfügbarkeit menschlichen Lebens jeden Alters und Standes. Rechtzeitig muß jedoch die Bedrohung des Menschen durch den Menschen über den modernen Anspruch der „Unzumutbarkeit", wobei diese stets die Kollision mit einem anderen Anspruch ist, erkannt werden. Es ist nicht abwegig, daß eines nicht so fernen Tages die Fremdbestimmung der Ärzte durch die Politik (s. unten) zur rechtswidrigen, aber straffreien Tötung Ungeborener hineinwirkt in eine wegen ökonomischer Unzumutbarkeit und begleitender Mitleidsethik[2] erfolgende aktive Tötung siechender Greise, Behinderter und Moribunder. Der Tod kostet nichts. Es gilt den Anfängen zu wehren, indem wir gegen jede Aufweichung des Tötungsverbots unmißverständlich Position beziehen.

Die erste Kammer des niederländischen Parlaments hat im November 1993 mit 37 gegen 34 Stimmen ein Gesetz über die Sterbehilfe (Euthanasie) verabschiedet. Hiernach bleibt die Sterbehilfe weiter strafbar mit Strafandrohung bis zu 12 Jahren oder einer Geldstrafe. Es werden jedoch als Rechtfertigungsgrund zum ersten Mal Ausnahmen anerkannt: Der Patient muß objektiv und subjektiv hoffnungslos erkrankt sein, seinen Sterbewillen in geschäftsfähigem Zustand wiederholt und ohne Druck von außen bekundet haben und die Entscheidung muß von einem zweiten ärztlichen Kollegen gebilligt worden sein. Nach dem Remmelink-Bericht (1991) erfolgte in Holland bei 129000 im Jahr 1990 Verstorbenen in 2,9% (n = 1032) eine aktive Sterbehife. Davon entfielen 1,8% auf Tötung auf Verlangen, 0,3% wurden tödliche Medikamente verschrieben oder zur Verfügung gestellt und in 0,8% erfolgte die Tötung ohne vorliegendes Verlangen. An anderer Stelle habe ich mich ausführlich mit diesem Problemfeld befaßt[3].

Schwangerschaftsabbruch

Die Tötung Ungeborener fokussiert wie kein anderes Thema der Medizin das Leitthema unseres Kongresses. Dem in §2, Abs. 2 GG, S. 1, formulierten „... jeder hat ein Recht auf Leben und körperliche Unversehrtheit" steht der Anspruch - von manchen auch als Recht reklamiert - auf die gesetzliche Freigabe des Schwangerschaftsabbruchs entgegen. Dieser Anspruch mündet jährlich in 200000-250000 Tötungen - eine reale Wirklichkeit unserer Gesellschaft. Die Realisierung dieses Anspruchs wird ganz selbstverständlich uns Ärzten überantwortet - zur Gewährleistung des medizinischen Schutzes der Mutter.

Mit dem mehrheitlich im Bundestag beschlossenen § 218 a, Abs. 2 StGB i. d. F. des Schwangeren- und Familienhilfegesetzes (SFHG) vom 27.07.1992 wurde ein Schwangerschaftsabbruch innerhalb von 12 Wochen p. c. mit Pflichtberatung als nicht strafbar (Fristenlösung) und als nicht rechtswidrig beschlossen. Diesen Bruch mit der Verfassung hat der zweite Senat des Bundesverfassungsgerichtes mit seinem Urteil vom 28.05.1993[4] in wesentlichen Teilen als solchen erkannt und dabei unterstrichen, daß der Schwangerschaftsabbruch für die ganze Dauer der Schwangerschaft grundsätzlich als Unrecht, also rechtswidrig, angesehen und deshalb rechtlich verboten bleiben muß. Auf der Basis des o. g. Art. 2, Abs. 2, S. 1 und mit Hinweis auf die in Art. 1 GG aus der Menschenwürde abgeleitete Schutzpflicht des Staates gegenüber dem elementaren und unveräußerlichten Lebensrecht des Ungeborenen wurde im Ergebnis die im Bundestag beschlossene befristete Straffreiheit (Fristenlösung) akzeptiert, in der normativen Wertung mit Streichung des Wortes „nicht" (rechtswidrig) die nicht rechtswidrige Fristenlösung verworfen und somit dem Leben des Ungeborenen Vorrang vor der Selbstbestimmung der Mutter eingeräumt. Die Bewertung der Abtreibung als grundsätzlich rechtswidrige Tötung menschlichen Lebens wurde wieder festgeschrieben. Hiermit war allerdings entgegen der vom Bundestag beschlossenen Fristenlösung auch entschieden, daß die Kosten für den indikationslosen Abbruch nicht von der Solidargemeinschaft bzw. den gesetzlichen Krankenkassen getra-

1) Grewel H (1993) Medizin am Scheidewege - kritische Anfragen an eine technologisch orientierte Medizin. Ethik Med 5: 170.

2) Noetzel Th (1990) Der perfekte Körper - Krankheit und Tod in dynamischen Zeiten. Die neue Gesellschaft, Frankfurter Hefte 9: 792.

3) Hepp H (1992) An der Grenze von Leben und Tod: Lebensqualität - Sterbehilfe. Der Gynäkologe 25: 117.

4) Urteil des 2. Senats des Bundesverfassungsgerichts vom 28. Mai 1993 über die Verfassungsmäßigkeit von Vorschriften des Schwangeren- und Familienhilfegesetztes (SFHG u. a.). Dt Bundestag 12. W. P., B-T-Drs. 12/2605 (neu) 12/2875 - 2BvF 2/90 - - 2BvF 4/92 - - 2BvF 5/92.

gen werden dürfen: Rechtswidrige Handlungen kann und darf der Staat nicht finanzieren; es wäre Beihilfe zur Tötung. Diese Logik wird jedoch auf unseren Berufsstand hin pervertiert. Während der Staat sich vor dem Vorwurf der Beihilfe schützt, soll der Arzt nicht nur Beihilfe leisten, sondern Täter sein.

Ein Mittelweg zwischen dem traditionellen Indikationsmodell auf Drittbeurteilungsbasis der alten Bundesländer und dem einseitigen Fristenmodell auf Selbstbestimmungsbasis der ehemaligen DDR war beschritten[1], eine wieder einheitliche Rechtsregelung für ganz Deutschland geschaffen.

Das BVerfG ging wie zuvor der Bundestag davon aus, daß das Strafrecht in der Vergangenheit Abtreibungen als eine Massenerscheinung nicht verhindert hat und sieht in einem umfassenden Beratungsmodell eine mögliche Regelungsalternative zu einem Schutz des ungeborenen Lebens durch Strafandrohung (Bestrafungsmodell). Das BVerfG beugt sich dieser Wirklichkeit. Als wesentliche und unabdingbare Voraussetzung dieses Schutzkonzeptes werden zahlreiche Vorgaben der Pflichtberatung genannt:

Die Beratung soll

- ergebnisoffen,
- jedoch auf ein Ziel gerichtet sein,
- zum Lebensschutz ermutigen,
- das Rechtsbewußtsein normativ über das grundsätzliche Verbot der Abtreibung (= rechtswidrige Handlung) stärken und
- das familiäre (Kindsvater!) sowie das soziale Umfeld in die Verantwortung einbeziehen.

Letzteres scheint mir von besonderer Wichtigkeit, da die Lebenskrise „ungewollte Schwangerschaft" oft Ausdruck einer Beziehungsnot (z. B. Trennungskonflikt) ist.

Dem Arzt wird über Strafvorschriften eine besondere Sorgfaltspflicht bei der Prüfung der Voraussetzungen für den Abbruch auferlegt: Er muß sich über das vorangegangene Beratungsverfahren informieren, in einem erneuten Aufklärungs- und Beratungsgespräch sich die Gründe der Frau für ihren Entschluß zum Schwangerschaftsabbruch erläutern lassen, das Alter der Schwangerschaft genau bestimmen, und er darf keine Mitteilung über das Geschlecht des Kindes machen - und schließlich unterliegen alle diese Inhalte der Dokumentationspflicht. Ab 01. 01. 1995 ist eine staatliche Anerkennung als Berater notwendig.

Die Aufklärung vor dem Eingriff darf sich nicht nur auf die medizinischen Details der somatischen und psychischen Risiken beschränken, sondern muß auch den Umstand ansprechen, daß menschliches Leben getötet wird. Zu begrüßen ist auch der Ausschluß des abbrechenden Arztes als Berater oder als Angehöriger einer Beratungsstelle. Die Schwangerschaftsabbrüche mit Indikation - embryopathisch, medizinisch und kriminologisch - werden als Ausnahmetatbestände mit rechtfertigender Wirkung bezeichnet.

Juristischer Kompetenz wird es vorbehalten bleiben, die Verfassungskonformität dieses bedeutungsvollen Urteils wissenschaftlich zu untersuchen und die nach meiner laienhaften Einschätzung vorhandenen tiefen Widersprüchlichkeiten und Kompetenzüberschreitungen aufzuzeigen. Erlauben Sie mir eine Bewertung der neuen Rechtswirklichkeit aus der subjektiven Sicht eines Frauenarztes und eine Beschreibung des persönlichen Konflikts zwischen zwei Anspruchspositionen:

Der im Selbstbestimmungsrecht der Mutter und dem Lebensrecht des Ungeborenen verankerten Menschenwürde auf der einen und der im Berufsethos und Berufsrecht verbrieften Würde des Arztes auf der anderen Seite.

Das Urteil des Bundesverfassungsgerichts (BVerfG) ist sehr vielschichtig. Es ist ein Spagat - andere sprechen von einem Kompromiß - zwischen der Aufrechterhaltung des Tötungsverbots und dem in der öffentlichen Meinung unserer Gesellschaft mehrheitlich nicht mehr vorhandenen Rechtsbewußtsein für dieses Verbot. Demoskopische Analysen belegen, daß etwa zwei Drittel unserer Gesellschaft in der Vergangenheit von der grundsätzlichen Erlaubtheit des Schwangerschaftsabbruchs überzeugt waren. Vor dieser bedrückenden Wirklichkeit ist ein Rechtsfriede durch das Urteil in weite Ferne gerückt[2]. Ethischer Anspruch und Lebenswirklichkeit - und das gilt allgemein - sind einem zersplitternden Wertewandel unterworfen. Fest steht - ein Rückzug des Arztes mit Verweis

[1] Eser A (1994) § 218 Urteil des Bundesverfassungsgerichts - Probleme und Konsequenzen. Gesundheitspolitische Gespräche, Schering Heft 15.

[2] Graßhof K (1993) Kommentar zum § 218 - Urteil. In: Thomas H, Kluth W (Hrsg) Das zumutbare Kind. Busse Seewald, Herford.

auf das ärztliche Berufsrecht (§ 5, S. 2 der Berufsordnung [BO]), das mit der Formel „der Schwangerschaftsabbruch unterliegt den gesetzlichen Bestimmungen" lediglich auf den Gesetzgeber abhebt, genügt der Schutzpflicht für die Ungeborenen nicht mehr. Dieser Hinweis relativierte schon in der Vergangenheit das auf dem Genfer Arztgelöbnis und der Deklaration von Oslo gegründete Gelöbnis der deutschen Ärzteschaft (Abs. 5): „Ich werde jedem Menschenleben von der Empfängnis an Ehrfurcht entgegenbringen und selbst unter Bedrohung meine ärztliche Kunst nicht in Widerspruch zu den Geboten der Menschlichkeit anwenden[1].

Indem der Staat alle Schutzwirkungen auf einer dem Leben dienenden Beratung und einem der Bewahrung und Erhaltung des Lebens verpflichteten Arzt aufbaut - letzteres hatte der Gesetzgeber versäumt in § 218 des SFHG festzuschreiben -, wird das Schutzkonzept über die Wirksamkeit der Beratung und die Position der Frauenärzte entschieden (BVerfG: „Die staatliche Schutzpflicht erfordert es, daß die im Interesse der Frau notwendige Beteiligung des Arztes zugleich Schutz für das ungeborene Leben bewirkt."). Das bedeutet, daß sich im Interesse der Frau, jedoch im Widerspruch zur Berufsordnung, in unserer Gesellschaft ausreichend Ärzte finden, die einerseits bereit sind, das fundamentale Lebensrecht der Ungeborenen wissentlich zu verletzen[2] und die andererseits über ihre Einbindung in das Beratungskonzept die Gesamtzahl der Tötungen zu reduzieren versuchen. Parallel hierzu fordert der Staat die Länder und Kommunen auf, im Sinne des Sicherstellungsauftrags flächendeckend Einrichtungen zu schaffen, in denen durch Ärzte und Pflegekräfte nichtindizierte, jedoch „beratene" und als rechtswidrig deklarierte Abbrüche erfolgen.

Der Arzt als Täter bleibt auch durch die nach Pflichtberatung „bescheinigte" Unzumutbarkeit eingebunden in den von außen auf ihn übertragenen Konflikt. Es gab und gibt Stimmen - auch in Kreisen unserer Standesvertretung -, die eine zweite Beratung mit Ergründung der Unzumutbarkeit des Konfliktes (Indikation), also die m. E. zu Recht geforderte erweitere Aufklärungs- und Beratungspflicht durch den Arzt zutiefst ablehnen. Das BVerfG ist in diesem bedeutsamen Punkt widersprüchlich: Der Forderung nach Beratung und Aufklärung mit Ergründung des Konfliktes steht die Aussage gegenüber, daß die Feststellung und Beurteilung einer Indikation von dem Arzt nicht verlangt würde „... wenn er sich ein Bild darüber machen soll, ob er nach seinem ärztlichen Selbstverständnis seine Mitwirkung bei dem von der Frau gewünschten Abbruch verantworten kann." Jede Indikation zu einem operativen oder medikamentösen Eingriff und erst recht eine Indikation zu einem tötenden Eingriff muß für jeden Arzt, nicht zuletzt auch im forensischen Sinne, nachvollziehbar, d. h. verantwortbar sein, will er nicht mit Ausschaltung seines Gewissens bloßer Erfüllungsgehilfe einer immer heftiger proklamierten Entscheidungsfreiheit (Selbstbestimmungsrecht) der Frau bzw. des Elternpaares werden. In keinem Bereich der Medizin ist es möglich und erlaubt, daß ein Arzt einen Eingriff ohne eine für ihn nachvollziehbare Begründung vornimmt, für alle Folgen jedoch auch im forensischen Sinne Verantwortung zu tragen hat. Dennoch: Es droht, ja, es ist weitgehende Realität, daß unser Berufsstand durch staatliche Interessen fremdbestimmt ist, indem man uns gleichsam im Sinne einer Dienstleistung die Exekutive aufdrängt. Wir sind eingebunden in ein gesetzliches Tötungssystem[3] und müssen (leider) konstatieren, daß sich in der bisherigen Handhabung der Notlagenindikation, die in praxi schon einer Fristenlösung entsprach, sich bereits ein Bewußtseinswandel hinsichtlich der Rollenverteilung Arzt - Patient vollzogen hat, der zu einem sozio-kulturellen Phänomen wurde, das für die Medizin ganz allgemein, für das Berufsbild des Arztes und für die Gesellschaft unabsehbare Folgen hat. Ich sprach schon vor Jahren von der durch die Degradierung zum ausübenden Organ einer lebensfeindlichen Politik induzierten, unzumutbaren Not des Arztes[4]. Es ist zu fragen, in wieweit Ärzte ihre eigene Menschenwürde durch bestimmte Handlungen verletzen, wenn nicht sogar aufgeben. Mit Verweis auf unsere ambivalente Berufswelt als Helfer zum Leben und zum Tod fragt Zander[5] anläßlich des 42. Bayerischen Ärztetages (1989), ... „ob hier z. Z. nicht eine natürliche Ordnung der Wertvorstellungen in Unordnung gerät und ob in der

[1] Berufsordnung für die deutschen Ärzte (1983) In: Dt. Ärztebl. 80: 75.

[2] Hoerster N (1994) Beratung und Lebensrecht im Konflikt. Dt Ärztebl 91: A-815.

[3] Esser R (1992) Der Arzt im Abtreibungsstrafrecht - Schriften zum öffentlichen Recht, Bd. 24. Dunker & Humblot, Berlin.

[4] Hepp H (1981) Schwangerschaftsabbruch aus kindlicher Indikation - anthropologisch-philosophische Aspekte des Arzt- Patientenkonflikts. In: Boland P, Krone HA, Pfeiffer RA, Bamberger Symposium, Kindliche Indikation zum Schwangerschaftsabbruch, Wiss Inf Milupa 7: 33.

[5] Zander J (1989) Beginn menschlichen Lebens - Schutz menschlichen Lebens. Bay Ärztebl 12: 536.

täglichen Übung dieser Unordnung nicht schließlich auch die Maßstäbe für ärztliches Handeln gefährdet werden." Wir müssen mit sehr viel mehr Nachdruck und Überzeugung der Öffentlichkeit diese Unzumutbarkeit vor Augen führen. Diese Fremdbestimmung entfremdet uns unserem Heilberuf und droht unseren ganzen Berufsstand aufzulösen.

Nach dem Urteil des BVerfG wird der Lebensschutz der Ungeborenen davon abhängig sein, wie die Ausgestaltung der Beratungsregelung, nämlich die Zulassung und die Kontrolle der Beratungsstellen unter der Verfassungsverpflichtung auf die Beratungsziele hin, sich im Parteienstreit vollziehen wird und ob so die Zielrichtung des Urteils, der Lebenserhalt des Kindes und das Austragen des Kindes als Rechtspflicht gelingen kann. Dies wiederum wird vor allem davon abhängen, ob über die Beratung ein positiver Wertewandel im Rechtsbewußtsein im Sinne eines Bewußtseinsumbruchs[1] erfolgt oder ob diese lediglich als Feigenblatt für die Fristenlösung dienen wird – mit der gefährlichen Folge, daß der Verzicht des Staates auf strafrechtliche Sanktionen mit der moralischen Zustimmung (Anspruch und Recht auf...) interpretiert wird. Letzteres hätte unabsehbare Folgen: Die Grundsätze einer Fristenlösung wären dann auch auf Geborene übertragbar. Gemeint ist: Wer kann ausschließen, daß die im Zeitalter der Unzumutbarkeit geborenen Kinder später ihre alten Eltern als unzumutbar empfinden. „Können nicht eines baldigen Tages," fragt der Rechtsmediziner Wagner[2], „sozialpolitische Zwänge, wie eingangs aufgezeigt, über die Zauberformel ‚Unzumutbarkeit' für die Gesellschaft die Tötung Behinderter, Pflegebedürftiger, Alter etc. legitimieren? Wer das Lebensrecht auch des schwächsten Menschen in Frage stellt, verneint Humanität." Wer nicht begreift, daß sich die Frage der menschlichen Existenz nicht nur zu Beginn des Lebens, sondern gerade heute immer mehr an dessen Ende stellt, vermag (in der Abruptio-Debatte) zu keinem ausgewogenen Urteil zu kommen[3].

Ich frage: Was vermittelt dem Gesetzgeber den Optimismus, nur über Beratung Lebensschutz zu bewirken? Die Verfassungsrichter Mahrenholz und Sommer vertreten in ihrer abweichenden Meinung demgegenüber die wohl die Wirklichkeit genauer treffende Auffassung, „... daß rechtliche Mißbilligungen außerhalb des Strafrechts im Bereich des Lebensschutzes die Rechtsüberzeugungen der Bevölkerung nicht eigenständig prägen." Das Beratungsmodell basiert bislang zwangsläufig auf der bloßen Vermutung, daß über eine Strafandrohung weit weniger Tötungen verhindert werden als über eine qualifizierte Beratung. Die parteipolitischen, zum Teil schrillen Töne in der Auseinandersetzung um die Ausgestaltung der Beratung, der Finanzierung des Abbruchs und der Strafnormen gegenüber dem familiären Umfeld machen deutlich, wie sehr sich die Erwartungen und Hoffnungen der Bundesverfassungsrichter von der in dieser Gesellschaft dominierenden Wirklichkeit abheben.

Die Reform der Reform wird wohl über den Vermittlungsausschuß in der Hoffnung auf neue Mehrheiten in die dritte Runde gehen. Sie ist erneut zum Wahlkampfthema geworden. Beim Blick auf den sozialpolitischen Aspekt des Urteils, ist zu konstatieren, daß dieser Staat, nach den Worten von Staatssekretärin C. Yzer, noch immer in einem verfassungswidrigen Zustand gegenüber seinen Familien lebt. Die so schon unzureichenden Sozialhilfebestimmungen für junge Familien, Mutter und Kind, Heime für alleinstehende Schwangere, Elternnähe für Alleinerziehende, Kindergeld, Kinderfreibetrag etc. sind nicht eingelöst. Frau Bockenheimer-Lucius[4] fragt zu Recht: „Wann wird sich die Einsicht durchsetzen, daß der Staat erst dann redlicherweise von der Rechtspflicht zum Schutz des ungeborenen Lebens sprechen darf, wenn er selbst per Gesetzgebung dazu verpflichtet, den betroffenen Frauen eine Lebensgestaltung zu ermöglichen, die ihnen die Entscheidung zum Kind leichter macht. Es bedarf dringend einer verfassungsrechtlich gebotenen familienpolitischen Strukturreform dieses Sozialstaates. Nicht hinzunehmen ist, daß Politik und Gesellschaft zur Entlastung ihrer Schuldgefühle diese auf uns Frauenärzte abwälzen.

Nach meinem Verständnis und nach unserer Berufsordnung ist die Tötung Ungeborener daher nur über den Ansatzpunkt der Notstandshilfe möglich: Verbindung mit der Mutter gegen die von ihr nicht zu tragende Belastung (Unzumutbare „Opfergrenze") durch das wachsende Kind. Nur dieses Verwobensein, dieses Sicheinlassen im tiefsten

[1] Pechstein I (1993) Das Lebensrecht bewußt machen. Rhein Merkur Jg. 48, 27: 23.04.1993.

[2] Wagner HJ (1992) Konsumgesellschaft und Tötungsdelikte an alten Menschen. Dt Ärztebl 89: C-690.

[3] Ratzel R (1993) § 218 und kein Ende?... Frauenarzt 34: 6.

[4] Bockenheimer-Lucius G (1993) Anmerkungen zum Urteil des Bundesverfassungsgerichtes zur Neufassung des § 218 StGB. Ethik Med. 5: 158.

emotionalen Sinne, eben das Gegenteil des bloßen medizintechnischen Handelns, kann in ausweglos erscheinender Situation zur Schuldaufnahme im Töten führen. So verstanden kann auch die Verweigerung eines Schwangerschaftsabbruchs einmal nicht frei von Schuld sein. „Nicht Schuldlosigkeit, sondern die Bereitschaft, Befähigung zur Schuldübernahme (ist) die Bedingung dafür, daß ein Mensch diesen Beruf annehmen darf"[1].

Meine Damen und Herren - ich spreche vom Anspruch der Gesellschaft an uns. Wir werden als Götter in Weiß beschimpft und gleichzeitig zu Göttern über Leben und Tod erhoben. In der Reformdebatte im Bundestag zur Neuregelung des § 218 existierten wir praktisch nicht. Die vollzogene Spaltung unserer Berufsgruppe wurde wohl als gegeben zugrunde gelegt. Nur so kann man auch von der den obersten Landesbehörden und Kammern übertragenen Organisation einer ausreichenden und flächendeckenden Umsetzung der Fristenlösung mit Pflichtberatung sprechen. Die bereits im 5. Strafrechtsreformgesetz und nun für das gesamte Deutschland verankerte Freistellungsklausel (Art. 2, Abs. 1 i.V. mit Art. 12, Abs. 1 GG und § 5, S. 3 der BO), wonach der Arzt nicht gegen seine Überzeugung und gegen sein Gewissen verpflichtet werden darf, Schwangerschaftsabbrüche vorzunehmen, hat in praxi oft nur rechtsphilosophische Bedeutung. Für viele unmerklich ist in unser Fach ein neues Qualitätsmerkmal eingeführt: Ich spreche von den indirekten Zwängen, die ihrem Berufsethos verpflichtete Ärzte diskriminieren und auch Berufschancen begrenzen können. Immerhin hat das BVerfG die Rechtsprechung des Bundesverwaltungsgerichts (BverwGE 89, 260 - NJW 1990, 773) aufgehoben, derzufolge Ausschreibungen und Nachfolgeregelungen von Chefarztpositionen davon sollen abhängig gemacht werden können, daß der Bewerber bereit ist, an Schwangerschaftsabbrüchen mitzuwirken. Andererseits wird man nach der Interpretation von Eser[2] im Hinblick auf den in Art. 4 des 5. Strafrechtsreformgesetzes in der Fassung des Art. 15, Nr. 2 des SFHG anerkannten Sicherstellungsauftrags an die Länder, Kommunen bzw. Kliniken nicht verhindern können, bevorzugt solche Ärzte einzustellen, die bereit sind, an Schwangerschaftsabbrüchen mitzuwirken. Es gilt, jede Art wechselseitiger Diskriminierung zu vermeiden, was eine gegenseitige Abgrenzung nicht ausschließt.

Für unsere Fachgruppe von außerordentlicher Bedeutung ist die Zurückweisung des Urteils des 6. Senats am BGH durch das BVerfG: „Die rechtliche Qualifikation des Daseins eines Kindes als Schadensquelle kommt dagegen als verletzende Unantastbarkeit der Menschwürde des Kindes von Verfassung wegen (Art. 1, Abs. 1 BG) nicht in Betracht. Deshalb verbietet es sich, die Unterhaltspflicht für ein Kind als Schaden zu begreifen." Das Bundesverfassungsgericht (Leitsatz 14 des Urteils) bezieht diese Aussage nicht nur auf fehlgeschlagene Schwangerschaftsabbrüche, sondern auch auf Sterilisationsversager. Der aus dem BGH-Urteil abgeleitete Gedanke, das Kind könne eine Schadensquelle sein, hatte in der Vergangenheit den Schutz des ungeborenen Lebens geschwächt und stand insofern im Widerspruch zum Prinzip des Lebensschutzes. Bislang hält der BGH nach eingehender Überprüfung seiner Rechtsprechung an seinem Urteil fest. Instanzgerichte haben jedoch mittlerweile unter Berufung auf das Urteil des BVerfG - gegen den BGH - ihre Rechtssprechung revidiert.

Den für die Position der Ärzte tiefsten Widerspruch sehe ich darin, daß mit Aufhebung des Strafrechtsschutzes Töten - auch ohne Indikation - legitimiert wird, das Ergebnis der Tat jedoch rechtswidrig bleibt. Dieser innere Widerspruch des Karlsruher Urteils zwischen dem aufgrund der Einmaligkeit und individuellen Menschenwürde (Art. 1 u. 2 des GG) hohen normativen Anspruchs hinsichtlich des Lebensschutzes für jeden einzelnen vorgeburtlichen Menschen und einer der real existierenden Wirklichkeit angepaßten Lösung wird vom Staat uns Frauenärzten zugemutet. Es ist ein sehr schwer nachvollziehbarer moralischer Spagat, daß ethisch und „ärztlich vertretbar" sein soll, etwas Rechtswidriges zu tun[2]. Das Gericht setzt in seinem Spagat auf eine Frauenärzteschaft, die in Anerkennung einer hohen Norm und der von ihr abgeleiteten Rechtswidrigkeit dennoch, weil straflos, tötet. Wer hält das aus? Wer seine ethische Entscheidung an dem Urteil des BVerfG orientiert, kann und darf keinen Abbruch durchführen. Ein als rechtswidrig deklarierter Eingriff verstößt erst recht gegen das Standesrecht (§ 1, Abs. 2).

Lassen wir uns nicht noch weiter korrumpieren - der Manipulation auch auf anderen Feldern, z. B. der „Allokation", wird sonst Tür und Tor geöffnet.

[1] Grewel H (1993) Medizin am Scheidewege - kritische Anfragen an eine technologisch orientierte Medizin. Ethik Med 5: 170.

[2] Eser A (1994) § 218 Urteil des Bundesverfassungsgerichts - Probleme und Konsequenzen. Gesundheitspolitische Gespräche, Schering Heft 15.

Auch wenn meine Gedanken zu Anspruch und Wirklichkeit des Schwangerschaftsabbruchs nach Ihrer Einschätzung fern aller Wirklichkeit sein sollten – eine humane Gesellschaft kann das millionenfache Töten, zumal in einer Zeit möglicher vielseitiger Prävention, nicht akzeptieren und vor dem Hintergrund eines überhöhten Anspruchs und der Akzeptanz des Tötens als vorgegebene Wirklichkeit nur noch über das „Wie" diskutieren. Wir fordern immer schärfere Schutzvorschriften in der Ökologie, z. B. im Tier- und Pflanzenschutz, was in vertretbaren Grenzen volle Unterstützung verdient. Wir sind jedoch dabei, die Grundwerte einer menschlichen Gesellschaft zu pervertieren, wenn wir den Schutz der Tiere höher als den der Menschen garantieren. Und es müßte doch zum Nachdenken zwingen, daß die gesellschaftlichen Gruppen, die z.T. militant für den Tierschutz eintreten, ein rigoroses Embryonenschutzgesetz einforderten, in den Entwürfen des Fortpflanzungsmedizingesetzes (siehe unten) ihre Forderungen fortschreiben sich gleichzeitig für die ersatzlose Streichung (kein Beratungsmodell) des § 218 engagieren.

Wir haben zur Kenntnis zu nehmen, daß heute Legalität und Ethik in vielen Bereichen nicht mehr deckungsgleich sind, zumal eine Gesetzgebung immer von ethischen Minimalpositionen ausgeht. Dem einzelnen Arzt können Gesetze und Verordnungen die Bürde konkreter ethischer Entscheidungen, oft auch im Sinne von Güterabwägungen, nicht abnehmen. Im Unterschied zu Rechtsnormen ist das Wesen ethischer Grundsätze, daß Gesetzesbestimmungen, Empfehlungen, Richtlinien und Entscheidungen Dritter, also auch der Patienten, immer nur Entscheidungshilfen anbieten, nie jedoch von der persönlichen und sittlichen Verantwortung zu entlasten vermögen. Die scheinbare Sicherheit des Rechts versagt in Grenzfragen – es läßt den Arzt im Stich. Er muß zurückgreifen auf sein Gewissen, die letzte Instanz sittlicher Entscheidungen. „Es gibt letzte Rechtssätze, die so tief in der Natur verankert sind, daß sich alles, was als Recht und Gesetz, Moral und Sitte gelten soll, im letzten nach diesem Naturrecht, diesem über den Gesetzen stehenden Recht auszurichten hat"[1].

Embryonen- und Fortpflanzungsmedizingesetz

Mit Blick auf die moderne Reproduktionsmedizin, die Geburtshilfe und den Schwangerschaftsabbruch wird der Januskopf des medizinischen Fortschritts unserer ärztlichen Position besonders deutlich: „Wir sind Helfer zum Tode und Helfer zum Leben"[2]. Die Gesellschaft erwartet, wie schon gesagt, daß wir nach von ihr vorgegebenen „Indikationen" und neuerdings auch indikationslos (nach Pflichtberatung) Leben vernichten und bei Wunsch nach einem Kind unter Einsatz neuer reproduktionsmedizinischer Techniken im Sinne einer assistierten Fortpflanzung an der Menschwerdung mitwirken (ausführlich:[3], [4]).

Die extrakorporale Befruchtung und alle von ihr abgeleiteten Verfahren der assistierten Fortpflanzung sind Ergebnisse moderner Medizintechnik. Dieses neue „Können" wird nach der Atomkernspaltung als das bedeutendste und gleichzeitig auch als das umstrittenste Ergebnis wissenschaftlicher Forschung dieses Jahrhunderts angesehen. Der Übergang von der physikalisch-nuklearen zur biologisch-nuklearen Epoche ist vollzogen[5]. Werden Ethik und Recht, die machtvollen, im internationalen wissenschaftlichen wie wirtschaftlichen Wettbewerb vorandrängenden Entwicklungen der Befruchtungs- und Genbiologie noch binden können, oder wird die Theorie der Eigengesetzlichkeit der technischen Fortschritte ihre Bestätigung erfahren[6]?

Der zentrale Einwand gegen die moderne Reproduktionsmedizin basiert auf der Aussage, die Wissenschaften der Psychosomatik, Psychologie, Soziologie und die Lehre von der geistigen Person des Menschen in bezug auf die Qualität künstlicher Befruchtung seien fast nicht entwickelt. Die moderne Fortpflanzungstechnologie sei ohne ein anthropologisches Konzept übernommen und weiterentwickelt worden, ohne auf die leib-seelische Natur des Menschen Rücksicht zu nehmen[7]. Der Mensch besitze, so Spaemann[8], auch

[1] Mitscherlich A, Mielke F (1960/1985) Medizin ohne Menschlichkeit. Fischer, Stuttgart.
[2] Stoll P (1980) Arzt und Schwangerschaftsabbruch, Überlegungen zur ärztlichen Ethik. Dt Ärztebl 77: 607.
[3] Hepp H (1988) Reproduktionsmedizin im Spannungsfeld von Ethik und Recht. Der Gynäkologe 21: 1.
[4] Hepp H, Strowitzki Th (1993) Fortschritte auf dem Gebiet der Reproduktionsmedizin. Saarl Ärztebl 5: 219.
[5] Viater HA (1978) Die Angst vor dem Homunculus. Neue Ordnung, 32: 364.
[6] van der Pot IHJ (1985) Die Bewertung des technischen Fortschritts. pp 735 ff.
[7] Petersen P (1985) Manipulierte Fruchtbarkeit (psychosomatisch – psychologische Aspekte der In-vitro-Fertilisation und anderen Fertilitätstechnologien). In-vitro-Fertilisation, Genomanalyse und Gentherapie. J. Schweitzer, München.
[8] Spaemann R (1985/1986) Über den Begriff der Menschenwürde. In: Scheidewege 15: 20 ff, 33.

eine Zeitgestalt. Es gehöre zu dieser Gestalt als Repräsentation des Unbedingten, „daß ihr Anfang und Ende nicht das Resultat zweckrationalen Machens anderer Menschen sind" und daß ihr Anfang „anläßlich eines menschlichen Aktes geschieht, der zwei Menschen als Liebende im ganzen integriert und der gar nicht unmittelbar die Hervorbringung eines ‚Werkes' zum Ziel hat."

Ich stimme der Forderung zu, daß die modernen Techniken der Sterilitätstherapie sich daran messen lassen müssen, ob sie auf Dauer der Entfaltung des Menschseins förderlich sind. Es ist in jedem Einzelfall zu prüfen, ob die Therapie tatsächlich der Erfüllung des gemeinsamen Kinderwunsches der Eltern und nicht nur der Herstellung des Selbstwertgefühls des sterilen Paares dienen soll. Bei aller Anerkennung des Leidensdrucks der Partner ist die Behandlung vor allem auf das künftige Wohlergehen des Kindes auszurichten, anderenfalls würde das Kind als Objekt, als Mittel zum Zweck mißbraucht. Hinter vehement vorgetragenem Kinderwunsch stehen oft Probleme, die viel mit den Wünschen der Eltern, oft aber soviel wie nichts mit dem gewünschten Kind zu tun haben[1]. Stauber prägte in diesem Zusammenhang zu Recht den Begriff vom überwertigen Kinderwunsch[2].

Es ist auch nicht zu leugnen, daß die moderne generative Medizin sozialethische und sozialpolitische Fragen aufwirft. Es ist evident, daß es bei jedem medizinischen Fortschritt einer gesellschafts- und gesundheitspolitischen Antwort auf die Frage bedarf, was die Solidargemeinschaft zu finanzieren bereit ist (s. oben: „Rationalisierung des Gesundheitswesens").

Es wird deutlich, wie medizinischer Fortschritt auf der einen und die Begehrlichkeit des Menschen auf der anderen Seite Arzt und Patient herausfordern, ethische Grenzen wahrzunehmen und anzuerkennen. Die These manch eines sog. progressiven Forschers ist, wenn auch weit verbreitet, nicht haltbar, nämlich daß sich Ethik und Recht jeweils dem neuen Können anzupassen haben. Die Anerkennung einer Anpassungsethik würde eine Ethik der Machbarkeit aufbauen und bei den uns anvertrauten Patienten die beschriebene Anspruchsspirale noch weiter ankurbeln. Lange vor dem Gesetzgeber haben wir Ärzte nach mehrjährigem, intensivem und interdisziplinärem Dialog sowohl in der Benda-Kommission[3] als auch in der Arbeitsgruppe der Bundesärztekammer „Richtlinien zur Durchführung von In-vitro-Fertilisation und Embryotransfer und des intratubaren Gameten- und Embryotransfers als Behandlungsmethode menschlicher Sterilität" verbindlich erlassen[4, 5].

In der gesellschaftspolitischen Wirklichkeit befinden wir uns in einer antagonistischen Situation. Es gibt Gruppen, welche die Tötung im Mutterleib bis zur 12. Woche p. c. tolerieren bzw. fordern, d. h. in der „reinen" - und vom BverfG verworfenen - Fristenlösung jede strafrechtliche Einengung der Tötung menschlichen Lebens im Mutterleib (Beratungsmodell) ablehnen, gleichzeitig aber im Embryonenschutzgesetz (ESchG) strenge strafrechtliche Schutzgebote für den Embryo außerhalb der Frau anerkannten und forderten. Auf die Perversion dieses Denkens habe ich bereits hingewiesen.

Nach dem seit dem 01. 01. 1991 in Kraft getretenen ESchG, in welchem m. E. auch die klinischen Grenzziehungen bereits erfolgt sind, werden wir nun mit dem Musterentwurf eines Gesetzes zur Regelung der künstlichen Befruchtung konfrontiert. Der Entwurf soll, so heißt es, die im ESchG enthaltenen strafrechtlichen Vorschriften um die erforderlichen gesundheitsrechtlichen Regelungen ergänzen, um auf diese Weise zu einer Gesamtregelung der Fortpflanzungsmedizin zu kommen. Er sieht u. a. vor, 3 klinische Therapieansätze einer gesetzlichen Regelung zu unterwerfen:

- die intrazytoplasmatische Spermatozoeninjektion (ICSI) in die Eizelle
- die heterologe Insemination und
- die Kryokonservierung von Embryonen.

[1] Petersen P (1985) Manipulierte Fruchtbarkeit (psychosomatisch - psychologische Aspekte der In-vitro-Fertilisation und anderen Fertilitätstechnologien). In-vitro-Fertilisation, Genomanalyse und Gentherapie. J. Schweitzer, München.

[2] Stauber M (1986) Versuche mit den zukünftigen Menschen - die neue Reproduktionsmedizin. In: Helmchen H, Winau R (Hrsg) Versuche mit Menschen in Medizin, Humanwissenschaft und Politik 150, De Gruyter, Berlin New York.

[3] Bericht der Benda-Kommission (1986) In-vitro-Fertilisation, Genomanalyse und Gentherapie. Der Bundesminister für Forschung und Technologie. J. Schweitzer, München.

[4] Richtlinien zur Durchführung von In-vitro-Fertilisation (IVF) und Embryotransfer (ET) als Behandlungsmethode der menschlichen Sterilität (1985) Dt Ärztebl 82: 690.

[5] Richtlinien zur Forschung an frühen menschlichen Embryonen (1985) Dt Ärztebl 82: 3757.

Die ICSI in die Eizelle scheint nach bisher vorliegenden Ergebnissen die erste erfolgversprechende Therapie der andrologischen Sterilität zu werden. Sie wird im Gesetzentwurf mit dem Hinweis auf die „Gefahr der Manipulation durch den Menschen und bei weiterer Entwicklung die Gefahr der gezielten Menschenzüchtung" unter § 8 gesetzlich verboten. Das so mißverständliche Wort „Manipulation" suggeriert dem Laien einen Eingriff in die Keimbahn („Menschenzüchtung"). Tatsächlich geht dieses Manipulieren, ein Grundmerkmal medizinischen Handelns, nicht über die im Embryonenschutzgesetz zugelassene In-vitro-Fertilisation (IVF) hinaus. Eingriffe in die Keimbahn - sollten sie jemals möglich werden (?) - sind im ESchG eindeutig unter Strafe gestellt. Wir verkennen nicht die Möglichkeit des Mißbrauchs - was jedoch den rechten Gebrauch ethisch nicht verbietet.

Ob die heterologe Insemination unter eine gesetzliche Regelung gestellt werden soll, ist primär eine ethische, juristische und vor allem eine gesellschaftspolitische Problematik. Die zentralen ethischen Bedenken richten sich darauf, daß mit dieser Methode die bestehende Familienstruktur unterlaufen wird[1]. Eine gesetzliche Regelung wird wohl besonders mit Blick auf das Kind zu unterstützen sein. Zu beachten bleibt, daß mit der ICSI in Zukunft eine Vielzahl heterologer Inseminationen sich erübrigen werden!

Die Kryokonservierung von Eizellen vor Abschluß der Befruchtung (Vorkernstadium) hilft Risiken für die Frau und Kosten sparen, da auf eine Wiederholung der medikamentösen und operativen Behandlung verzichtet werden kann. Das Einfrieren von Embryonen ist in unserem Lande ebenfalls wie die Leihmutterschaft, die Eispende und die Klonierung etc. - durch das Embryonenschutzgesetz verboten. Es besteht daher nach der veröffentlichten Stellungnahme[2] der Repräsentanten der betroffenen nationalen und europäischen Gesellschaften kein Handlungsbedarf für eine weitere gesetzliche Barriere, ohne daß bisher in unserem Lande Vorfälle bekannt geworden wären, die die Androhung drakonischer Strafen rechtfertigen würden. Immerhin scheint die zitierte Stellungnahme zu Nachdenklichkeit angeregt zu haben, wie erste Verlautbarungen aus dem Bayerischen Staatsministerium für Arbeit und Sozialordnung, Familie, Frauen und Gesundheit erkennen lassen. Es darf nicht sein, daß die Politik „Meinungen" des Volkes entgegen dem Sachverstand der klinischen Wissenschaft zur Grundlage eines Gesetzes macht. Wir stimmen Schreiber[3] zu: „Die Fragen gehen elementar auch Nichtärzte an; sie sind Angelegenheit der Allgemeinheit und damit des Rechts." Es geht mir um die Qualität des Denkens. Immerhin war die berechtigte Forderung der „Richtlinien"[4] nach einer institutionellen, sanktionsfähigen Kontrolle seit 1986 durch die „Zentrale Kommission der Bundesärztekammer zur Wahrung ethischer Aspekte bei der Forschung an frühen menschlichen Embryonen" umgesetzt und ohne notwendige Ahndung eines Verstoßes erfolgreich tätig. Bei aller Anerkennung der Rechtshoheit wird es für das Zusammenwirken im europäischen Raum und auch weltweit von hoher Bedeutung sein, in den Grundentscheidungen und gesetzgeberischen Aussagen weitestgehenden Konsens herzustellen. Überrascht haben wir zur Kenntnis zu nehmen, daß Frankreich im Bereich der Reproduktionsmedizin in der Vergangenheit weit weniger restriktiv als die Bundesrepublik, jetzt ein in Teilbereichen deutlich reglementierenderes Gesetz erläßt.

Schlußbemerkung

„Zwei Leben - Anspruch und Wirklichkeit." Ich zeigte auf, daß das medizinisch Machbare heute vielfach über das berufsethische und rechtliche Dürfen und Sollen hinausreicht. Es ist auch sozio-ökonomischen Zwängen ausgesetzt. Diese Erkenntnis bedeutet konkret, die Begehrlichkeit des Menschen, seine oft auch neurotische Anspruchshaltung - zum Teil durch uns induziert - kritisch zu reflektieren. Humane Medizin muß in Zukunft auch vom Verzicht her wirken. Der unwiderstehlichen Verführung durch das Machbare ist standzuhalten. Die Frage nach dem für den Patienten Sinnvolle, ist immer dringender zu stellen.

Kein Berufsstand ist besser als jene Gemeinschaft aus der er hervorgeht und in der seine moralischen Wurzeln stehen[5]. Dennoch - wir sind aufgerufen, mit jedem neuen möglichen Schritt der biomedizinischen Technik jene Grenze zu suchen, wo die Medizin

[1] Gründel J (1994) Kritische Anmerkungen zum vorliegenden Gesetzentwurf zu einer Anfrage des Staatsministeriums für Arbeit und Sozialordnung, Familie und Gesundheit vom 01.02.1994.

[2] Stellungnahme - zum Musterentwurf eines Fortpflanzungsmedizingesetzes (1994) Frauenarzt 35: 382.

[3] Schreiber HL (1984) Notwendigkeit und Grenzen rechtlicher Kontrolle der Medizin. Göttinger Universitätsreden 71.

[4] Richtlinien zur Forschung an frühen menschlichen Embryonen (1985) Dt Ärztebl 82: 3757.

[5] Huber JC (1992) Zur Ethik des Arztes. Gynäkol Geburtsh Rundsch 32: 43.

der Utopien, die inhumane Medizin beginnt. Es geht jeweils um eine ethisch verantwortbare Medizin, wobei die Verantwortung des Arztes niemals von der Verantwortung jedes einzelnen unserer Gesellschaft zu trennen ist. „Wir müssen uns moralisch ‚strapazieren', dürfen niemals in der Anspannung nachlassen, neben der professionellen Kompetenz auch die professionelle Ethik aufrechtzuerhalten, die nicht umsonst gerade im ärztlichen Bereich ein besonderes Gewicht erhielt. Ihr Fehlen ist nämlich nur durch einen besonders hohen Grad an Unfreiheit und höchst unzulänglich zu kompensieren", - so Frau Höhler[1)] in ihrem Festvortrag anläßlich der letzten Tagung unserer wissenschaftlichen Gesellschaft in Berlin. Karl Jaspers[2)] nannte in diesem Sinne das Tun des Arztes „konkrete Philosophie". Wir haben keine andere Wahl, als die Technik zur Förderung von Humanität zu nutzen. Es geht aber immer wieder entscheidend darum, diese Technik geistig, d. h. human zu bewältigen.

„Die Medizin wächst mit ihren Fortschritten immer mehr in schwierige sittliche und weltanschauliche Fragestellungen hinein. Sie wird zum Grenzgänger von Philosophie und Ethik. Vom Selbstverständnis der modernen Medizin her ist das höchst paradox. Diese ist nämlich als Wissenschaft von der Natur wertfrei gedacht. Aber es endet bei fundamentalen Wertfragen. Einer der menschlichsten aller Berufe ist im Grunde heute einer der distanziertesten gegenüber den anthropologischen Grundfragen"[3)].

Nicht Regression in eine zaudernde Defensivmedizin und Repression der Forschung, sondern eine Ethik der ärztlichen Verantwortung ist gefordert, d. h. jede durch medizinisch-technischen Fortschritt ausgelöste neue Wirklichkeit zu bewältigen, was bei der sich immer schneller windenden Zeitspirale großer geistiger Anstrengung bedarf, will die Ethik nicht stets zu spät kommen[4)] und zur Anpassungsethik verkümmern. Intensivierung der moralischen und kulturellen Diskussion um Ziele, Aufgaben und Grenzen der Medizin mit all ihren wissenschaftlichen Möglichkeiten und Tendenzen ist das Gebot der Stunde. Um dies zu begreifen und unser ärztliches Tun in diesem Sinne zu bewältigen, bedarf es nicht nur einer intellektuellen und auf den Moment hin ausgerichteten artifiziellen Ausbildung zum Forscher und Arzt, sondern einer lebenslangen Entwicklung der persönlichen Kritikfähigkeit und der Sensibilität für ethische Fragen und darin einer sich ständig weiterbildenden Selbstbesinnung.

Versuchen wir, diesem hohen Anspruch gerecht zu werden!

1) Höhler G (1992) Der Preis der Freiheit ist die Verantwortung. Festvortrag, 49. Kongreß der DGGG. In: Notabene Medici 11: 504.
2) Jaspers C (1958) Die Idee des Arztes. In: Philosophie und Welt, München, pp 169.
3) Wölber HO (1981) Heilsame Grenzen. Über Humanität der gegenwärtigen Medizin. Dt Ärztebl 78: 519.
4) Wehowski S (1991) Die Ethik kommt immer zu spät. SZ 28./29. 03. 1991.

aus: Archives of Gynecology and Obstetrics, 257: XVII–XXXVI (1995).

der Urologie, die erfahrene Medizin beginnt. Es geht jeweils um eine [illegible] dem Menschen, wobei die [illegible] von der Verantwortung jedes einzelnen [illegible]. Wir müssen uns [illegible] dürfen meinen, in der Ausbildung [illegible] neben der [illegible] auch die professionelle Ethik [illegible] ein besonderes Gewicht erhält [illegible]

[illegible]

Die Medizin wächst mit ihren Fortschritten immer [illegible] und weltanschauliche Fragen hinein. Sie wird zum Grenzgebiet von Philosophie und Ethik, von Selbstverständnis des modernen Menschen [illegible]. Diese ist [illegible] Wissenschaft von der Natur [illegible] Vertrauen [illegible] Grundfragen.

Nicht Regression in eine [illegible] und Resignation [illegible] von der [illegible] Ethik, die [illegible] Verantwortung ist gefordert, [illegible] durch die [illegible] Fortschritt [illegible] Wirklichkeit [illegible] zu bewältigen, was [illegible] Anstrengung bedarf, weil die Ethik nicht [illegible] Ziele, Aufgaben und Grenzen der Medizin [illegible] wissenschaftlichen Möglichkeiten und Techniken ist das Gebot der Stunde. [illegible] Sinne zu bewältigen, bedarf es [illegible] Selbstbesinnung.

Versuchen wir, diesem hohen Anspruch gerecht zu werden.

[illegible]

Wolfgang Künzel

51. Präsident der Deutschen Gesellschaft für Gynäkologie und Geburtshilfe

Tagungsort: Dresden,
1.-5. Oktober 1996

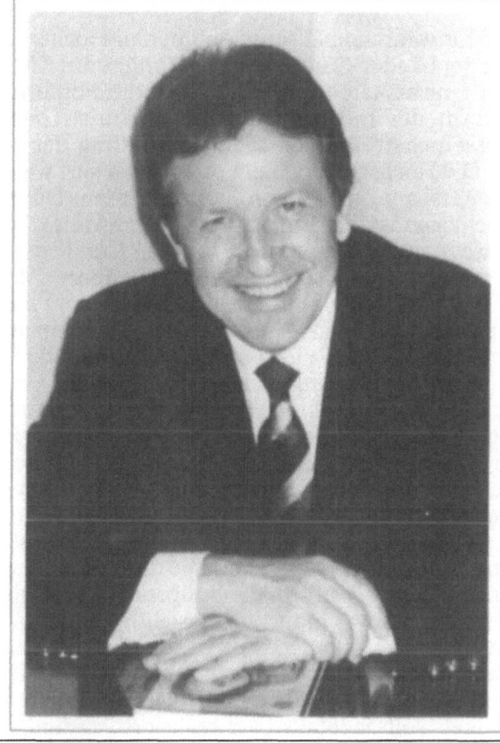

Persönliche Daten
geboren am 28. Juli 1936
in Zwickau

Einleitung:
Zum zweiten Mal (nach Leopold, 1907) lud ein Präsident die Deutsche Gesellschaft für Gynäkologie (und Geburtshilfe) nach Dresden ein. Die räumlichen Voraussetzungen waren gut und geeignet, erneut ein breitgefächertes wissenschaftliches Programm reibungslos ablaufen zu lassen. Viele Kolleginnen und Kollegen waren aber auch neugierig auf das neue Bild des alten Elbflorenz. Die Ortswahl schaffte die Gelegenheit für zahlreiche Kollegen aus Ostdeutschland, wieder einen Kongreß der traditionsreichen Gesellschaft zu besuchen. In seiner breit angelegten Eröffnungsansprache („Wissenschaft und Forschung als Auftrag der Gesellschaft") ging Professor Wolfgang ***Künzel***[29]*, Gießen, auch auf den Paradigmawandel in der ärztlichen Ausbildung ein und definierte schließlich den gesellschaftlichen Auftrag der Wissenschaft aus der Sicht des erfahrenen frauenärztlichen Wissenschaftlers. Wie schon sein Vorgänger Hepp, so sorgte auch Künzel für eine konzentrierte Berichterstattung im Kongreßband, welcher dadurch Platz ließ für die Texte der Eröffnungssitzung. Wenn seine Ansprache in diesem Band dennoch nach so kurzer Frist schon nachgedruckt wird, geschieht dies um den Zusammenhang mit den vorausgegangenen „Reden" herzustellen und eine lückenlose Übersicht über die intellektuelle Entwicklung des Faches im Spiegel der Reden ihrer jeweiligen Präsidenten zu gewährleisten.*

W. Künzel:

Wissenschaft und Forschung als Auftrag der Gesellschaft

Die fortwährende Diskussion um den Hochschulstandort Deutschland, die Verlautbarungen der Länder-Kultusminister-Konferenz (KMK) zu künftigen Strukturen und Wegen an den Universitäten und schließlich die Forderung des Deutschen Ärztetages nach einer Reform der medizinischen Hochschulen haben mich zum Thema dieses Vortrages „Wissenschaft und Forschung als Auftrag der Gesellschaft" geführt.

Die Hochschulen, heißt es, müßten sich wieder stärker auf ihre eigentlichen Aufgaben der Forschung und Lehre konzentrieren. Die Universitätskliniken seien als Stätten der Hochleistungsmedizin in besonderer Weise Opfer der Fortschrittsfalle geworden, und Forschung solle zukünftig von der Krankenversorgung mit der Forderung nach mehr Transparenz der Kosten getrennt werden[1, 2]. Für einen fernen Betrachter erweckt diese Diskussion den Eindruck, als sei das einst so stabile Gesundheitssystem der Bundesrepublik mit seinen Sicherungsmechanismen auf dem Fundament von Wissenschaft und Forschung an den Hochschulen völlig aus den Fugen geraten.

Über Lösungsansätze, die Kostenspirale von Forschung und Gesundheitsversorgung zu beeinflussen, wird nachgedacht. Budgetierung, nicht im ökonomischen Sinne verstanden, sondern fern von marktwirtschaftlichen Prinzipien, nach dem Rasenmäherprinzip angewandt, ist das Losungswort der Stunde. Neben sinnvoller Rationalisierung wird auch Rationierung von Leistungen als Instrument zur Steuerung von Ausgaben auf dem Gesundheitssektor in Betracht gezogen[3].

Ohne eine grundlegende Analyse der kostenverursachenden Faktoren wird jedoch bereits überstürzt gehandelt: Die durch das am 01. 01. 1993 in Kraft getretene Gesundheitsstrukturgesetz[4] verordnete Budgetierung im klinischen Bereich entfaltet bereits seine von den Urhebern wohl nicht beabsichtigte, aber in einem planwirtschaftlichen System nicht unerwartete Wirkungen. Es wurde eine riesige Kostenverlagerung durch Verlegung von kostenintensiven Patienten in die Zentren der Hochleistungskliniken in Gang gesetzt. Die Deckelung der Ausgaben der in freier Praxis niedergelassenen Kollegen durch Praxisbudgets soll ebenfalls bald realisiert werden[5], möglicherweise den genannten Vorgang verstärkend.

Es ist zu fragen: Wäre es nicht sinnvoller gewesen, vor dem blinden Eingriff in das Gesundheitswesen eine Antwort auf die Frage, warum denn die Kosten in den letzten Jahren so steil angestiegen sind, zu finden:

- Ist es die Alterszunahme der Bevölkerung und der damit verbundene erhöhte Bedarf an medizinischen Leistungen und Arzneimitteln,
- ist es die gewaltige Ausweitung der Administration in allen Bereichen des Gesundheitswesens,
- ist es der gehobene Anspruch unserer Patienten an das medizinische Versorgungssystem,
- ist es die Überfrachtung der Bundesrepublik mit Ärzten als Folge einer verfehlten Bildungspolitik,
- ist es der unkritische Einsatz pharmazeutischer Produkte oder technischer Geräte in der Medizin oder
- ist es der Fortschritt der Medizin, der die Kostensteigerung verursacht?

Einfache Antworten auf diese Fragen sind nicht zu finden, da die verschiedenen Teilaspekte eng miteinander verflochten sind. Wir müssen aber erkennen:

Wissenschaft und Forschung haben ihren Preis, weil sie ein Ziel verfolgen: „Ich halte dafür, daß das einzige Ziel der Wissenschaft darin besteht, die Mühseligkeiten der menschlichen Existenz zu erleichtern", läßt Bertolt Brecht[6] Galilei im gleichnamigen Schauspiel

[1] Ständige Konferenz der Kultusminister der Länder in der Bundesrepublik Deutschland. Bericht: Überlegungen von Struktur und Finanzierung der Hochschulmedizin. Beschluß der Kultusministerkonferenz vom 29. September 1995.

[2] Flöhl R (1994) Was wird aus der Hochschulmedizin? Die Kultusminister wollen die Krankenversorgung von Forschung und Lehre abtrennen. FAZ 05. 04. 1994.

[3] Hepp H (1995) Zwei Leben – Anspruch und Wirklichkeit. Arch Gynec Obstet 257.

[4] Gesundheitsstrukturgesetz SGB V – Gesetzliche Krankenversicherung mit Nebenbestimmungen, 4. Aufl 15. 05. 1995. Beck-Texte, dtv.

[5] Beschluß des 99. Ärztetages Köln 1996. Die Medizinischen Hochschulen im Wandel des Gesundheitswesens. Deutsches Ärzteblatt 93 (1996) C 1191–1195.

[6] Brecht B (1963) Leben des Galilei. Suhrkamp, Frankfurt.

sagen, damit die großen Anstrengungen der Wissenschaft begründend dieses Ziel zu erreichen.

Wissenschaft und Forschung als Auftrag der Gesellschaft - damit möchte ich mich in der heutigen Eröffnungsrede zum 51. Kongreß der Deutschen Gesellschaft für Gynäkologie und Geburtshilfe beschäftigen. Ich möchte verständlich machen, daß es für den Weg von A, den Mühseligkeiten, nach B, den Erleichterungen menschlicher Existenz, zur Erlangung dieses Zieles der Menschen, Forscher, einer Elite von Wissenschaftlern bedarf, die willens sind, diesen Weg zu beschreiten; daß aber auch Forscher und Ärzte benötigt werden, die das erlangte Wissen auf ihre Praxisfähigkeit prüfen und es schließlich anwenden. Dafür erscheinen fünf Themenkreise besonders geeignet. Es sind:

- die Ziele von Wissenschaft und Forschung,
- die Wissenschaftsvermittlung durch Paradigmenwechsel in der ärztlichen Ausbildung,
- der gesellschaftliche Auftrag der Wissenschaft und seine Verwirklichung durch Grundlagenforschung und klinische Forschung,
- Forschungsmanagement,
- Strukturkonzepte zur Realisierung der Ziele.

Die Ziele von Wissenschaft und Forschung

Welche Ziele verfolgen die Wissenschaft und Forschung in der Medizin? Medizin war in ihren Anfängen nicht Wissenschaft, sondern Erfahrung. Erst die Aufklärung des 17./18. Jahrhunderts schaffte die erkenntnistheoretischen Grundlagen für wissenschaftliches Denken. Aus der Verbindung von Empirismus und Rationalismus ergab sich die Forderung, daß Erkenntnis auf Erfahrung und Vernunft beruhen sollte. Aufgabe der Wissenschaft war nicht mehr die reine Weitergabe tradierter Lehrmeinungen, sondern die ständige Vermehrung der Kenntnisse, auch gegen althergebrachte Dogmen.

Der Auftrag an die Wissenschaft war jedoch mehr als nur der Erwerb von Wissen und die systematische Erweiterung aller Erkenntnisse. Man versprach sich von den Fortschritten in den „Wissenschaften vom Menschen“ praktische Handlungsanweisungen, die zur Verbesserung des politischen und sozialen Lebens führen sollten. Der Prozeß der Aufklärung vollzog sich langsam. Erst am Ende des 18. Jahrhunderts hatte sich das moderne, bis heute vorherrschende Wissenschaftsverständnis allgemein durchgesetzt: Ziel der Wissenschaft war von nun an, die Welt rational zu verstehen und den Menschen zu nützlichem und vernünftigem Handeln zu befähigen[1]. Gegen welche Widrigkeiten die Medizin jedoch zu Beginn des vergangenen Jahrhunderts zu kämpfen hatte, zeigt ein Auszug aus dem Vorwort zum Handbuch der Krankheiten des Weibes von 1832. Der Autor ist Dr. Johann Christian Gottfried Jörg, königlich-sächsischer Hofrat und ordentlicher Professor an der Universität Leipzig[2]. Er schreibt:

„Je mehr der junge Studierende von falschen Propheten, die sich hinter ihrer Mystik verstecken, aufgefordert wird, den ruhigen, ernsthaften und schweren Studien des menschlichen Wesens zu entsagen um nur mit einiger Symptomenkenntnis zur Praxis zu eilen, je mehr selbst ältere Praktiker im größten Leichtsinn mit allem experimentieren, was ihnen vorkommt und ihre unreifen Schlüsse für Evangelien ausposaunen, um nur mitsprechen zu können, je schonungsloser überhaupt jetzt von vielen Ärzten die Gesundheit, das Leben der Menschen behandelt wird, um so mehr müssen die gewissenhaften Lehrer darauf ausgehen, die jungen Gemüter zu dem Ernste, zu der Tiefe und zu der Würde zu leiten ohne welche das Wirken des Arztes nie wahrhaft wohltätig werden kann.“

Wüßten wir nicht das Jahr der Publikation dieses Buches, aus dem dieses Vorwort stammt, könnten wir annehmen das Zitat reflektiere die gegenwärtige Situation der Gesundheitsversorgung in der Bundesrepublik.

- Sind nicht die gleichen Wunderheiler immer noch am Werk, deren Heilversuche, öffentlich gefördert, Millionenbeiträge verschlingen?
- Können wir diesen Worten nicht die gleichen Sorgen entnehmen, die uns auch heute noch bei der Durchsetzung exakter Wissenschaft bedrücken?
- Ist es nicht der gleiche Kampf von Wissenschaft und Forschung um Verständnis und Anerkennung durch die Gesellschaft, der damals im Zeitalter der Aufklärung wie auch heute geführt wird?
- Wird die Freiheit der Forschung hierzulande nicht permanent durch Reglementierungen und Gesetze in Schranken verwiesen?

[1] Schneider W (Hrsg) (1995) Lexikon der Aufklärung: Deutschland und Europa. Beck, München.
[2] Jörg JCG (1832) Handbuch der Krankheiten des Weibes. J. J. Mäcken'schen Buchhandlung, Reutlingen.

Die Diskussionen um Tierversuche, Gentechnik, Embryonenforschung und Fortpflanzungsmedizin, Naturschutz und Datenschutz legen ein beredtes Zeugnis über das Grundverständnis dieser Gesellschaft von Wissenschaft ab[1]. Manche Wunderdroge unbekannter Wirksamkeit aus der Naturheilkunde übt eine größere Anziehungskraft auf manche Menschen aus als das systematisch erforschte, in seiner Wirkung klar definierte Pharmakon.

Es ist schon bemerkenswert, daß wir uns auch heute noch mit paramedizinischem Gedankengut in dieser aufgeklärten Welt auseinanderzusetzen haben. Das war offenbar schon immer so. In jener Zeit, in der sich die Wissenschaften fest zu etablieren begannen, sich Spezialdisziplinen herausbildeten, die Wissenschaft von den mystischen und religiösen Einflüssen weitgehend befreit wurde und sich das analytische Denken entwickelte, ließ Goethe im Gespräch mit Eckermann[2] wenige Jahre vor seinem Tod (am 23. Oktober 1828), in weiser Voraussicht wissen: „Laß die Menschheit dauern so lange sie will, es wird ihr nie an Hindernissen fehlen, die ihr zu schaffen machen, und nie an allerlei Not, damit sie ihre Kräfte entwickele. Klüger und einsichtiger wird sie werden, aber besser, glücklicher und tatkräftiger nicht". Sind wir tatsächlich einsichtiger geworden? Wenn schon nicht besser und glücklicher, dann auf alle Fälle anspruchsvoller, so fordernd wie die Prinzessin auf der Erbse. Sie alle kennen das Märchen von Hans Christian Andersen. Es ist ein Phänomen unserer Zeit, das der Gießener Philosoph Odo Marquard so treffend beschrieben hat[3]: „Wo Fortschritte - auch und gerade medizinische Fortschritte - wirklich erfolgreich sind und Übel wirklich abschaffen, da wecken sie selten Begeisterung. Sie werden vielmehr selbstverständlich und die Aufmerksamkeit konzentriert sich dann ganz und gar auf jene Übel, die übrigbleiben. - Knapper werdende Güter werden immer kostbarer, knapper werdende Übel werden negativ kostbarer... Wer - fortschrittsbedingt - unter immer weniger zu leiden hat, leidet unter diesem Wenigen immer mehr". Von diesem Übel ist die Geburtshilfe trotz ihrer enormen Erfolge und Leistungen heute besonders betroffen. Medizinerfolg wandelt sich zur Medizinkritik.

Der Paradigmenwechsel in der ärztlichen Ausbildung

Ich habe eingangs die Frage aufgeworfen, ob ein Teil der Kostenexplosion im Gesundheitswesen durch die steigende Zahl der Ärzte in der Bundesrepublik verursacht ist, und füge die Frage hinzu, ob eine zielgerechte Ausbildung zum Arzt, ob Wissen im Dialog von Forschung und Praxis unter den gegenwärtigen Bedingungen zu vermitteln ist. Dazu einige Zahlen:

1993 haben in den Ländern der Bundesrepublik 290201 Schulabsolventen eine Studienberechtigung erworben und im Wintersemester 1994/95 drängten mehr als 265000 Studienanfänger in die überquellenden Hörsäle[4]. Das Gymnasium, ehemals eine Schule für eine schmale Führungselite, hat sich in den vergangenen drei Jahrzehnten zur Regelschule gewandelt, die Hochschulen sind zur wichtigsten Ausbildungsstelle für den Großteil unserer Jugend geworden.

Auch in der Medizin wurde der breite Zugang zum Studium durch eine Kapazitätsverordnung administriert und geregelt. Die Zahl der im Semester aufzunehmenden Studenten orientiert sich im wesentlichen an der Zahl der Hochschullehrer im vorklinischen Bereich. Nach dieser Verordnung[5] wird die vorhandene Kapazität derzeit vollständig ausgeschöpft, d. h. es werden in der Bundesrepublik zur Zeit ca. 12000 Studenten der Medizin pro Jahr ausgebildet. Eine einfache Kalkulation zeigt, daß sich diese Ausbildungsmenge nicht am Bedarf orientiert. Nach den letzten Mitteilungen der Bundesärztekammer von 1996[6] gibt es z. Zt. in der Bundesrepublik 335000 Ärzte in den verschiedenen Bereichen der Medizin, davon 61000 Ärzte ohne ärztliche Tätigkeit. Dieser Anteil arbeitsloser Ärzte wird in den nächsten Jahren ansteigen. Bei unveränderter Ausbildungskapazität werden in 40 Jahren 200000 arbeitslose Ärzte eine verfehlte Bildungspolitik dokumentieren, wenn nicht ein Weg gefunden wird, sowohl den Zugang

[1] Wolfrum R (1996) Das Grundverständnis muß sich wandeln. Zur Situation der Forschung in Deutschland. Forschung und Lehre 8: 410-413.

[2] Goethe JW (1828) Gespräche mit Eckermann.

[3] Marquard O (1989) Medizinerfolg und Medizinkritik. Die modernen Menschen als Prinzessinnen auf der Erbse. Gynäkologe 22: 339-342.

[4] Statistisches Bundesamt Wiesbaden. Statistisches Jahrbuch für die Bundesrepublik Deutschland 1995, 391-407.

[5] Verordnung über die Kapazitätsermittlung, die Curricularnormwerte und die Festsetzung von Zulassungszahlen (Kapazitätsverordnung - Kap VO) 4. Juli 1990 (GVBl, II: 70-154) und GVBl, I: 397 (1. Dezember 1986).

[6] BÄK (1996). Ärztliche Versorgung in der Bundesrepublik Deutschland. Köln 23.05.1996. Dt Ärzteblatt 93, Heft 19.

zu regeln, als auch den Bedarf an Ärzten mit einiger Sicherheit zu ermitteln. Hier ein geeignetes wettbewerbsfähiges Instrument zu entwickeln, mit dem einerseits nicht am Ärztebedarf vorbei „produziert“ wird, das andererseits aber flexibel genug ist, um schnell auf Anforderungen zu reagieren, ist eine wichtige zukünftige Aufgabe.

Diese Aufgabe beginnt schon bei der Reform des Medizinstudiums in der Bundesrepublik Deutschland, das wie kein anderer Bereich der akademischen Ausbildung seit vielen Jahren kritisiert und unter Beteiligung der Öffentlichkeit diskutiert wird.

Am 15. März 1996 lief die Frist für die Stellungnahme zum 3. Entwurf einer Neufassung der ärztlichen Approbationsordnung ab. Der Versuch, die zuletzt 1989 novellierte Approbationsordnung zu ändern, stieß auf einhellige Ablehnung. Von 34 medizinischen Fakultäten wiesen 30 aus unterschiedlichen Gründen die Novelle als ungeeignet zurück.

Die Diskussion um die Empfehlungen des Wissenschaftsrates[1), 2)] zu den Vorschlägen der Expertenkommission[3)] und des Murrhardter Kreises und um die neue Approbationsordnung werden sachlich, teilweise aber auch höchst emotional geführt[4)]. Die Veränderungen würden nicht die Verbesserung des derzeitigen Studiums fördern, sondern die Etablierung eines anderen Arztbildes zum Ziel haben.

Nach meiner Auffassung fehlt es im emotionellen Gerangel allerdings an konstruktiver Kritik, um die Entwicklung für ein neues Arztbild nachzuholen, die in andern Ländern teilweise bereits vollzogen worden ist.

Es besteht kein Grund, die Wissenschaftlichkeit der medizinischen Ausbildung in Frage zu stellen:

- Medizinische Ausbildung ist entsprechend dem Selbstverständnis der Universität eine wissenschaftliche Ausbildung.
- Der ärztliche Beruf ist ein wissenschaftlicher Beruf.
- Biowissenschaften als Teil der Naturwissenschaften und Sozialwissenschaften als Teil der Geisteswissenschaften sind gleichberechtigte Ansätze in der Ausbildung der Medizinstudenten.
- Wissenschaft ist nicht allein Forschung; Wissenschaft umfaßt auch die Lehre, die auf Ergebnissen der Forschung und der Erfahrung aufbaut und dem Lernenden die allgemeine Methodik der wissenschaftlichen Analyse und wissenschaftlichen Begründung von Handlungen vermittelt, so die Aussagen des Murrhardter Kreis (1995)[5)].

In Anbetracht der viel beschworenen Bildungsmisere an deutschen Hochschulen wäre es an der Zeit, die Rahmenbedingungen, wie sie im Vorschlag des Murrhardter Kreises festgelegt sind, zu übernehmen und den Universitäten mehr Autonomie in der Gestaltung ihrer Lehren zuzubilligen. Das setzt allerdings voraus, daß endlich ein Paradigmenwechsel in der studentischen Lehre, d. h. weg von der Spezialmedizin hin zur Präventivmedizin vollzogen wird.

Noch heute wird der Medizinstudent mit allerlei Detailwissen überfrachtet, ohne daß die Frage beantwortet ist: Was muß der Student am Ende seines Studiums in den einzelnen Fächern wissen, um eine Grundlage zu haben, die ihn befähigt, sich in der einen oder anderen Spezialdisziplin weiterzubilden.

Ich empfehle Ihnen einen Blick in die Fragensammlung für Gynäkologie und Geburtshilfe zu werfen, die auf den Examensfragen für den 2. Abschnitt der ärztlichen Prüfung des Instituts für Medizinische Prüfungsfragen (IMPP) basiert, um zu erfassen, welch teilweise überflüssiges Detailwissen in den Examina von den Studenten heute gefordert wird. Offenbar wird von den einzelnen Spezialdisziplinen, die die Fragenkataloge bestücken, die enorme Vermehrung des Wissens in allen Bereichen der Medizin nicht zur Kenntnis genommen. Die Überfrachtung des Lehrangebotes und des Prüfungsstoffes mit Spezialwissen erfolgt aber zu Lasten einer breiten Basisausbildung in den medizinischen Wissenschaften.

Die Neufassung der Approbationsordnung muß ganz selbstverständlich die Steigerung der Qualität der Medizinerausbildung auf naturwissenschaftlich-klinischer Grund-

1) Loo J van de (1993) Zur Reform des Medizinstudiums. Die Leitlinien des Wissenschaftsrates. Mitt HV 4: 231–234.

2) Silbernagl St (1993) Stellungnahme zur Reform des Medizinstudiums. Zu den Leitlinien des Wissenschaftsrates. Mitt HV 4: 236–239.

3) Wirsching M (1993) Grundlegende Neuordnung des Medizinstudiums. Die Vorschläge der Expertenkommission beim Bundesgesundheitsminister. Mitt HV 4: 240–243.

4) Stark M (1996) Leserbrief FAZ 3/1996.

5) Murrhardter Kreis. Das Arztbild der Zukunft, 3. Auflage. Robert-Bosch-Stiftung.

lage zum Ziel haben, denn Ausbildungsziel ist ein Arzt mit in erster Linie umfassenden biowissenschaftlichen, aber auch mit sozialwissenschaftlichen Kenntnissen. Nur auf dieser Basis gelingt es, Ärzte für spezielle Bereiche, wie Gynäkologie und Geburtshilfe, Innere Medizin, Allgemeinmedizin und andere Fächer der Medizin weiterzubilden. Daß dies geschieht ist vordringlich, denn der Bürger, als Steuerzahler und als Patient, hat einen Anspruch auf eine qualifizierte ärztliche Ausbildung und natürlich auch Behandlung.

Der gesellschaftliche Auftrag der Wissenschaft

Grundlagenforschung – Voraussetzung für wissenschaftliche Innovationen

Die Freiheit in Kunst und Wissenschaft, in Forschung und Lehre gehört nach Artikel 5, Absatz 3 zu den Grundrechten unserer Verfassung. Mit diesem Artikel hat der uralte Drang des Menschen, die Erscheinungen der Natur zu erklären, ihre Zusammenhänge zu erforschen, eine gesetzliche Entsprechung erfahren.

Welches Bild macht sich die Gesellschaft vom Wissenschaftler heute und welches Bild vermittelt die Wissenschaft der Gesellschaft?

Die Gesellschaft versteht Wissenschaft und Technik heute mehr als eine Bedrohung, deren Gefahren sie in düsteren Farben ausmalt, aber ihre Chancen nicht erkennt. Ist es nicht so, daß das mittlere Lebensalter der Frauen und Männer in unserer Gesellschaft ständig zunimmt, daß die Sterblichkeit der Mütter und ihrer Kinder aufgrund der in den letzten Jahrzehnten gewonnenen Erkenntnisse in der Pathophysiologie von Schwangerschaft und Geburt noch nie so niedrig war wie heute, daß es uns immer besser gelingt, schwierige Erkrankungen zu behandeln und Leiden zu mildern?

Diese medizinischen Leistungen auf wissenschaftlicher Grundlage werden von einer unqualifizierten „Wissenschaftskritik" nicht zur Kenntnis genommen oder aber als „gegeben" vorausgesetzt.

Was treibt nun Wissenschaftler unter solchen Bedingungen sich in der Forschung zu engagieren, und warum fördert die Gesellschaft diesen Bereich der Wissenschaft?

Die Motive der Wissenschaftler für die Forschung, insbesondere in der Grundlagenforschung sich zu engagieren, haben sehr unterschiedliche Wurzeln. Wenn Wissenschaftler ehrlich sind, dann ist das wesentliche Antriebsmotiv die Neugier, Neues zu entdecken und die Zusammenhänge der Dinge besser zu verstehen. Ohne diese Art der Neugier wären wesentliche Entdeckungen nicht möglich. Ich erkenne allerdings an, daß Neugier oder die Befriedigung von wissenschaftlichen Interessen nicht ausreichen, der Allgemeinheit die Finanzierung der Grundlagenforschung zu begründen. Es muß gelingen der Gesellschaft verständlich zu machen, daß die Grundlagenforschung eine notwendige Voraussetzung für alle weiteren „angewandten" Wissenschaften darstellt. Auch die Medizin kann ohne diese Grundlagenforschung nicht existieren, sich nicht entwickeln. Wissenschaft ist wie die Kunst Ausdruck unseres menschlichen Wesens. Sie ist der Humusboden für Innovationen und technischen Fortschritt. Sie sollte frei sein von staatlichen Nützlichkeits- und politischen Zweckmäßigkeitserwägungen, da diese befreite Wissenschaft dem Wohl der Allgemeinheit am besten dient.

Klinische Forschung – Wissenschaft mit Praxisbezug

Wissenschaftstransfer aus der Grundlagenforschung in die angewandte Medizin erfolgt häufig nur punktuell, wenn nicht verständliche, wirtschaftliche Interessen den Weg ihrer Anwendung ebnen.

Dabei bleiben im globalen Kampf um den Gesundheitsmarkt bei der Einführung neuer Produkte aus der pharmazeutischen Forschung und der industriellen Produktion Schieflagen gelegentlich nicht aus. Spekulationen über Bestechungen und Vorteilsnahme sind ein beliebtes Futter für die Sensationspresse. Sie bringen Wissenschaft und Forschung in Verruf. Der „Herzklappenskandal" ist ein Beispiel. Es wird geurteilt und verurteilt, ohne die Hintergründe zu kennen. Wie aber soll der Bürger Vertrauen in die Wissenschaft haben, wie soll er beurteilen können, ob die aus der Berichterstattung der Medien erhältlichen Informationen wahr oder unzutreffend sind? Ist das Dilemma zu lösen? Ist durch größere Transparenz der Forschung und Reorganisation von Wissenschaftsstrukturen mehr Vertrauen in der Gesellschaft für die Forschung zu gewinnen? „Was muß passieren, damit Professoren weniger doktern und mehr forschen?" war die polemische Überschrift eines Artikels in einer Stellungnahme zu den Vorstellungen der Kultusminister-Konferenz der Länder. „Chefärzte von Unikliniken sollen sich weniger der lukrativen Patientenversorgung und mehr ihrer Forschungsarbeit als Wissenschaftler widmen", so die lapidare Feststellung zur Lösung des Problems. „Klinische Forschung mit falschem Konzept –

Übergewicht der Krankenversorgung - mangelnde Professionalität" so ein Kommentar in der FAZ im April 1995[1]. Dabei werden nie die besonderen Besoldungsstrukturen klinischer Hochschullehrer, die für den klinischen Wirtschaftsbetrieb mit einem mittleren Umsatz von 20-30 Millionen pro Jahr verantwortlich zeichnen, angesprochen. Vergleichen Sie einmal diese Aufgabe mit einem Ihnen bekannten Wirtschaftsunternehmen und berücksichtigen Sie dabei, daß die medizinische Leistung, wenn man schon die Worte „Betriebsgröße", „Umsatz", „Wirtschaftsunternehmen" verwendet, eine Besonderheit in sich darstellt und uns der Vergleich mit marktwirtschaftlichen Konzepten im Grunde fremd ist. Vor diesem Hintergrund wird völlig verschwiegen, daß die klinischen Hochschullehrer und ihre Mitarbeiter im gegenwärtigen System einen unersättlichen administrativen Rahmen finanzieren. Will die Gesellschaft aber ihren Anspruch an die Medizin aufrecht erhalten, dann muß Wissenschaft und klinische Forschung auch zukünftig attraktiv bleiben.

Die geringe Attraktivität klinischer Forschung wird auf Schritt und Tritt deutlich: Die CI-Positionen für den qualifizierten wissenschaftlichen Nachwuchs gehen mit unangemessenen finanziellen Einschränkungen einher, die Ausstattung der Kliniken mit wissenschaftlichem Personal ist im Regelfall zugunsten der vorklinischen Einrichtungen verlagert. Es fehlt in den Kliniken an Positionen für Grundlagenwissenschaftler, die die Forschung in der Klinik betreuen, und schließlich auch an klinischen Forschergruppen. Es ist zu befürchten, daß die Leistungsbilanz der Forschung an den Universitätskliniken unter den gegebenen Bedingungen zukünftig nicht zu verbessern ist, weil junge engagierte Forscher in andere attraktivere Bereiche abwandern, da diese strukturellen Mängel und eine unzureichende Finanzausstattung der Kliniken die Forschung weiterhin behindern werden.

Es fehlt nicht an Leistungswillen in der Forschung, sondern an ausreichender Personalausstattung, wie eine Umfrage an deutschen Universitäts-Frauenkliniken gezeigt hat[2]. Forschung ist eben neben der Hektik der klinischen Tätigkeit nicht zu leisten. Forschungsprojekte und Ziele können nur in Ruhe reifen und formuliert werden. Auch mit der Trennung der Forschung von Krankenversorgung, sollten die Empfehlungen der KMK-Konferenz[3, 4] Realität werden, wäre das Problem nicht zu lösen. Das bewährte Humboldt'sche Prinzip der Einheit von Forschung und Lehre mit seinen Auswirkungen auf die Krankenversorgung würde empfindlich gestört.

Was Hochschulen benötigen, ist nicht der aufgeblähte Apparat einer zäh funktionierenden Administration, sondern mehr Autonomie, die es ihnen erlaubt, in vorgegebenen Rahmenbedingungen Lehre und Forschung in Abstimmung mit der Krankenversorgung selbst zu gestalten.

Neben Autonomie und mehr Selbstverwaltung ist für die Stärkung der klinischen Forschung die Einrichtung klinischer Forschergruppen, einst ein hoffnungsvolles Programm der DFG, dringend wieder zu fordern. Dieser in die Zukunft weisende Start einer „Entwicklungshilfe" für die klinische Forschung ist bedauerlicherweise zum Erliegen gekommen, da offenbar von seiten der Länder nicht die Bereitschaft besteht, die Folgekosten der Anschubförderung zu übernehmen; was sind schon 35 klinische Forschergruppen in der deutschen Universitätslandschaft mit 37 Universitäten und einem mittleren Spektrum von 20 Fächern. Nach meiner Auffassung ist es Aufgabe der Ministerien, aber auch die Pflicht der Universitäten, attraktive Forschungsprogramme anzusiedeln und klare Entscheidungen über die Förderung zu treffen.

Mit der Verteilung der vom Land zugewiesenen Mittel nach einem Gießkannenprinzip kann weder die Grundlagenforschung noch die klinische Forschung die Erwartungen der Gesellschaft erfüllen. Wir müssen erkennen, daß unsere Leistungen nur durch den gezielten Einsatz der Mittel zu steigern sind. Daraus wird aber ebenso deutlich, daß die Erkenntnisse aus der klinischen Forschung nicht vom Versorgungsauftrag des Krankenhauses als einem leistungsfähigen Zentrum der Maximalversorgung zu trennen sind und die Krankenkassen die Kosten der klinischen Forschung zu tragen haben. Sie schöpfen schließlich den Nutzen aus den Ergebnissen.

[1] Flöhl R (1995) Klinische Forschung mit falschem Konzept. Übergewicht der Krankenversorgung. Mangelnde Professionalität. FAZ 26.04.1995.

[2] Künzel W (1996) Forschung in Gynäkologie und Geburtshilfe – gegenwärtige Strukturen und Finanzierung – zukünftige Entwicklungen. Frauenarzt 37: 1194.

[3] Ständige Konferenz der Kultusminister der Länder in der Bundesrepublik Deutschland. Bericht: Überlegungen von Struktur und Finanzierung der Hochschulmedizin. Beschluß der Kultusministerkonferenz vom 29. September 1995.

[4] Flöhl R (1994) Was wird aus der Hochschulmedizin? Die Kultusminister wollen die Krankenversorgung von Forschung und Lehre abtrennen. FAZ 05.04.1994.

Forschungsmanagement – Forschungsförderung

Der 99. Ärztetag in Köln 1996 hat in seinen Entschließungen[1] gefordert, daß die medizinischen Fakultäten auch künftig die einzig legitimierten und von der Gemeinschaft dafür ausgestatteten Einrichtungen ärztlicher Ausbildung bis zu deren Abschluß seien. Hierzu dürfe es keine Alternative geben. Damit wird den Medizinischen Fakultäten eine herausragende gesellschaftliche Verantwortung zugewiesen.

Wie lockt man aber helle Köpfe an deutsche Universitäten, wie sollte das Forschungsmanagement gestaltet sein? Zunächst einige Zahlen:

Der Wissenschaftsrat stellte in seinen Leitlinien zur Reform des Medizinstudiums 1992[2] fest, daß die Zahl der Studenten im Vergleich zu 1960 um 325%, von 26026 im Jahr 1960 auf 84700 im Jahr 1990 angestiegen ist. Im gleichen Zeitraum wurden die Planstellen für wissenschaftliches Personal von 3991 auf 22638 angehoben. Das ist auf den ersten Blick eine beträchtliche Zunahme des wissenschaftlichen Personals und eine Verbesserung des Studenten-Lehrerverhältnisses, um der Vermehrung der Studentenzahlen gerecht zu werden.

Warum ging aber trotz der gewaltigen Investitionen an Personal die Anzahl der Promotionen und Habilitationen bezogen auf die Zahl der wissenschaftlichen Stellen zurück? Hätte man nicht erwarten müssen, daß mit der Vermehrung des wissenschaftlichen Personals an deutschen Universitäten auch die wissenschaftliche Leistung relativ anwächst? Ein Blick von außen hilft den Sachverhalt deutlicher zu erkennen. Deutsche Universitäten verlieren zunehmend ihre Anziehungskraft auch für ausländische Studenten und Wissenschaftler. Als zu behebende Ursachen werden u. a. ungünstige Studien- und Prüfungszeiten, nicht anerkannte Prüfungszeugnisse, hohe Lebenshaltungskosten und die wenig verbreitete deutsche Sprache genannt.

Hinter diesen, sicherlich nicht unwichtigen Hemmnissen bestehen aber tieferliegende und entscheidende Gründe, die die ausländischen Studierenden und jungen Wissenschaftler der Medizin davon abhalten, in Deutschland zu studieren und zu arbeiten[3].

Qualitätsprobleme werden aber als Gründe für das mangelnde Interesse ausländischer Studenten und Wissenschaftler weder von den Ministerien noch in den Tagesmitteilungen diskutiert. Natürlich gibt es in Deutschland Spitzeninstitute, die keinen internationalen Vergleich zu scheuen brauchen. Im allgemeinen bedarf aber die deutsche Hochschulmedizin einer Reorganisation in Lehre und Forschung, um dem Ziel, die hellsten und besten ausländischen und inländischen Köpfe für unsere Universitäten zu gewinnen, wieder nahe zu kommen. Wir sollten nicht in Agonie verharren und warten, um zu erkennen, daß nicht einschränkende Gesetze und Erlasse, unangemessene Studentenzahlen in der Medizin, soziale Kompetenz, Hierarchie und Versorgungsmentalität attraktiv sind, sondern daß einzig und allein die Leistung im Wettbewerb heute und auch zukünftig für das wissenschaftliche Image einer Universität entscheidend ist.

Mitsprachegremien, die nach irgendeinem Vertretungsschlüssel beschickt sind, haben nach Schweizer Erfahrungen im letzten Vierteljahrhundert keine guten Noten bekommen[4]. Bewährt haben sich vielmehr Organisationsformen, in welchen mit Führungsaufgaben und Verantwortung nicht Gremien, sondern Individuen betraut wurden. Damit aber ein Universitätspräsident bzw. eine -präsidentin oder ein(e) Dekan(in) in diesem Modell der Autonomie ihre Führungsverantwortung wahrnehmen können, müßten sie mit umfassenden Kompetenzen und unternehmerischen Freiheiten ausgestattet werden. Es kann durch inneruniversitären Wettbewerb die Effizienz der Universität oder Fakultät gesteigert werden: Statt Mittel nach dem Gießkannenprinzip wie ein Verwalter kostenbezogen zu verteilen oder wie mit der Heckenschere gleichmäßig zu kürzen, können die Mittel leistungsbezogen zugewiesen werden. Es können – immer gestützt auf den Rat der Experten und nach Dialog mit den Mitwirkungsgremien – Schwerpunkte gesetzt, Verzichte eingeleitet, Fahnen gehißt werden, statt viele Wimpel flattern zu lassen.

Moderner Führungsphilosophie verpflichtet, sollte eine solche Führungspersönlichkeit partizipativ führen, den sektoriellen Sachverstand von Mitgliedern der Fakultät einfordern und sich nicht scheuen, seine Fakultät durch externe Experten auf Stärken, Schwächen, Mehrspurigkeiten oder Lücken hin evaluieren zu lassen. Im Zeitalter der

[1] BÄK (1996). Die Medizinischen Hochschulen im Wandel des Gesundheitswesens. Dt Ärzteblatt 93: C-1191–1194.

[2] Wissenschaftsrat (1992). Leitlinien zur Reform des Medizinstudiurns. Drs. 814/92, 3.7.1992.

[3] Seemann H (1996) Wir brauchen Werbung für unsere Universitäten. FAZ 28.05.96.

[4] Ursprung H (1996) Den Troß bewegen. Was Hochschulautonomie bedeutet. FAZ Nr. 139, 18.06.96.

Wissensexplosion kann eine Universität nicht mehr den Anspruch erheben, auf allen Gebieten der Medizin führend zu sein.

Ihre Sichtbarkeit vor allem im internationalen Wettbewerb wird größer, wenn sie eine kluge Auswahl jener Gebiete trifft, in welcher sie brillieren will. Dann wächst in diesen Gebieten auch die Freiheit für Lehrende, Lernende und Forschende.

Das bringt uns zur Frage zukünftiger Strukturen in Frauenheilkunde und Geburtshilfe, um die bestmöglichen Fundamente für die Fortentwicklung des Fachs zu legen.

Forschungsgewinn durch Strukturkonzepte in Gynäkologie und Geburtshilfe

In einer Zeitungskolumne wurde vor einiger Zeit eine anschauliche Metapher gebraucht, um die Schwierigkeit einer Aussage über die Zukunft bildhaft zu machen. Ich zitiere:

„Stellt man sich Zeitbegriffe in räumlichen Kategorien vor, so ist die Zukunft das unbekannte Zimmer hinter verschlossener Tür in einem sonst bewohnten Haus. Über den Grundriß dieses Zimmers, über seinen Zweck oder seine Möblierung lassen sich aufgrund der Architektur des Hauses anhand des Stils und Geschmacks seiner Ausstattung begründete Vermutungen anstellen. Aber genau wissen kann man nichts. So ähnlich versuchen wir die Zukunft zu erraten aus den Erfahrungen, die aus der Geschichte übermittelt werden."

Ähnlich spekulativ gehen wir vor, wenn wir über die Zukunft unseres Faches Gynäkologie, Geburtshilfe und Endokrinologie-Fortpflanzungsmedizin nachdenken.

Wir können uns nur auf die Vergangenheit und die Gegenwart beziehen um zukünftige Entwicklungen abzuschätzen.

Aus der Vergangenheit haben wir gelernt, daß der kontinuierliche Entwicklungsprozeß in der Frauenheilkunde eine ständige Anpassung struktureller und baulicher Art erforderte[1), 2), 3)]. Die Einrichtung und der Bau von Hebammenschulen stand am Beginn dieser Entwicklung, der Bau großer Kliniken um die Jahrhundertwende war die Fortsetzung. Die Gründung und Schaffung von Perinatalzentren in Frauenkliniken im Verbund mit Kinderkliniken als Einrichtungen der Maximalversorgung bilden den vorläufigen Abschluß struktureller und baulicher Maßnahmen in diesem Jahrhundert. Sie demonstrieren in ihrer architektonischen Entwicklung vom Accouchierhaus über die Frauenklinik zum Perinatalzentrum den umfangreichen Zuwachs an Wissen in unserem Fachgebiet. Die Inhalte der fakultativen Weiterbildung in den drei Gebieten: Spezielle operative Gynäkologie, Spezielle Geburtshilfe und Perinatalmedizin, Endokrinologie und Reproduktionsmedizin, die auf dem Deutschen Ärztetag 1992 verabschiedet wurden, belegen diese eindrucksvolle Entwicklung. Aus der zarten Pflanze der Gynäkologie und Geburtshilfe des vergangenen Jahrhunderts ist ein großer Baum mit kräftigen Ästen und weiten Zweigen geworden, die ihre Kraft aus einer gemeinsamen Wurzel erhalten. Mit Blick auf diese Metapher ist vor der Spaltung und Verselbständigung von Bereichen unseres Faches zu warnen, denn – wenn wir im Bild bleiben – es werden die abgespaltenen Bereiche nicht leben können, weil ihnen, wie den abgetrennten Ästen eines Baumes, die nährende Kraft des gemeinsamen Stammes fehlen wird.

Strukturen dürfen den Weg in die Zukunft nicht verstellen. Sie müssen für den wissenschaftlichen Fortschritt in unserem Fach auch über das Jahr 2000 hinaus weitere Entwicklungen zulassen.

Die rapide Zunahme des Wissens in allen Fächern der Medizin nahm 1968 der Wissenschaftsrat zum Anlaß mit einer Denkschrift zur Lage der medizinischen Forschung in Deutschland[4)] Empfehlungen für zukünftige Strukturen für die Fächer der klinischen Medizin zu geben. Die Empfehlungen des Wissenschaftsrates flossen in das vom 26. Januar 1976 verabschiedete Hochschulrahmengesetz ein, das die Grundlage für die Hochschulgesetze der einzelnen Bundesländer bildete.

Die halbherzige Umsetzung der vorgegebenen Departmentstrukturen, die Konstruktion von Abteilungen nach zufälligen Gegebenheiten und der Mangel klarer Abgrenzung

1) Künzel W (1989) Geburtshilfe und Gynäkologie in Gießen – Rückblick und Ausblick. In: Künzel W, Benedum J (Hrsg) Vom Accouchierhaus zur Frauenklinik. 175 Jahre Klinik für Geburtshilfe und Frauenheilkunde in Gießen. Verlag Ferber'sche Universitätsbuchhandlung, 27–70.

2) Zander J (1986) Milestones in Gynecology and Obstetrics. In: Ludwig H, Thomsen K (Ed) Gynecology and Obstetrics. Springer, Berlin Heidelberg New York Tokyo, 3–23.

3) Zander J (1989) Von der Geburtshilfe zur Frauenheilkunde. Geschichte der Medizin. MMW 131: 676–681.

4) Wissenschaftsrat. Empfehlungen des Wissenschaftsrates zur Struktur und zum Ausbau der medizinischen Forschungs- und Ausbildungsstätten (März 1968).

und Zuweisung der Aufgaben im wissenschaftlichen wie im klinischen Bereich leiteten jedoch in den vergangenen Jahren eine Entwicklung ein, die den Wissenschaftsrat erneut veranlaßte eine Änderung der bestehenden Strukturen vorzuschlagen[1]. Das führt inzwischen an vielen Universitäten entgegen der wissenschaftlichen und klinischen Entwicklung unter den gegenwärtigen ökonomischen Bedingungen zu einer strukturellen Restauration. Die Zukunft wird zeigen, ob dieser Weg zurück richtig war. Die Deutsche Gesellschaft für Gynäkologie und Geburtshilfe hat mit ihren Empfehlungen zur Struktur an deutschen Universitäts-Frauenkliniken einen gangbaren Weg in die Zukunft aufgezeigt[2]. Nur durch klare Zuweisung der Aufgaben, durch Bildung von Schwerpunkten oder Abteilungen und ihre adäquate personelle Ausstattung wird die Voraussetzung geschaffen, daß sich innovative Kräfte in ihnen entfalten können. Nur diese zusammenwirkenden Kräfte werden das Fach Gynäkologie und Geburtshilfe zukünftig zugleich in seiner Einheit bewahren und den Teilgebieten einen innovativen Freiraum lassen. Durchdachte Strukturen bilden dann das Gerüst, an dem sich die zukünftige Forschung weiter entwickeln und emporranken kann.

Meine sehr verehrten Damen, meine Herren, die Gründungsväter dieser Gesellschaft haben vor 110 Jahren in München mit der Gründung der Deutschen Gesellschaft für Gynäkologie den Grundstein für eine atemberaubende Entwicklung für Fortschritt und Erfolg durch Forschung und Wissenschaft in unserem Fachgebiet gelegt. Die augenfälligen Ergebnisse in der Geburtshilfe - der Rückgang der kindlichen und mütterlichen Mortalität, die Fortschritte in der gynäkologischen Onkologie, Früherkennungsmaßnahmen onkologischer Erkrankungen und deren Therapie sowie der enorme Erkenntnisgewinn in der Endokrinologie: das Verständnis für die Funktion endokrinologischer Regelkreise als Voraussetzung für die assistierte Reproduktion - das sind die Meilensteine einer Entwicklung, die die Dynamik von Wissenschaft und Forschung zum Nutzen der Gesellschaft widerspiegeln.

Kongresse dienen der Standortbestimmung, der Vermittlung wichtiger Ergebnisse aus der Forschung an eine interessierte Öffentlichkeit. Auch dieser Kongreß wird mit seinen Ergebnissen aus der Forschung zu den zukünftigen Entwicklungen in unserem Fachgebiet beitragen.

Das 20. Jahrhundert wird als das Jahrhundert der Raumfahrt, der Informationstechnologie, der technischen Entwicklungen in der Medizin in Erinnerung bleiben. Das 21. Jahrhundert aber wird mit seinem Vordringen zum Genom des Menschen und der Entschlüsselung von Krankheiten auf molekularer Ebene als eine intellektuelle Mondlandung in die Geschichte der Wissenschaft eingehen. Lassen Sie uns als Ärzte, Wissenschaftler und Forscher weiter danach streben, unseren Beitrag an die Gesellschaft zu diesem Erbe zu leisten.

[1] Wissenschaftsrat. Empfehlungen zur klinischen Forschung in den Hochschulen (1986).

[2] Deutsche Gesellschaft für Gynäkologie und Geburtshilfe (1995) Empfehlungen der Deutschen Gesellschaft für Gynäkologie und Geburtshilfe. Gynäkologie und Geburtshilfe an deutschen Hochschulen. Frauenarzt 6: 621-622.

aus: Arch. Gynec. Obstet. 260: 29–41 (1997).

Dietrich Berg

52. Präsident der Deutschen Gesellschaft für Gynäkologie und Geburtshilfe

Tagungsort: Nürnberg,
8.-12. September 1998

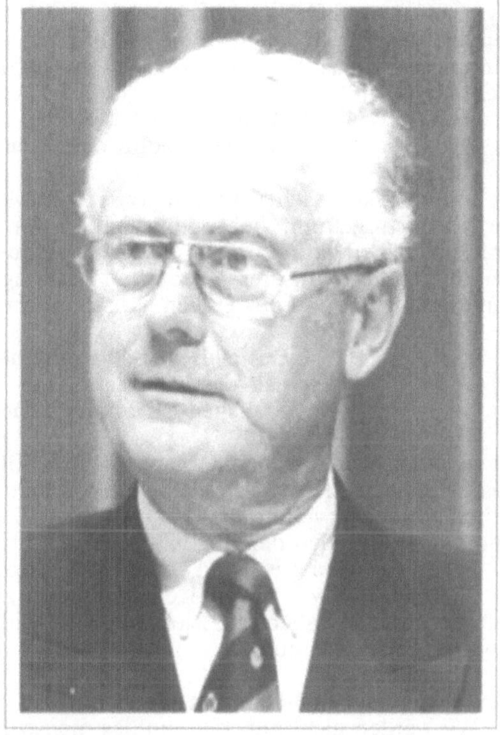

Persönliche Daten
geboren am 12. Januar 1935
in Offenbach

Einleitung:

*Prof. Dietrich **Berg**[30] hat die Gesellschaft erstmals nach Nürnberg einberufen. Seine Rede reflektiert das außergewöhnliche berufspolitische Engagement dieses Präsidenten. Er zeichnete den drohenden Konflikt zwischen Humanität, Qualitätsanspruch und Wirtschaftlichkeit in der Medizin und brachte eine Reihe aktueller Beispiele dafür.*
Mit dem vorliegenden Buch unterstützte auch Dietrich Berg eine Tradition, die vor ihm Lutwin Beck (1986) begonnen und Wolfgang Künzel (1996) fortgeführt hatte, nämlich den Teilnehmern des Kongresses Dokumente zur Geschichte des Faches in Deutschland an die Hand zu geben. Es ist der dritte Band[31] in einer Reihe, die mit der Gründungsgeschichte der Gesellschaft begann und mit Porträts bisheriger Präsidenten fortgesetzt wurde. Nun liegen deren Reden gesammelt vor, was ohne die Unterstützung der drei genannten Präsidenten nicht zustande gekommen wäre. Die drei Bände sind Dokumente für die nächste Generation der Frauenärzte. Der 52. Kongreß brachte auch insofern eine Neuerung, als alle eingesandten Beiträge in themengruppierten Postersitzungen besprochen wurden. Die bisher bestehende Trennung in „freie Vorträge" und „Poster" wurde zugunsten der Poster aufgehoben. Wie bereits bei einigen früheren Kongressen wurde auch in Nürnberg die Eröffnung auf den Abend vor den Beginn der wissenschaftlichen Sitzungen gelegt, eine organisatorische Maßnahme, welche sich bereits für den XI. Weltkongreß der FIGO in Berlin (1985) bewährt hatte und nunmehr eine Tradition für die Kongresse der Deutschen Gesellschaft für Gynäkologie und Geburtshilfe begründet.

D. Berg:

Mein Vortrag anläßlich der Eröffnung des 52. Kongresses der Deutschen Gesellschaft für Gynäkologie und Geburtshilfe beschäftigt sich mit den medizin-technischen Veränderungen, die unser Fach wie auch die Medizin schlechthin erfahren hat und mit deren Auswirkungen auf das Bild des Arztes, der das nächste Jahrtausend bestehen soll. Im Motto dieser Tagung

Humanität, hohe Qualität der medizinischen Versorgung und Wirtschaftlichkeit - ein unlösbarer Konflikt?

ist ausgedrückt, welchen Einflußgrößen die Medizin ausgesetzt ist. Ich werde die drei Begriffe nicht getrennt behandeln, sondern versuchen, durch die Art des Vortrags auszudrücken, daß sie untrennbar miteinander verbunden sind. Wir werden auf die Probleme der Humanität in unserer angeblichen Leistungsgesellschaft mit bestehender hoher Versorgungsqualität und derzeitigen wirtschaftlichen Schwierigkeiten immer wieder stoßen.

Das ethische Selbstverständnis des Arztes -
Die klassische Kette:
Krankheit - Diagnose - Therapie - Ergebnis

ist verändert worden, vor allem, weil sich alle Glieder dieser Kette verändert haben, auch das Glied „Krankheit", das eine Begriffsveränderung erfuhr. Die diagnostischen Möglichkeiten wurden erweitert, die therapeutischen Leistungen ausgeweitet und das Ergebnis durch die Methoden der Qualitätssicherung hinterfragt.

Unser Fachgebiet ist wie kein anderes Ursache und Ziel dieser Entwicklung:

Ursache, weil wir die nötigen Methoden zur Erweiterung unseres Arbeitsgebietes selbst entwickelt haben und Ziel, weil wir es sind, die sich mit der Aufgabenerweiterung auseinandersetzen müssen.

Veränderung des Krankheitsbegriffs

Wir werden nicht nur während des menschlichen Lebens und an seinem Ende tätig, sondern schon vorher oder sehr früh zu Beginn des Lebens.

Wir können durch Methoden der Kontrazeption, die noch nie so hoch entwickelt waren wie heute, Leben verhindern, d. h. wir können die Krankheit „ungewollte Schwangerschaft" verhindern.

Wir können durch Methoden der assistierten Reproduktion Leben entstehen lassen und die Krankheit „Unfruchtbarkeit" heilen.

Wir können entstehenden Lebens so gut untersuchen, daß schon sehr frühzeitig eine Bewertung dieses Lebens „aus der Sicht der Schwangeren, ihres Partners, wie auch der Gesellschaft" möglich wird.

Die Krankheit „Unzumutbarkeit" (des Feten für Schwangere) können wir durch Schwangerschaftsabbruch oder Fetocid heilen.

Die hier deutlich werdende Veränderung der Begriffe „Krankheit" und „Heilen" hat zwangsläufig medizin-ethische Konsequenzen, mit denen wir uns auseinandersetzen müssen mit dem Ziel, sie in ein neues Konzept des Frauenarztes einzubauen. Wir sind nicht mehr nur Heiler im herkömmlichen hippokratischen Sinn, wir sind Helfer auch in anderen Bereichen und Situationen des allgemeinen Lebens, die nicht als Krankheit, sondern bestenfalls als Befindlichkeit beschrieben werden können. Wir sind vielfach sogar nur „Vollstrecker des sozial und subjektiv Wünschenswerten".

Leistungsausweitung

Andere Einflüsse resultieren aus veränderten Möglichkeiten der Diagnostik und Therapie. In einem Sozialversicherungssystem, in dem beide Vertragspartner - Patient und Arzt - Interesse an einem Zuwachs an Leistungen haben, darf es nicht wundern, wenn die von der Industrie und der Wissenschaft angebotenen diagnostischen Möglichkeiten vermehrt genutzt werden. Dabei darf nicht vergessen werden, daß es die politisch zu verantwortende Überproduktion von Ärzten ist, die den Leistungszuwachs möglich und für den einzelnen Arzt attraktiv und auch notwendig macht, wenn er seinen Betrieb aufrechterhalten will.

Der für die Volkswirtschaft schädliche und für die einzelne Praxis notwendige Drang zur Leistungsausweitung fiel in eine Zeit, in der die Endoskopie an Boden gewann. Besonders bei Orthopäden und Gynäkologen, aber auch bei Internisten und Chirurgen betragen die Mengensteigerungen endoskopischer Leistungen mehrere 100%. Da wahrscheinlich die Krankheitsrate nicht im gleichen Maß gestiegen ist wie die Zahl der Eingriffe, ist anzunehmen, daß es für sehr viele dieser Eingriffe keine Indikation gibt. So beklagenswert und schädlich für den Ruf der Ärzte das auch ist: Vergessen wir nicht, daß es nicht die Gier nach höherem Einkommen ist, das die Ärzte motiviert, sondern - angesichts sinkender Nettoeinnahmen - die Sorge um die Existenz.

Ein Akt besonderer staatlicher Fehlsteuerung war die Förderung ambulanter Operationen durch eine Zuschlagsziffer. Eine Unzahl von Operationseinrichtungen wurde außerhalb der bestehenden Klinik-Operationssäle neu geschaffen und muß von der gesetzlichen Krankenversicherung finanziert werden. Die erwartete Entlastung im stationären Bereich blieb infolge der Leistungssteigerung im ambulanten Bereich ebenso aus wie die erhoffte Kostenentlastung der GKV. Mittlerweile haben die Spitzenverbände der Krankenkassen das Problem erkannt und versuchen durch die Gestaltung weiterer Fallpauschalen und Sonderentgelte das ambulante Operieren außerhalb etablierter Operationseinrichtungen, sprich Krankenhäusern, uninteressant zu machen.

Ein weiterer Teil der gestiegenen Leistungszahlen geht auf defensivmedizinisches Denken zurück. Der forensische Druck, unter dem vor allem die Frauenärzte in der Geburtshilfe arbeiten, führt zu sachlich unbegründeten, aber aus Sorge vor haftungsrechtlicher Inanspruchnahme verständlichen Mehrleistungen. Ich denke hier vor allem an ultrasonographische Untersuchungen und andere Untersuchungen in der Schwangerenberatung, für deren Frequenzanstieg es keine medizinische Begründung gibt. Setzt man nämlich die Zahl antepartaler Leistungen zum Ergebnis - gemessen in antepartaler Mortalität und Frühgeburtenrate - in Beziehung, erkennt man, daß es keine Evidenz für den Sinn dieses Leistungsanstiegs gibt. Bei dieser Gegenüberstellung von Input und Output in der Schwangerenberatung ist allerdings nicht sicher, daß die Frage nach der Evidenz richtig gestellt wurde. Meines Erachtens wird nicht widerlegt, daß eine intensive Schwangerenberatung ihren Beitrag zu den günstigen deutschen Perinataldaten geliefert hat.

Neue Techniken der Familienplanung

Ganz unstreitig bedingen neue Kontrazeptions-, Konzeptions- und pränatale Diagnosetechniken mit ihren erweiterten Möglichkeiten individueller Selbstbestimmung auch neue Formen, Dimensionen und Träger der Verantwortung. Neue Freiheiten verlangen neue Verantwortlichkeiten. Es ist nicht mehr der Frauenarzt allein, der der Patientin medizinische Möglichkeiten der Heilung anbietet, sondern es ist vorwiegend die Patientin selbst, die aus ihrem eigenen Selbstverständnis, ihrem eigenen Verantwortungsbewußtsein und aus ihren Vorstellungen der eigenen Lebensgestaltung heraus die vom Frauenarzt entwickelten und angebotenen Möglichkeiten der Schwangerschaftsverhütung, der Schwangerschaftserzeugung und der Schwangerschaftsbeendigung in Anspruch nimmt. In einer pluralistischen Gesellschaft sind ethische Konflikte zwischen Arzt und Patientin zu erwarten.

Der Frauenarzt ist stärker als früher zum Partner der Patientin geworden. Aber kann und darf er zum „Vollstrecker des sozial und subjektiv Wünschenswerten" werden? Er wird unverändert das Interesse der Patientin im Vordergrund seiner Aufgabe und damit seines eigenen Interesses sehen. Er wird sich aber dort dem Patientenwunsch verweigern müssen, wo das ärztliche Gewissen, wo der eigene ethische Standpunkt dies gebietet.

Was aber ist heute der ethische Standpunkt des Arztes, was ist das ärztliche Gewissen? Die Frage läßt sich nicht mehr allgemeingültig beantworten. Wir sind in Fragen der Kontrazeption, der Konzeption und der Fetaldiagnostik einer permanenten Kontroverse näher als einer gesellschaftlichen Konsensfindung.

Der gesellschaftliche Konsens

Medizin und Naturwissenschaften lösen keine Wertfragen - das muß an erster Stelle Aufgabe der sog. Gesellschaft sein. Wir sind Glieder dieser Gesellschaft, deren soziales und auch ethisches Selbstverständnis auf das des Arztes Einfluß nimmt, wie auf jeden anderen Menschen auch. Wo die Gesellschaft versagt, wie im Dritten Reich, wird auch der Arzt versagen. Auf dem Kongreß unserer Gesellschaft in München 1994 wurde dieses Versagen der Frauenärzte durch den damaligen Präsidenten Prof. Hepp, wie auch durch Prof. Stauber thematisiert. Wir werden auf diesem Kongreß mit dem Podiumsgespräch von Herrn Hepp zum Nürnberger Kodex noch einmal auf dieses Thema zu sprechen kommen. Mir geht es heute darum darzulegen, daß ethische Probleme innerhalb eines Kulturkreises gesamthaft zu sehen, zu verarbeiten und auch zu verantworten sind - wobei ich in keiner Weise die Taten deutscher Frauenärzte im Dritten Reich entschuldigen möchte. Ich empfinde als Arzt eine besondere Verantwortung für das ethische Selbstverständnis unseres Landes, weil wir berufsbedingt mehr als andere mit den Problemen des Lebens und Sterbens verbunden sind. Leben und Sterben aber sind schon immer ein wichtiger Kristallisationspunkt ethischer Überlegungen.

Der Tübinger Theologe Dietmar Mieth[1] lenkte anläßlich eines Symposions zum 175jährigen Bestehens der Akademischen Chirurgie in Heidelberg den Blick auf die Tatsache, daß die Medizin in die Gesellschaft eingebettet ist. Wir alle seien Träger der Medizin. Sie sei viel zu wichtig, als daß man sie den Ärzten überlassen könne. Die Grenzen der Medizin festzulegen sei mithin Aufgabe der Gesellschaft.

Wissenschaftler und Ärzte können und müssen allerdings als Wegbereiter zukünftiger Entwicklungen aufmerksam machen, die auf die traditionelle abendländische Geisteshaltung Einfluß haben können. Wir müssen den Anstoß dazu geben, auf der Basis neuer Erkenntnisse über unser Weltbild nachzudenken, weil auch der Wissenschaftler im Sinne einer Rückkopplung von diesem Weltbild abhängig ist. Wir befinden uns heute wieder in einer Wertediskussion, die um so fruchtbarer geführt werden kann, je mehr Wissenschaft und Gesellschaft miteinander kommunizieren.

Zu spät wurde auf Seiten der Wissenschaft erkannt, wie wichtig das Gespräch mit den Nichtwissenden ist, mit dem anonymen kleinen Mann auf der Straße wie mit den politisch Verantwortlichen. Viele von ihnen begegnen der Forschung mit großer Zurückhaltung und auch mit Ängsten bis zur Feindseligkeit. Eine forschungsfeindliche Umwelt behindert Forschung auf jeden Fall - durch Verbote, Genehmigungsverfahren, Barrieren, Stigmatisierung der Forscher bis hin zur gewalttätigen Blockade und Zerstörung von Tier- und Pflanzenversuchseinrichtungen. Ganz zu schweigen von Castortransporten. Nur mit einem Wort sei darauf hingewiesen, daß die Zukunft eines Landes ohne natürliche Rohstoffe und ohne florierenden Tourismus ausschließlich von seinem Geist, seiner Schulung, seiner Forschung und seiner Innovationskraft abhängt. Wer nicht in Schulung, Forschung und Eliten investiert, verspielt die Zukunft. Die Angst vor den Problemen, die jedes neue Forschungsergebnis birgt, darf nicht zur Lähmung der Forschung führen.

Fortschrittsfeindlichkeit

Wir erleben heute eine Fortschrittsfeindlichkeit, die den früheren Glauben an den Segen der Forschung und Entwicklung abgelöst hat. Dieser Skeptizismus ist wahrscheinlich auch nicht unberechtigt und es ist ja wirklich nicht sicher, daß der Einsatz der Atombombe gegenüber den Methoden des Dreißigjährigen Krieges als Fortschritt anzusehen ist. Oder denken Sie an die Entwicklung der Musik vom Barock bis heute. Entwicklung ja - aber Fortschritt?

Wir werden die Entwicklung nicht aufhalten, allenfalls steuern können. Wir dürfen Fortschritt und Forschung nicht behindern, aber wir müssen sie begleiten durch unsere Überlegungen über ihre Qualität, ihre Bezahlbarkeit und ihren ethischen Hintergrund, den sie haben oder brauchen.

Manches an Fortschritt ist tatsächlich verhinderbar, wenn man emotionsfrei über seine Qualitäten nachdenkt.

Wir erleben auch in unserem Fach den Drang unserer Patientinnen zu sog. alternativen Diagnose- und Behandlungsverfahren, zur alternativen Geburtshilfe, zu komplementären Behandlungsverfahren in der Onkologie. Was sind die Gründe?

Ich nenne hier:
Überdruß durch Überfluß
Überdruß durch Unkenntnis
Überdruß durch Unverständnis.

Überdruß durch Überfluß

Der Gießener Philosoph Marquard[2] hat sich in einer sehr interessanten Arbeit mit dem Problem der „Prinzessin auf der Erbse" auseinandergesetzt. Sie alle kennen dieses Märchen, bei dem verschiedene Prinzessinnen und Anwärterinnen auf den Thron auf ihre Sensitivität geprüft wurden. Diejenige Dame, die durch eine beträchtliche Menge von Matratzen und Daunenauflagen hindurch noch eine Erbse fühlen und darunter leiden

[1] Dietmar Mieth (geb. 1940), Theologe und Ethiker, Tübingen.
[2] Odo Marquard (geb. 1928), Philosoph, Gießen.

konnte, war die wirkliche Prinzessin. Es gab offensichtlich nichts mehr, wodurch diese Prinzessin noch zum Leiden zu bringen war, als diese eine Erbse. Und wer - so Marquard - in der Lage ist, bei zunehmender Verminderung von Leidensquellen, immer mehr zu leiden, ist ein wirklich moderner Mensch. Bei dieser Betrachtung nehme ich ernste Leiden aus, die zunehmen, weil unsere Patientinnen älter werden und wir unseren Aufgabenbereich erweitern.

Warum verfällt die Medizin umsomehr der Kritik, je mehr Erfolge sie aufzuweisen hat? Wie kommen die Menschen dazu, die Verbesserung ihrer Lebensverhältnisse, ihre zunehmende medizinische Sicherheit, schließlich als Verschlechterung der Lebensumstände zu empfinden? Was bewegt sie dazu, bei ständiger Verminderung der Leidensquellen immer mehr zu leiden?

Die Fortschrittszuversicht vergangener Jahrhunderte kippt allmählich, so meint Marquard, in eine Fortschrittsangst um. Fortschritt wird zunehmend als Zerstörung der Natur, der Kultur oder der Moral empfunden. Die Zuversicht in die Fortschritte der Medizin wird abgelöst durch die Angst vor den Fortschritten der Medizin, die dankbare Anerkennung des Medizinerfolgs durch die mißtrauisch radikale Medizinkritik. All das, was an modernem Fortschritt vorher zustimmungsfähig und positiv schien, wird jetzt zum Auslöser von Ablehnungen. Vermehrung des Wissens wird nicht als Vermehrung des Verbesserungswissens angesehen, sondern als Zerstörungswissen wahrgenommen. Die dramatisch zunehmende Fähigkeit der Medizin, Krankheiten zu besiegen, wird als wachsende Entmenschlichung der Medizin und Verdinglichung der Patienten verdammt.

Es wird dabei vollkommen vergessen, daß die frühere Gefahr für Frauen und Kinder in der Geburtshilfe durch den modernen Fortschritt der letzten Jahrzehnte gemildert und getilgt wurde. Es wird vergessen, daß die Verbesserung der Sicherheit Errungenschaften sind, die mühsam über Jahrzehnte entstanden sind. Sie sind heute so selbstverständlich geworden, daß für Urängste und Lebenssorgen kaum noch Raum bleibt. Da aber niemand ohne Ängste, Probleme und Sorgen leben kann, wird die Erbse gesucht, die noch Beschwerden verursachen kann. Fortschritt wird zur Gefahr, die Erbse zur Lebensbedrohung. Der Fortschritt der Medizin wird, statt daß er dankbar gelobt wird, zunächst einmal selbstverständlich und dann zum Feind. Je besser es dem Menschen geht, desto schlechter finden sie das, wodurch es ihnen besser geht und beginnen das aufs Spiel zu setzen, wodurch es ihnen besser geht. Je mehr Übel der Fortschritt tilgt, desto unwiderstehlicher wird es, den Fortschritt selber als Übel zu sehen. Je mehr Krankheiten die Medizin besiegt, desto stärker wird die Neigung, die Medizin selber zur Krankheit zu erklären. Das ist das Prinzessin-auf-der-Erbse-Syndrom nach Marquard.

Der Präsident der Deutschen Gesellschaft für Innere Medizin, Prof. Köbberling[1], hat sich in seiner Ansprache anläßlich der Kongreßeröffnung 1997 eingehend mit der neuen deutschen Leidenschaft für alternative Behandlungsverfahren auseinandergesetzt. Er weist dabei historische Bezüge zur Zeit des Nationalsozialismus nach, in der der Reichsärzteführer Dr. Wagner die „Neue deutsche Heilkunde" begründet hatte, die sich an der Pseudophilosophie von Blut und Boden ausrichtete. Rudolf Hess[2] hat bereits 1933 geschrieben, daß im Interesse der Volksgesundheit die Naturheilkunde einen ihr gebührenden Rang erhalten solle und daß sich Schulmedizin und Naturheilkunde gegenseitig befruchtend ergänzen müssen. Der Widerstand einiger Mediziner gegen das geplante Heilpraktikergesetz wurde als reaktionäre und staatsfeindliche Äußerung junger Mediziner aus „gewissen Hochschulkreisen" bezeichnet. In Berlin wurde ein Lehrauftrag für Homöopathie vergeben, in Stuttgart und Leipzig homöopathische Kliniken gegründet und das Rudolf-Heß-Krankenhaus in Dresden erhielt den Auftrag, Schul- und Außenseitermedizin zu integrieren. Dort wurde auch versucht, die Syphilis durch Saft-Fasten zu kurieren. Allerdings verlief die vom Reichsgesundheitsamt verordnete Testung homöopathischer Verdünnungen so niederschmetternd, daß sogar die Homöopathen gegen die Fortsetzung der Untersuchungen beim Reichsgesundheitsführer intervenierten. Übrigens wurde im Dritten Reich auch die Hausgeburtshilfe als Norm propagiert.

Der wohl bedeutendste deutsche Philosoph dieses Jahrhunderts, Carl Jaspers[3], sagte anläßlich der 1. Rektoratswahl nach dem Kriege 1945 in Heidelberg, daß der Einbruch des Nationalsozialismus in die Medizin nicht stattgefunden hätte, wenn die beiden Pfeiler „Humanität und Wissenschaft" standgehalten hätten. Erst der Geist der Unwissenschaft-

[1] Johannes Köbberling (geb. 1940), Internist, spez. Diabetologie.
[2] Rudolf Hess, Stellvertreter Adolf Hitlers.
[3] Carl Jaspers (geb. 1883, gest. 1996 in Basel), Philosoph, Heidelberg, Basel.

lichkeit habe dem Nationalsozialismus Tür und Tor geöffnet. Unwissenschaftlichkeit sei der Boden der Inhumanität. Für „Unwissenschaftlichkeit" kann man auch „Qualitätsmangel" setzen. Wo stehen wir heute?

Die Geschichte wiederholt sich. Im Arzneimittelgesetz, SGB V, 135 Abs. 1 wird der „Binnenanerkennung" sog. alternativer Therapierichtungen zugestimmt. Der Bundestag mißachtet damit nicht nur das Votum des Deutschen Ärztetages von 1997, sondern auch den Beschluß des Europäischen Parlaments, alternative Therapiemethoden nicht durch Sozialsysteme finanzieren zu lassen. Als der Bundesgesundheitsminister in einer Rede vor dem Deutschen Bundestag die Nichteinführung der sogenannten Positivliste begründen wollte, erklärte er, daß der Verzicht auf die Präparate mit nicht vorhandener oder umstrittener Wirksamkeit dazu führen würde, daß die „sanfte Medizin durch chemisch harte Medizin" ersetzt würde. Nicht nachgewiesene Wirksamkeit wird einfach mit „sanft", nachgewiesene Wirksamkeit mit „chemisch hart" gleichgesetzt.

Das Bundessozialgericht hat in einem Urteil zur „Binnenanerkennung" folgendes ausgeführt:

„Der maßgebende allgemeine Standard kann deshalb nur ‚therapieimmanent' ermittelt werden. Als Maßstab ist sowohl der Denkansatz der Schulmedizin als auch der der ‚besonderen Therapierichtungen' heranzuziehen. Dabei kommt es im Verhältnis zu den ‚besonderen Therapierichtungen' nicht darauf an, ob deren Denkansatz richtig oder falsch sei. Behandlungsmethoden der ‚besonderen Therapierichtungen' sind daher vom Leistungsspektrum der gesetzlichen Krankenkassen dann nicht ausgeschlossen, wenn sie innerhalb der jeweiligen Therapierichtung anerkannt sind."

Sie sehen, wie eng verwoben in diesem Beispiel die Begriffe Wirtschaftlichkeit, Qualität und Humanität sind.

Da wir Frauenärzte besonders in der Behandlung klimakterischer und postmenopausaler Beschwerden mit dem Wunsch unserer Patientinnen nach einer „natürlichen" Therapie konfrontiert werden, möchte ich Köbberlings Ausführungen zur Phytotherapie auszugsweise wiederholen:

„Die Phytotherapie ist die älteste unter den ‚besonderen Therapierichtungen', und es fällt etwas schwerer, sie der Paramedizin zuzuordnen, ist sie doch die Mutter der gesamten heutigen Pharmakotherapie. Sie selbst hat sich aber durch besondere Glaubenssätze zumindest in die Nähe zur Paramedizin gebracht. Es kann gar nicht genug betont werden, welch ein großer medizinischer Fortschritt in dem Wandel vom Naturprodukt zum definierten medizinischen Präparat liegt, auch wenn das eigentliche Wirkprinzip bereits im Naturprodukt vorhanden war. Was könnte es dann aber für Gründe geben, wieder mehrere Schritte zurückzugehen und neben der modernen Pharmakotherapie, die natürlich viele Pflanzenstoffe in ihr Repertoire aufgenommen hat, sich wieder der Phytotherapie zuzuwenden und diese als eigenständige Therapierichtung zu betreiben? Der Hauptgrund liegt darin, daß man eine Berechtigung sucht, auf übliche Prüfungen der Wirksamkeit und der Unbedenklichkeit verzichten zu dürfen. Man möchte ganz bewußt den Glauben bewahren, pflanzliche Substanzen seien immer gut. Man grenzt sich deswegen bewußt von der angstbesetzten Chemie ab und verwendet Begriffe wie ‚Apotheke Gottes'. Gerade diese Ansicht ist aber falsch. Der Anteil schädlicher und möglicher krebserzeugender Substanzen unter den pflanzlichen Inhaltsstoffen ist nicht geringer als unter synthetisierten Chemikalien."

Überdruß durch Unkenntnis

Rückblickend brachten die letzten drei Jahrzehnte eine fundamentale Richtungsänderung in die Geburtshilfe. Das Kind wurde um so mehr zum Mittelpunkt, je mehr es ärztlich zugänglich wurde. Seine Überwachung unter der Geburt wurde auf eine wissenschaftliche, ärztliche Basis gestellt. Die Herzton-Auskultation durch die Hebamme wurde – zumindest in Deutschland – durch die kontinuierliche und apparative kardiotokographische Aufzeichnung ersetzt, wobei jetzt nicht mehr die Hebamme, sondern der Arzt für die Überwachung juristisch primär verantwortlich ist. Fast ohne Änderung blieb in Bayern die perinatale Mortalität von 1910 bis 1950 unter der Federführung der Hebammen konstant, bis die Abkehr von der Hausgeburtshilfe einsetzte und die Frauen zur Entbindung in die Kliniken kamen, wo sie gemeinsam von Hebamme und Arzt betreut wurden. Mittlerweile hat die deutsche Geburtshilfe einen Standard erreicht, der zu den besten der Welt gehört.

Letztlich wurde aus der Hebammengeburtshilfe die ärztlich geleitete Geburtshilfe. Ich spreche hier bewußt nicht von Arzt-Geburtshilfe als Gegenstück zur Hebammengeburtshilfe, sondern nur von einer ärztlich geleiteten Geburtshilfe. Unsere Hebammen arbeiten nach wie vor an vorderster Front in der Geburtshilfe, sie sind auch im modernen Kreißsaal unentbehrlich. Sie kennen natürlich auch ihren Wert und versuchen in Deutschland den vermeintlich verlorenen Boden wieder zurückzugewinnen. Es überrascht nicht, daß vor allem ganz junge Hebammen und Hebammen-Schülerinnen von der auf deutsches und europäisches Recht gestützten Rückgewinnung der Geburtshilfe - auch außerklinisch - begeistert sind. Es sind dies in der Mehrzahl junge Frauen, die mangels Erfahrung noch nicht erlebt haben, daß Schwangerschaft und Geburt primär gefahrvolle Zeitabstände im Leben eines Menschen sind, und daß nur modernes Management und geeignete Ausstattung der Klinik-Kreißsäle die Gefahren abwenden können; die die Zeiten, in denen Kinder unter der Geburt starben, nicht miterlebt haben, und die schließlich nicht begriffen haben, daß nicht die Natur die günstigen Ergebnisse liefert, sondern diejenigen, die mit der Natur zu leben und sie zu modifizieren gelernt haben. Wenn heute Kinder diabetischer Mütter nahezu die gleichen günstigen Überlebenschancen haben wie Kinder gesunder Mütter, dann nicht deshalb, weil der Diabetes so harmlos ist, sondern weil wir ihn erfolgreich behandeln können.

Eine Rückkehr zur reinen Hebammengeburtshilfe, wie ihn die Hebammen derzeit fordern, würde nicht nur - abstrakt ausgedrückt - unsere statistischen Ergebnisse in Frage stellen, sondern - konkret - vielen Kindern das Leben kosten. Für reine Ideologen ist allerdings kein Preis zu hoch.

Überdruß durch Unverständnis

Ich glaube, daß die heutige Fortschritts- und Forschungsfeindlichkeit neben dem Überdruß des Überflusses und der Unkenntnis eine dritte Wurzel hat, nämlich die Angst vor der nicht mehr verstandenen, weil komplizierteren Forschung. Ich verweise auf Beispiele aus der Kernenergietechnik und der Gentechnologie, die in Deutschland wie in keinem anderen Industrieland der Erde behindert werden, weil man aus Angst vor dem Mißbrauch den nützlichen Gebrauch verbieten möchte.

Wissenschaft darf nicht mehr für sich in einem nach außen abgeschirmten Raum gepflegt werden. Sie muß sich verständlich machen, damit sie von der Gesellschaft akzeptiert und auch finanziert wird. Ein Auseinanderdriften der Interessen von Wissenschaft und Gesellschaft kann gefährliche Folgen haben. Ich erinnere an das Unverständnis der Bevölkerung gegenüber der modernen Gentechnologie, der Pharmaforschung und der Kernenergieforschung, das wohl hauptsächlich auf einem Mißverständnis durch Unkenntnis beruht. Die Folgen sind bekannt: Mißtrauen gegenüber Eliten, Wissenschaft und Fortschritt, Be- und Verhinderung von Forschung in Deutschland, Verlagerung der Forschungsaktivitäten ins Ausland.

Für unser Fachgebiet sei auf die Chancen und Gefahren der Embryonenforschung und der Fortpflanzungsmedizin verwiesen. Ich zitiere hierzu aus dem Plädoyer der Deutschen Forschungsgemeinschaft zur Forschungsfreiheit von 1996:

„Da die Verfahren der assistierten Fertilisation auch den Umgang mit Embryonen einschließen, eröffnen sie Möglichkeiten der Forschung an und mit menschlichen Embryonen. Auch mit diesen Fragen haben sich die ärztlichen Standesorganisationen und die Wissenschaftsorganisationen frühzeitig auseinandergesetzt. Für Ärzte verpflichtenden Charakter erhielten die ‚Richtlinien zur Forschung an frühen menschlichen Embryonen' der Bundesärztekammer von 1985. Diese Richtlinien ließen die Möglichkeit zur Forschung offen, soweit hochrangige Forschungsziele erkennbar werden sollten.

Die standesrechtlichen Regelungen und die wissenschaftlichen Selbstverpflichtungen hätten ausgereicht, um mißbräuchliche Anwendungen von IVF und Embryonenforschung zu verhindern. Diese standesrechtlichen Richtlinien und Selbstbindungen der Wissenschaft erschienen dem Gesetzgeber nicht ausreichend, so daß er das Embryonenschutzgesetz verabschiedete, das am 1. Januar 1991 in Kraft trat. Dieses Gesetz enthält Regeln zur Durchführung der IVF und anderer Verfahren der assistierten Fertilisation sowie zur Forschung an und mit Embryonen. Im wesentlichen deckt sich das Embryonenschutzgesetz mit den Richtlinien und Empfehlungen der Forschungs- und Standesorganisationen. Der entscheidende Unterschied liegt jedoch in der durch das Gesetz eingeführten Kriminalisierung (Androhung von Freiheitsstrafen bis zu 3 Jahren oder Geldstrafe) für bereits standesrechtlich geregelte Tatbestände.

Durch das Embryonenschutzgesetz ist jegliche Forschungsaktivität auf diesem Gebiet der Reproduktionsmedizin erstickt worden, während in anderen Ländern große Fortschritte über die reine Behandlung der ungewollten Kinderlosigkeit hinaus erzielt wurden, so bei der Präimplantationsdiagnostik, bei genetisch bedingten Erkrankungen und bei der Diagnostik von Fertilitätsstörungen.

Forschung an Embryonen ist erforderlich, um die Verfahren der assistierten Fertilisation zu verbessern. Diese Forschung muß auch das Risiko in Kauf nehmen, daß ein Embryo die dazu notwendigen Untersuchungen nicht überlebt, doch macht das Embryonenschutzgesetz solche Forschung unmöglich. Im Gegensatz dazu laufen im Ausland, insbesondere in Großbritannien, Belgien, den Niederlanden und den USA, jetzt auch in Kanada und Australien, mehrere derartige Forschungsprojekte zur Verbesserung der Kulturbedingungen menschlicher Embryonen und zur Erhöhung der Erfolgsrate der IVF. In Deutschland können die zur Verbesserung der Methode führenden Verfahren übernommen werden, wenn sie einmal etabliert sind; einen aktiven Beitrag zur Forschung auf diesem Gebiet können deutsche Wissenschaftler nicht mehr leisten. Aufgrund des Embryonenschutzgesetzes sind in Deutschland die notwendigen Versuche zur Etablierung der Mikroinjektion von Spermien (ICSI) nicht möglich, die Übernahme eines im Ausland ausgereiften Verfahrens ist aber möglich. Abgesehen davon, daß hierdurch deutsche Ärzte zu ‚Lizenznehmern' werden, ist der Vorwurf ‚gesetzgeberischer Heuchelei' zu erheben, wenn Forschung mit Embryonen in Deutschland verboten ist, die Früchte derartiger in anderen Ländern durchgeführten Arbeiten aber angewandt werden dürfen."

Mit diesem Beispiel ist zu zeigen, daß sich Forschung auf dem Gebiet der Fortpflanzung durchaus der humanitären Verpflichtung bewußt ist. Staatlich verordneter Forschungsverzicht hat aber mit Qualität nichts zu tun und Import von Forschungsergebnissen aus dem Ausland widerspricht allen Forderungen der Wirtschaftlichkeit.

Ich betone noch einmal die Notwendigkeit, Forschung transparent und für die Öffentlichkeit verständlich zu machen und die Diskussion der ethischen Dimensionen der Forschungsergebnisse zeitgleich und begleitend mit allen relevanten Kräften dieses Landes zu führen. Der Präsident der Deutschen Forschungsgemeinschaft, Ernst-Ludwig Winnacker[1)] sagte dazu:

„Wissenschaft müßte sich einerseits lauter und deutlicher in der heutigen Gesellschaft zu Wort melden, müßte die Öffentlichkeit besser, sorgfältig und vor allem richtig auf neue Entwicklungen vorbereiten. Dazu fehlen ihr immer noch die Instrumente, obwohl es auch hier in letzter Zeit Fortschritte gibt. Wissenschaft müßte auf der anderen Seite aber auch dort größere Sensibilität zur Schau tragen, wo sie an ihre Grenzen stößt, insbesondere im Umgang mit dem Menschen. Die Forschungsfreiheit ist grundgesetzlich garantiert, aber sie ist nicht absolut. Sie konkurriert nicht nur, aber auch mit dem Artikel 1 Grundgesetz, in dem es um den Schutz und die Bewahrung der Menschenwürde geht. ‚Die Würde des Menschen ist unantastbar', heißt es dort."

Wir müssen aber auch Wissenschaftlichkeit stärker als bisher in der klinischen und praktischen Routine einsetzen. Neue Methoden müssen sich eine laufende Kontrolle durch Methoden der „evidence based medicine" gefallen lassen. Es ist klar, daß diese Art der Qualitätssicherung nur durch Ärzte zu erbringen ist, die die nötige Sachkompetenz haben. Wenn uns das Recht auf Qualitätssicherung der eigenen Leistungen entzogen würde, wie das im alten § 137 des SGBV geplant war, wären bessere Wirtschaftlichkeit auf der einen Seite, aber schlechtere Qualität der Versorgung unserer Patientinnen auf der anderen Seite die logische Folge. Ich schmeichle mir, daß es nicht unwesentlich unserer Fachgesellschaft zu verdanken ist, daß dieser Paragraph im 2. NOG verändert wurde. Wer die Qualität definiert, besitzt die Zukunft.

Qualität wird von uns aber auch abverlangt werden dürfen. Leistungsausweitung ohne hinreichende Indikation ist nicht nur unwirtschaftlich, sondern auch ethisch bedenklich. Nach den ersten Ergebnissen der Qualitätssicherungsmaßnahme „Operative Gynäkologie" erfolgen 30 Prozent der Operationen an den Eierstöcken wegen einer Follikel- oder Luteinzyste, die bei 85 bis 90 Prozent der Frauen spontan wieder verschwindet. Nur wenige müßten operativ angegangen werden. Bei weiteren 15 Prozent der Eingriffe an den Eierstöcken war die Histologie unauffällig, was dafür spricht, daß es sich gleichfalls überwiegend um funktionelle Zysten handelte. Für die Konisation ergaben sich ebenfalls hohe Operationszahlen bei harmlosen Ektopien.

Qualitätssicherung als freiwillige Leistung der Ärzteschaft ist der Schlüssel zu höherer Anerkennung und zu einem verbesserten Mitspracherecht in der Kosten- und Honorargestaltung. Wer die voluntas aegroti im Auge behält, handelt nicht nur ethisch korrekt,

[1)] Ernst-Ludwig Winnacker (geb. 1941), Biochemiker, Köln, München.

sondern wird auch Qualität leisten und Wirtschaftlichkeit beachten - zum Segen des Patienten, wie auch zum eigenen.

Spezielle Probleme der Gynäkologie und Geburtshilfe

Ich sehe derzeit folgende Problemkreise:
Genomanalyse
Familienplanung / Kontrazeption
Assistierte Reproduktion
Präimplantations- und Embryonaldiagnostik.

Genomanalyse

Die Notwendigkeit der Diskussion der vielen ethischen, gesellschaftlichen, rechtlichen und politischen Fragen wird immer größer. Viele dieser Fragen sind nicht neu, sie werden durch die Genomforschung nur schärfer akzentuiert.

Der Chirurg Siewert[1] erwartet (Symposion anläßlich des 175jährigen Bestehens der Akademischen Chirurgie in Heidelberg) von der Gentechnik in Zukunft die Möglichkeit der Transplantation von tierischen Organen.

In spätestens zehn Jahren soll nach Auskunft von Claussen[2], Humangenetiker in Jena, die genetische Information des menschlichen Erbmaterials vollständig offenliegen. Die Aussicht auf neue Diagnose- und Therapiemöglichkeiten für zahlreiche bislang rätselhafte Krankheiten weckt Hoffnungen - aber auch Befürchtungen, es könne zur Zucht bestimmter menschlicher Eigenschaften und zur Auslese im Sinne von Vernichtung unerwünschter Eigenschaften und von Menschen mit unerwünschten Eigenschaften kommen. Im Mittelpunkt der Diskussionen steht auch die Frage, wie sich eine Stigmatisierung und Diskriminierung von Personen mit möglicherweise ungünstigen Erbanlagen vermeiden läßt.

In naher Zukunft wird es möglich sein, das gesamte Genom des Embryos zu erfassen und auf Fehler zu untersuchen. Wer hat denn aber Interesse daran? Claussen ist dieser Frage nachgegangen und kommt zu folgendem Ergebnis:

Bundeswehr
Will gesunde, kräftige, einsatzbereite und mutige Männer
Versicherungen
Wollen gesunde, risikoarme Versicherungsnehmer
Arbeitgeber
Wollen treue, intelligente und gesunde Arbeitnehmer
Staat
Will ehrliche, fleißige Bürger ohne kriminelle Eigenschaften
Eltern
Wollen gesunde, artige und langlebende Kinder
Ehepartner
Will treusorgenden, zeugungsfähigen, gesunden Partner
Der Bürger selbst
Will wissen, wo seine Begabungen liegen und welchen Berufsweg er einschlagen soll.

Offenbar wollen mehr Menschen, als man angenommen hat, Informationen über das eigene oder über fremde Genome.

Und eines ist gewiß: Was machbar ist, wird gemacht werden.

Es kann sein, daß in unserem Land diese Entwicklung zur gezielten Aufzucht optimaler Kinder, die an Aldous Huxleys[3] „Schöne Neue Welt" erinnert, durch Verbote verlangsamt oder gemildert wird. Ganz verhindern wird man sie nicht können, zumal Länder mit einem ausgeprägteren Gefühl für Eliten als Deutschland darüber nachdenken werden, was so schlecht an der Idee ist, Menschen wie Einstein oder Goethe in größerer Auflage zu produzieren. Andere Länder mit ausgeprägtem Expansionsdrang werden an Napoleon oder an die Regierungschefs der Kolonialmächte denken - hoffentlich niemand an Stalin oder Hitler.

Familienplanung / Kontrazeption

Ist sie eine Aufgabe der Sozialversicherung? Inwiefern hat die Sozialgesetzgebung auch Steuerungsfunktion und regelt sie den Gebrauch von Ovulationshemmern und Kondomen? Wieweit befreit sie den Bürger von seiner Eigenverantwortung?

[1] Jörg-Rüdiger Siewert (geb. 1940), Chirurg, München.
[2] Uwe Claussen (geb. 1945), Humangenetiker, Erlangen und Jena.
[3] Aldous Huxley (1894-1963), englischer Philosoph und Schriftsteller „Brave New World".

Assistierte Reproduktion

Alt ist der Wunsch nach einem Kind, neu ist die Schaffung der Möglichkeiten hierzu. Auch hier stellt sich zunächst die gleiche Frage nach dem Auftrag der Sozialversicherung. Gehören IVF und ICSI zur Leistungspflicht der Gesetzlichen Krankenversicherung?

Präimplantations- und Embryonaldiagnostik

Ich möchte kurz auf die Begriffe „Zeugung auf Probe" und „Präimplantantionsdiagnostik" eingehen. Bei der Zeugung auf Probe wird das Kind erst akzeptiert, wenn es einige Wochen nach der Zeugung chromosomal und visuell untersucht und für gesund befunden wurde. Bei unerwünschtem Untersuchungsergebnis kann die Schwangerschaft wegen der Unzumutbarkeit des Feten für die Schwangere abgebrochen werden, wobei in der Regel der Fet den Tod findet und das Behandlungsziel (welch ein Begriff!) erreicht ist. Das Verfahren wird dann angewandt, wenn bei den Eltern eine chromosomale Störung des Erbgutes vorliegt, die in einem hohen Prozentsatz bei den Kindern zu schweren Krankheitsbildern führt. Als Beispiel seien die Muskeldystrophie Duchenne, die Mukoviscidose oder die Hämophilie genannt. Die Eltern lassen den Feten auf diese Krankheitsbilder untersuchen und beim Krankheitsnachweis den Schwangerschaftsabbruch durchführen. Das ist in den genannten Fällen verständlich und die einzige Chance der Eltern, ein gesundes Kind zu bekommen.

Bei der Präimplantationsdiagnostik wird eine künstliche Befruchtung geplant. Einige Tage nach dem Zusammenbringen der beiden Keimzellen im Reagenzglas wird der 8zelligen Blastomere eine Zelle entnommen und untersucht. Nach der Untersuchung dieser Zelle wird entweder der Embryo akzeptiert und zur weiteren Entwicklung in die Gebärmutter der Mutter gebracht oder er wird verworfen, wenn er die befürchteten Erbmerkmale aufweist.

Im Falle der genannten schweren Erbkrankheiten können beide Vorgehensweisen durchaus nachvollziehbar und verständlich sein.

Pränataldiagnostik

In Oldenburg wurde vor etwa einem Jahr bei einer Fruchtwasseruntersuchung in der 15. Schwangerschaftswoche eine Trisomie 21 des Feten erkannt. Die Schwangere hat sich in der 25. Schwangerschaftswoche zum Schwangerschaftsabbruch entschlossen. Der behandelnde Arzt hat die Geburt medikamentös eingeleitet, zuvor aber die Schwangere darauf hingewiesen, daß das Kind den Schwangerschaftsabbruch überleben könne.

Das Kind hat den Schwangerschaftsabbruch überlebt und leidet neben dem Down-Syndrom zusätzlich an den Behinderungen, die es als Frühgeborenes durch typische Hirnblutungen erfuhr. Die Mutter klagt gegen den Arzt auf Übernahme der Behandlungs- und Pflegekosten.

Der Arzt hätte sich diesem Dilemma auf zwei Wegen entziehen können:

er hätte den gewünschten Schwangerschaftsabbruch verweigern können, damit aber seine Patientin menschlich und ärztlich im Stich gelassen

er hätte das Kind intrauterin töten können (Fetocid), um sicherzustellen, daß der gewünschte Behandlungserfolg seiner Maßnahme auch eintritt.

Diese Situation wirft eine Reihe von Fragen auf: Wieweit reicht das Aufgabengebiet des Arztes? Gehört der Fetocid dazu? Gibt es Regeln für den Balanceakt, den der Arzt zwischen dem Wunsch seiner Patientin und den vermuteten Interessen des Feten zu vollziehen hat?

Welchen Wert hat ein ungeborenes Kind zu welchem Zeitpunkt seines intrauterinen Lebens? Nach allgemein oder weit verbreitet gültiger Meinung ist der Wert eines Embryo in der 10. Schwangerschaftswoche als nicht sehr hoch anzusehen. Welchen Stellenwert hat aber ein intrauterines Kind etwa in der 37. Schwangerschaftswoche, das grundsätzlich gute extrauterine Lebensaussichten hat? Wodurch unterscheidet sich dieses Kind vom geborenen und gleichaltrigen? Letztlich doch durch nichts anderes als durch die 3 cm dicke Bauchdecke seiner Mutter, die es vom extrauterinen Leben trennt. Ich vermag in diesem Fall keinen biologisch begründeten Unterschied zwischen dem ungeborenen und dem geborenen Kind zu erkennen. Wenn diese Identität zutrifft, stellen sich sofort einige weitere Fragen: Ist der Wert eines Lebens relativ und von seinem Alter abhängig? Hoch in der Lebensmitte und niedrig zu Beginn und am Ende?

Die Tötung eines behindert geborenen Kindes ist Euthanasie und verboten. Wenn der Wert eines intrauterinen Kindes in der 35. Schwangerschaftswoche biologisch aber gleich dem eines gleichaltrigen geborenen Kindes ist: Gibt es dann eine erlaubte intrauterine Euthanasie durch Fetocid?

Muß das Personenstandsgesetz, das einen Menschen erst nach der Geburt als solchen definiert, geändert werden?

Ist Euthanasie begrenzbar auf den Zeitraum vor der Geburt oder müssen wir das Thema Euthanasie wie in Holland neu überdenken?

In Deutschland ist die passive Sterbehilfe juristisch gedeckt. Nach Untersuchungen aus den Niederlanden, über die A. Simon[1] auf einer Tagung der Deutschen Krebsgesellschaft in Göttingen (Oktober 1996) berichtete, betreiben Ärzte dort jährlich bei etwa tausend Menschen ohne deren Einwilligung die aktive Euthanasie. Die Einstellung der Ärzte zur Euthanasie unterscheidet sich von der ihrer deutschen Kollegen ganz deutlich. Umfragen zufolge gehört sie für eine Mehrzahl zum Bestandteil ärztlicher Praxis. Dagegen hält Schreiber[2] (Göttingen) es für gefährlich, das Tor für die aktive Sterbehilfe zu öffnen.

Wie schon ausgeführt, stellt der neue § 218 im Falle einer kindlichen Fehlbildung nicht auf den Grad der fetalen Erkrankung oder Behinderung ab, sondern allein auf die Frage nach der Unzumutbarkeit für die Schwangere, die Schwangerschaft fortzusetzen. Diese Unzumutbarkeit festzustellen, ist allein Sache der Schwangeren. Es gibt Politiker verschiedener Parteien, die sich gegen die Forderung des Bundesverfassungsgerichts und des Staates wehren, daß die Schwangere ihren Wunsch nach Schwangerschaftsabbruch darlegen oder begründen müsse. Theoretisch kann die Schwangere den Abbruch begehren, weil ihr das Austragen eines Kindes unzumutbar sei, das:

eine Lippen-Kiefer-Gaumen-Spalte,
Klumpfüße,
rote Haare hat –
oder ein Mädchen ist.

Neben diesen Merkmalen, für deren Unerwünschtheit noch ein gewisses Maß an Verständnis aufzubringen ist, wird es in Bälde möglich sein, auch andere menschliche Eigenschaften so früh zu erkennen, daß ein rechtzeitiger Schwangerschaftsabbruch eingefordert werden kann, wenn das ungewünschte Merkmal erkannt wird. Ich denke hier an Kinder mit dem BRCA1- oder 2-Gen, dessen Mutation in 80% bei Mädchen zu späterem Brustkrebs führt oder an Kinder, die später als Erwachsene an Diabetes oder Herzinfarkt erkranken werden.

Was ist unzumutbar? Wer entscheidet darüber?

In der konkreten Situation eines für die Schwangere „unzumutbaren" Kindes lassen Gesetzgeber und Justiz die Schwangere und ihren Arzt im Stich. Sie sind mit der Lösung des Problems eines extrauterin überlebenden, aber „unzumutbaren" Kindes überfordert durch:

ein Personenstandsgesetz, das einem ungeborenen Kind Rechte verwehrt, die einem gleichaltrigen geborenen Kind zustehen,

die Verkündung einer sehr unzureichenden Neufassung des § 218,

die Tatsache, daß die Bürger dieses Staates zwischen zwei Entscheidungen des höchsten deutschen Gerichts wählen können.

Wir – Schwangere und Ärzte – haben bei der Bewertung, Behandlung oder sogar der Tötung eines ungeborenen Kindes in einem rechtsfreien Raum zu arbeiten – aber auch in einem ethikfreien Raum?

Die Frage nach der Wertigkeit ungeborenen, aber behinderten Lebens war Gegenstand einiger Klausurtagungen in Bamberg, im Kloster Banz und zuletzt vor einem Jahr in Schwarzenfeld unter der Schirmherrschaft der Deutschen Gesellschaft für Gynäkologie und Geburtshilfe. Die resultierende Stellungnahme zum Schwangerschaftsabbruch nach Pränataldiagnostik wurde lange umstritten und heiß diskutiert, wie das bei einem solchen Thema auch notwendig ist. Auch dieser Kongreß beschäftigt sich in einigen Podiumsgesprächen und Referaten mit der Thematik. Besonders interessant war für mich in diesem Zusammenhang die Forderung des „Netzwerks gegen Selektion durch Pränataldiagnostik", die pränatale Diagnostik in der Form von Ultraschalluntersuchungen und gentechnischen Methoden zu verbieten. Hier wird versucht, das Rad der Geschichte zurück zu drehen, individuelle Entscheidungen der Schwangeren durch Desinformation unmöglich zu machen und vor allem: Es wird versucht, durch Verbote wissenschaftlich begründete Entwicklungen einschließlich der sie begleitenden ethischen Diskussionen zu verhindern. Dieser Weg,

[1] Axel Simon (geb. 1936), Gerichtsmediziner, Halle.
[2] Hans-Ludwig Schreiber (geb. 1933), Rechtsphilosoph, Göttingen.

auf andere wissenschaftliche Entwicklungen übertragen, wäre das Aus für die Zukunft Deutschlands.

Die Freiheit der Wissenschaft

Laut Art. 5, Abs. 3 des Grundgesetzes sind „Kunst und Wissenschaft, Forschung und Lehre frei". Wir dürfen Entwicklungen nicht hemmen, wenn wir nicht die Zukunft unseres Landes, das die Zukunft unserer Kinder ist, gefährden wollen. Aber wir müssen uns den Problemen stellen, die wir durch neue Erkenntnisse und Forschungen erst geschaffen haben. Wir müssen die Öffentlichkeit auf den neuen Diskussionsbedarf aufmerksam machen und wir können nur hoffen, daß sowohl die Medien, wie auch andere Verantwortungsträger in Politik und Gesellschaft ihren Part in der Diskussion erkennen und aufgreifen.

Wer nicht in Schulung, Forschung und Eliten investiert, verspielt die Zukunft.

Lassen Sie mich schließen mit einem Zitat aus einer Rede, die Bundespräsident Roman Herzog[1)] im April 1997 in Berlin gehalten hat:

„Wir gefallen uns in Angstszenarien. Kaum eine neue Entdeckung, bei der nicht zuerst nach den Risiken und Gefahren, keineswegs aber nach den Chancen gefragt wird. Kaum eine Anstrengung zur Reform, die nicht sofort als ‚Anschlag auf den Sozialstaat' unter Verdacht gerät. Ob Kernkraft, Gentechnik oder Digitalisierung: Wir leiden darunter, daß die Diskussionen bei uns bis zur Unkenntlichkeit verzerrt werden – teils ideologisiert, teils idiotisiert."

Und:

„Wir brauchen wieder eine Vision. Visionen sind nichts anderes als Strategien des Handelns. Das ist es, was sie von Utopien unterscheidet".

„Auch wir müssen rein in die Zukunftstechnologien, rein in die Biotechnik, die Informationstechnologie. Wir müssen jetzt eine Aufholjagd starten, bei der wir uns Technologie- und Leistungsfeindlichkeit einfach nicht leisten können."

Aber bei allem Fortschritts- und Forschungswillen, der unser Land zu noch höherer Qualität führen soll, dürfen wir Ärzte nicht die Gebote der Humanität vergessen, die unseren Stand auszeichnen oder zumindest auszeichnen sollten. Wir müssen die visionäre Kraft haben, neue Qualitäten und Dimensionen der gesundheitlichen Versorgung auch in Zeiten wirtschaftlicher Enge zu erproben und den Mut haben, die dabei von uns erzeugten Probleme zu erkennen, zu akzeptieren und offen zu diskutieren.

[1)] Roman Herzog (geb. 1934), Staatsrechtler, Deutscher Bundespräsident seit 1994.

Bemerkungen und weitere Quellenangaben des Herausgebers

1) Prof. Klaus Thomsen (1918-1992), Assistent bei Heynemann, Hamburg, leitete die Univ.-Frauenkliniken Mainz (1960-1965) und Hamburg (1965-1984). Thomsen war u. a. Präsident des XI. Weltkongresses für Gynäkologie und Geburtshilfe (FIGO) in Berlin (1985). Seine wissenschaftlichen Schwerpunkte waren die Plazentaforschung und, vor allem in seinen Hamburger Jahren, das Mammakarzinom. Unter seiner Leitung wurde die Hamburger Klinik zu einem führenden Zentrum für die Behandlung des Mammakarzinoms.

2) Prof. Josef Zander (geb. 1918), war Assistent bei Letterer (Pathologie) und Butenandt (Biochemie) in Tübingen, bevor er zu Carl Kaufmann (Marburg, seit 1954 Köln) stieß. Entscheidende Impulse empfing er auch bei L. T. Samuels in Salt-Lake-City. Zander hat sehr viel zur Aufklärung der Rolle des Progesterons beigetragen (J. Zander: Über das Verhalten des Progesterons im Organismus. Geburtsh. Frauenheilk. 11: 312-324 [1951]). Einen spezialisierten Lehrstuhl für gynäkologische Endokrinologie (Köln 1962) schlug er aus, übernahm vielmehr wenig später die Leitung der Universitäts-Frauenklinik Heidelberg (1964-1969) und trat 1970 die Nachfolge Bickenbachs in München an. Die I. Univ.-Frauenklinik München leitete er bis zu seiner Emeritierung im Jahre 1987. Ihm wurden zahlreiche Ehrungen zuteil, darunter als erstem Deutschen die Ehrenmitgliedschaft des American College of Obstetricians and Gynecologists (1985). Siehe insbesondere J. Zander: „Spuren, ein abschließender Bericht", 1998. Prof. Zander war langjährig Schriftleiter der Zeitschrift „Geburtshilfe und Frauenheilkunde".

3) Trotnow S, Kniewald T, Al-Hasani S, Becker H: Follikelpunktion, in-vitro Fertilisierung, Embryotransfer und eingetretene Schwangerschaften in Dyneric/HCG-stimulierten Zyklen. Geburtsh. Frauenheilk. 41: 835-836 (1981).

4) Selbmann HK, Brach M, Höfling HJ, Jonas R, Schreiber MA, Ueberla K: Münchener Perinatalstudie 1975. Deutscher Ärzte-Verlag, Köln, 1977.

5) „Zur Qualitätssicherung und ärztlichen Selbstkontrolle in der Gynäkologie und Geburtshilfe." Arch. Gynäk. 228: 1-13 (1979).

6) Prof. H. Schmidt-Matthiesen (geb. 1923), als Assistent, Oberarzt und apl. Professor an der Univ.-Frauenklinik Göttingen (1952-1969), mit Spezialausbildung in Pathologie (1954-55, Mannheim), wurde 1969 als Nachfolger von O. Käser an die Universität Frankfurt berufen und leitete die Univ.-Frauenklinik Frankfurt bis 1988. Besonders bekannt geworden ist Schmidt-Matthiesen als Autor eines beliebten Lehrbuches der Gynäkologie und Geburtshilfe (F. K. Schattauer Verlag, Stuttgart) und als Mitherausgeber des 12bändigen Handbuchs „Klinik der Frauenheilkunde und Geburtshilfe" (Urban & Schwarzenberg, München).

7) Prof. K. H. Wulf (geb. 1928), war Assistent in der Inneren Medizin, Pathologie und Gynäkologie/Geburtshilfe in Kiel, begann seine gynäkologische Ausbildung dort noch unter Prof. Philipp. Großen Einfluß auf seine eigenen Arbeiten in der Perinatologie gewann ein Studienaufenthalt bei Prof. Dawes in Oxford. Wulf wurde 1969 Nachfolger von Fauvet in Hannover, und 1973 folgte er einem Ruf nach Würzburg als Nachfolger von H. Schwalm. Die Würzburger Univ.-Frauenklinik leitete er bis 1996. Zusammen mit H. Schmidt-Matthiesen begründete er das mehrbändige Handbuch „Klinik der Frauenheilkunde und Geburtshilfe" (Urban & Schwarzenberg, München). Prof. Wulf ist Mitherausgeber der Zeitschrift „Archives of Gynecology and Obstetrics".

8) Prof. Günter Oehlert (geb. 1923), war Assistent in Göttingen (Martius, Kirchhoff), begleitete Prof. Kepp nach Gießen (1956-1965) und wurde schließlich Chefarzt der Städt. Frauenklinik in Hanau. Oehlert hat lange Zeit die Chefärzte im Vorstand der Gesellschaft vertreten.

9) S. Trotnow, Erlangen: Extracorporale Befruchtung und Embryotransfer. Darstellung der Methodik. Arch. Gynäk. 238: 53-59 (1985); K. Diedrich, Lübeck: Anwendung der Methode (Patientenauswahl) Arch. Gynäk. 238: 60-66 (1985).

10) Erstmals eingerichtete „wissenschaftliche Arbeitskreise": Organisation und Praxis der Geburtshilfe in europäischen Ländern; Schadstoffe in Frauenmilch; Loko- und Regionalanästhesie in der Geburtshilfe; Komplikationen an den harnableitenden Wegen bei gynäkologischen Operationen; Für und Wider der Hysterektomie; Klinische Bedeutung der Rezeptorbestimmung; Psychologie des Krebskranken; Möglichkeiten, Grenzen und Hoffnungen der gynäkologischen Onkologie.

11) Prof. Lutwin Beck (geb. 1927), erhielt eine gründliche anatomische Ausbildung in Frankfurt, bevor er an die Rheinische Landesfrauenklinik in Wuppertal ging (Prof. Anselmino), wo er zunächst als Anästhesist tätig war. Er habilitierte sich in der Gynäkologie und Geburtshilfe bei Prof. Friedberg, Mainz, und wurde 1971 als Nachfolger von Reinhold Elert nach Düsseldorf berufen. Die Düsseldorfer Univ.-Frauenklinik leitete er bis 1993. Becks Schwerpunkte innerhalb der operativen Gynäkologie sind die gynäkologische Urologie und Onkologie. Er vertrat die Gesellschaft in der FIGO (1982-1992) und war Vorsitzender der Gesellschaft zur Bekämpfung der Krebskrankheiten in Nordrhein-Westfalen. Prof. Beck ist Mitherausgeber der Zeitschrift „Der Gynäkologe".

12) L. Beck (Herausg.): „Zur Geschichte der Gynäkologie und Geburtshilfe - Aus Anlaß des 100jährigen Bestehens der Deutschen Gesellschaft für Gynäkologie und Geburtshilfe." Springer, Heidelberg, 1986.

13) Siehe auch W. Künzel und F. Oehmke: „Die Präsidenten der Deutschen Gesellschaft für Gynäkologie und Geburtshilfe. Eine Synopsis von Wissenschaft und Forschung in Gynäkologie und Geburtshilfe." Veröff. der Dt. Ges. f. Gynäk. u. Geburtsh., Gießen, 1996.

14) H. Ludwig: „Orientierungen und Wege des Faches seit Gründung einer deutschen Gesellschaft für Gynäkologie." Festvortrag, 46. Kongreß der Dt. Ges. f. Gynäk. u. Geburtsh., Düsseldorf, 1986; Text siehe dieser Band S: 372-378.

15) Der damalige Präsident der Schweizerischen Gesellschaft für Gynäkologie und Geburtshilfe (Dr. Primavesi) hatte Prof. Ludwig im Frauenspital Basel aufgesucht und erklärt, bestimmte Mitglieder seiner Gesellschaft hätten Bedenken gegen einen Kongreß der Deutschen Gesellschaft für Gynäkologie und Geburtshilfe in Basel.

[16] Prof. Hans Ludwig (geb. 1929), war Assistent in Marburg (Innere Medizin) und Tübingen (Pathologie), danach in der Gynäkologie unter Th. Koller in Basel (1959–1960) und Bickenbach bzw. Zander in München an der I. Univ.-Frauenklinik (1961–1972). Er leitete die Univ.-Frauenkliniken Essen (1972–1983) und Basel (1983–1989), vertrat die deutsche Gesellschaft für Gynäkologie und Geburtshilfe in der FIGO (1979–1982), war Schatzmeister der FIGO (1982–1994) und Generalsekretär des XI. Weltkongresses der FIGO in Berlin (1985). Ehrenmitgliedschaft des Royal College und des American College (1987). Er legte die Leitung der Univ.-Frauenklinik Basel 1989 nieder. Seinen in ein persönliches Ordinariat umgewandelten Lehrstuhl führte er bis 1999 als Seminar für Gynäkologie weiter. Arbeitsgebiete: Blutgerinnungsforschung, Ultramorphologie, Onkologie, Geschichte der Gynäkologie, Reform des klinischen Unterrichtes. Prof. Ludwig ist Mitherausgeber der Zeitschrift „Archives of Gynecology and Obstetrics".

[17] „Gynäkologie in der Defensive - bedrohte Einheit, bezweifelte Moral".

[18] Wie schon 1986 wurden die Texte der Eröffnungssitzung im Berichtsband nicht mehr abgedruckt. Gedacht als eine Sparmaßnahme, hatte man versucht, den umfangreich gewordenen Verhandlungsbericht auf den wissenschaftlichen Teil zu beschränken. Es zeigt sich heute aber, daß das ein Fehler war. Manche Texte, in denen jeweils wichtige Akzente des Faches beschrieben werden, sind nur schwer aufzufinden. U. a. soll der hier vorgelegte Band dazu verhelfen, die inzwischen von vielen als unglücklich empfundene Lücke nachträglich auszugleichen.

[19] Prof. Ernst-Joachim Hickl (geb. 1931), war Assistent am Physiologischen Institut der Universität München bevor er in die I. Univ.-Frauenklinik München überwechselte und dort (bis 1972) Oberarzt unter den Direktoren Bickenbach und Zander war. Er wurde als Nachfolger von Prof. Dietel zum Leiter der Frauenklinik und Hebammenschule Finkenau nach Hamburg berufen. Hickl stand dieser Klinik bis 1996 vor. Zu seinen Schwerpunkten zählt die klinische Geburtshilfe und Perinatologie. Er ist seit 1995 Vorsitzender der Arbeitsgemeinschaft Medizinrecht in der Deutschen Gesellschaft für Gynäkologie und Geburtshilfe.

[20] Prof. Walter Krämer, Lehrstuhl für Wirtschafts- und Sozialstatistik, Universität Dortmund. Arch. Gynec. Obstet. 25: 1168–1174 (1991).

[21] Kongresse (ohne die Kongresse der DDR-Gesellschaft) in Berlin: 1899 (Olshausen), 1920 (Bumm), 1932 (Stoeckel), 1937 (Wagner), 1992 (Krebs).

[22] „Gynecology and Obstetrics" Proc. of the XIth World Congress of Gynecology and Obstetrics, Berlin 1985; H. Ludwig, K. Thomsen (Eds.), Springer, Heidelberg, Berlin 1986.

[23] Prof. Dieter Krebs (geb. 1933), war Assistent in Bakteriologie und Serologie (Caselitz, Altona), danach Assistent und Oberarzt der Univ.-Frauenklinik Hamburg-Eppendorf unter den Direktoraten Schubert und Thomsen (seit 1965), wurde zunächst an die Univ.-Frauenklinik Lübeck berufen (1978–84), danach an die Univ.-Frauenklinik Bonn, die er bis 1999 leitete. Schwerpunkte sind Reproduktionsmedizin und Onkologie.

[24] Archives of Gynecology and Obstetrics 250, 1–1663, 1993. Die Bände der späteren Kongresse 1994 (Arch. Gynec. Obstet. 257: 1–789, 1995) und 1996 (Arch. Gynec. Obstet. 260: 1–641, 1997) veröffentlichten nur noch ausgewählte Beiträge und verwiesen im übrigen auf den vollständigen Abstract-Band zum jeweiligen Kongreß.

[25] Bereits für den 47. Kongress ist der Berichtsband themenbezogen, nicht nach Programmablauf, herausgegeben worden („Gynäkologie und Geburtshilfe 1988", H. Ludwig, D. Krebs [Herausg.] Arch. Gynec. Obst. 245: 1–1158, 1989).

[26] Prof. Hermann Rudolf Hepp (geb. 1934), wurde nach Ausbildungsjahren in der Pathologie, Inneren Medizin und HNO-Heilkunde 1963 Assistent und später Oberarzt der Univ.-Frauenklinik Freiburg (Wimhöfer), danach Oberarzt an der Univ.-Frauenklinik in Mainz (Friedberg). Im Jahre 1978 an die Univ.-Frauenklinik nach Homburg (Saar) berufen, übernahm er als Nachfolger von Prof. Kurt Richter 1984 die Frauenklinik im Univ.-Klinikum München-Großhadern (früher II. Univ.-Frauenklinik München). Seine Arbeitsschwerpunkte sind Mikrochirurgie, gynäkologische Endokrinologie, operative Gynäkologie und Ethik frauenärztlicher Tätigkeit. Prof. Hepp ist u. a. Mitherausgeber der Zeitschrift „Der Gynäkologe".

[27] M. Stauber: Gynäkologie im Nationalsozialismus - oder „die späte Entschuldigung" Arch. Gynec. Obstet. 257: 753–771 (1995).

[28] Siehe dazu Quellenangaben in den Anmerkungen zu Prof. H. Ch. Eymer, 29. Präsident (Kongreß München 1952) und einleitende Bemerkungen zum Kapitel 1933–1945.

[29] Prof. Wolfgang Künzel (geb. 1933) war Assistent, später Oberarzt bzw. Abteilungsleiter der Univ.-Frauenkliniken Kiel und Hannover bevor er Prof. K. H. Wulf nach Würzburg begleitete. Er wurde 1980 als Nachfolger von Kepp an die Univ.-Frauenklinik Gießen berufen, die er seither leitet. Arbeitsschwerpunkte von Künzel sind die experimentelle und klinische Perinatologie. Er ist seit 1991 Chairman des „International Committee on Perinatal Health" der FIGO und Mitherausgeber der Zeitschrift „Der Gynäkologe". 1999 wurde Künzel zum Präsidenten des European Board and College of Obstetrics and Gynecology (EBCOG) gewählt.

[30] Prof. Dietrich Berg (geb. 1935), war Assistent bei Käser und Schmidt-Matthiesen in Frankfurt, bevor er als Chefarzt die Frauenklinik im Klinikum St. Marien in Amberg/Opf. übernahm. Erster Vorsitzender der Deutschen Gesellschaft für Perinatale Medizin 1987-1988 und 1. Schriftführer der Deutschen Gesellschaft für Gynäkologie und Geburtshilfe von 1988 bis 1994.
Prof. Berg ist auch an vorderster Stelle standespolitisch engagiert, was in einer Zeit, in der die Medizin im Konflikt zwischen Leistungsangebot, Qualitätsanspruch und Kostendruck steht, zu einer unverzichtbaren Aufgabe eines Präsidenten geworden ist, einer Aufgabe, die nur Seite an Seite und in freundschaftlicher Kooperation mit dem Berufsverband der Frauenärzte und dessen Vorsitzenden angegangen worden kann.

[31] 1. Band: L. Beck (Herausgeb.): Zur Geschichte der Deutschen Gesellschaft für Gynäkologie und Geburtshilfe. Springer Verlag, Berlin, Heidelberg, 1986.
2. Band: W. Künzel und F. Oehmke: „Die Präsidenten der Deutschen Gesellschaft für Gynäkologie und Geburtshilfe. Eine Synopsis von Wissenschaft und Forschung". W. Künzel u. F. Oehmke für die Dt. Ges. Gyn. Gebh., 1996.
3. Band: H. Ludwig (Herausg.) „Die Reden". Springer Verlag, Berlin, Heidelberg, 1999.

Personenverzeichnis

Besondere Hinweise durch Zusätze:

f: eingehend berücksichtigt
ff: Redetext
K: Referat findet sich in dem auf der genannten Seite besprochenen Kongreß

Alphabetisches Sachverzeichnis

Das alphabetische Stichwortverzeichnis führt Begriffe vor allem nach medizinhistorischen Gesichtspunkten auf. Man wird finden, wo der betreffende Begriff erstmals auftaucht bzw. wiederaufgegriffen wurde.

Das tabellarische Stichwortverzeichnis reiht die Hauptthemen der 52 Kongresse in zeitlicher Folge.

Besondere Hinweise durch Zusätze:

f: weitere Angaben
ff: ausführlich
K: Sachverhalt wurde während des auf der angegebenen Seite besprochenen Kongresses ausführlich verhandelt. Angaben dazu finden sich u. a. in dem Rückblick von Prof. Robert Schröder (S. 216–224).

Tabellarisches Sachverzeichnis

nach Kongressen und deren Hauptthematik

Kongressort/Jahr	*Präsident*	*Hauptthemen*	*Seiten*
I. Kapitel: Von der Gründung bis zum ersten Weltkrieg			**3- 90**
München, 1886	v. Winckel	Fruchtwasser, Sectio, Placenta praevia	3- 5
Halle, 1888	Kaltenbach	Mutter/Fet, Extrauteringrav., Uterusruptur u. a.	7- 10
Freiburg, 1889	Hegar	Selbstinfektion, Extrauteringrav., Fruchtwasser	11- 19
Bonn, 1891	G.Veit	Hausgeburtshilfe, Corpus-Ca., Eklampsie	21- 25
Breslau, 1893	Fritsch	Symphyseotomie, Adnexoperationen	27- 29
Wien, 1895	Chrobak	Uterusruptur, Endometritis, Geburtskräfte	32- 35
Leipzig, 1897	Zweifel	Retroflexio, Placenta praevia, vaginale Op.	37- 46
Berlin, 1899	v.Olshausen	Myome, Puerperalfieber, Episiotomie, vaginale Op.	47- 52
Gießen, 1901	Löhlein	Gebärmutterkrebs, Eklampsie, Sterilisierung	53- 56
Würzburg, 1903	Hofmeier	Extrauteringravidität, Prolaps, Spinalanaesth.	57- 60
Kiel, 1905	Werth	Muttermundserweiterung, Ovariotomie	61- 65
Dresden, 1907	Leopold	Beckenerweiterung, Asepsis, Laparotomie	67- 73
Straßburg, 1909	Fehling	Puerperale Infektionen, Sectio, Toxikosen	75- 78
München, 1911	A. Döderlein	Tuberkulose, Sectio, Geburtsmechanik	79- 84
Halle, 1913	J.Veit	Gravidität/Innere Medizin, Innere Sekretion	85- 88
II. Kapitel: Weimarer Republik			**91-146**
Berlin, 1920	Bumm	Röntgenbestrahlung, Unterricht, Oxytocin	93- 96
Innsbruck, 1922	Mathes	Hypophyse, Corpus luteum, Blutdruck/Eklampsie	97- 99
Heidelberg, 1923	Menge	Descensus-Prolaps, Strahlenwirkung, Leber	101-104
Wien, 1925	v.Peham	Nachgeburtsblutungen, Fluor, Karzinome	105-107
Bonn, 1927	v.Franqué	Hormone/Gravidität, fetale Herztöne, Toxikose	109-110
Leipzig, 1929	Sellheim	„Frau", Plazenta, Diabetes, Geburtseinleitung	111-137
Frankfurt, 1931	Seitz	Hypophyse, Konzeptionsverhütung, Schwangeren-Fürsorge, Sterilisierung	139-143

Kongressort/Jahr	*Präsident*	*Hauptthemen*	*Seiten*
III. Kapitel: Drittes Reich			**147-190**
Berlin, 1933	Stoeckel	Blutungen, Eugenik, Cervix-Ca., Zwillinge	149-156
München, 1935	Mayer	Sterilität, Eugenik, Bäder, Leber und Gestosen	157-163
Berlin, 1935	G. A. Wagner	Herzkrankheiten/Grav., Operation/Kreislauf, Deszensus/Prolaps, Neugeborenes	165-171
Wien, 1941	Fuchs	Früherfassung Karzinom, Vitamine, Chemotherapie, Sectiostatistik, Placenta praevia	173-188
IV. Kapitel: Die Zeit von 1949 bis 1974			**191-316**
Karlsruhe, 1949	v.Jaschke	Operationskunst, Laktation, Strahlentherapie Erythroblastose, Thromboembolie	193-198
Bad Pyrmont, 1951	H. Martius	Geburtserleichterung, Thromboembolie, Neurovegetativum, Schwangerschafts-Abbruch	199-205
München, 1952	Eymer	Zwischenhirn/Hypophyse, Nebenniere, Zyklus, Cervix-Ca., Übertragung	207-214
München, 1954	Schröder	Geburtsh. Operationen, Toxikosen, Tuberkulose, angeborene Mißbildungen, Schauta/Wertheim	215-224
Heidelberg, 1956	Runge	Kindliches Leben, Anoxie, Kinderlosigkeit, Chorionepitheliom, Blutgerinnung	225-230
Frankfurt, 1958	Naujoks	Klimakterium, Krebsbehandlung, Tokodynamometrie, Harninkontinenz, fetales Hämoglobin	231-237
München, 1960	G. Döderlein	Fluor, Wochenbett, Anaesthesie, Vorsorge i. d. Schwangerschaft, Plazentaperfusion	239-245
Hamburg, 1962	Philipp †/ G. Döderlein	Fetoplazentare Einheit, Befruchtung, Sectio, Intersexualität, Vakuumextraktion	247-249
München, 1964	Bickenbach	Uterusmuskel, Toxoplasmose, Ovulation, Supervolttherapie, Hypoxie/Azidose	251-257
Hannover, 1966	Fauvet	Eviszeration, bedrohte Grav., Laktation	259-266
Travemünde, 1968	Kirchhoff	Sozialmedizin, Ovulation → Implantation, „Pille", Cervix-Ca., operative Technik, Blutgerinnung	267-285
Hamburg, 1970	Dietel	Mamma-Ca., Virusinfekte, Östrogene	287-289
Wiebaden, 1972	Kepp	Psychosomatik, Neugeborenes, Röntgen-Diagnostik, Intrauterinpessare, Hysteroskopie	291-297
Wiesbaden, 1974	Friedberg	Umwelt, Mammatumoren, Hospitalismus, Frühschwangerschaft, Frühgeburt, gynäkol. Urologie, Ultraschalldiagnostik (Geburtsh.)	299-311

Kongressort/Jahr	*Präsident*	*Hauptthemen*	*Seiten*
III. Kapitel: Die Zeit von 1976 bis zur Gegenwart			**147–190**
Hamburg, 1976	Thomsen	Kontrazeption, Befruchtung, Amniocentese, Klimakterium, Brustchirurgie	319–324
München, 1978	Zander	Geburtshilfe, operative Gynäkologie, gyn. Urologie, Schwangerschafts-Abbruch, Kinderlosigkeit	325–334
Frankfurt, 1980	Schmidt-Matthiesen	Gyn. Pathologie, Endoskopie, Biochemie, Psychosomatik, Krebsfrüherkennung u. a.	335–344
München, 1982	Wulf	Wachstumsretardierung, extrakorporale Befruchtung, Karzinome, ambulante Geburt	345–354
Frankfurt, 1984	Oehlert	Extracorporale Befruchtung, plastische Chirurgie, unzeitiger Blasensprung, Hormone	355–362
Düsseldorf, 1986	Beck	Operative Gynäkologie, Menstruation, Risiko-Neugeborenes, Brustkrebsfrüherkennung, AIDS	363–378
München, 1988	Ludwig	Fetalentwicklung, AIDS, Präeklampsie, Mamma-Ca., Blutung-Schock-Sepsis u. a.	379–388
Hamburg, 1990	Hickl	Onkologie, Endokrinologie, Forensik, Psychosomatik, ektopische Gravidität, Kinderlosigkeit	389–400
Berlin, 1992	Krebs	Genetik, Reproduktionsmedizin, Endoskopie, Mamma-Ca., Kolposkopie, Tumornachsorge, Müttersterblichkeit	401–403
München, 1994	Hepp	Ganzheitliche Diagnostik, Ovarialkarzinom, Pränatalmedizin, Endometrium-Ca., Krankenhausorganisation, „die unheilbare Kranke"	405–419
Dresden, 1996	Künzel	Prostaglandine, Frühgeburt, Reizblase, Tumor-Nachsorge, Qualitätssicherung, Ovarial-Ca., Perimenopause, PCO-Syndrom	421–430
Nürnberg, 1998	Berg	Risikomanagement Geburtshilfe, Universitäts-Frauenklinik der Zukunft, „Nürnberger Kodex", Phototherapie, Beckenboden, Evidence-based Medicine, Arzthaftung u. a.	431–442

Weitere Quellen *(ergänzend zu den Quellenangaben in den Endnoten der Kapitel I–V)*

Archiv für Gynäkologie bzw. Archives of Gynecology and Obstetrics, Bände 1 (1870)–260 (1997).

Bettendorf, Gerhard (Herausg.): Zur Geschichte der Endokrinologie und Reproduktionsmedizin. Springer, Berlin, Heidelberg, 1995.

Diepgen, Paul: Geschichte der Frauenheilkunde. In W. Stoeckel (Herausg.): Handbuch der Gynäkologie, Band 12/I, J. F. Bergmann, München, 1937.

Eskes, T. K. A. B. und Longo, L. D. (eds.): Classics in Obstetrics and Gynecology. Parthenon, New York, London, 1994.

Fischer, Isidor: Historischer Rückblick über die Leistungen des XIX. Jahrhunderts auf dem Gebiet der Gynäkologie und Geburtshilfe. In J. Halban, L. Seitz (Herausg.): „Biologie und Pathologie des Weibes". VIII. Band, 3. Teil, Urban & Schwarzenberg, Berlin, Wien, 1929, S. 1343–1522.

Lehrl, Siegfried (Herausg.): Die führenden Medizinforscher. Who's Who der deutschen Medizin. Vless, Ebersberg, 1995.

Ludwig, H.: Zur Gründung der Deutschen Gesellschaft für Gynäkologie und Geburtshilfe. In L. Beck (Herausg.): „Zur Geschichte der Gynäkologie und Geburtshilfe." Springer, Heidelberg, Berlin 1986, S. 357–364.

Schäfer, D., Funke, A.-M., Baltzer, J.: Tradition und Herausforderung. 100 Jahre Niederrheinisch-Westfälische Gesellschaft für Gynäkologie und Geburtshilfe. Biermann, 1998.

Schaller, A.: „Die Wertheim-Klinik". W. Maudrich, Wien, München, Bern, 1992.

Speert, Harold: Obstetric & Gynecologic Milestones, illustrated. Parthenon, New York, London, 1996.

Stamm, Heinrich: 75 Jahre Société de Gynécologie et d'Obstétrique de la Suisse Romande - 70 Jahre Gynäkologische Gesellschaft der deutschen Schweiz. Sonderdruck Schweiz. Ges. Gynäk. Geburtsh. (SGGG) 1990.

Thiele, Günter (Herausg.): Handlexikon der Medizin, Urban & Schwarzenberg, München, Wien, Baltimore, 1980.

Zander, J.: Milestones in Gynecology and Obstetrics. On the Occasion of the Centenary of the German Society of Gynecology and Obstetrics. In H. Ludwig und K. Thomsen (eds.): Proceedings of the XIth World Congress of Gynecology and Obstetrics. Springer, Berlin, Heidelberg, New York, 1985, S. 3–24.

Zander, J. und Zimmer, F. (Herausg.): Die bayerische Gesellschaft für Geburtshilfe und Frauenheilkunde. Eine Dokumentation anläßlich ihres 25jährigen Bestehens. Urban & Schwarzenberg, München, Wien, Baltimore, 1987.

Nachwort

Die Bearbeitung dieses Bandes wäre nicht möglich gewesen ohne die wertvolle Unterstützung meiner Frau Erica, welche unermüdlich Korrektur gelesen hat. Das war notwendig, weil alle Originaldokumente neu gesetzt werden mußten. Frau Erica Ludwig oblag gewissermaßen das Lektorat. Bei der Sammlung der Quellen halfen mir die wissenschaftlichen Assistentinnen des Seminars für Gynäkologie der Universität Basel, Frau Dr. Maya Stalder (bis Sommer 1997) und Frau Dr. Martina Gebhart (danach). Auch meiner Sekretärin, Frau Ursula Mayer, sei an dieser Stelle für ihre wertvolle Mithilfe herzlich gedankt. Der Präsident der Gesellschaft (1996-1998), Herr Professor Dietrich Berg, hat dem Projekt von Anfang an stets sehr tatkräftig seine Unterstützung gewährt. Ich danke ihm besonders dafür. Wenn das Buch so gut ausgestattet zustande gekommen ist und den Mitgliedern der Deutschen Gesellschaft für Gynäkologie und Geburtshilfe pünktlich zum 52. Kongreß in Nürnberg in einer Vorausauflage vorgelegt werden konnte, ist das aber vor allem ein Verdienst von Herrn Günther Sachs, Congress Project Management, Frankfurt, der die Rahmenbedingungen dafür zu schaffen verstand und die Arbeiten an dem Band mit besonderem Interesse verfolgt hat. Ich danke auch dem Springer Verlag, Heidelberg, und insbesondere Frau Dr. Carol Bacchus und Frau Dr. Ute Heilmann, für die Kooperation und das Entgegenkommen beim Copyright für die meisten Quellen. Die Druckerei LINEA PLUS DRUCK GMBH in Frankfurt hat eine untadelig professionelle Arbeit geleistet. Sie ist auf alle Wünsche des Herausgebers eingegangen. Die Zusammenarbeit mit ihr war in jeder Hinsicht tadellos.